O Paciente Cirúrgico de Alto Risco

Condutas no Perioperatório

O Paciente Cirúrgico de Alto Risco

Condutas no Perioperatório

Editora

Ludhmila Abrahão Hajjar

Coeditores

Armindo Jreige Júnior
Bruno Soares da Silva Rangel
Fernando Nardy Bellicieri
Lucas Trindade Cantú Ribeiro
Stéphanie Itala Rizk

Hospital das Clínicas Fmusp

MEDICINA USP

FMUSP Emergências Clínicas

Atheneu

Rio de Janeiro • São Paulo

2024

EDITORA ATHENEU

São Paulo	—	Rua Maria Paula, 123, 13º andar – Conjuntos 133 e 134 Tel.: (11) 2858-8750 E-mail: atheneu@atheneu.com.br
Rio de Janeiro	—	Rua Bambina, 74 Tel.: (21) 3094-1295 E-mail: atheneu@atheneu.com.br

CAPA: FK Estudio
ILUSTRAÇÃO DA CAPA: Mano Wladimir
DIAGRAMAÇÃO: Know-How Editorial

CIP-BRASIL. Catalogação na Publicação
Sindicato Nacional dos Editores de Livros, RJ

P124

O paciente cirúrgico de alto risco : condutas no perioperatório / editor Ludhmila Abrahão Hajjar ; coeditores Armindo Jreige Júnior ... [et al.]. - 1. ed. - Rio de Janeiro : Atheneu, 2024.
il. ; 24 cm.

Inclui bibliografia e índice
ISBN 978-65-5586-818-0

1. Pacientes hospitalizados - Cuidado e tratamento. 2. Tratamento cirúrgico. 3. Unidade de tratamento intensivo. I. Hajjar, Ludhmila Abrahão. II. Jreige Júnior, Armindo.

24-89295 CDD: 616.028
CDU: 616-089

Gabriela Faray Ferreira Lopes - Bibliotecária - CRB-7/6643
10/04/2024 16/04/2024

Hajjar LA.
O Paciente Cirúrgico de Alto Risco – Condutas no Perioperatório

---

EDITORA

Ludhmila Abrahão Hajjar

Professora Titular da Disciplina de Emergências Clínicas da Faculdade de Medicina da Universidade de São Paulo (FMUSP). Diretora da Cardio-Oncologia do Instituto do Coração do Hospital das Clínicas da Faculdade de Medicina da Universidade de São Paulo (InCor-HC-FMUSP) e do Instituto do Câncer do Estado de São Paulo do Hospital das Clínicas da Faculdade de Medicina da Universidade de São Paulo (ICESP-HC-FMUSP). Coordenadora do Programa de Pós-Graduação em Cardiologia da FMUSP. Especialista em Cardiologia pela Sociedade Brasileira de Cardiologia (SBC). Especialista em Medicina Intensiva pela Associação de Medicina Intensiva Brasileira (AMIB). Especialista em Medicina de Emergência pela Associação Brasileira de Medicina de Emergência (ABRAMEDE). Diretora da Cardiologia do Hospital Vila Nova Star, SP. Diretora da Unidade de Terapia Intensiva (UTI) Cardiológica e da UTI Cirúrgica do Hospital DF Star, DF.

COEDITORES

Armindo Jreige Júnior

Médico pela Universidade de Brasília (UnB). Residência em Clínica Médica pela Universidade Federal de São Paulo (UNIFESP). Residência em Cardiologia pelo Instituto do Coração do Hospital das Clínicas da Faculdade de Medicina da Universidade de São Paulo (InCor-HC-FMUSP). *Fellowship* em Cardio-Oncologia pelo InCor-HC-FMUSP. Doutorando do Programa de Cardiologia da FMUSP. Cardiologista do Hospital Sírio-Libanês, Brasília, DF.

Bruno Soares da Silva Rangel

Especialista em Cardiologia pela Sociedade Brasileira de Cardiologia (SBC). Cardiologista pelo Hospital Sírio-Libanês. Especialista em Clínica Médica pela Universidade Federal do Rio de Janeiro (UFRJ). Preceptor da Residência Médica de Cardiologia do Instituto do Coração do Hospital das Clínicas da Faculdade de Medicina da Universidade de São Paulo (InCor-HC-FMUSP). Cardiologista do Hospital Vila Nova Star.

Fernando Nardy Bellicieri

Médico Anestesiologista Responsável pelo Serviço de Anestesiologia do Hospital Vila Nova Star. Título Superior em Anestesiologia (TSA-SBA). MBA em Gestão em Saúde pela Faculdade Israelita de Ciências da Saúde Albert Einstein. Graduado pela Faculdade de Medicina de Botucatu (UNESP). Residência Médica em Anestesiologia pela UNESP. Instrutor Responsável pelo Programa de Residência Médica em Anestesiologia CET/SBA São Luiz Jabaquara.

Lucas Trindade Cantú Ribeiro

Cardiologista do Hospital Vila Nova Star – Rede D'Or. Doutorando pelo Instituto do Coração do Hospital das Clínicas da Faculdade de Medicina da Universidade de São Paulo (InCor-HC-FMUSP). Título de Especialista em Cardiologia pela Sociedade Brasileira de Cardiologia (SBC). Residência Médica em Cardiologia pelo Hospital Sírio-Libanês. Residência Médica em Clínica Médica pelo Hospital Santa Marcelina. Graduado em Medicina pela Faculdade de Medicina da Universidade Metropolitana de Santos (UNIMES).

Stéphanie Itala Rizk

Doutora pelo Programa de Cardiologia da Faculdade de Medicina da Universidade de São Paulo (FMUSP). Especialista em Cardiologia pela Sociedade Brasileira de Cardiologia (SBC). Especialista em Medicina Intensiva pela Associação de Medicina Intensiva Brasileira (AMIB). Especialista em Transplante Cardíaco e Coração Artificial pelo Hospital Sírio-Libanês/PROADI. Médica da Cardio-Oncologia do Instituto do Coração do Hospital das Clínicas da Faculdade de Medicina da Universidade de São Paulo (InCor-HC-FMUSP) e do Instituto do Câncer do Estado de São Paulo do Hospital das Clínicas da Faculdade de Medicina da Universidade de São Paulo (ICESP-HC-FMUSP). Cardiologista do Hospital Vila Nova Star.

COLABORADORES

Abel da Costa Neto

Graduado em Medicina pela Universidade Federal do Vale do São Francisco (UNIVASF). Residência em Clínica Médica pela Universidade Federal de Pernambuco (UFPE). Residência em Hematologia pela Faculdade de Medicina da Universidade de São Paulo (FMUSP). Preceptor do Serviço de Hematologia, Hemoterapia e Terapia Celular da FMUSP. Médico Hematologista na Oncologia Dor São Paulo. Pesquisador no Instituto D'Or de Pesquisa e Ensino (IDOR).

Alberto Cezar Santos Almeida Filho

Fellowship em Transplante Cardíaco pelo Instituto do Coração do Hospital das Clínicas da Faculdade de Medicina da Universidade de São Paulo (InCor-HC-FMUSP). Residência em Cardiologia pelo InCor-HC-FMUSP. Residência em Clínica Médica pelo Hospital Santo Antônio – Obras Sociais Irmã Dulce. Plantonista da Unidade de Terapia Intensiva (UTI) do Instituto do Câncer do Estado de São Paulo do Hospital das Clínicas da Faculdade de Medicina da Universidade de São Paulo (ICESP-HC-FMUSP).

Alberto Farias

Professor Associado do Departamento de Gastroenterologia da Faculdade de Medicina da Universidade de São Paulo (FMUSP).

Alexandra Patrícia Zilli Vieira

Mestre em Ciências Médicas pela Universidade Estadual de Campinas (UNICAMP). Graduada em Farmácia e Bioquímica pela Universidade de São Paulo (USP).

Ana Amélia Fialho de Oliveira Hoff

Chefe da Endocrinologia do Instituto do Câncer do Estado de São Paulo do Hospital das Clínicas da Faculdade de Medicina da Universidade de São Paulo (ICESP-HC-FMUSP). Endocrinologista do Hospital Vila Nova Star e da Clínica OncoStar.

André Gama Palone

Graduado em Medicina pela Pontifícia Universidade Católica do Paraná (PUCPR). Residência em Clínica Médica pelo Hospital das Clínicas da Universidade Federal do Paraná (HC-UFPR). Residência em Cardiologia pelo Instituto do Coração do Hospital das Clínicas da Faculdade de Medicina da Universidade de São Paulo (InCor-HC-FMUSP).

André Roncon Dias

Professor Livre-Docente da Faculdade de Medicina da Universidade de São Paulo (FMUSP).

Anisio Alexandre Andrade Pedrosa

Especialista em Estimulação Cardíaca pela SOBRAC/DECA/SBC. Assistente do Grupo de Estimulação Cardíaca do Instituto do Coração do Hospital das Clínicas da Faculdade de Medicina da Universidade de São Paulo (InCor-HC-FMUSP). Estimulação Cardíaca da Rede D'Or (São Luiz Itaim e Vila Nova Star Morumbi).

Antonio Luiz Macedo

Cirurgião-Geral e Chefe do Serviço de Cirurgias de Longa Duração da Rede D'Or. Presidente do Comitê de Cirurgia Robótica da Associação Paulista de Medicina (APM). Membro Fundador da Clinical Robotic Surgery Association. Membro da Society for Robotic Surgery e da CSRA Faculty. Membro do CBC, CBCD, SBCO e da Sociedade Brasileira de Câncer Gástrico (SBCG). Membro Qualificado da Sociedade Brasileira de Cirurgia Videolaparoscópica.

Arthur Cicupira Rodrigues de Assis

Graduado em Medicina pela Universidade Federal de Campina Grande (UFCG). Residência em Clínica Médica pelo Hospital Santa Marcelina, São Paulo. Residência em Cardiologia pelo Instituto do Coração do Hospital das Clínicas da Faculdade de Medicina da Universidade de São Paulo (InCor-HC-FMUSP). Médico Cardiologista da Unidade de Emergência do InCor-HC-FMUSP e da Unidade de Terapia Intensiva (UTI) Cardiológica do Hospital Sírio-Libanês, São Paulo. Médico Pesquisador do Grupo Medicine, Angioplasty or Surgery Study (MASS).

Arthur de Campos Vieira Abib

Médico Anestesiologista. MBA em Gestão em Saúde pela Fundação Dom Cabral. Diretor Executivo em Anestesia – CMA Rede D'Or. Coordenador Nacional da Câmara Técnica de Anestesia e Cirurgia da Rede D'Or.

Arthur Youssif Mota Arabi

Médico pela Universidade de Brasília (UnB). Residência em Área Cirúrgica Básica pelo Hospital das Clínicas da Faculdade de Medicina da Universidade de São Paulo (HC-FMUSP). Residência em curso em Cirurgia do Aparelho Digestivo pelo HC-FMUSP.

Artur Leite Ramires Saldanha

Graduado em Medicina pela Universidade Estadual de Ciências da Saúde de Alagoas (UNCISAL). Residência Médica em Clínica Médica pela Escola Paulista de Medicina da Universidade Federal de São Paulo (EPM-UNIFESP). Residência Médica em Hematologia e Hemoterapia pelo Hospital das Clínicas da Faculdade de Medicina da Universidade de São Paulo (HC-FMUSP). Pós-Graduado em Trombose e Hemostasia pelo HC-FMUSP.

Augusto Cezar Marins Gomes

Médico Especialista em Clínica Médica e Terapia Intensiva pelo Hospital das Clínicas da Faculdade de Medicina da Universidade de São Paulo (HC-FMUSP). *Fellow* em Insuficiência Respiratória e Ventilação Mecânica em UTI Respiratória pelo Instituto do Coração do Hospital das Clínicas da Faculdade de Medicina da Universidade de São Paulo (InCor-HC-FMUSP). Teaching Assistant PPCR na Harvard TH Chan School of Public Health.

Bárbara Vieira Carneiro

Médica Intensivista pelo Hospital das Clínicas da Faculdade de Medicina da Universidade de São Paulo (HC-FMUSP). Titulada pela Associação de Medicina Intensiva Brasileira (AMIB). Médica Intensivista Diarista da Unidade de Terapia Intensiva (UTI) de Transplantes do Hospital Israelita Albert Einstein (HIAE). Médica Assistente da UTI do Trauma e Emergências Cirúrgicas do HC-FMUSP. Coordenadora da Pós-Graduação em Neurointensivismo do HIAE.

Bianca Leal de Almeida

Médica Infectologista pelo Hospital das Clínicas da Faculdade de Medicina da Universidade de São Paulo (HC-FMUSP). Doutoranda no Programa de Doenças Infecciosas e Parasitárias da FMUSP. Médica Infectologista no Instituto do Câncer do Estado de São Paulo do Hospital das Clínicas da Faculdade de Medicina da Universidade de São Paulo (ICESP-HC-FMUSP). Médica Infectologista no Hospital Vila Nova Star.

Bianca Maria Maglia Orlandi

Doutora em Ciências pela Faculdade de Medicina da Universidade de São Paulo (FMUSP). Pós-Doutoranda em Cirurgia Cardiovascular pela FMUSP.

Bianca Stefanello

Título de Especialista em Hematologia e Hemoterapia pela Associação Brasileira de Hematologia, Hemoterapia e Terapia Celular (ABHH). Membro da International Society on Thrombosis and Haemostasis (ISTH). Médica Hematologista do Grupo de Hemostasia e Trombose do Serviço de Hematologia e Terapia Celular pelo Instituto do Coração do Hospital das Clínicas da Faculdade de Medicina da Universidade de São Paulo (InCor-HC-FMUSP).

Bruna Queiroz Coelho

Médica pela Faculdade de Medicina do ABC (FMABC). Residência em Cirurgia Geral e Cirurgia do Aparelho Digestivo pela FMABC. Membro Adjunto do Colégio Brasileiro de Cirurgiões (CBC).

Bruno Maeda Fuzissima

Médico pela Faculdade de Medicina de Ribeirão Preto da Universidade de São Paulo (FMRP-USP). Clínica Médica pelo Hospital das Clínicas da Faculdade de Medicina da Universidade de São Paulo (HC-FMUSP). Residente em Cardiologia pelo Instituto do Coração do Hospital das Clínicas da Faculdade de Medicina da Universidade de São Paulo (InCor-HC-FMUSP).

Bruno Stornioli Tagushi Lemos

Médico Anestesiologista pelo Hospital das Clínicas da Faculdade de Medicina da Universidade de São Paulo (HC-FMUSP). Graduado em Ciências Farmacêuticas pela USP. Coordenador do Serviço de Anestesiologia do Hospital Rede D'Or São Luiz Morumbi – CMA Anestesia.

Caio de Assis Moura Tavares

Doutor em Ciências pelo Programa de Cardiologia da Faculdade de Medicina da Universidade de São Paulo (FMUSP). Médico Assistente na Unidade de Cardiogeriatria da Fundação Zerbini.

Cairo Soares da Silva

Médico pelo Instituto Tocantinense Presidente Antonio Carlos Porto Nacional, TO. Ginecologista e Obstetra pela Universidade Federal do Tocantins (UFT). Especialista em Ultrassonografia em Ginecologia e Obstetrícia. Professor Universitário na UFT e na Afya Faculdade de Ciências Médicas, Palmas, TO.

Carla David Soffiatti

Médica Diarista das Unidades de Terapia Intensiva (UTI) Cardiológicas dos Hospitais Vila Nova Star e São Luiz Itaim – Rede D'Or. Médica Plantonista da Unidade Clínica de Emergência do Instituto do Coração do Hospital das Clínicas da Faculdade de Medicina da Universidade de São Paulo (InCor-HC-FMUSP). *Fellowship* em Coronariopatia Aguda e Terapia Intensiva pelo InCor-HC-FMUSP. Especialista em Cardiologia pela Sociedade Brasileira de Cardiologia (SBC) e pelo InCor-HC-FMUSP.

Carlos de Almeida Obregon

Especialista em Cirurgia do Aparelho Digestivo pelo CBCD. Residência em Cirurgia Geral e do Aparelho Digestivo pelo Hospital das Clínicas da Faculdade de Medicina da Universidade de São Paulo (HC-FMUSP). Preceptora em Cirurgia do Aparelho Digestivo e Coloproctologia pelo HC-FMUSP.

Caroline de Freitas Cirenza

Médica pela Faculdade de Medicina da Universidade de São Paulo (FMUSP). Residência em Área Cirúrgica Básica pelo Hospital das Clínicas da Faculdade de Medicina da Universidade de São Paulo (HC-FMUSP). Residência em curso em Coloproctologia pelo HC-FMUSP.

Cássio Lins Gil de Farias

Residência Médica em Hematologia e Hemoterapia pelo Hospital das Clínicas da Faculdade de Medicina da Universidade de São Paulo (HC-FMUSP). Título de Especialista em Hematologia e Hemoterapia pela Associação Brasileira de Hematologia, Hemoterapia e Terapia Celular (ABHH).

Cecília Chie Sakaguchi Barros

Acadêmico de Medicina da Faculdade de Medicina da Universidade de São Paulo (FMUSP). Doutorando pelo Programa MD-PhD no Departamento de Cardiologia da FMUSP.

Clara Leal

Médica pela Universidade Federal de Minas Gerais (UFMG). Residente de Anestesiologia do Hospital das Clínicas da Faculdade de Medicina da Universidade de São Paulo (HC-FMUSP).

Cristina Salvadori Bittar

Doutora em Cardiologia pela Faculdade de Medicina da Universidade de São Paulo (FMUSP). Título de Especialista em Cardiologia pela Sociedade Brasileira de Cardiologia (SBC). Título de Especialista em Medicina Intensiva pela Associação de Medicina Intensiva Brasileira (AMIB). Médica Assistente da Cardio-Oncologia do Instituto do Câncer do Estado de São Paulo do Hospital das Clínicas da Faculdade de Medicina da Universidade de São Paulo (ICESP-HC-FMUSP). Médica Assistente da Cardio-Oncologia do Instituto do Coração do Hospital das Clínicas da Faculdade de Medicina da Universidade de São Paulo (InCor-HC-FMUSP). Médica Plantonista da Unidade Avançada de Insuficiência Cardíaca (UAIC) do Hospital Sírio-Libanês.

Daniellen Lins Lourenço

Residência Médica em Anestesiologia pelo Departamento de Anestesiologia da Faculdade de Medicina do ABC (FMABC). Pós-Graduada em Terapia Intensiva Adulto pelo Hospital Israelita Albert Einstein (HIAE). Preceptora da Residência em Anestesiologia do CET-SBA da Faculdade de Medicina do ABC (FMABC). Médica Anestesista na CMA Anestesia.

Dayenne Hianaê de Paula Souza

Médica Coordenadora do Pronto-Atendimento do Hospital Vila Nova Star. Médica Diarista das Unidades de Terapia Intensiva (UTI) Cardiológicas dos Hospitais Vila Nova Star e São Luiz Itaim.

Diogo Freitas Cardoso de Azevedo

Doutor em Ciências Médicas pela Faculdade de Medicina da Universidade de São Paulo (FMUSP). *Fellow* em Aterosclerose e Coronariopatias pela FMUSP. Cardiologia e Ecocardiografia pela FMUSP.

Edivaldo Massazo Utiyama

Professor Titular da Disciplina de Cirurgia Geral e Trauma do Departamento de Cirurgia da Faculdade de Medicina da Universidade de São Paulo (FMUSP).

Edu Henrique de Azevedo

Especialista em Ginecologia e Obstetrícia pela Federação Brasileira das Associações de Ginecologia e Obstetrícia (FEBRASGO). Residência em Ginecologia e Obstetrícia pelo Hospital e Maternidade São José dos Pinhais (HMSJP), PR. Especialista em Ultrassonografia em Ginecologia e Obstetrícia pelo Colégio Brasileiro de Radiologia (CBR). Especialista em Medicina Fetal pela FEBRASGO. Pós-Graduado pela Universidade Federal de São Paulo (UNIFESP)/FMF-LA. Professor Universitário na Afya Faculdade de Ciências Médicas, Palmas, TO. Sócio-Proprietário da Clínica Oito de Março, Palmas, TO.

Eduardo Atsushi Osawa

Médico Cardiologista pela Sociedade Brasileira de Cardiologia (SBC). Médico Intensivista pela Associação de Medicina Intensiva Brasileira (AMIB). Doutor em Ciências pela Faculdade de Medicina da Universidade de São Paulo (FMUSP).

Eduardo Magalhães Rego

Graduado em Medicina e Doutor pela Faculdade de Medicina de Ribeirão Preto da Universidade de São Paulo (FMRP-USP). Pós-Doutor pelo Memorial Sloan Kettering Cancer Center, de Nova York, no Laboratório do Dr. Pier Paolo Pandolfi. Professor Titular da FMRP-USP e da Faculdade de Medicina da USP (FMUSP). Coordenador do Serviço de Leucemias Agudas do Instituto do Câncer do Estado de São Paulo do Hospital das Clínicas da Faculdade de Medicina da Universidade de São Paulo (ICESP-HC-FMUSP). Coordenador dos Serviços de Hematologia da Rede D'Or. Pesquisador do Instituto D'Or de Pesquisa e Ensino (IDOR).

Eduardo Pelegrineti Targueta

Cardiologista pelo Instituto do Coração do Hospital das Clínicas da Faculdade de Medicina da Universidade de São Paulo (InCor-HC-FMUSP). *Fellowship* em Eletrofisiologia pelo InCor-HC-FMUSP.

Elisangela Marinho Almeida

Doutora em Ciências pela Faculdade de Medicina da Universidade de São Paulo (FMUSP). Médica Fisiatra do Instituto do Câncer do Estado de São Paulo do Hospital das Clínicas da Faculdade de Medicina da Universidade de São Paulo (ICESP-HC-FMUSP). Médica Fisiatra do Centro de Acompanhamento da Saúde e Check-Up do Hospital Sírio-Libanês.

Esper Georges Kallás

Médico Infectologista. Professor Titular do Departamento de Infectologia e Medicina Tropical da Faculdade de Medicina da Universidade de São Paulo (FMUSP). Diretor do Centro de Pesquisas Clínicas do Hospital das Clínicas da Faculdade de Medicina da Universidade de São Paulo (HC-FMUSP). Diretor do Instituto Butantan.

Estevão Bassi

Doutor em Medicina pela Faculdade de Medicina da Universidade de São Paulo (FMUSP). Coordenador da Educação Médica e da COREME do Hospital Alemão Oswaldo Cruz.

Evelin Cavalcante Farias

Médica Endocrinologista do Instituto do Câncer do Estado de São Paulo do Hospital das Clínicas da Faculdade de Medicina da Universidade de São Paulo (ICESP-HC-FMUSP). Médica Endocrinologista do Hospital Vila Nova Star.

Fábio Biscegli Jatene

Professor Titular da Disciplina de Cirurgia Cardiovascular da Faculdade de Medicina da Universidade de São Paulo (FMUSP). Vice-Presidente do Conselho Diretor do Instituto do Coração do Hospital das Clínicas da Faculdade de Medicina da Universidade de São Paulo (InCor-HC-FMUSP). Membro Titular da Academia Nacional de Medicina (ANM).

Felipe Alves de Melo

Médico pela Universidade Federal do Rio Grande do Norte (UFRN). Especialista em Clínica Médica pela Universidade Federal de São Paulo (UNIFESP). Residente em Hematologia e Hemoterapia pela Faculdade de Medicina da Universidade de São Paulo (FMUSP).

Felipe Guedes Ricarte Alves

Residente do Programa de Residência Médica em Anestesiologia da Disciplina de Anestesiologia da Faculdade de Medicina da Universidade de São Paulo (FMUSP).

Felipe Guimarães Pascoal

Residência em Nefrologia pelo Hospital das Clínicas da Faculdade de Medicina da Universidade de São Paulo (HC-FMUSP). Residência em Clínica Médica pelo HC-FMUSP. Nefrologista no Centro Brasiliense de Nefrologia e Diálise, Brasília, DF.

Felipe Melo Nogueira

Médico pela Universidade Federal do Rio Grande do Norte (UFRN). Residência em Clínica Médica pela Universidade Federal de São Paulo (UNIFESP). Residência em Hematologia, Hemoterapia e Terapia Celular pelo Hospital das Clínicas da Faculdade de Medicina da Universidade de São Paulo (HC-FMUSP).

Fernanda Gonçalves de Mateo

Especialista em Cardiologia pela Sociedade Brasileira de Cardiologia (SBC). Residência em Cardiologia pelo Instituto do Coração do Hospital das Clínicas da Faculdade de Medicina da Universidade de São Paulo (InCor-HC-FMUSP). Plantonista da Unidade Clínica de Terapia Intensiva do InCor-HC-FMUSP.

Fernanda Leite

Graduada em Medicina pela Faculdade de Medicina de Botucatu da Universidade Estadual Paulista (FMB-UNESP). Residência Médica em Anestesiologia pelo Departamento de Anestesiologia da FMB-UNESP. Doutora em Anestesiologia pelo Departamento de Anestesiologia da FMB-UNESP. MBA em Gestão e Saúde pela Universidade de São Paulo (USP). Professora Doutora do Curso de Medicina da Faculdade de Medicina da Universidade de São Paulo Campus Bauru (FMUSP-Bauru). Chefe da Seção Técnica de Anestesiologia do Hospital de Reabilitação de Anomalias Craniofaciais da Universidade de São Paulo Campus Bauru (HRAC-USP-Bauru). Vice-Coordenadora do Programa de Residência Médica do HRAC-USP-Bauru. Vice-Coordenadora do Programa de Residência Médica da Fundação para o Desenvolvimento Médico e Hospitalar (FAMESP-Bauru).

Fernanda Loureiro de Andrade Orsi

Especialista em Hematologia pela Associação Brasileira de Hematologia, Hemoterapia e Terapia Celular (ABHH). Professora Associada da Faculdade de Ciências Médicas da Universidade Estadual de Campinas (UNICAMP). Médica do Grupo de Hemostasia do Serviço de Hematologia, Hemoterapia e Terapia Celular do Hospital das Clínicas da Faculdade de Medicina da Universidade de São Paulo (HC-FMUSP).

Fernanda Teles Ribeiro

Médica Anestesiologista. Coordenadora do Serviço de Anestesiologia do Hospital São Luiz Itaim CMA – Rede D'Or.

Fernanda Thereza de Almeida Andrade

Cardiologista pelo Instituto Dante Pazzanese de Cardiologia (IDPC). Subespecialista em Cardio-Oncologia pelo Instituto do Coração do Hospital das Clínicas da Faculdade de Medicina da Universidade de São Paulo (InCor-HC-FMUSP). Título de Cardiologia pela Sociedade Brasileira de Cardiologia (SBC). Médica Assistente do Instituto do Câncer do Estado de São Paulo do Hospital das Clínicas da Faculdade de Medicina da Universidade de São Paulo (ICESP-HC-FMUSP). Doutoranda em Cardiologia pelo InCor-HC-FMUSP.

Fernando B. Cançado

Médico pela Faculdade de Medicina do ABC (FMABC). Anestesiologista pelo CET da FMABC. Médico Preceptor da Divisão de Anestesia do Hospital das Clínicas da Faculdade de Medicina da Universidade de São Paulo (HC-FMUSP). Especialista em Anestesia Pediátrica e Neonatal pelo Núcleo de Anestesia Pediátrica e Neonatal do HC-FMUSP.

Fernando de Quadros Iorra

Médico Graduado pela Universidade Federal do Rio Grande do Sul (UFRGS). Especialista em Clínica Médica pelo Hospital de Clínicas de Porto Alegre (HCPA). Residente em Endocrinologia e Metabologia pelo Hospital das Clínicas da Faculdade de Medicina da Universidade de São Paulo (HC-FMUSP).

Francisco Monteiro de Almeida Magalhães

Especialista em Cardiologia pela Sociedade Brasileira de Cardiologia (SBC). Residência em Cardiologia pelo Instituto do Coração do Hospital das Clínicas da Faculdade de Medicina da Universidade de São Paulo (InCor-HC-FMUSP). Residência em Clínica Médica pelo Hospital das Clínicas da Faculdade de Medicina da Universidade de São Paulo (HC-FMUSP). Especialista em Valvopatias pelo InCor-HC-FMUSP. Plantonista da Unidade de Pronto-Atendimento Cardiológico do Hospital Israelita Albert Einstein (HIAE). Diarista da Unidade de Terapia Intensiva (UTI) Cardiológica do Hospital Vila Nova Star.

Gabriel Fialkovitz da Costa Leite

Doutorando em Infectologia pela Faculdade de Medicina da Universidade de São Paulo (FMUSP). Residência em Infectologia pelo Hospital das Clínicas da Faculdade de Medicina da Universidade de São Paulo (HC-FMUSP). Médico Infectologista da Unidade de Controle de Infecção Hospitalar (UCIH) do Instituto do Coração do Hospital das Clínicas da Faculdade de Medicina da Universidade de São Paulo (InCor-HC-FMUSP).

Gabriela Paes Leme Lorecchio

Graduada em Medicina pela Faculdade de Medicina de Marília (FAMEMA). Residência em Clínica Médica pelo Sistema Único de Saúde de São Paulo (SUS-SP). Residência em Medicina Intensiva pela Universidade Estadual de Campinas (UNICAMP). Título de Especialista em Clínica Médica e em Medicina Intensiva pelo Ministério da Educação (MEC) e pela Associação de Medicina Intensiva Brasileira (AMIB). Especialista em Cuidados Paliativos pelo Hospital Sírio-Libanês. Pós-Graduada em Nutrologia pelo Hospital Israelita Albert Einstein (HIAE). Médica Diarista das Unidades de Terapia Intensiva (UTI) dos Hospitais Vila Nova Star e São Luiz Itaim. Médica Plantonista da UTI Cardiológica do Hospital Sírio-Libanês.

Gabrielle de Mello Santos

Médica Graduada pela Universidade do Estado do Rio de Janeiro (UERJ). Residência em Clínica Médica pelo Hospital Universitário Pedro Ernesto da Universidade do Estado do Rio de Janeiro (HUPE-UERJ). Residência de Hematologia, Hemoterapia e Terapia Celular pelo Hospital das Clínicas da Faculdade de Medicina da Universidade de São Paulo (HC-FMUSP).

Gibran Elias Harcha Munoz

Graduado em Medicina pela Escola Paulista de Medicina da Universidade Federal de São Paulo (EPM-UNIFESP). Residente de Anestesiologia do Hospital das Clínicas da Faculdade de Medicina da Universidade de São Paulo (HC-FMUSP).

Glaylton Silva Santos

Médico Cardiologista pela Sociedade Brasileira de Cardiologia (SBC). Especialista em Coronariopatia Aguda e Cardiointensivismo pelo Instituto do Coração do Hospital das Clínicas da Faculdade de Medicina da Universidade de São Paulo (InCor-HC-FMUSP). Médico Plantonista da Unidade de Emergência do InCor-HC-FMUSP. Médico Diarista da Unidade de Terapia Intensiva (UTI) Cardiológica do Hospital Vila Nova Star.

Guilherme de Oliveira Dahia

Especialista em Cardiologia pela Sociedade Brasileira de Cardiologia (SBC). Residência em Cardiologia pelo Instituto do Coração do Hospital das Clínicas da Faculdade de Medicina da Universidade de São Paulo (InCor-HC-FMUSP). Residência em Clínica Médica pelo Hospital das Clínicas da Faculdade de Medicina da Universidade de São Paulo (HC-FMUSP). Plantonista da Unidade de Terapia Intensiva (UTI) Clínica do InCor-HC-FMUSP e das UTI dos Hospitais Vila Nova Star e São Luiz Itaim.

Guilherme Oliveira Araújo

Especialista em Clínica Médica pela Escola Paulista de Medicina da Universidade Federal de São Paulo (EPM-UNIFESP). Especialista em Cardiologia pelo Instituto do Coração do Hospital das Clínicas da Faculdade de Medicina da Universidade de São Paulo (InCor-HC-FMUSP). Residência em Hemodinâmica e Cardiologia Intervencionista pelo InCor-HC-FMUSP.

Guilherme Wesley Peixoto da Fonseca

Doutor em Ciências pelo Hospital das Clínicas da Faculdade de Medicina da Universidade de São Paulo (HC-FMUSP). Professor-Doutor pela Escola de Educação Física e Esporte da Universidade de São Paulo (EEFE-USP).

Gustavo André Boeing Boros

Anestesiologista. MBA em Gestão em Saúde pela Fundação Dom Cabral (FDC). Diretor Executivo em Anestesia da CMA.

Gustavo Carneiro Resstel

Título de Especialista em Cirurgia Vascular pela Sociedade Brasileira de Angiologia e de Cirurgia Vascular (SBACV). Residência em Cirurgia Vascular pela Santa Casa de Campo Grande. *Fellowship* em Angiorradiologia e Cirurgia Endovascular pelo Team Science.

Gustavo de Azevedo Martinhago

Residência em Cardiologia pelo Instituto do Coração do Hospital das Clínicas da Faculdade de Medicina da Universidade de São Paulo (InCor-HC-FMUSP). Residência em Clínica Médica pela Escola Paulista de Medicina da Universidade Federal de São Paulo (EPM-UNIFESP). Plantonista das Unidades de Pronto-Atendimento do Hospital Israelita Albert Einstein (HIAE).

Hadrien Felipe Meira Balzan

Médico pela UniCesumar. Residência Médica em Cardiologia pelo Instituto do Coração do Hospital das Clínicas da Faculdade de Medicina da Universidade de São Paulo (InCor-HC-FMUSP). Residência Médica em Clínica Médica pelo Hospital das Clínicas da Faculdade de Medicina da Universidade de São Paulo (HC-FMUSP). Coordenador Médico do Serviço de Telecardiologia/ECG (Boas Práticas em Cardiologia) da Beneficência Portuguesa de São Paulo. Médico da Telemedicina do Hospital Israelita Albert Einstein (HIAE).

Helidea de Oliveira Lima

Mestre em Gestão de Serviços de Saúde pelo Instituto Universitário de Lisboa. Especialista em Melhoria pelo Institute Healthcare Improvement. Diretora de Qualidade Assistencial na Rede D'Or São Luiz.

Henrique Trombini Pinesi

Especialista em Aterosclerose pelo Instituto do Coração do Hospital das Clínicas da Faculdade de Medicina da Universidade de São Paulo (InCor-HC-FMUSP). Residência em Cardiologia pelo InCor-HC-FMUSP. Residência em Clínica Médica pelo Hospital das Clínicas da Faculdade de Medicina da Universidade de São Paulo (HC-FMUSP). Diarista da Unidade de Terapia Intensiva (UTI) do Hospital Vila Nova Star.

Igor Smolentzov

Nefrologista. Assistente do Grupo de Injúria Renal Aguda do Hospital das Clínicas da Faculdade de Medicina da Universidade de São Paulo (HC-FMUSP). Assistente de Clínica Médica no Pronto-Socorro Central da Santa Casa de São Paulo.

Igor Vilela Brum

Neurologista pelo Hospital das Clínicas da Faculdade de Medicina da Universidade de São Paulo (HC-FMUSP). Especialista em Distúrbios do Movimento pelo HC-FMUSP. Médico Assistente do Pronto-Socorro de Neurologia do HC-FMUSP.

Isabela Bispo Santos da Silva Costa

Doutora em Cardiologia pela Faculdade de Medicina da Universidade de São Paulo (FMUSP). Especialista em Imagem Cardiovascular pelo Instituto Dante Pazzanese de Cardiologia (IDPC). Especialista em Cardiologia pela Sociedade Brasileira de Cardiologia (SBC). Médica Assistente da Cardiologia no Instituto do Câncer do Estado de São Paulo do Hospital das Clínicas da Faculdade de Medicina da Universidade de São Paulo (ICESP-HC-FMUSP).

Itajiba Paternosti Sabbag

Graduado pela Universidade de Vassouras (FUSVE). Residência Médica em Anestesiologia pelo Hospital do Servidor Público Estadual Francisco Morato de Oliveira (HSPE-FMO).

Jaqueline Schaparini Fonini

Cirurgiã Torácica pelo Hospital das Clínicas da Faculdade de Medicina da Universidade de São Paulo (HC-FMUSP). Residência em Cirurgia Geral pelo Hospital das Clínicas de Passo Fundo (HCPF), RS.

João Cláudio da Costa Urbano

Médico pela Universidade Federal do Rio Grande do Norte (UFRN). Residência em Neurologia pelo Hospital das Clínicas da Faculdade de Medicina da Universidade de São Paulo (HC-FMUSP).

João Manoel Silva Júnior

Livre-Docente pela Faculdade de Medicina da Universidade de São Paulo (FMUSP). Título Superior em Anestesiologia pela Sociedade Brasileira de Anestesiologia (TSA-SBA). Título de Especialista em Medicina Intensiva pela Associação de Medicina Intensiva Brasileira (AMIB).

João Victor Brum

Especialista em Cardiologia pela Sociedade Brasileira de Cardiologia (SBC). Preceptor do Programa de Cardiologia do Hospital Sírio-Libanês. Residência em Cardiologia pelo Hospital Sírio-Libanês. Residência em Clínica Médica pelo Hospital Heliópolis. Plantonista da Unidade de Terapia Intensiva (UTI) do Hospital Vila Nova Star.

José Leônidas Alves Junior

Pneumologista do Grupo de Circulação Pulmonar do Instituto do Coração do Hospital das Clínicas da Faculdade de Medicina da Universidade de São Paulo (InCor-HC-FMUSP) e do Instituto do Câncer do Estado de São Paulo do Hospital das Clínicas da Faculdade de Medicina da Universidade de São Paulo (ICESP-HC-FMUSP). Doutor em Ciências Médicas pela Universidade de São Paulo (USP). Professor Colaborador da Faculdade de Medicina da Universidade de São Paulo (FMUSP), Departamento de Cardiopneumologia. Título em Pneumologia pela Sociedade Brasileira de Pneumologia e Tisiologia (SBPT) e pela European Respiratory Society (HERMES).

José Moreira Kffuri Filho

Médico Graduado pela Universidade de Brasília (UnB). Residência em Clínica Médica pelo Hospital das Clínicas da Faculdade de Medicina da Universidade de São Paulo (HC-FMUSP) e em Cardiologia pelo Instituto do Coração do Hospital das Clínicas da Faculdade de Medicina da Universidade de São Paulo (InCor-HC-FMUSP).

José Otavio Costa Auler Junior

Professor Titular da Faculdade de Medicina da Universidade de São Paulo (FMUSP).

José Vivaldo Moreira Feitosa Junior

Graduado em Medicina pela Universidade Estadual do Ceará (UECE). Graduação-Sanduíche em BioMedical Science pela National University of Ireland Galway. Residência em Clínica Médica pela Universidade Federal de São Paulo (UNIFESP). Residente de Hematologia e Hemoterapia no Hospital das Clínicas da Faculdade de Medicina da Universidade de São Paulo (HC-FMUSP).

Juliana Carreiro Ávila

Graduanda em Medicina pela Faculdade de Medicina da Universidade de São Paulo (FMUSP). Master of Laws (LL.M.) pela Harvard Law School. Bacharel em Direito pela Universidade do Estado do Rio de Janeiro (UERJ).

Juliana Jardim Bartocci

Médica Intensivista. Diarista da Unidade de Terapia Intensiva (UTI) Geral do Hospital Vila Nova Star – Rede D'Or. Plantonista da UTI Geral do Hospital Sírio-Libanês.

Juliana Vieira de Oliveira Salerno

Aprimoranda em Cirurgia Minimamente Invasiva e Robótica Torácica pelo Hospital Israelita Albert Einstein (HIAE). Residência em Cirurgia Torácica pelo Hospital das Clínicas da Faculdade de Medicina da Universidade de São Paulo (HC-FMUSP). Residência em Cirurgia Geral pelo Hospital da Restauração.

Juliano Pinheiro de Almeida

Doutor em Anestesiologia pela Faculdade de Medicina da Universidade de São Paulo (FMUSP). Médico Anestesiologista do Hospital e Maternidade Sepaco.

Juliano Sabino de Matos

Residência em Cardiologia pelo Instituto do Coração do Hospital das Clínicas da Faculdade de Medicina da Universidade de São Paulo (InCor-HC-FMUSP). Especialista em Ecocardiografia pelo InCor-HC-FMUSP. Título de Especialista em Cardiologia pela Sociedade Brasileira de Cardiologia (SBC). Médico Assistente da Unidade Coronariana do Hospital Sírio-Libanês. Médico Ecocardiografista nos Hospitais Sancta Maggiore – Prevent Senior.

Laína Bubach Carvalho

Médica Infectologista pela Faculdade de Medicina da Universidade de São Paulo (FMUSP). Médica da Subcomissão de Controle de Infecção Hospitalar do Instituto Central do Hospital das Clínicas da Faculdade de Medicina da Universidade de São Paulo (ICHC-FMUSP).

Laís Navarro e Lima

Assistant Professor/Staff Anesthesiologist Department of Anesthesiology, Perioperative and Pain Medicine of the University of Manitoba, Winnipeg, MB, Canada.

Larissa Nunes de Almeida Gouveia

Médica Infectologista pelo Hospital das Clínicas da Faculdade de Medicina da Universidade de São Paulo (HC-FMUSP). *Fellowship* em Infecções em Imunodeprimidos no HC-FMUSP. Infectologista do Hospital Vila Nova Star e do Serviço de Transplante da Rede D'Or.

Leila Guastapaglia

Médica Infectologista do Hospital das Clínicas da Faculdade de Medicina da Universidade de São Paulo (HC-FMUSP). Corpo Clínico dos Hospitais Sírio-Libanês e Vila Nova Star.

Leopoldo Muniz da Silva

Doutor em Anestesiologia pela Faculdade de Medicina de Botucatu da Universidade Estadual Paulista (FMB-UNESP). MBA em Gestão da Qualidade. Diretor de Qualidade em Anestesia na CMA. Coordenador de Práticas Médicas no Hospital São Luiz Itaim – Rede D'Or. Coordenador do CET-SBA no Hospital São Luiz Jabaquara – CMA.

Letícia Naomi Nakada

Graduanda em Medicina pela Faculdade de Medicina da Universidade de São Paulo (FMUSP). Doutoranda do Programa Integrado de Formação em Pesquisa em Ciências da Saúde (MD/PhD) da FMUSP.

Liane Brescovici Nunes de Matos

Doutora em Ciências pela Faculdade de Medicina da Universidade de São Paulo (FMUSP). Residência em Terapia Intensiva pela FMUSP. Título de Especialista em Nutrologia pela Associação Brasileira de Nutrologia (ABRAN). Título de Especialista em Terapia Nutricional Parenteral e Enteral pela Sociedade Brasileira de Nutrição Parenteral e Enteral (BRASPEN/SBNPE). Diretora do Departamento de Nutrologia do A.C.Camargo Cancer Center, São Paulo. Médica Intensivista na Unidade de Terapia Intensiva (UTI) do A.C.Camargo Cancer Center, São Paulo. Médica Nutróloga no OncoStar – Rede D'Or.

Liliana de Meira Lins Kassar

Residência em Nefrologia pelo Hospital das Clínicas da Faculdade de Medicina da Universidade de São Paulo (HC-FMUSP). Residência em Clínica Médica pela Escola Paulista de Medicina da Universidade Federal de São Paulo (EPM-UNIFESP). Médica Assistente da Unidade de Terapia Intensiva (UTI) da Nefrologia do HC-FMUSP.

Linamara Rizzo Battistella

Departamento de Medicina Legal, Bioética, Medicina do Trabalho e Medicina Física e Reabilitação da Faculdade de Medicina da Universidade de São Paulo (FMUSP).

Lucas Ferreira Gomes Pereira

Médico em Especialização do Centro de Ensino e Treinamento do Centro Médico de Campinas, SP. Aluno Especial do Curso de Doutorado do Programa da Pós-Graduação em Anestesiologia, Ciências Cirúrgicas e Medicina Perioperatória da Faculdade de Medicina da Universidade de São Paulo (FMUSP).

Lucas Takeshi Ikeoka

Acadêmico da Faculdade de Medicina da Universidade de São Paulo (FMUSP). Aluno MD-PhD.

Lucas Tokio Kawahara

Aluno de Medicina da Faculdade de Medicina na Universidade de São Paulo (FMUSP). Doutorando em Cardiologia pelo Programa MD-PhD da FMUSP.

Luciana Cadore Stefani

Doutora em Medicina pela Universidade Federal do Rio Grande do Sul (UFRGS). Diretora de Ensino do Hospital de Clínicas de Porto Alegre (HCPA).

Luciana Leal do Rego

Especialista em Terapia Intensiva pela Associação de Medicina Intensiva Brasileira (AMIB). Residência e R3 em Clínica Médica pela Universidade Federal do Rio de Janeiro (UFRJ). Mestre em Clínica Médica pela UFRJ. Médica de Rotina da Unidade de Terapia Intensiva (UTI) do Hospital Copa D'Or. Médica da Clínica Médica no Hospital Nacional do Câncer (INCA).

Luciano Ferreira Drager

Diretor da Unidade de Hipertensão, Disciplina de Nefrologia, do Hospital das Clínicas da Faculdade de Medicina da Universidade de São Paulo (HC-FMUSP). Professor do Departamento de Clínica Médica da FMUSP. Médico Assistente da Unidade de Hipertensão do Instituto do Coração do Hospital das Clínicas da Faculdade de Medicina da Universidade de São Paulo (InCor-HC-FMUSP).

Luiz Marcelo Sá Malbouisson

Doutor em Anestesiologia pela Faculdade de Medicina da Universidade de São Paulo (FMUSP). Docente Responsável da FMUSP.

Luiza Liza de Assis

Especialista em Nefrologia pela Sociedade Brasileira de Nefrologia (SBN). Residência em Nefrologia pela Universidade Estadual do Rio de Janeiro (UERJ). Médica Nefrologista do Hospital Vila Nova Star.

Manoel Vicente Andrade de Souza Júnior

Cirurgia Geral pela Universidade Federal do Tocantins (UFT). Médico Residente de Cirurgia Plástica pelo Instituto Nacional do Câncer (INCA).

Marcelo Park

Doutor em Ciências Médicas pela Faculdade de Medicina da Universidade de São Paulo (FMUSP). Médico do Hospital das Clínicas da Faculdade de Medicina da Universidade de São Paulo (HC-FMUSP).

Marcelo Ticianelli de Carvalho

Especialista em Medicina Intensiva pelo Hospital das Clínicas da Faculdade de Medicina da Universidade de São Paulo (HC-FMUSP).

Marco Aurélio Santo

Professor Associado da Disciplina de Cirurgia do Aparelho Digestivo da Faculdade de Medicina da Universidade de São Paulo (FMUSP). Livre-Docência pela USP. Diretor da Unidade de Cirurgia Bariátrica e Metabólica do Hospital das Clínicas da Faculdade de Medicina da Universidade de São Paulo (HC-FMUSP). Graduado em Medicina pela FMUSP. Mestre e Doutor em Cirurgia do Aparelho Digestivo pela FMUSP. Pós-Doutor como Research Fellow pela University of Southern California, Los Angeles.

Maria José Carvalho Carmona

Professora Associada da Disciplina de Anestesiologia da Faculdade de Medicina da Universidade de São Paulo (FMUSP). Diretora da Divisão de Anestesia do Instituto Central do Hospital das Clínicas da Faculdade de Medicina da Universidade de São Paulo (ICHC-FMUSP). Presidente da Sociedade de Anestesiologia do Estado de São Paulo (SAESP).

Maria Luísa do Nascimento Moura

Infectologista pela Faculdade de Medicina da Universidade de São Paulo (FMUSP). Doutora em Doenças Infecciosas pela FMUSP. Médica da Subcomissão de Controle de Infecção Hospitalar do Hospital das Clínicas da Faculdade de Medicina da Universidade de São Paulo (HC-FMUSP). Membro da Diretoria da Associação Paulista de Controle de Infecção Hospitalar. Gerente Médica do Hospital Vila Nova Star.

Marília Bordignon Antônio

Médica Infectologista do Hospital das Clínicas da Faculdade de Medicina da Universidade de São Paulo (HC-FMUSP). Corpo Clínico dos Hospitais Sírio-Libanês e Vila Nova Star.

Marina Alvarenga Dannias

Estudante de Farmácia e Bioquímica na Universidade de São Paulo (USP). Voluntária ativa em diversos setores.

Mateus Mistieri Simabukuro

Neurologista pelo Hospital das Clínicas da Faculdade de Medicina da Universidade de São Paulo (HC-FMUSP). Neurologista do Instituto do Câncer do Estado de São Paulo do Hospital das Clínicas da Faculdade de Medicina da Universidade de São Paulo (ICESP-HC-FMUSP). Coordenador do Ambulatório de Encefalites Imunomediadas do HC-FMUSP.

Matheus Luan Queiroz Alves da Cunha

Especialista em Cardiologia pela Sociedade Brasileira de Cardiologia (SBC). Residência em Ergometria pelo Hospital Sírio-Libanês. Residência em Cardiologia pelo Instituto do Coração do Hospital das Clínicas da Faculdade de Medicina da Universidade de São Paulo (InCor-HC-FMUSP). Residência em Clínica Médica pelo HC-FMUSP-RP.

Matheus Vane

Coordenador do Centro de Simulação em Saúde e Professor Associado da Faculdade de Ciências Médicas de São José dos Campos (Humanitas). Médico Assistente do Grupo de Transplante Hepático do Hospital das Clínicas da Faculdade de Medicina da Universidade de São Paulo (HC-FMUSP). Diretor Científico do Centro de Treinamento em Anestesiologia (CTA). MBA em Gestão da Inovação em Saúde pelo Instituto Butantan.

Maurício Ibrahim Scanavacca

Diretor da Unidade Clínica de Arritmia do Instituto do Coração do Hospital das Clínicas da Faculdade de Medicina da Universidade de São Paulo (InCor-HC-FMUSP). Professor Livre-Docente da Faculdade de Medicina da Universidade de São Paulo (FMUSP).

Natália Fernandes da Silva

Pneumologista pelo Instituto do Coração do Hospital das Clínicas da Faculdade de Medicina da Universidade de São Paulo (InCor-HC-FMUSP). Título de Especialista em Pneumologia pela Sociedade Brasileira de Pneumologia e Tisiologia (SBPT). Especialista em Doenças Pulmonares Intersticiais pelo InCor-HC-FMUSP.

Niklas Söderberg Campos

Médico Intensivista do Hospital Israelita Albert Einstein (HIAE).

Norma Sueli Pinheiro Módolo

Doutora em Anestesiologia pela Faculdade de Medicina de Botucatu da Universidade Estadual Paulista (FMB-UNESP). Professora Titular do Departamento de Especialidades Cirúrgicas e Anestesiologia da FMB-UNESP.

Omar Asdrubal Vilca Mejia

Professor Livre-Docente em Cirurgia Cardiovascular pela Faculdade de Medicina da Universidade de São Paulo (FMUSP).

Paula Duarte D'Ambrosio

Fellow em Cirurgia Robótica Torácica pelo Hospital Israelita Albert Einstein (HIAE). Especialista em Oncologia Torácica pelo Instituto do Câncer do Estado de São Paulo do Hospital das Clínicas da Faculdade de Medicina da Universidade de São Paulo (ICESP-HC-FMUSP). Residência em Cirurgia Torácica pelo Hospital das Clínicas da Faculdade de Medicina da Universidade de São Paulo (HC-FMUSP).

Paula Fiuza Rodrigues de Medeiros Lacerda

Neurologista pelo Hospital Sírio-Libanês. *Fellowship* em Distúrbios do Movimento pelo Hospital das Clínicas da Faculdade de Medicina da Universidade de São Paulo (HC-FMUSP).

Paulo Caied

Especialista em Cardiologia pela Sociedade Brasileira de Cardiologia (SBC). Especialista em Ecocardiografia pelo Departamento de Imagem Cardiovascular da Sociedade Brasileira de Cardiologia (DIC/SBC). Residência em Cardiologia pelo Hospital Sírio-Libanês. Médico Diarista das Unidades de Terapia Intensiva (UTI) Cardiológicas dos Hospitais Vila Nova Star e São Luiz Itaim - Rede D'Or.

Paulo Corrêa da Silva Neto

Graduado em Medicina pela Faculdade de Medicina da Universidade Federal do Rio Grande do Sul (UFRGS). Especialista em Anestesiologia pelo Hospital de Clínicas de Porto Alegre (HCPA) CET/SBA. Mestre em Ciências Médicas pela UFRGS. Título Superior de Anestesiologia pela Sociedade Brasileira de Anestesiologia (SBA). Diploma Europeu de Anestesia e Medicina Intensiva pela European Society of Anaesthesiology (ESA). Instrutor do Programa de Residência Médica em Anestesiologia do Hospital São Lucas da Pontifícia Universidade Católica do Rio Grande do Sul (PUCRS), CET/SBA. Chefe do Serviço de Anestesia do Hospital Moinhos de Vento.

Pedro Ferro Lima Menezes

Anestesiologista pelo Hospital do Servidor Público Estadual de São Paulo (HSPE/IAMSPE). Especialista em Dor pela Universidade Federal de São Paulo (UNIFESP). Doutor em Anestesiologia pela Faculdade de Medicina da Universidade de São Paulo (FMUSP).

Pedro Guimarães Silva

Médico Preceptor do Programa de Cardiologia no Instituto do Coração do Hospital das Clínicas da Faculdade de Medicina da Universidade de São Paulo (Incor-HC-FMUSP). Residência em Cardiologia no InCor-HC-FMUSP. Residência em Clínica Médica no HC-FMUSP. Médico pela Faculdade de Medicina da Bahia (TMB-UFBA).

Pedro Henrique de Almeida Marins

Cardiologista pelo Instituto do Coração do Hospital das Clínicas da Faculdade de Medicina da Universidade de São Paulo (InCor-HC-FMUSP). Clínica Médica pela Escola Paulista de Medicina da Universidade Federal de São Paulo (EPM-UNIFESP). Médico pela EPM-UNIFESP.

Pedro Sergio Soares Jallad

Médico pela Universidade Estadual de Campinas (UNICAMP). Residência em Clínica Médica pela UNICAMP. Residente em Cardiologia pelo Instituto do Coração do Hospital das Clínicas da Faculdade de Medicina da Universidade de São Paulo (InCor-HC-FMUSP).

Priscilla Cukier Kaczemorska

Doutora em Endocrinologia pela Faculdade de Medicina da Universidade de São Paulo (FMUSP). Médica Assistente do Serviço de Endocrinologia da Disciplina de Clínica Médica do Hospital das Clínicas da Faculdade de Medicina da Universidade de São Paulo (HC-FMUSP).

Rafael Alves Franco

Coordenador da Unidade de Terapia Intensiva (UTI) Cardiológica do Hospital Vila Nova Star. Coordenador da Cardiologia do Hospital São Luiz Itaim. Especialista em Cardiologia pela Sociedade Brasileira de Cardiologia (SBC). Especialista em Terapia Intensiva pela Associação de Medicina Intensiva Brasileira (AMIB). Residência em Clínica Médica e Cardiologia pela Faculdade de Medicina da Universidade de São Paulo (FMUSP).

Rafael Bergo

Residente em Hemodinâmica e Cardiologia Intervencionista do Instituto do Coração do Hospital das Clínicas da Faculdade de Medicina da Universidade de São Paulo (InCor-HC-FMUSP). Residência em Cardiologia pelo InCor-HC-FMUSP. Residência em Clínica Médica pela Universidade Federal de São Paulo (UNIFESP). Médico Plantonista da Unidade de Emergência do InCor-HC-FMUSP.

Rafael de Lima Accorsi

Especialista em Cardiologia pela Sociedade Brasileira de Cardiologia (SBC). Residência em Cardiologia pelo Instituto do Coração do Hospital das Clínicas da Faculdade de Medicina da Universidade de São Paulo (InCor-HC-FMUSP). Residência em Clínica Médica pelo Hospital das Clínicas da Faculdade de Medicina da Universidade de São Paulo (HC-FMUSP). Plantonista das Unidades de Terapia Intensiva (UTI) Cardiológicas dos Hospitais Vila Nova Star e São Luiz. Médico Assistente do Pronto-Socorro do InCor-HC-FMUSP.

Rafael Souza Fava Nersessian

Médico Anestesiologista. Coordenador Científico e de Qualidade da CMA Anestesia – Rede D'Or. Coordenador do Programa de Residência Médica em Anestesiologia CET-SBA da CMA São Luiz Jabaquara.

Rafael Yuji Melo

Especialista em Cardiologia pela Sociedade Brasileira de Cardiologia (SBC). Residência em Cardiologia pelo Hospital Sírio-Libanês. Residência em Clínica Médica pelo Hospital das Clínicas da Faculdade de Medicina de Botucatu da Universidade Estadual Paulista (HC-FMB-UNESP). Diarista da Unidade de Terapia Intensiva (UTI) Cardiológica do Hospital Vila Nova Star.

Raphael Costa Bandeira de Melo

Residência Médica em Hematologia e Hemoterapia pela Faculdade de Medicina da Universidade de São Paulo (FMUSP). Hematologista do Instituto do Câncer do Estado de São Paulo do Hospital das Clínicas da Faculdade de Medicina da Universidade de São Paulo (ICESP-HC-FMUSP) e da Rede D'Or São Luiz.

Renata Moreira da Silva Corrêa de Oliveira

Médica Residente de Terapia Intensiva no Instituto D'Or de Ensino e Pesquisa (IDOR) – Hospital Copa D'Or. Médica Plantonista da Unidade de Terapia Intensiva (UTI) do Hospital São Lucas Copacabana. Nutricionista pela Universidade Federal Fluminense (UFF). Pós-Graduada em Oncologia pelo Hospital Israelita Albert Einstein (HIAE).

Renata Pinheiro Módolo

Anestesiologista do Hospital São Luiz Rede D'Or – CMA Anestesia.

Rodolpho Augusto de Moura Pedro

Médico Especialista em Clínica Médica e Terapia Intensiva pelo Hospital das Clínicas da Faculdade de Medicina da Universidade de São Paulo (HC-FMUSP). Título em Terapia Intensiva pela Associação de Medicina Intensiva Brasileira (AMIB). Membro do Comitê de Gastrointensivismo da AMIB. Intensivista da Unidade de Terapia Intensiva (UTI) da Gastroenterologia e Transplante Hepático do HC-FMUSP. Intensivista da UTI do Hospital Vila Nova Star – Rede D'Or.

Rodrigo Ambar Pinto

Professor Livre-Docente e Doutor pela Faculdade de Medicina da Universidade de São Paulo (FMUSP), Disciplina de Cirurgia do Aparelho Digestivo e Coloproctologia, Departamento de Gastroenterologia.

Rodrigo Melo Kulchetscki

Cardiologista e Especialista em Arritmia Clínica, Eletrofisiologia e Estimulação Cardíaca Artificial pelo Instituto do Coração do Hospital das Clínicas da Faculdade de Medicina da Universidade de São Paulo (InCor-HC-FMUSP). Coordenador do Serviço de Holter e MAPA do Hospital Vila Nova Star. Diarista das Unidades de Terapia Intensiva (UTI) Cardiológicas dos Hospitais Vila Nova Star e São Luiz Itaim. Médico Plantonista da UTI Cardiológica do InCor-HC-FMUSP.

Rodrigo Miyashiro Nunes dos Santos

Título Superior em Anestesiologia pela Sociedade Brasileira de Anestesiologia (TSA-SBA). Certificado de Área de Atuação em Dor pela Associação Médica Brasileira/Sociedade Brasileira de Anestesiologia (AMB/SBA).

Rogério da Hora Passos

Graduado em Medicina pela Universidade Federal da Bahia (UFBA). Residência Médica em Nefrologia pela Faculdade de Medicina da Universidade de São Paulo (FMUSP) e em Medicina Intensiva pelo Hospital Israelita Albert Einstein (HIAE). Médico Nefrologista e Intensivista da Rede D'Or – São Luiz – Regional Bahia.

Saullo Queiroz Silveira

Título Superior em Anestesiologia pela Sociedade Brasileira de Anestesiologia (TSA/SBA). Instrutor Corresponsável do Programa de Residência Médica em Anestesiologia CET/SBA na CMA São Luiz Jabaquara. Gerente Científico e de Qualidade na CMA Anestesia - Rede D'Or.

Silvia Moulin Ribeiro Fonseca

Especialista em Cardiologia pela Sociedade Brasileira de Cardiologia (SBC). Médica Assistente de Cardio-Oncologia do Instituto do Câncer do Estado de São Paulo (ICESP) e do Instituto do Coração (InCor) do Hospital das Clínicas da Faculdade de Medicina da Universidade de São Paulo (HC-FMUSP). Médica Plantonista da Unidade de Terapia Intensiva (UTI) Cardiológica do Hospital Sírio-Libanês.

Tarso Adoni

Assistente-Doutor do Departamento de Neurologia do Hospital das Clínicas da Faculdade de Medicina da Universidade de São Paulo (HC-FMUSP). *Fellow* da American Academy of Neurology. Título de Especialista em Neurologia pela Academia Brasileira de Neurologia (ABN).

Thais Orrico de Brito Cançado

Doutora pela Faculdade de Medicina da Universidade de São Paulo (FMUSP). Mestre em Medicina pela FMUSP. Ex-Presidente da Sociedade de Anestesiologia, Reanimação e Dor do Mato Grosso do Sul (SAEMS).

Theodora Karnakis

Doutora em Medicina (Ciências Médicas) pela Faculdade de Medicina da Universidade de São Paulo (FMUSP). Coordenadora de Oncogeriatria do Centro de Oncologia do Hospital Sírio-Libanês.

Thiago Gomes Romano

Coordenador Médico da Unidade de Terapia Intensiva (UTI) Geral do Hospital Vila Nova Star e da UTI Oncológica e Neurológica do Hospital São Luiz Itaim. Professor Assistente da Disciplina de Nefrologia da Faculdade de Medicina do ABC (FMABC).

Vagner Madrini Junior

Assistente do Departamento de Miocardiopatias e Doenças da Aorta do Instituto do Coração do Hospital das Clínicas da Faculdade de Medicina da Universidade de São Paulo (InCor-HC-FMUSP). Pesquisador pela Academic Research Organization do Hospital Israelita Albert Einstein (HIAE). Professor Convidado da Faculdade de Medicina da Universidade de São Paulo (FMUSP).

Vanessa Guimarães

Coordenadora do Núcleo de Cardiologia Pediátrica do Hospital Sírio-Libanês. Médica da Cardiologia Pediátrica e do Transplante Cardíaco Pediátrico do Instituto do Coração do Hospital das Clínicas da Faculdade de Medicina da Universidade de São Paulo (InCor-HC-FMUSP). Pós-Graduada em Cardio-Oncologia e Pesquisa Clínica pela Galen Academy da Universidade Professor Edson Antônio Velano (UNIFENAS). Pós-Graduada em Gestão em Saúde pelo Instituto Sírio-Libanês de Ensino e Pesquisa. ECLS Specialist pelo Stollery Children's Hospital, Edmonton, Alberta, Canadá. Revisora do Periódico *Cardiology in the Young*, Cambridge, Inglaterra. Especialista em Cardiologia Pediátrica e Terapia Intensiva Cirúrgica pelo InCor-HC-FMUSP. Especialista em Pediatria pela Sociedade Brasileira de Pediatria (SBP). Residência Médica em Pediatria pelo Hospital Infantil Darcy Vargas, São Paulo. Médica do Corpo Clínico dos Hospitais do Coração, Sabará, Samaritano e São Luiz. Autora de 4 livros (Série CardioHumanização).

Vanessa Simioni Faria

Residente de Cardiologia pelo Instituto do Coração do Hospital das Clínicas da Faculdade de Medicina da Universidade de São Paulo (InCor-HC-FMUSP). Clínica Médica pela Escola Paulista de Medicina da Universidade Federal de São Paulo (EPM-UNIFESP). Médica pela Universidade de Brasília (UnB). Graduação-Sanduíche em Ciências Biomédicas pela Universidade de Portsmouth, Reino Unido.

Victor César Menezes de Souza

Médico Endocrinologista. Residência em Endocrinologia pelo Hospital das Clínicas da Faculdade de Medicina da Universidade de São Paulo (HC-FMUSP). Residência em Clínica Médica pela Universidade Federal de São Paulo (UNIFESP).

Victor de Sá Guimarães Fleury Machado

Residência em Terapia Intensiva pelo Instituto do Coração do Hospital das Clínicas da Faculdade de Medicina da Universidade de São Paulo (InCor-HC-FMUSP). Título de Especialista em Terapia Nutricional Parenteral e Enteral pela Sociedade Brasileira de Nutrição Parenteral e Enteral (BRASPEN/SBNPE). Médico Horizontal da Unidade de Terapia Intensiva (UTI) Cardiológica do Hospital Vila Nova Star. Médico Intensivista da UTI do Hospital Sírio-Libanês. Médico Nutrólogo da EMTN do A.C.Camargo Cancer Center. Membro da Sociedade Brasileira de Cirurgia Oncológica (SBCO).

Viktoria Weihermann

Médica pela Universidade Federal do Paraná (UFPR). Residência em Clínica Médica pelo Hospital das Clínicas da Faculdade de Medicina da Universidade de São Paulo (HC-FMUSP). Residente em Hematologia, Hemoterapia e Terapia Celular pelo HC-FMUSP.

Vinicius Caldeira Quintão

Anestesiologista do Instituto da Criança e do Adolescente do Hospital das Clínicas da Faculdade de Medicina da Universidade de São Paulo (ICr-HC-FMUSP).

Vinicius de Oliveira

Médico Graduado e Especializado em Clínica Médica pela Faculdade de Medicina do ABC (FMABC). Nefrologista pela Universidade Federal de São Paulo (UNIFESP).

Wilder Dias Pacheco

Especialista em Cardiologia pela Sociedade Brasileira de Cardiologia (SBC). *Fellowship* em Arritmia Clínica pelo Instituto do Coração do Hospital das Clínicas da Faculdade de Medicina da Universidade de São Paulo (InCor-HC-FMUSP). Residência em Cardiologia pelo Hospital Israelita Albert Einstein (HIAE). Residência em Clínica Médica pelo Hospital Santa Marcelina.

William Batah El-Feghaly

Especialista em Cardiologia pela Sociedade Brasileira de Cardiologia (SBC). Residência em Cardiologia pelo Instituto do Coração do Hospital das Clínicas da Faculdade de Medicina da Universidade de São Paulo (InCor-HC-FMUSP). Preceptor em Cardiologia do Hospital das Clínicas da Faculdade de Medicina da Universidade de São Paulo (HC-FMUSP). *Fellowship* em Miocardiopatias e Doenças da Aorta do InCor-HC-FMUSP. Residência em Clínica Médica pela Escola Paulista de Medicina da Universidade Federal de São Paulo (EPM-UNIFESP). Preceptor do Pronto-Socorro de Clínica Médica do Hospital São Paulo da EPM-UNIFESP. Plantonista das Unidades de Terapia Intensiva (UTI) Cardiológicas dos Hospitais Vila Nova Star e São Luiz Itaim. Cardiologista do Corpo Clínico e do Pronto-Socorro do Hospital Sírio-Libanês.

DEDICATÓRIA

Dedicamos este livro aos pacientes, cuja coragem e resiliência são a verdadeira inspiração por trás de cada página escrita. Que esta obra sirva como um reflexo do nosso compromisso em proporcionar o melhor cuidado e atenção que eles merecem.

Os Editores

AGRADECIMENTOS

Como editora deste valioso compêndio, *Paciente Cirúrgico de Alto Risco – Condutas no Perioperatório*, sinto-me honrada em expressar minha profunda gratidão a todos os que contribuíram para a realização desta obra.

Primeiramente, gostaria de agradecer aos cinco jovens brilhantes coeditores, cuja paixão, dedicação e perspicácia foram fundamentais para moldar a abordagem inovadora deste livro. A energia e o compromisso que trouxeram ao projeto garantiram uma profundidade e uma abrangência que refletem o estado da arte em medicina perioperatória.

Expresso minha profunda admiração e agradecimento à Faculdade de Medicina da Universidade de São Paulo (FMUSP), que, com sua vanguarda acadêmica e clínica, forneceu a base sólida para o conhecimento e a inovação refletidos em cada capítulo deste guia. A FMUSP, nossa casa de saber e pesquisa, tem sido um alicerce para o avanço da medicina e uma fonte constante de inspiração e apoio.

Agradeço também ao talentoso artista Mano Wladimir, cuja habilidade artística enriqueceu a primeira impressão de nossa obra. Sua arte vai além da estética; ela comunica a dedicação e o cuidado que definem o ambiente médico, refletindo a alma deste livro e ressoando com nosso público.

Aos profissionais de saúde que atuam na linha de frente do cuidado ao paciente cirúrgico de alto risco, nosso reconhecimento por seu incansável trabalho. São as interações diárias e os desafios enfrentados por vocês que inspiram e instigam o desenvolvimento de melhores práticas e protocolos refletidos neste livro.

Um agradecimento especial à equipe editorial e aos revisores técnicos da Atheneu, cuja atenção aos detalhes e comprometimento com a excelência garantiram a precisão e a qualidade do conteúdo apresentado.

Aos nossos pacientes, a razão última de nosso trabalho, agradeço pela confiança e pelo aprendizado que cada caso nos traz. Este livro é dedicado a vocês, com o compromisso de que continuaremos a buscar as melhores e mais seguras abordagens cirúrgicas.

Por fim, agradeço às instituições de apoio e aos colaboradores que proporcionaram os recursos necessários para que este projeto se tornasse realidade. Sem seu apoio, a concretização deste livro não seria possível.

Profa. Dra. Ludhmila Abrahão Hajjar

PREFACE

In the last years, I have had the privilege of witnessing significant advances in our field, particularly in the management of high-risk surgical patients. It is within this context that *Paciente Cirúrgico de Alto Risco – Condutas no Perioperatório* emerges as a pivotal resource. Edited by the distinguished Prof. Dr. Ludhmila Abrahão Hajjar, this book represents a monumental effort to encapsulate the most current and effective practices for the perioperative care of high-risk patients.

This comprehensive guide addresses the complexities and nuances of managing patients who present with unique challenges, before, during, and after surgery. Each chapter, contributed by leading experts in their respective fields, provides detailed insights and evidence-based strategies that are crucial for optimizing patient outcomes.

The multidisciplinary approach of this book reflects the reality of modern medicine – it is a collaborative effort that requires the expertise of not only anesthesiologists but also surgeons, cardiologists, intensivists, and nurses. This book successfully integrates these perspectives, offering a cohesive and holistic view of patient care.

I highly recommend *Paciente Cirúrgico de Alto Risco – Condutas no Perioperatório* to all healthcare professionals involved in the care of surgical patients. Whether you are seeking to deepen your knowledge or refine your clinical practices, this book serves as an indispensable tool in the quest to deliver superior patient care.

In conclusion, I commend Prof. Dr. Ludhmila Abrahão Hajjar and all the contributors for their outstanding work. This book is sure to set a new standard in the field and will undoubtedly contribute to safer and more effective surgical outcomes for high-risk patients around the world.

Prof. Giovanni Landoni
MD, Full Professor, Anesthesia and ICU Residency Program Director,
Vita-Salute San Raffaele, Milan, ITA

PREFÁCIO

Tive o privilégio de testemunhar avanços significativos em nossa área, especialmente no manejo de pacientes cirúrgicos de alto risco. É neste contexto que o livro *Paciente Cirúrgico de Alto Risco – Condutas no Perioperatório* surge como um recurso fundamental. Editado pela distinta Profa. Dra. Ludhmila Abrahão Hajjar, esta obra representa um esforço monumental para encapsular as práticas mais atuais e eficazes para o cuidado perioperatório de pacientes de alto risco.

Este guia abrangente aborda as complexidades e nuances do manejo de pacientes que apresentam desafios únicos, antes, durante e após a cirurgia. Cada capítulo, contribuição de especialistas líderes em suas respectivas áreas, oferece *insights* detalhados e estratégias baseadas em evidências que são cruciais para otimizar os resultados dos pacientes.

A abordagem multidisciplinar deste livro reflete a realidade da medicina moderna – é um esforço colaborativo que requer a *expertise* não apenas de anestesiologistas, mas também de cirurgiões, cardiologistas, intensivistas e enfermeiros. Este livro integra com sucesso essas perspectivas, oferecendo uma visão coesa e holística do cuidado ao paciente.

Recomendo altamente o *Paciente Cirúrgico de Alto Risco – Condutas no Perioperatório* a todos os profissionais de saúde envolvidos no cuidado de pacientes cirúrgicos. Seja para aprofundar seu conhecimento ou refinar suas práticas clínicas, este livro serve como uma ferramenta indispensável na busca por oferecer ao paciente um cuidado de excelência.

Em conclusão, parabenizo a Profa. Dra. Ludhmila Abrahão Hajjar e todos os colaboradores por seu trabalho excepcional. Este livro certamente estabelecerá um novo padrão na área e, sem dúvida, contribuirá para resultados cirúrgicos mais seguros e eficazes para pacientes de alto risco em todo o mundo.

Prof. Dr. Giovanni Landoni
Professor Titular de Anestesia e Diretor do Programa de Residência em Anestesia e UTI,
Vita-Salute San Raffaele, Milão, ITA

APRESENTAÇÃO

É com grande satisfação que apresentamos o livro *Paciente Cirúrgico de Alto Risco – Condutas no Perioperatório*, sob a direção editorial da Profa. Dra. Ludhmila Abrahão Hajjar.

Esta obra é um recurso completo e detalhado, desenvolvido para divulgar as práticas correntes e os protocolos atualizados necessários aos cuidados de pacientes cirúrgicos de alto risco. O livro foi concebido para atender à crescente demanda por orientações específicas, cientificamente embasadas, para o manejo de pacientes graves submetidos a cirurgias, cuja condição exige uma abordagem especializada e multidisciplinar para assegurar os melhores resultados possíveis.

Nosso objetivo é proporcionar aos médicos e aos demais profissionais da saúde um guia prático e baseado em evidências que engloba desde a avaliação pré-operatória até o manejo pós-operatório. Com o foco em uma abordagem integrada, o livro explora aspectos como fisiopatologia, riscos, estratégias preventivas e tratamentos inovadores, sempre com o embasamento dos mais recentes estudos e práticas recomendadas.

A obra está organizada em seis seções principais, cada uma abordando um aspecto significante do cuidado perioperatório do paciente de alto risco. Essas seções são projetadas para fornecer um entendimento completo, desde os fundamentos até as considerações mais complexas e especializadas.

O público-alvo desta obra inclui uma ampla gama de especialistas envolvidos no cuidado perioperatório, como anestesiologistas, cirurgiões, cardiologistas, intensivistas, equipes de enfermagem e de fisioterapeutas, entre outros profissionais, que se deparam com o desafio diário de atender pacientes cuja condição requer intervenções cirúrgicas complexas e de alto risco.

Contribuições de 68 especialistas nas respectivas áreas garantem uma perspectiva ampla e uma abordagem focada na redução do risco cirúrgico desses pacientes. Sob a edição de renomados profissionais e apoiada por um corpo editorial experiente, esta obra é essencial para todos aqueles comprometidos com a excelência em cuidados cirúrgicos e com a melhoria contínua na qualidade dos serviços de saúde.

Os autores

SUMÁRIO

Seção 1 – Aspectos Gerais do Paciente de Alto Risco

Responsáveis pela seção: Stéphanie Itala Rizk e Bruno Soares da Silva Rangel

Seção 2 – Avaliação Pré-Operatória do Paciente de Alto Risco

Responsável pela seção: Armindo Jreige Júnior

Seção 3 – Cuidados Intraoperatórios

Responsável pela seção: Fernando Nardy Bellicieri

Seção 4 – Cuidados Pós-Operatórios

Responsável pela seção: Lucas Trindade Cantú Ribeiro

Seção 5 – Situações Especiais

Responsáveis pela seção: Stéphanie Itala Rizk e Bruno Soares da Silva Rangel

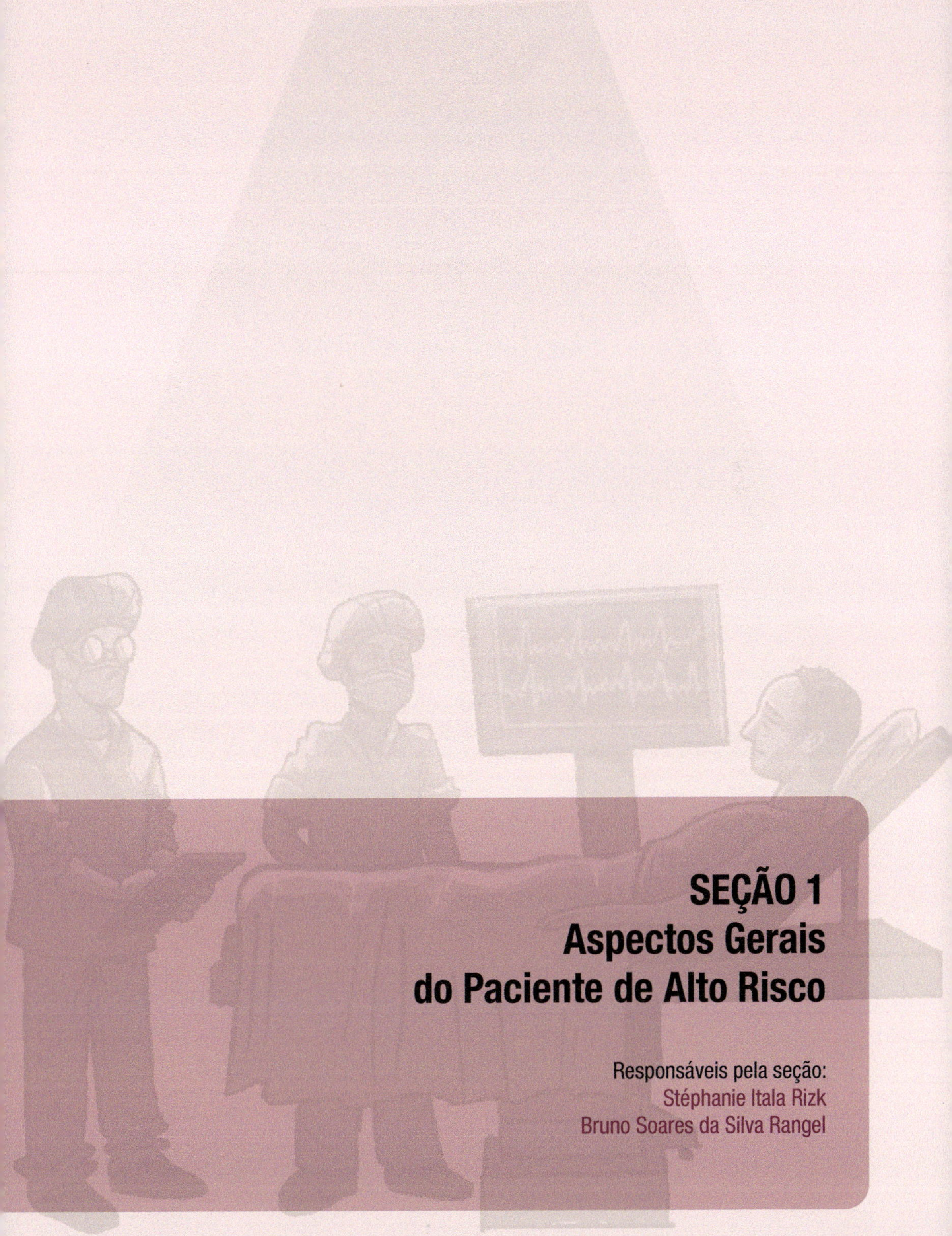

SEÇÃO 1
Aspectos Gerais do Paciente de Alto Risco

Responsáveis pela seção:
Stéphanie Itala Rizk
Bruno Soares da Silva Rangel

1 Fisiopatologia do Trauma Cirúrgico

Lucas Tokio Kawahara
Carlos de Almeida Obregon
Bruno Soares da Silva Rangel
Stéphanie Itala Rizk
José Otavio Costa Auler Junior

Introdução

O título deste capítulo fortuitamente traz o termo "trauma cirúrgico" como maneira de afirmar que, independentemente das suas extensões, ou de planejamento prévio, as cirurgias são traumas. Todos os passos do ato cirúrgico envolvem algum grau de lesão tissular, induzido por energia cinética (diéreses e dissecções) e térmica (hemostasia), principalmente.

A resposta do organismo ao trauma cirúrgico varia conforme a extensão do trauma (porte da cirurgia), condições preexistentes do paciente (idade, performance, condições nutricionais e comorbidades), condições relacionadas ao adoecimento atual (condições eletivas, de urgência ou emergência) e da própria cirurgia (via de acesso, técnica empregada, presença de contaminação e sangramento).[1]

Apesar de datarem do final do século XIX, os princípios descritos por William Halsted permanecem como pilares da boa técnica cirúrgica e encontram suporte sólido em evidências até o presente.[2] São eles:

- Manipulação delicada e cuidadosa dos tecidos;
- Hemostasia meticulosa;
- Preservação do suprimento sanguíneo aos tecidos;
- Técnica estritamente asséptica;
- Mínima aplicação de tensão nas suturas e anastomoses;
- Interposição adequada de tecidos, evitando-se a criação de espaço morto.

Entretanto, naquela época, o saber sobre o suporte ao paciente cirúrgico era muito limitado, havendo a real melhora dos desfechos clínicos após a segunda metade do século XX, com a criação de ferramentas de suporte multissistêmico, tão usadas na anestesia e na terapia intensiva.[3] Em paralelo, o avanço do conhecimento em biologia molecular, imunologia, microbiologia e patologia permitiu uma noção aprofundada dos mecanismos fisiopatológicos do trauma cirúrgico, discutidos neste capítulo.

O trauma frequentemente causa uma síndrome de resposta inflamatória sistêmica (SIRS), resultante da combinação das lesões tissulares à isquemia/reperfusão. Essa resposta é similar à observada em quadros infecciosos ou inflamatórios não traumáticos, sendo complexa e ainda cercada de muitas dúvidas.

Aparentemente, a SIRS resultante do trauma é desencadeada pela liberação de mediadores endógenos denominados *damage-associated molecular patterns* (DAMP), que agem de modo similar à sepse, em que agentes infecciosos produzem lipopolissacarídeos ou endotoxinas, também conhecidas como *pathogen-associated molecular patterns* (PAMP). Nesse contexto, alguns desses DAMP já foram identificados como ativadores da resposta inflamatória após o trauma:

- **A hemólise (evento intrínseco à manipulação cirúrgica):** ocasiona liberação extracelular de hemoglobina (que se liga a receptores *Toll-like* e medeia liberação de citocinas que estimulam a resposta inflamatória);
- **O DNA mitocondrial (que compartilha similaridades químicas com o DNA bacteriano) liberado pela destruição celular:** ativa neutrófilos circulantes e desempenha papel-chave na atividade inflamatória pós-traumática;
- **A isquemia tecidual:** ocasiona estresse oxidativo, estimulando a produção de óxido nítrico, radicais livres e citocinas que estimulam a ativação neutrofílica, mastocitária e o aumento da permeabilidade endotelial;
- **Lesões de reperfusão:** também produzem marcadores pró-inflamatórios, como citocinas, lipídios e quimiocinas, que ativam resposta neutrofílica.

A Figura 1.1 demonstra a fisiopatologia da inflamação e a disfunção orgânica induzida pelo trauma.

Resposta imunológica

A liberação de DAMP deflagra a resposta imune inata, que constitui a primeira linha de defesa do organismo e é caracterizada por ser muito rápida e pouco específica. O papel da imunidade inata compreende:

- Recrutar células imunes por meio de mediadores inflamatórios;
- Ativar a cascata do complemento;
- Apresentar antígenos ao sistema imune adaptativo.

Os neutrófilos são os principais efetores dessa resposta.[4] São ativados tanto por DAMP quanto por PAMP e fagocitam os patógenos. Uma vez que o patógeno é fagocitado, os neutrófilos liberam uma variedade de substâncias nocivas dentro da célula, incluindo espécies reativas de oxigênio, enzimas proteolíticas e peptídeos antimicrobianos, na tentativa de eliminar o patógeno. Além disso, secretam diversos mediadores extracelulares que atraem outras células imunes para o local da lesão, ampliando a resposta imune. Outra ação dos neutrófilos relaciona-se à comunicação com a imunidade adaptativa. Foi observado, tanto em estudos clínicos como em estudos experimentais, um subgrupo de neutrófilos capaz de suprimir a proliferação de células T, gerando um efeito imunossupressor.[5]

O sistema complemento também participa da resposta inicial ao trauma. A lesão tecidual resulta na secreção de proteínas e peptídeos, os quais ativam a via alternativa do complemento, provocando a quimiotaxia de leucócitos e sua degranulação, além de aumento da

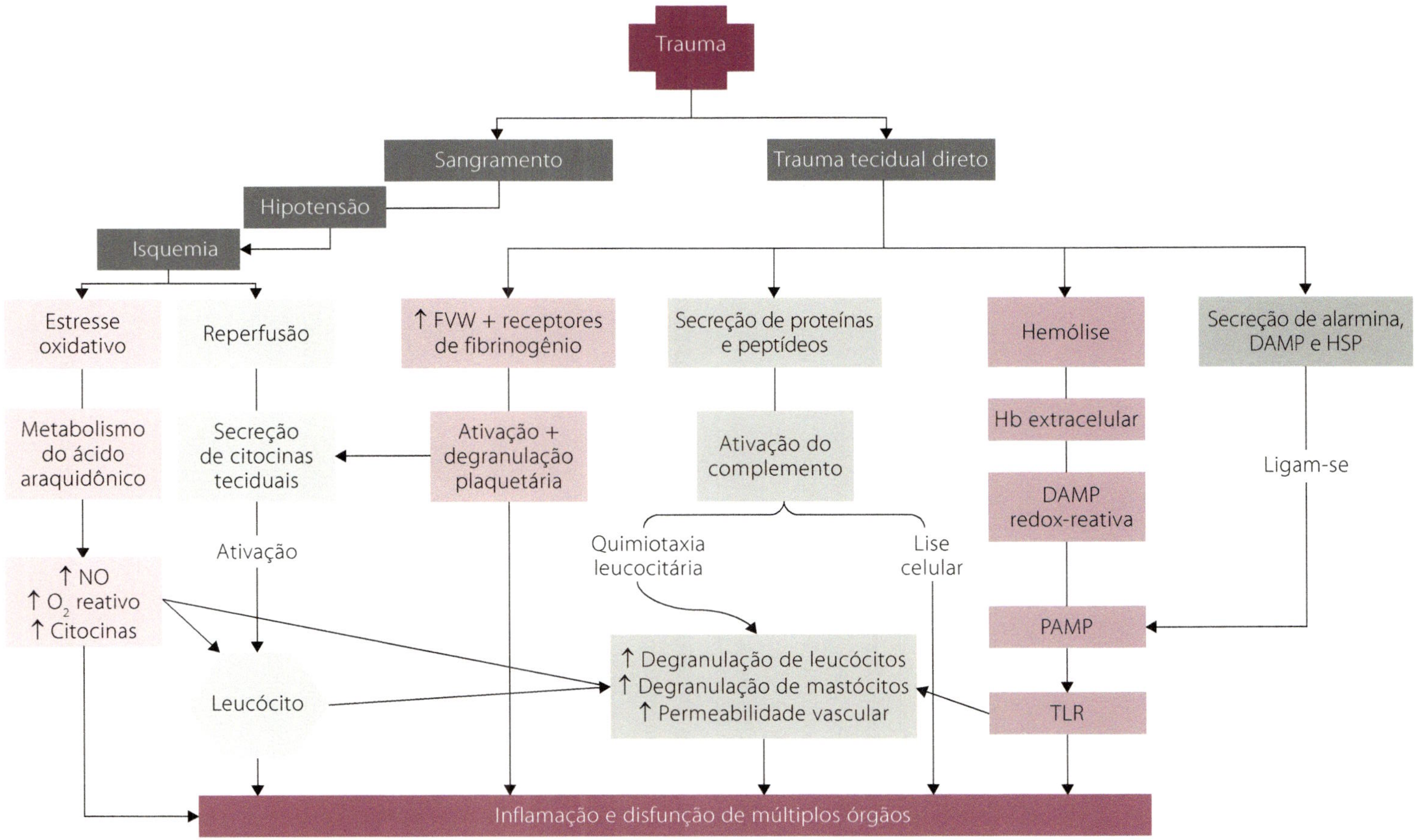

Figura 1.1 Fisiopatologia da inflamação e da disfunção orgânica induzida pelo trauma.
NO: óxido nítrico; FVW: fator de von Willebrand; Hb: hemoglobina; DAMP: *danger-associated molecular pattern*; PAMP: *pathogen-associated molecular pattern*; TLR: *Toll-like receptor*; HSP: *heat shock proteins*.
Fonte: Adaptada de Moran e Tisherman, 2020.[1]

permeabilidade vascular e lise celular. A ativação do sistema complemento contribui para a cascata inflamatória, estimulando a produção de radicais livres de oxigênio, metabólitos e citocinas. É importante destacar que, no trauma, a regulação do sistema complemento está alterada, o que resulta em elevação dos fatores de complemento, aumento da destruição tecidual e da inflamação.[1]

Os monócitos têm papel fundamental na coordenação da interação entre a imunidade inata e adaptativa. Eles migram para o sítio da lesão tecidual devido ao estímulo dos DAMP e PAMP e se diferenciam em macrófagos. Macrófagos, em conjunto com outras células da imunidade inata, produzem citocinas no local da lesão.

As citocinas são proteínas que direcionam a resposta inflamatória por meio de ações locais (parácrinas) e a distância (endócrinas). Em geral, cada citocina exerce uma função específica, sendo classificada como pró-inflamatória ou anti-inflamatória. Altos níveis de citocinas pró-inflamatórias podem produzir a SIRS, e sua elevação persistente pode causar disfunção de vários órgãos, resultando na disfunção de múltiplos órgãos (DMO) e, eventualmente, em morte. Em contrapartida, as citocinas anti-inflamatórias são cruciais para moderar essas respostas exageradas. No entanto, é fundamental que haja um equilíbrio, pois o excesso de citocinas anti-inflamatórias pode causar imunossupressão e aumentar o risco de infecções, resultando em uma síndrome da resposta anti-inflamatória compensatória (CARS).[6]

Recentemente, avanços na genômica permitiram uma análise mais detalhada da resposta imune, trazendo o conceito de "tempestade genômica", um fenômeno central na patogênese da resposta ao trauma,[7] que se refere a uma alteração na expressão gênica dos leucócitos circulantes, com as seguintes características:

- Manifesta-se rapidamente após o trauma (dentro de 4 a 12 horas após a injúria);
- É maciça, com alteração de até 80% do transcriptoma leucocitário;
- Ativa concomitantemente vias pró-inflamatórias e anti-inflamatórias, revelando que a SIRS e a CARS se iniciam simultaneamente, e não em sequência, como se acreditava anteriormente.

A genômica permitiu também a identificação de padrões de expressão gênica que se relacionam com evoluções clínicas distintas após um trauma. Observou-se que pacientes com uma recuperação rápida e sem complicações retornam mais rapidamente aos seus níveis normais de expressão gênica. Em contraste, pacientes que progridem para DMO ou desenvolvem uma doença crítica de longo prazo demonstram uma resposta prolongada e anormal na expressão de seus genes. Portanto, a resposta após uma injúria traumática pode seguir três trajetórias distintas:[8]

1. Rápida restauração da homeostase genômica e imunológica;
2. Resposta inflamatória inicial exacerbada e disfuncional, com consequente DMO e morte fulminante;
3. Disfunção genômica e imunológica persistente, resultando em uma doença crítica crônica com disfunção orgânica.

Esses diferentes padrões de resposta estão exemplificados na Figura 1.2. A capacidade de distinguir, de maneira precoce, pacientes com tendência a recuperações complexas dos que terão um curso mais simples, por meio da avaliação da magnitude e da duração das alterações genômicas iniciais, oferece uma estratégia potencial para otimizar a alocação de recursos e melhorar os desfechos clínicos.

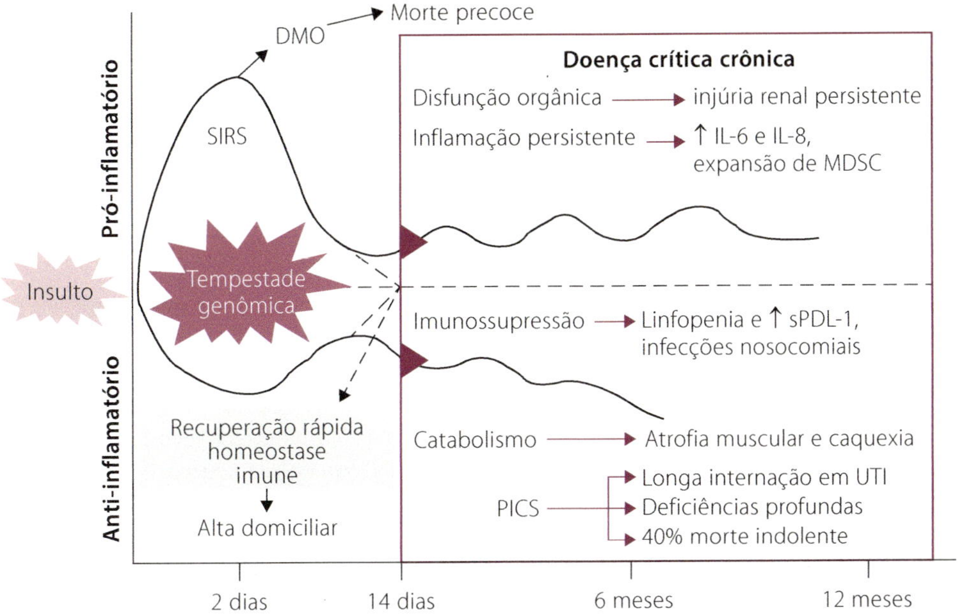

Figura 1.2 A "tempestade genômica" e seus efeitos persistentes após o trauma.
DMO: disfunção de múltiplos órgãos; SIRS: *systemic inflammatory response syndrome*; IL: interleucina; MDSC: *myeloid-derived suppressor cells*; sPDL-1: *soluble programmed death ligand 1*; PICS: *persistent inflammation, immunosuppression and catabolism syndrome*.
Fonte: Adaptada de Brakenridge et al., 2020.[8]

Resposta neuroendócrina

Além da resposta imunológica, o trauma também deflagra uma resposta sistêmica, composta por alterações neuroendócrinas e metabólicas. Após o trauma cirúrgico, ocorre a ativação do hipotálamo por meio de vias aferentes, desencadeando uma cascata de eventos que resulta na ativação do eixo hipotálamo-hipofisário e do sistema nervoso simpático. O hipotálamo, um elemento central na modulação da resposta ao estresse, coordena as respostas endócrinas, tanto diretamente quanto indiretamente, por meio da regulação da secreção de hormônios que atuam em diversas glândulas endócrinas, modulando assim a resposta endócrina ao trauma.

O principal hormônio envolvido é o cortisol, secretado pela zona fasciculada do córtex da adrenal em resposta à elevação de níveis de hormônio adrenocorticotrófico (ACTH). Esse hormônio glicocorticoide apresenta uma ação altamente catabólica, inibindo a insulina e estimulando a gliconeogênese, a lipólise e o catabolismo proteico. Outra importante função desse hormônio é a sensibilização do organismo às catecolaminas, por estímulo à multiplicação de receptores catecolaminérgicos.

A ativação hipotalâmica do sistema autonômico simpático resulta em secreção de adrenalina (epinefrina) pela medula da adrenal. Esse neuro-hormônio tem efeitos cardiovasculares de vasoconstrição e taquicardia. Além disso, a epinefrina apresenta efeitos metabólicos importantes, como estímulo à glicogenólise e à lipólise.

O sistema nervoso simpático também ativa receptores beta-1-adrenérgicos nas células justaglomerulares renais, provocando a secreção de renina e a consequente ativação do sistema renina-angiotensina-aldosterona. Assim, a aldosterona, hormônio mineralocorticoide secretado pela zona glomerulosa do córtex da adrenal, age nos túbulos coletores dos néfrons aumentando a retenção de sódio e água, em troca da secreção de potássio e prótons.

Os hormônios pancreáticos também se encontram modificados. A insulina tem seus níveis diminuídos no pós-operatório, enquanto o glucagon tem seus níveis elevados, reforçando a resposta catabólica.

A vasopressina (ADH) é um hormônio secretado pela hipófise posterior que permanece com níveis elevados por 3 a 5 dias no pós-operatório. Promove a retenção de água e a produção de urina concentrada por meio de uma ação renal direta.[9]

O hormônio do crescimento (GH), assim como outros hormônios contrainsulínicos, está aumentado no contexto do trauma. Embora o GH esteja tipicamente associado a uma resposta anabólica, esta depende de outro hormônio, o IGF-1, que está inibido pelos níveis elevados de citocinas pró-inflamatórias.

Portanto, pode-se resumir que a resposta endócrina ao trauma cirúrgico é caracterizada por elevação de hormônios catabólicos/contrainsulínicos (cortisol, epinefrina, GH, glucagon), diminuição da insulina e aumento de hormônios de retenção hídrica (aldosterona e ADH). Esse conjunto de alterações visa disponibilizar maior quantidade de glicose e água para que o organismo mantenha a homeostase frente ao trauma (Figura 1.3).

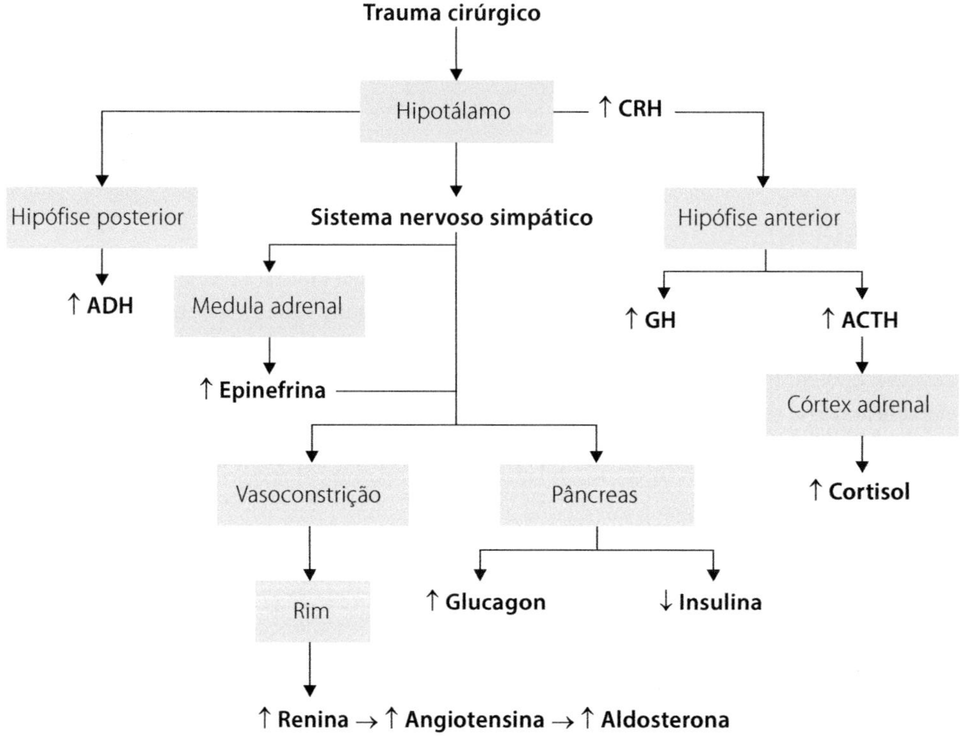

Figura 1.3 Resposta endócrina ao trauma cirúrgico.

ADH: hormônio antidiurético; CRH: hormônio liberador de corticotrofina; GH: hormônio do crescimento; ACTH: hormônio adrenocorticotrófico.

Fonte: Adaptada de Cusack e Buggy, 2020.[10]

Resposta metabólica

As alterações endócrinas frente ao trauma cirúrgico têm como efeito metabólico a mobilização de substratos a partir de macronutrientes armazenados.[11]

O metabolismo de carboidratos está direcionado para a hiperglicemia. Os níveis elevados de epinefrina e cortisol resultam em glicogenólise e gliconeogênese hepática. Assim, entre pacientes sem diabetes e normoglicêmicos no pré-operatório, 32% desenvolvem glicemia acima de 140 mg/dL e 10% têm valores maiores que 180 mg/dL nas primeiras 48 horas após o início da cirurgia.[12] A hiperglicemia acompanha a elevação das catecolaminas, sendo maiores em cirurgias de grande porte.[9]

O catabolismo proteico é estimulado pelo cortisol e pode ser observado por meio de uma perda de massa muscular que frequentemente ocorre no pós-operatório de cirurgias de grande porte. A proteólise muscular objetiva fornecer aminoácidos de baixo peso molecular, como alanina e glutamina, que servirão como substrato para a gliconeogênese. Os aminoácidos também podem ser utilizados pelo fígado para formar novas proteínas, como as proteínas de fase aguda. A proteólise afeta principalmente as proteínas musculares esqueléticas e pode ser mensurada na urina pelo balanço nitrogenado negativo.

O metabolismo lipídico também está direcionado para o fornecimento de substratos energéticos. Como consequência das alterações endócrinas, os lipídios armazenados sofrem lipólise e são convertidos a glicerol e ácidos graxos. O glicerol, assim como os aminoácidos musculares, é utilizado na gliconeogênese hepática. Já os ácidos graxos são oxidados a acetil-CoA, que, no fígado, sofre uma série de reações para se transformar em corpos cetônicos (beta-hidroxibutirato, acetoacetato e acetona), que configuram uma fonte alternativa de energia para vários tecidos, como o miocárdio e o tecido nervoso.

O balanço hidroeletrolítico é modulado principalmente pelo aumento nos níveis de aldosterona e vasopressina, que estimulam a retenção hídrica. Como resultado, pacientes no pós-operatório podem desenvolver transitoriamente quadros de oligúria, edema e alcalose metabólica.[13]

O Quadro 1.1 demonstra as alterações metabólicas decorrentes do trauma cirúrgico e suas implicações clínicas no pós-operatório.

Quadro 1.1 Alterações metabólicas no trauma cirúrgico e suas implicações clínicas no pós-operatório.

Metabolismo	Alterações endócrinas	Mecanismo	Clínica no pós-operatório
Carboidratos	▪ ↑ Cortisol ▪ ↑ Epinefrina ▪ ↑ Glucagon ▪ ↑ GH ▪ ↓ Insulina	▪ ↑ Glicogenólise hepática ▪ ↑ Gliconeogênese hepática	▪ Hiperglicemia de difícil controle
Proteínas	▪ ↑ Cortisol ▪ ↓ Insulina	▪ ↑ Proteólise	▪ Perda de massa muscular ▪ Balanço nitrogenado negativo
Lipídios	▪ ↑ Cortisol ▪ ↑ Epinefrina ▪ ↑ Glucagon ▪ ↓ Insulina	▪ ↑ Lipólise ▪ ↑ Produção de corpos cetônicos	
Balanço hidroeletrolítico	▪ ↑ ADH ▪ ↑ Aldosterona	▪ ↑ Retenção hídrica ▪ ↑ Perda de potássio	▪ Oligúria ▪ Alcalose metabólica

ADH: hormônio antidiurético; GH: hormônio do crescimento.

Fonte: Elaborado pela autoria do capítulo.

Mensagens principais

- Cirurgias são formas de trauma que desencadeiam uma resposta inflamatória variável, influenciada pelo porte da cirurgia, condições do paciente e técnica cirúrgica.
- A resposta imune inata é ativada após o trauma, com a liberação de DAMP que deflagram uma série de reações inflamatórias, podendo resultar em SIRS e DMO se a inflamação for descontrolada.
- Avanços em genômica revelaram a "tempestade genômica" pós-trauma, que altera drasticamente a expressão gênica de leucócitos e pode indicar a trajetória da recuperação do paciente.
- O trauma cirúrgico inicia respostas neuroendócrinas que provocam a liberação de hormônios catabólicos, como cortisol e epinefrina, alterando o metabolismo para fornecer energia e manter a homeostase, resultando em hiperglicemia e catabolismo proteico e lipídico.
- As consequências clínicas dessas alterações hormonais podem incluir dificuldades no controle da glicemia, perda de massa muscular e desequilíbrio hidroeletrolítico.

Referências bibliográficas

1. Moran B, Tisherman SA. Postinjury inflammation and organ dysfunction. In: Feliciano DV, Mattox KL, Moore EE, organizators. Trauma. 9th ed. McGraw Hill; 2020. p. 1289-301.
2. Ortiz-Declet V, Mu B, Chen AW, Litrenta J, Perets I, Yuen LC et al. Should the capsule be repaired or plicated after hip arthroscopy for labral tears associated with femoroacetabular impingement or instability? A systematic review. Arthroscopy. 2018 Jan;34(1):303-18.
3. Weil MH, Tang W. From intensive care to critical care medicine: a historical perspective. Am J Respir Crit Care Med. 2011 June 1;183(11):1451-3.
4. Shankar Hari M, Summers C. Major surgery and the immune system: from pathophysiology to treatment. Curr Opin Crit Care. 2018 Dec;24(6):588-93.
5. Pillay J, Kamp VM, van Hoffen E, Visser T, Tak T, Lammers JW et al. A subset of neutrophils in human systemic inflammation inhibits T cell responses through Mac-1. J Clin Invest. 2012 Jan;122(1):327-36.
6. Lin E, Calvano SE, Lowry SF. Inflammatory cytokines and cell response in surgery. Surgery. 2000 Feb;127(2):117-26.
7. Xiao W, Mindrinos MN, Seok J, Cuschieri J, Cuenca AG, Gao H et al. A genomic storm in critically injured humans. J Exp Med. 2011 Dec 19;208(13):2581-90.
8. Brakenridge SC, Efron PA, Moldawer LL. Genomics and acute care surgery. In: Feliciano DV, Mattox KL, Moore EE, organizators. Trauma. 9th ed. McGraw Hill; 2020. p. 135-41.
9. Desborough JP. The stress response to trauma and surgery. BJA Br J Anaesth. 2000 July 1;85(1):109-17.
10. Cusack B, Buggy DJ. Anaesthesia, analgesia, and the surgical stress response. BJA Educ. 2020 Sept;20(9):321-8.
11. Burton D, Nicholson G, Hall G. Endocrine and metabolic response to surgery. Contin Educ Anaesth Crit Care Pain. 2004 Oct 1;4(5):144-7.
12. Davis G, Fayfman M, Reyes-Umpierrez D, Hafeez S, Pasquel FJ, Vellanki P et al. Stress hyperglycemia in general surgery: why should we care? J Diabetes Complications. 2018 Mar;32(3):305-9.
13. Okusawa S, Aikawa N, Abe O. Postoperative metabolic alkalosis following general surgery: its incidence and possible etiology. Jpn J Surg. 1989 May;19(3):312-8.

2 Epidemiologia do Paciente Cirúrgico

Lucas Takeshi Ikeoka
Juliana Carreiro Ávila
Manoel Vicente Andrade de Souza Júnior
Stéphanie Itala Rizk
Bruno Soares da Silva Rangel

Introdução

O entendimento do adequado manejo do paciente cirúrgico de alto risco deve ser antecedido pela compreensão de quem são esses pacientes. No Brasil, um país de dimensões continentais marcado por relevante disparidade socioeconômica, a heterogeneidade do acesso à saúde, da disponibilidade de recursos e leitos, de mão de obra qualificada, bem como o envelhecimento populacional, impacta de modo preponderante na forma como esses pacientes chegam ao ato cirúrgico propriamente dito e, consequentemente, no seu prognóstico.

Embora o número de cirurgias realizadas no Brasil tenha aumentado entre as décadas de 2010 e 2020, esse número continua insuficiente. Em 2012, de acordo com as informações do Departamento de Informática do Sistema Único de Saúde (DATASUS),[1] foram realizados 4.182.352 procedimentos cirúrgicos, dos quais 1.668.487 foram eletivos e 2.429.471 de urgência. Já em 2021, o SUS realizou 5.178.123 procedimentos cirúrgicos, um aumento de 23,8%. Destes, 2.973.515 (57,42%) foram de urgência e 2.145.770 (41,44%) foram eletivos.[1]

O aumento é positivo, mas o número de pacientes na fila à espera de cirurgias mantém-se alarmante. Dados do Ministério da Saúde de meados de 2023 revelaram que cerca de 1,1 milhão de pacientes aguardavam na fila para a realização de procedimentos eletivos.[1] A situação é tão grave que o Ministério lançou, em 2023, um programa específico para o tema, a Política Nacional de Redução das Filas de Cirurgias Eletivas,[2] com o objetivo de ampliar a realização dessas cirurgias em todo o País. Válido por 1 ano e prorrogável por mais 1, o programa repassará, inicialmente, 600 milhões de reais aos Estados. Trata-se de iniciativa fundamental para que se avance o tratamento especializado e de qualidade no nosso país, em especial para pacientes de alto risco e idosos, com comorbidades, visto que o tempo de espera para esses procedimentos pode resultar na descompensação de suas comorbidades, agravando seu risco cirúrgico.[2]

A população brasileira tem envelhecido nas últimas décadas. Dados do Instituto Brasileiro de Geografia e Estatística (IBGE) apontam que a proporção de pessoas abaixo de 30 anos de idade caiu de 49,9%, em 2012, para 43,9%, em 2021, enquanto a população de 30 anos ou mais variou de 50,1%, em 2012, para 56,1%, em 2021.[3] Destacadamente, a parcela de pessoas com

60 anos passou de 11,3%, em 2012, para 14,7%, em 2021. Em termos absolutos, tendo em vista o crescimento populacional, o número de pessoas nesse grupo etário subiu de 22,3 milhões para 31,2 milhões, um aumento de 39,8%. Entre os idosos, o contingente de pessoas com 65 anos ou mais passou de 7,7%, em 2012, para 10,2%, em 2021, um aumento de 32,5%[3] (Figura 2.1).

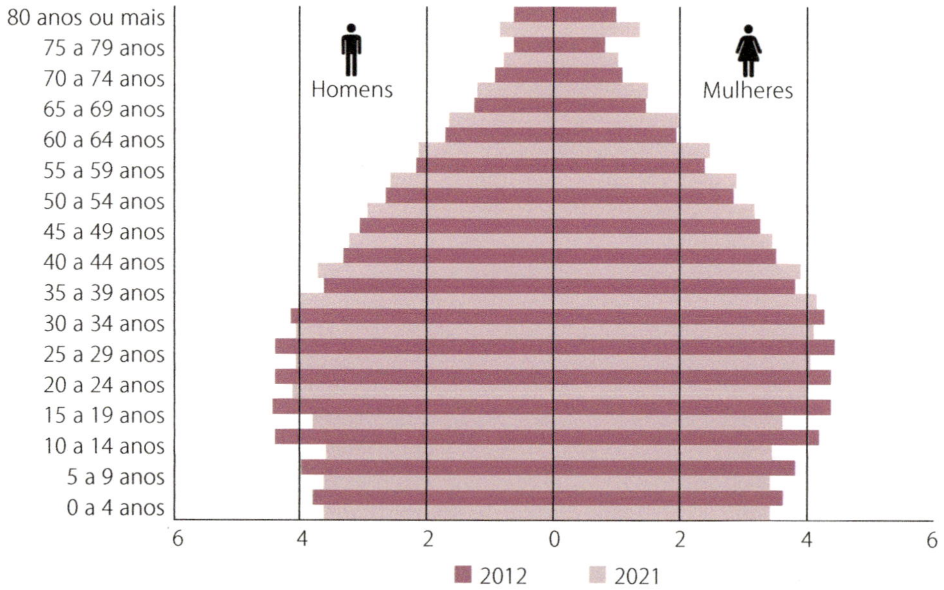

Figura 2.1 População residente, segundo o sexo e os grupos de idade (%).
Nota: Para o período 2012 a 2019, acumulado de primeiras visitas. Para 2020 e 2021, acumulado de quintas visitas.
Fonte: Adaptada de Instituto Brasileiro de Geografia e Estatística (IBGE). Diretoria de Pesquisas. Coordenação de Pesquisas por Amostra de Domicílios. Pesquisa Nacional por Amostra de Domicílios Contínua 2012/2021.[3]

O envelhecimento populacional foi acompanhado por um aumento das comorbidades, incluindo doenças cardiovasculares. De acordo com a Pesquisa Nacional de Saúde (PNS), entre 2013 e 2019 houve um aumento de 29% no percentual de pacientes com ao menos uma doença cardiovascular diagnosticada (de 4,1% para 5,3%).[4] A incidência de diabetes aumentou de 6,2%, em 2013, para 7,7%, em 2019, um aumento relativo de 24%.[4]

Essa mudança de perfil epidemiológico da população gera impactos não só sociais e econômicos, mas também no campo da saúde. Com o envelhecimento da população, associado a melhoras no manejo perioperatório e avanços tecnológicos crescentes nas técnicas anestésicas e cirúrgicas, pacientes idosos, cada vez mais, têm sido submetidos a cirurgias. Entender o perfil desse grupo, bem como saber manejá-lo, é, portanto, fundamental para a formação médica e para o cuidado de excelência.

O envelhecimento é caracterizado por uma perda progressiva de integridade fisiológica, que causa prejuízo de funções e aumenta a vulnerabilidade à morte.[5] Trata-se de um fator de risco primário para patologias, como doenças cardiovasculares, diabetes, câncer e doenças degenerativas. Está associado a uma série de marcas, entre elas instabilidade genômica, disfunção mitocondrial, senescência celular, exaustão de células-tronco, alteração de comunicações intercelulares e inflamação crônica.[6]

Um dos maiores problemas da idade avançada reside na fragilidade que muitas vezes acompanha o envelhecimento, síndrome que é consequência do declínio em diversos sistemas fisiológicos durante a vida, esgotando reservas homeostáticas e deixando o paciente mais vulnerável a eventos estressores.[7] A idade avançada é associada a menor reserva funcional cardíaca, pulmonar e renal, bem como ao risco de polifarmácia e múltiplas comorbidades. Pacientes idosos, assim, têm maior carga de comorbidades e piores escores de gravidade de doença.[8] Além disso, essa população apresenta maiores riscos de complicações perioperatórias (cardíacas e não cardíacas), morbidade, mortalidade e maior tempo de internação hospitalar e de readmissão em unidade de terapia intensiva (UTI).

Dessa maneira, esse grupo representa, muitas vezes, pacientes de alto risco, que podem exigir estratégias de manejo mais complexas, inclusive tratamento intensivo pós-operatório e suporte hemodinâmico. Saber identificar essa subpopulação e compreender a dinâmica do paciente cirúrgico crítico é, pois, essencial para o futuro dos tratamentos médico-hospitalares.

Risco cirúrgico

O termo "alto risco cirúrgico" diz respeito à maior probabilidade de um paciente desenvolver desfechos desfavoráveis, seja durante o ato operatório ou em sua recuperação pós-operatória, isto é, uma predição com base, principalmente, em critérios clínicos. Diante do próprio ato cirúrgico ou da resposta endócrina, metabólica e imunológica ao trauma, todos os pacientes estão suscetíveis a desenvolver complicações perioperatórias. Essas complicações englobam uma série de eventos, como sangramentos, infecções, eventos cardiovasculares ou, eventualmente, óbito. Portanto, a compreensão do paciente de alto risco cirúrgico se inicia com o conhecimento das principais complicações pós-operatórias e dos elementos que predizem seu acontecimento durante e após o ato cirúrgico (Tabela 2.1).

Desde o início da década de 2010, Rupert Pearse idealizou uma série de estudos de coorte prospectivos, multicêntricos, em diversos continentes, a fim de melhor caracterizar o paciente cirúrgico submetido a cirurgias não cardíacas e seus desfechos até o 7º dia pós-operatório. Os ensaios foram inicialmente realizados numa população europeia de 46.539 pacientes consecutivos, provenientes de 28 países diferentes, encontrando uma taxa de mortalidade de 4%.[9] Em virtude da extensão do estudo e do tamanho populacional, houve limitação quanto ao número de variáveis investigadas. Ainda assim, a coorte identificou fatores de risco para mortalidade pós-operatória, conforme expostos na Tabela 2.2. Visando compreender melhor os desfechos ao redor do mundo, dada a limitação geográfica e populacional do estudo anterior, uma coorte intercontinental foi proposta.[10] O estudo recrutou 44.814 pacientes de 27 países, distribuídos pelos 5 continentes, sendo que 7.508 deles desenvolveram complicações pós-operatórias (16,8%) e 207 foram a óbito antes da alta hospitalar (0,5%). Grande parte das complicações pós-operatórias (4.032 casos, 53,7%) eram referentes a complicações infecciosas, principalmente de sítio cirúrgico (1.886, 25,1%). Manifestações cardiovasculares, como edema pulmonar (10,3%), acidente vascular cerebral (16,2%), infarto agudo do miocárdio (18,7%) e parada cardíaca (59,5%), assim como fístulas e deiscências (10,1%), sepse (11,5%), sangramento gastrointestinal (11,9%) e síndrome do desconforto respiratório agudo (23,9%), foram as complicações com maiores taxas de mortalidade. O estudo, no entanto, não trouxe dados conclusivos sobre os principais fatores de risco para mortalidade ou desenvolvimento de complicações pós-operatórias.

Tabela 2.1 Principais complicações pós-operatórias em cirurgias eletivas de acordo com incidência e mortalidade.

	Incidência (%)	Mortalidade (%)
Complicações infecciosas		
Infecção de sítio cirúrgico	4,2	-
Superficial	2,9	1,3
Profunda	1,3	4,9
Pneumonia	1,6	7,8
Infecção de trato urinário	1,5	1,9
Sepse	0,9	11,5
Complicações cardiovasculares		
IAM	0,3	18,7
AVC	0,2	16,2
Arritmia	2,7	6,1
Edema pulmonar	0,7	10,3
TEP	0,2	6,4
Parada cardíaca	0,3	59,5
Outras complicações		
Sangramento pós-operatório	3,4	-
Gastrointestinal	0,4	11,9
Geral	3	4
IRA	1,7	9,8
SDRA	0,3	23,9
Fístulas e deiscências	0,5	10,1

Valores em %.

AVC: acidente vascular cerebral; IAM: infarto agudo do miocárdio; IRA: insuficiência renal aguda; SDRA: síndrome do desconforto respiratório agudo; TEP: tromboembolismo pulmonar.

Fonte: Adaptada de *International Surgical Outcomes Study Group*, 2016.[10]

Tabela 2.2 Fatores de risco para mortalidade pós-operatória.

Características	*Odds ratio* (IC 95%)
Relacionadas à cirurgia	
Porte da cirurgia	
Pequeno	Referência
Médio	0,93 (0,82 a 1,05)
Grande	1,59 (1,40 a 1,80)
Grau de urgência	
Eletivo	Referência
Urgência	1,71 (1,52 a 1,91)
Emergência	3,20 (2,77 a 3,70)

(Continua)

Tabela 2.2 Fatores de risco para mortalidade pós-operatória. (*Continuação*)

Características	*Odds ratio* (IC 95%)
Relacionadas à cirurgia	
Sítio cirúrgico	
Vascular	1,61 (1,26 a 2,05)
TGI alto	1,88 (1,48 a 2,39)
TGI baixo	1,54 (1,25 a 1,91)
Hepatobiliar	1,34 (1,04 a 1,74)
Videolaparoscopia	0,69 (0,59 a 0,82)
Relacionadas ao paciente	
Sexo masculino	1,15 (1,05 a 1,26)
ASA-PS	
1	Referência
2	0,94 (0,83 a 1,07)
3	1,51 (1,32 a 1,73)
4	6,75 (5,71 a 7,97)
5	35,61 (23,23 a 54,59)
Comorbidades	
Cirrose	3,64 (2,79 a 4,76)
ICC	2,10 (1,78 a 2,48)
DPOC	1,21 (1,05 a 2,48)
DAC	1,73 (1,54 a 1,94)
Diabetes insulinodependente	1,73 (1,44 a 2,07)
Câncer metastático	1,91 (1,61 a 2,27)
AVC	1,57 (1,30 a 1,90)

TGI: trato gastrointestinal; ASA-PS: *American Society of Anesthesiologists – Physical Status*; ICC: insuficiência cardíaca congestiva; DPOC: doença pulmonar obstrutiva crônica; DAC: doença arterial coronariana; AVC: acidente vascular cerebral.

Fonte: Adaptada de Pearse et al., 2012.[9]

Os dados, contudo, foram descritos em populações majoritariamente advindas de países de alta renda, seja na coorte europeia, seja na coorte internacional, na qual 64,7% dos pacientes eram de países desenvolvidos. Outro estudo realizado pelo mesmo grupo foi proposto para o continente africano, visando contemplar a realidade dos países de baixa e média renda. Compreendendo as especificidades populacionais dos países latino-americanos referentes à miscigenação histórica do continente, não seria possível extrapolar os resultados dos estudos realizados anteriormente. Assim, o mesmo protocolo foi proposto para países da América Latina.[11] Esse estudo se encontra em andamento, e seus resultados proporcionarão melhor conhecimento do paciente cirúrgico e de seus principais desfechos em nossa realidade.

Em virtude da morbimortalidade proveniente das complicações pós-operatórias, esforços têm sido direcionados para identificar melhor o paciente de maior risco cirúrgico durante a avaliação pré-operatória. De acordo com a 3ª Diretriz de Avaliação Cardiovascular Perioperatória da Sociedade Brasileira de Cardiologia (2017),[12] a avaliação pré-operatória do risco cirúrgico do paciente por meio de escores apresenta uma classe de recomendação I para todos os procedimentos eletivos, sendo os índices recomendados para cirurgias não cardíacas: o Índice de Risco Cardíaco Revisado (RCRI, do inglês *Revised Cardiac Risk Index*), de Lee; o índice do *American College of Physicians* (ACP); o Estudo Multicêntrico de Avaliação Perioperatória (EMAPO); e o índice do *American College of Surgeons* (ACS), conhecido como ACS-NSQIP *Surgical Risk Calculator.* Cada um dos escores tem vantagens específicas. O EMAPO foi inteiramente desenvolvido e validado em população brasileira; já o ACS-NSQIP *Surgical Risk Calculator* é o índice de preferência para a estimativa do risco global do paciente, uma vez que versa sobre diversas complicações pós-operatórias, fatais ou não fatais. Compreendendo a morbimortalidade das complicações cardíacas pós-operatórias, um escore de risco cardíaco foi criado em 1977, por Goldman, e futuramente desenvolvido por Detsky, em 1986, e finalmente atingiu sua versão final com Lee, em 1999. O escore de risco cardíaco de Lee (*Revised Cardiac Risk Index* – RCRI) é amplamente utilizado no cenário de cirurgias não cardíacas, de fácil utilização na prática clínica e validado em diversas populações, inclusive na brasileira. O índice faz uso de seis características clínicas-laboratoriais: história de acidente isquêmico transitório, história de acidente vascular cerebral, diabetes *mellitus* insulinodependente, creatinina sérica ≥ 2 mg/dL, história de doença arterial coronária e cirurgia de alto risco (torácica, abdominal ou vascular suprainguinal). Para cirurgias cardíacas, o escore mais amplamente utilizado é o EuroSCORE, desenvolvido em 1999 e recalibrado pela primeira vez em 2012. O escore atual (EuroSCORE II) partiu de um estudo multicêntrico que contou com a colaboração de 154 unidades em 43 países, entre as quais quatro brasileiras. Atualmente, o escore encontra-se sob nova recalibração e espera-se que se mantenha atualizado, com bom poder discriminatório.

Os índices de risco cirúrgico serão abordados com mais profundidade em capítulos posteriores. É notável a contribuição desses índices, a fim de melhor manejar o paciente durante o período perioperatório, sugerindo benefício de estabilização de suas condições de base, revascularização, monitorização intraoperatória e pós-operatória semi-intensiva ou em UTI durante a recuperação. Apesar disso, os escores apresentam caráter sugestivo, sendo o médico o responsável por individualizar o risco cirúrgico do paciente sob seus cuidados.

Avanços na abordagem cirúrgico-anestésica

Protocolos de recuperação rápida

O entendimento do período perioperatório na cirurgia sofreu mudanças drásticas nos últimos 30 anos. Ao final do século XX, iniciou-se o processo de racionalização do manejo pós-operatório dos pacientes por meio de sistemas *fast-track*. Esses sistemas consistiam num conjunto de ações de cuidado que reduziram o tempo de recuperação após cirurgias cardíacas nos Estados Unidos. O refinamento do conceito de recuperação rápida veio com Henrik Kehlet, que buscou contemplar os principais limitantes para alta hospitalar precoce, entre eles dor, náusea, vômitos, fadiga, tubos e drenos. Por um programa de reabilitação que consistia em analgesia profilática, alimentação e mobilização precoces, Kehlet demonstrou, em uma série de casos, uma importante redução no tempo de internação de seus pacientes (de semanas para poucos dias).

Os resultados da proposta de manejo multimodal de Kehlet receberam grande interesse, levando à reunião do *Enhanced Recovery After Surgery* (ERAS) *Study Group*. Em vista de um cenário amplamente diverso da prática cirúrgica nos diversos países e da discrepância entre o mundo real e as melhores práticas preconizadas, o ERAS *Study Group* publicou, em 2005, seu primeiro *guideline* cirúrgico. A diretriz reuniu as maiores evidências na literatura e definiu os principais elementos do cuidado perioperatório, alterando o paradigma da cirurgia moderna.

Desde então, a ERAS *Society* publicou diretrizes em diversas especialidades cirúrgicas, desde obstétricas a oncológicas, e introduziu programas de implementação, a fim de disseminar o conhecimento da cirurgia moderna. No Brasil, essa iniciativa foi tomada por José Eduardo Aguilar Nascimento, por meio do projeto Aceleração da Recuperação Total Pós-Operatória (ACERTO), em 2005. A primeira experiência brasileira foi acreditada pela sociedade europeia, reconhecendo os esforços nacionais no manejo do paciente cirúrgico.

A tomada das boas práticas no cenário do perioperatório obteve grande êxito na diminuição da morbimortalidade cirúrgica. Visando compreender a magnitude das ações baseadas em sistemas de melhoria de qualidade, uma coorte prospectiva verificou a incidência de déficits de natureza humana (DNH) no cuidado cirúrgico. O estudo multicêntrico europeu coletou dados de pacientes em diversas especialidades, abrangendo cirurgias de grande porte (abdominais, oncológicas, cardiotorácicas, vasculares e outras), classificando os DNH de acordo com sua natureza. Na coorte de 5.365 pacientes, DNH estavam presentes em 106 de 188 eventos adversos (56,4%), sem grandes variações de acordo com centro ou especialidade.[13] A correção dessas causas preveníveis de eventos adversos por meio de modelos de melhoria de qualidade obteve melhores resultados pós-operatórios. Em uma coorte prospectiva multicêntrica realizada na Espanha, 2.084 pacientes foram acompanhados por 30 dias após cirurgia, e 879 complicações pós-operatórias (42,2%) foram registradas. No estudo, a incidência de complicações moderadas ou severas foi de 25,2% no grupo ERAS *versus* 30,3% no grupo não ERAS (OR 0,77; IC 95% 0,63 a 0,94), com importantes variações de acordo com a taxa de aderência ao protocolo.[14] Esses estudos apresentam limitações de acordo com a própria natureza observacional e a dificuldade de adesão fiel aos protocolos de *enhanced recovery*, no entanto ambos apontam para os possíveis benefícios do manejo multimodal perioperatório.

Visando integrar o conceito de recuperação acelerada no pós-operatório, protocolos de pré-habilitação e reabilitação têm sido incorporados no manejo perioperatório do paciente de alto risco, demonstrando resultados positivos. Os protocolos de *enhanced recovery*, no entanto, abrangem uma série de aspectos relacionados à melhora da condição do paciente no período pré-operatório e no pós-operatório. Portanto, para saber o real impacto desses programas de pré-habilitação ou reabilitação, devem ser considerados estudos em que o ERAS já foi integrado. Estudos nessa configuração, porém, são seletos. Um deles se propôs a identificar os benefícios da pré-habilitação, que consiste na introdução de um protocolo multimodal de recuperação do estado físico, nutricional e psicossocial dos pacientes antes de serem submetidos à cirurgia. No estudo, pacientes de alto risco cirúrgico (selecionados por meio de uma capacidade funcional ≤ 7 equivalentes metabólicos e de um teste cardiorrespiratório) foram submetidos a 3 semanas de pré-habilitação, 3 vezes por semana, com programas de exercícios físicos em grupo supervisionados e comparados com o cuidado usual (aconselhamento nutricional e cessação de tabagismo). Os achados do estudo demonstraram menor taxa de complicações pós-operatórias no grupo de pacientes pré-habilitados (RR 0,59; IC 95% 0,37 a 0,96).[15] No entanto, quando posta em comparação direta com um programa de reabilitação durante a recuperação pós-operatória, a pré-habilitação não alcançou diferenças significativas na proteção de complicações cirúrgicas (*adjusted mean difference* -3,2; IC95% -11,8 a 5,3), sugerindo que os benefícios da melhoria da capacidade funcional independem do período escolhido.[16]

Monitorização hemodinâmica e biomarcadores

A melhor monitorização peioperatória desempenhou papel fundamental nesse sentido. Nas últimas décadas, uma gama de dispositivos passou a permitir, em vez de apenas uma monitorização invasiva e intermitente, um acompanhamento contínuo e menos invasivo dos pacientes. Assim, para além do cateter de artéria pulmonar, que monitoriza o débito por meio da tecnologia de termodiluição da artéria pulmonar (TDAP), um dispositivo invasivo, foram desenvolvidos outros minimamente invasivos, a exemplo da termodiluição transpulmonar (TDTP), da diluição com lítio e da análise de controle de pulso calibrada e não calibrada, e até mesmo não invasivos, como o clampeamento vascular e o ECO Doppler.[17]

A monitorização e as intervenções hemodinâmicas, como transfusões, medicamentos vasoativos e reposição de fluidos, permitem que a função cardíaca seja ajustada para a demanda perioperatória, no intuito de se evitar hipervolemia e hipovolemia, hipoperfusão tecidual e complicações pós-operatórias. Isso é especialmente importante em pacientes de alto risco, mais sujeitos a essas complicações. Como exemplo, a hipotensão intraoperatória durante cirurgias não cardíacas é associada a um aumento de risco de morbidade (OR 2,08, IC 95% 1,56 a 2,77) e mortalidade (OR 1,94, 1,32 a 2,84), além de complicações cardíacas (OR 2,44, 1,52 a 3,93) e injúria renal aguda (OR 2,69, 1,31 a 5,55), como demonstrou metanálise com 130.862 pacientes.[18]

A evolução das técnicas hemodinâmicas permitiu a evolução de medidas de monitorização e intervenção com capacidade de reduzir complicações perioperatórias, inclusive para pacientes de maior risco. Uma metanálise que incluiu 4.805 pacientes cirúrgicos de moderado e alto risco, por exemplo, apontou para a possível redução de mortalidade (OR combinado [IC 95%] de 0,48 [0,33 a 0,78]; P = 0,0002) e complicações cirúrgicas (OR 0,43 [0,34 a 0,53]; P < 0,0001) no grupo que foi submetido à intervenção hemodinâmica preemptiva.[19]

Outra metanálise, com 4.872 pacientes cirúrgicos, mostrou que terapias de otimização hemodinâmica podem diminuir os índices de complicações infecciosas (RR = 0,66; IC 95% = 0,58 a 0,74), renais (RR = 0,68; IC 95% = 0,54 a 0,87) e cardiovasculares (RR = 0,87; IC 95% = 0,76 a 0,99).[20] No mesmo estudo, para o grupo de intervenção, houve uma redução de custos de R$ 396.024,83 a cada 1 mil pacientes tratados, além de uma redução de R$ 1.630.341,47 a cada 1 mil pacientes com complicações, evidenciando, adicionalmente, o potencial de redução de custos desse tipo de medida.

No mesmo sentido, a terapia guiada por metas (TGM) moderna, em metanálise com 11.659 pacientes, foi associada a menor índice de mortalidade em comparação ao cuidado-padrão (OR 0,66; IC 95%, 0,5 a 0,87; número necessário para tratar = 59; N = 52; I = 0%), de pneumonia (OR 0,69; IC 95%, 0,51 a 0,92; número necessário para tratar = 38), injúria renal aguda (OR 0,73; IC 95%, 0,58 a 0,92; número necessário para tratar = 29), infecção de ferida (OR 0,48; IC 95%, 0,37 a 0,63; número necessário para tratar = 19) e tempo de internação hospitalar, em dias (-0,90; IC 95%, -1,32 a -0,48; I = 81,2%).[21]

Em paralelo, o avanço das técnicas moleculares permitiu, por exemplo, o desenvolvimento de biomarcadores perioperatórios que podem ser bons preditores de desfechos clínicos. Dois dos mais amplamente utilizados são o NT-proBNP pré-operatório e a troponina pós-operatória. Em duas grandes metanálises, uma com mais de 15 mil pacientes e outra com mais de 21 mil pacientes submetidos a cirurgias não cardíacas, picos de troponina TnT nos 3 dias após o procedimento foram associados a maiores índices de mortalidade em 30 dias.[22,23] Índices pré-operatórios elevados de BNP ou NT-proBNP, por sua vez, também podem estar associados a maiores índices de desfechos cardiovasculares, como morte cardíaca, infarto de miocárdio não fatal e fibrilação atrial, nos 30 primeiros dias depois da cirurgia.[24]

Técnicas anestésicas

Os inúmeros avanços da prática médica e de monitorização dos últimos anos contribuíram para a maior segurança dos pacientes, entre eles os cirúrgicos. Na anestesia, diversas novas medidas contribuíram para a melhoria do cuidado operatório, entre elas o uso de distintos padrões de monitorização contínua, de *checklists*, de algoritmos para vias aéreas, de videolaringoscopia, de cateteres de extubação e de dispositivos supraglóticos de vias aéreas avançadas.[25] Outro desenvolvimento importante foi o dos monitores de anestesia profunda, como o Índice Bispectral (BIS) e o do sistema de administração de anestesia de circuito fechado (CLADS), que podem performar melhor que o controle manual da administração anestésica.[26] Além disso, passou-se a usar ultrassom para acessos endovasculares, e foram desenvolvidos novos medicamentos e novas técnicas para o controle de hemorragias e coagulopatias.

Nas últimas décadas, passou-se a defender uma abordagem individualizada, multidisciplinar e multimodal para a anestesia. Em vez de uma técnica singular, a anestesia multimodal utiliza técnicas ou medicamentos diferentes para alcançar, simultaneamente, distintas vias, mecanismos ou receptores, que podem agir sinergicamente, aumentando o efeito anestésico. Um grande benefício é o de reduzir a dependência de uma modalidade única e seus efeitos colaterais, em especial a dependência de opioides.[27] Trata-se de um dos pilares fundamentais do protocolo ERAS, no intuito de melhorar o cuidado perioperatório e a recuperação pós-operatória. O protocolo, assim, inclui anestésicos não opioides, como cetamina, gabapentina, dexmedetomidina, além de técnicas regionais, como neuroaxiais.[28]

Quanto a este último ponto, tem-se estudado cada vez mais os benefícios de se utilizarem técnicas de anestesia regional, em vez de anestesia geral. Embora o tema seja ainda controverso e, em diversos tipos cirúrgicos, falte acordo quanto ao reporte de desfechos, dificultando a produção de evidências,[29] alguns trabalhos apontam para possíveis benefícios. Por exemplo, uma metanálise recente, que incluiu 81.736 pacientes, mostrou que a anestesia geral pode ser associada a maiores índices de falência respiratória e sepse, comparada à anestesia regional, em pacientes que foram submetidos a amputações de extremidades inferiores.[30] Nesse estudo, contudo, não foram encontradas diferenças em mortalidade pós-operatória em 30 dias, infecção de sítio cirúrgico, complicações cardíacas, infecções urinárias, falência renal, trombose venosa, pneumonia e infarto do miocárdio. Outra metanálise recente, que incluiu 363.470 pacientes que realizaram cirurgia para fratura de quadril, apontou para maior mortalidade intra-hospitalar para o grupo da anestesia geral, em contraste com o da anestesia regional.[31] Não foram encontradas diferenças quanto a *delirium*, mortalidade em 30 dias e pneumonia.

Em termos de perspectivas, tem se destacado a chamada medicina de precisão, aquela guiada pela tecnologia e pelo perfil genético e molecular dos pacientes para personalizar e otimizar a eficiência e a eficácia terapêutica dos seus tratamentos. Essa área é fortemente relacionada às chamadas ciências "ômicas", entre elas a genômica (que estuda o conjunto de informações genéticas, ou genoma), a proteômica (que estuda o conjunto de proteínas de um organismo, ou proteoma), a metabolômica (que estuda o conjunto de metabólitos, ou metaboloma) e a transcriptômica (que estuda o conjunto de moléculas de RNA, ou transcriptoma). Os avanços nessas áreas abriram espaço para que fosse possível traçar um perfil molecular multiômico do paciente, permitindo o sequenciamento de seu DNA, RNA, proteínas, metabólitos e marcadores epigenéticos.

Já se sabe que o DNA de um indivíduo pode influenciar sua resposta à anestesia. Alterações genéticas, por exemplo, podem aumentar o risco de hipertermia maligna, um transtorno farmacogenético raro do músculo esquelético, que pode ser desencadeado por anestésicos voláteis ou succinilcolina.[32] A ideia por trás da anestesia de precisão multiômica, contudo, vai além. Como pacientes clinicamente semelhantes podem ter perfis moleculares diferentes e, consequentemente, desfechos distintos, presume-se que bases de dados moleculares poderiam ser usadas para estimar riscos pré-operatórios, avaliar o período perioperatório e prever os desfechos pós-operatórios.[33]

Nesse contexto, uma gama de estudos vem investigando a influência desse perfil molecular no contexto anestésico e cirúrgico, a exemplo da correlação entre estados imunes pré-operatórios e recuperação pós-cirúrgica,[34] resposta imune pós-cirúrgica e predição de desfechos pós-operatórios[35] e de modelos proteômicos para predição de complicações de sítios cirúrgicos.[36] Embora o conjunto de evidências sobre o tema pareça ainda incipiente e a anestesiologia, ainda hoje, baseie-se em modelos fisiológicos, já se prediz que o anestesista do futuro deverá usar o perfil molecular multiômico de cada paciente para estratificar o risco pré-operatório, personalizar o cuidado intraoperatório e otimizar desfechos em longo prazo.[33]

Assim, as novas técnicas perioperatórias tornaram mais viável uma gama de cirurgias em pacientes de alto risco, permitindo que o tratamento cirúrgico se tornasse mais acessível a uma variedade de pacientes antes apenas paliados. Associados às mudanças no perfil epidemiológico da população, esses avanços apontam para um número cada vez maior de pacientes mais críticos em centros cirúrgicos, o que aumenta a importância de se entender como manejá-los.

Técnicas cirúrgicas

Os avanços tecnológicos das últimas décadas transformaram, em grande medida, a área cirúrgica, promovendo mais segurança e eficiência e ampliando o rol de procedimentos viáveis. Para além dos avanços nas tecnologias de imagem, que foram fundamentais para a ampliação e a melhoria dos diagnósticos e para um planejamento cirúrgico mais preciso, uma das grandes inovações foi o desenvolvimento de técnicas cirúrgicas minimamente invasivas. Essas técnicas permitem que os procedimentos sejam feitos com incisões menores do que aquelas de cirurgias abertas, tradicionais. O intuito é o de reduzir o trauma, a dor, o tempo de internação hospitalar e as complicações. Entre os exemplos, destacam-se laparoscopias e cirurgias robóticas.

O avanço dessas técnicas está intimamente interligado ao desenvolvimento das chamadas cirurgias guiadas por imagem, que fazem uso de imagens diretas, como no caso das cirurgias endoscópicas e videolaparoscópicas, e indiretas, como em tratamentos endovasculares com base em cateteres e ablações de áreas-alvo.[37]

O uso desse tipo de técnica está em constante estudo, mas diversos pesquisadores apontam para potenciais benefícios, em diferentes áreas. Em metanálise com, sobretudo, estudos observacionais retrospectivos, que considerou, no total, 7.865 pacientes que foram submetidos a cirurgias colorretais de emergência por laparoscopia e 55.862 pacientes submetidos a cirurgias colorretais de emergência abertas, os procedimentos laparoscópicos foram associados a menor mortalidade pós-operatória (OR 0,44; IC 95%, 0,35 a 0,54), menor morbidade geral (OR, 0,53; IC 95%, 0,43 a 0,65) e menores índices de infecção de feridas (OR, 0,63; IC 95%, 0,45 a 0,88), deiscência de feridas (OR, 0,37; IC 95%, 0,18 a 0,77), íleo paralítico (OR, 0,68; IC 95%, 0,51 a 0,91), complicações pulmonares (OR, 0,43; IC 95%, 0,24 a 0,78) e complicações cardíacas (OR, 0,56; IC 95%, 0,35 a 0,90), além de menores tempos de internação.[38]

Em outro estudo, com 3.709 participantes, em que foi comparada a sobrevivência de pacientes com câncer retal submetidos a cirurgia laparoscópica e cirurgia aberta, os índices de sobrevivência livre de doença foram semelhantes entre os grupos, mas o índice de sobrevivência geral foi significativamente melhor no grupo que fez cirurgia laparoscópica (HR, 0,85; IC 95%, 0,74 a 0,97; P = 0,02).[39]

Em uma metanálise de câncer endometrial de alto risco histológico (adenocarcinoma endometrioide de grau 3, carcinoma papilar seroso, carcinoma de células claras e carcinossarcoma), em que 14.628 casos foram revistos, indicou-se que a cirurgia minimamente invasiva (robótica ou laparoscópica) não aumentou significativamente o risco de recorrência do câncer, o risco de mortalidade, nem piorou o prognóstico do câncer de endométrio de alto risco.[40] Em outra metanálise com pacientes com câncer endometrial, a cirurgia minimamente invasiva e a cirurgia aberta tiveram desfechos similares de sobrevida geral e sobrevida livre de doença, o que pode favorecer sua adoção.[41]

Outro campo que vem ganhando destaque é o que envolve a tecnologia de impressão 3D e a bioimpressão, tecnologias que vêm sendo investigadas e têm potencial para serem aplicadas a medicamentos, próteses personalizadas, reconstrução e modelos para planejamento cirúrgico, entre outros.[37] Além disso, cada vez mais, vem se estudando a aplicação da inteligência artificial na cirurgia, inclusive aprendizado de máquina e aprendizado profundo, com múltiplos potenciais de aplicações, entre eles previsões de desfechos e complicações, tomada de decisões e diagnósticos.[42]

Conclusão

O perfil dos pacientes cirúrgicos tem mudado, em vista das mudanças demográficas do país, do melhor manejo no perioperatório e do desenvolvimento da tecnologia. Em razão desses avanços, pacientes de riscos mais elevados estão sendo submetidos a cirurgias, e compreender essa dinâmica é fundamental para a sua identificação e manejo adequados.

Mensagens principais

- As complicações pós-operatórias mais comuns são de etiologia infecciosa ou relacionadas ao sítio cirúrgico; no entanto, aquelas que apresentam maior taxa de mortalidade são as de natureza cardiovascular e respiratória.
- A implementação de protocolos multimodais (*fast-track* ou *enhanced recovery protocols*) trouxe menores incidências de complicações pós-operatórias, proporcionando mais segurança para abordar pacientes cirúrgicos de alto risco.
- Houve, nos últimos anos, grandes avanços na monitorização perioperatória dos pacientes cirúrgicos. Entre eles, encontram-se a criação de múltiplos dispositivos de monitorização hemodinâmica dos pacientes, contribuindo para evitar uma série de complicações volêmicas, e o desenvolvimento de diferentes biomarcadores, que podem ser preditores de desfechos clínicos.
- Os avanços tecnológicos das últimas décadas trouxeram grandes modificações no campo da anestesiologia, abrindo espaço para técnicas multimodais e progressivamente mais personalizadas.
- O desenvolvimento tecnológico também promoveu inúmeras mudanças no campo das técnicas cirúrgicas, com a adoção de novos procedimentos, como os guiados por imagem, a exemplo da videolaparoscopia e da endoscopia, além da adoção de técnicas cirúrgicas minimamente invasivas, inclusive cirurgias robóticas.
- Os avanços em monitorização, técnica anestésica e técnica cirúrgica abrem espaço para que pacientes mais idosos e comórbidos, de maior risco, possam se submeter a cirurgias de maneira segura, diminuindo o índice de complicações e óbito.

Referências bibliográficas

1. Brasil. Ministério da Saúde. Departamento de Informática do Sistema Único de Saúde (DATASUS). TabNet Win32 3.2: procedimentos hospitalares do SUS – por local de internação – Brasil [Internet]. [acesso em 25 out 2023]. Disponível em: http://tabnet.datasus.gov.br/cgi/tabcgi.exe?sih/cnv/qiuf.def.
2. Brasil. Ministério da Saúde. Programa Nacional de Redução das Filas [Internet]. [acesso em 25 out 2023]. Disponível em: https://www.gov.br/saude/pt-br/composicao/saes/drac/pnrf/pnrf.
3. Brasil. Instituto Brasileiro de Geografia e Estatística (IBGE). Projeção da população [Internet]. [acesso em 31 out 2022]. Disponível em: https://www.ibge.gov.br/apps/populacao/projecao/index.html?utm_source=portal&utm_medium=popclock.
4. Fundação Oswaldo Cruz (Fiocruz). Pesquisa Nacional de Saúde (PNS). Painel de indicadores de saúde [Internet]. [acesso em 25 out 2023]. Disponível em: https://www.pns.icict.fiocruz.br/painel-de-indicadores-mobile-desktop/.
5. López-Otín C, Blasco MA, Partridge L, Serrano M, Kroemer G. The hallmarks of aging. Cell. 2013 Jun 6;153(6):1194-217.
6. López-Otín C, Blasco MA, Partridge L, Serrano M, Kroemer G. Hallmarks of aging: an expanding universe. Cell. 2023 Jan 19;186(2):243-78.
7. Clegg A, Young J, Iliffe S, Rikkert MO, Rockwood K. Frailty in elderly people. Lancet Lond Engl. 2013 Mar 2;381(9868):752-62.
8. Rai S, Brace C, Ross P, Darvall J, Haines K, Mitchell I et al. Characteristics and outcomes of very elderly patients admitted to intensive care: a retrospective multicenter cohort analysis. Crit Care Med. 2023 Oct 1;51(10):1328-38.
9. Pearse RM, Moreno RP, Bauer P, Pelosi P, Metnitz P, Spies C et al. Mortality after surgery in Europe: a 7 day cohort study. The Lancet. 2012 Sep 22;380(9847):1059-65.

10. International Surgical Outcomes Study Group. Global patient outcomes after elective surgery: prospective cohort study in 27 low-, middle- and high-income countries. Br J Anaesth. 2016 Oct 31;117(5):601-9.
11. Hajjar LA, Quintão VC, Vieira APZ, Nakada LN, Pearse RM, Ramirez MBD et al. Latin American surgical outcomes study: study protocol for a multicentre international observational cohort study of patient outcomes after surgery in Latin American countries. BJA Open. 2022 Sep;3:100030.
12. Gualandro DM, Yu PC, Caramelli B, Marques AC, Calderaro D, Fornari LS et al. 3ª Diretriz de Avaliação Cardiovascular Perioperatória da Sociedade Brasileira de Cardiologia. Arq Bras Cardiol. 2017 Jan 1;109(3 suppl 1):1-104.
13. Suliburk JW, Buck QM, Pirko CJ, Massarweh NN, Barshes NR, Singh H et al. Analysis of human performance deficiencies associated with surgical adverse events. JAMA Netw Open. 2019 Jul 31;2(7):e198067.
14. Ripollés-Melchor J, Ramírez-Rodríguez JM, Casans-Francés R, Aldecoa C, Abad-Motos A, Logroño-Egea M et al. Association Between use of enhanced recovery after surgery protocol and postoperative complications in colorectal surgery: the postoperative outcomes within enhanced recovery after surgery protocol (POWER) study. JAMA Surg. 2019 Aug 1;154(8):725-36.
15. Berkel AEM, Bongers BC, Kotte H, Weltevreden P, de Jongh FHC, Eijsvogel MMM et al. Effects of community-based exercise prehabilitation for patients scheduled for colorectal surgery with high risk for postoperative complications: results of a randomized clinical trial. Ann Surg. 2022 Feb;275(2):e299.
16. Carli F, Bousquet-Dion G, Awasthi R, Elsherbini N, Liberman S, Boutros M et al. Effect of multimodal prehabilitation vs postoperative rehabilitation on 30-day postoperative complications for frail patients undergoing resection of colorectal cancer: a randomized clinical trial. JAMA Surg. 2020 Mar 1;155(3):233-42.
17. Nakada LN. Monitorização hemodinâmica. In: Emergências cardiovasculares: diagnóstico e tratamento. Editora dos Editores; 2023.
18. Wijnberge M, Schenk J, Bulle E, Vlaar AP, Maheshwari K, Hollmann MW et al. Association of intraoperative hypotension with postoperative morbidity and mortality: systematic review and meta-analysis. BJS Open. 2021 Jan 8;5(1):zraa018.
19. Hamilton MA, Cecconi M, Rhodes A. A systematic review and meta-analysis on the use of preemptive hemodynamic intervention to improve postoperative outcomes in moderate and high-risk surgical patients. Anesth Analg. 2011 Jun;112(6):1392-402.
20. Silva-Jr JM, Menezes PFL, Lobo SM, de Carvalho FHS, de Oliveira MAN, Cardoso Filho FNF et al. Impact of perioperative hemodynamic optimization therapies in surgical patients: economic study and meta-analysis. BMC Anesthesiol. 2020 Mar 31;20(1):71.
21. Chong MA, Wang Y, Berbenetz NM, McConachie I. Does goal-directed haemodynamic and fluid therapy improve peri-operative outcomes?: a systematic review and meta-analysis. Eur J Anaesthesiol. 2018 Jul;35(7):469-83.
22. Vascular Events In Noncardiac Surgery Patients Cohort Evaluation (VISION) Study Investigators; Devereaux PJ, Chan MTV, Alonso-Coello P, Walsh M, Berwanger O et al. Association between postoperative troponin levels and 30-day mortality among patients undergoing noncardiac surgery. JAMA. 2012 Jun 6;307(21):2295-304.
23. Writing Committee for the VISION Study Investigators; Devereaux PJ, Biccard BM, Sigamani A, Xavier D, Chan MTV et al. Association of postoperative high-sensitivity troponin levels with myocardial injury and 30-day mortality among patients undergoing noncardiac surgery. JAMA. 2017 Apr 25;317(16):1642-51.
24. Karthikeyan G, Moncur RA, Levine O, Heels-Ansdell D, Chan MTV, Alonso-Coello P et al. Is a pre-operative brain natriuretic peptide or N-terminal pro-B-type natriuretic peptide measurement an independent predictor of adverse cardiovascular outcomes within 30 days of noncardiac surgery? A systematic review and meta-analysis of observational studies. J Am Coll Cardiol. 2009 Oct 20;54(17):1599-606.
25. D JD, Aa D, Y L. Advances in anesthesia technology are improving patient care, but many challenges remain. BMC Anesthesiol [Internet]. 2018 Apr 13 [acesso em 25 out 2023];18(1). Disponível em: https://pubmed.ncbi.nlm.nih.gov/29653517/.

26. Puri GD, Mathew PJ, Biswas I, Dutta A, Sood J, Gombar S et al. A multicenter evaluation of a closed-loop anesthesia delivery system: a randomized controlled trial. Anesth Analg. 2016 Jan;122(1):106-14.
27. Mariano ER, Dickerson DM, Szokol JW, Harned M, Mueller JT, Philip BK et al. A multisociety organizational consensus process to define guiding principles for acute perioperative pain management. Reg Anesth Pain Med. 2022 Feb;47(2):118-27.
28. American Association of Nurse Anesthesiology. Enhanced recovery at a glance intra operative [Internet]. Disponível em: https://www.aana.com/wp-content/uploads/2023/02/eras-intra-operative.pdf.
29. O'Donnell CM, McLoughlin L, Patterson CC, Clarke M, McCourt KC, McBrien ME et al. Perioperative outcomes in the context of mode of anaesthesia for patients undergoing hip fracture surgery: systematic review and meta-analysis. Br J Anaesth. 2018 Jan;120(1):37-50.
30. Mufarrih SH, Qureshi NQ, Yunus RA, Katsiampoura A, Quraishi I, Sharkey A et al. A systematic review and meta-analysis of general versus regional anesthesia for lower extremity amputation. J Vasc Surg. 2023 May;77(5):1542-52.e9.
31. Ma B, Xie H, Ling H, Ma W. Perioperative outcomes in different anesthesia techniques for patients undergoing hip fracture surgery: a systematic review and meta-analysis. BMC Anesthesiol. 2023 May 27;23(1):184.
32. Riazi S, Kraeva N, Hopkins PM. Malignant hyperthermia in the post-genomics era: new perspectives on an old concept. Anesthesiology. 2018 Jan;128(1):168-80.
33. Scarpa JR, Elemento O. Multi-omic molecular profiling and network biology for precision anaesthesiology: a narrative review. Br J Anaesth. 2023 Jul 1;131(1):26-36.
34. Fragiadakis GK, Gaudillière B, Ganio EA, Aghaeepour N, Tingle M, Nolan GP et al. Patient-specific immune states before surgery are strong correlates of surgical recovery. Anesthesiology. 2015 Dec;123(6):1241-55.
35. Verdonk F, Einhaus J, Tsai AS, Hedou J, Choisy B, Gaudilliere D et al. Measuring the human immune response to surgery: multiomics for the prediction of postoperative outcomes. Curr Opin Crit Care. 2021 Dec 1;27(6):717-25.
36. Rumer KK, Hedou J, Tsai A, Einhaus J, Verdonk F, Stanley N et al. Integrated single-cell and plasma proteomic modeling to predict surgical site complications: a prospective cohort study. Ann Surg. 2022 Mar 1;275(3):582-90.
37. Townsend CM. Sabiston textbook of surgery: the biological basis of modern surgical practice [Internet]. 21st ed. 2021 [acesso em 29 maio 2023]. Disponível em: http://archive.org/details/sabiston-textbook-of-surgery-the-biological-basis-of-modern-sur gical-practice-townsend-ed-21-2021.
38. Warps ALK, Zwanenburg ES, Dekker JWT, Tollenaar RAEM, Bemelman WA, Hompes R et al. Laparoscopic versus open colorectal surgery in the emergency setting: a systematic review and meta-analysis. Ann Surg Open Perspect Surg Hist Educ Clin Approaches. 2021 Sep;2(3):e097.
39. Kong M, Chen H, Shan K, Sheng H, Li L. Comparison of survival among adults with rectal cancer who have undergone laparoscopic vs open surgery: a meta-analysis. JAMA Netw Open. 2022 May 2;5(5):e2210861.
40. Kim NR, Lee AJ, Yang EJ, So KA, Lee SJ, Kim TJ et al. Minimally invasive surgery versus open surgery in high-risk histologic endometrial cancer patients: a meta-analysis. Gynecol Oncol. 2022 Aug;166(2):236-44.
41. Dinoi G, Ghoniem K, Murad MH, Segarra-Vidal B, Zanfagnin V, Coronado PJ et al. Minimally invasive compared with open surgery in high-risk endometrial cancer: a systematic review and meta-analysis. Obstet Gynecol. 2023 Jan 1;141(1):59-68.
42. Liu X, Faes L, Kale AU, Wagner SK, Fu DJ, Bruynseels A et al. A comparison of deep learning performance against health-care professionals in detecting diseases from medical imaging: a systematic review and meta-analysis. Lancet Digit Health. 2019 Oct;1(6):e271-97.

3 Identificação do Paciente Cirúrgico de Alto Risco

Cecília Chie Sakaguchi Barros
Eduardo Atsushi Osawa
Bruno Soares da Silva Rangel
Stéphanie Itala Rizk

Introdução

O volume de cirurgias tem crescido globalmente ao longo das últimas décadas, sendo realizados cerca de 300 mil procedimentos cirúrgicos anualmente.[1] O aumento populacional e da longevidade e o aperfeiçoamento da abordagem cirúrgica são alguns dos fatores que ocasionaram essa elevação expressiva. Um estudo de coorte acerca de aspectos epidemiológicos das cirurgias não cardíacas no Brasil entre 1995 e 2007 relatou um aumento de aproximadamente 20% no volume absoluto de cirurgias não cardíacas, tendência confirmada pelo volume relativo de cirurgias por mil habitantes.[2] Um estudo mostrou que, no setor público brasileiro, o volume de cirurgias em 2014 foi de 44,33 cirurgias a cada mil habitantes.[3]

No entanto, a elevação do volume de cirurgias também foi acompanhada por aumento da mortalidade perioperatória, cujas taxas, em 2005 e 2014, foram de 1,35% e 1,71%, respectivamente.[2,3] Nesse contexto, a estratificação para identificar o paciente de alto risco cirúrgico é essencial para a adequada otimização dos cuidados perioperatórios, a fim de reduzir a morbimortalidade associada a esses procedimentos. Essa avaliação é resultante de uma interação de aspectos inerentes ao paciente e características relacionadas à intervenção cirúrgica, a serem abordados a seguir.[4]

Neste capítulo, os fatores associados a pior prognóstico pós-operatório e as estratégias de estratificação de risco serão discutidos, a fim de facilitar a identificação do paciente cirúrgico de alto risco para complicações perioperatórias.

Aspectos determinantes do risco cirúrgico

O risco cirúrgico é resultado da interação de aspectos inerentes ao paciente, como as condições clínicas e a existência de outras comorbidades, e características relacionadas à intervenção cirúrgica, como tipo de procedimento, magnitude, tempo cirúrgico, tipo de anestesia e caráter eletivo ou de urgência da cirurgia.[4] Os aspectos determinantes do risco cirúrgico estão ilustrados na Figura 3.1. A análise prévia do risco auxilia na tomada de decisão, tendo em vista que existe a possibilidade de os riscos superarem os benefícios da intervenção cirúrgica, o que poderia contraindicar a cirurgia ou indicar otimização das condições clínicas previamente à intervenção.

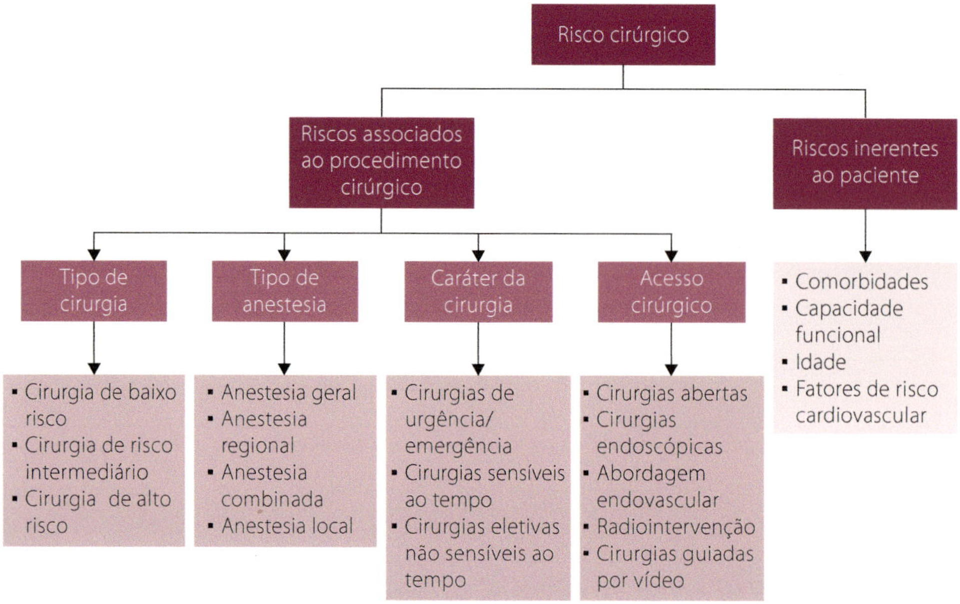

Figura 3.1 Aspectos determinantes do risco cirúrgico.
Fonte: Elaborada pela autoria do capítulo.

Riscos associados ao procedimento cirúrgico

Diferentes fatores influenciam no risco, como o tipo de acesso cirúrgico, o porte do procedimento, o tipo de anestesia e o caráter eletivo ou de urgência da cirurgia.

Acesso cirúrgico

As cirurgias abertas, apesar de permitirem melhor visualização e manejo mais fácil das estruturas, representam procedimentos mais invasivos e, no geral, são caracterizadas por uma recuperação mais demorada no pós-operatório e com maiores riscos de infecção do sítio cirúrgico em comparação com cirurgias minimamente invasivas.[5,6] Nesse contexto, os procedimentos minimamente invasivos, incluindo métodos endoscópicos, intervenções de radiointervenção e endovasculares, surgiram como alternativa às cirurgias abertas convencionais, com o intuito de minimizar os riscos cirúrgicos e reduzir o tempo de internação hospitalar.[5-7]

Entretanto, no caso de procedimentos laparoscópicos, a posição de Trendelenburg e o pneumoperitônio resultam em aumento da pressão intra-abdominal e hipercapnia, favorecendo estase venosa, redução do fluxo sanguíneo venoso portal, do débito urinário, da complacência respiratória e prejuízo da função cardíaca. Apesar de normalmente bem tolerados na população em geral, esses efeitos hemodinâmicos podem oferecer riscos a pacientes com doenças cardiovasculares, como insuficiência cardíaca, valvopatias, hipertensão arterial pulmonar e cardiopatias congênitas.[8] Nessa população, as cirurgias laparoscópicas não representam necessariamente redução do risco cardiovascular.

Nas afecções vasculares, os reparos endovasculares estão associados a menor mortalidade perioperatória; porém, em longo prazo, a superioridade da abordagem endovascular em relação à cirurgia aberta é questionável. Nos aneurismas de aorta abdominal, o reparo endovascular foi associado a maiores taxas de ruptura de aneurisma, mortalidade por ruptura e necessidade de reabordagem em longo prazo quando comparado à cirurgia aberta.[7]

Caráter da cirurgia

As cirurgias de urgência e emergência estão associadas a um risco aumentado quando comparadas a procedimentos eletivos. Isso ocorre por diversos fatores, como manejo perioperatório inadequado, dificuldade para realização do jejum pré-anestésico, condições clínicas mais deterioradas, entre outros.

Em suma, cirurgias não sensíveis ao tempo podem ser postergadas até que as condições clínicas do paciente sejam otimizadas, minimizando riscos. As cirurgias sensíveis ao tempo, que se referem às intervenções em que há aumento da morbimortalidade caso postergadas, requerem mais cuidado. Caso o paciente não apresente condições clínicas ideais, deve-se realizar um balanço entre os riscos caso o procedimento seja realizado em comparação aos riscos da patologia de base caso a intervenção seja postergada.

Tipo de anestesia

A anestesia geral, amplamente utilizada em cirurgias de grande porte, induz o paciente a um estado de inconsciência total. Embora os avanços médicos tenham reduzido significativamente os riscos associados, persistem algumas preocupações. Complicações respiratórias, reações alérgicas a medicamentos e aspiração de conteúdo gástrico são alguns dos riscos. A monitorização adequada do paciente e a intervenção imediata são essenciais para prevenir complicações.

A anestesia regional bloqueia a sensibilidade de uma área específica do corpo, permitindo que o paciente permaneça acordado ou sedado durante a cirurgia. Exemplos incluem a raquianestesia e a peridural. Os riscos abrangem desde efeitos menores, como cefaleia pós-punção, até mais graves, como dano neurológico. No entanto, o risco de complicações respiratórias e cardiovasculares é, em geral, menor quando comparado ao da anestesia geral.

A anestesia combinada une as técnicas de anestesia geral e regional, buscando aproveitar os benefícios de ambas. Os riscos associados a essa modalidade são uma soma dos riscos das técnicas individualmente; porém, com o devido cuidado e monitorização, é possível obter um equilíbrio seguro.

Finalmente, a anestesia local envolve a injeção de anestésico diretamente no local da cirurgia e é utilizada em procedimentos menores. Os riscos são relativamente baixos, mas incluem reações alérgicas e toxicidade sistêmica, especialmente com o uso de uma grande quantidade de anestésico.

A escolha da modalidade anestésica deve considerar a natureza do procedimento cirúrgico, as condições do paciente e os possíveis riscos associados.[9] Apesar de úteis em cirurgias, os procedimentos anestésicos não são isentos de riscos, que devem ser considerados com cautela.

Tipo de cirurgia

Os riscos variam em função da duração, da perda de sangue estimada e das estruturas anatômicas envolvidas.[1] No Quadro 3.1, estão listadas as cirurgias de acordo com o grau de risco de eventos adversos.

Quadro 3.1 Cirurgias de acordo com o grau de risco de eventos adversos.

Baixo risco (< 1%)	Risco intermediário (1% a 5%)	Alto risco (> 5%)
▪ Mama ▪ Odontológica ▪ Tireoide ▪ Oftalmológica ▪ Ginecológica de pequeno porte ▪ Ortopédica de pequeno porte (meniscectomia) ▪ Reconstrutora ▪ Cirurgias superficiais ▪ Urológica de pequeno porte (ressecção transuretral de próstata) ▪ Videotoracoscopia de pequeno porte (ressecção pulmonar)	▪ Carotídea assintomática (angioplastia ou endarterectomia) ▪ Carotídea sintomática (endarterectomia) ▪ Endovascular (aneurisma aórtico) ▪ Cirurgia de cabeça e pescoço ▪ Intraperitoneais (esplenectomia, reparo de hérnia hiatal, colecistectomia) ▪ Intratorácica de pequeno e intermediário porte ▪ Neurológica ou ortopédica de grande porte (quadril ou medula) ▪ Angioplastia arterial periférica ▪ Transplante renal ▪ Urológica ou ginecológica de grande porte	▪ Ressecção adrenal ▪ Cirurgia aórtica e vascular de grande porte ▪ Carotídea sintomática (angioplastia) ▪ Cirurgia duodenopancreática ▪ Ressecção hepática, cirurgia de ducto biliar ▪ Esofagectomia ▪ Revascularização aberta de membro inferior por isquemia aguda ou amputação de membro ▪ Pneumectomia ▪ Transplante hepático ou pulmonar ▪ Reparo de perfuração intestinal ▪ Cistectomia total

Fonte: Adaptado de Halvorsen et al., 2022.[1]

Riscos inerentes ao paciente

A investigação do risco inerente ao paciente baseia-se em informações obtidas por meio de anamnese, exame físico e testes complementares a serem indicados de acordo com o contexto emergencial ou eletivo da cirurgia, com o risco do procedimento e com as condições clínicas do paciente. Durante a investigação, os principais indicadores de risco referem-se aos fatores cardiovasculares e à presença de comorbidades. Essa investigação será abordada com mais profundidade nos tópicos seguintes do presente capítulo.

Risco cardiovascular no perioperatório de cirurgias não cardíacas

Com o aumento progressivo da expectativa de vida, o número de pacientes com fatores de risco cardiovascular submetidos a cirurgias tem aumentado expressivamente. Nas cirurgias não cardíacas, as complicações cardiovasculares representam um evento adverso relativamente comum dentro do intervalo de 30 dias no pós-operatório,[10] particularmente nos pacientes com doença coronariana documentada, disfunção ventricular esquerda, valvopatias e arritmias, submetidos a cirurgias que provocam estresse hemodinâmico.[1] As principais complicações associadas à elevação da morbimortalidade são a injúria miocárdica no perioperatório, insuficiência cardíaca aguda, arritmias, trombose de *stent*, embolia pulmonar e acidente vascular encefálico isquêmico. Como consequência dessas complicações, há um expressivo aumento do tempo de estadia hospitalar, dos custos e, principalmente, da morbimortalidade perioperatória desses pacientes.[11]

Em virtude da significância epidemiológica e das implicações prognósticas das complicações cardíacas, a investigação do risco cardíaco nos pacientes submetidos a cirurgias é de suma importância e, idealmente, deve ser realizada em todos os pacientes no pré-operatório, assim que houver a indicação da intervenção cirúrgica. Quanto às ferramentas complementares a serem utilizadas, as recomendações variam de acordo com os fatores de risco do paciente e com a presença de sintomas sugestivos de doença cardiovascular.

Em pacientes a serem submetidos a cirurgias de risco intermediário a alto com algum fator de risco cardiovascular, a investigação com testes complementares, como eletrocardiograma, análise de capacidade funcional e dosagem de biomarcadores cardíacos está indicada. Nos pacientes sem fatores de risco, esses testes são indicados apenas nas cirurgias de alto risco, conforme ilustrado na Figura 3.2.

	< 65 anos sem fatores de risco cardiovascular	≥ 65 anos ou com fatores de risco cardiovascular	Doença cardiovascular estabelecida
Cirurgia não cardíaca de baixo risco	Nenhum	Nenhum	Nenhum
Cirurgia não cardíaca de risco intermediário	Nenhum	▪ ECG ▪ Biomarcadores ▪ Avaliação da capacidade funcional	▪ ECG ▪ Biomarcadores ▪ Avaliação da capacidade funcional
Cirurgia não cardíaca de alto risco	Considerar ECG e biomarcadores em pacientes > 45 anos	▪ ECG ▪ Biomarcadores ▪ Avaliação da capacidade funcional	▪ ECG ▪ Biomarcadores ▪ Avaliação da capacidade funcional ▪ Avaliação de cardiologista

Figura 3.2 Exames recomendados de acordo com o perfil do paciente e com o grau de risco das cirurgias não cardíacas.

ECG: eletrocardiograma.

Fonte: Adaptada de Halvorsen S et al., 2022.[1]

Escores de risco que utilizam apenas variáveis pré-operatórias

O ***Revised Cardiac Risk Index*** **(RCRI)** se baseia em seis variáveis clínicas, como história de doença vascular e insuficiência cardíaca. Maior pontuação nesse índice correlaciona-se a risco elevado de eventos cardíacos pós-operatórios. Em razão de sua natureza abrangente, é amplamente utilizado em pacientes submetidos a procedimentos de médio a alto risco.

A escala ***American Society of Anesthesiologists Physical Status*** **(ASA-PS)** é amplamente utilizada para avaliar o estado geral dos pacientes antes da cirurgia. Suas categorias variam de I (saudável) a VI (morte cerebral) e oferecem uma rápida e poderosa visão sobre os riscos associados ao estado de saúde do paciente.

O ***Surgical Risk Calculator*** é uma ferramenta interativa que fornece estimativas individualizadas dos resultados pós-operatórios. Utilizando variáveis específicas do paciente e da cirurgia proposta, a ferramenta estima a probabilidade de complicações, como infecções e eventos cardíacos. Por ser adaptável à natureza específica da cirurgia, oferece uma visão personalizada dos riscos associados.

O ***Surgical Outcome Risk Tool*** **(SORT)** é um modelo de predição de risco de mortalidade pós-operatória em 30 dias. Utilizando dados prontamente disponíveis, como exames laboratoriais, fornece uma visão clara sobre o risco do paciente em relação à mortalidade, sendo especialmente útil em procedimentos de alto risco.

Por fim, o ***Cardiovascular Risk Index***, considerando variáveis como idade e doença arterial coronariana (DAC), fornece *insights* sobre complicações cardiovasculares e orienta medidas preventivas e a otimização do cuidado perioperatório.

Escores de risco que utilizam variáveis intraoperatórias e pós-operatórias

O ***Physiological and Operative Severity Score for the Enumeration of Mortality and Morbidity*** **(POSSUM score)** utiliza uma combinação de variáveis fisiológicas e de gravidade da operação para prever o risco de morbidade e mortalidade pós-operatória. Esse escore foi desenvolvido para ser aplicável a todas as especialidades cirúrgicas, fornecendo uma estimativa objetiva e quantificável do risco cirúrgico. Para ajustar inconsistências no POSSUM original, especialmente para procedimentos de menor risco, foi desenvolvido o Portsmouth-POSSUM. Abreviado como P-POSSUM, esse escore aplica uma correção ao original, tornando-o mais adequado para uma gama mais ampla de procedimentos e reduzindo o potencial de superestimação do risco em cirurgias de menor complexidade.

Já o ***National Surgical Quality Improvement Program Surgical Risk Calculator*** **(NSQIP-SRC)**, desenvolvido pelo *American College of Surgeons*, utiliza uma vasta base de dados proveniente de diversos hospitais para fornecer estimativas precisas de complicações pós-operatórias em uma ampla variedade de procedimentos cirúrgicos. Essa calculadora considera informações específicas do paciente e do procedimento, oferecendo uma visão detalhada dos riscos.

Ambas as ferramentas têm suas particularidades e campos de aplicação. Enquanto o POSSUM e o P-POSSUM oferecem uma visão ampla e generalizada do risco cirúrgico, o NSQIP-SRC se destaca pela sua precisão e capacidade de personalização. Essas ferramentas são essenciais para promover uma medicina segura, orientada por evidências e focada nas necessidades individuais do paciente.

Biomarcadores cardíacos

Os biomarcadores cardíacos mais conhecidos são a troponina (T e I) e o peptídeo natriurético tipo B (BNP e NT-proBNP). Essas moléculas, quando presentes em níveis elevados no sangue, podem indicar lesão miocárdica ou sobrecarga ventricular, respectivamente. Como principal vantagem do uso dessas variáveis na estratificação de risco, é possível elencar a ampla acessibilidade do exame e a objetividade dos seus resultados, permitindo a reprodutibilidade do método.

O objetivo do seu uso no pré-operatório é identificar pacientes com um risco não reconhecido de doença cardiovascular que poderiam se beneficiar de uma avaliação mais detalhada e, possivelmente, de intervenções adicionais.

Além disso, a comparação de níveis de biomarcadores no pré-operatório e no pós-operatório permite a detecção precoce de injúrias miocárdicas em um contexto de intensa sobreposição de eventos, como presença de dor perioperatória e uso de analgésicos, que eventualmente poderiam mascarar a sintomatologia da afecção cardiovascular e dificultar a detecção e o manejo precoces.[11]

Exames complementares

A seleção de exames complementares deve ser guiada por uma avaliação clínica cuidadosa, considerando-se fatores como idade, gênero, comorbidades e o tipo de cirurgia planejada. As indicações de exames complementares com base no perfil do paciente e da cirurgia são abordadas na Figura 3.2 e, adicionalmente, serão discutidas recomendações de outros exames.

Os exames complementares não são necessários para todos os pacientes no pré-operatório. Indivíduos jovens e saudáveis, sem fatores de risco significativos e que serão submetidos a procedimentos de baixo risco geralmente não requerem avaliação extensiva. A realização indiscriminada de exames pode levar a falsos positivos, intervenções iatrogênicas e custos adicionais, devendo ser evitada.

Além dos exames abordados na Figura 3.2, alguns exames adicionais podem ser aplicados em casos específicos:

- **Ecocardiograma transtorácico:** trata-se de um exame de grande disponibilidade, indicado para pacientes com sinais ou sintomas sugestivos de doença cardiovascular, como dispneia, edema, dor torácica ou alteração no eletrocardiograma (ECG). Em procedimentos cirúrgicos que envolvem grandes volumes de fluido ou hemorragia potencial, esse exame é crucial para avaliar a função ventricular e detectar possíveis disfunções valvares;
- **Testes de estresse:** são exames apropriados para pacientes com fatores de risco cardiovascular e baixa capacidade funcional. A cintilografia de perfusão miocárdica e o ecocardiograma, ambos com estresse farmacológico, são opções amplamente utilizadas. Estão indicados para pacientes com risco intermediário a alto de DAC que serão submetidos a cirurgias não cardíacas de médio ou alto risco. Estão menos frequentemente indicados para pacientes de baixo risco ou que serão submetidos a procedimentos de baixo risco;
- **Angiotomografia computadorizada:** a angiotomografia computadorizada de coronárias é recomendada para a avaliação de DAC em pacientes com risco intermediário

e para aqueles com contraindicações para os testes de estresse convencionais. Em cirurgias que envolvem a aorta ou grandes vasos, esse exame é essencial para mapear a anatomia vascular e identificar aneurismas ou estenoses;

- **Arteriografia:** é indicada em casos de suspeita de doenças vasculares periféricas, aneurismas ou para o planejamento de intervenções em vasos sanguíneos. É menos comumente utilizada em procedimentos não vasculares, sendo reservada para situações em que os resultados influenciarão diretamente o planejamento cirúrgico ou o tratamento.

Modificação do risco perioperatório

É essencial identificar prontamente os pacientes de alto risco cirúrgico, a fim de minimizar os riscos perioperatórios. A medicina perioperatória busca preparar e otimizar o paciente para a cirurgia, bem como gerenciar e minimizar os riscos associados a esse período crítico. Essa otimização visa não só melhorar os desfechos cirúrgicos, mas também acelerar a recuperação e melhorar a satisfação do paciente. Na Figura 3.3, estão destacadas estratégias voltadas para a otimização pré-operatória do paciente e para a minimização dos riscos intraoperatórios.[13-15]

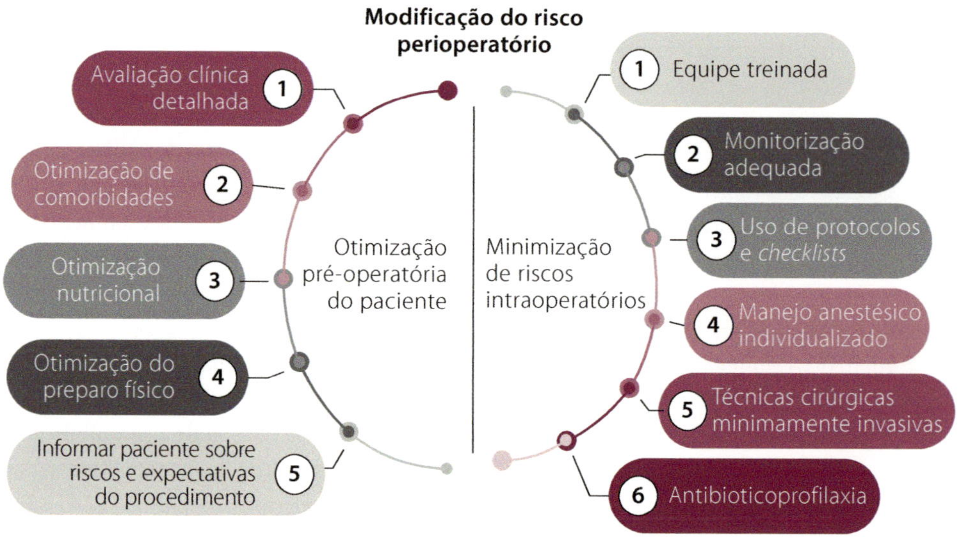

Figura 3.3 Estratégias de modificação do risco perioperatório.
Fonte: Elaborada pela autoria do capítulo.

Mensagens principais

- Diante do aumento no volume de cirurgias ao redor do mundo e da elevação da mortalidade perioperatória, é essencial estratificar risco, para identificar pacientes que demandam mais cuidados perioperatórios.
- O risco cirúrgico é determinado por uma combinação de fatores associados ao procedimento (acesso cirúrgico, caráter da cirurgia, tipo de anestesia, tipo de cirurgia) e riscos inerentes ao paciente.

- Os escores de risco, os biomarcadores cardíacos e os exames complementares são os principais métodos de análise do risco pré-operatório.
- Após a identificação do paciente de alto risco cirúrgico, é fundamental adotar medidas de modificação do risco perioperatório. Essas medidas se baseiam na otimização pré-operatória do paciente, na minimização de riscos intraoperatórios e no manejo pós-operatório adequado.

Referências bibliográficas

1. Halvorsen S, Mehilli J, Cassese S, Hall TS, Abdelhamid M, Barbato E et al. 2022 ESC Guidelines on cardiovascular assessment and management of patients undergoing non-cardiac surgery. European Heart Journal. 2022 Aug 26;43(39).
2. Yu PC, Calderaro D, Gualandro DM, Marques AC, Pastana AF, Prandini JC et al. Non-cardiac surgery in developing countries: epidemiological aspects and economical opportunities – the case of Brazil. McCulloch P, editor. PLoS ONE. 2010 May 12;5(5):e10607.
3. Massenburg BB, Saluja S, Jenny HE, Raykar NP, Ng-Kamstra J, Guilloux AGA et al. Assessing the Brazilian surgical system with six surgical indicators: a descriptive and modelling study. BMJ Global Health. 2017 Apr;2(2):e000226.
4. Bose S, Talmor D. Who is a high-risk surgical patient? Current Opinion in Critical Care [Internet]. 2018 Dec 1;24(6):547-53. Disponível em: https://pubmed.ncbi.nlm.nih.gov/30308542/.
5. Jaschinski T, Mosch CG, Eikermann M, Neugebauer EA, Sauerland S. Laparoscopic versus open surgery for suspected appendicitis. Cochrane Database of Systematic Reviews. 2018 Nov 28;(11).
6. Sauerland S, Walgenbach M, Habermalz B, Seiler CM, Miserez M. Laparoscopic versus open surgical techniques for ventral or incisional hernia repair. Cochrane Database of Systematic Reviews. 2011 Mar 16;(3):CD007781.
7. Biccard BM, Devereaux PJ, Rodseth RN. Cardiac biomarkers in the prediction of risk in the non-cardiac surgery setting. Anaesthesia. 2014 Apr 17;69(5):484-93.
8. Atkinson TM, Giraud GD, Togioka BM, Jones DB, Cigarroa JE. Cardiovascular and ventilatory consequences of laparoscopic surgery. Circulation. 2017 Feb 14;135(7):700-10.
9. Zambouri A. Preoperative evaluation and preparation for anesthesia and surgery. Hippokratia. 2007 Jan;11(1):13-21. PMID: 19582171; PMCID: PMC2464262.
10. Botto F. Myocardial injury after noncardiac surgery. Anesthesiology. 2014 Mar 1;120(3):564-78.
11. Duceppe E, Parlow J, MacDonald P, Lyons K, McMullen M, Srinathan S et al. Canadian cardiovascular society guidelines on perioperative cardiac risk assessment and management for patients who undergo noncardiac surgery. Canadian Journal of Cardiology. 2017 Jan;33(1):17-32.
12. De Hert S, Staender S, Fritsch G, Hinkelbein J, Afshari A, Bettelli G et al. Pre-operative evaluation of adults undergoing elective noncardiac surgery. European Journal of Anaesthesiology [Internet]. 2018 Jun;35(6):407-65. Disponível em: https://anaesthesiology.gr/media/File/pdf/2018/Pre_operative_evaluation_of_adults_undergoing2.pdf.
13. National Guideline Centre (UK). Evidence review for preoperative risk stratification tools: perioperative care in adults: evidence review C. London: National Institute for Health and Care Excellence (NICE); 2020 Aug. (NICE Guideline, n. 180.) Disponível em: https://www.ncbi.nlm.nih.gov/books/NBK561975/.
14. Smilowitz NR, Berger JS. Perioperative cardiovascular risk assessment and management for noncardiac surgery. JAMA. 2020 Jul 21;324(3):279.
15. Pearse RM, Holt PJE, Grocott MPW. Managing perioperative risk in patients undergoing elective non-cardiac surgery. BMJ (Clinical Research Ed) [Internet]. 2011 Oct 5;343:d5759. Disponível em: https://pubmed.ncbi.nlm.nih.gov/21976704/.

4 Prognóstico das Complicações Pós-Operatórias

Letícia Naomi Nakada
Juliano Pinheiro de Almeida
Stéphanie Itala Rizk
Bruno Soares da Silva Rangel

Introdução

Estima-se que ocorreram 312,9 milhões de cirurgias no mundo em 2012, um aumento de 33,6% em relação a 2004, em que foram estimadas 234,2 milhões de cirurgias.[1] Apesar desse número expressivo, há poucos estudos que analisam seus desfechos. Isso se torna mais grave sabendo-se que mortes relacionadas ao período pós-operatório se situam em terceiro lugar em incidência no mundo, somente atrás de doença isquêmica coronariana e acidente vascular encefálico (AVE).[2] É importante conhecer os resultados cirúrgicos para que sejam expostos pontos a serem trabalhados com vistas a melhorar os cuidados perioperatórios.

Diversas complicações pós-operatórias podem ocorrer, a depender do tipo de cirurgia, do perfil do paciente e da técnica anestésica utilizada, e sabe-se que elas estão associadas a aumento de morbimortalidade e custos.[3] O conhecimento das complicações mais comuns auxilia na sua prevenção, no diagnóstico precoce e no manejo adequado. É preciso também entender o impacto de cada uma delas, bem como suas implicações prognósticas para o paciente em curto e em longo prazo. Esse entendimento permite saber quais condutas priorizar nos cuidados e como realizar o seguimento após a alta hospitalar, além de permitir melhor alocação dos recursos.

Cerca de 14,4% dos pacientes apresentam complicações pós-operatórias, das quais mais de um terço são potencialmente preveníveis, principalmente afecções em ferida operatória, sangramentos, sepse e eventos cardiovasculares.[4]

Quanto à gravidade, 40,5% são leves, 35,3% são moderadas, 18,3% são graves e 3,6% são fatais.[4] Em estudos que utilizaram a classificação de Clavien-Dindo, encontrou-se frequência de 25,7% para complicações grau I, 48,6% para grau II, 17,1% para grau III, 5,7% para grau IV e 2,9% para grau V.

Complicações pós-operatórias mais comuns

No que se refere ao período pós-cirúrgico imediato, uma revisão do *Anaesthetic Incident Monitoring Study* (AIMS), de 2002, registrou como principais problemas na recuperação pós-anestésica (RPA): complicações cardiovasculares (24%), respiratórias (23%), relacionadas à via aérea (21%), relacionadas a fármacos (11%) e neurológicas (8%).[5] Uma análise retrospectiva de incidentes reportados na RPA em um hospital terciário de Singapura encontrou a seguinte incidência de complicações: cardiovasculares (41,8%), respiratórias (22,1%), neurológicas (7,4%), relacionadas à cirurgia (6,7%) e relacionadas à via aérea (4,9%).[6] Outro estudo retrospectivo realizado na China, de 2020, reportou a ocorrência de complicações: cardiovasculares (15,1%), respiratórias (14,8%), neurológicas (8,2%) e relacionadas à via aérea (4,2%).[7]

Com relação a complicações pós-operatórias até a alta hospitalar ou até 30 dias após a cirurgia, as infecciosas são as mais frequentes, principalmente a infecção de sítio cirúrgico.[3,8,9] As principais complicações pós-operatórias estão esquematizadas na Figura 4.1.

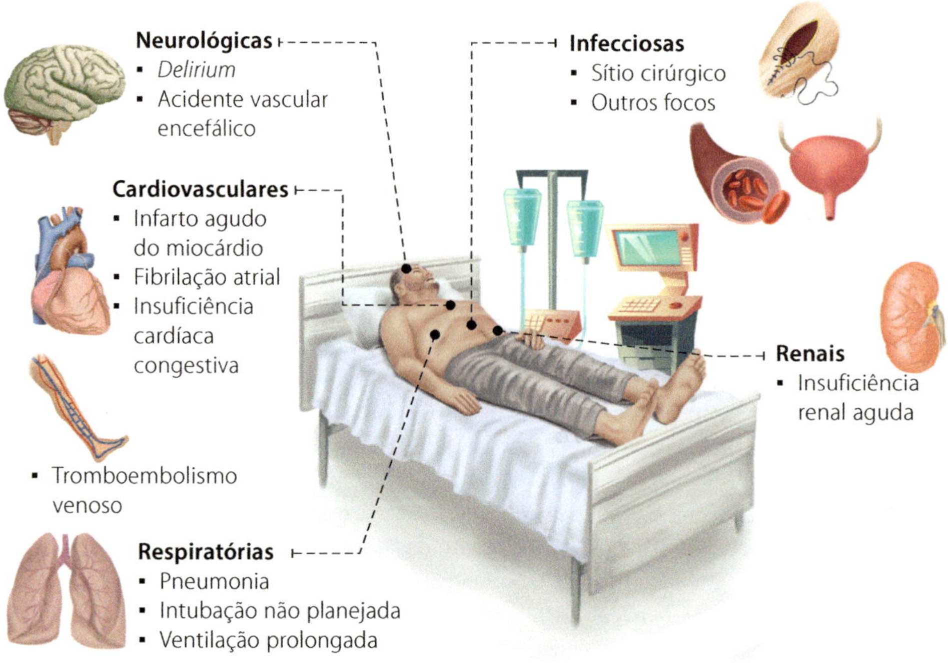

Figura 4.1 Principais complicações pós-operatórias.
Fonte: Elaborada pela autoria do capítulo.

Cardiovasculares

A incidência de eventos cardiovasculares adversos maiores chega a 15,2% em 30 dias e 20,6% em 1 ano, sendo que continua mais elevada no período de 3 a 5 meses após a cirurgia.[10] Com essa incidência, entende-se a recomendação do uso de calculadoras preditoras de risco de eventos cardiovasculares na avaliação pré-operatória.[11] São ferramentas validadas para a população adulta: *Revised Cardiac Risk Index* (RCRI), *American College of Surgeons National Surgical Quality Improvement Program Myocardial Infarction and Cardiac Arrest* (ACS-NSQIP MICA) e ACS-NSQIP *Surgical Risk Calculator*.

O infarto agudo do miocárdio (IAM) é a complicação cardiovascular mais comum, com incidência de 15% de IAM perioperatório (até 2 dias após a cirurgia) e de 1% a 2% em 1 ano de IAM espontâneo (após 2 dias da cirurgia) em pacientes com doença arterial coronariana ou periférica preexistente ou com idade > 65 anos, submetidos a cirurgias não cardíacas.[12] Apesar de desafiador, pela ausência de sintomas típicos em cerca de 90% dos casos, decorrente do efeito de analgésicos e anestésicos no pós-operatório imediato, o diagnóstico precoce é importante por não haver medidas preventivas e também por sua implicação prognóstica; a mortalidade em 30 dias associada ao IAM perioperatório é de aproximadamente 10%.[12]

A fibrilação atrial (FA) pós-operatória tem pico de incidência em 2 a 4 dias após a cirurgia. Sua ocorrência foi associada a um aumento de 4 a 5 vezes no risco de recorrência de FA em 5 anos após cirurgias cardíacas e aumento no risco de AVE, IAM, morte, além de instabilidade hemodinâmica, tempo de internação prolongado, infecções, complicações renais, sangramento e custos.[12]

Outra complicação possível é o tromboembolismo venoso (TEV), que pode ocorrer em até 25% dos pacientes cirúrgicos internados, com maior risco para cirurgias ortopédicas e oncológicas.[13] Em casos sintomáticos, um estudo multicêntrico japonês estimou a incidência de TEV em apenas 0,067%, mas associou esse evento a uma incidência de recorrência de 3%, de sangramento maior de 5,2% e de morte por qualquer causa de 3,7% em 30 dias após a cirurgia.[14] Em longo prazo, o TEV pós-operatório continua a ter implicações significativas; no seguimento de 5 anos, foi registrada incidência para recorrência, sangramento maior e morte de 5,3%, 12,6% e 27,4%, respectivamente.[14]

A insuficiência cardíaca (IC) aguda, entre pacientes com antecedente de doença arterial coronariana/periférica ou > 65 anos submetidos a cirurgias não cardíacas de grande porte, ocorre em 1% a 2% deles em 30 dias e em 4% a 6% em 1 ano.[12] Mas, no geral, incide em pacientes com IC prévia à cirurgia. A disfunção diastólica pré-operatória aumenta a chance de haver edema pulmonar, IAM e eventos cardiovasculares maiores no pós-operatório.[15]

Respiratórias

Pacientes que desenvolvem alguma complicação pulmonar têm mortalidade pós-operatória precoce mais elevada, maiores taxas de admissão em unidade de terapia intensiva (UTI) e maior tempo de internação hospitalar.[16]

Uma revisão da base de dados do *National Surgery Quality Improvement Program* (NSQIP), de pacientes submetidos a cirurgias abdominais de grande porte, registrou complicações pulmonares pós-operatórias em 5,8% deles, com uma incidência de 3,2% de pneumonia, intubação não planejada de 2,8% e suporte ventilatório prolongado ≥ 48 horas de 3%.[17]

Pneumonia pós-operatória se associa a tempo de internação mais longo (aumento de 11 dias) e a maior custo hospitalar (aumento de 11 mil dólares).[17] Intubação não planejada e pneumonia associada ao suporte ventilatório prolongado apresentam taxas de mortalidade mais elevadas (40% e 70%, respectivamente).[17]

Neurológicas

Apesar de apresentar um curso agudo, o *delirium* pós-operatório pode também resultar em disfunções cognitivas em longo prazo. A ocorrência de *delirium* na UTI indica pior prognóstico, maior tempo de internação hospitalar e em UTI, declínio cognitivo na alta e menor sobrevida em 6 meses.[18]

Outra complicação possível é o AVE. Sua incidência é de 0,08% a 3%, a depender do tipo de cirurgia, com mortalidade associada elevada (18% a 26%),[12] o que justifica a atenção a medidas que reduzam o risco da ocorrência desse evento, como controle de pressão arterial, FA e terapia antiplaquetária/anticoagulante.

Infecciosas

A infecção de sítio cirúrgico foi a complicação mais frequente em grandes estudos de coorte. Foram registradas incidências de 2,9% a 7,2% para infecção superficial e de 1,3% a 3% para infecção profunda de sítio cirúrgico.[3,9] Sua ocorrência está associada a aumento de 7 dias no tempo de internação, adiciona 10 a 43 mil dólares nos custos hospitalares e eleva o risco de morte em 2 a 11 vezes.[19]

Além do sítio cirúrgico, os focos mais comuns de infecção no período de 30 dias após a cirurgia são trato urinário, pulmão e corrente sanguínea, que representam, respectivamente, 27,5%, 14,8% e 8% do total de infecções.[20] Independentemente do foco, pacientes acometidos por infecções pós-operatórias evoluem com mais episódios infecciosos em longo prazo e maior mortalidade.[20]

Renais

A injúria renal aguda (IRA) pós-operatória é comum, tem incidência de 18% a 47%[21] e está associada a mortalidade e custos hospitalares mais elevados em curto e longo prazo.[22] Pacientes com IRA pós-operatória estão sob maior risco de episódios recorrentes de IRA e de progressão para doença renal crônica e diálise.[22] O risco de haver complicações em outros sistemas também se encontra aumentado: a incidência de eventos cardiovasculares, infecções, *delirium* e lesão pulmonar é maior,[22] e a mortalidade cardiovascular em longo prazo dobra.[23]

Impacto das complicações pós-operatórias

Mudança no prognóstico após a primeira complicação

As complicações pós-operatórias merecem atenção tanto por sua morbidade intrínseca como por sinalizarem uma mudança no quadro clínico do paciente e no seu prognóstico. A primeira complicação pode iniciar uma cascata de outros eventos e tem impacto significativo na mortalidade. Por exemplo, um evento cardíaco maior aumenta em 92 vezes a chance de morrer; um AVE aumenta essa chance em 21 vezes.[24] Mesmo em ocorrências que parecem mais brandas, como distúrbios de fluidos e eletrólitos, a chance de morrer encontra-se 3 vezes aumentada.[24] A mortalidade é diferente entre pacientes com condições de base de gravidades variadas, mas a primeira complicação pós-operatória impacta todos de maneira semelhante na chance de morrer,[24] ou seja, o aumento relativo na mortalidade é o mesmo. A mortalidade em 30 dias passa de 2% para 17% quando ocorre pelo menos uma complicação pós-operatória; e a mortalidade em 1 ano vai de 12% para 36%.[25]

Idosos

Em idosos, o estado pré-operatório, a ocorrência de complicações pós-operatórias e a admissão em UTI não planejada são importantes preditores de mortalidade em 30 dias.[25] Algumas variáveis que refletem o estado pré-operatório e que reduzem a sobrevida em longo prazo são: história de câncer, doença neurológica e classificação da *American Society of*

Anesthesiologists (ASA) > II.[26] Das complicações, são relevantes principalmente inflamação sistêmica,[25] complicações renais[25,26] e complicações pulmonares.[26] A admissão não planejada em UTI também tem impacto em longo prazo; a mortalidade em 1 ano é de 62%, enquanto em pacientes com admissão planejada a mortalidade é de 22%.[25]

Cuidado centrado no paciente

A morbidade pós-operatória influencia a mortalidade, mas também deve ser considerada a experiência do paciente. A necessidade de reoperação por conta de intercorrências prolonga o tempo de internação em 14 dias. Com uma complicação, a chance de internação prolongada aumenta em 2,2 vezes; e com múltiplas complicações, aumenta em 2,8 vezes.[27] Idosos que desenvolvem complicações após cirurgias estão sob risco dobrado de institucionalização à época da alta hospitalar, que, por sua vez, está associada a maior mortalidade pós-operatória.[27]

Perspectivas

O conhecimento das complicações pós-operatórias e de suas implicações prognósticas fornece bases para a decisão compartilhada com o paciente acerca do plano terapêutico; ajuda a direcionar de modo eficiente o cuidado pós-operatório e a alocação de recursos hospitalares; e permite avaliar a qualidade do cuidado.

Em geral, a morbidade pós-operatória tem sido estudada em condições de saúde ou cirurgias específicas, mas esforços estão sendo feitos para avaliar os desfechos cirúrgicos no âmbito global, como em coortes com grande número de pacientes de diversas regiões do mundo.[3,9,28] Também estão sendo avaliados protocolos de manejo perioperatório para reduzir as complicações. Pode-se citar terapia hemodinâmica guiada por metas e protocolos de recuperação acelerada.

A avaliação pré-operatória consegue estratificar os pacientes e identificar aqueles de risco mais alto, que necessitam de maior vigilância e cuidado pós-cirúrgico intensivo. Têm sido buscados fatores prognósticos para complicações e algumas ferramentas estão sendo desenvolvidas na tentativa de aperfeiçoar a previsão prognóstica, incluindo escores de risco e modelos de predição com uso de inteligência artificial. Um modelo de *machine learning* que utiliza variáveis básicas do pré-operatório, como albumina sérica, tempo de protrombina e idade, para predizer mortalidade após a cirurgia está atualmente sob validação multicêntrica.[29]

Mensagens principais

- A ocorrência de complicações perioperatórias está associada a aumentos de morbidade, mortalidade e custos.
- É importante saber prevenir, diagnosticar e manejar adequadamente as complicações para um melhor resultado cirúrgico.
- A infecção de sítio cirúrgico é a complicação mais comum no período de 30 dias após a cirurgia.
- As complicações pós-operatórias merecem atenção tanto por apresentarem morbidade intrínseca como por sinalizarem uma mudança no quadro clínico do paciente e no seu prognóstico.
- As intercorrências pós-cirúrgicas podem impactar a qualidade de vida, uma vez que podem ocasionar tempo de internação prolongado, maiores taxas de institucionalização e piora do estado funcional na alta.

Referências bibliográficas

1. Weiser TG, Haynes AB, Molina G, Lipsitz SR, Esquivel MM, Uribe-Leitz T et al. Estimate of the global volume of surgery in 2012: an assessment supporting improved health outcomes. The Lancet. 2015 Apr;385:S11.
2. Nepogodiev D, Martin J, Biccard B, Makupe A, Bhangu A, Nepogodiev D et al. Global burden of postoperative death. The Lancet. 2019 Feb;393(10170):401.
3. Pearse RM, Beattie S, Clavien P-A, Demartines N, Fleisher LA, Grocott M et al.; International Surgical Outcomes Study Group. Global patient outcomes after elective surgery: prospective cohort study in 27 low-, middle- and high-income countries. British Journal of Anaesthesia. 2016 Oct 31;117(5):601-9.
4. Anderson O, Davis R, Hanna GB, Vincent CA. Surgical adverse events: a systematic review. The American Journal of Surgery. 2013 Aug;206(2):253-62.
5. Kluger MT, Bullock MFM. Recovery room incidents: a review of 419 reports from the Anaesthetic Incident Monitoring Study (AIMS): a review of the Anaesthetic Incident Monitoring Study. Anaesthesia. 2002 Nov;57(11):1060-6.
6. Bruins S, Leong P, Ng S. Retrospective review of critical incidents in the post-anaesthesia care unit at a major tertiary hospital. SMEDJ. 2017 Aug;58(8):497-501.
7. Liu S, Wang Z, Xiong J, Wan L, Luo A, Wang X. Continuous analysis of critical incidents for 92,136 postanesthesia care unit patients of a Chinese university hospital. Journal of Perianesthesia Nursing. 2020 Dec;35(6):630-4.
8. Bayissa BB, Mummud M, Miressa F, Fekadu G. Postoperative complications and associated factors among surgical patients treated at a tertiary hospital, Eastern Ethiopia: a prospective cohort study. OAS. 2021 Aug;14:37-46.
9. Biccard BM, Madiba TE, Kluyts HL, Munlemvo DM, Madzimbamuto FD, Basenero A et al. Perioperative patient outcomes in the African Surgical Outcomes Study: a 7-day prospective observational cohort study. The Lancet. 2018 Apr;391(10130):1589-98.
10. Sazgary L, Puelacher C, Lurati Buse G, Glarner N, Lampart A, Bolliger D et al. Incidence of major adverse cardiac events following non-cardiac surgery. European Heart Journal Acute Cardiovascular Care. 2021 June 30;10(5):550-8.
11. 2014 ACC/AHA Guideline on perioperative cardiovascular evaluation and management of patients undergoing noncardiac surgery. :56.
12. Halvorsen S, Mehilli J, Cassese S, Hall TS, Abdelhamid M, Barbato E et al. 2022 ESC Guidelines on cardiovascular assessment and management of patients undergoing non-cardiac surgery. European Heart Journal. 2022 Aug 26;ehac270.
13. Gordon RJ, Lombard FW. Perioperative venous thromboembolism: a review. Anesthesia & Analgesia. 2017 Aug;125(2):403-12.
14. Takeda C, Yamashita Y, Takeuchi M, Yonekura H, Dong L, Hamada M et al. Incidence, clinical characteristics and long-term prognosis of postoperative symptomatic venous thromboembolism: a retrospective cohort study. BMJ Open. 2022 Feb;12(2):e055090.
15. Sellers D, Srinivas C, Djaiani G. Cardiovascular complications after non-cardiac surgery. Anaesthesia. 2018 Jan;73:34-42.
16. Fernandez-Bustamante A, Frendl G, Sprung J, Kor DJ, Subramaniam B, Martinez Ruiz R et al. Postoperative pulmonary complications, early mortality, and hospital stay following noncardiothoracic surgery: a multicenter study by the Perioperative Research Network Investigators. JAMA Surg. 2017 Feb 1;152(2):157.
17. Yang CK, Teng A, Lee DY, Rose K. Pulmonary complications after major abdominal surgery: National Surgical Quality Improvement Program analysis. Journal of Surgical Research. 2015 Oct;198(2):441-9.
18. Oh ST, Park JY. Postoperative delirium. Korean J Anesthesiol. 2019 Feb 1;72(1):4-12.
19. Garner BH, Anderson DJ. Surgical site infections. Infectious Disease Clinics of North America. 2016 Dec;30(4):909-29.
20. O'Brien WJ, Gupta K, Itani KMF. Association of postoperative infection with risk of long-term infection and mortality. JAMA Surg. 2020 Jan 1;155(1):61.

21. Stephenson C, Mohabbat A, Raslau D, Gilman E, Wight E, Kashiwagi D. Management of common postoperative complications. Mayo Clinic Proceedings. 2020 Nov;95(11):2540-54.
22. Prowle JR, Forni LG, Bell M, Chew MS, Edwards M, Grams ME et al. Postoperative acute kidney injury in adult non-cardiac surgery: joint consensus report of the Acute Disease Quality Initiative and PeriOperative Quality Initiative. Nat Rev Nephrol. 2021 Sept;17(9):605-18.
23. Vaara ST, Bellomo R. Postoperative renal dysfunction after noncardiac surgery. Current Opinion in Critical Care. 2017 Oct;23(5):440-6.
24. Silber JH, Rosenbaum PR, Trudeau ME, Chen W, Zhang X, Kelz RR et al. Changes in prognosis after the first postoperative complication. Medical Care. 2005 Feb;43(2):122-31.
25. Story DA. Postoperative complications in elderly patients and their significance for long-term prognosis. Current Opinion in Anaesthesiology. 2008 June;21(3):375-9.
26. Manku K, Bacchetti P, Leung JM. Prognostic significance of postoperative in-hospital complications in elderly patients. I. Long-term survival. Anesth Analg. 2003 Feb;96(2):583-9.
27. Tevis SE, Kennedy GD. Postoperative complications and implications on patient-centered outcomes. Journal of Surgical Research. 2013 May;181(1):106-13.
28. Hajjar LA, Quintão VC, Vieira APZ, Nakada LN, Pearse RM, Ramirez MBD et al. Latin American surgical outcomes study: study protocol for a multicentre international observational cohort study of patient outcomes after surgery in Latin American countries. BJA Open. 2022 Sept;3:100030.
29. Lee SW, Lee HC, Suh J, Lee KH, Lee H, Seo S et al. Multi-center validation of machine learning model for preoperative prediction of postoperative mortality. NPJ Digit Med. 2022 Dec;5(1):91.

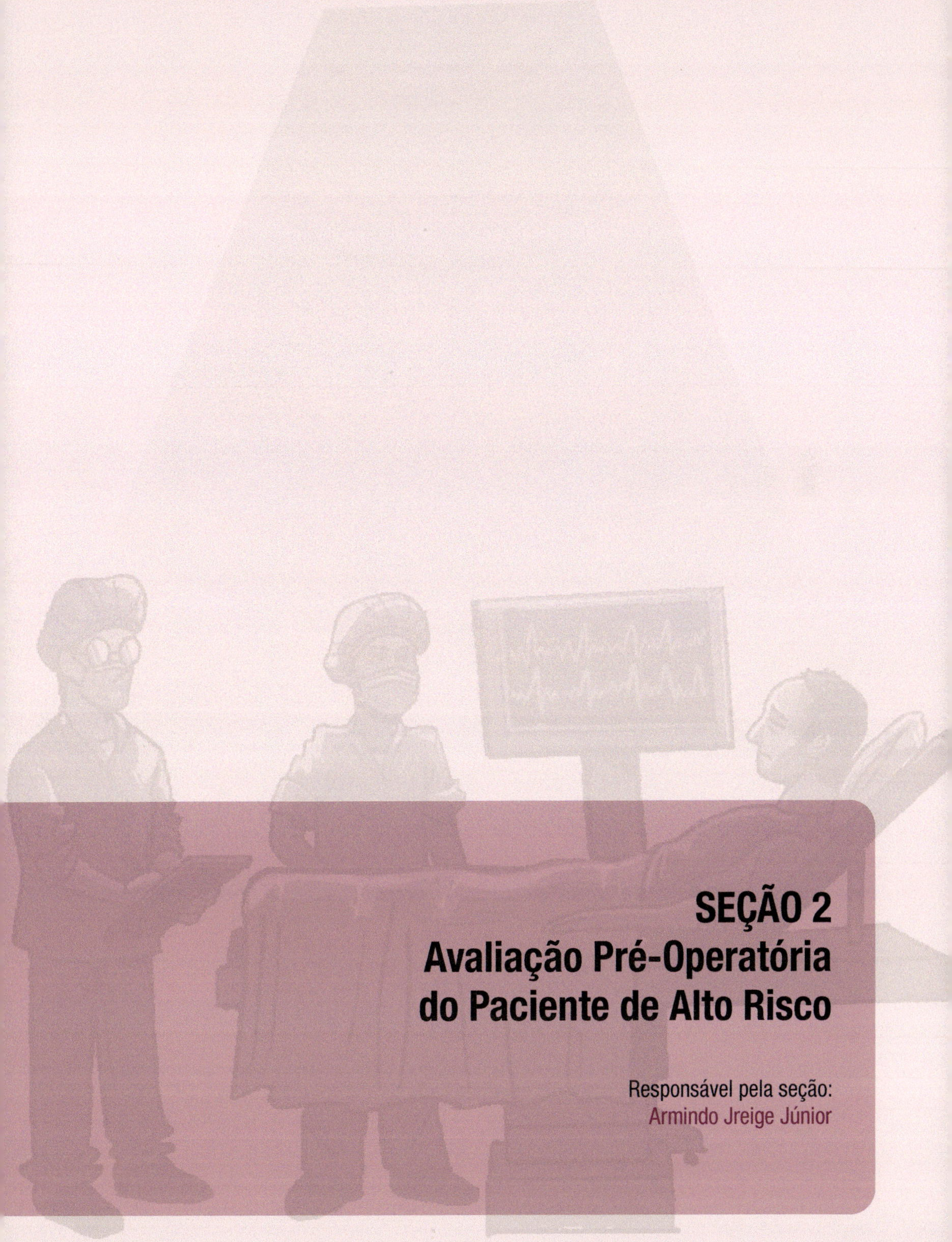

SEÇÃO 2
Avaliação Pré-Operatória do Paciente de Alto Risco

Responsável pela seção:
Armindo Jreige Júnior

5 Avaliação Clínica e Exames Complementares

Pedro Sergio Soares Jallad
Vanessa Simioni Faria
Cristina Salvadori Bittar
Armindo Jreige Júnior

Introdução

A avaliação pré-operatória determina o risco cirúrgico do paciente e deve, preferencialmente, ser realizada quando for indicada a abordagem cirúrgica.[1-3] O objetivo da avaliação não é liberar o paciente para a cirurgia, mas sim realizar uma avaliação de sua condição de saúde atual, determinar seus riscos individuais e fazer recomendações para minimizar esses riscos durante todo o período perioperatório.[2] As estimativas precisas dos riscos e benefícios da cirurgia também auxiliam na decisão do tipo de cirurgia (abordagem endovascular/endoscópica, videolaparoscópica, robótica ou aberta) e da monitorização do paciente. O valor prognóstico da avaliação do risco cardiovascular (CV) pré-operatório é maior em cirurgias eletivas do que em cirurgias de emergência ou de urgência.

Avaliação de risco cirúrgico

O risco cirúrgico é resultante da interação entre o risco relacionado ao ato cirúrgico-anestésico e o risco relacionado ao paciente.

Risco relacionado ao ato cirúrgico-anestésico

O risco relacionado à cirurgia é determinado pela urgência do procedimento ou intervenção e pelo tipo e duração da cirurgia. O tipo de anestesia e os medicamentos anestésicos também podem influenciar o risco de complicações em pacientes com risco cardíaco intermediário a alto.

As diretrizes definem um procedimento de emergência como aquele em que há risco de vida ou de perda de um membro caso não seja realizado em menos de 6 horas, ou seja, há pouco ou nenhum tempo para avaliação clínica. Um procedimento de urgência é definido como aquele em que também há risco de vida ou de perda de um membro se ele não for realizado entre 6 e 24 horas da indicação; assim, há tempo para uma avaliação clínica limitada. O procedimento sensível ao tempo é definido como aquele que levará a um resultado negativo se for atrasado por mais de uma a seis semanas, permitindo avaliação clínica e eventuais mudanças no manejo. O procedimento eletivo é definido como aquele que pode ser adiado por até um ano.

O segundo ponto importante é a estimativa de o risco inerente da intervenção cirúrgica/procedimento evoluir com eventos cardíacos adversos maiores (*major adverse cardiovascular events* – MACE) de morte, infarto agudo do miocárdio (IAM) ou acidente vascular cerebral (AVC) no perioperatório (em até 30 dias após a cirurgia).[4-6] A estimativa do risco cirúrgico leva em consideração apenas a intervenção cirúrgica específica, sem considerar as comorbidades do paciente (Quadro 5.1).

Quadro 5.1 Classificação do risco intrínseco da cirurgia de complicação cardiovascular perioperatória.

Baixo risco (Complicações < 1%)	Risco intermediário (Complicações de 1% a 5%)	Alto risco (Complicações ≥ 5%)
▪ Mama	▪ Intraperitoneal	▪ Aórtica
▪ Odontológica	▪ Carótida (*stent* ou endarterectomia)	▪ Vascular de grande porte
▪ Tireoide	▪ Carotídea sintomática	▪ Amputação
▪ Oftalmológica	▪ Angioplastia periférica	▪ Revascularização
▪ Ginecológica pequeno porte	▪ Aneurisma endovascular	▪ Tromboembolectomia
▪ Ortopédica pequeno porte (meniscectomia)	▪ Neurológicas de grande porte	▪ Duodenopancreática
▪ Ressecção transuretral da próstata	▪ Cabeça e pescoço	▪ Hepática e vias biliares
▪ Procedimentos endoscópicos	▪ Ortopédica (quadril e coluna)	▪ Esofagectomia intestinal
	▪ Urológica de grande porte	▪ Adrenalectomia
	▪ Ginecológica de grande porte	▪ Cistectomia
	▪ Transplante renal	▪ Pneumectomia
	▪ Intratorácica de pequeno porte	▪ Transplante pulmonar
		▪ Transplante hepático

Fonte: Elaborado pela autoria do capítulo.

Risco relacionado ao paciente

Anamnese e estratificadores de risco

As informações obtidas por meio da anamnese realizada com o próprio paciente ou com seus familiares, dos registros médicos em prontuários/fichas anestésicas e do exame físico constituem a base para estratificar o risco cirúrgico. Registrar a idade do paciente e avaliar a presença de fatores de risco clínicos para MACE são ações importantes, pois contraindicam a realização de cirurgia eletiva, sendo priorizada antes a correção da condição de base. Estão incluídos nesse grupo síndromes coronarianas instáveis, angina instável, IAM recente, insuficiência cardíaca descompensada, arritmias não controladas e doenças valvares importantes não corrigidas.[1,7] Antecedentes de etilismo, tabagismo e uso de drogas ilícitas também devem ser informados[8,9] (Quadro 5.2).

Quadro 5.2 Fatores de risco clínicos para MACE.

Síndrome coronariana instável	▪ Angina instável ou estável classe funcional III/IV ▪ IAM recente (< 1 mês) com isquemia residual evidente
IC descompensada	▪ IC classe funcional IV da NYHA ▪ Piora da IC ▪ IC recente
Arritmia	▪ BAV de alto grau ▪ BAV Mobitz II ▪ BAV de 3º grau ▪ Arritmias ventriculares sintomáticas ▪ Arritmias supraventriculares sintomáticas com frequência ventricular não controlada ▪ Bradicardia sintomática ▪ Taquicardia ventricular recente
Doença valvar	▪ Estenose aórtica grave ▪ Estenose mitral sintomática
Choque cardiogênico **Edema agudo de pulmão**	

IAM: infarto agudo do miocárdio; IC: insuficiência cardíaca; BAV: bloqueio atrioventricular; IC: insuficiência cardíaca; NYHA: New York Heart Association.

Fonte: Adaptado de Aktaa et al., 2022;[1] Gencer et al., 2022[2] e Fleisher et al., 2015.[3]

Muitos modelos de risco cirúrgico foram desenvolvidos e investigados. O Índice de Risco Cardíaco Revisado (RCRI) – *Score* de Lee e a Classificação da Capacidade Funcional por Equivalentes Metabólicos (METs) são alguns dos sistemas de pontuação pré-operatórios mais comumente usados.

O RCRI[10] é uma ferramenta validada para identificar condições cardíacas ativas que são fatores de risco clínicos para MACE no perioperatório (Quadro 5.3). Infelizmente, seu desempenho é impreciso na previsão de eventos cardíacos após cirurgias vasculares ou mortalidade por todas as causas após cirurgias não cardíacas.

Quadro 5.3 Índice de Risco Cardíaco Revisado – *Score* de Lee.

Pacientes com 0 ou 1 fator de risco = baixo risco de MACE Pacientes com 2 fatores de risco = risco intermediário de MACE Pacientes com ≥ 3 fatores de risco = risco elevado de MACE
1. Doença cardíaca isquêmica (angina ou infarto agudo do miocárdio prévio)
2. Insuficiência cardíaca
3. História de doença cerebrovascular (AVC ou AIT)
4. Disfunção renal – creatinina > 2 mg/dL/*clearance* de creatinina < 60 mL/min/1,73 m²
5. Diabetes *mellitus* insulinodependente
6. Cirurgia vascular intratorácica, intra-abdominal ou suprainguinal

AVC: acidente vascular cerebral; AIT: ataque isquêmico transitório.

Fonte: Adaptado de Halvorsen et al., 2022.[8]

A capacidade funcional do paciente é um preditor confiável de sua capacidade de tolerar o estresse cirúrgico, da ocorrência de eventos cardíacos futuros, da necessidade de investigação adicional e de terapia farmacológica específica antes e durante a cirurgia planejada. Pode ser estimada perguntando-se ao paciente sobre a natureza e a frequência de suas atividades diárias e da sua atividade física, caso ele não tenha feito um teste ergométrico recente. A capacidade funcional é geralmente expressa em termos de equivalentes metabólicos (METs) que o paciente pode realizar sem sinais de isquemia miocárdica ou insuficiência cardíaca. Uma unidade MET é definida como 3,5 mL O_2/kg/min (1,2 kcal/min) e representa o consumo de oxigênio basal ou em repouso de um homem de 40 anos e 70 kg (Figura 5.1).

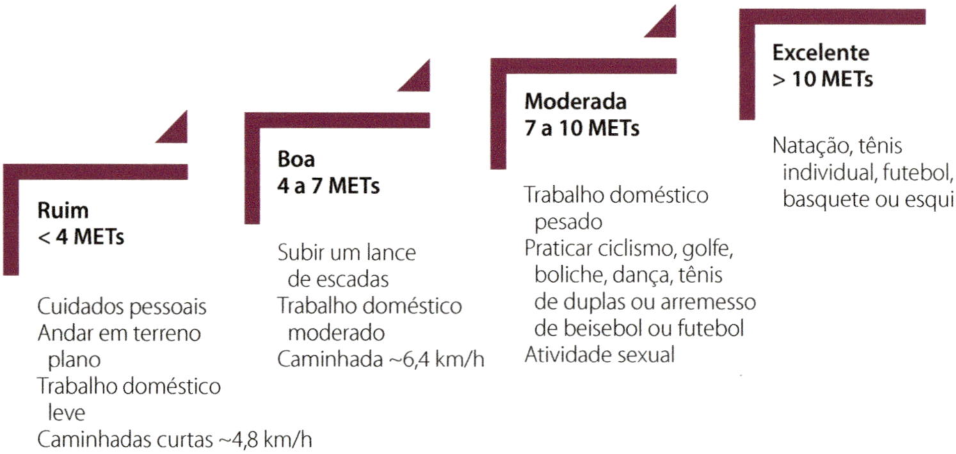

Figura 5.1 Avaliação da capacidade funcional.
Fonte: Elaborada pela autoria do capítulo.

Exame físico

O exame físico deve buscar identificar cardiopatia preexistente ou potencial (fatores de risco) e definir a sua gravidade. A presença de doença cardíaca estabelecida associada a estado geral comprometido, seja por doenças neurológicas, insuficiência renal, infecções, anormalidades hepáticas, desnutrição ou disfunção pulmonar, apresenta maior risco de complicações cardíacas. A doença vascular periférica geralmente se associa com doença cardíaca isquêmica, que representa um fator preditivo de complicação no perioperatório. A presença de jugulares túrgidas é indicativa de aumento da pressão venosa central (PVC), podendo o paciente desenvolver edema pulmonar no pós-operatório. O achado de terceira bulha (B3) é indicador de mau prognóstico, com um risco aumentado de edema pulmonar, infarto do miocárdio ou morte cardíaca.

O edema de membros inferiores (bilateral) deve ser analisado em conjunto com a presença ou não de distensão venosa jugular. Se houver aumento da PVC (visualizado pela altura da oscilação do pulso da veia jugular interna), cardiopatia e hipertensão pulmonar (HP) podem ser, pelos menos parcialmente, responsáveis pelo edema do paciente. Se a PVC não estiver aumentada, outras causas devem ser responsáveis pelo edema, como hepatopatia, síndrome nefrótica, insuficiência venosa periférica crônica ou uso de alguma medicação. O achado de edema isoladamente, sem o conhecimento da PVC do paciente, não é um sinal definitivo de doença cardíaca.

Sopros

Ecocardiograma transtorácico (ETT) é recomendado:

a) Se houver sinais ou sintomas de doença cardiovascular (DCV) descompensada, antes de qualquer cirurgia não cardíaca eletiva;
b) Se o sopro sugerir patologia clinicamente significativa, antes de cirurgia não cardíaca de alto risco, mesmo em pacientes sem sintomas cardiovasculares.[12]

O ETT pode ser considerado na ausência de sinais ou sintomas de DCV, antes de cirurgias não cardíacas de risco intermediário. Nesses casos, não há consenso sobre a indicação do ETT.[12,13] É importante ter em mente que o tempo de atraso na execução de exames adicionais desnecessários pode piorar o prognóstico. Há uma discussão de que uma avaliação por meio do ultrassom à beira do leito (POCUS) poderia substituir a ausculta em geral na avaliação pré-operatória de pacientes.[14] Embora a ausculta cardíaca tenha limitações severas, o valor de realizar um POCUS como padrão de avaliação pré-operatória permanece incerto; portanto, a ausculta não deve ser substituída.[14,15]

Dor torácica

Pacientes agendados para cirurgia também podem apresentar sintomas sugestivos de doença arterial coronariana (DAC). A cirurgia pode agravar uma DAC subclínica, ou evidenciar DAC concomitante não detectada. Em um cenário eletivo, se existirem sintomas sugestivos, recomenda-se seguir as diretrizes para pacientes com DAC no cenário não pré-operatório. Se a cirurgia for de urgência, emergência ou tempo sensível, o procedimento não deve ser postergado para realização de exames complementares.

Dispneia

A dispneia é um sintoma de uma ampla gama de doenças e condições. Em uma grande série de pacientes, dispneia autorrelatada identificou um subgrupo de pacientes assintomáticos com risco aumentado de morte por DCV e qualquer causa. Na investigação diagnóstica para encontrar o motivo para dispneia, espirometria, D-dímero, NT-proBNP/BNP, gasometria arterial e ETT têm alta sensibilidade, porém especificidade limitada. Se o NT-proBNP/BNP estiver elevado em um paciente previamente sem cardiopatia conhecida, um ecocardiograma deve ser realizado.

Exames complementares

Exames complementares laboratoriais

Troponinas cardíacas

Os *kits* de troponina podem ser classificados como de baixa (convencionais), média (contemporâneos ou sensíveis) ou alta sensibilidade. A base dessa classificação é a porcentagem de indivíduos saudáveis em que a troponina pode ser detectada. As troponinas contemporâneas (média sensibilidade) detectam com grande confiabilidade valores acima do percentil 99% (valores alterados), mas só detectam uma medida de troponina em poucos indivíduos normais. Os *kits* de alta sensibilidade podem determinar valores desse marcador (limite de detecção) em 50% a 95% dos indivíduos normais.

A avaliação das troponinas de alta sensibilidade proporciona diagnóstico ou não do IAM em pacientes com dor torácica na sala de emergência. No pré-operatório de cirurgias não cardíacas, serve como marcador de risco de complicações cardiovasculares perioperatórias e de mortalidade geral. Nagele estudou 608 pacientes submetidos a operações não cardíacas e demonstrou que 41% deles apresentavam troponina T de alta sensibilidade (TnT-hs) elevada acima do percentil 99 (> 14 ng/L) no pré-operatório.[16] A elevação da TnT-hs no pré-operatório foi associada a maior mortalidade total em um seguimento de 3 anos.[16]

Em uma comparação com o algoritmo RCRI em 979 pacientes com mais de 55 anos e pelo menos um fator de risco CV submetidos a cirurgias não cardíacas, a TnT-hs pré-operatória apresentou uma área sob a curva ROC (sigla do inglês, *receiver operator characteristic curve*; 0,784) similar ao RCRI (0,683; p = 0,07) na predição de eventos cardiovasculares combinados (mortalidade, IAM, parada cardíaca recuperada e IC aguda). Em análise multivariada, a elevação da TnT-hs no pré-operatório foi um preditor independente desses eventos combinados (Hazard Ratio – HR 2,6; p = 0,008).[16]

Quanto à troponina I de alta sensibilidade, até o momento não existem trabalhos que tenham avaliado seu papel no pré-operatório em relação à predição de eventos cardiovasculares. Apenas a troponina I contemporânea/sensível foi avaliada em 560 pacientes submetidos a operações não cardíacas, sendo que somente 5% apresentavam valores pré-operatórios acima do percentil 99, e sua utilização não melhorou a predição de risco de eventos cardiovasculares perioperatórios.[17]

Desse modo, a dosagem das troponinas com *kits* convencionais ou contemporâneos/sensíveis não tem utilidade no pré-operatório e não deve ser realizada. Entretanto, a dosagem da TnT de alta sensibilidade no pré-operatório pode ser útil como ferramenta de estratificação do risco associada à utilização dos algoritmos. Além disso, esse dado ajuda a estabelecer um valor basal em pacientes com indicação de monitorização no pós-operatório, facilitando a interpretação dos valores pós-operatórios de TnT-hs, bem como o diagnóstico do IAM pós-operatório.

Peptídeos natriuréticos

Os peptídeos natriuréticos são liberados na circulação sanguínea pelo miocárdio em resposta a múltiplos estímulos fisiológicos, como estresse miocárdico e isquemia. Múltiplos estudos demonstraram que níveis pré-operatórios elevados de peptídeo natriurético do tipo B (BNP) são potentes preditores de complicações cardiovasculares perioperatórias.

Metanálise envolvendo seis diferentes estudos observou que BNP elevado é preditor independente de MACE e potencializa o valor preditor do RCRI. Em 2014, uma metanálise incluindo 18 estudos prospectivos observacionais avaliou dados individuais de 2.179 pacientes e demonstrou que níveis de BNP e NT-proBNP no pós-operatório acrescentam predição de risco de morte ou infarto não fatal em 30 e 180 dias a um modelo de predição de risco que inclui BNP pré-operatório.[18] Mostrou ainda que valores elevados de BNP/NT-proBNP tanto pós-operatório (OR = 3,7; p < 0,001) quanto pré-operatório (OR = 1,9; p < 0,001) foram preditores independentes de morte ou IAM não fatal em 30 dias.[18]

Com base no exposto, a dosagem de BNP/NT-proBNP pode acrescentar informação prognóstica na estratificação de risco de pacientes submetidos a operações vasculares arteriais e não vasculares.

Exames complementares de imagem

Eletrocardiograma

No geral, o eletrocardiograma (ECG) está indicado para indivíduos com idade superior a 40 anos, com DCV e diabéticos. Deve ser considerado se suspeita clínica de cardiopatia estrutural, insuficiência cardíaca congestiva, dispneia aos esforços, obesidade grau 3 (IMC ≥ 40 kg/m^2) e no pré-operatório de transplante hepático e pulmonar para avaliação de hipertensão pulmonar, uma condição que por si só representa risco independente de má evolução.[1-3]

Radiografia de tórax

A realização da radiografia de tórax na avaliação pré-operatória deve ser individualizada, a depender do quadro clínico do paciente. As anormalidades encontradas no exame geralmente são relacionadas a doenças crônicas, por exemplo, doença pulmonar obstrutiva crônica (DPOC) e/ou cardiomegalias, e são mais frequentes em pacientes do sexo masculino, com idade acima de 60 anos, risco cardíaco mais elevado e com mais comorbidades.[3] Não há indicação para sua realização rotineira, como parte da avaliação pré-operatória, uma vez que não interfere no manejo da técnica anestésica e não é preditor de complicações perioperatórias.[1,2]

Ecocardiograma transtorácico de repouso no pré-operatório

É indicado para avaliar disfunção ventricular direita e esquerda, além de sinais de isquemia miocárdica ou anormalidades valvares previamente não suspeitadas no exame clínico, na radiografia de tórax ou mesmo no ECG.[1,2]

Trata-se do principal método diagnóstico em pacientes com insuficiência cardíaca suspeita ou conhecida. Por esse método, incluindo formas refinadas de análise, como a do *strain* miocárdico e a ecocardiografia tridimensional, pode-se avaliar com grande precisão os volumes ventriculares, a fração de ejeção, o débito cardíaco, o *strain* longitudinal e os graus de comprometimento hemodinâmico, por meio da determinação da função diastólica e das pressões em artéria pulmonar e do átrio esquerdo, considerando-se a relação E/e' e até mesmo a presença e a localização de dissincronia cardíaca em pacientes com fração de ejeção do ventrículo esquerdo menor que 35% ou com QRS maior que 120 ms.[1,2]

A realização do ecocardiograma deve ser individualizada, não sendo indicada em todo paciente cardiopata, pois ainda não há evidências de que seu uso esteja associado a aumento da sobrevida ou a menor permanência hospitalar. A indicação desnecessária pode prolongar o tempo de hospitalização, sem benefício clínico. Adicionalmente, em pacientes com insuficiência cardíaca aguda, sempre que possível, deve ser realizada compensação clínica prévia à intervenção, e os recursos ecocardiográficos descritos podem auxiliar na demonstração do sucesso terapêutico ou até da terapia de ressincronização cardíaca.[19]

Eletrocardiograma de esforço

O ECG de esforço (TE) é uma ferramenta segura, útil e eficaz para a detecção de isquemia miocárdica, tendo como mecanismo produzir desbalanço entre oferta e demanda. Considerando-se que quanto menor a prevalência da doença coronária menor é o valor preditivo positivo do exame e que o objetivo da estratificação do risco é reduzir o risco perioperatório, não é lógica a realização do teste em uma população já estratificada como de baixo risco pelos algoritmos recomendados. Nesse cenário, com baixa prevalência da doença arterial coronária, o TE não agregaria valor à estratificação clínica perioperatória, podendo inclusive retardar a realização da cirurgia.

Mesmo em indivíduos de alto risco, como no pré-operatório de cirurgia vascular, são baixos o valor preditivo positivo, a sensibilidade e a especificidade do TE (10%, 74% e 69%, respectivamente), porém valor preditivo negativo é elevado (98%). Dessa maneira, entre os indivíduos assintomáticos, com maior prevalência da doença, o TE poderia ser solicitado se o resultado for influenciar no prognóstico e, consequentemente, na conduta pré-operatória, seja para guiar uma terapêutica clínica intensiva, seja para um procedimento de revascularização miocárdica.

Cintilografia de perfusão miocárdica com estresse

A despeito de o TE ser seguro, útil e eficaz para a detecção de isquemia miocárdica e de apresentar uma boa relação custo-risco-benefício, trata-se de uma ferramenta com algumas limitações, que impedem sua realização ou sua análise, como limitações físicas e alterações do segmento ST no ECG basal (primárias ou secundárias). Para esses pacientes, a alternativa seria um método de imagem com estresse farmacológico (adenosina, dobutamina ou dipiridamol).

Nesse contexto, a cintilografia de perfusão miocárdica (CPM), quando possível, associada ao esforço e, nas limitações físicas, ao estresse farmacológico, apresenta boa acurácia e bom valor prognóstico. Em uma metanálise envolvendo 1.179 pacientes submetidos a cirurgia vascular, a CPM com dipiridamol demonstrou maior número de eventos cardiovasculares perioperatórios quanto maiores fossem a presença e a extensão dos defeitos de perfusão. Aqueles com isquemia reversível de até 20% de extensão do ventrículo esquerdo não tiveram mais eventos do que os sem isquemia. No entanto, quando a área comprometida foi de 20% a 29%, 30% a 49% e acima de 50%, a probabilidade de eventos foi significativamente maior: 1, 6, 2,9 e 11 vezes maior, respectivamente.

Concluindo, no cenário da avaliação perioperatória, as indicações da CPM associada ao Gated seriam semelhantes às do TE, sendo a melhor opção nos casos de limitação física, impossibilidade de interpretação do ECG por alteração basal do segmento ST e naquelas situações em que o resultado do TE foi possivelmente falso-positivo.

Ecocardiograma de estresse com dobutamina

A ecocardiografia sob estresse é precisa e segura em identificar pacientes com doença arterial coronária, com importante papel como preditor de eventos cardíacos.

As ecocardiografias sob estresse pela dobutamina e pelo exercício apresentam acurácias diagnósticas semelhantes e superiores às das realizadas sob estresse com dipiridamol. Seu uso na avaliação do risco perioperatório é bem documentado na literatura, apresentando valor preditivo positivo variando de 25% a 55%, bem como valor preditivo negativo de 93% a 100% para eventos cardíacos em pacientes submetidos a cirurgia não cardíaca. Em uma metanálise de 15 estudos que comparou a cintilografia de perfusão miocárdica e a ecocardiografia sob estresse pela dobutamina na estratificação de risco vascular antes da cirurgia, foi demonstrado que o valor prognóstico das anormalidades em ambas as modalidades de imagens para eventos isquêmicos perioperatórios é semelhante.

Cineangiocoronariografia

A angiografia coronária é um procedimento invasivo bem estabelecido, mas raramente é indicado para avaliar o risco de pacientes submetidos a cirurgia não cardíaca. Em geral, as indicações para a angiografia coronária no pré-operatório são as mesmas que fora desse contexto. Além disso, ao se adotar uma avaliação por angiografia coronária invasiva, pode haver um atraso desnecessário e imprevisível em uma intervenção cirúrgica já programada, assim como incremento do risco do procedimento. Em serviços em que não estão disponíveis os testes não invasivos para detecção de isquemia miocárdica, a angiografia coronária não deve ser solicitada como alternativa a esses exames.

Angiotomografia computadorizada de coronárias

A angiotomografia (angio-TC) de coronárias tem sido utilizada de modo crescente na avaliação de pacientes com suspeita de coronariopatias. Apresenta alta sensibilidade para a detecção de estenose coronariana, incluindo doença multiarterial e lesão em tronco de coronária esquerda. Sua utilização no contexto perioperatório de cirurgias não cardíacas, entretanto, foi pouco estudada.

Ahn e colaboradores,[20] ao analisarem dados retrospectivos, concluíram que a angio-TC poderia ser vantajosa na reclassificação do risco de pacientes avaliados pelo RCRI, quando submetidos a procedimentos de porte intermediário. Entretanto, estudos realizados posteriormente mostraram que, apesar de melhorar a estimativa do risco em pacientes que apresentam evento CV no pós-operatório, a angio-TC tem uma probabilidade cinco vezes maior de superestimar o risco naqueles que não evoluem com evento.

As informações obtidas desses exames ainda não podem ser correlacionadas a novas intervenções (revascularização, farmacoproteção ou monitorização), com o intuito de diminuir eventos coronarianos perioperatórios. Assim, não é possível estabelecer uma recomendação formal para a realização da angio-TC ou do escore de cálcio coronariano no pré-operatório.

Estratificação de risco e solicitação de exames complementares no paciente de alto risco cirúrgico

Fluxograma de conduta

Na avaliação perioperatória de pacientes em programação de procedimentos cirúrgicos, a solicitação de exames pré-operatórios (ECG, radiografia de tórax e exames laboratoriais) é uma prática clínica comum e rotineira. Essa conduta, entretanto, não está relacionada à redução nem à predição de complicações perioperatórias, resultando em um alto custo financeiro para o sistema de saúde. As recomendações das diversas sociedades preconizam o uso racional de exames.[7,8,21] A Figura 5.2 resume essas recomendações.

Em indivíduos saudáveis em programação de cirurgias não cardíacas de baixo ou moderado risco, não há estudos demonstrando custo-efetividade na realização de quaisquer exames pré-operatórios e as alterações de exames pré-operatórios não são preditoras de complicações.[22]

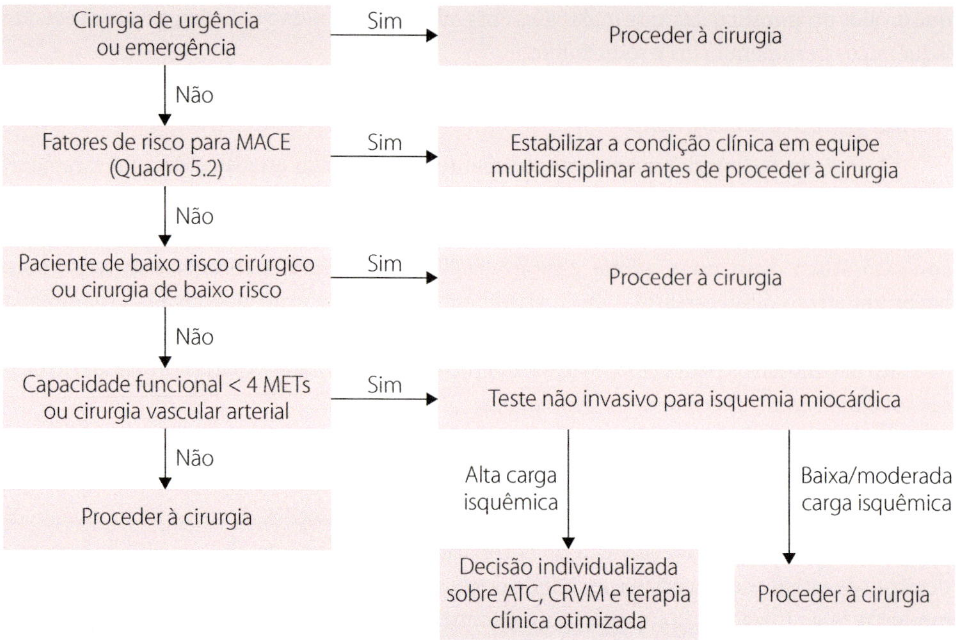

Figura 5.2 Resumo das recomendações para o uso racional de exames.
MACE: eventos adversos cardíacos maiores (morte, infarto agudo do miocárdio ou acidente vascular cerebral); ATC: angioplastia coronária percutânea; CRVM: cirurgia de revascularização miocárdica.
Fonte: Elaborada pela autoria do capítulo.

Conduta focada no paciente de alto risco cirúrgico

Nos últimos anos, a complexidade que cerca a tomada de decisão em pacientes cirúrgicos de alto risco ganhou destaque. Trata-se de um grupo de pacientes para os quais os resultados médicos tradicionais e os resultados relatados pelos pacientes após a intervenção cirúrgica podem ser incertos e imprevisíveis.[23]

Nos pacientes de alto risco cirúrgico, as comorbidades afetam os índices e a extensão da recuperação pós-cirúrgica, resultando em custos mais elevados dos serviços de saúde e piores resultados pós-operatórios, em relação aos pacientes sem essas comorbidades.[23] A estratificação de risco e o reconhecimento precoce de pacientes de alto risco podem melhorar os resultados, pois facilitam a tomada de decisão cirúrgica, a otimização pré-operatória e o manejo intraoperatório e pós-operatório personalizado.[24]

Várias ferramentas de avaliação têm sido implementadas para identificar pacientes cirúrgicos de alto risco. Contudo, a maioria dessas calculadoras foi desenvolvida e validada para locais com recursos disponíveis para a sua aplicação. A viabilidade de uma avaliação de risco fica comprometida quando os recursos de avaliação são limitados. Nesse contexto, Gutierrez e colaboradores, avaliando uma grande coorte cirúrgica brasileira, desenvolveram e investigaram um modelo de regressão logística multivariável, que prediz mortalidade hospitalar (o modelo de risco Ex-Care).[25] Nesse modelo de risco, preditores do paciente e do perioperatório foram considerados, e seu desempenho foi comparado ao de ferramentas de risco cirúrgico tradicionais.[25] O modelo de risco Ex-Care foi muito eficiente na identificação de pacientes cirúrgicos de alto risco, apresentando acurácia superior à do RCRI e desempenho semelhante aos dos modelos Índice de Comorbidade de Charlson (CCI) e Ferramenta de Risco de Resultado

Cirúrgico (SORT).[25] Embora esses achados sejam promissores, o novo modelo de risco cirúrgico precisa ser mais investigado em estudos multicêntricos, sendo necessária uma avaliação de sua acurácia em outras instituições nacionais e internacionais.[25]

Quando se planeja uma cirurgia de alto risco em pacientes com alto risco CV, devem ser consideradas estratégias perioperatórias para mitigar o risco cirúrgico, como um melhor manejo perioperatório de doença cardíaca isquêmica ou valvar, hipertensão, arritmia e insuficiência cardíaca.[26]

Estudo recente avaliou os resultados da vigilância reforçada de pacientes cirúrgicos de alto risco e demonstrou uma redução significativa da mortalidade hospitalar.[27] A adoção de medidas de vigilância e terapia intensiva, como identificação e comunicação precisa dos riscos, adoção de lista de verificação de alta da unidade de recuperação pós-anestésica de alto risco, assistência eficaz da enfermagem, intensificação da monitorização dos sinais vitais, medição perioperatória de troponina e suporte médico acessível e imediato nas intercorrências, foi fundamental na otimização dos resultados cirúrgicos.[27] A monitorização pós-operatória abrangente e em unidade de terapia intensiva deve ser realizada pelo menos nas primeiras 48 horas após a cirurgia, a fim de detectar eventos adversos e implementar estratégias de resgate precoces.[27] Novas pesquisas são necessárias na busca de técnicas cirúrgicas menos invasivas para pacientes de alto risco.

Perspectivas do paciente

Por fim, devem ser verificadas as dúvidas do paciente e de seus familiares com relação ao procedimento e a seus riscos (deve haver ciência e acordo quanto ao risco e aos benefícios dos procedimentos; ciência de que o risco cirúrgico não se limita ao intraoperatório e, eventualmente, haverá necessidade de acompanhamento tardio; e ciência de que as complicações não se limitam ao sistema cardiovascular).

As expectativas do paciente com relação ao retorno às consultas, à realização de exames, à data marcada para a cirurgia, à lista de espera para o procedimento cirúrgico, à precocidade do procedimento e à disponibilidade de marcação de consultas e de sala cirúrgica devem ser consideradas.

Mensagens principais

- A avaliação clínica é imprescindível ao paciente cirúrgico e não deve ser precedida por exames complementares.
- A avaliação pré-operatória não tem o objetivo de autorizar ou não dado procedimento cirúrgico, mas sim de estratificar risco ao médico assistente do paciente.
- Os exames complementares devem ser solicitados de maneira racional por meio da avaliação de risco do paciente.
- Não há evidências de superioridade da acurácia de um algoritmo em relação aos demais, e devem ser complementares à avaliação subjetiva do médico, como será comentado nos seguintes capítulos deste livro.
- A urgência do procedimento cirúrgico influencia na indicação de investigação ou tratamento complementares na avaliação pré-operatória. Logo, cirurgia de emergência em razão de doença potencialmente fatal não deve ser adiada para investigação complementar, mesmo quando o risco cirúrgico for alto.
- Insuficiência coronária aguda, insuficiência cardíaca congestiva descompensada, arritmias ventriculares ou qualquer arritmia acompanhada de instabilidade hemodinâmica e doença valvar grave implicam em alto risco de complicações cardíacas perioperatórias.

Referências bibliográficas

1. Aktaa S, Gencer B, Arbelo E, Davos CH, Désormais I, Hollander M et al. European Society of Cardiology Quality indicators for cardiovascular disease prevention. Developed by the Working Group for Cardiovascular Disease Prevention Quality Indicators in collaboration with the European Association for Preventive Cardiology of the European Society of Cardiology. Eur J Prev Cardiol. 2022;29(7):1060-71.
2. Gencer B, Gale CP, Aktaa S, Halvorsen S, Beska B, Abdelhamid M et al. European Society of Cardiology Quality indicators for the cardiovascular preoperative assessment and management of patients considered for non-cardiac surgery. Developed in collaboration with the European Society of Anaesthesiology & Intensive Care. Eur Heart J Qual Care Clin Outcomes. 2022.
3. Fleisher LA, Fleischmann KE, Auerbach AD, Barnason SA, Beckman JA, Bozkurt B et al. 2014 ACC/AHA Guideline on perioperative cardiovascular evaluation and management of patients undergoing noncardiac surgery: executive summary: a report of the American College of Cardiology/American Heart Association Task Force on Practice Guidelines. Developed in collaboration with the American College of Surgeons, American Society of Anesthesiologists, American Society of Echocardiography, American Society of Nuclear Cardiology, Heart Rhythm Society, Society for Cardiovascular Angiography and Interventions, Society of Cardiovascular Anesthesiologists, and Society of Vascular Medicine Endorsed by the Society of Hospital Medicine. J Nucl Cardiol. 2015;22(1):162-215.
4. Müller MD, Lyrer PA, Brown MM, Bonati LH. Carotid artery stenting versus endarterectomy for treatment of carotid artery stenosis. Stroke. 2021;52(1):e3-5.
5. Bendixen M, Jørgensen OD, Kronborg C, Andersen C, Licht PB. Postoperative pain and quality of life after lobectomy via video-assisted thoracoscopic surgery or anterolateral thoracotomy for early stage lung cancer: a randomised controlled trial. Lancet Oncol. 2016;17(6):836-44.
6. Bolliger M, Kroehnert JA, Molineus F, Kandioler D, Schindl M, Riss P. Experiences with the standardized classification of surgical complications (Clavien-Dindo) in general surgery patients. Eur Surg. 2018;50(6):256-61.
7. Visseren FLJ, Mach F, Smulders YM, Carballo D, Koskinas KC, Bäck M et al. 2021 ESC Guidelines on cardiovascular disease prevention in clinical practice. Eur J Prev Cardiol. 2022;29(1):5-115.
8. Halvorsen YD, Lock JP, Frias JP, Tinahones FJ, Dahl D, Conery AL et al. A 96-week, double-blind, randomized, controlled trial comparing bexagliflozin to glimepiride as an adjunct to metformin for the treatment of type 2 diabetes in adults. Diabetes Obes Metab. 2022.
9. Halvorsen S, Mehilli J, Cassese S, Hall TS, Abdelhamid M, Barbato E et al. 2022 ESC Guidelines on cardiovascular assessment and management of patients undergoing non-cardiac surgery. Developed by the Task Force for Cardiovascular Assessment and Management of Patients Undergoing Non-Cardiac Surgery of the European Society of Cardiology (ESC) endorsed by the European Society of Anaesthesiology and Intensive Care (ESAIC). G Ital Cardiol (Rome). 2023;24(1 Suppl 1):e1-102.
10. Lee TH, Marcantonio ER, Mangione CM, Thomas EJ, Polanczyk CA, Cook EF et al. Derivation and prospective validation of a simple index for prediction of cardiac risk of major noncardiac surgery. Circulation. 1999;100(10):1043-9.
11. Sankar A, Johnson SR, Beattie WS, Tait G, Wijeysundera DN. Reliability of the American Society of Anesthesiologists physical status scale in clinical practice. Br J Anaesth. 2014;113(3):424-32.
12. Kueh SH, Pasley T, Wheeler M, Pemberton J. The not so innocent heart murmur: a 5-year experience. Intern Med J. 2017;47(2):199-205.
13. Cowie B. The preoperative patient with a systolic murmur. Anesth Pain Med. 2015;5(6):e32105.
14. Subramaniam K, Subramanian H, Knight J, Mandell D, McHugh SM. An approach to standard perioperative transthoracic echocardiography practice for anesthesiologists-perioperative transthoracic echocardiography protocols. J Cardiothorac Vasc Anesth. 2022;36(2):367-86.
15. Mongodi S, Bonomi F, Vaschetto R, Robba C, Salve G, Volta CA et al. Point-of-care ultrasound training for residents in anaesthesia and critical care: results of a national survey comparing residents and training program directors' perspectives. BMC Med Educ. 2022;22(1):647.
16. Nagele P. Postoperative hypotension and troponin elevation: association or causation? Br J Anaesth. 2018;120(1):4-5.

17. Biccard BM, Naidoo P, de Vasconcellos K. What is the best pre-operative risk stratification tool for major adverse cardiac events following elective vascular surgery? A prospective observational cohort study evaluating pre-operative myocardial ischaemia monitoring and biomarker analysis. Anaesthesia. 2012;67(4):389-95.
18. Rodseth RN, Biccard BM, Le Manach Y, Sessler DI, Lurati Buse GA, Thabane L et al. The prognostic value of pre-operative and post-operative B-type natriuretic peptides in patients undergoing noncardiac surgery: B-type natriuretic peptide and N-terminal fragment of pro-B-type natriuretic peptide: a systematic review and individual patient data meta-analysis. J Am Coll Cardiol. 2014;63(2):170-80.
19. McMurray JJ, Adamopoulos S, Anker SD, Auricchio A, Böhm M, Dickstein K et al. ESC Guidelines for the diagnosis and treatment of acute and chronic heart failure 2012. Developed by the Task Force for the Diagnosis and Treatment of Acute and Chronic Heart Failure 2012 of the European Society of Cardiology in collaboration with the Heart Failure Association (HFA) of the ESC. Eur J Heart Fail. 2012;14(8):803-69.
20. Ahn JH, Park JR, Min JH, Sohn JT, Hwang SJ, Park Y et al. Risk stratification using computed tomography coronary angiography in patients undergoing intermediate-risk noncardiac surgery. J Am Coll Cardiol. 2013;61(6):661-8.
21. von Kemp B, Halvorsen S, Nohria A. In perspective: the new 2022 ESC Guidelines on cardio-oncology and their impact on the Acute CardioVascular Care Society. Eur Heart J Acute Cardiovasc Care. 2022.
22. Czoski-Murray C, Lloyd Jones M, McCabe C, Claxton K, Oluboyede Y, Roberts J et al. What is the value of routinely testing full blood count, electrolytes and urea, and pulmonary function tests before elective surgery in patients with no apparent clinical indication and in subgroups of patients with common comorbidities: a systematic review of the clinical and cost-effective literature. Health Technol Assess. 2012;16(50):i-xvi, 1-159.
23. Pham C, Gibb C, Field J, Gray J, Fitridge R, Marshall V et al. Managing high-risk surgical patients: modifiable co-morbidities matter. ANZ J Surg. 2014;84(12):925-31.
24. Stefani LC, Gutierrez CS, Castro SMJ, Zimmer RL, Diehl FP, Meyer LE et al. Derivation and validation of a preoperative risk model for postoperative mortality (SAMPE model): an approach to care stratification. PLoS One. 2017;12(10):e0187122.
25. Gutierrez CS, Passos SC, Castro SMJ, Okabayashi LSM, Berto ML, Lorenzen MB et al. Few and feasible preoperative variables can identify high-risk surgical patients: derivation and validation of the Ex-Care risk model. Br J Anaesth. 2021;126(2):525-32.
26. Selwood A, Senthuran S, Blakely B, Lane P, North J, Clay-Williams R. Improving outcomes from high-risk surgery: a multimethod evaluation of a patient-centred advanced care planning intervention. BMJ Open. 2017;7(2):e014906.
27. Stahlschmidt A, Passos SC, Cardoso GR, Schuh GJ, Gutierrez CS, Castro SMJ et al. Enhanced perioperative care to improve outcomes for high-risk surgical patients in Brazil: a single-centre before-and-after cohort study. Anaesthesia. 2022;77(4):416-27.

6 Estratificação de Risco em Cirurgias Não Cardíacas

William Batah El-Feghaly
Rafael de Lima Accorsi
Silvia Moulin Ribeiro Fonseca
Armindo Jreige Júnior

Introdução

Estima-se que sejam realizadas, anualmente, cerca de 17 milhões de cirurgias nos Estados Unidos e 300 milhões ao redor do mundo. Naquele país, a taxa de complicações cardiovasculares em cirurgias não cardíacas é de cerca de 3%, muitas vezes limitantes e eventualmente fatais. No Brasil, as estatísticas ainda são incertas.[1] A partir desses dados, tem-se buscado formas de estratificação para controle dos fatores de risco e melhora dos resultados.

O principal objetivo da estratificação de risco em qualquer procedimento é ter a capacidade de predizer eventos (complicações), a fim de estabelecer estratégias que possam minimizar ou evitar desfechos. Com esse propósito, foram desenvolvidos diversos escores clínicos que, apesar das diferentes variáveis utilizadas, se baseiam em dois pilares: o risco intrínseco do paciente (comorbidades) e o risco inerente à cirurgia[2] (Tabela 6.1).

Tabela 6.1 Risco de desfechos cardiovasculares estimado para cada procedimento.

Baixo risco (Complicações < 1%)	Risco intermediário (Complicações de 1% a 5%)	Alto risco (Complicações ≥ 5%)
▪ Mama	▪ Intraperitoneal	▪ Aórtica
▪ Odontológica	▪ Carótida (*stent* ou endarterectomia)	▪ Vascular de grande porte
▪ Tireoide	▪ Carotídea sintomática	▪ Amputação
▪ Oftalmológica	▪ Angioplastia periférica	▪ Revascularização
▪ Ginecológica pequeno porte	▪ Aneurisma endovascular	▪ Tromboembolectomia
▪ Ortopédica pequeno porte (meniscectomia)	▪ Neurológicas de grande porte	▪ Duodenopancreática

(*Continua*)

Tabela 6.1 Risco de desfechos cardiovasculares estimado para cada procedimento. (*Continuação*)

Baixo risco (Complicações < 1%)	Risco intermediário (Complicações de 1% a 5%)	Alto risco (Complicações ≥ 5%)
▪ Ressecção transuretral da próstata	▪ Cabeça e pescoço	▪ Hepática e vias biliares
▪ Procedimentos endoscópicos	▪ Ortopédica (quadril e coluna)	▪ Esofagectomia intestinal
	▪ Urológica de grande porte	▪ Adrenalectomia
	▪ Ginecológica de grande porte	▪ Cistectomia
	▪ Transplante renal	▪ Pneumectomia
	▪ Intratorácica de pequeno porte	▪ Transplante pulmonar
		▪ Transplante hepático

Fonte: Elaborada pela autoria do capítulo.

Avaliação do risco

A avaliação clínica do paciente (detalhada no capítulo 5 deste livro) deverá contemplar as comorbidades, com maior ênfase nos fatores de risco cardiovascular, na capacidade funcional (principal fator de risco independente) e na história prévia de eventos cardíacos ou doença cardiovascular estabelecida. A anamnese e o exame físico são frequentemente suficientes para determinar condições cardiovasculares de alto risco e o seu grau de compensação clínica.[2,4]

Em seguida, deve-se compreender a doença de base que indicou o procedimento, o risco cardiovascular, o tipo de anestesia e o tempo de duração, com especial atenção às cirurgias tempo-sensíveis, como as oncológicas.[5-7]

Passo a passo da estratificação

O primeiro passo é avaliar se há iminente ameaça à vida, demandando cirurgia de emergência. Nesse caso, o procedimento é mandatório e deve ser realizado independentemente da avaliação de risco (Figura 6.1). Em algumas situações de cirurgias de urgência, quando o procedimento é programado para ser realizado em 24 a 48 horas (p. ex., colecistite aguda não complicada), a estratificação de risco pode auxiliar no controle de danos e direcionar os cuidados intraoperatórios e pós-operatórios. Ainda assim, não estão indicadas provas funcionais, uma vez que possam retardar o procedimento sem potencial benefício ou mudança de conduta.[2,8]

O segundo passo, fora do contexto de cirurgias de urgência/emergência, visa estabelecer se há alguma cardiopatia de base descompensada. Aqui, serão abordados basicamente quatro cenários:[8,9]

- **Arritmias:** bloqueio atrioventricular (BAV) de segundo grau Mobitz 2 e de terceiro grau; taquiarritmias supraventriculares com alta resposta ventricular; taquicardias ventriculares;
- **Valvopatias com indicação de abordagem:** estenose aórtica importante sintomática; estenose mitral importante sintomática ou com pressão sistólica da artéria pulmonar (PSAP) > 50 mmHg; insuficiência aórtica importante sintomática ou com fatores complicadores; insuficiência mitral importante sintomática;

- **Miocardiopatias:** insuficiência cardíaca aguda, de início recente ou em classe funcional IV (NYHA);
- **Coronariopatias:** síndrome coronariana aguda ou síndrome coronariana crônica CCS III/IV (Canadian Cardiovascular Society).

Recomenda-se a compensação clínica ou eventualmente cirúrgica (como é o caso das valvopatias e bradiarritmias) antes do procedimento eletivo, conforme diretrizes e *guidelines* específicos. Vale ressaltar que, em casos de cirurgias tempo-sensíveis (em geral, oncológicas), cujo atraso implicará diretamente nos resultados e no prognóstico, estão indicadas a discussão e a avaliação multidisciplinar e individualizada, que incluam cardiologistas, anestesiologistas e cirurgiões.[2,8,10]

No caso de uma intervenção coronariana percutânea (ICP), não está indicado procedimento eletivo dentro dos primeiros 30 dias, tanto no cenário crônico (SCC, de síndromes coronarianas crônicas) quanto no cenário de síndrome coronariana aguda (SCA), independentemente do tipo de *stent* utilizado (farmacológico ou não farmacológico). Idealmente, recomenda-se que, em caso de cirurgias completamente eletivas, seja esperado o tempo de 6 e 12 meses, para ICP em contexto de SCC e SCA, respectivamente. Entre 30 dias e 6 a 12 meses, deve-se avaliar caso a caso. Alguns ensaios clínicos randomizados têm sido publicados com o intuito de abreviar o tempo de dupla antiagregação plaquetária, mas não serão discutidos neste capítulo.[11]

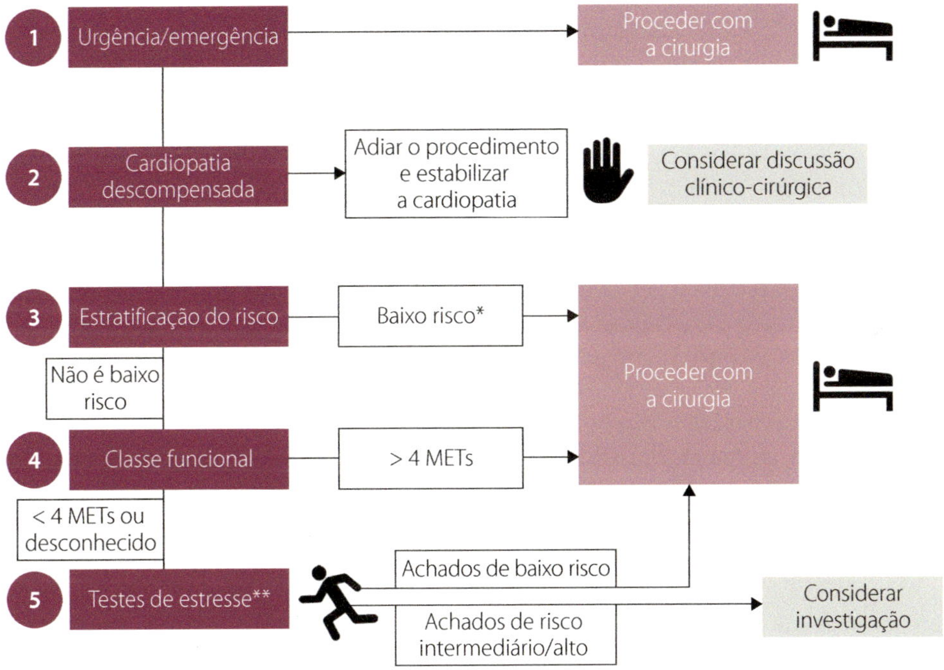

Figura 6.1 Passo a passo da estratificação. Fluxograma direcionado para avaliação do risco e da necessidade de exames adicionais.

METs: *metabolic equivalent tasks.*

* Varia conforme o índice de risco utilizado (ver item "Escores de risco" a seguir) ou cirurgias de baixo risco intrínseco (Tabela 6.2).

** Além de apresentar baixa capacidade funcional, são também indicados para cirurgias vasculares arteriais.

Fonte: Adaptada de Smilowitz e Berger, 2020.[10]

Escores de risco

O terceiro passo envolve a utilização de índices de risco que auxiliem na tomada de decisão. Para cirurgias eletivas, foram desenvolvidos diversos modelos de predição de risco pré-operatório, com validação externa em diversos cenários e com diferentes graus de precisão e praticidade, os quais serão detalhados a seguir.

O Índice de Risco Cardíaco Revisado (RCRI, do inglês Revised Cardiac Risk Index), conhecido como Escore de Lee II, é um dos mais amplamente utilizados e tem a capacidade de predizer um composto de quatro desfechos: bloqueio atrioventricular total (BAVT), infarto agudo do miocárdio (IAM), edema agudo de pulmão (EAP) e morte cardiovascular em 30 dias. Seu uso é bastante difundido, muito em razão da praticidade e da boa reprodutibilidade, sendo considerado de alto risco quando ≥ 2 pontos. Com apenas 6 itens, estima-se uma acurácia (pela curva ROC) de 75% a 80% em coortes de validação externa para cirurgias em geral e de cerca de 65% para cirurgias vasculares (sobretudo para revascularização periférica de cirurgias de aorta)[2,6,10] (Tabela 6.2).

Frente às limitações para procedimentos vasculares, foi proposto um novo escore direcionado, o VSG-CRI (do inglês, Vascular Study Group of New England Cardiac Risk), que utiliza 9 itens, adaptados a partir do RCRI, facilmente adquiridos com base na história clínica do paciente. Os desfechos avaliados foram: insuficiência cardíaca (IC), IAM e arritmias clinicamente relevantes (não apenas arritmias ventriculares), sem incluir mortalidade. Sua validação foi estabelecida por meio de uma coorte publicada em 2010, demonstrando uma acurácia ligeiramente superior, podendo chegar a até 75% em revascularização de membros inferiores.[12,13]

Um banco de dados de mais de 1 milhão de pacientes possibilitou o desenvolvimento do The American College of Surgery National Surgical Quality Improvement Program (ACS-NSQIP) Surgical Risk Calculator, com o propósito de aumentar o número de desfechos analisados, quantificados a partir de 21 variáveis distribuídas entre dados demográficos, clínicos e do procedimento.[2,8,14] Publicado originalmente em 2013, foi extensamente validado, com uma acurácia de aproximadamente 88% para predizer parada cardiorrespiratória (PCR) ou IAM e 94% para estimativas de morte por todas as causas em 30 dias, sugerindo superioridade em relação ao RCRI.[10,14] Além disso, procurou estimar outros seis eventos: infecção de sítio cirúrgico, morbidade pós-internação, infecção de trato urinário, injúria renal (aguda ou em piora progressiva), tromboembolismo venoso e pneumonia. Limita-se pela complexidade, decorrente da quantidade de variáveis analisadas. Considera-se de alto risco quando > 1%[14] (Tabela 6.2).

Em uma escala de pontuação que utiliza critérios clínicos, laboratoriais e de imagem, foi criado pelo ACP (do inglês, American College of Physicians) um algoritmo de avaliação, sendo um dos mais amplamente consultados. Quando ≥ 20, considera-se de alto risco para IAM e óbito cardiovascular. Se < 20, deve-se utilizar as variáveis Eagle e Vanzetto para discriminar entre baixo e intermediário risco[2,16] (Tabela 6.2).

Destacam-se outros critérios também validados e que, como mencionado, apresentam particularidades: Goldman, Estudo Multicêntrico de Avaliação Perioperatória (EMAPO), validado na população brasileira, e Surgical Outcome Risk Tool (SORT).[15]

Em resumo, não existe superioridade absoluta entre os índices. São indicados, sobretudo, para complementar a impressão subjetiva do médico, conforme sua preferência, e não para substituí-la.

Tabela 6.2 Escores de risco. Comparação de 3 índices amplamente utilizados e a acurácia de seus resultados.

Índice	RCRI	ACS-NSQIP	ACP
Critérios	▪ DAC estabelecida ▪ DCV ▪ IC ▪ DM + insulina ▪ Creatinina ≥ 2 mg/dL ▪ Procedimento (intraperitoneal, intratorácico ou vascular) **Cada item:** 1 ponto I (0, risco 0,4%) II (1, risco 0,9%) III (2, risco 7%) IV (> 3, risco 11%)	▪ Idade ▪ Sexo ▪ ASA ▪ Funcionalidade ▪ Emergência ▪ Usuário de CTC ▪ Ascite < 30 dias ▪ Sepse < 48 horas ▪ Necessidade de VM ▪ Neoplasia ativa ▪ DM ▪ HAS ▪ Evento CV prévio ▪ IC < 30 dias ▪ Dispneia ▪ Tabagista < 1 ano ▪ DPOC ▪ Hemodiálise ▪ IMC ▪ LRA ▪ Código da cirurgia	**20 pontos** ▪ Suspeita de EAo crítica ▪ Angina CCS IV **10 pontos** ▪ IAM < 6 meses ▪ Angina CCS III ▪ EAP < 1 semana **5 pontos** ▪ Idade > 70 anos ▪ IAM > 6 meses ▪ EAP 1 vez ▪ RS com ESV ▪ Ritmo não sinusal ▪ > 5 ESV no ECG ▪ Alterações laboratoriais* ▪ Restrito ao leito **Se < 20:** avaliar as variáveis de Eagle e Vanzetto
Risco	**Alto:** Classe IV **Intermediário:** III **Baixo:** I e II	**Alto:** > 1% **Baixo:** < 1%	**Alto:** > 20 **Intermediário:** 0 a 15 + ≥ 2 variáveis **Baixo:** 0 a 15 + ≤ 1 variável
Desfecho	BAVT, IAM, EAP e morte CV em 30 dias	PCR, IAM e morte em 30 dias	IAM e óbito CV
Acurácia	**Derivação:** 0,76 **Validação:** 0,81	**Derivação** IAM ou PCR: 0,9 Mortalidade: 0,94 **Validação** IAM ou PCR: 0,88 Mortalidade: 0,94	

ACP: American College of Physicians; ACS-NSQIP: The American College of Surgery National Surgical Quality Improvement Program Surgical Risk Calculator; ASA: American Society of Anesthesiologists; BAVT: bloqueio atrioventricular total; CCS: Canadian Cardiovascular Society; CV: cardiovascular; CTC: corticoide; DAC: doença arterial coronariana; DCV: doença cerebrovascular; DM: diabetes *mellitus*; DPOC: doença pulmonar obstrutiva crônica; EAo: estenose aórtica; EAP: edema agudo de pulmão; ECG: eletrocardiograma; ESV: extrassístole supraventricular; HAS: hipertensão arterial sistêmica; IAM: infarto agudo do miocárdio; IC: insuficiência cardíaca; IMC: índice de massa corpórea; LRA: lesão renal aguda; PCR: parada cardiorrespiratória; RCRI: Índice de Risco Cardíaco Revisado; RS: ritmo sinusal; VM: ventilação mecânica.

* $pO_2 < 60$, $PCO_2 > 50$; K < 3; Cr > 3; Ur > 107.

Fonte: Adaptada de Smilowitz e Berger, 2020[10] e American College of Physicians, 1997.[16]

Capacidade funcional

A avaliação da capacidade funcional é peça fundamental na avaliação do risco perioperatório e preditor confiável de eventos cardíacos.[5,8] Pode ser expressa em equivalentes metabólicos (METs), sendo 1 MET definido, por convenção, como 3,5 mL de consumo de O_2/kg/min. A capacidade de um paciente de atingir 4 METs ou mais sem desencadear sintomas é considerado um bom indicador de prognóstico.[18]

Para a correta avaliação da capacidade funcional, várias escalas baseadas em análises subjetivas foram propostas. Por exemplo, pacientes incapazes de realizar 4 METs ou mais, como subir dois ou mais lances de escada, têm um risco 2 vezes maior de complicações cardiovasculares perioperatórias em relação aos capazes de realizar esse trabalho (9,6% e 5,2%, respectivamente).[19]

Entretanto, uma coorte prospectiva internacional, publicada em 2018, concluiu que a análise subjetiva da capacidade funcional não previu morbimortalidade pós-operatória com precisão.[20] Para isso, foram comparados: a avaliação subjetiva da capacidade funcional (em METs), as medidas de NT-ProBNP, o teste cardiopulmonar e o questionário padronizado Duke Activity Status Index (DASI). O desfecho primário do estudo avaliou morte ou IAM em até 30 dias da cirurgia não cardíaca. Com relação aos resultados, a análise subjetiva apresentou boa especificidade (94,7%), porém com uma sensibilidade de 19,2%, ou seja, pacientes de alto risco acabaram sendo classificados como de baixo risco para o desfecho estudado. Destes, apenas o escore DASI (Tabela 6.3) apresentou sucesso em predizer morte e IAM em 30 dias.[20]

Diante disso, para uma melhor estratificação do risco em cirurgias não cardíacas, atrelado à avaliação clínica e ao cálculo dos escores supramencionados, a avaliação da capacidade funcional pode ser acessada por meio do questionário DASI, capaz ainda de calcular a quantidade de METs. Apesar de não apresentar uma associação linear com os desfechos estudados, um escore DASI > 34 pontos está associado a menor incidência em 30 dias de morte ou IAM, além de morte e incapacidade em 1 ano.[21]

Tabela 6.3 Questionário DASI para determinar a capacidade funcional.

Atividade realizada	Pontuação
Andar dentro de casa	1,75
Trabalhos leves em casa, como juntar o lixo ou lavar a louça	2,7
Cuidar de si próprio: alimentar-se, vestir-se, tomar banho ou usar o banheiro	2,75
Andar ao menos uma ou duas quadras em terreno plano	2,75
Trabalhos moderados em casa, como aspirar, varrer o chão ou carregar mantimentos	3,5
Fazer jardinagem, varrer folhas, capinar ou usar um cortador de grama	4,5
Ter relações sexuais	5,25
Subir um lance de escadas ou caminhar em uma subida	5,5
Participar de atividades recreativas moderadas, como boliche, dançar ou jogar tênis em dupla	6

(Continua)

Tabela 6.3 Questionário DASI para determinar a capacidade funcional. (*Continuação*)

Atividade realizada	Pontuação
Participar de atividades esportivas, como natação, tênis individual, basquete ou futebol	7,5
Fazer trabalhos pesados em casa, como esfregar/lavar o piso, levantar ou mover móveis pesados	8
Correr uma curta distância	8

DASI *score*: soma da pontuação de cada item. Pontuação máxima: 58,2, equivalente a 9,89 METs. METs estimado: [(DASI *score* × 0,43) + 9,6]/3,5.

Fonte: Adaptada de Hlatky et al., 1989.[22]

Testes de estresse

Diante dos estratificadores de risco citados, em pacientes já estratificados como de baixo risco para eventos perioperatórios (incluindo pacientes com capacidade funcional ≥ 4 METs), os testes de estresse, em geral, não estão indicados. Em contrapartida, eles poderiam, inclusive, retardar a realização de cirurgia em caso de resultados falsos positivos, pela necessidade de realização de outros exames.[2]

Entre pacientes com baixa capacidade funcional (< 4 METs) que serão submetidos a cirurgias não cardíacas eletivas de alto risco para eventos perioperatórios e apresentam alta probabilidade de DAC, os testes de estresse estariam indicados.[8]

Eletrocardiograma de esforço/teste ergométrico

A realização de ECG de esforço pode fornecer uma estimativa da capacidade funcional, avaliação da pressão arterial, resposta de frequência cardíaca e a presença de isquemia miocárdica, pela avaliação do segmento ST, com uma sensibilidade e especificidade apenas razoáveis, próximas a 61% a 73% e 60% a 80%, respectivamente.[23] Apesar de ser uma ferramenta segura e útil, não há evidências de que usar essa estratégia esteja associado a menor taxa de eventos cardiovasculares no perioperatório. Além disso, deve-se considerar que, quanto menor a prevalência de doença coronária em uma população, menor será o valor preditivo positivo do ECG de esforço.[2] Ademais, mesmo em indivíduos submetidos a procedimentos de alto risco, como os submetidos a cirurgia vascular arterial, o valor preditivo positivo, a sensibilidade e a especificidade são baixos (respectivamente, 10%, 74% e 69%), apesar de apresentarem um valor preditivo negativo elevado (98%).[24] Portanto, de maneira isolada, o teste ergométrico só deve ser solicitado como alternativa para diagnóstico de DAC obstrutiva quando não estiverem disponíveis os métodos de imagem com estresse, ou quando houver dúvida sobre a real capacidade funcional do paciente.[8]

Exames de imagem com estresse

Como mencionado anteriormente, o uso de exames de imagem com estresse está indicado para pacientes que serão submetidos a cirurgias de alto risco, com alta probabilidade clínica de DAC e baixa capacidade funcional. Em contrapartida, os mesmos exames não devem ser utilizados em pacientes que serão submetidos a cirurgia de urgência ou com uma condição clínica instável.[8] Nesse contexto, dois exames estão em evidência, baseando-se a escolha entre eles na expertise do serviço, conforme as recomendações dos exames em outros cenários.

A cintilografia de perfusão miocárdica (CPM) com estresse físico ou farmacológico apresenta boa acurácia e bom valor prognóstico. Em uma metanálise envolvendo pacientes submetidos a cirurgia vascular que realizaram CPM com dipiridamol no pré-operatório, foi evidenciado que, quanto maiores a presença e a extensão dos defeitos de perfusão, maior seria o número de eventos cardiovasculares no perioperatório. Além disso, os pacientes com isquemia do ventrículo esquerdo reversível em até 20% não tiveram mais eventos do que aqueles que não apresentam isquemia pelo método, ao passo que, a partir desse valor, quanto maior a porcentagem de área acometida, maior o número de eventos.[25]

Já o ecocardiograma de estresse com dobutamina configura-se como método preciso e com importante papel como preditor de eventos cardíacos. O exame é bem documentado na avaliação perioperatória de pacientes submetidos a cirurgia não cardíaca, com valor preditivo positivo variando de 25% a 55%, além de valor preditivo negativo de 93% a 100%.[24] Ainda, em comparação com a CPM com estresse, uma metanálise de 15 estudos evidenciou que o valor prognóstico para eventos isquêmicos das anormalidades em ambas as estratégias é semelhante.[26]

Mensagens principais

- A estratificação de risco é uma avaliação complexa e não apresenta uma única maneira de ser realizada.
- Seu principal objetivo é identificar pacientes de risco elevado, a fim de definir estratégias para amenizar as complicações perioperatórias.
- Deve ser utilizada com cautela em cenários de urgência e emergência, para não retardar o procedimento, com destaque para cirurgias tempo-sensíveis.
- Existem múltiplas ferramentas para auxiliar na tomada de decisão, porém não devem substituir uma avaliação subjetiva.
- Não há superioridade absoluta entre os escores.
- A avaliação da capacidade funcional tem sido uma etapa fundamental na estratificação pré-operatória.
- Os testes de estresse, apesar de frequentemente solicitados, a rigor limitam-se a pacientes de alto risco para eventos perioperatórios, com baixa capacidade funcional e alta probabilidade de DAC.

Referências bibliográficas

1. Smilowitz NR, Gupta N, Guo Y, Beckman JA, Bangalore S, Berger JS. Trends in cardiovascular risk factor and disease prevalence in patients undergoing non-cardiac surgery. Heart [Internet]. 2018 Jan 5 [acesso em 27 out 2022];104(14):1180-6. Disponível em: https://doi.org/10.1136/heartjnl-2017-312391.
2. Gualandro DM, Yu PC, Caramelli B, Marques AC, Calderaro D, Fornari LS et al. 3ª Diretriz de avaliação cardiovascular perioperatória da Sociedade Brasileira de Cardiologia. Arq Bras Cardiol 2017;109(3Supl.1):1-104.

3. Fleisher LA, Beckman JA, Brown KA, Calkins H, Chaikof EL, Fleischmann KE et al. ACC/AHA 2007 Guidelines on perioperative cardiovascular evaluation and care for noncardiac surgery. Journal of the American College of Cardiology [Internet]. 2007 Oct [acesso em 28 out 2022];50(17):e159-242. Disponível em: https://doi.org/10.1016/j.jacc.2007.09.003.
4. Dakik HA, Kobrossi S, Tamim H. The yield of routine pre-operative cardiovascular evaluation in stable patients scheduled for elective non-cardiac surgery. International Journal of Cardiology [Internet]. 2015 May [acesso em 28 out 2022];186:325-7. Disponível em: https://doi.org/10.1016/j.ijcard.2015.03.241.
5. Smilowitz NR, Gupta N, Ramakrishna H, Guo Y, Berger JS, Bangalore S. Perioperative major adverse cardiovascular and cerebrovascular events associated with noncardiac surgery. JAMA Cardiol. 2017;2(2):181-7. doi:10.1001/jamacardio.2016.4792.
6. Lee TH, Marcantonio ER, Mangione CM et al. Derivation and prospective validation of a simple index for prediction of cardiac risk of major noncardiac surgery. Circulation. 1999;100(10):1043-9. doi:10.1161/01.CIR.100.10.1043.
7. Kim JY, Boyle L, Khashram M, Campbell D. Development and validation of a multivariable prediction model of perioperative mortality in vascular surgery: the New Zealand Vascular Surgical Risk Tool (Nzrisk-Vasc). European Journal of Vascular and Endovascular Surgery [Internet]. 2019 Dec [acesso em 28 out 2022];58(6):e626. Disponível em: https://doi.org/10.1016/j.ejvs.2019.09.113.
8. Halvorsen S et al. 2022 ESC Guidelines on cardiovascular assessment and management of patients undergoing non-cardiac surgery. Developed by the Task Force for Cardiovascular Assessment and Management of Patients Undergoing Non-Cardiac Surgery of the European Society of Cardiology (ESC) endorsed by the European Society of Anaesthesiology and Intensive Care (ESAIC). European Heart Journal. 2022 Oct 14;43(39):3826-924. Disponível em: https://doi.org/10.1093/eurheartj/ehac270.
9. Velasco A, Reyes E, Hage FG. Guidelines in review: comparison of the 2014 ACC/AHA Guidelines on perioperative cardiovascular evaluation and management of patients undergoing noncardiac surgery and the 2014 ESC/ESA Guidelines on noncardiac surgery: cardiovascular assessment and management. Journal of Nuclear Cardiology [Internet]. 2016 Aug 22 [acesso em 28 out 2022];24(1):165-70. Disponível em: https://doi.org/10.1007/s12350-016-0643-8.
10. Smilowitz NR, Berger JS. Perioperative cardiovascular risk assessment and management for noncardiac surgery. JAMA [Internet]. 2020 July 21 [acesso em 28 out 2022];324(3):279. Disponível em: https://doi.org/10.1001/jama.2020.7840.
11. Calderaro D, Bichuette LD, Maciel PC, Cardozo FAM, Ribeiro HB, Gualandro DM et al. Atualização da diretriz de avaliação cardiovascular perioperatória da Sociedade Brasileira de Cardiologia: foco em manejo dos pacientes com intervenção coronária percutânea – 2022. Arq Bras Cardiol. 2022;118(2):536-47.
12. Bertges DJ, Goodney PP, Zhao Y, Schanzer A, Nolan BW, Likosky DS et al. The Vascular Study Group of New England Cardiac Risk Index (VSG-CRI) predicts cardiac complications more accurately than the Revised Cardiac Risk Index in vascular surgery patients. Journal of Vascular Surgery [Internet]. 2010 Sept [acesso em 28 out 2022];52(3):674-83. Disponível em: https://doi.org/10.1016/j.jvs.2010.03.031.
13. Zarinsefat A, Henke P. Update in preoperative risk assessment in vascular surgery patients. Journal of Vascular Surgery [Internet]. 2015 Aug [acesso em 28 out 2022];62(2):499-509. Disponível em: https://doi.org/10.1016/j.jvs.2015.05.031.
14. Bilimoria KY, Liu Y, Paruch JL, Zhou L, Kmiecik TE, Ko CY et al. Development and evaluation of the Universal ACS NSQIP Surgical Risk Calculator: a decision aid and informed consent tool for patients and surgeons. Journal of the American College of Surgeons [Internet]. 2013 Nov [acesso em 28 out 2022];217(5):833-42. Disponível em: https://doi.org/10.1016/j.jamcollsurg.2013.07.385.
15. Goldman L, Caldera DL, Nussbaum SR et al. Multifactorial index of cardiac risk in noncardiac surgical procedures. N Engl J Med. 1977;297(16):845-80. doi:10.1056/NEJM197710202971601.

16. American College of Physicians. Guidelines for assessing and managing the perioperative risk from coronary artery disease associated with major noncardiac surgery. Annals of Internal Medicine [Internet]. 1997 Aug 15 [acesso em 28 out 2022];127(4):309. Disponível em: https://doi.org/10.7326/0003-4819-127-4-199708150-00011.
17. Pinho C, Grandini PC, Gualandro DM, Calderaro D, Monachini M, Caramelli B. Multicenter study of perioperative evaluation for noncardiac surgeries in Brazil (EMAPO). Clinics [Internet]. 2007 Feb [acesso em 28 out 2022];62(1):17-22. Disponível em: https://doi.org/10.1590/s1807-59322007000100004.
18. Chatterjee A, Hage FG. Guidelines in review: 2014 ACC/AHA Guideline on perioperative cardiovascular evaluation and management of patients undergoing noncardiac surgery: a report of the American College of Cardiology/American Heart Association Task Force on Practice Guidelines. Journal of Nuclear Cardiology [Internet]. 2014 Sept 11 [acesso em 17 nov 2022];22(1):158-61. Disponível em: https://doi.org/10.1007/s12350-014-9992-3.
19. Reilly DF, McNeely MJ, Doerner D, Greenberg DL, Staiger TO, Geist MJ et al. Self-reported exercise tolerance and the risk of serious perioperative complications. Archives of Internal Medicine [Internet]. 1999 Oct 11 [acesso em 17 nov 2022];159(18):2185. Disponível em: https://doi.org/10.1001/archinte.159.18.2185.
20. Wijeysundera DN, Pearse RM, Shulman MA, Abbott TE, Torres E, Ambosta A et al. Assessment of functional capacity before major non-cardiac surgery: an international, prospective cohort study. The Lancet [Internet]. 2018 June [acesso em 17 nov 2022];391(10140):2631-40. Disponível em: https://doi.org/10.1016/s0140-6736(18)31131-0.
21. Wijeysundera DN, Beattie WS, Hillis GS, Abbott TE, Shulman MA, Ackland GL et al. Integration of the Duke Activity Status Index into preoperative risk evaluation: a multicentre prospective cohort study. British Journal of Anaesthesia [Internet]. 2020 Mar [acesso em 17 nov 2022];124(3):261-70. Disponível em: https://doi.org/10.1016/j.bja.2019.11.025.
22. Hlatky MA, Boineau RE, Higginbotham MB et al. A brief self-administered questionnaire to determine functional capacity (the Duke Activity Status Index). Am J Cardiol. 1989;64:651.
23. Knuuti J, Wijns W, Saraste A, Capodanno D, Barbato E, Funck-Brentano C et al. 2019 ESC Guidelines for the diagnosis and management of chronic coronary syndromes. Eur Heart J. 2020;41:407-77.
24. Kertai MD, Boersma E, Bax JJ, Heijenbrok-Kal MH, Hunink MG, L'Talien GJ et al. A meta-analysis comparing the prognostic accuracy of six diagnostic tests for predicting perioperative cardiac risk in patients undergoing major vascular surgery. Heart. 2003;89(11):1327-34.
25. Etchells E, Meade M, Tomlinson G, Cook D. Semiquantitative dipyridamole myocardial stress perfusion imaging for cardiac risk assessment before noncardiac vascular surgery: a meta-analysis. J Vasc Surg. 2002;36(3):534-40.
26. Shaw LJ, Eagle KA, Gersh BJ, Miller DD. Meta-analysis of intravenous dipyridamole-thallium-201 imaging (1985 to 1994) and dobutamine echocardiography (1991 to 1994) for risk stratification before vascular surgery. J Am Coll Cardiol. 1996;27(4):787-98.

7 Estratificação de Risco em Cirurgias Cardíacas

Omar Asdrubal Vilca Mejia
Bianca Maria Maglia Orlandi
Fábio Biscegli Jatene
Armindo Jreige Júnior

Introdução

Estratificar o risco dos pacientes para cirurgia cardíaca é um processo fundamental na prática clínica, pois ajuda a ter previsibilidade sobre o potencial impacto do procedimento. Esse processo fortalece a tomada de decisão, na qual o benefício estimado sempre deverá ser maior que o risco esperado, facilitando o consentimento informado de pacientes e familiares. Para isso, quanto melhor a qualidade dos bancos de dados, maiores as chances de construir um escore de risco acurado para estratificar o risco dos pacientes. Nessa vertente, e com o advento da tecnologia, houve uma evolução desses instrumentos que colaboram na melhoria contínua dos resultados por meio da implementação de indicadores. Assim, o aperfeiçoamento dos escores de risco foi ficando cada vez melhor em uma dinâmica que incluiu avanços na qualidade dos dados, na implementação dos registros e no uso da inteligência artificial (IA).

Definição dos escores de risco

Os escores de risco são instrumentos de predição que podem auxiliar pacientes e profissionais da saúde na tomada de decisões, ao informar sobre o provável risco de complicações ou óbito de grupos de pacientes com perfil de risco semelhante e submetido ao mesmo procedimento. A vantagem do escore é sua praticidade, pois exprime o risco global do paciente, representado pela soma dos valores atribuídos a cada uma das variáveis independentes. No entanto, é necessário ter cuidado na incorporação de modelos de risco, porque os princípios estatísticos da validação devem ser respeitados.

Validar um modelo significa investigar sua calibração e sua discriminação em relação a uma população, sob determinadas condições. Para isso, as variáveis em estudo devem estar definidas de maneira semelhante às descritas pelo modelo e a amostra para validação deve incluir, no mínimo, 100 óbitos. O registro dos dados deve ser de preferência prospectivo e obrigatório. Na validação, a calibração avalia a acurácia do modelo para predizer risco em um grupo de pacientes e a discriminação mede a habilidade do modelo para distinguir entre pacientes de baixo e alto risco. Adequada calibração e, principalmente, boa discriminação são a base para um bom desempenho do modelo. Assim, para ter um modelo com alto poder de discriminação em geral é necessário ter muitas variáveis, trazendo o risco de *overfitting* ou superajustes.[1]

Em contrapartida, modelos menores que apresentam boa calibração podem apresentar uma diminuição do poder de discriminação. Outra característica importante de um modelo de risco é que seja abrangente e, para isso, a metodologia é importante. Entre as técnicas, o *bootstrap* é a mais eficiente para encontrar verdadeiros preditores independentes. É evidente que modelos de risco derivados e validados em um local usualmente têm menor desempenho quando aplicados em outro local e, inclusive, no mesmo local ao longo do tempo.[1] Portanto, para aplicar um escore de risco em outra população, ele deverá primeiro ser remodelado (adaptação das variáveis e seus pesos) ou recalibrado (adaptação dos pesos das variáveis); nunca deve ser utilizado do modo *ready-made* (sem adaptação das variáveis e seus pesos).

Evolução dos escores de risco

O uso de escores de risco para a predição de eventos em cirurgia cardíaca se tornou essencial para a medicina moderna, pois segue os princípios para a segurança dos pacientes e a qualidade do atendimento, sendo seu uso recomendado pelas diretrizes atuais. Os avanços na implementação de grandes registros, assim como de exames de imagem e marcadores biológicos, promoveram abordagens prognósticas e puderam avaliar múltiplos preditores e seus respectivos efeitos relativos.[2]

Historicamente, o primeiro escore de risco para estratificar pacientes de cirurgia cardíaca foi descrito em 1975, por Loop e colaboradores, com uma amostra de pacientes submetidos a cirurgia de revascularização miocárdica. Os autores identificaram cinco fatores por meio da análise multivariada: 1) cardiomegalia; 2) doença coronariana triarterial; 3) disfunção generalizada ou cicatriz segmentar do ventrículo esquerdo; 4) pressão diastólica final elevada no ventrículo esquerdo; e 5) insuficiência cardíaca congestiva descompensada. Os autores reportaram que, dentre os pacientes no 99º percentil de risco (16% da amostra avaliada pelos autores), apenas 0,34% sobreviveram.[3]

Talvez o caso mais emblemático tenha sido o que aconteceu em Nova Iorque, em 1988, no qual os resultados públicos das cirurgias cardíacas mostraram uma grande variabilidade dos dados de mortalidade. Isso causou uma grande surpresa na população e uma revolta dos chefes dos programas de cirurgia cardíaca. Posteriormente, o grupo responsável pela avaliação desses resultados identificou que também existiam variações na proporção de pacientes de alto risco atendidos entre as instituições. A partir disso, foi implementado o Registro de Cirurgias Cardíacas de Nova Iorque e os pacientes começaram a ser estratificados por categorias clínicas em vez de dados meramente administrativos. Após a implementação desse registro estadual, escores de risco começaram a ser construídos e progressivamente melhorados. Devido à preocupação do Departamento de Saúde de Nova Iorque com a qualidade e a acurácia dos registros, foi implementado um Programa de Qualidade dentro da Universidade de Albany para auditorias de qualidade e estratificação de pacientes nas instituições. Medidas de desempenho passaram a ser disponibilizadas em tempo real por meio da razão entre valores observados e preditos de acordo com as características e o estrato de risco de cada paciente para justificar as variações entre as instituições.[4]

Com os avanços tecnológicos e a ampla aceitação científica para a estruturação de grandes bases de dados, os números de escores preditivos tanto para mortalidade como para outras complicações foram aparecendo. Destes, os mais utilizados globalmente são o Society of Thoracic Surgeons National Database Risk Scoring System (STS)[5] e o European System for Cardiac Operative Risk Evaluation (EuroSCORE),[6] embora percam em desempenho quando comparados a escores vindo de populações em que foram testados. O STS foi inicialmente introduzido por Fred Edwards, na década de 1980, e começou utilizando técnicas bayesianas para predição de risco em cirurgia cardíaca. Os estudos iniciais eram com amostras pequenas e unicêntricas. Apenas em 1994, Edwards, Clark e Schwartz publicaram o que seria posteriormente o início do escore STS.

Uma das vantagens do escore do STS é que ele é atualizado a cada 2 anos e construído a partir dos dados do maior registro de cirurgias cardíacas do mundo. Outra vantagem é que ele avalia também o risco esperado de: reoperação; mediastinite e infecção profunda do esterno; acidente vascular cerebral permanente; ventilação mecânica acima de 24 horas; insuficiência renal aguda; tempo de permanência prolongado; reinternação; e o desfecho composto de morbimortalidade. Apesar de ser um modelo menos amigável que os outros, ele se torna mais acurado em populações globais em razão das contínuas atualizações que acompanham os avanços da medicina. Nesse sentido, o EuroSCORE, atualmente na sua segunda versão, perde, pois é atualizado a cada 10 a 12 anos, resultando na superestimação de resultados, o que contribuiu para a rápida disseminação de técnicas menos invasivas, como foi o caso da TAVI.[7]

Houve um momento nessa evolução em que se procurou por modelos mais simples. Alguns estudos demonstravam que modelos menos complexos e com poucas variáveis eram suficientes e teriam mais adesão na prática clínica. Por exemplo, um modelo com três variáveis e bom desempenho foi proposto por Ranucci e colaboradores para predição de mortalidade em pacientes de cirurgia cardíaca utilizando as variáveis idade, creatinina e fração de ejeção (ACEF).[8] Embora a simplicidade de modelos preditivos possa ter boa usabilidade, eles podem afetar a análise dos grupos populacionais e potenciais fatores de risco ao longo do tempo, prejudicando os resultados e impossibilitando a avaliação entre instituições.[9] Em 2015, a atualização da base de dados do STS confirmou que a inclusão de novas variáveis para predizer mortalidade aumentaria o volume de informação, mas melhoraria a acurácia do modelo. Nesse aspecto, pacientes mais graves e com mais comorbidades se beneficiariam de um modelo mais extenso. Em suma, modelos pequenos podem obter boa calibração, contudo modelos maiores ganham em acurácia, discriminação e suportam melhor a tomada de decisões para uma avaliação individual dos pacientes.

Talvez uma das coisas que mais chamaria a atenção na estratificação de risco é que escores de risco locais poderiam ser mais acurados que modelos externos para predizer risco em populações específicas, o que não deveria parecer estranho. No entanto, podemos imaginar que um escore local pode se adaptar a falhas da prática local, mas atualmente se entende que existem muitas variáveis locais que são ajustadas por um modelo local, principalmente para implementar melhorias custo-efetivas. No Brasil, no nível local, o remodelamento dos modelos EuroSCORE e 2000Bernstein-Parsonnet, por meio da técnica de *bootstrap*, deu origem ao InsCor.[10] Esse modelo teve desempenho semelhante ao EuroSCORE e foi mais simples do que ele e o 2000Bernstein-Parsonnet para predizer mortalidade nos pacientes operados de coronária e/ou valva no Instituto do Coração do Hospital das Clínicas da Faculdade de Medicina da Universidade de São Paulo (InCor-HC-FMUSP) (Figura 7.1).

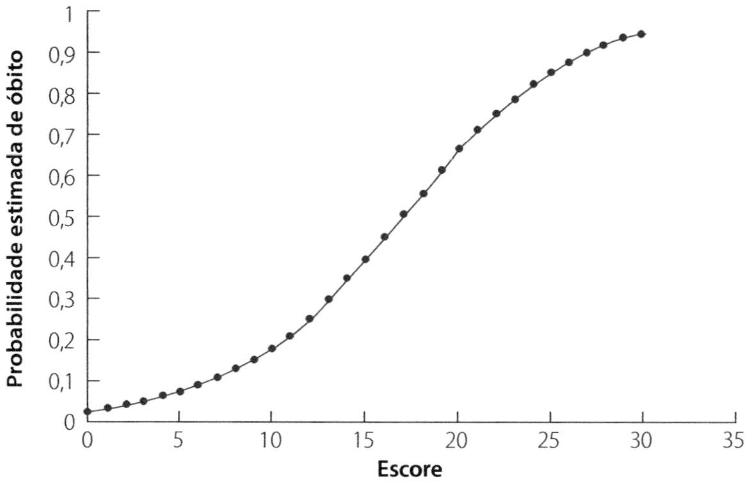

Figura 7.1 Probabilidade estimada de mortalidade de acordo com o InsCor. Correlação entre o escore de mortalidade InsCor e a probabilidade estimada de óbito.
Fonte: Adaptada de Mejía et al., 2013.[10]

O InsCor foi construído com a técnica de *bootstrap*, conforme já mencionado, e procedimentos de seleção automatizada de variáveis *stepwise*, sendo considerado na época uma metodologia inovadora para modelos de predição em cirurgia cardíaca. Foi criado em 2013, na Divisão de Cirurgia Cardiovascular do Departamento de Cardiopneumologia do InCor-HC-FMUSP, a partir de dados extraídos do prontuário eletrônico no período de maio de 2008 a julho de 2010. Dados de 3 mil pacientes operados de doença coronariana e/ou valvar foram utilizados para estratificar os pacientes do InCor, e as variáveis resultantes (Tabela 7.1) foram: sexo feminino, fração de ejeção < 30%, cirurgia de revascularização miocárdica (CRM) + cirurgia valvar, creatinina > 2 mg/dL, tratamento da valva aórtica, reoperação, tratamento da valva tricúspide, idade ≥ 70 anos, infarto recente e eventos de gravidade (pelo menos uma das seguintes situações prévias à cirurgia: balão intra-aórtico, choque cardiogênico, taquicardia ou fibrilação ventricular, intubação orotraqueal, insuficiência renal aguda, uso de inotrópicos e massagem cardíaca).[10]

O sucesso do InsCor foi constatado quando seu desempenho foi validado em centros de outras regiões do Brasil, onde se mostrou mais acurado quando comparado a modelos estrangeiros. Com foco nas características da população de pacientes encaminhados para cirurgia valvar no InCor, foi construído um escore de risco para predizer mortalidade em pacientes encaminhados para cirurgia valvar de etiologia reumática. Isso foi motivado pelo fato de os escores de risco mais utilizados serem provenientes de populações desenvolvidas, nas quais a etiologia valvar reumática é mínima, o que explicaria a falta de acurácia na predição de risco nessa população de pacientes. Esse modelo, conhecido como RheSCORE,[11] conseguiu predizer melhor a mortalidade em pacientes jovens encaminhados para cirurgia valvar, muitas vezes de repetição e que, em geral, são de baixa situação socioeconômica.

Todavia, para avançar em um modelo de risco capaz de estratificar melhor uma população de pacientes com as mesmas características dentro do mesmo sistema de saúde, foi implementado um banco de dados multicêntrico e prospectivo, denominado Registro Paulista de Cirurgia Cardiovascular (REPLICCAR). O REPLICCAR nasceu com a intenção de coletar dados de

Tabela 7.1 Variáveis incluídas no modelo de risco para mortalidade – InsCor (2013).

Variáveis	Intervalo de confiança a 95%		
	Odds ratio	Limite inferior	Limite superior
Idade ≥ 70 anos	3,14	2,26	4,37
Sexo feminino	1,62	1,17	2,25
CRM + cirurgia valvar	2,28	1,39	3,75
Infarto recente < 90 dias	1,4	0,94	2,09
Reoperação	2,87	2,03	4,05
Tratamento cirúrgico da valva aórtica	2,29	1,62	3,23
Tratamento cirúrgico da valva tricúspide	2,58	1,55	4,3
Creatinina > 2 mg/dL	4,7	3,01	7,33
Fração de ejeção < 30%	3,24	2,02	5,2
Eventos*	5,48	3,84	7,82

* Inclui pelo menos uma das seguintes situações prévias à cirurgia: balão intra-aórtico, choque cardiogênico, taquicardia ou fibrilação ventricular, intubação orotraqueal, insuficiência renal aguda, uso de inotrópicos e massagem cardíaca.

CRM: cirurgia de revascularização miocárdica.

Fonte: Adaptada de Mejía et al., 2013.[10]

10 instituições do Estado de São Paulo. Foi criado em 2013, com o apoio da Secretaria de Estado da Saúde de São Paulo, do Conselho de Ciência e Tecnologia, das Políticas Públicas do Sistema Único de Saúde e da Fundação de Apoio à Pesquisa do Estado de São Paulo (Edital FAPESP n. 2012/51229-5). Envolveu 11 centros do Estado de São Paulo e, em sua primeira versão, gerou o escore de risco chamado SPScore, com o intuito de estratificar melhor os pacientes encaminhados para cirurgia cardíaca no Estado. O SPScore foi construído com Random Forest, uma das técnicas de aprendizado de máquina, e está disponível pelo link: http://repliccar.incor.usp.br:3838/prediction/. Na amostra estudada, o SPScore demonstrou um poder de discriminação superior ao EuroSCORE II e ao STS na predição de mortalidade.[12]

Existem diferenças significativas na prevalência de condições e tipos de procedimentos entre a amostra do SPScore e das populações de origem do EuroSCORE II e do STS. Por exemplo, a cardiopatia reumática é uma condição frequente no Brasil, com prevalência de 14,5%. Em contraste, na maioria dos países europeus e norte-americanos, a condição mais frequente é a doença cardíaca degenerativa. Portanto, era de fato esperado que, dadas essas diferenças, o EuroSCORE II e o STS resultassem em uma calibração e poder discriminativo deficientes na população brasileira. Nossas descobertas só confirmam a importância de contar com um registro com dados da nossa prática clínica para assim construir escores de risco mais acurados para a estratificação de pacientes e a tomada de decisão em cirurgia cardíaca. A criação do modelo SPScore foi fundamental para a implementação de estratégias custo-efetivas na região.

Uma adequada estratificação do risco em cirurgia cardíaca nos países em desenvolvimento ajudaria a direcionar estratégias para melhoria contínua dos resultados. Essas intervenções são particularmente eficazes em relação a uma abordagem com base em sistemas, padronização, formação de equipes, comunicação consistente e precisa, gestão ativa de mudanças e qualidade.

Estratificação de risco e os programas de qualidade

A interpretação adequada dos resultados observados ajustados ao risco esperado é indispensável. Cada hospital deveria ajustar, com base nas características dos pacientes, seus resultados e, idealmente, a sua estrutura física e humana. Essas informações são importantes para implementar programas de qualidade ativos que ajudem a melhorar resultados e, consequentemente, os níveis de reembolso.

Programas de Melhoria Contínua de Qualidade em Cirurgia Cardíaca representam um novo contexto na gestão de qualidade de registros e direcionam o conceito moderno de avaliação de dados em tempo real, da estratificação de risco, do desempenho da equipe cirúrgica, além de uma plataforma colaborativa. Gerald O'Connor, diretor de pesquisa de um dos mais efetivos programas de qualidade em cirurgia cardíaca, aponta que os dados representam meios, e não o fim. Servem para direcionar ações e resolver problemas. Dados podem oferecer respostas para as questões mais relevantes da cirurgia cardíaca. Para o médico "Qual o meu desempenho?"; para o paciente, "Quais meus riscos?"; e para os profissionais, "Como podemos melhorar?". A força-tarefa da Associação Americana de Cirurgia Torácica (AATS) aponta a necessidade de foco nas questões de interesse para oferecer avanços e garantir o correto ajuste de risco para a avaliação de desempenho. A tecnologia da computação mudou a perspectiva de colaboração, tornando acessível a melhoria de qualidade com dados direcionados, específicos e em tempo real.[13]

Em 2012, a Associação Europeia de Cirurgia Cardiotorácica (EACTS) estabeleceu o seu Programa de Melhoria da Qualidade, com o objetivo de melhorar os resultados clínicos, bem como integrar ainda mais uma série de iniciativas dispersas para melhoria da qualidade. Seguindo essa iniciativa, o InCor desenvolveu um conjunto de políticas operacionais para melhorar resultados por estratos de risco na cirurgia cardiovascular, incluindo a coleta de dados sobre fatores de risco e intervenções correspondentes. Nesse contexto, o estabelecimento de um programa de qualidade nos centros de cirurgia cardiovascular se torna fundamental na construção de uma cultura de segurança, promoção de transparência, padronização de treinamentos, trabalho em equipe e monitoração do desempenho.

Os desfechos medidos devem ir além da mortalidade operatória, como infecção, acidente vascular cerebral, infarto do miocárdio, insuficiência renal aguda, reoperação e readmissão em 30 dias. Reuniões regulares para avaliar resultados de mortalidade e morbilidade são necessárias, centrando-se em processos e sistemas, e não em pessoas. Quando são identificadas taxas de complicações superiores às esperadas, deve-se criar um comitê para sugerir iniciativas para melhoria da qualidade. Se as taxas de complicações não forem reduzidas, é emitido um alerta e iniciado um processo de treinamento ativo, com o objetivo de levar a qualidade a níveis aceitáveis. O impacto dessas estratégias deve ser avaliado mensalmente.

Por fim, indicadores quantitativos e qualitativos devem ser apresentados em reuniões públicas mensais, com a participação de todas as equipes envolvidas no atendimento aos pacientes de cirurgia cardíaca. Um fórum aberto deve ser organizado para que qualquer pessoa possa questionar abertamente os resultados de desempenho e sugerir alternativas. Esse caminho é promissor na medida em que a monitorização e *feedback* contínuos com base em dados são um princípio central na melhoria da qualidade.

Implementações e ações como essas foram as mesmas que levaram ao sucesso o primeiro programa de qualidade em cirurgia cardíaca da América Latina (Figura 7.2), o qual alcançou em 2019 uma redução da mortalidade de 52,6%.[14]

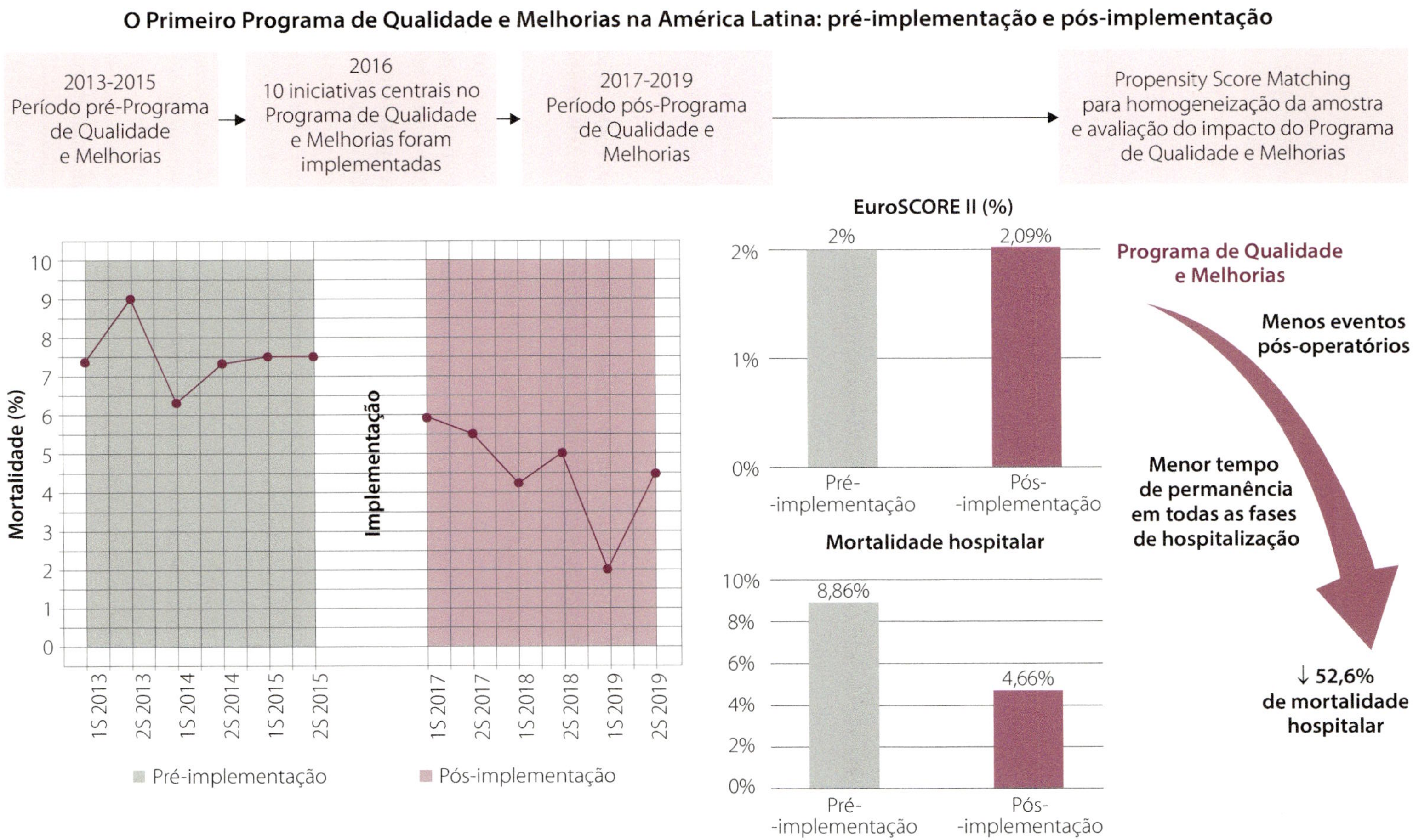

Figura 7.2 Resumo ilustrativo do impacto das ações implementadas pelo Primeiro Programa de Qualidade e Melhorias na América Latina.

Fonte: Traduzida e adaptada de Mejia et al., 2022.[14]

Validação dos escores para a estratificação de risco

O desenvolvimento de modelos prognósticos que combinam características clínicas de pacientes, fatores de risco e prática cirúrgica têm o objetivo de produzir predições sobre desfechos futuros que guiem e orientem a decisão médica na prática intra-hospitalar. Modelos de risco precisam ser robustos,[15] pois estão sendo utilizados com mais frequência para estratificação de risco e gestão de custo,[16] além de mensurar qualidade, melhora da prática clínica, relatórios voluntários públicos e pesquisas científicas.

A calibração é um aspecto importante na construção de modelos. Durante essa fase, os parâmetros são ajustados até que a replicação dos campos de métricas seja considerada razoável e se constitua como justificativa suficiente para o uso do atual instrumento. É necessário manter a coleta de dados guiada por rigorosos registros de qualidade e critérios para a adequada inserção de dados, de modo que seja possível atingir excelente acurácia para as predições, considerando-se que, constantemente, a informação está contaminada com ruídos.[16]

O uso da *Receiver Operating Characteristic Curve* (curva ROC), por muitos anos, tem sido a primeira escolha para avaliar diagnósticos ou modelos prognósticos. A curva ROC é uma representação gráfica que ilustra e mensura o desempenho de um sistema classificador binário. Pode ser útil para a classificação, em que o interesse é a discriminação entre aqueles com e sem o evento. O risco estimado ou predito representa o quanto eles são capazes de predizer o risco atual e podem conter aspectos mais relevantes para um modelo prognóstico do que valores de sensibilidade e especificidade, nos quais as curvas ROC se baseiam. O valor preditivo pode ter maior utilidade do ponto de vista clínico para modelos prognósticos, nos quais a questão clínica é a probabilidade de desenvolver a doença no futuro, dados os fatores de risco prévios.

A comparação de modelos e a avaliação de mudanças nas categorias estratificadas do escore de risco (discriminação) podem ser de relevância prática para os cuidados clínicos de pacientes, havendo a possibilidade de avaliar impacto das estratégias aplicadas e evolução/piora da categoria de risco, contudo devem ser trabalhadas no contexto clínico entre as equipes de cuidados.

A reclassificação clínica de risco é uma alternativa, considerando-se a estratificação de categorias individuais de risco e quão bem os modelos classificam os indivíduos nessas categorias. Para ter acesso à recalibração entre uma ampla dispersão de risco, é recomendado pelo menos o uso de quatro estratos, de modo que o risco estimado tenha maior homogeneidade. Além do número de estratos, é importante avaliar se as alterações são precisas; para isso, são comparados os riscos observados e preditos de cada modelo separadamente na tabela de reclassificação.[16]

O Net Reclassification Improvement (NRI) se tornou popular na literatura médica científica, pois registra as proporções aumentando e caindo nas categorias estratificadas de risco de casos, e não casos separadamente.[16] Se os pontos de corte se basearem em critérios clínicos, o uso do NRI pode indicar se existem chances na classificação de risco que possam afetar decisões referentes à prática clínica. Contudo, quando ainda não foram estabelecidos pontos de corte, o uso do IDI e da curva ROC são indispensáveis.

O Integrated Discrimination Improvement (IDI) envolve todos os possíveis cortes de risco e quantifica em conjunto a melhoria geral na sensibilidade e na especificidade.[16] Dessa maneira, a "sensibilidade" na curva ROC é estimada pela média das probabilidades preditas de um evento para aqueles que apresentaram eventos, e a área sob a curva ROC (AUC) de

"1-especificidade" é estimada pela média das probabilidades preditas de um evento para aqueles que não apresentaram eventos. O IDI representa as diferenças integradas de "sensibilidade" e "1-especificidade", como uma medida de melhoria de desempenho de um novo modelo comparado ao padrão-ouro.

Ressarcimento ajustado por estratos de risco

Complicações são o maior gatilho para a variabilidade de custo de procedimentos cirúrgicos, no que diz respeito a tempo de permanência hospitalar prolongado e uso contínuo de recursos hospitalares.[17] Entre as complicações pós-operatórias mais frequentes, a infecção profunda e a pneumonia são as que demonstram maior impacto na permanência prolongada hospitalar.

Taylor e colaboradores (1990), em uma publicação sobre os determinantes de aumento de custos hospitalares para CRM, reportam a relação significativa para complicações, entre elas infecção profunda, falência respiratória e uso de balão intra-aórtico. Os autores reportam a dificuldade em acessar a qualidade de programas de cirurgia, principalmente no que diz respeito ao registro sujeito a *bias* e incompletude de informações. Apontam ainda que uma potencial correlação entre essas complicações e a média de gastos hospitalares poderia providenciar indicações de melhorias para os programas de qualidade em cirurgia cardíaca.[18]

As intervenções de qualidade nem sempre estão relacionadas a aumento de custos hospitalares, pois se concentram na otimização de um processo organizacional existente. O melhor investimento é uma equipe capacitada para lidar com métricas e implementação de estratégias de qualidade. Alguns exemplos são: o atendimento médico concentra-se nos pacientes; protocolos com base nas melhores evidências disponíveis; decisões tomadas por equipe multidisciplinar; dados em tempo real para mostrar protocolos de melhoria de qualidade; benefícios das intervenções e seu impacto nos pacientes; e educação médica levando a mudanças positivas.

É necessário estabelecer prioridades adequadas entre os grupos de pacientes, com uma seleção eficaz para tratamento dentro de características particulares, com base no risco de complicações e na probabilidade de sobrevida, reabilitação e qualidade de vida aceitável. Os escores de risco, como idade, gravidade da doença cardíaca e comorbidade no tipo de procedimento cardíaco, têm-se tornado uma ferramenta importante na avaliação do paciente. No entanto, a maioria dos sistemas de pontuação são usados para prever a mortalidade e é necessário um refinamento adicional para pontuações de risco de morbidade específicas para prever o resultado e os custos hospitalares.

Esta é a época em que escores de predição de risco foram introduzidos, com a finalidade de ajustar e entender melhor os resultados, já que hospitais que operam pacientes mais graves poderiam ter seus resultados distorcidos. Com essa finalidade, foi implementada em 2017, no Brasil, a segunda versão do projeto REPLICCAR, com o apoio da FAPESP, em parceria com a Universidade de Harvard.[16] Para facilitar a incorporação de novas tecnologias com o conhecimento gerado no REPLICCAR, foi criada a plataforma Cardux, projeto que visa escalar qualidade em cirurgia cardiovascular com o uso de recursos para arquitetura, segurança e governança de dados.

Em 12 de maio de 2022, o Ministério da Saúde do Brasil estabeleceu mudanças para um ressarcimento por resultados, por meio da portaria do QualiSUS Cardio, introduzindo categorias com base em volume, mortalidade, tempo de internação e taxa de reinternação, o que criaria um cenário promissor, a não ser pela falta do ajuste do risco para esses indicadores. Esse modo de ressarcimento pode vir a criar distorções, pois pacientes de alto risco podem passar a ser recusados por alguns centros, como mostrou a história antes da implementação do registro no Estado de Nova Iorque e que levou rapidamente a construir escores de risco para estratificação dos pacientes.

O ajuste de risco, portanto, é fundamental, pois o custo dos cuidados de pacientes de baixo, médio e alto risco é significativamente desproporcional por causa de diferenças entre as taxas de morbidade e mortalidade nos diferentes grupos de risco.[19] A evolução dessa portaria, em proposições futuras, poderia considerar categorias de desempenho para cada estrato de risco, e não de modo geral. Em maio de 2023, foi lançado o Projeto BraSCORE, cujo objetivo é desenvolver um modelo preditivo de mortalidade para estratificação de risco dos pacientes submetidos a cirurgia de revascularização miocárdica em cerca de 30 instituições brasileiras. Essa estratificação de risco, identificando as características clínicas relevantes para categorizar o risco do paciente, ajudará a ajustar o ressarcimento ao estrato de risco, e não unicamente pelo resultado. O Programa QualiSUS Cardio foi cancelado[20] em agosto de 2023, mas acredita-se que deverá voltar em outro modelo para a sustentabilidade dos procedimentos de alta complexidade.

De maneira inovadora, o BraSCORE conta com o apoio de uma plataforma que será utilizada para manter a segurança e a qualidade dos registros, além de oferecer uma estrutura para a implementação do escore de risco. Os dados incluídos pelos times participantes na plataforma Cardux gerarão relatórios para a visualização de informações referentes a mortalidade observada e predita, comparativo dos dados com a média brasileira e comparativo com uma instituição semelhante. Esses e outros recursos têm a intenção de gerar dados com consistência e acurácia para oportunidades de melhorias contínuas na gestão de qualidade hospitalar.

A Cardux foi desenvolvida com uma arquitetura tecnológica que permite o uso de IA e interoperabilidade com muitos outros recursos e sistemas, como farmácia, exames laboratoriais e de imagem, além dos prontuários eletrônicos e o Sistema de Informação para Mortalidade SIM-DATASUS. De maneira prática, dinâmica e individualizada, a Cardux poderá proporcionar organização e visão completa da jornada do paciente para os times de Programas de Qualidade e oferecer inúmeras oportunidades, inclusive o acompanhamento pós-operatório de longo prazo, rastreabilidade de dispositivos e muito mais.

Perspectivas

Na cirurgia cardíaca, a IA pode ser usada em três áreas principais: predição de risco cirúrgico, exames de imagem e realidade aumentada na sala de cirurgia. Um dos braços da IA é o aprendizado de máquina (AM), que corresponde a técnicas de modelagem estatística e matemática que usam uma variedade de abordagens para aprender e melhorar automaticamente a previsão de um desfecho, sem programação explícita.

Entre as técnicas mais populares aplicadas para cirurgia cardíaca, estão: Random Forests, Regressão Logística, Máquina de Vetores de Suporte, Rede Neural Artificial, Impulso de Gradiente Extremo (XGBoost), entre outras.[21] Assim, redes bayesianas, Random Forest, Deep Learning e Redes Neurais Artificiais usam diferentes suposições e estruturas matemáticas para entrada de dados, e o aprendizado ocorre dentro do algoritmo.[22] Alguns estudos demonstraram superioridade dos escores de risco gerados por AM, quando comparados ao modelo de regressão do EuroSCORE II ou ao modelo bayesiano do STS escore. Contudo, uma revisão sistemática sugere que os dois tipos de metodologias podem funcionar juntas, de maneira sinérgica, e compensar as deficiências uma da outra.[21]

Ainda nos dias de hoje, os escores de risco mais usados na prática clínica são provenientes de técnicas de regressão linear. Usam variáveis (fatores de risco) pré-selecionadas pela significância clínica e escolhidas por meio de técnicas estatísticas pela sua relação linear com o desfecho analisado.[23] Sabidamente, essas técnicas são enviesadas, uma vez que limitam a capacidade de uso de outras variáveis clínicas que poderiam auxiliar na predição de resultados. A IA pode superar esses modelos, integrando muitas variáveis de várias fontes de dados, como o rastreamento dos gestos do cirurgião e do movimento das mãos para extrair métricas objetivas de habilidades psicomotoras técnicas.

Em cirurgia cardiovascular, foram desenvolvidos algoritmos de AM que superaram os escores de risco tradicionais na predição de mortalidade após cirurgia cardíaca. No nosso meio, dois escores de risco foram construídos com técnicas de Random Forest: o RheSCORE[11] foi criado para pacientes portadores de cardiopatia reumática;[24] e outro modelo para cardiopatias congênitas é o SPScore,[12] para predizer mortalidade e outras complicações em pacientes submetidos a cirurgia cardiovascular no Estado de São Paulo. O desempenho desses modelos foi superior aos modelos tradicionais, tornando-se uma proposta custo-efetiva na implementação de melhorias de qualidade. Esses modelos se mostraram bons não somente pela acurácia do método, mas principalmente porque demonstram variáveis preditoras não incluídas pelos modelos tradicionais.[11,12]

Escores de risco com base em IA têm um futuro promissor, mas que ainda depende de alguns fatores. Embora nos últimos 20 anos a aplicação de IA tenha progredido bastante em cirurgia cardíaca, estudos com validação interna e externa para garantir precisão e acurácia em amplo espectro são relevantes para a segurança na prática clínica e devem ser considerados um grande avanço.[21] A efetividade e a produtividade dos algoritmos de IA e AM dependem do trabalho colaborativo de cirurgiões, equipe multidisciplinar, engenheiros e cientistas de dados.[23]

Além disso, para que ocorra uma disseminação do seu uso, algumas barreiras têm que ser superadas. A captura de dados de maneira independente e automática, sem a necessidade de alimentação por equipes de pesquisa, seria um avanço importante que depende da integração dos registros eletrônicos de saúde (EHR), utilizando-se softwares de IA para fazer a captura dos dados. Outra questão que impacta no avanço da IA é a interpretação dos algoritmos, em que a transparência e o entendimento das variáveis são fundamentais para seu uso na prática clínica, pois variáveis inapropriadas ou componentes algorítmicos manipulados ilicitamente podem causar consequências graves. Instituições de saúde serão desafiadas a: implementar tecnologias e investir em softwares e manutenção de alto custo; armazenar uma grande quantidade de dados para a contínua discriminação dos modelos preditivos; e ainda manter uma segurança de acessos supervisionada, a fim de evitar comportamentos suspeitos e maliciosos quanto aos dados de saúde.[23]

Com grandes perspectivas, o futuro dos modelos preditivos na cirurgia cardíaca traz bastante otimização e oportunidades de melhorias para desfechos clínicos e mortalidade, impactando em uma gestão de custo individualizada com base no risco clínico. A desmistificação e a transparência dos algoritmos, estudos de validação robustos e demonstração tangível de benefícios podem contribuir para o envolvimento e a confiança de clínicos, cirurgiões e equipe multidisciplinar quanto ao uso e a implementação da estratificação de risco na prática clínica e na gestão de qualidade.

Mensagens principais

- A estratificação do risco de complicações perioperatórias em cirurgias cardíacas permite a tomada de decisão com maior previsibilidade dos danos possíveis associados ao procedimento cirúrgico-anestésico e a instituição de medidas capazes de melhorar o desfecho do paciente.
- Os diversos escores para estratificação de risco podem ser utilizados em associação, considerando que escores desenvolvidos localmente podem ter maior acurácia para predizer o risco de populações específicas.
- Os modelos localmente desenvolvidos podem auxiliar ainda no entendimento das maiores limitações de cada serviço e no desenvolvimento de protocolos para redução dos riscos e melhora dos desfechos dos pacientes.
- A inteligência artificial e o aprendizado de máquinas possibilitarão um novo panorama no entendimento de risco personalizado a cada indivíduo através de análise multivariada, bem como auxiliarão em medidas de custo-efetividade e gestão.

Referências bibliográficas

1. Pittams AP, Iddawela S, Zaidi S, Tyson N, Harky A. Scoring systems for risk stratification in patients undergoing cardiac surgery. J Cardiothorac Vasc Anesth. 2022 Apr;36(4):1148-56. doi: 10.1053/j.jvca.2021.03.005. Epub 2021 Mar 6.
2. Steyerberg EW, Vergouwe Y. Towards better clinical prediction models: seven steps for development and an ABCD for validation. Eur Heart J. 2014;35(29):1925-31.
3. Loop FD, Berrettoni JN, Pichard A et al. Selection of the candidate for myocardial revascularization; a profile of high risk based on multivariate analysis. The Journal of Thoracic and Cardiovascular Surgery. 1975 Jan;69(1):40-51.
4. Hannan EL, Cozzens K, King SB, Walford G, Shah NR. The New York State cardiac registries: history, contributions, limitations, and lessons for future efforts to assess and publicly report healthcare outcomes. J Am Coll Cardiol. 2012;59(25):2309-16.
5. Anderson RP. First publications from the Society of Thoracic Surgeons National Database. Ann Thorac Surg. 1994;57(1):6-7.
6. Nashef SAM, Roques F, Michel P, Gauducheau E, Lemeshow S, Salamon R. European system for cardiac operative risk evaluation (EuroSCORE). Eur J Cardiothorac Surg. 1999;16(1):9-13.
7. Sergeant P, Meuris B, Pettinari M. EuroSCORE II, illum qui est gravitates magni observe. Eur J Cardiothorac Surg. 2012;41(4):729-31.
8. Ranucci M, Castelvecchio S, Conte M, Megliola G, Speziale G, Fiore F et al. The easier, the better: age, creatinine, ejection fraction score for operative mortality risk stratification in a series of 29,659 patients undergoing elective cardiac surgery. J Thorac Cardiovasc Surg. 2011;142(3):581-6.
9. Mejía OA, Matrangolo BL, Titinger DP, Faria LB, Dallan LR, Galas FR et al. Age, creatinine and ejection fraction score in Brazil: comparison with InsCor and the EuroSCORE. Arq Bras Cardiol. 2015 Nov;105(5):450-6.
10. Mejía OAV, Lisboa LAF, Puig LB, Moreira LFP, Dallan LAO, Pomerantzeff PMA et al. InsCor: a simple and accurate method for risk assessment in heart surgery. Arq Bras Cardiol. 2013;100(3):246-53.
11. Mejia OAV, Antunes MJ, Goncharov M, Dallan LRP, Veronese E, Lapenna GA et al. Predictive performance of six mortality risk scores and the development of a novel model in a prospective cohort of patients undergoing valve surgery secondary to rheumatic fever. PLoS One. 2018 Jul 6;13(7):e0199277.
12. Mejia OAV, Borgomoni GB, Zubelli JP, Dallan LRP, Pomerantzeff PMA, Oliveira MAP et al. Validation and quality measurements for STS, EuroSCORE II and a regional risk model in Brazilian patients. PLoS One. 2020;15(9):e0238737.

13. Blackstone EH, Swain J, McCardle K, Adams DH, Adams D, Blackstone E et al. A comprehensive American Association for Thoracic Surgery quality program for the 21st century. J Thorac Cardiovasc Surg. 2019;158(4):1120-6.
14. Mejia OAV, Borgomoni GB, Palma Dallan LR, Mioto BM, Duenhas Accorsi TA, Lima EG et al. Quality improvement program in Latin America decreases mortality after cardiac surgery: a before-after intervention study. Int J Surg. 2022 Oct;106:106931.
15. Alba AC, Agoritsas T, Walsh M, Hanna S, Iorio A, Devereaux PJ et al. Discrimination and calibration of clinical prediction models: users' guides to the medical literature. JAMA. 2017 Oct 10;318(14):1377-84. doi: 10.1001/jama.2017.12126.
16. Orlandi BMM. Predição de risco de infecção profunda do sítio cirúrgico após cirurgia de revascularização miocárdica: elaboração e validação de um modelo de risco no REPLICCAR II [Tese]. São Paulo: Faculdade de Medicina; 2021 [acesso em 22 jan 2024]. doi:10.11606/T.5.2021.tde-08112021-112231.
17. Orlandi BMM, Mejia OAV, Trindade EM, Jatene FB. Financial impact of deep sternal wound infections after coronary surgery: a microcosting analysis. Brazilian J Cardiovasc Surg. 2023;38(5).
18. Taylor GJ, Mikell FL, Moses HW, Dove JT, Katholi RE, Malik SA et al. Determinants of hospital charges for coronary artery bypass surgery: the economic consequences of postoperative complications. Am J Cardiol. 1990;65(5):309-13.
19. Titinger DP, Lisboa LA, Matrangolo BL, Dallan LR, Dallan LA, Trindade EM et al. Cardiac surgery costs according to the preoperative risk in the Brazilian public health system. Arq Bras Cardiol. 2015 Aug;105(2):130-8.
20. Brasil. Ministério da Saúde. Portaria GM/MS n. 1.174, de 25 de agosto de 2023. Revoga as Portaria GM/MS n. 1.099 e 1.100, ambas de 12 de maio de 2022, que dispõem sobre o Programa de Qualificação da Assistência Cardiovascular – QualiSUS Cardio. Brasília: Ministério da Saúde; 2023.
21. Sulague RM, Beloy FJ, Medina JR, Mortalla ED, Cartojano TD, Macapagal S et al. Artificial intelligence in cardiac surgery: a systematic review. medRxiv. 2023;PrePrint:1-36.
22. Benedetto U, Dimagli A, Sinha S, Cocomello L, Gibbison B, Caputo M et al. Machine learning improves mortality risk prediction after cardiac surgery: systematic review and meta-analysis. J Thorac Cardiovasc Surg. 2022 Jun;163(6):2075-87.e9.
23. Salna M. The promise of artificial intelligence in cardiothoracic surgery. J Chest Surg. 2022 Dec 5;55(6):429-34. doi: 10.5090/jcs.22.083. Epub 2022 Oct 19.
24. Chang Junior J, Binuesa F, Caneo LF, Turquetto ALR, Arita ECTC, Barbosa AC et al. Improving preoperative risk-of-death prediction in surgery congenital heart defects using artificial intelligence model: a pilot study. PLoS One. 2020 Sep 4;15(9):e0238199.

8 Estratégias Farmacológicas para Redução de Risco no Perioperatório

Guilherme Oliveira Araújo
Gustavo de Azevedo Martinhago
Fernanda Thereza de Almeida Andrade
Armindo Jreige Júnior

Introdução

Estratégias para redução de eventos cardiovasculares no perioperatório devem ser adotadas após a avaliação do risco de complicações cardiovasculares. A introdução de medicamentos de maneira rotineira não é indicada; e deve ser realizada somente para pacientes que já tenham indicação para usar esses medicamentos a despeito da programação cirúrgica. Em algumas situações, deve-se individualizar o perfil do paciente, o procedimento proposto, bem como a disponibilidade de tempo hábil para lançar mão de estratégia farmacológica, com o objetivo de atenuar o risco cardiovascular no contexto perioperatório.

Betabloqueadores

Iniciar betabloqueadores no perioperatório com a finalidade de reduzir a incidência de eventos adversos cardiovasculares em cirurgias não cardíacas tem sido motivo de intensa controvérsia.

Os betabloqueadores reduzem a frequência cardíaca, o inotropismo e, por consequência, o consumo miocárdico de oxigênio; portanto, existe plausibilidade biológica para o uso dessa classe de medicamento como cardioprotetor no perioperatório. Muitos estudos clínicos testaram se o efeito dos betabloqueadores nesse cenário, em pacientes com diferentes perfis de risco, tem impacto em desfechos clínicos; no entanto, os resultados são conflitantes. Vale ressaltar que comparações entre os trabalhos são complexas, sobretudo pelas diferenças entre tempo de início, dosagem, titulação e duração da terapia com betabloqueador, tipo de cirurgia e perfil de risco dos indivíduos.[1-3]

Estudos realizados na década de 1990 apontavam que o uso perioperatório dos betabloqueadores era capaz de reduzir eventos cardiovasculares em um grande espectro de indivíduos. No entanto, o maior e mais recente estudo sobre o tema, o Perioperative Ischemic Evaluation (POISE-1), que randomizou 8.351 pacientes com ou sem risco de doença aterosclerótica, submetidos a operação não cardíaca e que não faziam uso prévio de betabloqueadores, para receber succinato de metoprolol 200 mg ou placebo, iniciados 2 a 4 horas antes da cirurgia e mantidos por 30 dias, mostrou redução significativa do desfecho primário (composto de morte cardiovascular, infarto agudo do miocárdio não fatal e parada cardíaca revertida).[4] No entanto, as incidências de morte por todas as causas, acidente vascular cerebral e hipotensão ou bradicardia clinicamente significativas foram consideravelmente maiores no braço do metoprolol.

Diversas metanálises, revisões sistemáticas e estudos observacionais também sugerem que o início de betabloqueadores antes da operação não cardíaca não foi associado a um benefício líquido na maioria dos casos, mas pode ser benéfico no grupo de pacientes de alto risco cardiovascular ou que estão sendo submetidos a intervenções cirúrgicas de alto risco.[5,6]

Caso haja indicação, o betabloqueador no perioperatório deve sempre ser prescrito com tempo hábil para avaliar a resposta hemodinâmica de cada paciente, evitando-se bradicardia e hipotensão. Deve ser iniciado idealmente com dose baixa, com titulação até a frequência cardíaca alvo.[1,2]

Finalmente, as principais diretrizes sobre o assunto são unânimes em sugerir a manutenção do betabloqueador no período perioperatório em pacientes que usam a terapia cronicamente.[1-3] A suspensão abrupta dessa classe de medicamento está associada a um importante aumento da mortalidade pós-operatória.

A Tabela 8.1 compara as recomendações das maiores diretrizes sobre o tema.

Tabela 8.1 Comparação entre as recomendações das principais diretrizes sobre o uso de betabloqueadores no perioperatório.

Grau de recomendação	SBC 2017[3]	ESC 2022[1]	AHA/ACC 2014[2]
I – O tratamento/procedimento deve ser indicado	▪ Manter betabloqueador no perioperatório em pacientes que o usam cronicamente (NE B)	▪ Manter betabloqueador no perioperatório em pacientes que o usam cronicamente (NE B)	▪ Manter betabloqueador no perioperatório em pacientes que o usam cronicamente (NE B)
IIa – É razoável realizar o tratamento/procedimento	▪ Iniciar o betabloqueador no perioperatório em pacientes com isquemia sintomática ou evidenciada por prova funcional (NE B) ▪ Realizar titulação progressiva até FC 55 a 65 bpm e evitar hipotensão (PAS < 100 mmHg) (NE B)		▪ O manejo do betabloqueador deve ser guiado de acordo com as circunstâncias clínicas, independentemente do momento em que foi iniciado (NE B)

(Continua)

Tabela 8.1 Comparação entre as recomendações das principais diretrizes sobre o uso de betabloqueadores no perioperatório. (*Continuação*)

Grau de recomendação	SBC 2017[3]	ESC 2022[1]	AHA/ACC 2014[2]
IIb – O tratamento/ procedimento pode ser considerado		▪ Início do betabloqueador no perioperatório: ▪ Pode ser considerado em pacientes com DAC ou isquemia miocárdica conhecida (NE B) ▪ Pacientes que serão submetidos a cirurgia não cardíaca de alto risco e que apresentam 2 ou mais fatores de risco: cardiopatia isquêmica, doença cerebrovascular, insuficiência renal ou diabetes *mellitus* (NE B) ▪ Iniciar pelo menos 1 semana antes da cirurgia, com uma dose baixa e titulando com a FC alvo 60 a 70 bpm, com PAS > 100 mmHg	▪ Início do betabloqueador no perioperatório: ▪ Prova funcional positiva para isquemia e de risco moderado ou alto (NE C) ▪ Paciente com 3 ou mais fatores de risco: diabetes *mellitus*, IC, DAC, insuficiência renal e doença cerebrovascular (NE B) ▪ Em pacientes com indicação de receber betabloqueadores cronicamente, mas sem fatores que aumentem o risco cirúrgico, o benefício de iniciar o betabloqueador no contexto de perioperatório é incerto (NE B) ▪ Quando indicado, o betabloqueador perioperatório deve ser iniciado com antecedência suficiente para avaliar a segurança e a tolerabilidade, de preferência mais de 1 dia antes da cirurgia (NE B)
III – O tratamento/ procedimento não deve ser realizado, uma vez que não ajuda e pode trazer riscos	▪ Iniciar betabloqueador menos de 1 semana antes da operação (NE B)	▪ Início rotineiro de betabloqueador no período perioperatório (NE A)	▪ Iniciar terapia com betabloqueador no dia da operação (NE B)

AHA/ACC: American College of Cardiology/American Heart Association; DAC: doença arterial coronariana; ESC: European Society of Cardiology; FC: frequência cardíaca; IC: insuficiência cardíaca; NE: nível de evidência; PAS: pressão arterial sistólica; SBC: Sociedade Brasileira de Cardiologia.

Fonte: Adaptada de Halvorsen et al., 2022;[1] Fleisher et al., 2014[2] e Gualandro et al. 2017.[3]

Alfa-2 agonistas

Os agonistas dos receptores alfa-2 reduzem a produção de noradrenalina pós-ganglionar e podem, portanto, reduzir o pico de catecolaminas, diminuir a pressão arterial e a frequência cardíaca durante o ato anestésico e cirúrgico.

Dois grandes estudos que testaram medicações com efeito agonista dos receptores alfa-2 no perioperatório foram negativos. O European Mivazerol Trial (EMIT) avaliou o uso de mivazerol em 1.897 pacientes com doença arterial coronária submetidos a operações não cardíacas e não encontrou redução na incidência de morte ou infarto agudo do miocárdio (IAM) em toda a população que recebeu o medicamento. No entanto, no subgrupo de pacientes submetidos a operações vasculares houve diminuição de mortalidade geral, IAM e morte cardíaca.[7] Já o estudo Perioperative Ischemic Evaluation 2 (POISE-2) randomizou 10.010 pacientes submetidos a cirurgia não cardíaca para receber clonidina ou placebo. A clonidina não demonstrou redução na taxa de morte ou IAM não fatal em 30 dias. Do mesmo modo, pacientes que receberam a medicação apresentaram aumento no risco de hipotensão clinicamente significativa e parada cardíaca não fatal.[8]

Por conseguinte, não há evidências de benefício ou recomendação para o uso de alfa-agonistas no período pré-operatório com a intenção de redução de risco.[1-3]

Estatinas

A utilização de estatina no período perioperatório deve ser analisada sob duas perspectivas: pacientes já em uso da medicação e introdução da medicação em pacientes que não fazem uso crônico. A manutenção em pacientes que já fazem o uso é recomendada pelas principais diretrizes sobre o assunto (Classe de recomendação I, nível de evidência B, de acordo com os *guidelines* europeu, americano e brasileiro).[1-3]

Quanto à introdução da medicação no período pré-operatório, estudos observacionais e retrospectivos apresentam resultados conflitantes. O estudo Lowering the Risk of Operative Complications Using Atorvastatin Loading Dose (LOAD), publicado em 2017, placebo-controlado e randomizado, comparou o placebo com dose de ataque de 80 mg de atorvastatina e manutenção com dose de 40 mg por 7 dias em 648 pacientes que não faziam uso crônico da medicação. O estudo analisou eventos cardiovasculares maiores (morte por todas as causas, infarto não fatal ou acidente vascular encefálico) e não encontrou diferença entre os grupos em 30 dias de seguimento.[9]

Metanálise que incluiu 35 estudos randomizados e controlados e um total de 8.200 pacientes concluiu que o uso perioperatório de estatina foi protetor quanto ao desfecho de infarto pós-operatório em cirurgias não cardíacas. No entanto, o mesmo estudo correlacionou a medicação a aumento da incidência de lesão renal aguda no subgrupo de pacientes submetidos a cirurgia cardíaca e não houve redução de mortalidade com o seu uso em cirurgias cardíacas ou não cardíacas.[10] Considerando as evidências sobre o assunto, as principais diretrizes recomendam com menor grau (Classe de recomendação IIb e IIa pelo *guideline* europeu e americano, respectivamente, e com nível de evidência C) a introdução de estatinas no pré-operatório de pacientes com indicação do uso dessa classe de medicação.[1,2]

Estudos randomizados que consideraram especificamente a utilização de estatinas no pré-operatório de cirurgia vascular demonstraram inicialmente redução de eventos cardiovasculares, e a introdução da medicação chegou a ser recomendada em edições anteriores das principais diretrizes.[11,12] Entretanto, uma metanálise publicada em 2013 sobre o assunto identificou resultados conflitantes e não endossou essa conduta. A utilização em larga escala de estatinas, especificamente nesse subgrupo de pacientes com doença vascular, torna-se fator limitante para novas evidências sobre o assunto.[13]

Inibidores do sistema renina-angiotensina-aldosterona

Grande parte dos estudos sobre o uso dos inibidores do sistema renina-angiotensina--aldosterona (SRAA) no período perioperatório sugere que o uso dessas medicações está associado a maiores taxas de hipotensão e, consequentemente, a maior uso de vasopressores e inotrópicos. No entanto, uma metanálise que analisou 9 estudos e um total de 6.022 pacientes em uso crônico de inibidores do SRAA, sejam inibidores da enzima conversora de angiotensina ou bloqueadores do receptor da aldosterona, não encontrou correlação significativa entre o uso das medicações e mortalidade ou eventos cardiovasculares maiores, a despeito dos efeitos hemodinâmicos.[14]

Quanto a sua manutenção no período perioperatório, as principais diretrizes sobre o assunto apresentam divergências. A diretriz europeia recomenda, com baixo grau de recomendação (IIa) e nível de evidência B, a suspensão da dose diária de iECA em pacientes sem insuficiência cardíaca, bem como a manutenção (grau de recomendação IIb, nível de evidência C) em pacientes com insuficiência cardíaca.[1] Entretanto, a diretriz americana considera razoável, também com grau de recomendação IIa, a sua manutenção em pacientes que fazem uso da medicação, sem distinção quanto à indicação para o tratamento. Ambas são convergentes quanto à necessidade de reintrodução precoce do fármaco nos casos em que se opta pela suspensão.[2] O estudo STOP-or-NOT, em andamento, pode trazer respostas mais concretas ao comparar desfechos entre a estratégia de manutenção ou suspensão em mais de 2 mil pacientes.[15]

Bloqueadores dos canais de cálcio

As recomendações quanto ao uso de bloqueadores dos canais de cálcio no pré-operatório são limitadas pelas poucas evidências sobre o tema, com baixo número de pacientes nos poucos estudos randomizados e controlados sobre o assunto. Uma metanálise sobre o assunto, envolvendo 11 estudos e 1.007 pacientes, identificou redução de isquemia e taquicardia supraventricular no pós-operatório, com tendência de redução de infarto e mortalidade. A maioria dos benefícios encontrados foi atribuída ao uso de diltiazem.[16] A diretriz americana, ao mencionar a falta de evidências, não faz nenhuma recomendação sobre essa classe de medicamentos; e a diretriz europeia recomenda sua manutenção em pacientes que fazem uso crônico, especialmente naqueles com diagnóstico prévio de angina vasoespástica.[1,2]

Diuréticos

O uso de diuréticos no período perioperatório deve ser avaliado considerando-se a sua indicação. Quando indicados no contexto de compensação volêmica na insuficiência cardíaca, o principal objetivo é o de garantir que o paciente seja submetido ao ato cirúrgico em *status* de euvolemia, devendo-se garantir atenção à correção de possíveis distúrbios hidroeletrolíticos associados ao mecanismo de ação dessas medicações. Quando utilizado como agente anti-hipertensivo, a recomendação é que, se possível, outras classes de anti-hipertensivos sejam consideradas ou, pelo menos, que se considere a suspensão no dia da cirurgia.[1]

Inibidores da *sodium-glucose transport protein 2*

O principal risco reportado associado à utilização dos inibidores da *sodium-glucose transport protein 2* (SGLT2) é a ocorrência de cetoacidose diabética euglicêmica no período pós-operatório, motivo pelo qual existe recomendação para suspensão da medicação 3 dias antes da cirurgia.[1] Contrariamente, uma revisão sistemática sobre o assunto não encontrou correlação entre a manutenção ou interrupção do uso e a incidência de cetoacidose.[17] O aumento do uso dessa classe de fármacos pela população em geral, considerando-se suas diferentes indicações, deve influenciar a realização de estudos que tragam evidências mais robustas sobre o assunto.

Mensagens principais

- Não estão indicadas intervenções farmacológicas de rotina no pré-operatório, devendo a conduta ser individualizada.
- O uso de betabloqueadores nos pacientes que apresentem indicação para o seu uso deve ser mantido no período pré-operatório, e sua introdução deve ocorrer em tempo hábil antes da cirurgia para monitorização de seus efeitos hemodinâmicos.
- Estatinas devem ser mantidas no pré-operatório, mas sua introdução de rotina não encontra respaldo em evidências e diretrizes.
- Existem poucas evidências para recomendações contundentes quanto ao uso das demais medicações com potencial ação protetora, como bloqueadores de canal de cálcio, inibidores do sistema renina-angiotensina-aldosterona e inibidores da SGLT2.

Referências bibliográficas

1. Halvorsen S, Mehilli J, Cassese S, Hall TS, Abdelhamid M, Barbato E et al. 2022 ESC Guidelines on cardiovascular assessment and management of patients undergoing non-cardiac surgery. European Heart Journal. 2022 Aug 26.
2. Fleisher LA, Fleischmann KE, Auerbach AD, Barnason SA, Beckman JA, Bozkurt B et al. 2014 ACC/AHA Guideline on perioperative cardiovascular evaluation and management of patients undergoing noncardiac surgery. Circulation. 2014 Dec;130(24).
3. Gualandro D, Yu P, Caramelli B, Marques A, Calderaro D, Fornari L et al. 3rd Guideline for perioperative cardiovascular evaluation of the Brazilian Society of Cardiology. Arquivos Brasileiros de Cardiologia. 2017;109(3).
4. POISE Study Group. Effects of extended-release metoprolol succinate in patients undergoing non-cardiac surgery (POISE trial): a randomised controlled trial. The Lancet. 2008 May;371(9627):1839-47.
5. Blessberger H, Kammler J, Domanovits H, Schlager O, Wildner B, Azar D et al. Perioperative beta-blockers for preventing surgery-related mortality and morbidity. Cochrane Database of Systematic Reviews. 2014 Sep 18.
6. Wijeysundera DN, Duncan D, Nkonde-Price C, Virani SS, Washam JB, Fleischmann KE et al. Perioperative beta blockade in noncardiac surgery: a systematic review for the 2014 ACC/AHA Guideline on perioperative cardiovascular evaluation and management of patients undergoing noncardiac surgery. Circulation. 2014 Dec;130(24):2246-64.
7. Oliver MF, Goldman L, Julian DG, Holme I. Effect of mivazerol on perioperative cardiac complications during non-cardiac surgery in patients with coronary heart disease: the European Mivazerol Trial (EMIT). Anesthesiology [Internet]. 1999 Oct 1 [acesso em 19 out 2022];91(4):951-61. Disponível em: https://pubmed.ncbi.nlm.nih.gov/10519497/.

8. Devereaux PJ, Sessler DI, Leslie K, Kurz A, Mrkobrada M, Alonso-Coello P et al. Clonidine in patients undergoing noncardiac surgery. New England Journal of Medicine. 2014 Apr 17;370(16):1504-13.
9. Berwanger O, de Barros e Silva PGM, Barbosa RR, Precoma DB, Figueiredo EL, Hajjar LA et al. Atorvastatin for high-risk statin-naïve patients undergoing noncardiac surgery: the Lowering the Risk of Operative Complications Using Atorvastatin Loading Dose (LOAD) randomized trial. American Heart Journal. 2017 Feb;184:88-96.
10. Putzu A, de Carvalho e Silva CMPD, de Almeida JP, Belletti A, Cassina T, Landoni G et al. Perioperative statin therapy in cardiac and non-cardiac surgery: a systematic review and meta-analysis of randomized controlled trials. Annals of Intensive Care. 2018 Sep 27;8(1).
11. Durazzo AES, Machado FS, Ikeoka DT, De Bernoche C, Monachini MC, Puech-Leão P et al. Reduction in cardiovascular events after vascular surgery with atorvastatin: a randomized trial. Journal of Vascular Surgery [Internet]. 2004 May 1 [acesso em 28 out 2022];39(5):967-75; discussion 975-6. Disponível em: https://pubmed.ncbi.nlm.nih.gov/15111846/#affiliation-1.
12. Schouten O, Boersma E, Hoeks SE, Benner R, van Urk H, van Sambeek MRHM et al. Fluvastatin and perioperative events in patients undergoing vascular surgery. New England Journal of Medicine. 2009 Sep 3;361(10):980-9.
13. Sanders RD, Nicholson A, Lewis SR, Smith AF, Alderson P. Perioperative statin therapy for improving outcomes during and after noncardiac vascular surgery. Cochrane Database of Systematic Reviews. 2013 Jul 3;2014(4).
14. Hollmann C, Fernandes NL, Biccard BM. A systematic review of outcomes associated with withholding or continuing angiotensin-converting enzyme inhibitors and angiotensin receptor blockers before noncardiac surgery. Anesthesia & Analgesia. 2018 Sep;127(3):678-87.
15. Legrand M, Futier E, Leone M, Deniau B, Mebazaa A, Plaud B et al. Impact of renin-angiotensin system inhibitors continuation versus discontinuation on outcome after major surgery: protocol of a multicenter randomized, controlled trial (STOP-or-NOT trial). Trials [Internet]. 2019 Mar 5;20(1):160. Disponível em: https://pubmed.ncbi.nlm.nih.gov/30836981/.
16. Wijeysundera DN, Beattie WS. Calcium channel blockers for reducing cardiac morbidity after noncardiac surgery: a meta-analysis. Anesthesia & Analgesia. 2003 Sep:634-41.
17. Thiruvenkatarajan V, Meyer EJ, Nanjappa N, Van Wijk RM, Jesudason D. Perioperative diabetic ketoacidosis associated with sodium-glucose co-transporter-2 inhibitors: a systematic review. British Journal of Anaesthesia [Internet]. 2019 Jul [acesso em 18 abr 2020];123(1):27-36. Disponível em: https://bjanaesthesia.org/article/S0007-0912(19)30233-8/pdf.

9 Avaliação Cardiovascular

Pedro Henrique de Almeida Marins
Rafael Bergo
Vagner Madrini Junior
Armindo Jreige Júnior

Introdução

A avaliação cardiovascular pré-operatória desempenha um papel crucial na identificação e no manejo de pacientes de alto risco cirúrgico.[1,2] Compreender a condição cardíaca de um paciente antes de uma intervenção cirúrgica é fundamental para otimizar os resultados perioperatórios e minimizar complicações cardiovasculares.[3] Os principais objetivos da estratificação de risco cardiovascular são identificar condições que possam trazer maior risco para o paciente e tentar prevenir complicações cardíacas evitáveis, por meio de estratégias que possam minimizar o risco e tornar o procedimento cirúrgico e os cuidados pós-operatórios ainda mais seguros.[1,2,4]

Neste capítulo, serão abordados os exames complementares mais comumente utilizados nesse contexto: eletrocardiograma (ECG), ecocardiograma (ECO), avaliação não invasiva com teste ergométrico e ergoespirométrico, cintilografia de perfusão miocárdica e angiotomografia de coronárias, além da avaliação invasiva com cineangiocoronariografia.

Também serão exploradas algumas situações especiais que requerem intervenção específica antes do procedimento cirúrgico principal.

Avaliação de risco

Nos capítulos anteriores, já foi extensamente abordado o conceito de risco relacionado a cirurgia e o caráter da realização do procedimento: urgência/emergência, procedimentos tempo-sensíveis e procedimentos eletivos.[1] Dessa maneira, aqui será enfatizado o risco cardiovascular do paciente, que é o assunto ao qual este capítulo se dedica (Figura 9.1).

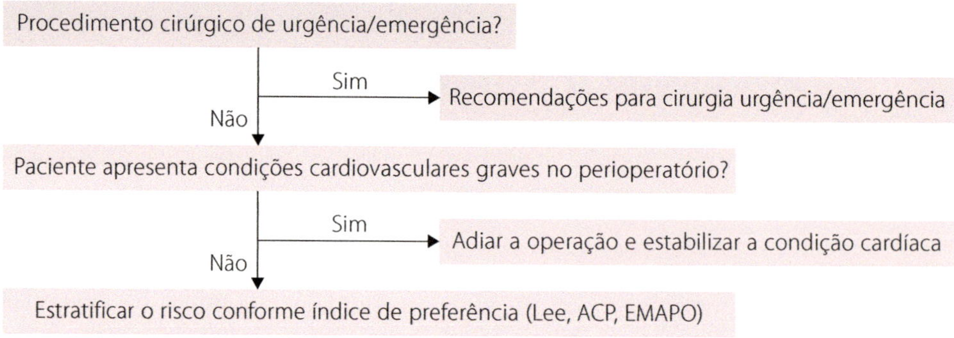

Figura 9.1 Avaliação da 3ª Diretriz de Avaliação Cardiovascular Perioperatória.
Fonte: Adaptada de Gualandro et al., 2017, p. 7.[1]

O risco relacionado ao paciente consiste nas condições já estabelecidas associadas a ele, as quais devem ser analisadas no contexto perioperatório.[1,5] A avaliação inicial consiste em história e exame físico bem-feitos, a fim de compilar as informações necessárias para prosseguir a investigação. Devem ser analisados fatores intrínsecos, como idade, sexo e capacidade funcional, bem como fatores de risco associados sobretudo à doença cardiovascular (Figura 9.2).

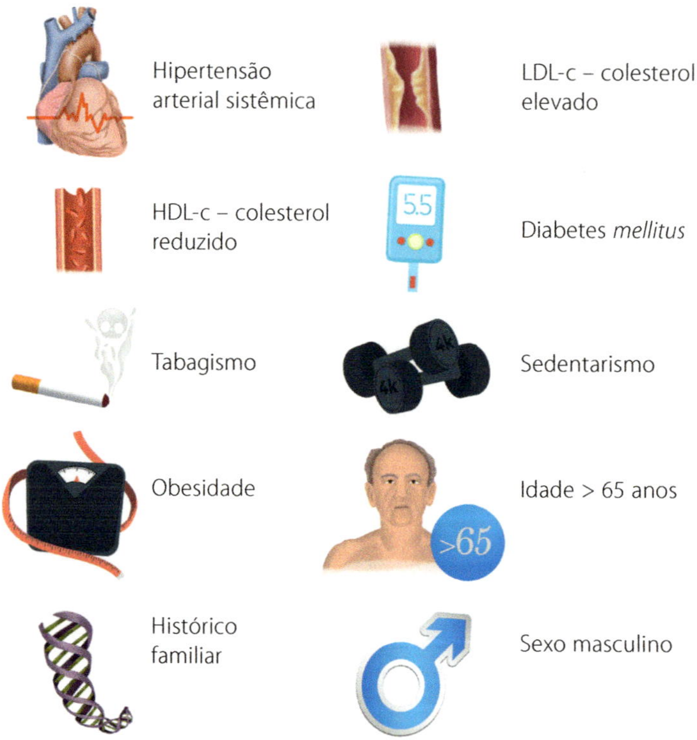

Figura 9.2 Fatores de risco para doença cardiovascular.
Fonte: Adaptada de Activ Caldic, 2022.[11]

Além disso, identificar doenças cardiovasculares (Quadro 9.1) e eventos cardíacos prévios é de suma importância, uma vez que essas condições são fatores de risco para eventos cardíacos no perioperatório (Quadro 9.2).[1,2,6]

Quadro 9.1 Condições cardiovasculares com aspectos específicos no perioperatório.

Doença aterosclerótica coronária
Hipertensão arterial sistêmica
Insuficiência cardíaca
Valvopatias ▪ Estenose aórtica ▪ Estenose mitral ▪ Insuficiência aórtica ▪ Insuficiência mitral ▪ Prótese valvar
Arritmias cardíacas ▪ Taquicardia paroxística supraventricular ▪ Extrassístoles e taquicardias ventriculares ▪ Fibrilação e *flutter* atrial ▪ Arritmias hereditárias
Distúrbios da condução e indicações de marca-passo provisório
Dispositivos cardíacos eletrônicos implantáveis ▪ Dispositivos cardíacos eletrônicos implantáveis implantados há menos de 60 dias ▪ Dispositivos cardíacos eletrônicos implantáveis próximos ao "fim de vida" (término da bateria) ▪ Fase "segura" da estimulação cardíaca ▪ Portadores de cardioversores desfibriladores implantáveis

Fonte: Adaptado de Gualandro et al., 2017;[1] Halvorsen et al., 2022[2] e Gualandro et al., 2011.[6]

Quadro 9.2 Condições cardiovasculares graves no perioperatório.

▪ Síndrome coronariana aguda
▪ Angina classe funcional CCS III/IV*
▪ Doenças instáveis da aorta torácica
▪ Edema agudo de pulmão
▪ Choque cardiogênico
▪ Insuficiência cardíaca classe funcional III/IV da NYHA*
▪ Bradiarritmias ou taquiarritmias graves (BAVT, TV)
▪ Hipertensão arterial sistêmica não controlada (PA > 180 x 110 mmHg)
▪ Fibrilação atrial de alta resposta ventricular (FC > 120 bpm)
▪ Hipertensão arterial pulmonar sintomática

* Pacientes com essas condições que se encontrem estáveis e com tratamento já otimizado devem ter a relação risco *versus* benefício da intervenção cirúrgica analisada, em virtude do risco de complicações.
BAVT: bloqueio atrioventricular total; CCS: Canadian Cardiovascular Society; FC: frequência cardíaca; NYHA: New York Heart Association; PA: pressão arterial; TV: taquicardia ventricular.

Fonte: Adaptado de Gualandro et al., 2017;[1] Halvorsen et al., 2022[2] e Gualandro et al., 2011.[6]

Em casos de operações eletivas, o primeiro passo é a verificação das condições clínicas basais do paciente. Nas condições citadas no Quadro 9.2, o risco espontâneo de complicações é muito alto, independentemente do procedimento cirúrgico a ser adotado. Assim, identificar esse cenário é fundamental, pois a estabilização dessas condições deve ter prioridade em relação à operação eletiva, que deve, sempre que possível, ser adiada, sendo reconsiderada somente após a compensação clínica.[1]

Exames complementares na avalição cardiovascular

Eletrocardiograma

O eletrocardiograma (ECG) é um exame simples e amplamente disponível para avaliar o ritmo cardíaco, a condução elétrica e a presença de isquemia miocárdica. É particularmente útil na identificação de arritmias cardíacas, como fibrilação atrial, as quais podem aumentar o risco de eventos cardiovasculares perioperatórios. Além disso, alterações específicas no ECG, como bloqueio de ramo esquerdo ou prolongamento do intervalo QT, podem indicar maior risco de complicações cardíacas.[1,2,6,7]

Indicação do ECG no pré-operatório:

- Todos os pacientes de alto risco cirúrgico.

Ecocardiograma

O ecocardiograma (ECO) desempenha um papel extremamente necessário e importante na avaliação pré-operatória cardiovascular de pacientes considerados de alto risco cirúrgico. A avaliação pré-operatória com o ecocardiograma proporciona uma perspectiva abrangente sobre a saúde cardiovascular do paciente de alto risco cirúrgico. Ao fornecer informações detalhadas sobre anatomia cardíaca, função ventricular, valvas cardíacas e hemodinâmica, essa ferramenta diagnóstica auxilia na identificação de alterações cardíacas e vasculares que podem exigir medidas terapêuticas adicionais antes da cirurgia.[1,4,5]

Indicação do ECO no pré-operatório:

- Pacientes com insuficiência cardíaca ou sintomas sugestivos e que serão submetidos a cirurgia de risco intermediário ou alto, sem avaliação no último ano, ou que apresentaram piora clínica;
- Pacientes portadores ou com suspeita de alteração anatômica valvar moderada/importante e que serão submetidos a cirurgia de risco intermediário ou alto, sem avaliação no último ano, ou que apresentaram piora clínica;
- Pacientes que serão submetidos a transplante hepático;
- Pacientes portadores de prótese intracardíaca, que serão submetidos a cirurgia de risco intermediário ou alto, e sintomáticos ou sem avaliação no último ano;
- Pacientes assintomáticos que serão submetidos a cirurgia de alto risco.

É importante ressaltar que a indicação específica do ECO pré-operatório pode variar de acordo com as diretrizes clínicas e a avaliação individual do paciente. O médico responsável pela avaliação pré-operatória deve considerar o quadro clínico e os fatores de risco de cada paciente para determinar a necessidade desse exame.

Teste ergométrico e ergoespirométrico

O teste ergométrico, também conhecido como teste de esforço, é um exame útil na avaliação da capacidade funcional do paciente e na detecção de isquemia miocárdica induzida pelo exercício. A interpretação adequada desse exame requer uma avaliação criteriosa dos achados e uma correlação com os fatores de risco cardiovascular do paciente.

Já o teste ergoespirométrico, que combina a análise da capacidade funcional com medidas de trocas gasosas, proporciona uma avaliação mais abrangente da reserva cardiorrespiratória e pode ser especialmente útil em pacientes com doenças cardiovasculares avançadas ou doença pulmonar concomitante.[1,2,7]

Indicação do teste ergométrico e ergoespirométrico no pré-operatório:

- Paciente com estimativa de risco intermediário ou alto de complicações (sem condições cardiovasculares graves no perioperatório) e programação de cirurgia vascular arterial;
- Pacientes de alto risco cirúrgico com capacidade funcional limítrofe.

Cintilografia de perfusão miocárdica

A cintilografia de perfusão miocárdica é uma técnica de imagem que utiliza radiofármacos para avaliar o fluxo sanguíneo miocárdico. É particularmente útil na detecção de isquemia miocárdica em pacientes com suspeita de doença arterial coronariana. A cintilografia de perfusão miocárdica é especialmente indicada em pacientes com fatores de risco cardíacos significativos ou com capacidade funcional limítrofe.[1-3,7]

Indicação da cintilografia de perfusão miocárdica no pré-operatório:

- Paciente com estimativa de risco intermediário ou alto de complicações (sem condições cardiovasculares graves no perioperatório) e programação de cirurgia vascular arterial;
- Pacientes com estimativa de risco intermediário ou alto de complicações e programação de operações de risco intermediário e baixa capacidade funcional.

Angiotomografia de coronárias

A angiotomografia de coronárias (angio-TC) é um exame de imagem não invasivo que permite a avaliação detalhada das artérias coronárias. É particularmente útil na detecção de placas de ateroma e estenoses coronarianas significativas. Esse exame tem sido cada vez mais utilizado na prática clínica, contudo ainda não há evidências que suportem seu uso na estratificação de risco pré-operatório.[1]

Indicação da angiotomografia de coronárias no pré-operatório:

- Não existem evidências científicas que suportem o uso da angio-TC no contexto perioperatório.

Cateterismo cardíaco

O cateterismo cardíaco é um procedimento invasivo utilizado quando há dúvidas diagnósticas ou necessidade de intervenção terapêutica antes da cirurgia. Esse procedimento permite a avaliação hemodinâmica direta, a visualização das artérias coronárias e a realização de intervenções percutâneas, como angioplastia. É indicado principalmente para pacientes com doença arterial coronariana significativa ou para aqueles com alterações hemodinâmicas graves.[1-3,6]

Indicação do cateterismo cardíaco no pré-operatório:

- Pacientes com doença arterial coronariana significativa;
- Pacientes com síndromes coronarianas agudas de alto risco;
- Pacientes com isquemia extensa em prova funcional.

Holter 24h

O Holter 24h é uma ferramenta de monitorização eletrocardiográfica contínua que identifica arritmias atriais e ventriculares e sua complexidade, além de identificar alterações dinâmicas do segmento ST compatíveis com isquemia miocárdica. Esse método não é rotineiramente utilizado na avaliação de isquemia no pré-operatório, já que outros métodos diagnósticos se mostram mais sensíveis e específicos para esse fim.[1]

Sua possível aplicação durante o período perioperatório está na monitorização de arritmias que ocorram no intraoperatório e no pós-operatório.

Indicação do Holter 24h no pré-operatório:

- A solicitação de holter no pré-operatório respeita as mesmas indicações do que fora desse contexto.

Biomarcadores: troponina e peptídeos natriuréticos

Existem trabalhos publicados que demonstram a utilidade da troponina de alta sensibilidade no pré-operatório de cirurgias não cardíacas, como marcador de risco de complicações cardiovasculares perioperatórias e de mortalidade geral. Inclusive, estabelecer um valor basal em pacientes com indicação de monitorização da troponina no pós-operatório facilita a interpretação dos valores pós-operatórios, bem como o diagnóstico de infarto agudo do miocárdio (IAM) pós-operatório.[1]

A dosagem de BNP ou NT-proBNP também pode acrescentar informação prognóstica na estratificação de risco de pacientes submetidos a operações vasculares arteriais e não vasculares.[1]

Situações especiais

Além dos exames mencionados, é importante destacar situações especiais que podem exigir intervenção ou orientações específicas antes do procedimento cirúrgico principal.

Pacientes com doença arterial coronariana grave, histórico de infarto do miocárdio, insuficiência cardíaca descompensada, valvopatias anatomicamente importantes e sintomáticas, arritmias malignas não controladas, por exemplo, podem se beneficiar de tratamentos específicos, como revascularização miocárdica, substituição valvar ou controle da arritmia antes da cirurgia.[1-3,7,8]

Pacientes com angioplastia recente, prótese valvar ou que tenham dispositivos implantáveis também apresentam orientações específicas, que serão abordadas nesta seção.

Doença arterial coronária

A revascularização miocárdica é recomendada apenas em indivíduos com indicação inequívoca ao procedimento, independentemente do contexto perioperatório.[9]

A previsão de cirurgia não cardíaca não deve motivar a preferência por *stent* não farmacológico, conceito antigo e que não parece mais adequado frente às novas evidências.[10]

Para pacientes que realizaram intervenção coronária percutânea (ICP) eletiva, o ideal é completar 6 meses entre ICP eletiva com *stent* farmacológico e cirurgia não cardíaca, mas hoje, seguramente, pode-se considerar 3 meses para os *stents* de nova geração. Em situações mais prementes, já há evidências para interrupção de dupla antiagregação plaquetária (DAPT) em 30 dias, analogamente ao que se faz nesse contexto para pacientes com *stent* não farmacológico.[10]

Para pacientes que realizaram ICP no contexto agudo, o ideal é completar 1 ano de DAPT antes de operações eletivas; entretanto, na necessidade de procedimentos prementes, o intervalo pode ser reduzido para 6 meses e, excepcionalmente, para 1 mês.[10]

No contexto de proposta de cirurgia não cardíaca tempo-sensível, em que se configura alto risco hemorrágico, a DAPT pode ser abreviada para 3 meses ou até mesmo para 1 mês.[10]

Deve-se: manter o ácido acetilsalicílico na dose de 100 mg ao dia durante todo o perioperatório, exceto para neurocirurgias ou procedimentos de risco hemorrágico proibitivo;[10] suspender o clopidogrel e o ticagrelor 5 dias antes de cirurgias não cardíacas; e suspender o prasugrel 7 dias antes de cirurgias não cardíacas.

Em caso de interrupção de DAPT antes do tempo mínimo ideal, cirurgias não cardíacas devem ser realizadas em centros com suporte multidisciplinar e retaguarda hemodinâmica.[10]

Deve-se realizar cirurgias de baixo risco de sangramento na vigência de DAPT se o intervalo decorrido desde a angioplastia for menor do que 3 meses.[10]

Hipertensão arterial sistêmica

Se a pressão arterial não está controlada e existe tempo hábil até o procedimento cirúrgico, a terapêutica deve ser otimizada para reduzir os níveis de pressão.

As medicações anti-hipertensivas, incluindo os inibidores da enzima de conversão da angiotensina, devem ser mantidas no pré-operatório, inclusive no dia da operação.

O reinício da terapêutica anti-hipertensiva no pós-operatório, de preferência a que o paciente utilizava antes da cirurgia, deve ser realizado o mais rápido possível.

A otimização da volemia deve ser realizada durante todo o perioperatório.[1]

Insuficiência cardíaca

Cirurgias eletivas em pacientes com insuficiência cardíaca descompensada (classe funcional III/IV, segundo a New York Heart Association) devem ser postergadas até a compensação clínica do paciente.

Cirurgias eletivas em pacientes com insuficiência cardíaca de início recente, cujo tratamento ainda não foi otimizado, devem ser postergadas por no mínimo 3 meses, para permitir o uso das medicações em doses adequadas.

Todas as medicações de uso crônico devem ser mantidas no período perioperatório e reintroduzidas o mais precocemente possível no pós-operatório. Na impossibilidade de administração de medicação por via oral, deve-se considerar a administração por sonda nasoenteral ou via venosa.

O uso de betabloqueador deve ser mantido no perioperatório.[1]

Valvopatias

Deve-se realizar ecocardiograma em pacientes sabidamente portadores ou com suspeita de alteração anatômica valvar moderada/importante e que serão submetidos a cirurgia de risco intermediário ou alto, sem avaliação no último ano ou que apresentaram piora clínica.

Pacientes portadores de valvopatia com indicação de tratamento intervencionista valvar devem, prioritariamente, ser submetidos a tratamento cardíaco e, posteriormente, à cirurgia não cardíaca proposta.

Pacientes com estenose aórtica importante, assintomática, em programação de operações não cardíacas eletivas de risco intermediário e alto devem ser submetidos ao tratamento intervencionista da valvopatia antes da operação não cardíaca.

Pacientes com valvopatia regurgitante importante assintomática podem ser submetidos a cirurgia não cardíaca eletiva.[1]

Arritmias cardíacas

Pacientes com fibrilação atrial com resposta ventricular > 120 bpm devem ter a operação não cardíaca eletiva postergada até o controle da frequência cardíaca.

Deve-se manter as medicações antiarrítmicas que o paciente usa, além de realizar a correção pré-operatória de fatores desencadeantes, como distúrbios eletrolíticos e hipoxemia.[1]

Marca-passo temporário

Está indicado implante de marca-passo temporário quando programada anestesia geral em procedimentos de urgência ou emergência em pacientes com indicação de marca-passo definitivo.[1]

Dispositivos cardíacos eletrônicos implantáveis

Deve-se estabelecer se o paciente é portador de marca-passo unicameral ou bicameral, ressincronizador, desfibrilador ou múltiplas próteses, utilizando a história clínica, o exame físico, a avaliação de cicatrizes, o registro eletrocardiográfico, a radiografia de tórax ou abdome e as avaliações anteriores em clínicas especializadas.

Também se deve avaliar se existe o risco de interferência eletromagnética durante o procedimento diagnóstico e/ou cirúrgico planejado.

Pacientes portadores de cardioversores desfibriladores implantáveis devem ser monitorizados com eletrocardiograma contínuo durante todo o tempo no qual a função antitaquicardia estiver desligada.

Deve-se ainda determinar a função/bateria do aparelho com uma avaliação do especialista para ajustar a programação; na ausência do especialista, pelo menos avaliar se existe espícula de marca-passo efetiva (que gera comando) no eletrocardiograma e consultar o fabricante da prótese sobre as recomendações adicionais.

O equipamento para estimulação cardíaca artificial temporária e desfibrilação deve estar presente em sala e em condições de uso imediato.

Todos os pacientes devem ser monitorados por eletrocardiograma contínuo e pletismografia (ou ausculta, palpação do pulso ou ultrassom), independentemente do tipo de anestesia. A frequência cardíaca e o ritmo cardíaco devem ser monitorados continuamente no período pós-operatório imediato.

Caso as funções do aparelho tenham sido alteradas por ocasião do procedimento cirúrgico, a condição normal deve ser restabelecida assim que for possível, por meio de sua reprogramação.

As medicações antiarrítmicas devem ser reintroduzidas o mais brevemente possível.

Para eletrocautério, cardioversão ou desfibrilação de emergência ou radioterapia, litotripsia ou ressonância magnética, existem indicações específicas a serem consultadas antes do procedimento.[1]

Mensagens principais

- A avaliação cardiovascular pré-operatória é essencial para identificar e gerenciar pacientes de alto risco cirúrgico.
- A urgência do procedimento influencia na indicação de investigação adicional com a realização de exames complementares.
- Em casos de operações eletivas, o primeiro passo é a verificação das condições clínicas basais do paciente. Existem condições em que o risco espontâneo de complicações é muito alto, independentemente do procedimento cirúrgico a ser adotado. Assim, a identificação desse cenário é fundamental, pois a estabilização dessas condições deve ter prioridade em relação à operação eletiva, que deve, sempre que possível, ser adiada, sendo reconsiderada somente após a compensação clínica.
- Os exames complementares, como ECG, ECO, teste ergométrico, cintilografia de perfusão miocárdica, Holter 24h, angiotomografia de coronárias e cateterismo cardíaco, desempenham um papel fundamental nesse processo, ajudando a estratificar o risco do paciente e, em casos selecionados, guiando condutas no perioperatório.
- É fundamental seguir as diretrizes estabelecidas pela Sociedade Brasileira de Cardiologia, pela American Heart Association e pela European Society of Cardiology para a avaliação e a estratificação de risco cardiovascular pré-operatório. O conhecimento e a utilização adequada desses exames e intervenções específicas em caso de condições cardíacas preexistentes podem ajudar a otimizar os resultados perioperatórios e reduzir as complicações cardiovasculares em pacientes de alto risco cirúrgico.

Referências bibliográficas

1. Gualandro DM, Yu PC, Caramelli B, Marques AC, Calderaro D, Fornari LS et al. 3ª Diretriz de avaliação cardiovascular perioperatória da Sociedade Brasileira de Cardiologia. Arq Bras Cardiol. Jan 2017;109(3 suppl 1):1-104. Disponível em: https://abccardiol.org/wp-content/uploads/articles_xml/0066-782X-abc-109-03-s1-0001/0066-782X-abc-109-03-s1-0001-pt.x88402.pdf.
2. Halvorsen S, Mehilli J, Cassese S, Hall TS, Abdelhamid M, Barbato E et al. 2022 ESC Guidelines on cardiovascular assessment and management of patients undergoing non-cardiac surgery: developed by the Task Force for Cardiovascular Assessment and Management of Patients Undergoing Non-Cardiac Surgery of the European Society of Cardiology (ESC) endorsed by the European Society of Anaesthesiology and Intensive Care (ESAIC). European Heart Journal. 2022;43(39):3826-924. Disponível em: https://doi.org/10.1093/eurheartj/ehac270.
3. Gencer B, Gale CP, Aktaa S, Halvorsen S, Beska B, Abdelhamid M et al. European Society of Cardiology Quality indicators for the cardiovascular pre-operative assessment and management of patients considered for non-cardiac surgery. Developed in collaboration with the European Society of Anaesthesiology and Intensive Care. Eur Heart J Qual Care Clin Outcomes. 2023 Jun 21;9(4):331-41. doi: 10.1093/ehjqcco/qcac057. PMID: 36069905. Disponível em: https://www.ncbi.nlm.nih.gov/pubmed/36069905.
4. Fleisher LA, Fleischmann KE, Auerbach AD, Barnason SA, Beckman JA, Bozkurt B et al. 2014 ACC/AHA Guideline on perioperative cardiovascular evaluation and management of patients undergoing noncardiac surgery: executive summary: a report of the American College of Cardiology/American Heart Association Task Force on Practice Guidelines. Developed in collaboration with the American College of Surgeons, American Society of Anesthesiologists, American Society of Echocardiography, American Society of Nuclear Cardiology, Heart Rhythm Society, Society for Cardiovascular Angiography and Interventions, Society of Cardiovascular Anesthesiologists, and Society of Vascular Medicine endorsed by the Society of Hospital Medicine. J Nucl Cardiol. 2015 Feb;22(1):162-215. doi: 10.1007/s12350-014-0025-z. PMID: 25523415. Disponível em: https://www.ncbi.nlm.nih.gov/pubmed/25523415.

5. Chaudhry W, Cohen MC. Cardiac screening in the noncardiac surgery patient. Surg Clin North Am. 2017 Aug;97(4):717-32. doi: 10.1016/j.suc.2017.03.010. PMID: 28728711. Disponível em: https://www.ncbi.nlm.nih.gov/pubmed/28728711.
6. Gualandro DM, Yu PC, Calderaro D, Marques AC, Pinho C, Caramelli B et al. II Guidelines for perioperative evaluation of the Brazilian Society of Cardiology. Arq Bras Cardiol. 2011;96(3 Suppl 1):1-68. English, Portuguese. PMID: 21655875. Disponível em: https://pubmed.ncbi.nlm.nih.gov/21655875/.
7. National Guideline Centre (UK). Preoperative tests (update): routine preoperative tests for elective surgery. London: National Institute for Health and Care Excellence (NICE); 2016 Apr. PMID: 27077168. Disponível em: https://pubmed.ncbi.nlm.nih.gov/27077168/.
8. De Hert S, Staender S, Fritsch G, Hinkelbein J, Afshari A, Bettelli G et al. Pre-operative evaluation of adults undergoing elective noncardiac surgery: updated guideline from the European Society of Anaesthesiology. Eur J Anaesthesiol. 2018 Jun;35(6):407-65. doi: 10.1097/EJA.0000000000000817. PMID: 29708905. Disponível em: https://pubmed.ncbi.nlm.nih.gov/29708905/.
9. Levine GN, Bates ER, Bittl JA, Brindis RG, Fihn SD, Fleisher LA et al. 2016 ACC/AHA Guideline focused update on duration of dual antiplatelet therapy in patients with coronary artery disease: a report of the American College of Cardiology/American Heart Association Task Force on Clinical Practice Guidelines: an update of the 2011 ACCF/AHA/SCAI Guideline for percutaneous coronary intervention, 2011 ACCF/AHA Guideline for coronary artery bypass graft surgery, 2012 ACC/AHA/ACP/AATS/PCNA/SCAI/STS Guideline for the diagnosis and management of patients with stable ischemic heart disease, 2013 ACCF/AHA Guideline for the management of ST-elevation myocardial infarction, 2014 AHA/ACC Guideline for the management of patients with non-ST-elevation acute coronary syndromes, and 2014 ACC/AHA Guideline on perioperative cardiovascular evaluation and management of patients undergoing noncardiac surgery. Circulation. 2016 Sep 6;134(10):e123-55. doi: 10.1161/CIR.0000000000000404. Epub 2016 Mar 29. Erratum in: Circulation. 2016 Sep 6;134(10):e192-4. PMID: 27026020. Disponível em: https://pubmed.ncbi.nlm.nih.gov/27026020/.
10. Calderaro D, Bichuette LD, Maciel PC, Cardozo FAM, Ribeiro HB, Gualandro DM et al. Atualização da Diretriz de avaliação cardiovascular perioperatória da Sociedade Brasileira de Cardiologia: foco em manejo dos pacientes com intervenção coronária percutânea 2022. Arq Bras Cardiol. Fev 2022;118(2):536-47. Disponível em: https://abccardiol.org/wp-content/plugins/xml-to-html/include/lens/index.php?xml=0066-782X-abc-118-02-0536.xml&lang=pt-br.
11. Active Caldic. Benefícios dos exercícios físicos na saúde cardiovascular e na vitalidade masculina. 28 nov 2022. Disponível em: https://activepharmaceutica.com.br/blog/beneficios-dos-exercicios-fisicos-na-saude-cardiovascular-e-na-vitalidade-masculina.

10 Avaliação de Risco Pulmonar Perioperatório

Matheus Luan Queiroz Alves da Cunha
Guilherme de Oliveira Dahia
José Leônidas Alves Junior
Armindo Jreige Júnior

Introdução

As complicações pulmonares pós-operatórias agregam importante morbidade e mortalidade ao paciente cirúrgico. Sua incidência é variável na literatura, considerando-se os fatores de risco associados ao paciente e ao procedimento realizado, porém causam grande impacto e geram grande ônus financeiro (tempo de estadia em leito de UTI e prolongamento no tempo de internação).[1]

Define-se complicação pulmonar pós-operatória como anormalidade pulmonar que produza doença ou disfunção identificável com relevância clínica e que afete a evolução clínica do paciente. Citam-se como principais exemplos: atelectasia, infecção (bronquite ou pneumonia), insuficiência respiratória (ventilação mecânica por > 48 horas após cirurgia ou necessidade de reintubação inexplicada), hipoxemia e exacerbação de asma ou doença pulmonar obstrutiva crônica (DPOC).

A avaliação de risco pulmonar perioperatório, abordada neste capítulo, é essencial para que, compreendendo-se a fisiopatologia das complicações pós-operatórias, seja possível estratificar o risco e diminuir a morbimortalidade relacionada às intercorrências pulmonares.

Fisiopatologia

Grande parte das complicações pós-operatórias pulmonares se relaciona a alterações na fisiologia pulmonar do indivíduo submetido a um estresse cirúrgico. Uma das grandes alterações fisiológicas pulmonares que acontecem nesse período é a redução nos volumes pulmonares funcionais. Isso decorre de uma redução na capacidade vital (CV) (em torno de 50% a 60%, podendo perdurar por até 1 semana após a cirurgia) e por uma redução na capacidade residual funcional (CRF), que pode chegar a até 30%.[2]

A disfunção diafragmática e a dor no pós-operatório, além de contribuírem para redução da CV e da CRF, inibem a tosse e geram acúmulo de secreções nas vias aéreas, comprometendo ainda mais a ventilação adequada e predispondo o paciente a atelectasia.[2]

As atelectasias, mesmo as microatelectasias (decorrentes do fechamento alveolar intermitente que ocorre com a redução da CRF), contribuem para estados de *shunt* (áreas perfundidas, porém não ventiladas), que podem gerar estados hipoxêmicos no período pós-operatório.[2] Ressaltam-se ainda os efeitos residuais das medicações anestésicas e sedativas, que contribuem para a redução do drive respiratório e a fraqueza diafragmática. Essas alterações são mais proeminentes nas cirurgias realizadas no tórax e no andar superior do abdome e não costumam ser observadas em cirurgias de extremidades.[3]

Fatores de risco

Os fatores de risco para complicações pulmonares no período pós-operatório se dividem em relacionados ao paciente e ao procedimento realizado.

Fatores de risco relacionados ao paciente

A anamnese detalhada em consulta pré-cirúrgica é essencial para a identificação de fatores de risco associados ao paciente, como os relacionados nos tópicos a seguir.

Idade > 50 anos

Independentemente de comorbidades, idade avançada se relaciona a maior risco de complicações pulmonares no pós-operatório. Diferencia-se do risco cardíaco associado ao pós--operatório, no qual a idade não contribui como fator relevante após ajuste de confundidores.[6]

Doença pulmonar obstrutiva crônica

A DPOC é considerada um dos principais fatores de risco independentes para o aumento de complicações pulmonares no pós-operatório. A análise do National Surgical Quality Improvement Program (NSQIP – base de dados observacionais americana) mostrou que a DPOC é fator de risco independente para pneumonia pós-operatória (OR 1,71, 95% CI 1,59 a 1,83), reintubação (OR 1,54, 95% CI 1,42 a 1,66) e falha de desmame da ventilação mecânica (OR 1,45, 95% CI 1,35 a 1,56).[5]

Asma

Atualmente, os pacientes com quadro de asma controlada de longa duração não apresentam maior risco de complicações pulmonares, de acordo com as diretrizes mais recentes do manejo pré-operatório pulmonar. O controle da asma baseia-se na ausência de crises e de sintomas, sendo fundamental a manutenção das medicações para asma no período perioperatório.[6]

Insuficiência cardíaca congestiva

Os pacientes com insuficiência cardíaca apresentam risco maior de complicações pulmonares no pós-operatório comparados aos pacientes com DPOC. Dados retirados da revisão sistemática que embasou a diretriz do American College of Physicians de manejo perioperatório pulmonar mostram a comparação na incidência de pneumonia pós-operatória nos pacientes com insuficiência cardíaca – 2,93 (95% CI 1,02 a 8,43) e pacientes com DPOC – 2,36 (95% CI 1,9 a 2,93).[4]

Tabagismo atual

O tabagismo atual contribui para o aumento de risco de complicações no pós-operatório, principalmente pneumonia. Recomenda-se a cessação do tabagismo por no mínimo 4 semanas antes de procedimentos cirúrgicos de risco; períodos mais longos de cessação reduzem ainda mais o risco pulmonar, no entanto, mesmo em cirurgias que devem acontecer em menos de 4 semanas, a cessação do tabagismo deve ser estimulada.[4]

Outros fatores de risco relacionados ao paciente podem contribuir para o aumento de complicações pulmonares no pós-operatório como: hipertensão pulmonar; saturação baixa de oxigênio; albumina < 3,5 g/L; classificação de ASA > 2; e apneia obstrutiva do sono.[4]

Fatores de risco relacionados ao procedimento

Além dos fatores de risco relacionados ao paciente, é importante a avaliação quanto a fatores de risco relacionados ao procedimento realizado. Os principais fatores de risco nesse contexto são o sítio cirúrgico, a duração da cirurgia (duração acima de 3 horas é relacionada a maior risco de complicações pós-operatórias pulmonares, principalmente quadros infecciosos), o tipo de anestesia utilizada (principalmente em caso de uso de bloqueadores neuromusculares) e o contexto cirúrgico (cirurgias de emergência aumentam o risco).

O sítio cirúrgico é a variável relacionada ao procedimento com maior risco independente de complicações pulmonares no pós-operatório. Essa relação se justifica em parte pelo efeito do estresse cirúrgico na musculatura respiratória. Assim, a incidência de complicações pulmonares no pós-operatório apresenta relação inversamente proporcional à distância entre a incisão cirúrgica e o diafragma. As cirurgias na região superior do abdome e na região intratorácica são as que implicam maior risco pulmonar. De maneira inversa, as cirurgias de extremidade não costumam elevar o risco pulmonar no pós-operatório.[6]

Quanto à anestesia, considera-se plausível considerar um aumento de risco pulmonar pós-operatório em cirurgias que utilizam anestesia geral, tendo em vista a necessidade de ventilação mecânica e o maior efeito depressor no sistema respiratório; entretanto, ainda há divergências na literatura quanto a essa relação. As evidências apontam para um maior risco de complicações pulmonares, como pneumonia e tempo de ventilação mecânica, nas cirurgias com necessidade de uso de bloqueadores neuromusculares, já que essas medicações provocam efeitos deletérios na fisiologia respiratória (disfunção diafragmática, redução no *clearance* mucociliar e hipoventilação).[7]

Avaliação de risco

Anamnese e exame físico

O pilar da avaliação pré-operatória envolve anamnese e exame físico detalhados.

Na anamnese, deve-se buscar pistas que indiquem uma doença pulmonar estabelecida (tosse crônica, dispneia, intolerância ao exercício). Recomenda-se a realização sistemática de escores clínicos preditores de apneia obstrutiva do sono em pacientes que serão submetidos a cirurgias de grande porte, sendo o escore mais utilizado o questionário STOP-Bang.

O exame físico entra como parte fundamental da avaliação pré-operatória e tem como objetivo a identificação de alterações que possam sugerir doença pulmonar subjacente (alterações na ausculta respiratória, como sibilos, estertores e roncos), além de alterações em sinais vitais (aumento na frequência respiratória a redução nos valores de oximetria de pulso).[8]

Radiografia de tórax

Não é recomendada a realização sistemática da radiografia de tórax no pré-operatório, pois adiciona pouca informação prognóstica no risco pulmonar quando comparada a uma avaliação clínica bem conduzida.[9]

O objetivo principal da radiografia de tórax nesse contexto é auxiliar no diagnóstico e no manejo de doenças pulmonares não diagnosticadas ou exacerbadas. Desse modo, recomenda-se a realização do exame no mínimo 2 semanas antes da realização do procedimento, e sua indicação se restringe a pacientes com alterações já identificadas e não esclarecidas na avaliação clínica realizada na consulta pré-anestésica.

Provas de função pulmonar

A maioria dos pacientes não necessita da realização de provas de função pulmonar antes de procedimentos cirúrgicos. As indicações englobam doença pulmonar estabelecida não controlada (DPOC, doença intersticial pulmonar) e presença de fatores de risco para pneumopatias, como dispneia progressiva não explicada, intolerância ao exercício e tabagismo ativo acima de 20 anos-maço.[10]

Recomenda-se a realização de provas de função pulmonar em todos os pacientes com proposta de cirurgia de ressecção pulmonar, já que nessa ocasião o exame se torna fundamental na estimativa de reserva funcional pulmonar e no planejamento cirúrgico.[10]

O exame mais utilizado nos pacientes de risco é a espirometria simples (com análise de difusão em pacientes com suspeita de doença pulmonar intersticial), e a presença de alteração aumenta o risco cirúrgico de complicações pulmonares, sendo indicada avaliação especializada.

Análise de oxigenação e hipercapnia

A análise de saturação de oxigênio periférica (sendo a mais utilizada a avaliação de oximetria de pulso) pode contribuir para a estratificação de risco pulmonar, principalmente em casos de cirurgia proposta de alto risco. Apesar disso, a análise gasométrica de oxigenação e hipercapnia é raramente necessária. Sugere-se a realização de gasometria arterial em caso de saturação de oxigênio periférica abaixo de 93%, anormalidades no bicarbonato sérico venoso e alterações na espirometria, como o VEF1 abaixo de 1 litro, objetivando melhor abordagem diagnóstica e terapêutica.[11]

Testes de exercício

O teste cardiopulmonar de exercício (TCPE) tem como indicação principal a avaliação da capacidade funcional e volumes pulmonares de pacientes com alterações em provas de função pulmonar e que serão submetidos a cirurgia de ressecção pulmonar. Se o TCPE estiver indisponível, alternativas baratas são o teste de caminhada de 6 minutos, o *shuttle test* e o teste da escada.[10]

Estimando o risco pulmonar pré-operatório

A estimativa de risco pulmonar pré-operatório utiliza as variáveis clínicas e de exames complementares para a estratificação de pacientes quanto à estimativa de incidência e gravidade de complicações pós-cirúrgicas pulmonares, tendo como base a fisiopatologia e os fatores de risco já discutidos. Essa avaliação é imperativa e deve ser realizada em todos os pacientes. Pacientes identificados como de alto risco devem ter um planejamento cirúrgico detalhado, além de retaguarda em leito de UTI no pós-operatório.

Alguns escores de risco foram criados na tentativa de padronização e objetivação do risco pulmonar pré-operatório. Dentre inúmeros escores, destacam-se quatro, que avaliam diferentes complicações pulmonares:

1. **Escore ARISCAT:** avalia a incidência global de complicações pulmonares nos diversos estratos de gravidade;[12]
2. **Índice de falência respiratória de Arozullah:** avalia a insuficiência respiratória no pós-operatório (definida como necessidade de ventilação mecânica por mais de 48 horas);
3. **Calculadora Gupta de insuficiência respiratória:** avalia o risco de falha no desmame de ventilação mecânica ou necessidade de reintubação precoce após procedimentos cirúrgicos;
4. **Calculadora Gupta de pneumonia pós-operatória:** avalia o risco de complicações infecciosas pulmonares no pós-operatório.

Dentre os escores, o ARISCAT (Tabela 10.1), disponível em várias calculadoras *on-line*, destaca-se como o de maior aplicabilidade clínica e pode ser realizado à beira do leito.

Tabela 10.1 Escore ARISCAT.

Variável	Razão de chances ajustada (95% CI)	Escore de risco
Idade (anos)		
≤ 50	1	0
51 a 80	1,4 (0,6 a 3,3)	3
> 80	5,1 (1,9 a 13,3)	16
Saturação de oxigênio na avaliação pré-operatória		
≥ 96%	1	0
91% a 95%	2,2 (1,2 a 4,2)	8
≤ 90%	10,7 (4,1 a 28,1)	24
Infecção respiratória no último mês	5,5 (2,6 a 11,5)	17
Anemia no pré-operatório (hemoglobina < 10 g/dL)	3 (1,4 a 6,5)	11
Incisão cirúrgica		
Abdominal superior	4,4 (2,3 a 8,5)	15
Intratorácica	11,4 (1,9 a 26)	24
Duração da cirurgia		
≤ 2 horas	1	0
2 a 3 horas	4,9 (2,4 a 10,1)	16
> 3 horas	9,7 (2,4 a 19,9)	23
Cirurgia em contexto de emergência	2,2 (1 a 4,5)	8
Risco	**Pontuação**	**Incidência de complicações**
Baixo	< 26 pontos	1,6%
Intermediário	26 a 44 pontos	13,3%
Alto	≥ 45 pontos	42,1%

Fonte: Adaptada de Canet et al., 2010.[12]

Estratégias para redução de risco pulmonar

Diante do impacto das complicações pulmonares no prognóstico do paciente cirúrgico, é fundamental que estratégias para reduzir risco sejam adotadas. Todos os momentos demandam atenção: o pré-operatório, o intraoperatório e o pós-operatório.

Estratégias pré-operatórias

As principais estratégias que podem beneficiar o paciente são: cessação do tabagismo; otimização de doença pulmonar crônica; bons cuidados com a higiene oral; e educação do paciente.

Cessação do tabagismo

O momento pré-operatório deve ser aproveitado pelo médico para abordar a necessidade de cessação do tabagismo, hábito considerado fator de risco para complicações. A cessação está relacionada ainda a melhor cicatrização da ferida operatória e a recuperação pulmonar pós-operatória.[13]

Doença pulmonar crônica

A DPOC é um dos principais fatores de risco pré-operatórios para complicações pulmonares.[5] O ideal é otimizar o tratamento antes da intervenção cirúrgica, e esse tratamento não deve diferir do de um paciente que não tenha cirurgia programada. Em caso de exacerbação, cirurgias eletivas devem ser postergadas até o restabelecimento da condição basal do paciente.

A influência da asma no risco cirúrgico está totalmente relacionada ao seu grau de controle. Diante disso, o pilar da avaliação pré-operatória desses pacientes é avaliar o grau de controle da asma e adequar a terapia em caso de asma parcialmente controlada ou não controlada. Para cirurgias eletivas, a recomendação é que o paciente não apresente sibilos e que tenha um pico de fluxo expiratório maior que 80% do predito ou do maior valor apresentado por ele. No caso de necessidade de intubação orotraqueal, há recomendação de administrar broncodilatador de curta ação 30 minutos antes da intubação; e, em caso de procedimentos longos, podem ser usados durante o ato cirúrgico.

Covid-19

Pacientes infectados pela Covid-19 têm potencialmente um aumento expressivo na incidência de complicações pulmonares e em mortalidade. As abordagens eletivas devem ser postergadas; há um trabalho realizado em 2021 que sugere persistência do risco aumentado até por 7 semanas após a infecção.[14]

Higiene oral

Os cuidados com a higiene oral devem ser estimulados e, no cenário pré-operatório, podem reduzir a colonização de bactérias da cavidade oral, com benefício em redução de complicações em alguns cenários. A lavagem da boca com clorexidina antes de cirurgia cardíaca está relacionada a menor incidência de pneumonia no pós-operatório.[15]

Condicionamento pulmonar

Exercícios aeróbicos, exercícios de respiração e treinamento de musculatura inspiratória podem potencialmente reduzir complicações em cirurgias cardíacas, pulmonares e abdominais. Há evidências sugerindo que pacientes com risco moderado a alto de complicações pulmonares devem participar de um programa de condicionamento; no entanto, ainda não há uma estratégia bem definida para esse condicionamento.[16]

Estratégias no intraoperatório

Tipo de anestesia, uso dos bloqueadores neuromusculares, tipo de procedimento e duração da cirurgia têm forte influência no desfecho pulmonar dos pacientes.

Técnica anestésica

Nos casos em que tanto a anestesia geral quanto a raquianestesia ou a anestesia epidural são apropriadas para o procedimento, é preferível a adoção da raquianestesia/anestesia epidural na tentativa de redução de complicações pulmonares. Nos pacientes submetidos a anestesia geral, deve-se considerar o uso concomitante da anestesia epidural. Para cirurgias em extremidades, como as ortopédicas, o uso de bloqueio regional também pode reduzir a incidência de complicações pulmonares.[17]

Reversão do bloqueio neuromuscular

Deve ser priorizado o uso de reversão do bloqueio neuromuscular (BNM) não despolarizante de ação mais curta (cisatracúrio e rocurônio). A reversão completa do bloqueio no fim da cirurgia é recomendada.[18]

Duração da cirurgia

Procedimentos com anestesia geral e duração maior que 3 horas têm maior risco de complicações pulmonares. Portanto, em pacientes com maior risco de complicações, é aconselhável a realização de procedimentos mais curtos, quando possível.[19]

Tipo de cirurgia

Cirurgias no andar superior do abdome, reparo de aneurisma aórtico, toracotomia aberta e cirurgias de cabeça e pescoço são as principais entre as associadas às complicações pulmonares. No paciente de alto risco, devem ser discutidas possibilidades de abordagens com menor risco.

Ventilação protetora

O uso de ventilação protetora no intraoperatório deve ser considerado, principalmente nos pacientes obesos.

Cateter de artéria pulmonar

O uso do cateter de artéria pulmonar não deve ser rotineiro nos pacientes de alto risco de complicações. Contudo, em populações específicas, com doenças cardiopulmonares de manejo desafiador (como *shunts* esquerda-direita, valvopatia grave e hipertensão pulmonar), pode ser uma estratégia útil no intraoperatório.

Estratégias pós-operatórias

Ventilação não invasiva

O uso rotineiro de ventilação não invasiva (VNI) no pós-operatório não está associado à redução de complicações pulmonares.[20] Pode ser uma estratégia útil nos pacientes que evoluem com insuficiência respiratória no pós-operatório para reduzir taxas de reintubação. Pacientes com diagnóstico de síndrome da apneia e hipopneia do sono (SAHOS) devem continuar usando CPAP no pré-operatório e de maneira precoce no pós-operatório (dependendo da cirurgia realizada).

Expansão pulmonar

Algumas manobras no pós-operatório podem auxiliar na expansão pulmonar; entre elas, a respiração profunda e a espirometria de incentivo são técnicas que podem ser empregadas no paciente de alto risco.

Mobilização precoce

A mobilização precoce pode reduzir as complicações pulmonares. A possibilidade de inspiração mais profunda e o consequente aumento dos volumes pulmonares podem beneficiar o paciente.

Gerenciamento de fluidos direcionado por metas

O uso racional de fluidos no perioperatório pode auxiliar na redução de complicações pulmonares. O gerenciamento direcionado por metas é uma estratégia que utiliza monitorização de parâmetros hemodinâmicos para guiar o uso de fluidos.

Controle da dor

O controle adequado da dor no pós-operatório possibilita ao paciente deambulação mais precoce e também realização de inspirações mais profundas. Isso é particularmente importante nas cirurgias torácicas e de abdome superior. O uso de analgesia epidural e bloqueio de intercostais podem ser considerados em pacientes de alto risco.

Uso de sonda nasogástrica

O uso rotineiro de sondagem nasogástrica após cirurgia abdominal está associado a maior ocorrência de complicações pulmonares. Seu uso deve ser reservado aos pacientes que evoluem com necessidade de descompressão abdominal.

Mensagens principais

- As complicações pulmonares têm importante impacto no perioperatório. São elas: atelectasia, infecção (bronquite ou pneumonia), insuficiência respiratória (ventilação mecânica por > 48 horas após cirurgia ou necessidade de reintubação inexplicada), hipoxemia e exacerbação de asma ou DPOC.
- Os fatores de risco de ocorrência dessas complicações estão relacionados ao paciente (idade, presença de doença pulmonar prévia, insuficiência cardíaca e tabagismo) ou ao procedimento (duração, local da cirurgia, tipo de anestesia e cenário de urgência).

- Os pilares da avaliação de risco são uma boa anamnese e um bom exame físico, que podem ser complementados em casos específicos com radiografia de tórax, prova de função pulmonar, avaliação de oxigenação e hipercapnia, além de testes cardiopulmonares de exercício. A partir dessa avaliação, é possível estratificar o paciente com escores de risco.
- Estratégias para reduzir o risco de complicações (Quadro 10.1) devem ser implementadas com base no risco do paciente. No pré-operatório, é fundamental aconselhar a cessação do tabagismo, otimizar o controle de doença pulmonar preexistente, reforçar os cuidados com a higiene oral e adotar medidas de condicionamento pulmonar.
- No intraoperatório, é importante discutir a realização de procedimentos mais curtos em pacientes de maior risco, priorizar técnicas anestésicas neuroaxiais ou periféricas se possível, garantir a reversão do bloqueio neuromuscular e considerar ventilação protetora, especialmente em pacientes obesos.
- No pós-operatório, as principais estratégias com impacto são um bom controle da dor, mobilização precoce e técnicas de expansão pulmonar. O uso rotineiro de sondagem nasogástrica para cirurgias abdominais deve ser desencorajado e a ventilação não invasiva pode ser útil principalmente nos pacientes que evoluem com insuficiência respiratória.

Quadro 10.1 Estratégias para reduzir o risco de complicações pulmonares no perioperatório.

Pré-operatório
▪ Cessação do tabagismo
▪ Otimização de doença pulmonar
▪ Cuidados com a higiene oral
▪ Condicionamento pulmonar
Intraoperatório
▪ Priorizar procedimentos mais curtos
▪ Procedimentos menos invasivos
▪ Dar preferência a bloqueios neuroaxiais *versus* anestesia geral
▪ Bloqueio regional, quando for opção
▪ Se asma/DPOC: broncodilatador de curta ação 30 minutos antes da intubação
▪ Ventilação protetora
▪ Reversão de bloqueio neuromuscular
Pós-operatório
▪ Exercícios de respiração profunda e espirometria de incentivo
▪ Ventilação não invasiva, se falência respiratória ou se SAHOS
▪ Considerar analgesia peridural
▪ Não utilizar sondagem nasogástrica rotineiramente para cirurgias abdominais
▪ Considerar gerenciamento de fluidos guiado por metas

Fonte: Elaborado pela autoria do capítulo.

Referências bibliográficas

1. Yang CK, Teng A, Lee DY, Rose K. Pulmonary complications after major abdominal surgery: National Surgical Quality Improvement Program analysis. J Surg Res. 2015 Oct;198(2):441-9.
2. Meyers JR, Lembeck L, O'Kane H, Baue AE. Changes in functional residual capacity of the lung after operation. Arch Surg. 1975 May;110(5):576-83.
3. Sugimachi K, Ueo H, Natsuda Y, Kai H, Inokuchi K, Zaitsu A. Cough dynamics in oesophageal cancer: prevention of postoperative pulmonary complications. Br J Surg. 1982 Dec;69(12):734-6.
4. Smetana GW, Lawrence VA, Cornell JE; American College of Physicians. Preoperative pulmonary risk stratification for noncardiothoracic surgery: systematic review for the American College of Physicians. Ann Intern Med. 2006 Apr 18;144(8):581-95.
5. Gupta H, Ramanan B, Gupta PK, Fang X, Polich A, Modrykamien A et al. Impact of COPD on postoperative outcomes: results from a national database. Chest. 2013 Jun;143(6):1599-606.
6. Brooks-Brunn JA. Predictors of postoperative pulmonary complications following abdominal surgery. Chest. 1997 Mar;111(3):564-71.
7. Rodgers A, Walker N, Schug S, McKee A, Kehlet H, van Zundert A et al. Reduction of postoperative mortality and morbidity with epidural or spinal anaesthesia: results from overview of randomised trials. BMJ. 2000 Dec 16;321(7275):1493.
8. Brooks-Brunn JA. Predictors of postoperative pulmonary complications following abdominal surgery. Chest. 1997 Mar;111(3):564-71.
9. García-Miguel FJ, Serrano-Aguilar PG, López-Bastida J. Preoperative assessment. Lancet. 2003 Nov 22;362(9397):1749-57.
10. Qaseem A, Snow V, Fitterman N, Hornbake ER, Lawrence VA, Smetana GW et al.; Clinical Efficacy Assessment Subcommittee of the American College of Physicians. Risk assessment for and strategies to reduce perioperative pulmonary complications for patients undergoing noncardiothoracic surgery: a guideline from the American College of Physicians. Ann Intern Med. 2006 Apr 18;144(8):575-80.
11. Tisi GM. Preoperative evaluation of pulmonary function: validity, indications, and benefits. Am Rev Respir Dis. 1979 Feb;119(2):293-310.
12. Canet J, Gallart L, Gomar C, Paluzie G, Vallès J, Castillo J et al.; ARISCAT Group. Prediction of postoperative pulmonary complications in a population-based surgical cohort. Anesthesiology. 2010 Dec;113(6):1338-50.
13. Mastracci TM, Carli F, Finley RJ, Muccio S, Warner DO. Effect of preoperative smoking cessation interventions on postoperative complications. J Am Coll Surg. 2011;212(6):1094.
14. CovidSurg Collaborative; GlobalSurg Collaborative. Timing of surgery following SARS-CoV-2 infection: an international prospective cohort study. Anaesthesia. 2021 Jun;76(6):748-58.
15. Bardia A, Blitz D, Dai F, Hersey D, Jinadasa S, Tickoo M et al. Preoperative chlorhexidine mouthwash to reduce pneumonia after cardiac surgery: a systematic review and meta-analysis. J Thorac Cardiovasc Surg. 2019 Oct;158(4):1094-100.
16. Valkenet K, van de Port IG, Dronkers JJ, de Vries WR, Lindeman E, Backx FJ. The effects of preoperative exercise therapy on postoperative outcome: a systematic review. Clin Rehabil. 2011 Feb;25(2):99-111.
17. Guay J, Choi P, Suresh S, Albert N, Kopp S, Pace NL. Neuraxial blockade for the prevention of postoperative mortality and major morbidity: an overview of Cochrane systematic reviews. Cochrane Database Syst Rev. 2014 Jan 25;2014(1):CD010108.
18. Murphy GS, Brull SJ. Residual neuromuscular block: lessons unlearned. Part I: definitions, incidence, and adverse physiologic effects of residual neuromuscular block. Anesth Analg. 2010 Jul;111(1):120-8.
19. Brooks-Brunn JA. Predictors of postoperative pulmonary complications following abdominal surgery. Chest. 1997 Mar;111(3):564-71.
20. Hui S, Fowler AJ, Cashmore RMJ, Fisher TJ, Schlautmann J, Body S et al. Routine postoperative noninvasive respiratory support and pneumonia after elective surgery: a systematic review and meta-analysis of randomised trials. Br J Anaesth. 2022 Feb;128(2):363-74.

11 Avaliação da Função Renal no Perioperatório

Felipe Guimarães Pascoal
Liliana de Meira Lins Kassar
Igor Smolentzov
Armindo Jreige Júnior

Definição de injúria renal aguda

A injúria renal é uma condição caracterizada por afetar tanto a estrutura quanto a função renal. É classificada com base no período de sua ocorrência, podendo ser aguda (IRA), com duração de até 7 dias, ou crônica, caso se mantenha por mais de 3 meses. Recentemente, tem-se proposto a inclusão da denominada doença renal aguda (DRA), na qual o dano estrutural e/ou funcional se estende por mais de 7 dias e até 3 meses.[1] Durante muito tempo, não havia consenso quanto ao diagnóstico e à classificação da IRA. Objetivamente, apenas em 2004 surgiu a classificação Risk, Injury, Failure, Loss, End-Stage Renal Disease Criteria (RIFLE), permitindo a ampliação do entendimento dessa entidade de simples perda de função a uma condição multifacetada e heterogênea. Mais tarde, a classificação de AKIN expandiu a caracterização de IRA para dar mais relevância a pequenos aumentos de creatinina (aumento de até 0,3 mg/dL em 48 horas) e, por fim, em 2012 surgiu a classificação KDIGO, propondo uma "única definição para prática, pesquisa e saúde pública", como disposto na Tabela 11.1.[1]

Tabela 11.1 KDIGO 2012 para classificação e estratificação de injúria renal aguda.

KDIGO	Creatinina	Débito urinário
Estágio 1	1,5 a 1,9 x a Cr basal em 7 dias ***ou*** > 0,3 mg/dL em 48 horas	< 0,5 mL/kg/h por mais de 6 horas
Estágio 2	2 a 2,9 x a Cr basal	< 0,5 mL/kg/h por mais de 12 horas
Estágio 3	> 3 x a Cr basal ***ou*** Cr > 4 mg/dL ***ou*** Início de terapia renal substitutiva ***ou*** Queda da TFG para < 35 mL/min/1,73 m^2 em pacientes < 18 anos	< 0,3 mL/kg/h por mais de 24 horas ***ou*** Anúria por mais de 12 horas

Cr: creatinina; TFG: taxa de filtração glomerular.

Fonte: Gumbert et al., 2020.[1]

Injúria renal aguda perioperatória

A injúria renal aguda (IRA) que sucede cirurgias está intimamente associada a desfechos negativos em longo prazo. Pacientes acometidos apresentam maior mortalidade, tempo de internação e progressão para doença renal crônica.[2]

No contexto perioperatório, define-se a IRA como condição cuja instalação se dá em até 7 dias após o procedimento cirúrgico.[2,3] Embora simples e prática, a monitorização dos níveis de creatinina e escórias nitrogenadas é um evento tardio no processo de instalação da IRA. Assim, mesmo elevações incipientes desses exames, que ainda não se encaixam nos critérios KDIGO, já implicam maior mortalidade, efeito amplamente visto tanto em cirurgias cardíacas quanto em não cardíacas.[3]

A creatinina é o marcador de injúria renal mais utilizado na prática clínica. Entretanto, apresenta limitações. Muitas vezes, além de a creatinina de base para classificar o grau da IRA estar indisponível, mudanças no *status* volêmico, com consequente hemodiluição (relacionada a frequente administração perioperatória de fluidos), e a baixa produção endógena de creatinina pós-cirurgia podem mascarar o diagnóstico de IRA e a consequente predição dos desfechos.[3,4]

Se a avaliação das escórias nitrogenadas e da creatinina é limitada, a monitorização do débito urinário também é repleta de controvérsias. Recentemente, uma coorte retrospectiva liderada por Inácio demonstrou que a oligúria intraoperatória não prediz IRA pós-operatória em cirurgias de maior porte.[5] Em contraponto, Mizota e Shiba conduziram estudos retrospectivos demonstrando o oposto em grandes cirurgias não cardíacas abdominais, atestando a complexidade da avaliação da injúria renal no perioperatório.[6,7]

No pós-operatório, principalmente de cirurgias de grande porte, muitas vezes a IRA se estabelece em um contexto de disfunção de múltiplos órgãos e desbalanço de fluidos. Associados à disfunção renal, encontram-se balanço hídrico positivo, sepse/choque séptico e ventilação mecânica invasiva, sendo estes últimos parâmetros os que denotam maior gravidade clínica.[8]

O próprio elevado porte cirúrgico e a ação de anestésicos podem resultar em adaptações fisiológicas no intraoperatório e no pós-operatório. Entretanto, a hipoperfusão sustentada abaixo da capacidade de autorregulação provoca a liberação de vasoconstritores endógenos, gerando vasoconstrição da arteríola aferente e reduzindo o fluxo sanguíneo renal, com consequente isquemia tubular e redução da taxa de filtração glomerular (Figura 11.1).

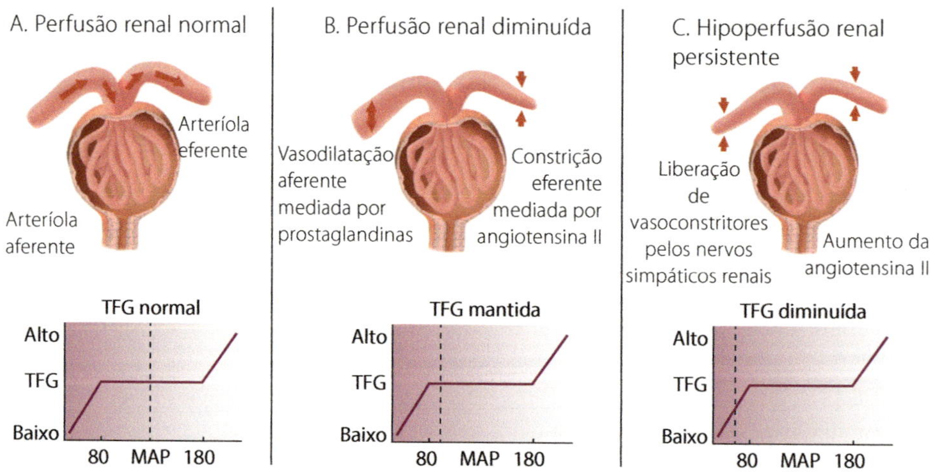

Figura 11.1 Filtração glomerular de acordo com o fluxo sanguíneo glomerular.
Fonte: Adaptada de Gumbert et al., 2020.[1]

Em face do contexto desafiador da avaliação perioperatória da IRA, cabe à equipe médica a interpretação holística dos dados apresentados em exame físico e laboratorial para guiar as condutas e antecipar os desfechos de cada paciente.

Epidemiologia da injúria renal aguda perioperatória

A IRA é um evento comum, cujo gasto anual chega a 1 bilhão de dólares em países desenvolvidos, resultando em 300 mil mortes e 300 mil casos anuais de doença renal crônica.[1] A mortalidade mensal por IRA em hospitais é expressiva, ultrapassando câncer de mama e de próstata, insuficiência cardíaca e diabetes combinados.[9]

Parte do impacto financeiro e logístico da injúria renal vem do contexto perioperatório, contabilizando 33% do total.[8] Nas unidades de terapia intensiva (UTI), cirurgias de grande porte são a segunda causa mais frequente de IRA,[9] o que ressalta a importância da vigilância da função renal no cuidado pós-operatório.

Sua ocorrência eleva em 26% o risco de morte em 5 anos de pacientes após cirurgia cardíaca.[1] Vale a pena destacar que cerca de 2 milhões de cirurgias desse tipo são realizadas todo ano e, após esse tipo de intervenção, 22% a 30% evoluem com complicação nefrológica, o que faz desse procedimento o de maior risco para ocorrência de injúria renal.[1,8]

Após as cirurgias cardíacas, as cirurgias torácicas são as de maior risco para ocorrência de IRA, seguidas das ortopédicas, vasculares, urológicas e otorrinolaringológicas.[1] Sua incidência no grupo de cirurgias não cardíacas varia de 6,1% a 22,4% e, quando ela chega a KDIGO III, 76% dos pacientes necessitam de diálise e 21% evoluem para óbito. De 20% a 70% das cirurgias vasculares são sucedidas por IRA de qualquer grau, sendo os procedimentos endovasculares os de menor risco, possivelmente por menor incidência de insultos hemodinâmicos.[3]

Em cirurgias do aparelho digestivo, o *bypass* gástrico predispõe a IRA em 9% dos casos e os transplantes hepáticos, por sua vez, em mais de 50%, com necessidade de diálise em 17%, configurando-se esse tipo de cirurgia um grande fator de risco intrínseco para a injúria renal.[3]

Independentemente do tipo de cirurgia, quando o pós-operatório é em UTI, mais da metade dos casos evoluem com IRA,[3] sendo de grande relevância a identificação de fatores predisponentes e critérios de estratificação de risco para guiar medidas preventivas e possibilitar o tratamento precoce, a fim de mitigar desfechos desfavoráveis.

Fisiopatologia e fatores de risco

A IRA, no contexto perioperatório, apresenta-se de maneira complexa, pois frequentemente é causada por um substrato multifatorial. Assim, diversos mecanismos fisiopatológicos estão envolvidos nessa síndrome clínica que, classicamente, é dividida em pré-renal, renal e pós-renal, podendo ocorrer uma combinação desses mecanismos. Além disso, os fatores que a desencadeiam são divididos entre fatores pré-operatórios, intraoperatórios e pós-operatórios.[3,9]

Fatores pré-operatórios

Os fatores pré-operatórios estão relacionados a características dos pacientes, como sexo masculino, obesidade, idade maior que 50 anos, disfunção renal prévia, albuminúria, hipertensão, diabetes, insuficiência cardíaca, doença pulmonar obstrutiva crônica, tabagismo, uso crônico de corticoide e outras comorbidades.[2-4]

Além disso, o contexto clínico em que o paciente está inserido também influencia na evolução da IRA, como sepse, insuficiência hepática e/ou cirurgias de emergência. O uso de medicamentos nefrotóxicos ou o de contraste endovenoso no pré-operatório podem ser também fatores de risco para o desenvolvimento de necrose tubular aguda e/ou nefrite intersticial aguda.[3]

Fatores intraoperatórios

Os fatores intraoperatórios envolvem características cirúrgicas e da técnica anestésica utilizada.

As cirurgias cardíacas e vasculares podem causar injúria renal por diversos fatores:[1,3]

- Fatores hemodinâmicos:
  - Danos causados pela circulação extracorpórea (CEC);
  - Redução do débito cardíaco;
  - Hipotensão com necessidade de uso de vasopressores;
  - Isquemia e reperfusão.
- Fatores mecânicos:
  - Embolia;
  - Obstrução arterial;
  - Congestão venosa;
  - Pressão de perfusão;
  - Hipertensão intra-abdominal.
- Fatores inflamatórios e imunológicos:
  - Resposta inflamatória sistêmica;
  - Estresse oxidativo;
  - Ativação de complemento;
  - Drogas e toxinas;
  - Contraste.
- Outros fatores:
  - Neuro-hormonal;
  - Toxicidade tubular;
  - Anemia hemolítica.

Tendo em vista a necessidade do uso da CEC em cirurgias cardíacas, o grupo CORONARY avaliou o risco de IRA em cirurgias de revascularização que utilizavam ou não essa técnica; e não encontrou diferença significativa no desenvolvimento de nova injúria renal com necessidade de diálise em 30 dias, mas sim uma diminuição substancial na incidência de injúria renal aguda. Entretanto, um estudo realizado na Alemanha (GOPCABE) não conseguiu correlacionar a realização de cirurgias sem CEC com redução do risco ou da gravidade da IRA. Nesse contexto, as evidências atuais não demonstram uma redução consistente no risco relativo de injúria renal aguda ou diálise com uma técnica de revascularização sem CEC. Dada a falta de evidências de suporte, a cirurgia de revascularização do miocárdio sem CEC não deve ser rotineiramente recomendada para todos os pacientes como modo de prevenção da IRA.[1]

Por sua vez, os procedimentos endovasculares podem desencadear microateroembolismo ou macroateroembolismo. Estudos observacionais demonstraram que a abordagem através da artéria radial pode resultar em menores taxas de IRA no pós-operatório quando comparada à abordagem da artéria femoral, por evitar o acesso à aorta descendente.[3]

Em cirurgias abdominais, o aumento da pressão intra-abdominal (> 15 mmHg) é um importante fator de risco para IRA, pois gera aumento da pressão venosa, com consequente aumento da pressão intrarrenal e redução da perfusão, gerando impacto na função glomerular e tubular. Assim, observa-se oligúria, que pode evoluir para anúria, com posterior aumento das escórias nitrogenadas.[3]

As técnicas anestésicas utilizadas também influenciam no risco de desenvolvimento da IRA. A hipotensão intraoperatória pode estar relacionada aos efeitos vasodilatadores ou venodilatadores da anestesia geral ou do bloqueio anestésico regional. Não há consenso de escolha de uma técnica como protetora ou que diminua o risco de hipotensão no intraoperatório.[3]

Fatores pós-operatórios

Estes incluem hipovolemia, redução do débito cardíaco, ventilação mecânica e exposição a potenciais medicamentos nefrotóxicos.[3]

Estratificação do risco

Predição do risco

Diversos modelos foram desenvolvidos para predizer o risco de IRA. Contudo, muitos deles utilizavam as definições antigas ou eram validados apenas em cirurgias específicas.[3]

Em 2019, o escore SPARK (risco pós-operatório simples de IRA) (Tabela 11.2) foi publicado por um grupo coreano como preditor de IRA para cirurgias não cardíacas. As cirurgias incluídas no estudo foram cirurgia geral, ortopédica, ginecológica, neurocirurgia e urologia. Foram excluídos pacientes que realizavam terapia renal substitutiva, pacientes com aumento da creatinina nas últimas 2 semanas ≥ 0,3 mg/dL ou ≥ 1,5 vezes. Utilizaram-se como parâmetros: idade, TFGe, sexo masculino, duração da cirurgia, cirurgia de emergência, diabetes *mellitus*, uso de iECA ou BRA, hipoalbuminemia, anemia e hipernatremia. É atribuída uma pontuação específica para cada item e, se esta for maior ou igual a 60, o paciente tem mais de 20% de chance de evoluir para IRA.[10]

Tabela 11.2a Escore do estudo SPARK para predição de IRA.

Fatores de risco pré-operatório	Pontuação
Idade (anos)	
< 40	0
≥ 40 e < 60	6
≥ 60 e < 80	9
≥ 80	13
TFGe (mL/min/1,73 m²)	
≥ 60	0
≥ 45 e < 60	8
≥ 30 e < 45	15
≥ 15 e < 30	22
Albuminúria no *dipstick* ≥ 1+	6
Sexo	
Feminino	0
Masculino	8
Duração esperada da cirurgia	Número de horas (x 5)
Cirurgia de emergência	7

(Continua)

Tabela 11.2a Escore do estudo SPARK para predição de IRA. (*Continuação*)

Fatores de risco pré-operatório	Pontuação
Diabetes *mellitus* Uso de IECA ou BRA	4 6
Hipoalbuminemia < 3,5 g/dL Anemia (Hb < 12 g/L para mulheres e < 13 para homens) Hiponatremia < 135 mEq/L	8 4 3

BRA: bloqueadores do receptor de angiotensina; Hb: hemoglobina; IECA: inibidores da enzima conversora de angiotensina; TFGe: taxa de filtração glomerular estimada.

Fonte: Adaptada de Park et al., 2019.[10]

Tabela 11.2b Escore do estudo SPARK para predição de IRA.

Classificação SPARK	Pontuação	IRA	IRA crítica
A	< 20	Pouco provável (< 2%)	Pouco provável (< 2%)
B	≥ 20 e < 40	Possível (> 2%)	Pouco provável (< 2%)
C	≥ 40 e < 60	Risco (≥ 10%)	Possível (≥ 2%)
D	≥ 60	Alto risco (≥ 20%)	Alto risco (≥ 10%)

Fonte: Adaptada de Park et al., 2019.[10]

Uso de biomarcadores para identificação e manejo da injúria renal aguda

Por causa da limitação do débito urinário e da creatinina sérica na identificação da IRA perioperatória, novos biomarcadores vêm sendo utilizados em estudos clínicos, principalmente aqueles que demarcam lesão tubular. Entretanto, ainda têm como fator limitante o custo para sua aplicabilidade.[3]

A lipocalina associada à gelatinase neutrofílica (NGAL) é um biomarcador ausente na urina e no plasma de indivíduos saudáveis. Observou-se, em estudos com cirurgia cardíaca, um aumento expressivo nos níveis urinários e séricos em pacientes que desenvolveram IRA. Entretanto, apresenta-se como limitação a sua elevação tanto em situações inflamatórias agudas, envolvendo tumores, doença cardiovascular, doença renal preexistente e diabetes *mellitus*, quanto nos pacientes com IRA.[3]

O inibidor de metaloproteinases 2 (TIMP-2) e o IGFBP-7 também demonstraram ser preditores independentes para IRA e acredita-se que a presença deles na urina seja um dos primeiros sinais de dano celular renal. Um imunoensaio medindo a concentração urinária de ambos (NephroCheck) foi criado e aprovado nos Estados Unidos e já vem sendo utilizado na prática clínica.[3]

O Dikkopf-3 urinário (DKK3), marcador de dano crônico tubular e fibrose renal, tem sido utilizado em estudos com pacientes submetidos a cirurgia cardíaca. Pacientes com relação DKK3/creatinina elevada apresentaram maior risco de IRA.[3]

A ascensão do NT-proBNP no pós-operatório teve correlação com IRA em todos os estágios; 34% desenvolveram IRA, sendo destes 3% KDIGO II e 1% KDIGO III.[3]

O teste de estresse de furosemida consiste na realização de 1 mg/kg do diurético ou 1,5 mg/kg para aqueles pacientes que já faziam seu uso crônico. Foi validado em 2013 para avaliar a evolução dos pacientes em injúria renal para IRA AKIN III e, posteriormente, KDIGO III. O valor de corte desse estudo foi um débito urinário inferior a 200 mL (100 mL/h), após 2 horas da realização do teste, com sensibilidade de 87,1% e especificidade de 84,1%.[11]

Estudo publicado no JASN em 2015 comparou a predição do teste de estresse de furosemida com o emprego de biomarcadores, identificando que os resultados de ambos foram equivalentes. Assim, apesar do crescente uso dos biomarcadores e da difícil aplicabilidade em razão de seu custo, dispõe-se de métodos mais baratos e amplamente disponíveis, que são bons preditores para o diagnóstico de IRA.[12]

Dessa maneira, atualmente, há diversas ferramentas para predição da IRA, como elevação da creatinina sérica, redução do débito urinário, escores diagnósticos, teste de estresse de furosemida e biomarcadores séricos e urinários, devendo estes ser aplicados e correlacionados em conjunto com a prática clínica. Todavia, ainda não se dispõe de um exame padrão-ouro para o diagnóstico dessa síndrome clínica.

Manejo da injúria renal aguda

Cuidados perioperatórios

Fatores de risco relacionados a IRA perioperatória devem ser identificados nos pacientes submetidos a procedimentos cirúrgicos.

Anamnese, exames laboratoriais e avaliação dos riscos do procedimento cirúrgico devem ser informados à equipe multidisciplinar para otimizar a técnica cirúrgica e programar o suporte pós-operatório.

Protocolos institucionais, com base nas recomendações do Kidney Disease Improving Global Outcomes (KDIGO), nas características individuais dos pacientes e na experiência prévia de possíveis complicações encontradas no serviço, devem ser utilizados e conhecidos pela equipe multidisciplinar em contato com o paciente. Pilares do plano terapêutico, como a manutenção do *status* volêmico, perfusão tecidual e prevenção de agentes nefrotóxicos, devem ser constantemente avaliados; e a causa da descompensação, rapidamente corrigida.[3]

Volemia

Uma análise individualizada e direcionada sobre a volemia deve ser realizada. Para pacientes hipovolêmicos e respondedores a fluidoterapia, soluções cristaloides balanceadas devem ser administradas.[13,14] Para os normovolêmicos ou hipervolêmicos, não respondedores a fluidoterapia, que cursam com hipotensão e má perfusão, vasopressores devem ser considerados e iniciados de maneira precoce.[15,16]

O uso de diuréticos só deve ser adotado para controle de hipervolemia ou de distúrbios hidroeletrolíticos. Até o presente momento, não existe evidência de seu uso como medida nefroprotetora.[4]

Hemodinâmica

A instabilidade hemodinâmica intraoperatória também pode influenciar na ocorrência de IRA pós-operatória. Mesmo períodos curtos de hipotensão intraoperatória podem aumentar a chance de IRA nessa fase.[17]

Estratégias individualizadas e direcionadas aos diferentes fenótipos de pacientes, buscando uma adequada perfusão tecidual sistêmica, diminuem as chances de IRA no pós-operatório.[18]

Nefrotoxicidade

Deve-se ter atenção quanto a medicações nefrotóxicas, com escolhas racionais em relação à analgesia pós-operatória, ponderando-se o risco de IRA ao usar medicações como anti--inflamatórios não esteroidais (AINES), evitando, ou diminuindo, o tempo de uso delas.

Acreditava-se que a suspensão de iECA ou BRA no período perioperatório reduziria o risco de hipotensão e, consequentemente, a IRA. Contudo, o grupo de estudo STARsurg demonstrou que a suspensão desses medicamentos não apresentou efeito protetor. Dessa maneira, em contexto de uso deles como cardioprotetores, a análise risco-benefício de sua suspensão deve ser individualizada para o paciente.[3] Uma vez suspensos, sua reintrodução deve ser feita de maneira segura e controlada, porém sem atrasos naqueles pacientes sem IRA, sinais de baixa perfusão ou distúrbios eletrolíticos, pois são medicações com efeitos benéficos renais e cardiovasculares em médio e longo prazo.

Controle glicêmico

O controle glicêmico deve ser considerado nesses pacientes. Importante evitar hiperglicemia e hipoglicemia, pois são preditores independentes de mortalidade e piores desfechos.[19] Os critérios KDIGO recomendam manter as concentrações de glicose no sangue entre 110 e 149 mg/dL em pacientes críticos.

Anemia

Um rígido controle transfusional deve ser seguido nos pacientes submetidos a procedimentos cirúrgicos. Transfusões trazem riscos, são caras e o fornecimento de sangue é limitado. Entretanto, a anemia pré-operatória é um preditor independente de morbidade e mortalidade no pós-operatório.

Está genericamente estabelecido que a transfusão sanguínea não é benéfica quando concentrações de hemoglobina são superiores a 10 g/dL, porém o é quando as concentrações de hemoglobina são inferiores a 6 g/dL ou em pacientes sintomáticos.[20]

Estudos observacionais envolvendo pacientes submetidos a cirurgias cardíacas e não cardíacas encontraram anemia pré-operatória e decréscimos de hemoglobina no pós-operatório imediato como fatores de risco para IRA.[20]

Em cirurgias cardíacas, algumas estratégias específicas, como controle da oferta de oxigênio, utilizando a transfusão sanguínea guiada por metas, durante a circulação extracorpórea, diminuíram a incidência de IRA nesses pacientes.

É aconselhável otimizar o nível de hemoglobina pré-operatória dos pacientes que serão submetidos a procedimentos cirúrgicos, investigando e tratando a causa da anemia, além de adotar medidas durante a cirurgia para reduzir a perda sanguínea e evitar transfusões desnecessárias de concentrados de hemácias.[20]

Terapia de suporte renal

Para pacientes que desenvolvem injúria renal aguda com hipervolemia e distúrbios hidroeletrolíticos refratários a medidas de suporte em um contexto de piora clínica e laboratorial, a terapia de suporte renal se mostra necessária. A análise deve ser individualizada para o paciente. Embora seja essencial considerar sua indicação nesse contexto, ainda é um grande desafio para a equipe assistente o momento ideal de início dessa terapia.[2]

Prevenção perioperatória

Bundles com medidas preventivas em pacientes com alto risco para IRA são cada vez mais implementados e estudados. Esses pacotes consistem na manutenção adequada da volemia, otimização da pressão de perfusão e monitorização da função renal e do débito urinário, descontinuação e prevenção de agentes nefrotóxicos, adoção de alternativas ao uso de contrastes, manutenção da normoglicemia e monitorização hemodinâmica funcional.[9]

Mensagens principais

- A IRA é uma complicação muito comum no pós-operatório, de elevada morbimortalidade e proporcionalmente mais relevante quanto maior o porte cirúrgico.
- O risco renal deve ser avaliado com base em fatores pré-operatórios, intraoperatórios e pós-operatórios.
- Uma avaliação clínico-laboratorial detalhada, associada à individualização do tratamento desses pacientes, aumenta as chances de um diagnóstico precoce e diminui o risco de complicações no pós-operatório.
- Apesar de não haver exame padrão-ouro para o diagnóstico/predição da IRA, dispõe-se de métodos simples, como o teste de estresse de furosemida e escores diagnósticos para predição de IRA.
- Protocolos simples e conhecidos por toda a equipe multidisciplinar devem ser seguidos e avaliados de maneira dinâmica e constante em todos os pacientes que sejam de alto risco para desenvolver IRA.

Referências bibliográficas

1. Gumbert SD, Kork F, Jackson ML, Vanga N, Ghebremichael SJ, Wang CY et al. Perioperative acute kidney injury. Anesthesiology. NLM (Medline). 2020;132:180-204.
2. Prowle JR, Forni LG, Bell M, Chew MS, Edwards M, Grams ME et al. Postoperative acute kidney injury in adult non-cardiac surgery: joint consensus report of the Acute Disease Quality Initiative and PeriOperative Quality Initiative. Nature Reviews Nephrology. Nature Research. 2021;17:605-18.
3. Boyer N, Eldridge J, Prowle JR, Forni LG. Postoperative AKI. Clinical Journal of the American Society of Nephrology. 2022 Oct 16;CJN.16541221.
4. Goren O, Matot I. Perioperative acute kidney injury. Br J Anaesth. 2015 Dec 1;115:ii3-14.
5. Inácio R, Gameiro J, Amaro S, Duarte M. Intraoperative oliguria does not predict postoperative acute kidney injury in major abdominal surgery: a cohort analysis. Brazilian Journal of Nephrology [Internet]. 2022;44(3):9-19.
6. Mizota T, Yamamoto Y, Hamada M, Matsukawa S, Shimizu S, Kai S. Intraoperative oliguria predicts acute kidney injury after major abdominal surgery. In: British Journal of Anaesthesia. Oxford University Press; 2017. p. 1127-34.
7. Shiba A, Uchino S, Fujii T, Takinami M, Uezono S. Association between intraoperative oliguria and acute kidney injury after major noncardiac surgery. Anesth Analg. 2018;127(5):1229-35.
8. Lobo SM, Rezende E, Knibel MF, Brandão da Silva N, Antonio J, Páramo M et al. Epidemiologia e desfecho de pacientes cirúrgicos não cardíacos em unidades de terapia intensiva no Brasil. On behalf of the SCORIS Working Group on Non-cardiac Perioperative Morbimortality Evaluation. Rev Bras Ter Intensiva. 2008;20.
9. Zarbock A, Koyner JL, Hoste EAJ, Kellum JA. Update on perioperative acute kidney injury. Anesthesia and Analgesia. Lippincott Williams and Wilkins. 2018;127:1236-45.

10. Park S, Cho H, Park S, Lee S, Kim K, Yoon HJ et al. Simple postoperative AKI risk (SPARK) classification before noncardiac surgery: a prediction index development study with external validation. Journal of the American Society of Nephrology. 2019 Jan 1;30(1):170-81.
11. Chawla LS, Davison DL, Brasha-Mitchell E, Koyner JL, Arthur JM, Shaw AD et al. Development and standardization of a furosemide stress test to predict the severity of acute kidney injury. Crit Care. 2013 Sep 20;17(5).
12. Koyner JL, Davison DL, Brasha-Mitchell E, Chalikonda DM, Arthur JM, Shaw AD et al. Furosemide stress test and biomarkers for the prediction of AKI severity. Journal of the American Society of Nephrology. 2015 Aug 1;26(8):2023-31.
13. Self WH, Semler MW, Wanderer JP, Wang L, Byrne DW, Collins SP et al. Balanced crystalloids versus saline in noncritically ill adults. New England Journal of Medicine. 2018 Mar;378(9):819-28.
14. Semler MW, Self WH, Wanderer JP, Ehrenfeld JM, Wang L, Byrne DW et al. Balanced crystalloids versus saline in critically ill adults. New England Journal of Medicine. 2018 Mar;378(9):829-39.
15. Grocott MP, Dushianthan A, Hamilton MA, Mythen MG, Harrison D, Rowan K et al. Perioperative increase in global blood flow to explicit defined goals and outcomes following surgery. Cochrane Database of Systematic Reviews. John Wiley and Sons Ltd; 2012;2012.
16. Prowle JR, Chua HR, Bagshaw SM, Bellomo R. Introduction clinical review: volume of fluid resuscitation and the incidence of acute kidney injury-a systematic review. REVIEW [Internet]. Critical Care. 2012;16. Disponível em: http://ccforum.com/content/16/4/230.
17. Teixeira C, Rosa R, Rodrigues N, Mendes I, Peixoto L, Dias S et al. Acute kidney injury after major abdominal surgery: a retrospective cohort analysis. Crit Care Res Pract. 2014;2014.
18. Sun LY, Wijeysundera DN, Tait GA, Beattie S. Association of intraoperative hypotension with acute kidney injury after elective noncardiac surgery. American Society of Anesthesiologists. 2015;123(3):515-23.
19. The NICE-SUGAR Study Investigators. Intensive versus conventional glucose control in critically ill patients. New England Journal of Medicine. 2009 Mar 26;360(13):1283-97.
20. Goodnough LT, Shander A. Patient blood management. Anesthesiology. 2012;116:1367-76.

12 Avaliação Neurológica

João Cláudio da Costa Urbano
Igor Vilela Brum
Mateus Mistieri Simabukuro
Armindo Jreige Júnior

Introdução

As doenças neurológicas são prevalentes na população geral e muitos desses pacientes são submetidos a procedimentos cirúrgicos relacionados ou não à doença neurológica. Em razão da diversidade das apresentações clínicas, o manejo perioperatório pode ser desafiador para as equipes envolvidas nos cuidados do paciente. Logo, a avaliação pré-operatória tem como principal objetivo minimizar as complicações e garantir um melhor desfecho para os pacientes em risco de desenvolvimento de doenças neurológicas no contexto perioperatório e aqueles com doenças neurológicas prévias com risco de descompensação.

No presente capítulo, será abordada a avaliação neurológica pré-operatória, bem como os cuidados do paciente com doença neurológica preexistente (p. ex., doença carotídea, epilepsia, esclerose múltipla e doenças neuromusculares) e daquele com risco de desenvolver doenças neurológicas comuns no período perioperatório (p. ex., distúrbio da consciência e acidente vascular cerebral).

Exame neurológico

É fundamental haver familiaridade com o roteiro básico de exame neurológico para não omitir etapas pertinentes a cada paciente e identificar prontamente alterações sugestivas de lesão neurológica (Quadro 12.1).

No paciente pré-operatório, existem alguns pontos que merecem atenção.

A avaliação do nível de consciência diz respeito à percepção de si e à interação com o meio. O exame pode ser registrado pela descrição das etapas ou esquematizado por meio de escalas, como a Escala de Coma de Glasgow.

Com relação ao exame da motricidade, a avaliação de manobras deficitárias é a mais sensível para déficits motores sutis. Deve-se realizar as manobras de oposição em musculatura proximal e distal. A graduação de força segue a classificação do Medical Research Council

(MRC), que adota graus de 0 a 5. Busca-se estabelecer um quadro basal pré-operatório e valoriza-se em especial a assimetria dos achados. O mesmo raciocínio é válido ao avaliar os reflexos.

A próxima etapa é o exame da sensibilidade, que se divide nas seguintes modalidades: superficial (térmica e dolorosa); e profunda (vibratória). Quando alterada, o objetivo é o de estabelecer padrões de hipoestesia compatíveis com cada topografia envolvida (córtex, medula, raiz e nervo) ao compararem-se os estímulos no sentido proximal-distal e entre os dimídios direito e esquerdo. Também na sensibilidade profunda, avalia-se a artrestesia como componente da propriocepção consciente.

Posteriormente, realiza-se o exame da coordenação, o qual é fundamental para avaliar as ataxias, principalmente as relacionadas às funções cerebelares e que podem estar envolvidas em alguns casos de intoxicação por fármacos como os bloqueadores de canal de sódio. Na avaliação de ataxia axial, pode-se observar alterações da voz (fala escandida e dificuldade de alternar fonemas de maneira rápida), da motricidade ocular (seguimento microssacádico e sacadas dismétricas) e dificuldade em assumir a ortostase com base estreita ou com um pé na frente do outro (tandem). No exame apendicular, têm-se as manobras de índex-índex, índex-nariz, calcanhar-joelho e hálux-índex.

Na última etapa do exame somático, analisam-se as funções dos doze nervos cranianos, os quais têm especial importância em cirurgias que acessam a base do crânio, como: neurocirurgias; cirurgias otorrinolaringológicas e de cabeça e pescoço; e cirurgias oftalmológicas.

Para examinar o nervo óptico, deve-se abranger a campimetria por confrontação, a acuidade visual pela tabela de Rosenbaum para avaliação à beira do leito, os reflexos fotomotores, a visão para cores e o exame de fundo de olho. A movimentação ocular extrínseca é mediada pelos nervos cranianos oculomotor, troclear e abducente. Esses nervos podem fazer parte de lesões acometendo qualquer parte de seu trajeto, desde a porção intracraniana ao seio cavernoso e ao ápice orbitário.

Em seguida, realiza-se a avaliação do nervo trigêmeo, responsável pela sensibilidade geral da face e dos 2/3 anteriores da língua e pela motricidade dos músculos da mastigação. Também participa do reflexo córneo-palpebral, etapa importante para a avaliação do paciente com colaboração limitada ou rebaixamento do nível de consciência.

O nervo facial tem componentes motor, sensitivo e autonômico e está especialmente vulnerável a lesões em cirurgias otorrinolaringológicas e de cabeça e pescoço, pela anatomia de seu trajeto próximo à mastoide e à glândula parótida. Ao exame, é fundamental avaliar o andar inferior e superior da face, ponto importante na diferenciação de lesões supranucleares das nucleares/infranucleares que comumente acometem toda a hemiface.

Seguindo o trajeto craniocaudal da distribuição dos nervos cranianos, chega-se aos nervos glossofaríngeo e vago, que são responsáveis, entre outras funções autonômicas, pela sensibilidade do terço posterior da língua e pela motricidade da região da laringe e da faringe. Uma maneira direta de avaliação se dá pela obtenção do reflexo nauseoso, visualização da elevação do palato e exame da voz com sons guturais. O exame desses nervos, juntamente ao do nervo facial, é importantíssimo para predição de disfagia.

Por último, o nervo hipoglosso é avaliado com o exame da língua. Deve-se inspecionar a língua em repouso, protrusão, lateralização e retração em busca de atrofia, movimentos anormais e desvios tanto da prostração como na retração.

Quadro 12.1 Roteiro de exame neurológico.

Nível de consciência	1. Escalas padronizadas 2. Descrição de abertura ocular, respostas motora e verbal
Cognitivo	1. Escalas de rastreio global (MEEM ou MoCA)
Motricidade	1. Manobras deficitárias, de oposição e pesquisa de fatigabilidade 2. Avaliação de tônus e trofismo 3. Presença de movimentos involuntários
Reflexos	1. Profundos 1.1. Membros superiores (bicipital, tricipital, estilorradial, flexores dos dedos) 1.2. Membros inferiores (adutor, patelar, aquileu) 2. Superficiais: cutâneo-plantar/cutâneo-abdominal/sacrais
Sensibilidade	1. Superficial: tátil, térmica e dolorosa 2. Profunda: propriocepção consciente (artrestesia) e vibratória 3. Cortical: discriminação de dois pontos, grafestesia e estereognosia
Coordenação	1. Axial: dissinergia tronco-membros 2. Apendicular 2.1. Índex-índex/índex-nariz/calcanhar-joelho/hálux-índex 2.3. Movimentos alternados para pesquisa de disdiadococinesia 2.4. Teste do rechaço 2.5. Manobras vestíbulo-espinhais (Prova de Bárány/Prova de Fukuda)
Equilíbrio e marcha	1. Equilíbrio: pesquisa de sinal de Romberg 2. Marcha: avaliar padrão de marcha (atípica x patológica)
Nervos cranianos	1. Olfatório: exame com aromas 2. Óptico: acuidade visual, visão para cores, campimetria por confrontação e oftalmoscopia direta 3. Oculomotor, troclear e abducente: inspeção e teste de Hirschberg; 9 posições do olhar; reflexo vestíbulo-ocular; exame pupilar e de reflexo fotomotor 4. Trigêmeo: sensibilidade geral da face e dos 2/3 anteriores da língua; motricidade da musculatura da mastigação; reflexo córneo-palpebral 5. Facial: mímica facial e sensibilidade gustatória dos 2/3 anteriores da língua 6. Vestibulococlear: teste de Rinne/Weber; pesquisa de nistagmo; reflexo vestíbulo-ocular; prova calórica; manobras posicionais (Dix-Hallpike) 7. Glossofaríngeo, vago e hipoglosso: elevação do palato e posição da úvula (pesquisa do sinal da cortina); reflexo nauseoso; inspeção e movimentação da língua 8. Acessório: motricidade dos músculos trapézio e esternocleidomastóideo

MEEM: MiniExame do Estado Mental; MoCA: Montreal Cognitive Assessment.
Fonte: Adaptado de Studart Neto, 2021.[17]

Distúrbios da consciência e da cognição

Os distúrbios neurocognitivos perioperatórios são condições que incluem: comprometimento cognitivo prévio, *delirium* perioperatório e declínio cognitivo pós-operatório.

Relacionam-se fortemente a maior mortalidade, piores desfechos funcionais e complicações pós-operatórias para os pacientes, além de maior risco de desenvolvimento de demência. Como até 1/3 dos casos de *delirium* podem ser prevenidos, a avaliação neurocognitiva perioperatória deve ser focada na identificação de pacientes de alto risco e em estratégias de prevenção.

Comprometimento cognitivo perioperatório

O comprometimento cognitivo pós-operatório é uma condição subdiagnosticada e comum, acometendo cerca de 10% dos pacientes submetidos a cirurgia não cardíaca e 25% daqueles submetidos a cirurgia cardíaca. Pode ser definido pela piora do desempenho cognitivo por mais de 30 dias em qualquer domínio, aferido e acompanhado por testes de rastreio em relação a pacientes da mesma idade fora de contexto perioperatório. A piora deve ser documentada dentro do primeiro ano pós-operatório. Acometimentos cognitivos diagnosticados após o primeiro ano dificilmente estarão associados ao contexto cirúrgico ou anestésico.[1]

Identificar os pacientes de alto risco para o desenvolvimento de acometimentos cognitivos é fundamental para que sejam tomadas condutas pertinentes à prevenção e ao acompanhamento cognitivo. Entre os fatores de risco, estão a presença de comprometimento cognitivo prévio e a idade avançada. Logo, deve-se realizar rastreio cognitivo em todos os pacientes maiores de 65 anos ou que tenham história de comprometimento cognitivo prévio. A avaliação deve ser feita preferencialmente no período de 3 meses antecedente ao procedimento cirúrgico.

Não há ferramenta de rastreio ideal e existem diversas escalas e testes validados para uso clínico, entre os quais estão o MiniExame do Estado Mental (MEEM) e o Montreal Cognitive Assessment (MoCA), testes rápidos que podem ser aplicados com papel e caneta e de maior familiaridade entre os médicos de modo geral. Os dois testes citados são validados em diversos contextos perioperatórios como ferramentas válidas para rastreio.

O MEEM é um teste de fácil aplicação, mas com menor sensibilidade para detecção de comprometimentos cognitivos leves. O MoCA, por sua vez, é um teste de maior dificuldade para o paciente e requer um tempo de aplicação mais prolongado. No entanto, tende a ser uma ferramenta mais adequada, pois apresenta melhor sensibilidade para comprometimento cognitivo perioperatório leve, que por si só já confere riscos ao paciente.[1]

Pacientes com declínio cognitivo demonstrado em testes de rastreio devem ser encaminhados para avaliação pormenorizada no pós-operatório.

Delirium

Delirium é uma complicação pós-operatória comum e multifatorial, caracterizada como um distúrbio atencional de início agudo e curso flutuante. Na maioria dos casos, apresenta o fenótipo hipoativo, que se revela como diminuição da responsividade, e é associado a pior prognóstico do paciente, possivelmente por ser subdiagnosticado em até 50% dos casos.[2]

Os principais fatores de risco são: idade avançada; comprometimento cognitivo prévio e demência; limitações funcionais; e comorbidades. Entre os precipitantes, há os inerentes à causa de hospitalização, como o tipo de procedimento, sendo mais comum em cirurgias de maior porte, como as cardiovasculares (p. ex., 74% em cirurgias cardíacas abertas) e as ortopédicas (53%). Há fatores intraoperatórios, relacionados à anestesia, e pós-operatórios, relacionados ao cuidado clínico do paciente, como anemia, infecções e descompensação de doenças sistêmicas.

Após a instalação do *delirium*, as intervenções têm ação limitada em diminuir a gravidade e a recorrência. No entanto, é uma condição prevenível em até 40% dos casos. As medidas de prevenção para *delirium* são divididas em: farmacológicas e não farmacológicas.

Entre as não farmacológicas, realizar avaliação geriátrica continuada, evitar distúrbios do sono e manter correções sensoriais são medidas mais eficazes.

No tocante à intervenção farmacológica, ainda há escassez de evidências robustas. Há sugestão de possível benefício da suplementação de melatonina em distúrbios cognitivos perioperatórios.[4] No entanto, metanálises recentes apresentam estudos heterogêneos e com curto período de seguimento para avaliação de *delirium*, não sendo consenso a indicação de intervenções farmacológicas de profilaxia. Uma intervenção farmacológica importante para a diminuição da incidência é a diminuição do uso perioperatório de psicotrópicos.

Para a identificação do *delirium* no paciente suspeito no período pós-operatório, a ferramenta mais utilizada é a Confusion Assessment Method (CAM). Por esse método, o paciente obrigatoriamente deve apresentar alteração aguda e flutuante do estado mental (critério 1) com predomínio de desatenção (critério 2). Além disso, pode ter desorganização do pensamento (critério 3) ou alteração do nível de consciência (critério 4), domínios cognitivos facilmente examinados à beira do leito por meio de testes, como o teste de vigilância e perguntas sobre orientação temporoespacial.

O tratamento baseia-se em medidas não farmacológicas, como evitar contenção mecânica, invasões (acessos e cateteres) e estabelecer higiene do sono, orientação temporoespacial e sensorial ao paciente. Em casos de sintomas refratários de *delirium* hiperativo, a primeira linha de tratamento farmacológico continua sendo com antipsicóticos. A escolha inicial é o haloperidol, na dose de 0,5 a 1 mg intramuscular ou endovenosa sob demanda, com dose diária máxima de 5 mg. Não é recomendada a administração contínua ou de horário. Antipsicóticos como risperidona (1 mg), quetiapina (25 a 50 mg) e olanzapina (2,5 a 5 mg) também são alternativas e devem ser preferidas em alguns cenários (como cardiopatias e parkinsonismo) pelo melhor perfil de efeitos colaterais em comparação ao haloperidol.[3]

Acidente vascular cerebral

O acidente vascular cerebral (AVC) perioperatório é aquele que ocorre nos primeiros 30 dias após intervenção cirúrgica e tem incidência geral de cerca de 0,3% das cirurgias não neurológicas ou cardíacas. Idade avançada, doença renal e história de AVC prévio são os principais fatores de risco associados ao paciente. Quanto ao procedimento, há maior incidência em cirurgias vasculares, como as amputações, que apresentam até 0,9% de eventos cerebrovasculares nas maiores coortes.[6]

A maioria dos AVC perioperatórios são isquêmicos. O mecanismo envolvido nos eventos não é bem estabelecido para a maioria dos procedimentos. No entanto, nas cirurgias cardíacas é bem documentado que o mecanismo cardioembólico é o principal envolvido em até 2/3 dos casos. A esmagadora maioria dos eventos (93%) relacionados a cirurgias não cardiovasculares ocorre nas primeiras 72 horas do procedimento cirúrgico e aproximadamente 50% nas primeiras 24 horas. Para os procedimentos cirúrgicos vasculares, a temporalidade é nitidamente mais tardia, com a maioria dos eventos ocorrendo entre 2 e 8 dias no período pós-operatório.

Estratificação de risco

Não há calculadora específica para esse desfecho. Portanto, utilizam-se dados provenientes de calculadoras de risco cardiovascular, sendo a calculadora do American College of Surgeons (ACS) a recomendação formal da American Stroke Association. No entanto, um comentário é válido em relação às escalas de CHADS2 e CHA2DS2-VASc. Essas escalas foram estudadas e desenhadas com o objetivo de predição de risco anual de eventos embólicos em pacientes com fibrilação atrial, mas também se mostraram capazes de predizer risco de AVC perioperatório independente da presença ou não de fibrilação atrial em dois estudos que avaliaram tanto cirurgias cardíacas como não cardíacas.[5]

Quanto tempo após um AVC se deve esperar para indicar cirurgia eletiva?

Pacientes submetidos a cirurgia eletiva dentro de 3 meses de um evento cerebrovascular agudo apresentaram os maiores risco de recorrência de AVC no perioperatório [OR: 67,6 (52,27 a 87,42)]. Assim, é recomendado que se aguardem pelo menos 6 meses, idealmente 9 meses, após um evento cerebrovascular para submeter pacientes a cirurgias eletivas.[5]

Estenose carotídea e forame oval patente

Pacientes com estenose carotídea grave (70% a 99%) sintomática (ataque isquêmico transitório – AIT ou AVC prévios no território da artéria acometida) devem ser avaliados para abordagem carotídea prévia ao procedimento cirúrgico. O tempo ideal entre a revascularização e o procedimento cirúrgico eletivo ainda é incerto e a recomendação é de se guiar pelo último evento cerebrovascular apresentado pelo paciente em casos sintomáticos.[5-7]

Pacientes com diagnóstico de forame oval patente (FOP) e defeito de septo atrial apresentam maior risco de eventos cerebrovasculares no perioperatório. Caso haja fatores de risco, como aneurisma de septo atrial ou *shunt* direito-esquerdo significativo com indicação de oclusão do FOP, o procedimento de oclusão deve ser realizado antes de cirurgias eletivas.

Manejo de medicações

Destaca-se nesta seção a terapia antitrombótica, seja ela constituída de antiagregantes ou anticoagulantes, que devem ser continuados sempre que possível ou suspensos pelo menor tempo possível.

Uma estratégia usada em pacientes de alto risco é a terapia-ponte com heparinas, conduta indicada para pacientes em uso de antagonista de vitamina K (varfarina), que deve ser suspensa 5 dias antes do procedimento sob monitorização da RNI (Razão Normalizada Internacional). Heparina de baixo peso molecular deve ser iniciada em dose terapêutica quando o valor da RNI se apresentar abaixo do limiar terapêutico do paciente e mantido até 24 horas antes do procedimento. A varfarina deve ser recomeçada 12 a 24 horas após o término da cirurgia; e a heparina de baixo peso molecular, reiniciada 48 horas após o término da cirurgia e mantida até o paciente apresentar níveis terapêuticos de RNI. Essa estratégia é recomendada para pacientes de alto risco trombótico.

Para pacientes em uso de terapia antiagregante ou anticoagulantes orais diretos (DOAC), não há evidência que sugira benefício em terapias-ponte pré-operatórias. Nesses casos, o AAS deve ser suspenso de 7 a 10 dias e os inibidores de P2Y12 (clopidogrel, ticagrelor e prasugrel) de 5 a 7 dias antes da cirurgia e reiniciados após diminuição do risco de sangramento. Já os

DOAC inibidores de fator Xa (rivaroxabana, edoxabana e apixabana) devem ser suspensos 48 horas antes de cirurgias com alto risco de sangramento e 24 horas antes de cirurgias com baixo risco de sangramento. O inibidor direto da trombina (dabigatrana), por sua vez, tem suspensão dependente da função renal. Em pacientes com disfunção renal, deve-se suspender a dabigatrana 4 dias antes de cirurgias de alto risco de sangramento e 2 dias antes de cirurgias de baixo risco de sangramento. Quando a função renal é normal, a orientação é a mesma dos outros DOAC.[4]

Essas são recomendações gerais para o manejo da terapia antitrombótica em pacientes com doença cerebrovascular; no entanto, casos mais desafiadores, em que haja alto risco trombótico e hemorrágico perioperatório, devem ser discutidos de maneira conjunta entre o neurologista, o cirurgião e o clínico.

Doença de Parkinson

Introdução

A doença de Parkinson (DP) é a segunda doença neurodegenerativa mais comum, acometendo cerca de 0,3% da população com mais de 40 anos.[8] As manifestações da DP são causadas pela perda progressiva de neurônios dopaminérgicos na substância negra, sendo caracterizada pela tríade clássica de bradicinesia, tremor de repouso e rigidez muscular, além de instabilidade postural nas fases mais avançadas. Sintomas não motores, como depressão e alterações cognitivas, constipação, transtornos do sono, disautonomia (hipotensão postural, disfunção termorregulatória, sudorese anormal), disfagia, sialorreia, entre outros, podem fazer parte da DP em diferentes momentos de sua evolução.

As taxas de pneumonia por aspiração, laringoespasmo pós-extubação, hipotensão ortostática, arritmias, infecções bacterianas e do trato urinário, sialorreia, doença do refluxo gastroesofágico (DRGE), gastroparesia/constipação, quedas, internação prolongada, alucinações e *delirium* são significativamente aumentadas no pós-operatório de pacientes com DP.[9]

Pré-operatório

Muitos pacientes são tratados com múltiplas medicações para o controle dos sintomas motores e não motores da DP. Um dos primeiros desafios do manejo dos pacientes com a doença é o da administração da levodopa nesse período, pois a suspensão abrupta dessa medicação é associada à síndrome de parkinsonismo-hiperpirexia, condição similar à síndrome neuroléptica maligna, ocorrendo hipertermia, disautonomia e aumento dos níveis de creatinoquinase.

Para mitigar o risco dessa complicação, as medicações devem ser continuadas até pouco antes da indução anestésica, com um gole de água durante o dia da cirurgia. Uma exceção são os pacientes submetidos à cirurgia para estimuladores cerebrais profundos, para os quais, em geral, os medicamentos são suspensos no período da manhã. Além do mais, a levodopa deve ser reiniciada assim que possível após a cirurgia.

A levodopa pode ser administrada via sonda nasoenteral, sendo as formulações dispersíveis as mais indicadas. É importante salientar os cuidados para garantir sua melhor absorção, sendo que deve ser administrada 1 hora antes ou 2 horas após a dieta. Caso a aplicação enteral não seja possível, podem ser utilizados tratamentos alternativos, como amantadina endovenosa, apomorfina subcutânea e rotigotina em adesivo transdérmico.

Antidopaminérgicos podem exacerbar a DP e devem ser evitados. Incluem-se nessa classe: metoclopramida, bromoprida, haloperidol e antipsicóticos atípicos. Caso o uso de antipsicóticos seja imprescindível, deve-se dar preferência pela quetiapina ou pela clozapina, pelo menor risco de efeitos antidopaminérgicos. Para manejo de gastroparesia, a domperidona pode ser utilizada por não atravessar a barreira hematoencefálica.

Além disso, opioides como meperidina ou tramadol devem ser usados com cautela em pacientes com DP e em uso de inibidores da monoamina oxidase B (p. ex., rasagilina), pelo risco de síndrome serotoninérgica. Outra complicação perioperatória importante em pacientes com DP se deve ao fato de que tanto a doença de Parkinson como o tratamento com levodopa podem causar hipotensão. Assim, o manejo adequado de fluidos é crucial para evitar desidratação e hipovolemia, prevenindo-se, dessa maneira, a hipotensão ortostática e/ou arritmias.

Também merecem atenção os cuidados com a proteção das vias aéreas, uma vez que a disfagia é comum na DP, podendo ser exacerbada no pós-operatório em decorrência de doses perdidas dos medicamentos e/ou disfagia residual da intubação endotraqueal. A sialorreia pode complicar o manejo das vias aéreas, o que pode ser reduzido com medidas secativas locais. Antimuscarínicos, como a neostigmina, aumentam a viscosidade da saliva e prejudicam a deglutição, devendo ser evitados em pacientes com DP.

A rigidez e a bradicinesia dos músculos respiratórios aumentam o risco de complicações pulmonares pós-operatórias em pacientes com DP. Testes de função pulmonar pré-operatórios e gasometria arterial não são indicados de rotina, mas podem ser considerados em cirurgias de alto risco para auxiliar na avaliação do risco cirúrgico. Mobilização precoce, fisioterapia respiratória e restituição de medicamentos antiparkinsonianos podem ajudar a prevenir complicações respiratórias no pós-operatório.[10]

Avaliação anestésica

Alguns pontos devem ser considerados na elaboração do plano anestésico de pacientes com DP: o tiopental diminui a liberação de dopamina, podendo teoricamente piorar os sintomas parkinsonianos; o etomidato pode causar mioclonias, que podem ser diminuídas com o uso simultâneo de benzodiazepínicos; a cetamina pode aumentar a resposta do sistema nervoso simpático, provocando o aumento da frequência cardíaca e da pressão arterial, devendo ser usada com cautela; o propofol pode induzir discinesias, o que pode ser amenizado com a administração de dexmedetomidina.

Bloqueadores neuromusculares (BNM) são geralmente seguros na DP, com preferência para o rocurônio. A neostigmina deve ser usada com cautela, em razão de seu efeito espessante nas secreções das vias aéreas. Alguns casos de aumento da rigidez muscular em pacientes com DP que receberam altas doses de opioide foram relatados.[11]

A anestesia local deve ser preferida, pelas seguintes vantagens: permite a monitorização intraoperatória dos sintomas parkinsonianos, ocorre retorno mais precoce da ingesta oral, reduz o uso de opioides sistêmicos, não requer reversão com agentes anticolinérgicos e há menor risco de aspiração. No entanto, em pacientes com DP submetidos a anestesia local, o tremor pode interferir nos dispositivos de monitorização e, em casos mais graves, impossibilitar a cirurgia. Tendo em vista o aumento da prevalência de gastroparesia e DRGE em pacientes com DP, uma sequência rápida de indução é preferível.

Doença do neurônio motor

Introdução

Doença do neurônio motor (DNM) refere-se a um grupo de doenças neurodegenerativas progressivas e incuráveis dos neurônios motores que afeta principalmente pessoas entre 60 e 70 anos. Entre os subtipos da DNM, a esclerose lateral amiotrófica (ELA) é o mais comum. Esses pacientes estão sob risco aumentado de aspiração durante a sedação, depressão respiratória e hipercalemia com BNM não despolarizantes.

Pré-operatório

A avaliação pré-operatória de pacientes com DNM deve incluir laboratório básico, eletrocardiograma, radiografia de tórax, ecocardiograma e testes de função pulmonar. A disfunção respiratória é o ponto de maior preocupação no período perioperatório para pacientes com a doença. Espirometria, avaliação da pressão inspiratória máxima, gasometria, radiografia de tórax e oximetria durante a noite podem ser úteis. As medidas de capacidade vital forçada (CVF) e pressões inspiratórias se correlacionam com a progressão da doença e a probabilidade de insuficiência respiratória iminente. A CVF em decúbito dorsal pode detectar fraqueza diafragmática, mesmo que a capacidade vital em ortostase esteja dentro do normal.

Além disso, a disfunção bulbar predispõe os pacientes a obstrução das vias aéreas superiores, prejudica a eliminação de secreção e aumenta o risco de aspiração. É preciso informar ao paciente e seus familiares que existe potencial de progressão para ventilação invasiva irreversível no pós-operatório, particularmente naqueles com fraqueza bulbar grave que evoluem com insuficiência respiratória.[10]

Avaliação anestésica

Complicações anestésicas são comuns na DNM. Além de disfunção respiratória e risco de aspiração, pode haver uma resposta patológica aos BNM. BNM despolarizantes são contraindicados, pois podem causar contrações musculares sustentadas, resultando em dificuldade para intubação orotraqueal e rabdomiólise com hipercalemia grave. A sensibilidade aos BNM não despolarizantes é aumentada e, portanto, a dose deve ser reduzida em pacientes com DNM. Sempre que possível, deve-se preferir o uso de analgésicos e amnésicos de curta ação e rapidamente reversíveis, sem relaxantes neuromusculares. Casos estes sejam necessários, deve-se realizar monitorização neuromuscular quantitativa.[10]

Epilepsia

Introdução

Um número significativo de pacientes com epilepsia é submetido a cirurgias e está sob risco aumentado de complicações perioperatórias, incluindo maior risco de AVC. O risco de crises epilépticas perioperatórias depende principalmente do controle basal de crises do paciente. Além disso, anestesia, distúrbios metabólicos, abstinência de drogas e álcool, privação de sono e cirurgia intracraniana são fatores que aumentam o risco de crises nesses pacientes no perioperatório.

Pré-operatório

Pacientes com epilepsia submetidos a cirurgia devem manter seus medicamentos antiepilépticos e serem instruídos a tomar sua dose matinal de medicamentos com um gole de água antes da cirurgia. Os medicamentos devem ser retomados o mais rápido possível após o procedimento. Se a administração enteral não for possível, os equivalentes intravenosos devem ser iniciados no pós-operatório. Várias formulações intravenosas estão disponíveis, como fenitoína, fenobarbital, lacosamida, ácido valproico e levetiracetam, embora as duas últimas não estejam disponíveis no Brasil. Alguns medicamentos são apresentados em suspensões que podem ser administradas por sonda nasoenteral e alguns comprimidos podem ser macerados.

Os níveis séricos dos fármacos não são necessários de rotina no pré-operatório, mas podem ser considerados para ajuste de dose em paciente com epilepsia refratária, cirurgias de alto risco ou outras complicações que poderiam diminuir o limiar convulsivo ou afetar os níveis deles. Nesses casos, embora não haja recomendação consensual, pode ser considerada uma "dose de ataque" antes do procedimento cirúrgico ou monitorização contínua com eletroencefalograma (EEG), o que deve ser individualizado e discutido com o neurologista assistente. O uso profilático de medicamentos antiepilépticos em pacientes submetidos a cirurgia intracraniana também é discutível e deve ser decidido caso a caso.[12]

Avaliação anestésica

Os tipos de anestesia e analgesia podem influenciar o limiar convulsivo. Anestésicos como o etomidato são pró-convulsivos em doses mais baixas e anticonvulsivantes em doses mais altas. Os opioides são pró-convulsivos. Agentes como o enflurano podem causar convulsões durante a indução inalatória ou no pós-operatório. Em contrapartida, o isoflurano e o halotano são anticonvulsivantes potentes. Em geral, crises epilépticas causadas por anestésicos são raras.

É importante lembrar que durante a recuperação da anestesia pode haver calafrios transitórios e mioclonias, que às vezes podem ser erroneamente considerados atividade epiléptica. Na dúvida, está indicada monitorização com EEG.[13]

Esclerose múltipla

Introdução

A esclerose múltipla (EM) é uma condição desmielinizante do sistema nervoso central, clinicamente definida por dois episódios de disfunção neurológica (cérebro, medula espinhal ou nervos ópticos) que são separados no espaço e no tempo. Apresenta-se classicamente em mulheres brancas, com idades entre 20 e 40 anos. Os sinais e sintomas da EM podem piorar no pós-operatório em decorrência do estresse da cirurgia, de febre perioperatória ou infecção.

Pré-operatório

Na avaliação pré-operatória, história e exame neurológicos minuciosos devem ser realizados, a fim de estabelecer o quadro basal do paciente e identificar eventuais pioras ou surtos. A hipertermia deve ser evitada para minimizar o risco de recidiva temporária da EM (fenômeno de Uhthoff).

Pacientes com doenças desmielinizantes em terapia com corticosteroides devem continuar a medicação e podem necessitar de dose de estresse antes da indução anestésica. O uso de imunoterapia pode estar associado a maior risco de infeção no perioperatório.[14]

Avaliação anestésica

A escolha da técnica anestésica para pacientes com EM é controversa, principalmente com relação à anestesia do neuroeixo (raquidiana ou peridural). De maneira geral, qualquer uma delas pode ser realizada para esses pacientes sem aumentar o risco de progressão da doença.

Pacientes com EM que apresentam fraqueza importante apresentam risco aumentado de hipercalemia com risco de vida com a administração de BNM despolarizante e podem ter uma resposta imprevisível aos efeitos dos não despolarizantes.[14]

Miastenia gravis

Introdução

A miastenia gravis (MG) é uma doença autoimune que acomete a membrana pós-sináptica da junção neuromuscular no músculo esquelético, cuja principal característica é a fraqueza muscular que piora com o exercício (fatigabilidade). Geralmente se apresenta com ptose palpebral, diplopia, fraqueza orofaríngea e/ou apendicular e dispneia.

O manejo perioperatório de pacientes com MG requer atenção especial, sendo a crise miastênica a complicação mais preocupante. Além de realizar a avaliação pré-operatória de rotina, deve-se focar nos sintomas bulbares e respiratórios, bem como na história prévia de exacerbações ou crises miastênicas.

Pré-operatório

Cirurgias eletivas em pacientes com MG devem ser realizadas durante uma fase estável da doença, estando idealmente o paciente com medicação imunomoduladora e glicocorticoides em doses mínimas. Além disso, a cirurgia deve ser agendada o mais cedo possível, em razão da piora progressiva dos sintomas ao longo do dia que pode ocorrer na doença.

Embora não seja consensual, alguns fatores de risco para crise miastênica pós-operatória são: capacidade vital < 2 a 2,9 L; duração da MG superior a 6 anos; dose de piridostigmina > 750 mg/dia; história de doença pulmonar crônica; sintomas bulbares; história de crise miastênica; hemorragia intraoperatória > 1.000 mL; anticorpo sérico antirreceptor de acetilcolina > 100 nmol/mL; resposta decremental mais pronunciada (18 a 20%) na estimulação repetitiva de baixa frequência na eletroneuromiografia.[15]

Pacientes com MG que receberão anestesia geral com o uso de BNM têm indicação de uma prova de função pulmonar para estabelecer uma linha de base e ajudar a planejar os cuidados pós-operatórios, embora não haja um valor na literatura capaz de predizer a necessidade de ventilação pós-operatória ou o risco de crise miastênica.

As medicações mais utilizadas por pacientes com MG são anticolinesterásicos (piridostigmina ou neostigmina), prednisona e agentes imunossupressores. Em regra, deve-se manter o anticolinesterásico na manhã da cirurgia, pois os pacientes podem ser bastante sensíveis à descontinuação da medicação, com evolução para fraqueza respiratória e bulbar se for suspensa. Nesse caso, deve-se ter em mente que a resposta aos BNM pode ser modificada por esses medicamentos, tornando-se imprevisível ou insuficiente. Os anticolinesterásicos devem ser retomados assim que possível após a cirurgia. Se a administração oral não for possível no pós-operatório, a substituição parenteral deve ser considerada, com adequado ajuste de dose.

Pacientes com MG em uso de glicocorticoides podem apresentar supressão do eixo hipotálamo-hipófise e insuficiência adrenal no período perioperatório, podendo necessitar de administração de glicocorticoides em dose de estresse, dependendo do procedimento cirúrgico. Como regra, pacientes que utilizam o equivalente a 5 mg ou mais de prednisona por mais de 3 semanas dentro de 6 meses da cirurgia devem receber glicocorticoides em dose de estresse antes da indução da anestesia, ou devem ter o eixo hipotálamo-hipófise testado no pré-operatório.

Os agentes imunossupressores, como azatioprina e ciclosporina, têm início de ação lento e longa duração; logo, podem ser mantidos até a manhã da cirurgia e retomados quando o paciente começar a receber a medicação oral.

A crise miastênica pode ser precipitada pela própria cirurgia, por infecções, pela administração de BNM e de outros medicamentos. A crise miastênica requer suporte ventilatório (ventilação não invasiva ou invasiva) e, muitas vezes, terapia imunomoduladora rápida, como plasmaférese ou imunoglobulina intravenosa. As terapias imunossupressoras de ação rápida também podem ser consideradas em pacientes com rápida deterioração dos sintomas. A crise miastênica deve ser diferenciada da crise colinérgica, que resulta da administração excessiva de anticolinesterásicos, podendo também necessitar de suporte ventilatório. Vários medicamentos são conhecidos por exacerbar a MG (Quadro 12.2) e seu uso deve ser evitado.[10,16]

Quadro 12.2 Medicações que podem piorar a miastenia gravis.

Antibióticos	▪ Aminoglicosídeos, fluoroquinolonas, tetraciclinas, macrolídeos, sulfonamidas, penicilina, vancomicina e clindamicina
BNM	▪ Pancurônio, vecurônio, atracúrio
Medicações cardiovasculares	▪ Betabloqueadores, bloqueadores dos canais de cálcio, procainamida, quinidina
Anestésicos	▪ Locais: procaína, lidocaína, bupivacaína ▪ Inalação: halotano, isoflurano
Antiepilépticos	▪ Carbamazepina, gabapentina, fenobarbital, fenitoína, etossuximida
Outras	▪ Toxina botulínica, cloroquina, hidroxicloroquina, magnésio, penicilamina, quinina, agentes de contraste iodados, cisplatina, riluzol, interferon-alfa, interleucina-2

BNM: bloqueadores neuromusculares.
Fonte: Dhallu et al., 2017.[10]

Avaliação anestésica

O uso de anestesia local deve ser preferido sempre que possível em pacientes com MG. A anestesia geral pode ser realizada com segurança em pacientes que estão com tratamento otimizado e bom controle da doença. Se a anestesia geral for necessária, sedativos de ação ultracurta ou curta são preferidos, para evitar depressão respiratória pós-operatória.

Os anticolinesterásicos podem prolongar o efeito da succinilcolina, retardar o início de BNM não despolarizantes e tornar imprevisível a reversão de BNM com neostigmina. Para pacientes que necessitam de bloqueio neuromuscular, sugere-se o uso de rocurônio ou vecurônio para permitir a reversão com sugamadex. Se sugamadex não estiver disponível, deve-se evitar o uso de BNM, a menos que seja absolutamente necessário. Pequenas doses de BNM devem ser gradualmente tituladas, preferencialmente guiadas por um monitor neuromuscular quantitativo.[10,16]

Mensagens principais

- Anamnese e exame físico neurológico são importantes para estabelecer o *status* neurológico basal do paciente e permitir a identificação de complicações neurológicas perioperatórias.
- Em pacientes com doença cerebrovascular, atenção especial deve ser dada à terapia antitrombótica, que deve ser continuada sempre que possível ou suspensa pelo menor tempo possível.
- BNM despolarizantes estão contraindicados em pacientes com fraqueza muscular importante, como na DNM e na MG.
- Em regra, em doenças neurológicas como DP, epilepsia e MG, as medicações devem ser mantidas no dia da cirurgia, inclusive, e reiniciadas assim que possível no pós-operatório.
- O manejo pré-operatório de pacientes com doenças neurológicas, como DP, MG e DNM, pode ser complexo e, sempre que possível, deve ser realizado em conjunto com o neurologista assistente.

Referências bibliográficas

1. Kaustov L, Fleet A, Brenna CTA, Orser BA, Choi S. Perioperative neurocognitive screening tools for at-risk surgical patients. Neurology: Clinical Practice. 2022;12(1):76-84.
2. Janssen TL, Alberts AR, Hooft L, Mattace-Raso F, Mosk CA, van der Laan L. Prevention of postoperative delirium in elderly patients planned for elective surgery: systematic review and meta-analysis. Clin Interv Aging. 2019;14:1095-117.
3. Marcantonio ER. Delirium in hospitalized older adults. N Engl J Med. 2017;377(15):1456-66.
4. Fan Y, Yuan L, Ji M, Gao D. The effect of melatonin on early postoperative cognitive decline in elderly patients undergoing hip arthroplasty: a randomized controlled trial. J Clin Anesth. 2017;39:77-81.
5. Benesch C, Glance LG, Derdeyn CP, Fleisher LA, Holloway RG, Messé SR et al. Perioperative neurological evaluation and management to lower the risk of acute stroke in patients undergoing noncardiac, nonneurological surgery: a scientific statement from the American Heart Association/American Stroke Association. Circulation. 2021;143(19):e923-46.
6. Halvorsen S, Mehilli J, Cassese S, Hall TS, Abdelhamid M, Barbato E et al. 2022 ESC Guidelines on cardiovascular assessment and management of patients undergoing non-cardiac surgery: developed by the Task Force for Cardiovascular Assessment and Management of Patients Undergoing Non-Cardiac Surgery of the European Society of Cardiology (ESC) endorsed by the European Society of Anaesthesiology and Intensive Care (ESAIC). European Heart Journal. 2022;43(39):3826-924.
7. Hood R, Budd A, Sorond FA, Hogue CW. Peri-operative neurological complications. Anaesthesia. 2018;73(Suppl 1):67-75.
8. Pringsheim T, Jette N, Frolkis A, Steeves TD. The prevalence of Parkinson's disease: a systematic review and meta-analysis. Movement Disorders. 2014 Nov;29(13):1583-90.
9. Marchand KB, Vakharia R, Sodhi N, Anis H, Salem HS, Scuderi GR et al. Impact of Parkinson's disease on complications, readmission rates, and costs of care following primary total knee arthroplasty. The Journal of Knee Surgery. 2022 Jan;35(01):021-5.
10. Dhallu MS, Baiomi A, Biyyam M, Chilimuri S. Perioperative management of neurological conditions. Health Services Insights. 2017 Jun 9;10:1178632917711942.
11. Woodruff BC, Garcia D, Chaudhari S. Preoperative evaluation of Parkinson's disease. Cureus. 2021 Jun 26;13(6).
12. Perks A, Cheema S, Mohanraj R. Anaesthesia and epilepsy. Br J Anaesth. 2012;108:562.
13. Chang CC, Hu CJ, Lam F et al. Postoperative adverse outcomes in surgical patients with epilepsy: a population-based study. Epilepsia. 2012;53:987.

14. Pastò L, Portaccio E, Ghezzi A et al. Epidural analgesia and cesarean delivery in multiple sclerosis post-partum relapses: the Italian cohort study. BMC Neurol. 2012;12:165.
15. Lee HS, Lee HS, Lee HE, Bae MK, Chung KY, Shin HY et al. Predictive factors for myasthenic crisis after videoscopic thymectomy in patients with myasthenia gravis. Muscle & Nerve. 2015 Aug;52(2):216-20.
16. Katz JA, Murphy GS. Anesthetic consideration for neuromuscular diseases. Curr Opin Anaesthesiol. 2017;30:435.
17. Studart Neto A. Manual do médico-residente do Hospital das Clínicas da Faculdade de Medicina da Universidade de São Paulo. Rio de Janeiro: Atheneu; 2021.

13 Avaliação Nutricional

Fernanda Gonçalves de Mateo
Lucas Takeshi Ikeoka
Armindo Jreige Júnior

Introdução

Epidemiologia

No Brasil, desnutrição segue como um desafio a ser superado. Segundo o Sistema de Vigilância Alimentar e Nutricional (SISVAN), em 2022 a prevalência de desnutrição na população geral adulta foi de 2,17%, com variações importantes conforme a região geográfica e a faixa etária pesquisadas. Essa condição não somente se manifesta como um agravo de saúde pública, mas também repercute no cuidado perioperatório dos pacientes.

Sabe-se que a desnutrição ocorre frequentemente em pacientes cirúrgicos. Mundialmente, atinge taxas de 20% a 45%[1] entre pacientes submetidos a cirurgia, a depender dos critérios diagnósticos e das ferramentas utilizadas. No Brasil, essa taxa chega a 50%[2] entre pacientes internados no Sistema Único de Saúde (SUS) e pacientes de alto risco cirúrgico são especialmente vulneráveis a essa condição. É o caso de pacientes idosos (sarcopenia, fragilidade e limitada capacidade funcional) e portadores de câncer (caquexia relacionada ao câncer), por exemplo. Apesar de altamente prevalente em nosso meio, a desnutrição é frequentemente subdiagnosticada, pela falta de rastreamento dessa condição. Estima-se que menos de 60% dos hospitais façam a avaliação nutricional do paciente na admissão.[3]

Impacto da desnutrição no paciente cirúrgico

O estado nutricional dos pacientes exerce influência direta na morbimortalidade pós-operatória. A desnutrição está relacionada a maior incidência de uma série de complicações infecciosas (como pneumonia e infecção de ferida operatória), cirúrgicas (como pior cicatrização, fístulas e deiscências) e mortalidade geral.[4] Foi visto que, se feita a correção do estado nutricional de um paciente durante o período pré-operatório, melhores desfechos eram alcançados no pós-operatório, favorecendo tempos de internação reduzidos, menores custos relacionados ao tratamento e, principalmente, melhor prognóstico desses pacientes.[5]

Mecanismos de desnutrição perioperatória

Fisiopatologia

Um em cada três pacientes internados no Brasil apresenta alguma condição inflamatória crônica de baixo grau, como câncer, diabetes, insuficiência cardíaca, renal ou hepática. Assim, são sustentados níveis elevados de citocinas pró-inflamatórias, como interleucina 1 (IL-1), interleucina 2 (IL-2), interleucina 6 (IL-6), fator de necrose tumoral alfa (TNF-α), interferon-alfa (IFN-α), fator nuclear kappa beta (NF-κβ), alvo da rapamicina (mTOR), fator de crescimento transformador beta (TGF-β), vias de sinalização JAK/STAT e RAS dependentes. A IL-1, em conjunto com a IL-6 e o TNF-α atuam no nível hepático, inibindo a síntese de albumina, e central, reduzindo o apetite. Além disso, o estado pró-inflamatório induz a resistência insulínica, acompanhada de uma queda de fator de crescimento insulina-like (IGF-1), testosterona e deidroepiandrosterona, que no fim se traduzem pela redução do anabolismo sistêmico. Para contrabalancear essas vias pró-inflamatórias, citocinas anti-inflamatórias, como interleucina 4 (IL-4), interleucina 10 (IL-10) e interleucina 13 (IL-13) são sintetizadas por linfócitos Th2, num processo denominado resposta anti-inflamatória compensatória (CARS). Essas citocinas atuam sobre o eixo hipotálamo-hipófise-adrenal, induzindo a síntese de glicocorticoides, em especial o cortisol, que, por sua vez, induz efeitos adversos, como reabsorção óssea, lipólise, catabolismo proteico e gliconeogênese.

De modo análogo à inflamação das doenças crônicas, o trauma cirúrgico desencadeia uma reação inflamatória, agora aguda e mais intensa e localizada, decorrente de lesões teciduais, necrose celular, lesão de isquemia-reperfusão e patógenos invasores. Essa resposta imune é mediada principalmente pelo sistema imune inato, resultando em estresse oxidativo e lesão endotelial. Entretanto, uma resposta pró-inflamatória mediada por linfócitos Th1 também é provocada em reação às interações entre padrões moleculares relacionados ao patógeno (PAMP) ou padrões moleculares relacionados ao dano (DAMP) manifestados pelas células apresentadoras de antígeno nos órgãos linfoides da região. Conforme a resposta imune é montada e os fatores antigênicos não são resolvidos, a inflamação local repercute sistemicamente por meio de um sistema de retroalimentação positiva, em um evento conhecido como "tempestade de citocinas". Nesse contexto de desequilíbrio da homeostase da inflamação, estabelece-se a síndrome de resposta inflamatória sistêmica (SIRS). Essa síndrome provoca o catabolismo de glicogênio, gordura e proteínas, com a liberação de glicose, ácidos graxos livres e aminoácidos na circulação, para que os substratos sejam redirecionados de seu propósito normal de manutenção da massa muscular periférica para as tarefas de regeneração tecidual e resposta imunológica.[6]

Desnutrição hospitalar

Em estudos que buscaram avaliar a oferta nutricional e a ingesta efetiva dos pacientes, observou-se que, apesar da oferta adequada de alimentos, os pacientes não completaram seu esquema nutricional durante o dia.[3] Nesses casos, devem ser considerados fatores relacionados à internação. O declínio do estado nutricional acomete de 10% a 65% dos pacientes internados, sendo que, entre as especialidades médicas investigadas, pacientes oncológicos, onco-hematológicos, neurológicos e cirúrgicos foram aqueles com maior risco de desnutrição hospitalar. Entendem-se como fatores diretamente relacionados à hospitalização: perda de apetite, interrupção da refeição, desinteresse pela comida do hospital, efeitos adversos das medicações e jejum relacionado aos procedimentos. Pacientes idosos, em particular, estão sob risco aumentado de desnutrição hospitalar por diversos fatores, como perda de paladar, reduzida capacidade funcional, dificuldades de mastigação e deglutição e sensação de negligenciamento,[7] requisitando maior atenção em seu cuidado hospitalar.

Indicações da terapia de suporte nutricional pré-operatória

Definição

Terapia de suporte nutricional (TSN) é o fornecimento de nutrientes, seja por via oral (por meio de dietas regulares, terapêuticas ou suplementos), enteral (NE) ou parenteral (NP), a fim de prevenir ou tratar desnutrição.

Diretrizes atuais[8-10] indicam a TSN pré-operatória, durante 7 a 14 dias, em pacientes de risco nutricional grave candidatos a cirurgias de médio e grande porte. Segundo a European Society for Clinical Nutrition and Metabolism (ESPEN) (Figura 13.1), risco nutricional grave refere-se à presença de pelo menos um dos seguintes critérios:

- Perda de peso > 10% nos últimos 6 meses;
- Índice de massa corpórea (IMC) < 18,5 kg/m^2;
- Avaliação Subjetiva Global C ou Nutritional Risk Screening (NRS) > 5;
- Albumina sérica < 30 g/L (sem evidências de disfunção hepática ou renal).

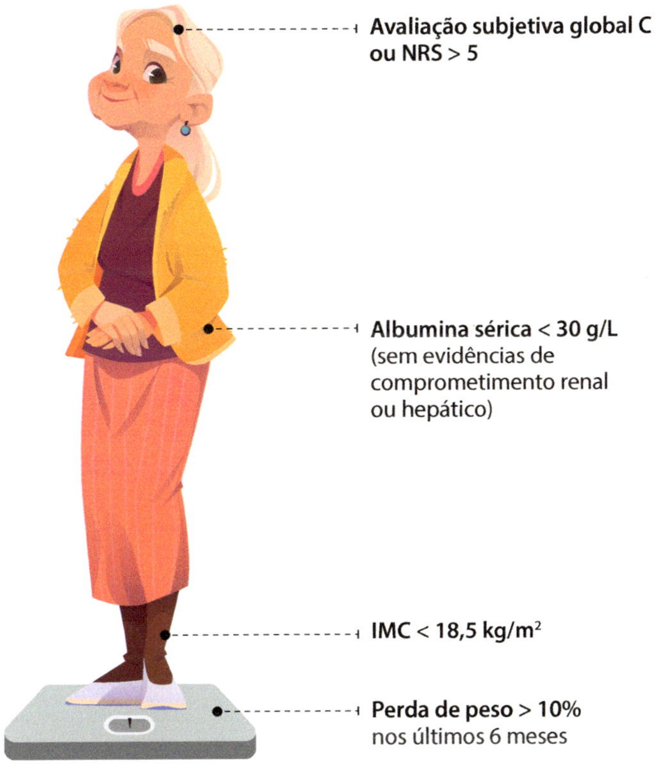

Figura 13.1 Modelo esquemático dos critérios de alto risco nutricional, segundo a European Society for Clinical Nutrition and Metabolism (ESPEN).

IMC: índice de massa corpórea.

Fonte: Adaptada de Weimann et al., 2017.[8]

Indicação das vias alimentares

Via oral

A via oral é a via preferencial para os pacientes durante o período pré-operatório. Trata-se da via fisiológica pelo qual se faz a ingestão e a absorção dos nutrientes. A nutrição oral suplementada (NOS) deverá ser instituída nos casos de desnutrição ou caso o paciente apresente consumo abaixo do necessário (entre 50% e 75% das demandas nutricionais) por pelo menos 5 dias.

Alguns dos fatores relacionados a pior aceitação pela via oral são: perda de apetite, paladar e/ou olfato reduzidos, limitada capacidade funcional, quadro demencial, obstruções anatômicas ou funcionais de trato gastrointestinal (como tumores, íleo paralítico, acalasia), náuseas e vômitos, entre outros.

Via enteral

A via enteral é indicada se o paciente tiver intestino funcional e não conseguir suprir a demanda nutricional pela via oral (consumo de < 50% das demandas nutricionais por pelo menos 5 dias), seja por incapacidade ou por falta de vontade.

Contraindicações absolutas:

- Instabilidade hemodinâmica causando isquemia mesentérica;
- Sangramento ativo de trato gastrointestinal;
- Obstrução intestinal completa;
- Íleo paralítico secundário a desequilíbrio hidroeletrolítico;
- Peritonite.

Contraindicações relativas:

- Disabsorção moderada a grave;
- Vômitos e diarreias intensas;
- Doença diverticular;
- Fístula enterocutânea de alto débito;
- Síndrome de intestino curto em estágio inicial.

Via parenteral

A TSN parenteral implica em tempos de internação pré-operatórios prolongados e maior manipulação do paciente. Foi observado que a NP submete o paciente a maiores riscos de complicações infecciosas, não infecciosas e mortalidade geral, quando comparada à NE.[11] Portanto, a via parenteral está indicada somente na impossibilidade de suprir as necessidades nutricionais do paciente (< 50% das demandas nutricionais em pelo menos 5 dias) seja pela via oral, seja pela via enteral.

A recomendação pelas vias enteral e parenteral deve, além de considerar a ingestão efetiva de alimentos durante os dias, estimar a capacidade alimentar futura dos pacientes; ou seja, caso seja esperado que o paciente não consiga suprir suas necessidades nutricionais nos próximos 7 a 10 dias, há indicação para essas vias alimentares.

Imunonutrição

A imunonutrição com arginina, ácidos graxos ômega-3 e nucleotídeos, por vezes adicionada de glutamina e micronutrientes antioxidantes (vitamina C, E, betacarotenos, selênio e zinco) no cuidado pré-operatório, é ainda um assunto controverso. Diretrizes brasileiras sugerem seu uso no período pré-operatório, embasado em estudos que demonstraram seus benefícios no cuidado pré-operatório no começo dos anos 2000. Diretrizes europeias, no entanto, não indicam a imunonutrição pré-operatória, visto que metanálises mais recentes não reproduziram os mesmos benefícios mostrados anteriormente. Evidências atuais apontam para os períodos perioperatórios e pós-operatórios como melhores momentos para a nutrição imunossuplementada.

Avaliação do estado nutricional

É recomendado realizar avaliação do *status* nutricional de todos os pacientes que serão submetidos a cirurgias de grande porte.

Alguns fatores contribuem para a avaliação do risco nutricional, como o *status* nutricional prévio, possíveis alterações anatômicas no pós-operatório e o tamanho do insulto cirúrgico.

O primeiro passo, quando considerada a terapia nutricional, é avaliar se o paciente tem ou não desnutrição. Uma série de parâmetros podem ser utilizados para essa avaliação, incluindo dados clínicos de história e exame físico, capacidade funcional, marcadores bioquímicos e de inflamação.

Com relação à história, é de grande relevância a idade do paciente, pelo risco aumentado de desnutrição em populações idosas. Além disso, é importante documentar a presença de comorbidades prévias, incluindo diabetes, doença renal crônica, insuficiência cardíaca, insuficiência hepática e doenças disabsortivas. Internações recentes devem ser questionadas pelo risco aumentado de desnutrição no intra-hospitalar. Manipulações cirúrgicas prévias, principalmente relacionadas ao trato gastrointestinal, aumentam a prevalência de deficiências vitamínicas e desabsorção. Medicações também devem ser levadas em conta na avaliação nutricional, assim como ganho ou perda de peso significativos recentes.

No exame físico, é importante registrar a altura do paciente, seu peso e seu IMC antes da intervenção cirúrgica. Alguns sinais indiretos de desnutrição podem ser observados, como alopécia, xerose, perda de tecido subcutâneo e massa muscular, perda de força de preensão palmar e edema. Estomatite, queilite angular e palidez conjuntival podem inferir anemia.

Dados antropométricos também são de grande valia para a avaliação do paciente em risco de desnutrição, incluindo espessura da borda cutânea do tríceps, tamanho da circunferência do braço, área muscular do braço, entre outros.

Na análise bioquímica, é de particular importância acessar os níveis de albumina, tendo em vista sua correlação com ingesta calórica, massa muscular e catabolismo. Níveis baixos interferem na cicatrização de feridas e aumentam o risco de complicações e desfechos desfavoráveis no pós-operatório.[8] Eletrólitos, ureia e creatinina são úteis para avaliação do *status* volêmico.

Quanto aos marcadores inflamatórios, é importante avaliar os níveis de proteína C-reativa (PCR), que inferem inflamação ativa, seja por infecção ou por desnutrição, bem como os níveis de ferritina, que, quando aumentados, refletem resposta inflamatória sistêmica exacerbada recente.

As ferramentas de triagem de risco nutricional são muito úteis para detectar potencial ou manifesta desnutrição, pois levam em consideração dados clínicos, antropométricos e bioquímicos, para predizer com mais segurança e em tempo hábil os pacientes em risco.

Diversas ferramentas de triagem foram estabelecidas nas últimas décadas para uso em vários cenários clínicos e subgrupos de pacientes. A triagem deve ser realizada dentro das primeiras 24 a 48 horas após a internação, e em intervalos regulares a partir de então, a fim de identificar com rapidez e precisão os indivíduos desnutridos ou sob risco nutricional.

A Nutrition Risk Screening (NRS-2002),[11] certificada pela ESPEN, destacou-se por apresentar boa correlação com os parâmetros antropométricos, bioquímicos, previsão de mortalidade e maior eficácia quando comparada a outros protocolos.

Inicialmente, são avaliadas as seguintes variáveis: IMC < 20,5 kg/m^2, perda de peso nos últimos 3 meses, redução de ingesta calórica na última semana e se o paciente está em leito de UTI. Se as 4 variáveis forem negativas, o paciente tem baixo risco nutricional. Se uma variável for positiva, é realizada a avaliação final, com as variáveis: prejuízo nutricional, gravidade da doença e idade. De acordo com a pontuação, o paciente se encaixa em uma das categorias de risco: de 0 a 3 pontos: baixo risco; 4 pontos: em risco; de 5 a 7 pontos: alto risco.

O Nutritional Risk Index (NRI)[12] baseia-se no peso atual em relação ao peso ideal e os níveis séricos de albumina. Também mostrou boa sensibilidade, especificidade e segurança para a avaliação de pacientes em risco de complicações e desfechos no pós-operatório de cirurgias de grande porte.[11]

Outra importante ferramenta para predição de risco é a Subjective Global Assessment of Nutritional Status (SGA).[13] Nessa avaliação, o paciente recebe uma pontuação de acordo com dados da história (mudança de peso, mudança da ingesta calórica, sintomas gastrointestinais, capacidade funcional, relação da doença com demanda nutricional) e exame físico (tecido subcutâneo, perda muscular, edema maleolar, edema sacral, ascite).

Considerando as múltiplas formas de avaliação de risco nutricional, como já citado, o grupo ESPEN definiu grave risco nutricional de acordo com a presença de pelo menos um dos seguintes critérios: perda de peso > 10% a 15% em 6 meses, IMC < 18,5 kg/m^2, SGA Grau C ou NRS > 5 e albumina sérica < 30 g/L (sem evidência de insuficiência hepática ou renal). Esses parâmetros refletem subnutrição, além de catabolismo causado por doença.[8]

Mais recentemente, visando unificar a definição de desnutrição, a Iniciativa Internacional de Liderança Global, impulsionada pelas sociedades de nutrição clínica, propôs uma definição de desnutrição incluindo critérios fenotípicos (perda de peso não voluntária, baixo IMC, redução de massa muscular) e critérios etiológicos (redução da ingestão alimentar ou assimilação, inflamação ou carga de doença).[14]

O Quadro 13.1 apresenta um resumo dos aspectos a serem considerados na Avaliação do Estado Nutricional.

Quadro 13.1 Avaliação do estado nutricional.

- **História:** idade, comorbidades prévias (diabetes, doença renal crônica, doenças disabsortivas), internações recentes, manipulação cirúrgica prévia (principalmente se envolvendo trato gastrointestinal), medicações de uso, história de perda ou ganho de peso recente
- **Exame físico:** peso, altura, IMC, perda de tecido subcutâneo e massa muscular, queda de cabelo, palidez conjuntival, xerose, queilite angular, estomatite, edema, força de preensão palmar
- **Ferramentas de rastreio:** Nutritional Risk Screening Tool (NRS 2002), Nutritional Risk Index (NRI), Subjective Global Assessment of Nutritional Status (SGA)
- **Bioquímica:** albumina, ureia, creatinina, eletrólitos, glicemia e hemoglobina glicada (HbA1c)
- **Marcadores inflamatórios:** PCR, transferrina

IMC: índice de massa corpórea; PCR: proteína C-reativa.
Fonte: Elaborado pela autoria do capítulo.

Como realizar terapia nutricional pré-operatória

A terapia de suporte nutricional perioperatória é indicada em pacientes com desnutrição e naqueles em alto risco nutricional. A terapia nutricional perioperatória também deve ser iniciada se for previsto que o paciente será incapaz de se alimentar por mais de 5 dias no perioperatório ou se é esperado que tenha baixa ingestão oral e que não consiga manter a ingestão recomendada acima de 50% por mais de 7 dias. Nessas situações, é recomendado iniciar terapia nutricional prontamente.[8]

Em pacientes com desnutrição importante e alto risco nutricional, atrasar a intervenção cirúrgica por 7 a 14 dias pode ser benéfico. Essa estratégia foi avaliada por estudos observacionais e algumas metanálises com evidência de menor tendência de complicações, principalmente relacionadas a infecção de sítio cirúrgico e redução do tempo de internação.[8-10]

As vias de escolha para realização de terapia nutricional (TN) devem ser a oral (VO) e a enteral (VE). Quando não for possível acessar o tubo digestivo, a via enteral estiver contraindicada ou o aporte oferecido for insuficiente, a terapia nutricional parenteral deve ser a opção. São exemplos os casos de obstrução intestinal, íleo prolongado e má absorção intestinal.

Alguns estudos compararam a eficácia da nutrição enteral em relação à parenteral no perioperatório. Observou-se redução da incidência de complicações infecciosas com a nutrição enteral, sem impacto na mortalidade. Além disso, foram observados menor tempo para eliminação de flatos e aumento dos níveis de albumina sérica. Em razão da facilidade de administração, do menor custo e do potencial menor risco de infecção, atualmente a estratégia enteral é a mais aceita e a mais utilizada.[15]

Suplementos orais

Existe grande variedade de suplementos por via oral disponíveis para realização de TN. As fórmulas podem ser em formato de suco, *milk shake*, iogurte, pudim, entre outros. A consistência da formulação deve ser escolhida de acordo com as preferências pessoais do paciente, palatabilidade e patologia de base. Os suplementos podem conter quantidade variada de proteínas, fibras e calorias. A maioria das fórmulas fornece 12 g de proteína, 300 kcal e uma série de vitaminas e minerais. De acordo com cada paciente e sua patologia, uma quantidade maior de proteínas, calorias e fibras pode ser indicada. Suplementos hiperproteicos são indicados principalmente em caso de malignidade e feridas.

Fórmulas enterais

A nutrição enteral pode ser realizada via nasogástrica e nasoenteral. É dada preferência para via nasoenteral nos pacientes com risco aumentado de broncoaspiração e naqueles com obstrução gástrica ou gastroparesia. As fórmulas podem conter diferentes osmolaridades, calorias, quantidade de eletrólitos e vitaminas. As fórmulas-padrão geralmente são isotônicas, com densidade calórica de 1 kcal/mL, carboidratos simples e complexos, 40 g de proteína intacta não hidrolisada por 1.000 mL, ácidos graxos de cadeia longa e necessidade diária de vitaminas e minerais. Em geral, deve-se oferecer de 18 a 25 kcal/kg e de 1,2 a 2 g de proteína por kg de peso ideal.

A administração de fórmulas com imunomoduladores, entre eles arginina, ômega 3, ribonucleotídeos e ácidos graxos, deve ser considerada em pacientes oncológicos que serão submetidos a cirurgias.[16] Alguns estudos mostraram redução nas taxas de complicação pós-operatória com essa estratégia, incluindo menor incidência de infecções. Uma grande metanálise com terapia imunomoduladora em pacientes críticos não mostrou benefício e sugeriu potencial malefício nessa população.[17] Até o momento, não há evidência robusta para o uso dessas fórmulas em detrimento das fórmulas convencionais em pacientes desnutridos no pré-operatório.

Fórmulas parenterais

A nutrição parenteral consiste em uma solução com dextrose, eletrólitos, aminoácidos, vitaminas e minerais administrada de forma intravenosa. Está reservada para casos de contraindicação à dieta enteral ou quando a meta calórica não pode ser atingida. Em média, são administrados cerca de 30 a 40 mL/kg/dia, 1,2 a 2 g de proteína por dia, 10% a 30% das calorias diárias necessárias em forma de lipídios e 50% a 60% das calorias diárias necessárias em forma de carboidratos.

É importante realizar monitorização de eletrólitos (principalmente potássio, magnésio e fosfato), pelo risco de síndrome de realimentação, triglicerídeos e de volemia. Também é importante garantir acesso venoso central com via exclusiva para administração da terapia nutricional parenteral. O sistema 3 em 1 é o método de escolha para administração, tendo em vista o menor risco de infecção.

Dieta de abreviação de jejum

Nos últimos anos, muitas sociedades de anestesia têm mudado suas recomendações sobre jejum pré-operatório. Uma série de trabalhos demonstrou que o jejum abreviado não apresentou pior desfecho do que o jejum convencional de 12 horas, principalmente em relação à broncoaspiração, e reduziu o desconforto no pré-operatório. Dessa forma, a atual recomendação pela maioria das sociedades é manter ingestão de líquidos claros até 2 horas antes da cirurgia e de 6 horas para sólidos.[18]

Soluções ricas em glicose vêm sendo utilizadas nesse contexto. O benefício dessa estratégia foi demonstrado em algumas metanálises, com redução de desconforto pré-operatório, diminuição de resistência insulínica no pós-operatório e diminuição do tempo de internação, sem impacto na redução de complicações.[19]

O protocolo de administração dessas soluções varia conforme a instituição, mas, no geral, a solução é administrada na noite anterior e 2 horas antes do procedimento cirúrgico. Em pacientes com esvaziamento gástrico prolongado, como obesidade mórbida, gastroparesia, suboclusão ou obstrução intestinal e doença do refluxo gastroesofágico moderada e grave, essa estratégia não deve ser realizada (Figura 13.2).

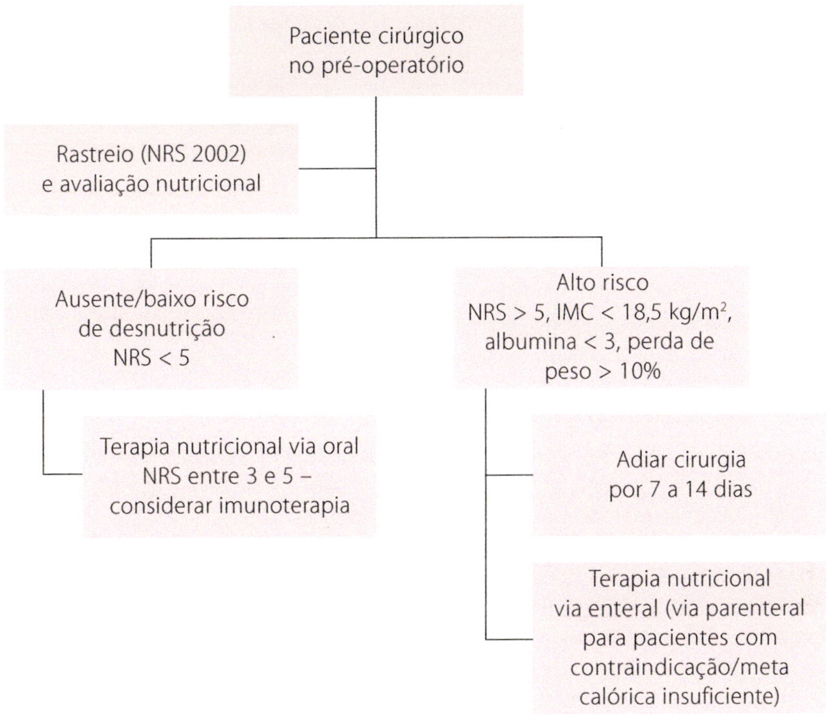

Figura 13.2 Avaliação nutricional pré-operatória.
NRS: Nutritional Risk Screening; IMC: índice de massa corpórea.
Fonte: Adaptada de Weimann et al., 2017.[8]

Mensagens principais

- A desnutrição é altamente prevalente em nosso país e é muitas vezes subdiagnosticada pela falta de rastreamento dessa condição.
- O estado nutricional do paciente é um fator determinante para várias complicações pós-operatórias e sua correção durante o período pré-operatório está relacionada a melhores desfechos cirúrgicos.
- A TSN pré-operatória deve ser indicada para pacientes sob risco de desnutrição que serão submetidos a cirurgias maiores.
- A imunonutrição não está indicada para o período pré-operatório, sendo preferencial a suplementação de rotina.
- O primeiro passo, quando considerada a terapia nutricional, é avaliar se o paciente tem ou não desnutrição.
- Uma série de parâmetros clínicos, antropométricos e bioquímicos pode ser utilizada na avaliação nutricional.
- As ferramentas de avaliação de risco nutricional são de fundamental importância para predição do risco e início do tratamento. Dentre elas, destacam-se a SGA, o NRI e a NRS 2002.
- A terapia de suporte nutricional perioperatório é indicada para pacientes com desnutrição e para aqueles em alto risco nutricional.

- Em pacientes com desnutrição importante e alto risco nutricional, atrasar a intervenção cirúrgica por 7 a 14 dias pode ser benéfico.
- As vias de escolha para realização de terapia nutricional devem ser as vias oral e enteral.
- Quando não for possível acessar o tubo digestivo, a via enteral estiver contraindicada ou o aporte oferecido for insuficiente, a terapia nutricional parenteral deve ser indicada.
- A atual recomendação pela maioria das sociedades é a de manter ingestão de líquidos claros até 2 horas antes da cirurgia e jejum de 6 horas para sólidos.
- Dieta de abreviação de jejum reduz desconforto pré-operatório, diminui resistência insulínica no pós-operatório e diminui o tempo de internação, sem impacto na redução de complicações.

Referências bibliográficas

1. Portuondo JI, Probstfeld L, Massarweh NN, Le L, Wei Q, Chai CY et al. Malnutrition in elective surgery: how traditional markers might be failing surgeons and patients. Surgery. 2020;168:1144-51.
2. Correia MITD, Perman MI, Waitzberg DL. Hospital malnutrition in Latin America: a systematic review. Clin Nutr Edinb Scotl. 2017;36:958-67.
3. Correia MITD, Sulo S, Brunton C, Sulz I, Rodriguez D, Gomez G et al. Prevalence of malnutrition risk and its association with mortality: nutritionDay Latin America survey results. Clin Nutr. 2021;40:5114-21.
4. Zhang X, Tang T, Pang L, Sharma SV, Li R, Nyitray AG et al. Malnutrition and overall survival in older adults with cancer: a systematic review and meta-analysis. J Geriatr Oncol. 2019;10:874-83.
5. Gomes F, Baumgartner A, Bounoure L, Bally M, Deutz NE, Greenwald JL et al. Association of nutritional support with clinical outcomes among medical inpatients who are malnourished or at nutritional risk: an updated systematic review and meta-analysis. JAMA Netw Open. 2019;2:e1915138.
6. Alazawi W, Pirmadjid N, Lahiri R, Bhattacharya S. Inflammatory and immune responses to surgery and their clinical impact. Ann Surg. 2016;264:73-80.
7. Andersen AL, Nielsen RL, Houlind MB, Tavenier J, Rasmussen LJH, Jørgensen LM et al. Risk of malnutrition upon admission and after discharge in acutely admitted older medical patients: a prospective observational study. Nutrients. 2021;13:2757.
8. Weimann A, Braga M, Carli F, Higashiguchi T, Hübner M, Klek S et al. ESPEN guideline: clinical nutrition in surgery. Clin Nutr. 2017;36:623-50.
9. de-Aguilar-Nascimento JE, Salomão AB, Waitzberg DL, Dock-Nascimento DB, Correa MITD, Campos ACL et al. ACERTO guidelines of perioperative nutritional interventions in elective general surgery. Rev Colégio Bras Cir. 2017;44:633-48.
10. August DA, Huhmann MB; the American Society for Parenteral and Enteral Nutrition (ASPEN) Board of Directors. ASPEN clinical guidelines: nutrition support therapy during adult anticancer treatment and in hematopoietic cell transplantation. J Parenter Enter Nutr. 2009;33:472-500.
11. Kondrup J, Rasmussen HH, Hamberg O, Stanga Z; Ad Hoc ESPEN Working Group. Nutritional risk screening (NRS 2002): a new method based on an analysis of controlled clinical trials. Clin Nutr. 2003 Jun;22(3):321-36. doi: 10.1016/s0261-5614(02)00214-5. PMID: 12765673.
12. Buzby GP, Williford WO, Peterson OL, Crosby LO, Page CP, Reinhardt GF, Mullen JL. A randomized clinical trial of total parenteral nutrition in malnourished surgical patients: the rationale and impact of previous clinical trials and pilot study on protocol design. Am J Clin Nutr. 1988 Feb;47(2 Suppl):357-65. doi: 10.1093/ajcn/47.2.357. PMID: 3124597.
13. Duerksen DR, Laporte M, Jeejeebhoy K. Evaluation of nutrition status using the subjective global assessment: malnutrition, cachexia, and sarcopenia. Nutr Clin Pract. 2021 Oct;36(5):942-56. doi: 10.1002/ncp.10613. Epub 2020 Dec 29. PMID: 33373482.

14. Díaz G, Correia MITD, Gonzalez MC, Reyes M. The global leadership initiative on malnutrition criteria for the diagnosis of malnutrition in patients admitted to the intensive care unit: a systematic review and meta-analysis. Clin Nutr. 2023;42(2):182-9. doi:10.1016/j.clnu.2022.12.007.
15. Nascimento JEA, Campos AC, Borges A, Correia MITD, Tavares GM. Terapia nutricional no perioperatório – Sociedade Brasileira de Nutrição Parenteral e Enteral e Associação Brasileira de Nutrologia. Projeto Diretrizes. Ago 2011.
16. Probst P, Ohmann S, Klaiber U, Hüttner FJ, Billeter AT, Ulrich A et al. Meta-analysis of immunonutrition in major abdominal surgery. Br J Surg. 2017 Nov;104(12):1594-608. doi: 10.1002/bjs.10659. Epub 2017 Sep 22. PMID: 28940219.
17. Rice TW. Immunonutrition in critical illness: limited benefit, potential harm. JAMA. 2014;312(5):490-1. doi:10.1001/jama.2014.7699.
18. Smith I, Kranke P, Murat I, Smith A, O'Sullivan G, Søreide E et al. Perioperative fasting in adults and children: guidelines from the European Society of Anaesthesiology. Eur J Anaesthesiol. 2011 Aug;28(8):556-69.
19. Amer MA, Smith MD, Herbison GP, Plank LD, McCall JL. Network meta-analysis of the effect of preoperative carbohydrate loading on recovery after elective surgery. Br J Surg. 2017;104:187e97.

14 Manejo da Anemia

Viktoria Weihermann
Felipe Melo Nogueira
Armindo Jreige Júnior

A anemia é uma condição extremamente comum na população. Um estudo brasileiro realizado em 2019 identificou que 9,9% dos adultos investigados apresentavam o quadro no Brasil, com valores ainda maiores em crianças e mulheres.[1] No nível mundial, estima-se que 30% das mulheres entre 15 e 49 anos de idade apresentem anemia em algum momento da vida e que 37% das gestantes também sejam acometidas. Quase um quarto da população mundial, ou 1,8 bilhão de pessoas, sofria de algum tipo de anemia em 2019.[2]

No contexto pré-operatório, de acordo com revisão realizada por Muñoz e colaboradores, ao analisarem dezoito grandes estudos observacionais abrangendo mais de 650 mil pacientes cirúrgicos, a prevalência média de anemia pré-operatória foi de cerca de 35%, variando entre 10,5% e 47,9%. Houve também diferenças marcantes na prevalência de anemia pré-operatória de acordo com o tipo de cirurgia, sendo maior em cirurgias ginecológicas e vasculares, chegando a quase 50%.[3]

Mas qual o impacto disso no contexto perioperatório? Uma metanálise de um consenso internacional sobre manejo transfusional, publicada nos últimos 5 anos, mostrou que a anemia pré-operatória esteve fortemente relacionada a aumento da mortalidade intra-hospitalar (*Odds Ratio* [OR] 2,09; intervalo de confiança 95%, 1,48 a 2,95), além de sabidamente aumentar a morbidade nesses pacientes.[4] Esses achados são congruentes com outros dados norte-americanos[5] e europeus.[6]

Poder-se-ia pensar, no entanto, que a morbimortalidade provocada pela anemia poderia ser superada com suporte transfusional. Estudos, contudo, mostram que a transfusão é um fator de risco independente da anemia para aumento de mortalidade e complicações pós-operatórias.[7]

Tendo em vista o exposto, torna-se fundamental o rastreio de anemia na avaliação pré-operatória, especialmente no cenário do paciente de alto risco, bem como o diagnóstico da causa da anemia e o tratamento direcionado. É importante também lembrar que adotar a transfusão de hemocomponentes como tratamento-padrão nesse contexto não é a estratégia mais apropriada.

Como fazer o rastreio da anemia no perioperatório?

Primeiramente, no contexto pré-operatório, os valores mais consensuais para a definição de anemia, definidos pela Organização Mundial da Saúde (OMS),[8] podem não ser os mais apropriados. Usualmente, é estabelecido como ponto de corte os valores de 13 g/dL de hemoglobina para homens e 12 g/dL para mulheres. É interessante lembrar que pacientes do sexo feminino têm menor volume sanguíneo circulante e, como a quantidade de sangue perdida é semelhante por procedimento, correm o risco de perder uma quantidade proporcionalmente maior em relação ao montante. Com isso, aceitar um valor inferior de meta de hemoglobina pode colocar essas pacientes em maior risco de complicações perioperatórias.[9] Além disso, diversos estudos mostram que a hemoglobina pré-operatória abaixo de 13 g/dL aumenta o risco de morbidade, mortalidade e transfusão, independentemente do sexo.[9] Assim, estudos propõem que, no cenário de cirurgias de alto risco de sangramento, o nível de hemoglobina para definição de anemia pré-operatória deve ser de 13 g/dL para homens e mulheres.[9]

Sobre o rastreio, está indicado para pacientes que serão submetidos a cirurgias com alto risco de sangramento (consensualmente maior que 500 mL de perda) e aqueles com risco transfusional superior a 10%.[9] Usualmente, encaixam-se nessa indicação as cirurgias cardíacas, ortopédicas, vasculares e oncológicas. Sugere-se que o *screening* seja feito com antecedência de 1 a 2 meses, para que se possam investigar e tratar as causas de anemia.

Diagnosticada a anemia, deve-se partir para a investigação das causas mais comuns, destacando-se as causas carenciais e a anemia da inflamação/doença crônica.[9,10] Um perfil de ferro (contendo índice de saturação, ferritina, capacidade total de ligação do ferro) e a dosagem de reticulócitos (e avaliação da hemoglobina reticulocitária) devem fazer parte dos exames solicitados.[9,10] Dosagem de B12 e ácido fólico podem ser incluídas na investigação inicial, bem como outros exames guiados pela suspeita clínica. Dada a prevalência de disfunção renal em pacientes de alto risco, é importante lembrar também de solicitar creatinina.

Sobre a anemia ferropriva, a ferritina costuma ser um bom preditor para deficiência absoluta quando em valores abaixo de 30 ng/L. Contudo, a ferritina é uma proteína de fase inflamatória, podendo encontrar-se elevada no contexto inflamatório e infeccioso. Em Consenso Internacional de 2017 sobre anemia perioperatória e anemia por deficiência de ferro, deficiência absoluta de ferro foi definida como ferritina sérica < 30 mg/L ou, na presença de inflamação, ferritina sérica de 30 a 100 mg/L com saturação de transferrina inferior a 20% e proteína C-reativa 0,5 mg/L.[11]

Nos casos da vida real, no entanto, sabemos que nem sempre a diferenciação entre anemia ferropriva (deficiência absoluta) e anemia da inflamação (deficiência relativa de ferro) é tão simples. Nesse sentido, outros exames vêm surgindo para o auxílio diagnóstico; dentre eles, destaca-se o Ret-He (*reticulocyte haemoglobin equivalent*), exame que reflete o conteúdo da hemoglobina do reticulócito. Ret-He abaixo do valor de referência (em algumas referências < 29 pg) pode prever uma resposta ao ferro intravenoso, assim como Ret-He < 25 pg pode ser indicativo de deficiência de ferro em vez de anemia de inflamação em pacientes recebendo agentes estimuladores da eritropoetina.[9] Em outras fontes,[10] valores de Ret-He < 30 são já considerados indicadores de ferropenia absoluta. Um fluxograma para auxílio diagnóstico é apresentado na Figura 14.1.

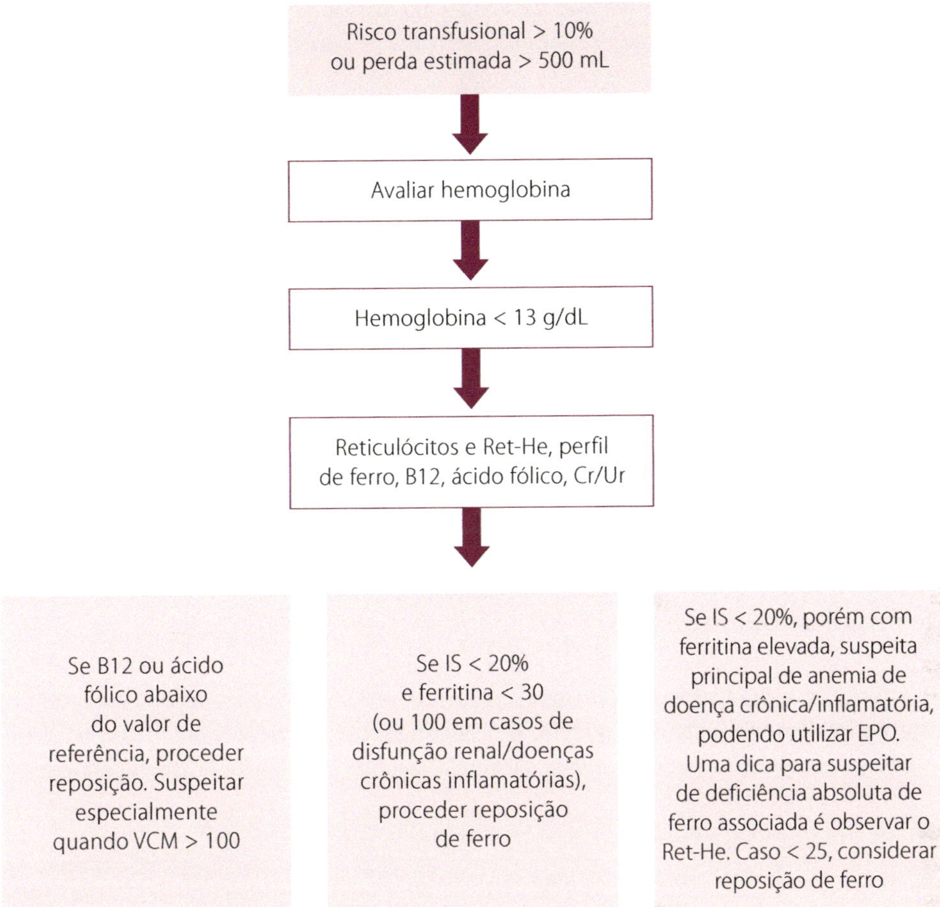

Figura 14.1 Investigação de anemia no pré-operatório.
Cr: creatinina; EPO: eritropoetina; IS: índice de saturação da transferrina; Ret-He: *reticulocyte haemoglobin equivalent*; VCM: volume corpuscular médio.
Fonte: Elaborada pela autoria do capítulo, 2023.

Diagnosticada a anemia ferropriva, é importante ter em mente que ela é consequência, devendo-se buscar a causa. Entre as causas, a mais comum é sangramento, especialmente de causas ginecológicas e de trato gastrointestinal.

Sobre o tratamento, em casos de anemia ferropriva, costumam ser necessárias, no mínimo, 6 a 8 semanas para a reposição de ferro pela via oral. Sobre a reposição via oral, estudos vêm mostrando que:

- A absorção é suprimida por doses elevadas de ferro oral (em comparação com doses mais baixas) e por doses 2 vezes ao dia (em comparação com doses 1 vez ao dia), em razão da regulação da hepcidina;[12]
- A administração oral de ferro em dias alternados está associada a melhor absorção do que a dosagem diária.[13]

Nesse sentido, sugerem-se doses de 40 a 80 mg diários de ferro elementar, preferencialmente em única tomada, sabendo-se que dias alternados podem, inclusive, melhorar a reposição (Tabela 14.1).

Tabela 14.1 Principais opções de reposição de ferro via oral disponíveis no Brasil.

Substância	Marca de referência	Formulação
Sulfato ferroso	Vitafer®	▪ Existem diversas formulações disponíveis, tanto em cápsulas quanto em gotas. Geralmente, contêm de 20% a 30% de ferro elementar por mg de sulfato ferroso
Ferripolimaltose	Noripurum®, Dexfer®	▪ Existem diversas formulações disponíveis, tanto em comprimidos (100 mg) quanto em gotas (50 mg/mL)
Ferro quelato glicinato	Neutrofer®	▪ Múltiplas formulações em comprimidos (de 150 a 500 mg), além de gotas

Fonte: Elaborada pela autoria do capítulo.

Em casos cujo tempo até a cirurgia seja menor ou com Hb < 10 g/dL, ou haja contraindicação/intolerância à via oral, pode-se proceder à reposição endovenosa.[11] Para o cálculo estimado da reposição, pode-se utilizar a fórmula sugerida por Ganzoni e colaboradores:[14]

Ferro (mg) = peso corporal (kg) x 2,4 x (Hb desejada conforme o sexo do paciente – Hb atual em g/dL) + 500 mg

Sobre as opções disponíveis no Brasil, algumas são mostradas na Tabela 14.2:

Tabela 14.2 Opções de reposição de ferro endovenoso disponíveis no Brasil.

Substância	Marca de referência	Formulação	Como repor
Sacarato de hidróxido férrico	Noripurum®	▪ 100 mg/5 mL por ampola	▪ A reposição pode ser realizada com a administração de 2 ampolas em 200 mL de soro fisiológico, em um tempo de infusão mínimo de 30 minutos, 2 a 3 vezes por semana
Carboximaltose férrica	Ferinject®	▪ 50 mg de ferro/mL ▪ Cada frasco de 10 mL contém 1.800 mg de carboximaltose férrica, o equivalente a 500 mg de ferro	▪ A dose máxima por sessão deve ser de 20 mL, o que corresponde a 1.000 mg de ferro, e pode ser realizada somente 1 vez por semana

(Continua)

Tabela 14.2 Opções de reposição de ferro endovenoso disponíveis no Brasil. (*Continuação*)

Substância	Marca de referência	Formulação	Como repor
Derisomaltose férrica	Monofer®	▪ Solução para infusão de 100 mg/mL em embalagem contendo 1 frasco-ampola de 5 mL ou 10 mL	▪ A dose de ferro necessária pode ser administrada em uma única infusão de Monofer®, com até 20 mg de ferro/kg de peso corporal, ou em infusões semanais até que a dose cumulativa de ferro necessária tenha sido administrada ▪ Se a dose de ferro necessária exceder 20 mg de ferro/kg de peso corporal, a dose deve ser dividida em duas administrações, com intervalo de pelo menos 1 semana

Fonte: Elaborada pela autoria do capítulo.

Em um estudo publicado na Lancet em 2020,[15] procurou-se mostrar se a administração de ferro intravenoso a pacientes anêmicos antes de grandes cirurgias abdominais eletivas corrigiria a anemia, reduziria a necessidade de transfusões e melhoraria os resultados dos pacientes. Nesse estudo randomizado e duplo-cego, os pacientes recebiam 1.000 µg de carboximaltose férrica entre 10 e 42 dias antes do procedimento cirúrgico. Na análise geral do desfecho combinado primário (morte + necessidade transfusional), não houve diferença entre o grupo intervenção e o grupo placebo. Contudo, o estudo mostrou maiores valores de hemoglobina pós-operatórios com redução da readmissão hospitalar por complicações cirúrgicas.

A respeito dos agentes estimuladores da eritropoetina (EPO), estão indicados especialmente no contexto de pacientes com anemia de inflamação/doença crônica, além do contexto de anemia relacionada a doença renal crônica. Inicialmente, tinha-se uma preocupação quanto ao uso da EPO no contexto perioperatório, pensando-se nos riscos cardiovasculares e trombóticos. Uma metanálise,[16] contudo, a qual inclui 32 estudos, mostrou redução da necessidade transfusional com o uso da EPO pré-operatório, bem como não demonstrou associação com o aumento do risco trombótico. Assim, o uso da EPO é provavelmente seguro no ambiente pré-operatório quando administrado em curto período (2 a 4 semanas).[9] Outro contexto em que vem se utilizando EPO é nos pacientes que recusam transfusões sanguíneas ou apresentam importante aloimunização. As doses utilizadas são bastante variadas, podendo-se consultar os protocolos dos estudos.[16]

Recomendações adicionais para os pacientes cirúrgicos de alto risco foram publicadas em 2022. O uso de ácido tranexâmico ou agente antifibrinolítico está indicado para reduzir a perda sanguínea durante o procedimento (grau de evidência forte).[16] Além disso, estratégias restritivas de transfusão em comparação a estratégias liberais são recomendadas, diminuindo-se a necessidade transfusional, sem aumento da morbimortalidade. Os valores são variáveis na literatura; porém, em *guideline* publicado no JAMA em 2022,[17] define-se que uma estratégia transfusional restritiva se baseia na transfusão com níveis de hemoglobina inferiores a

7,5 g/dL, enquanto uma estratégia liberal se baseia na transfusão com nível de hemoglobina inferior a 9 a 9,5 g/dL no centro cirúrgico. Esse dado é apoiado por diferentes estudos. Em estudo publicado no The New England Journal of Medicine (NEJM) em 2011, em pacientes de alto risco com fratura de quadril, com média de idade de 81 anos e mais de 60% de incidência de doenças cardiovasculares, a estratégia liberal não reduziu a mortalidade, nem mesmo a morbidade hospitalar.[18]

Por fim, o uso de testes *point of care,* como dispositivos viscoelásticos, é recomendado para a monitorização da hemostasia em pacientes cirúrgicos de alto risco. Isso permite avaliar a causa do sangramento e, uma vez estabelecida, iniciar a terapia direcionada, minimizando-se o sangramento e a necessidade transfusional.[17]

Mensagens principais

- A anemia é uma condição prevalente na população, devendo ser investigada em pacientes submetidos a cirurgia com alto risco de sangramento.
- No contexto pré-operatório, valores de hemoglobina inferiores a 13 g/dL são considerados anemia em homens e mulheres e devem ser investigados. Deve-se sempre lembrar de investigar as causas e tratá-las de modo direcionado.
- A reposição de ferro no pré-operatório pode ser considerada para tratamento da anemia. Os resultados, contudo, não são robustos na literatura para uma diminuição do risco de óbito e da necessidade transfusional.
- O uso de EPO pode ser considerado no contexto pré-operatório em pacientes com anemia da inflamação/doença crônica, bem como em pacientes com recusa à transfusão. As doses são variadas e muitos protocolos associam reposição de ferro.
- Nos pacientes cirúrgicos de alto risco, além das recomendações usuais para manejo da anemia, sugere-se que o uso de agentes antifibrinolíticos, como o ácido tranexâmico, pode reduzir sangramentos e a necessidade transfusional. Deve-se dar preferência também a estratégias transfusionais restritivas, com pontos de corte de hemoglobina entre 7 e 7,5 g/dL.

Referências bibliográficas

1. Machado ÍE, Malta DC, Bacal NS, Rosenfeld LGM. Prevalência de anemia em adultos e idosos brasileiros. Rev Bras Epidemiol [Internet]. 2019;22(Supl 2):E190008. Disponível em: https://doi.org/10.1590/1980-549720190008.supl.2.
2. World Health Organization. Accelerating anaemia reduction: a comprehensive framework for action. Geneva, Switzerland: World Health Organization; 2023.
3. Muñoz M, Gómez-Ramírez S, Campos A, Ruiz J, Liumbruno GM. Pre-operative anaemia: prevalence, consequences and approaches to management. Blood Transfusion. 2015 Jul;13(3):370.
4. Mueller MM, Van Remoortel H, Meybohm P et al.; ICC PBM Frankfurt 2018 Group. Patient blood management: recommendations from the 2018 Frankfurt Consensus Conference. JAMA. 2019;321(10):983-97.
5. Musallam KM, Tamim HM, Richards T et al. Preoperative anaemia and postoperative outcomes in non-cardiac surgery: a retrospective cohort study. Lancet. 2011;378(9800):1396-407.
6. Baron DM, Hochrieser H, Posch M et al; European Society of Anaesthesiology. Preoperative anaemia is associated with poor clinical outcome in non-cardiac surgery patients. Br J Anaesth. 2014;113(3):416-23.
7. Ferraris VA, Davenport DL, Saha SP, Austin PC, Zwischenberger JB. Surgical outcomes and transfusion of minimal amounts of blood in the operating room. Arch Surg. 2012;147(1):49-55.
8. World Health Organization. Haemoglobin concentrations for the diagnosis of anaemia and assessment of severity. Geneva, Switzerland: World Health Organization; 2011.

9. Lin Y. Preoperative anemia-screening clinics. Hematology 2014, the American Society of Hematology Education Program Book. 2019 Dec 6;2019(1):570-6.
10. Shander A, Kaufman M, Goodnough LT. How I treat anemia in the perisurgical setting. Blood, The Journal of the American Society of Hematology. 2020 Aug 13;136(7):814-22.
11. Muñoz M, Acheson AG, Auerbach M et al. International consensus statement on the peri-operative management of anaemia and iron deficiency. Anaesthesia. 2017;72(2):233-47.
12. Moretti D, Goede JS, Zeder C, Jiskra M, Chatzinakou V, Tjalsma H et al. Oral iron supplements increase hepcidin and decrease iron absorption from daily or twice-daily doses in iron-depleted young women. Blood, The Journal of the American Society of Hematology. 2015 Oct 22;126(17):1981-9.
13. Stoffel NU, Cercamondi CI, Brittenham G, Zeder C, Geurts-Moespot AJ, Swinkels DW et al. Iron absorption from oral iron supplements given on consecutive versus alternate days and as single morning doses versus twice-daily split dosing in iron-depleted women: two open-label, randomised controlled trials. The Lancet Haematology. 2017 Nov 1;4(11):e524-33.
14. Ganzoni A. M. Intravenous iron-dextran: therapeutic and experimental possibilities. Schweizerische Medizinische Wochenschrift. 1970;100(7):301–303.
15. Richards T, Baikady RR, Clevenger B, Butcher A, Abeysiri S, Chau M et al. Preoperative intravenous iron to treat anaemia before major abdominal surgery (PREVENTT): a randomised, double-blind, controlled trial. The Lancet. 2020 Oct 24;396(10259):1353-61.
16. Cho BC, Serini J, Zorrilla-Vaca A et al. Impact of preoperative erythropoietin on allogeneic blood transfusions in surgical patients: results from a systematic review and meta-analysis. Anesth Analg. 2019;128(5):981-92.
17. Hameed I, Cifu AS, Geirsson A. Blood management in high-risk surgery. JAMA. 2022 Feb 8;327(6):578-9.
18. Carson JL, Terrin ML, Noveck H, Sanders DW, Chaitman BR, Rhoads GG et al. Liberal or restrictive transfusion in high-risk patients after hip surgery. New England Journal of Medicine. 2011 Dec 29;365(26):2453-62.

15 Manejo dos Distúrbios da Glicemia

Ana Amélia Fialho de Oliveira Hoff
Evelin Cavalcante Farias
Leila Guastapaglia
Armindo Jreige Júnior

Introdução

A incidência de diabetes *mellitus* (DM) no Brasil em 2022 foi de 15 milhões de pessoas, o que coloca o Brasil como o sexto país com maior incidência de DM no mundo. Pessoas com diabetes são mais propensas a necessitar de intervenções cirúrgicas do que aquelas sem diabetes e têm maior risco de desenvolver complicações pós-operatórias. Complicações relacionadas ao DM são associadas a significante aumento da morbimortalidade e de custos de saúde.

Com o aumento constante da prevalência de diabetes nas últimas décadas, há um número crescente de pacientes diabéticos que se apresentarão para procedimentos cirúrgicos.[1] Além disso, a prevalência de diabetes não diagnosticada ou pré-diabetes na população cirúrgica geral varia entre 23% e 60%, tornando cruciais o momento da avaliação pré-operatória no diagnóstico, o controle glicêmico e, consequentemente, a prevenção de complicações pós-operatórias, como infecções, internação prolongada, insuficiência renal, entre outras.[2,3] Estima-se que pelo menos 50% dos pacientes com diabetes sejam submetidos a alguma cirurgia ao longo da vida e 28% destes terão cirurgia de revascularização do miocárdio.[4]

Este capítulo tem como objetivo ser um guia ao clínico sobre avaliação e manejo no pré-operatório de pacientes com diabetes.

Metas de controle glicêmico no pré-operatório

Pacientes diabéticos que se apresentam à avaliação anestésica com hiperglicemia ou hipoglicemia devem ser encaminhados ao seu médico de origem para revisar seu plano de tratamento, pois essa é uma oportunidade para realinhar seu estado de saúde com seus objetivos de tratamento. Da mesma maneira, pacientes não diabéticos que apresentam níveis alterados de glicose e/ou hemoglobina glicada (HbA1c) devem ser avaliados para diagnosticar ou descartar o diagnóstico de diabetes e iniciar o tratamento, pois o manejo precoce do diabetes tem impacto na progressão da doença e em complicações em diferentes órgãos. Entretanto, no contexto perioperatório, é incerto se a hiperglicemia crônica, refletida pela HbA1c, é fator de risco para eventos adversos ou se a HbA1c é um desfecho substituto para o controle inadequado da glicose perioperatória. Em uma análise retrospectiva de prontuários eletrônicos,[5] a hiperglicemia perioperatória (> 200 mg/dL), mas não a HbA1c, foi associada ao aumento da mortalidade em 30 dias. Já outros estudos mostraram associação de valores elevados de HbA1c (como 7%, 8% ou 9%) com desfechos desfavoráveis no pós-operatório, incluindo infecções, infarto do miocárdio e mortalidade.[6-8] Frente a essa divergência de dados, ainda não existe um consenso sobre como se deve ou não proceder em cirurgias eletivas quando uma concentração anormalmente alta de HbA1c é encontrada. Por exemplo, a American Diabetes Association (ADA)[9] recomenda ter como alvo HbA1c < 8%. Caso esse alvo não seja factível, por exemplo em caso de cirurgia não eletiva, deve-se manter a glicemia < 180 mg/dL, 1 a 4 horas antes do procedimento. Já nos procedimentos eletivos, a Australian Diabetes Society (ADS)[10] recomenda adiá-los quando a HbA1c é superior a 9%, recomendação semelhante à da Sociedade Brasileira de Diabetes (SBD).[11] O último consenso britânico[12] de cuidados pré-operatórios em pacientes diabéticos recomenda encaminhar para uma equipe especializada, quando a HbA1c é superior a 8,5%, para otimização. Portanto, a decisão de reagendar ou não a cirurgia deve ser individualizada, dependendo do tipo de cirurgia, das características do paciente, de comorbidades associadas e da experiência do clínico com o manejo da glicemia.[13]

Em pacientes com complicações hiperglicêmicas agudas, como cetoacidose diabética ou estado hiperglicêmico hiperosmolar, é prudente adiar a cirurgia e tratar a condição, exceto em casos de emergência com risco iminente à vida.

A faixa-alvo para glicemia no período perioperatório deve ser de 100 a 180 mg/dL.[9] Recomenda-se a monitorização com glicemia capilar na admissão hospitalar e a cada 4 horas durante o período de jejum e correções com insulina ultrarrápida subcutânea caso o paciente apresente hiperglicemia. A glicemia capilar também deve ser checada na indução anestésica e a cada hora se o paciente estiver em uso de insulina ou medicamentos que estimulem a secreção de insulina (caso contrário, a cada 2 horas). Hipoglicemias (< 70 mg/dL) devem ser identificadas e rapidamente manejadas com 15 a 20 g de glicose.[12]

Avaliação clínica pré-operatória

A avaliação pré-operatória de qualquer paciente, incluindo aqueles com diabetes *mellitus*, concentra-se na avaliação do risco cardiopulmonar e na mitigação do risco. A doença coronariana é muito mais comum em pacientes diabéticos do que na população em geral e, além disso, esses pacientes têm um risco aumentado de isquemia silenciosa. Uma anamnese cuidadosa em busca de sintomas sugestivos de doença coronariana deve ser realizada, assim como a solicitação de eletrocardiograma, creatinina, eletrólitos, glicose e hemoglobina glicada (até 3 meses antes da avaliação).[14] Em caso de suspeita de doença cardiovascular, uma avaliação mais cuidadosa deve ser feita por especialista antes de um procedimento eletivo. Outras condições associadas, como hipertensão, obesidade, doença renal crônica, doença cerebrovascular e neuropatia autonômica, precisam ser avaliadas antes da cirurgia, pois podem complicar a anestesia e os cuidados pós-operatórios.[11] A presença de gastroparesia diabética também deve ser investigada, pois pode ser relevante para o tempo de jejum do procedimento cirúrgico.

Por meio da história clínica, deve-se esclarecer o tipo de diabetes (DM1, DM2, DM gestacional ou outros tipos), bem como o controle glicêmico, o tempo de diagnóstico (preditor de complicações crônicas), a terapia medicamentosa (antidiabéticos orais, injetáveis não insulínicos ou insulina), a dose das medicações e os horários em que são administradas, o uso de dispositivos para monitorização glicêmica e a presença de complicações microvasculares e macrovasculares.[12] A ocorrência de hipoglicemia deve ser questionada, incluindo-se frequência, tempo, perda de consciência e gravidade. O exame físico deve incluir a avaliação da pressão arterial com ênfase na pesquisa de hipotensão postural, um sinal de neuropatia autonômica. Deve-se verificar a compreensão do paciente sobre o plano perioperatório (farmacológico e não farmacológico), especialmente para pacientes que usam bomba de insulina.[14]

A avaliação também inclui características da cirurgia (grande ou pequeno porte), tempo do procedimento cirúrgico, quando o paciente deve parar de comer e se os dispositivos de infusão (bombas de insulina), se usados, podem continuar no intraoperatório. Idealmente, a cirurgia deve ser realizada entre as primeiras horas do dia para que o período de jejum seja minimizado.

Manejo dos antidiabéticos orais e injetáveis não insulínicos

As recomendações[11,12] sobre o uso pré-operatório dos antidiabéticos orais e injetáveis não insulínicos serão discutidas nos próximos parágrafos e resumidas no Quadro 15.1.

- **Inibidores do cotransportador de sódio-glicose 2 (SGLT-2):** interromper 3 dias antes da cirurgia.[9] Por provocarem glicosúria, podem gerar diurese osmótica, com desidratação e hipotensão arterial. Esses efeitos são mais comuns com o uso concomitante de diuréticos. Também estão associados a cetoacidose diabética euglicêmica, infecção do trato urinário e lesão renal aguda.[15] A medicação pode ser reiniciada após estabilização clínica e retorno da dieta oral;[12]
- **Metformina:** suspender na manhã da cirurgia. No passado, existia um receio de que o uso de metformina aumentasse o risco de acidose láctica e insuficiência renal perioperatória em decorrência do acúmulo do medicamento, porém isso não foi confirmado em estudos mais recentes.[16] A última diretriz britânica[12] já recomenda que, nos casos de pacientes com função renal normal (TFGe > 60 mL/min/1,73 m^2) e procedimentos que não requeiram contraste, o uso de metformina no dia da cirurgia poderia ser permitido. Segundo recomendações da SBD,[11] ainda se deve suspendê-la no dia da cirurgia e considerar a suspensão no dia anterior nos casos de uso de contraste endovenoso ou cirurgia digestiva;
- **Sulfonilureias e glinidas:** suspender na manhã da cirurgia, pelo risco de causarem hipoglicemias, e considerar suspender no dia anterior nos pacientes idosos, nefropatas e com risco de hipoglicemias;[9,11]
- **Inibidores da dipeptidil peptidase 4 (DDP-4) e agonistas do GLP-1:** suspender no dia da cirurgia. Trata-se de medicamentos que não causam hipoglicemias, mas que podem levar a um retardo no esvaziamento gástrico pelo aumento do GLP-1 e piorar o pós-operatório de algumas cirurgias. Por essas razões, alguns autores sugerem a suspensão no dia do procedimento. Entretanto, essa não é uma recomendação universal. A diretriz britânica[12] sugere manter até mesmo no dia da cirurgia, independentemente do seu horário. Já a SBD[11] recomenda suspender no dia da cirurgia e considerar a suspensão um dia antes nos casos de cirurgia digestiva. Nos casos de análogo de GLP-1 semanais, deve-se ter cautela, pois demoraria de 1 a 2 semanas para se evitar o efeito no retardo do esvaziamento gástrico e, portanto, haveria risco aumentado de descompensação glicêmica nesse período. Nesses casos, deve-se avaliar a troca por análogo de aplicação diária ou outro antidiabético se a manutenção da medicação no dia da cirurgia não for desejada;

- **Inibidores da acarbose:** inibem as enzimas oligossacaridases e dissacaridases e reduzem a absorção de glicose após as refeições. Por não cursarem com hipoglicemias e terem meia-vida curta, a dose pré-refeição pode ser utilizada caso o paciente tenha cirurgia vespertina e faça uma refeição de manhã. Em caso de o procedimento ser realizado pela manhã, omite-se a dose da manhã, uma vez que o paciente estará em jejum;[12]
- **Glitazonas:** suspender no dia da cirurgia, pois podem piorar a retenção de líquidos, edema periférico e o risco de precipitar insuficiência cardíaca.[11]

Quadro 15.1 Recomendações para o uso perioperatório dos antidiabéticos orais e injetáveis não insulínicos.

Classe (medicamento)	Dia anterior	Dia da cirurgia	
		Cirurgia manhã	Cirurgia tarde
Biguanidas ▪ Metformina	▪ Uso habitual ▪ Considerar suspender se uso de contraste endovenoso ou cirurgias digestivas	▪ Omitir dose independentemente do horário da cirurgia	
Sulfonilureias ▪ Gliclazida ▪ Glibenclamida ▪ Glimepirida	▪ Uso habitual ▪ Considerar suspensão se idoso, nefropata ou risco de hipoglicemia	▪ Omitir dose independentemente do horário da cirurgia	
Glinidas ▪ Nateglinida ▪ Repaglinida	▪ Uso habitual	▪ Omitir dose da manhã	▪ Tomar a dose da manhã (pré-refeição), caso o paciente faça o café da manhã
Inibidores da alfa-glicosidase ▪ Acarbose	▪ Uso habitual	▪ Omitir dose da manhã	▪ Tomar a dose da manhã (pré-refeição), caso o paciente faça o café da manhã
Glitazonas ▪ Pioglitazona	▪ Uso habitual	▪ Manter ou considerar suspender nos pacientes em risco de congestão cardíaca e edema	
Inibidores de DDP-4 ▪ Sitagliptina ▪ Vildagliptina ▪ Saxagliptina ▪ Alogliptina ▪ Linagliptina	▪ Uso habitual	▪ Uso habitual ou considerar omitir dose no dia do procedimento (potencial de retardo do esvaziamento gástrico) (p. ex., cirurgias digestivas)	
Análogos de GLP-1 diários ▪ Exenatide ▪ Liraglutide ▪ Semaglutida oral	▪ Uso habitual ▪ Considerar suspender (potencial de retardo do esvaziamento gástrico) (p. ex., cirurgias digestivas)	▪ Uso habitual ou omitir dose no dia do procedimento (potencial de retardo do esvaziamento gástrico) (p. ex., cirurgias digestivas)	

(Continua)

Quadro 15.1 Recomendações para o uso perioperatório dos antidiabéticos orais e injetáveis não insulínicos. (*Continuação*)

Classe (medicamento)	Dia anterior	Dia da cirurgia	
		Cirurgia manhã	Cirurgia tarde
Análogos de GLP-1 semanais ▪ Semaglutida injetável ▪ Dulaglutida	▪ Uso habitual ou considerar trocar para análogo de GLP-1 diário ou outro antidiabético 1 a 2 semanas antes da cirurgia em casos selecionados	▪ Uso habitual ou considerar suspensão em casos selecionados (potencial de retardo do esvaziamento gástrico) (p. ex., cirurgias digestivas)	
Inibidores de SGLT-2 ▪ Dapaglifozina ▪ Canaglifozina ▪ Empaglifozina	▪ Suspender 3 dias antes da cirurgia	▪ Omitir dose independentemente do horário da cirurgia	

Fonte: Adaptado de American Diabetes Association Professional Practice Committee, 2022;[9] Sociedade Brasileira de Diabetes, 2019;[11] Centre for Perioperative Care; Academy of Medical Royal Colleges, 2021;[12] Milder et al., 2018[15] e Duncan et al., 2007.[16]

Manejo das insulinas

Todos os pacientes com diabetes tipo 1 estão em uso de insulina por causa de sua deficiência absoluta. Uma porcentagem menor de pacientes com diabetes tipo 2 faz uso de insulina, além de antidiabéticos orais e injetáveis não insulínicos, para atingir níveis glicêmicos adequados. O paciente com DM1 necessita de reposição de insulina com três componentes principais: 1) insulina basal; 2) insulina prandial (*bolus*); e 3) insulina suplementar (*bolus* de correção), sendo que as proporções desses três componentes dependem da faixa etária, da sensibilidade à insulina, do padrão alimentar e de exercício físico, do estilo de vida dos pacientes e da fase na história natural da doença em que se encontram.[17] Aproximadamente 50% da necessidade basal de insulina é usada para cobrir as demandas metabólicas sem induzir hipoglicemia. Esses pacientes precisariam de insulina mesmo em jejum para evitar a cetose.

Várias formulações diferentes de insulina são usadas clinicamente. São classificadas, de acordo com o seu tempo de início, pico e duração de ação, em: ultrarrápidas, rápidas, intermediárias e longas. Além disso, existem insulinas pré-misturadas, que podem ser uma combinação de ação intermediária e ultrarrápida/rápida.

Os análogos de insulina de ação prolongada (Glargina®, Detemir®, Degludeca®) causam menos hipoglicemia no estado de jejum perioperatório, pois mantêm um nível constante de insulina sem picos. No dia anterior à cirurgia, a dose usual desses medicamentos pode ser administrada. Embora o risco de hipoglicemia seja baixo com essas formulações, a dose pode ser reduzida em 20% a 30% na noite anterior ou no dia da cirurgia, por motivo de segurança.[1,18] Com as insulinas de ação intermediária e pré-misturas, o risco de hipoglicemia pode aumentar significativamente durante o jejum. Nesses casos, recomenda-se manter a dose no dia anterior e reduzi-la em 20% na noite anterior ao procedimento. Insulinas pré-misturas devem ser evitadas no dia da cirurgia e trocadas por insulinas de ação intermediária/longa, separadas das de ação rápida/ultrarrápida.

O Quadro 15.2 resume as recomendações do manejo das insulinas no pré-operatório de acordo com o horário da cirurgia.

Quadro 15.2 Recomendações para o uso perioperatório de insulinas.

Dia anterior	Dia da cirurgia	
	Cirurgia manhã	Cirurgia tarde
▪ Manter dose habitual durante o dia ▪ Aplicar 80% da dose da insulina basal da noite (insulina humana recombinante – NPH, Glargina®, Detemir®, Degludeca®)	▪ Manter 50% a 80% da dose da insulina basal se DM2 e 80% da dose de insulina basal se DM1 ▪ Manter dose de insulina de correção conforme glicemia capilar a cada 4 a 6 horas, com o objetivo de manter a glicemia < 180 mg/dL ▪ Soro glicosado com aporte de, pelo menos, 5 g de glicose por hora ▪ Reiniciar dose usual de insulina rápida (regular) ou ultrarrápida (lispro, asparte, glulisina) quando voltar a se alimentar. Se refeição menor/metade da habitual, aplicar 50% da dose	▪ Manter 50% a 80% da dose da insulina basal se DM2 e 80% da dose de insulina basal se DM1 ▪ Manter dose usual de insulina rápida ou ultrarrápida até iniciar o jejum, com o objetivo de glicemia < 180 mg/dL ▪ Ao iniciar o jejum, manter dose de correção para hiperglicemia, conforme glicemia capilar a cada 4 a 6 horas, com o objetivo de glicemia < 180 mg/dL ▪ Ao iniciar o jejum, iniciar soro glicosado com aporte de, pelo menos, 5 g de glicose por hora ▪ Reiniciar dose usual de insulina rápida ou ultrarrápida quando voltar a se alimentar. Se refeição menor/metade da habitual, aplicar 50% da dose

Fonte: Adaptado de Centre for Perioperative Care; Academy of Medical Royal Colleges, 2021[12] e Latronico e Mendonça, 2022.[18]

Mensagens principais

- A avaliação cuidadosa de pacientes diabéticos antes da cirurgia é fundamental, em razão de sua complexidade e alto risco de doenças cardiovasculares.
- Por ser uma população de maior risco para infecções perioperatórias, morbidade e mortalidade cardiovascular pós-operatória, o controle no perioperatório é crucial para melhores desfechos cirúrgicos.
- Não existe um valor de hemoglobina glicada que contraindicaria um procedimento cirúrgico e a decisão deve ser feita caso a caso, em conjunto com o cirurgião.
- A manutenção ou suspensão dos antidiabéticos no perioperatório deve ser feita individualmente, conforme classe medicamentosa, tipo de cirurgia, uso de contraste endovenoso e risco para hipoglicemias.

Referências bibliográficas

1. Sreedharan R, Abdelmalak B. Diabetes mellitus. Anesthesiology Clinics. 2018 Dec;36(4):581-97.
2. Frisch A, Chandra P, Smiley D, Peng L, Rizzo M, Gatcliffe C et al. Prevalence and clinical outcome of hyperglycemia in the perioperative period in noncardiac surgery. Diabetes Care [Internet]. 2010 Apr 30 [acesso em 21 set 2019];33(8):1783-8. Disponível em: https://care.diabetesjournals.org/content/33/8/1783.

3. Karimian N, Niculiseanu P, Amar-Zifkin A, Carli F, Feldman LS. Association of elevated pre-operative hemoglobin A1c and post-operative complications in non-diabetic patients: a systematic review. World Journal of Surgery. 2017 Jul 17;42(1):61-72.
4. Miller JD, Richman DC. Preoperative evaluation of patients with diabetes mellitus. Anesthesiology Clinics [Internet]. 2016 Mar [acesso em 18 nov 2019];34(1):155-69. Disponível em: https://www.anesthesiology.theclinics.com/article/S1932-2275(15)00112-3/fulltext.
5. Van den Boom W, Schroeder RA, Manning MW, Setji TL, Fiestan G-O, Dunson DB. Effect of A1C and glucose on postoperative mortality in noncardiac and cardiac surgeries. Diabetes Care. 2018 Feb 13;41(4):782-8.
6. Dronge AS. Long-term glycemic control and postoperative infectious complications. Archives of Surgery [Internet]. 2006 Apr 1 [acesso em 21 set 2019];141(4):375. Disponível em: https://jamanetwork.com/journals/jamasurgery/fullarticle/398289.
7. Halkos ME, Puskas JD, Lattouf OM, Kilgo P, Kerendi F, Song HK et al. Elevated preoperative hemoglobin A1c level is predictive of adverse events after coronary artery bypass surgery. The Journal of Thoracic and Cardiovascular Surgery [Internet]. 2008 Sep 1 [acesso em 9 mar 2020];136(3):631-40. Disponível em: https://www.jtcvs.org/article/S0022-5223(08)01094-5/abstract.
8. Stryker LS, Abdel MP, Morrey ME, Morrow MM, Kor DJ, Morrey BF. Elevated postoperative blood glucose and preoperative hemoglobin A1C are associated with increased wound complications following total joint arthroplasty. The Journal of Bone & Joint Surgery. 2013 May;95(9):808-14.
9. American Diabetes Association Professional Practice Committee. Diabetes care in the hospital: standards of medical care in diabetes 2022. Diabetes Care. 2022;45(Supplement_1):S244-53.
10. Australian Diabetes Society. Peri-operative diabetes management guidelines [Internet]. 2012. Disponível em: https://diabetessociety.com.au/documents/PerioperativeDiabetesManagementGuidelinesFINALCleanJuly2012.pdf.
11. Sociedade Brasileira de Diabetes. Diretrizes 2019-2020. 2019. Disponível em: http://www.saude.ba.gov.br/wp-content/uploads/2020/02/Diretrizes-Sociedade-Brasileira-de-Diabetes-2019-2020.pdf.
12. Centre for Perioperative Care; Academy of Medical Royal Colleges. Guideline for perioperative care for people with diabetes mellitus undergoing elective and emergency surgery [Internet]. 2021. Disponível em: https://www.cpoc.org.uk/sites/cpoc/files/documents/2021-03/CPOC-Guideline%20for%20Perioperative%20Care%20for%20People%20with%20Diabetes%20Mellitus%20Undergoing%20Elective%20and%20Emergency%20Surgery.pdf.
13. Joshi GP, Chung F, Vann MA, Ahmad S, Gan TJ, Goulson DT et al.; Society for Ambulatory Anesthesia. Society for Ambulatory Anesthesia Consensus statement on perioperative blood glucose management in diabetic patients undergoing ambulatory surgery. Anesth Analg. 2010 Dec;111(6):1378-87. doi: 10.1213/ANE.0b013e3181f9c288. Epub 2010 Oct 1. PMID: 20889933.
14. Pontes JPJ, Mendes FF, Vasconcelos MM, Batista NR. Avaliação e manejo perioperatório de pacientes com diabetes melito: um desafio para o anestesiologista. Brazilian Journal of Anesthesiology [Internet]. 2018 Jan 1 [acesso em 16 out 2021];68(1):75-86. Disponível em: https://www.sciencedirect.com/science/article/pii/S0034709416301416?via%3Dihub.
15. Milder DA, Milder TY, Kam PCA. Sodium-glucose co-transporter type-2 inhibitors: pharmacology and peri-operative considerations. Anaesthesia. 2018 Mar 12;73(8):1008-18.
16. Duncan AI, Koch CG, Xu M, Manlapaz M, Batdorf B, Pitas G et al. Recent metformin ingestion does not increase in-hospital morbidity or mortality after cardiac surgery. Anesthesia & Analgesia. 2007 Jan;104(1):42-50.
17. Gabbay MAL. Manual prático de bombas de insulina: indicação, funções, soluções práticas, comparações dos modelos mais usados, resolução de problemas e procedimentos de emergência para facilitar o dia a dia. 2. ed. São Paulo: Clanad;2022. p. 15.
18. Latronico AC, Mendonça BB. Endocrinologia e metabologia. Rio de Janeiro: Atheneu; 2022. Série Manual do Médico Residente do Hospital das Clínicas da Faculdade de Medicina da Universidade de São Paulo. p. 475-88.

16 Manejo da Hipertensão Arterial

Vanessa Simioni Faria
Pedro Sergio Soares Jallad
Luciano Ferreira Drager
Armindo Jreige Júnior

Introdução

Como já referido em capítulos anteriores, os eventos cardiovasculares são as principais causas de mortalidade perioperatória em cirurgias não cardíacas. A avaliação pré-operatória auxilia ao estimar os riscos decorrentes do procedimento cirúrgico em cada paciente, visando, se possível, orientar condutas que possam minimizá-los. Para estimativa do risco cardiovascular, os escores de risco perioperatório somam pontos à medida que fatores de risco se acumulam.[1]

A hipertensão arterial sistêmica (HAS) é um reconhecido fator de risco (modificável) para morbidade e mortalidade no perioperatório, sendo considerado o mais prevalente. De acordo com a Pesquisa Nacional de Saúde (2018), 21,4% dos adultos brasileiros autorrelatam o diagnóstico de HAS, enquanto, com base em medidas de pressão arterial (PA) aferidas e uso de medicação anti-hipertensiva, o percentual de adultos com PA maior ou igual a 140/90 mmHg (HAS Estágio I) (Tabela 16.1) se aproxima de 32,3%, sendo a prevalência maior em homens e de maior faixa etária, chegando a 71,7% em indivíduos acima de 70 anos.[2]

Tabela 16.1 Classificação da pressão arterial de acordo com a medição no consultório a partir de 18 anos de idade.

Categoria	PAS (mmHg)		PAD (mmHg)
PA ótima	< 120	e	< 80
PA normal	120 a 129	e/ou	80 a 84
Pré-hipertensão	130 a 139	e/ou	85 a 89
HAS Estágio 1	140 a 159	e/ou	90 a 99
HAS Estágio 2	160 a 179	e/ou	100 a 109
HAS Estágio 3	180	e/ou	110

HAS: hipertensão arterial sistêmica; PA: pressão arterial; PAS: pressão arterial sistólica; PAD: pressão arterial diastólica.
Fonte: Adaptada de Barroso et al., 2020.[14]

A HAS frequentemente se apresenta de forma assintomática, o que torna fundamental seu rastreio nos pacientes sob avaliação pré-operatória e, quando diagnosticada, é fundamental a pesquisa de lesões de órgão-alvo. É progressiva, resulta em danos aos órgãos-alvo e está associada a mais mortes por doença cardiovascular do que qualquer outra doença modificável, sendo responsável por aproximadamente 50% das mortes por doença arterial coronária (DAC) e acidente vascular cerebral (AVC).[3,4]

Em geral, a terapia medicamentosa é necessária para o controle pressórico nos casos em que a modificação no estilo de vida não é suficiente.[5] Já está bem estabelecida a relevância no controle pressórico para a prevenção de eventos cardiovasculares em longo prazo em pacientes com HAS.[6]

Diversos estudos associam a elevação da PA com o aumento da morbimortalidade no período perioperatório,[7,8] porém são evidências menos robustas, não havendo associação da HAS como um fator de risco independente para complicações cardíacas no pós-operatório, exceto a HAS grave (≥ 180 x 110 mmHg).[9] Ainda assim, a HAS não controlada continua sendo uma das principais razões relacionadas à saúde, responsável pelo cancelamento de cirurgias.[3]

Hipertensão x hipotensão arterial como fator de risco para complicações perioperatórias

O risco de complicações perioperatórias parece estar mais atrelado às repercussões em órgãos-alvo, principalmente em pacientes com DAC, doença renal crônica, disfunção ventricular e AVC prévio. Em consonância, alguns trabalhos sugerem que grandes flutuações nos níveis pressóricos durante o ato cirúrgico aumentam o risco de disfunção orgânica no pós-operatório, visando-se assim uma estratégia individualizada de tratamento no intraoperatório com valores de PA sistólica mantidos próximos a uma diferença de 10% da medida pré-operatória no consultório. Isso ocorre uma vez que pacientes com HAS preexistente provavelmente apresentam capacidade autorregulatória do cérebro e dos rins prejudicada e, assim, pressões mais baixas tornam os órgãos mais suscetíveis à isquemia com PA baixa. Assim, em pacientes de alto risco, metas de PA mais altas adaptadas ao paciente podem ser preferíveis.[10]

A anamnese inicial, atrelada ao exame físico, é fundamental na avaliação pré-operatória. No rastreio diagnóstico e no acompanhamento subsequente, deve-se descartar o efeito ou síndrome do avental branco, considerando-se o risco de hipotensão intraoperatória. No maior estudo de coorte prospectivo, no qual 251.567 adultos foram submetidos a cirurgia não cardíaca eletiva, houve uma associação dependente de hipotensão e mortalidade em 30 dias. O nível de PAS inferiores a 119 mmHg aumentou em 2% a mortalidade pós-operatória, enquanto os níveis de PAD menores que 63 mmHg aumentaram a chance em 24%. A hipertensão sistólica não foi associada a elevação da mortalidade, entretanto a hipertensão diastólica (> 85 mmHg) aumentou a chance de morte no primeiro mês em 7%.[11]

A redução excessiva da PAD abaixo de um limiar determinado tem sido relacionada a maiores taxas de eventos cardiovasculares, especialmente infarto agudo do miocárdio, uma vez que a maior parte do fluxo coronariano ocorre no momento da diástole. Como ilustrado na Figura 16.1, eventos adversos aumentam com a queda da PAD. Em contrapartida, sua elevação também se associa a um aumento de mortalidade.

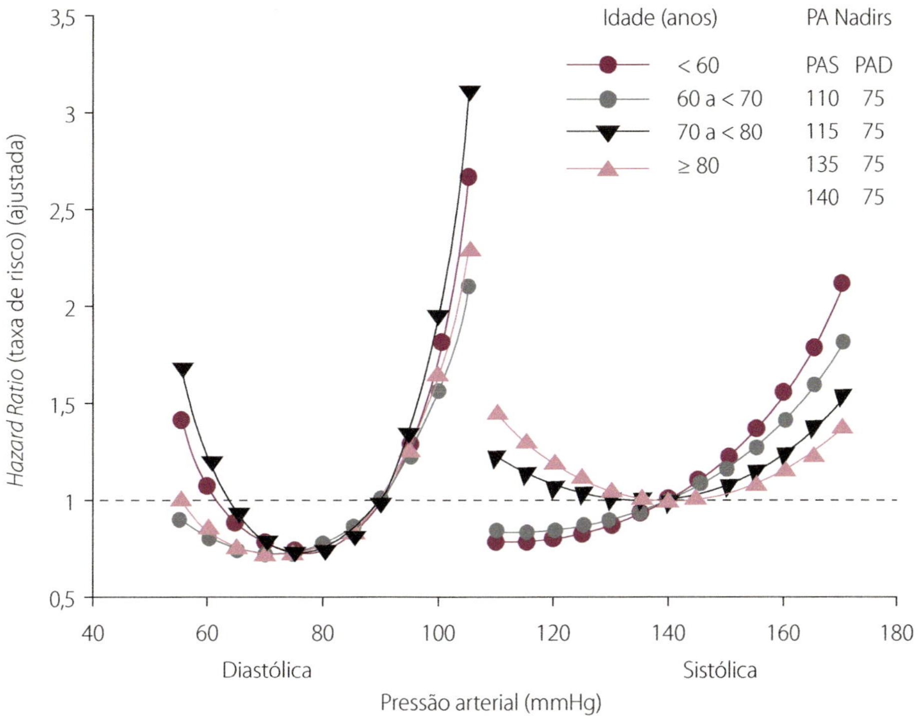

Figura 16.1 Curva-J para pressão arterial diastólica.
Fonte: Adaptada de Filippone et al., 2021.[12]

Na população idosa, há associação dose-dependente significativamente relevante, entre baixos valores de PA no pré-operatório e aumento de mortalidade pós-operatória.[11]

Pressão arterial aumentada: deve-se suspender a cirurgia?

Pacientes com PAS ≥ 180 mmHg e/ou PAD ≥ 110 mmHg devem ter seu controle pressórico adequado previamente ao procedimento cirúrgico, exceto em casos de cirurgia de emergência. Cirurgias emergentes ou de extrema urgência não devem ser atrasadas para o controle pressórico; prossegue-se com a cirurgia a partir de uma monitorização adequada intraoperatória (controle pressórico e eletrocardiográfico). Vasodilatadores intravenosos são os medicamentos de escolha, conforme orientações da Diretriz Europeia de Pré-Operatório, para uma redução controlada e gradual da PA, evitando-se queda maior que 20% da PA basal.[6]

Pela Diretriz Brasileira, se a PA estiver elevada e não houver tempo para controle, deve-se utilizar bloqueador beta-adrenérgico de curta ação (esmolol), para evitar elevação da pressão no ato de intubação orotraqueal; e, se betabloqueador for contraindicado, considerar clonidina via oral (Nível de Evidência I – Grau de Recomendação C).[13]

É sabido que um dos mecanismos envolvidos com a HAS desses pacientes é a ativação simpática. Suportando a importância da hiperatividade simpática, evidências sugerem que a clonidina, quando utilizada no perioperatório de pacientes hipertensos, reduz significativamente a variação da PA e a frequência cardíaca, além de diminuir a necessidade de anestésicos e analgésicos.

Não há evidências de que pacientes com hipertensão leve ou moderada, sem lesão de órgão-alvo, apresentem um risco de complicações perioperatórias em cirurgias eletivas. Em adição, também não existem evidências conclusivas sobre o aumento do risco perioperatório em pacientes com HAS secundária, porém os pacientes com suspeita de HAS secundária devem ser investigados previamente à cirurgia, exceto em casos de urgência/emergência. Pacientes com feocromocitoma não diagnosticado apresentam mortalidade operatória em torno de 80%.[13]

Manejo pressórico no perioperatório

Conforme as recomendações atuais, a maioria dos pacientes com HAS, independentemente da realização do procedimento cirúrgico, é tratada inicialmente com diurético tiazídico, bloqueador dos canais do cálcio (BCC), inibidor da enzima conversora da angiotensina (IECA) ou bloqueador de receptor da angiotensina II (BRA), podendo ainda receber combinações destas com base em seu risco cardiovascular e na presença de lesão no órgão-alvo.[14]

Quando indicada monoterapia, em pacientes menores de 70 anos, dar preferência aos inibidores do sistema renina-angiotensina-aldosterona (ISRAA); se acima de 70 anos, a BCC. Utilizar ambos em combinação quando indicada terapia dupla, adicionando-se diurético e antagonista receptor mineralocorticoide (ARM) se necessário para alvo de controle pressórico. Os betabloqueadores são restritos a pacientes com indicações específicas.[6]

Existem divergências na literatura com relação ao uso dos medicamentos anti-hipertensivos no dia da cirurgia; pela Diretriz Brasileira, a sugestão é pela manutenção, o que diverge, por exemplo, da Diretriz Europeia. Em caso de suspensão, deve-se retorná-lo no pós-operatório o mais precocemente possível.

Após admissão do paciente, realizar controle pressórico restrito a cada 8 horas. No caso de PAS $\geq$ 160 mmHg e/ou PAD $\geq$ 100 mmHg, repetir medida, confirmar e, se necessário, pode-se optar pela realização de ansiolítico.[3]

Anti-hipertensivos

Inibidores do sistema renina-angiotensina-aldosterona

- Os dados acerca do uso dos ISRAA são inconclusivos. A maioria dos estudos sugere que a manutenção da terapia está associada a maior risco de hipotensão no perioperatório e, consequentemente, a maior uso de vasopressores e inotrópicos. E, como já foi reforçado, a presença de hipotensão e sua duração no intraoperatório estão associadas a pior prognóstico, diante de complicações como injúria renal, injúria miocárdica e AVC;[15]
- Em uma coorte observacional, 4.802 pacientes foram submetidos a cirurgia não cardíaca; e a suspensão de IECA ou BRA nas 24 horas que antecederam a cirurgia associou-se a menor risco de hipotensão no intraoperatório e a redução em desfecho composto (mortalidade por todas as causas, AVC e infarto agudo do miocárdio). Eram portadores de insuficiência cardíaca 8% dos pacientes;[16]
- Quanto às recomendações atuais, divergem a Diretriz Europeia e a Brasileira:
  - Segundo a Diretriz Europeia, para pacientes com insuficiência cardíaca estável, deve-se considerar a manutenção dos ISRAA; para aqueles sem insuficiência cardíaca, deve-se considerar não realizar ISRAA no dia da cirurgia, a fim de evitar hipotensão no perioperatório (IIa – B);[4]

- Já a Diretriz Brasileira de Avaliação Cardiovascular Perioperatória recomenda que as medicações anti-hipertensivas sejam mantidas no pré-operatório, inclusive no dia da cirurgia (I – C).[13]

Betabloqueadores

- Os betabloqueadores reduzem o consumo de oxigênio no miocárdio ao reduzir frequência cardíaca e força contrátil; e são antiarrítmicos. Constituem a classe medicamentosa mais estudada no perioperatório. Existem resultados benéficos sobre a mortalidade geral e morbidade cardiovascular com o uso do atenolol em população submetida a cirurgia não cardíaca;[39]
- Pacientes em terapia crônica com betabloqueador devem tomá-lo no dia da cirurgia e devem manter o seu uso durante todo o perioperatório (I – B);[13]
- A terapia com betabloqueador não deve ser iniciada imediatamente antes da cirurgia, pelo risco de bradicardia, AVC e morte;
- No maior estudo na área (POISE-1), um ensaio clínico randomizado com mais de 8 mil pacientes de alto risco, fora administrado betabloqueador endovenoso cerca de 2 horas antes da cirurgia, com diminuição significativa do risco de infarto agudo do miocárdio fatal e não fatal de 27% e 30%, respectivamente. Contudo, o uso do medicamento aumentou a mortalidade geral em 33% e de AVC em quase 2 vezes, o que poderia estar associado à dose utilizada de metoprolol: 200 mg;[17]
- Em pacientes com HAS e indicação de betabloqueador, deve-se preferir betabloqueadores de terceira geração, como carvedilol, celiprolol, labetalol e nebivolol. Evitar o uso em pacientes que não tiverem indicação precisa, sem fatores de risco cardiovasculares, uma vez que estaria atrelado a um risco maior de morte.[18]

Bloqueador dos canais do cálcio

- Para pacientes que já estão em uso de BCC, principalmente aqueles com angina vasoespástica, recomenda-se manter a terapia no período perioperatório, com a ressalva da Diretriz Europeia em não administrá-lo no dia da cirurgia, diante do risco de hipotensão pós-operatória.[4]

Agentes de ação central

- Os agonistas dos receptores alfa-2 reduzem a produção de noradrenalina pós-ganglionar e, em consequência, reduziriam o pico de catecolaminas no intraoperatório. Pela Diretriz Brasileira de Perioperatório, não é recomendada a introdução de alfabloqueadores no pré-operatório, objetivando-se a redução de risco de eventos cardiovasculares.[13]

Diuréticos

- Considerar a suspensão de diuréticos no dia da cirurgia (IIa – B);[4]
- Considerar a suspensão de inibidores do cotransportador sódio-glicose 2 (ISGLT-2) pelo menos 3 dias antes de cirurgias não cardíacas de intermediário e alto risco (IIa – C).[4]

Mensagens principais

- Avaliar e controlar corretamente a pressão arterial dos pacientes ambulatorialmente, antes da cirurgia.
- O perioperatório pode ser uma oportunidade para diagnóstico e início de terapêutica.
- Realizar avaliação adequada da pressão arterial durante a internação pré-cirúrgica (excluir jaleco branco e manejo pré-operatório).
- Se possível, adiar cirurgias com níveis pressóricos ≥ 180 x 110 mmHg, lesão de órgão-alvo recém-diagnosticada, ou que não tenha sido tratada previamente, e/ou suspeita de hipertensão secundária sem diagnóstico.
- Evitar grandes flutuações pressóricas no perioperatório.
- Individualizar as metas pressóricas e classes medicamentosas a serem suspensas.
- Existem discordâncias em diretrizes nacionais e internacionais quanto à manutenção dos anti-hipertensivos IECA/BRA no dia da cirurgia não cardíaca.
- Evitar a suspensão abrupta de betabloqueador e simpatolíticos de ação central.

Referências bibliográficas

1. Loureiro BMC, Filho GSF. Escores de risco perioperatório para cirurgias não cardíacas: descrições e comparações. Rev Soc Bras Clin Med. 2014 out-dez;12(4):314-20.
2. Malta DC, Gonçalves RPF, Machado IE et al. Prevalência da hipertensão arterial segundo diferentes critérios diagnósticos. Pesquisa Nacional de Saúde. Rev Bras Epidemiol. 2018;21(sup 1):E180021.
3. Povoa FF, Bombig MTN, Povoa R. Avaliação perioperatória do paciente hipertenso. Rev Bras Hipertens. 2021;28(4):276-82.
4. Halvorsen S, Mehilli J, Cassese S et al. 2022 Guidelines on cardiovascular assessment and management of patients undergoing non-cardiac surgery. Eur Heart J. 2022.
5. Lewington S, Lacey B, Clarke R et al. The burden of hypertension and associated risk for cardiovascular mortality in China. JAMA Intern Med. 2016;176:524-32.
6. Williams B, Mancia G, Spiering W, Enrico R, Michek A. 2018 ESC/ESH Guidelines for the management of arterial hypertension. Eur Heart J. 2018;39(33):3021-104.
7. Im C, Oh TK, Song IA. Association between use of preoperative antihypertensive medication and 90-day mortality after noncardiac surgery: a retrospective cohort study. Am J Hypertens. 2020 May 21;33(6):534-42. doi: 10.1093/ajh/hpaa012. PMID: 31956912.
8. Sanders RD, Hughes F, Shaw A, Thompson A et al; Perioperative Quality Initiative-3 Workgroup; POQI Chairs; Physiology Group; Preoperative Blood Pressure Group; Intraoperative Blood Pressure Group; Postoperative Blood Pressure Group. Perioperative Quality Initiative consensus statement on preoperative blood pressure, risk and outcomes for elective surgery. Br J Anaesth 2019;122:552-62.
9. Mancia G, Backer G, Dominiczak A et al. 2007 Guidelines for the management of arterial hypertension. The Task Force for the Management of Arterial Hypertension of the European Society of Hypertension (ESH) and of the European Society of Cardiology (ESC). J Hypertens. 2007;25:1105-87.
10. Futier E, Lefrant JY, Guinot PG, Godet T, Lorne E, Cuvillon P et al. Effect of individualized vs standard blood pressure management strategies on postoperative organ dysfunction among high-risk patients undergoing major surgery: a randomized clinical trial. JAMA. 2017;318:1346-57.
11. Venkatesan S, Myles PR, Manning HJ. Cohort study of preoperative blood pressure and risk of 30-day mortality after elective non-cardiac surgery. Br J Anaesth. 2017;119(1):65-77.
12. Filippone EJ, Foy AJ, Naccarelli GV. The diastolic blood pressure J-curve revisited: an update. American Heart Journal Plus: Cardiology Research and Practice. 2021;12.

13. Gualandro DM, Yu PC, Caramelli B et al. 3ª Diretriz de avaliação cardiovascular perioperatória da Sociedade Brasileira de Cardiologia. Arq Bras Cardiol. 2017;109:1-104.
14. Barroso WKS, Rodrigues CIS, Bortolotto LA, Mota-Gomes MA, Brandão AA, Feitosa ADM et al. Diretrizes brasileiras de hipertensão arterial 2020. Arq Bras Cardiol. 2021;116(3):516-658.
15. Wesselink EM, Kappen TH, Torn HM, Slooter AJC, van Klei WA. Intraoperative hypotension and the risk of postoperative adverse outcomes: a systematic review. Br J Anaesth. 2018;121:706-21.
16. Roshanov PS, Rochwerg B, Patel A, Salehian O, Duceppe E, Belley-Cote EP et al. Withholding versus continuing angiotensin-converting enzyme inhibitors or angiotensin II receptor blockers before noncardiac surgery: an analysis of the vascular events in noncardiac surgery patients cohort evaluation prospective cohort. Anesthesiology 2017;126:16-27.
17. Bangalore S, Wetterslev J, Pranesh S, Sawhney S, Gluud C, Messerli FH. Perioperative β-blockers in patients having non-cardiac surgery: a meta-analysis. Lancet. 2008;372(9654):1962-76.
18. Jorgensen ME, Hlatky MA, Kober L, Sanders RD, Torp-Pedersen C, Gislason GH et al. Beta-blocker-associated risks in patients with uncomplicated hypertension undergoing noncardiac surgery. JAMA Intern Med. 2015;175:1923-31.

17 Prevenção de Tromboembolismo Venoso

Hadrien Felipe Meira Balzan
Alberto Cezar Santos Almeida Filho
Armindo Jreige Júnior

Introdução

O tromboembolismo venoso (TEV), que é a formação de coágulos sanguíneos no sistema venoso, manifesta-se em duas principais formas da doença: tromboembolismo pulmonar (TEP) e trombose venosa profunda (TVP). Trata-se de uma doença com alta prevalência no período perioperatório em pacientes de alto risco.

É amplamente conhecido que os fatores de risco para o desenvolvimento dessa condição estão presentes na maioria dos pacientes no contexto perioperatório, em que há uma chance aumentada de TEV. Portanto, esses pacientes devem passar por uma avaliação específica de seu risco de desenvolvimento da doença, a fim de desencadear medidas preventivas. O TEV possui uma incidência significativa, contribuindo para o aumento da morbimortalidade em pacientes submetidos a cirurgias, além de elevar os custos e o tempo de internação. Felizmente, existem abordagens preventivas custo-efetivas bem estabelecidas.[6,7]

Estima-se que o TEV seja responsável por cerca de 10% de todas as mortes intra-hospitalares, apresentando taxas de mortalidade semelhantes às de câncer de mama, infarto agudo do miocárdio e acidente vascular encefálico. No Brasil, é uma doença de grande importância, resultando em um grande número de internações e contribuindo para o aumento da morbimortalidade em pacientes com outras condições, sejam elas clínicas ou cirúrgicas. Segundo dados do Ministério da Saúde, entre 2010 e 2021 o TEV resultou em mais de 520 mil internações, com 67 mil óbitos, embora não haja dados específicos sobre a população de pacientes exclusivamente cirúrgicos.[5] Nos Estados Unidos, estima-se que ocorram anualmente de 60 mil a 700 mil casos de TEV relacionados a procedimentos cirúrgicos, gerando um custo adicional médio de aproximadamente 12 mil dólares por paciente, além das consequências clínicas, como aumento do tempo de internação e da morbimortalidade.[6,7]

Neste capítulo, abordaremos a fisiopatologia do TEV no contexto perioperatório em pacientes de alto risco cirúrgico, a estratificação do risco tromboembólico em cirurgias ortopédicas e não ortopédicas, bem como casos de cirurgias especiais, o risco de sangramento e as medidas para profilaxia da doença, com base na estratificação de risco e com foco nos pacientes de alto risco.

Fisiopatologia

A alta incidência do TEV, tanto no contexto perioperatório como fora dele, reflete a etiologia multifatorial dessa condição, que tem bases genéticas e ambientais.[1] A tríade de Virchow, um modelo teórico que descreve a interação dessas bases hereditárias e adquiridas, é composta de três fatores que contribuem para o desenvolvimento da trombose venosa: hipercoagulabilidade, estase e lesão endotelial.[2]

Muitos distúrbios genéticos estão implicados nos estados de hipercoagulabilidade que predispõem ao TEV. A mutação do fator V de Leiden e a mutação do gene da protrombina são os distúrbios mais comuns, responsáveis pela maioria das trombofilias hereditárias. Outras condições incluem a hiper-homocisteinemia e as deficiências de proteína C, proteína S e antitrombina.[2]

Além dessas condições genéticas predisponentes, é relativamente comum a coexistência de fatores adquiridos que contribuem para o TEV. Entre esses fatores de risco adquiridos para trombose, estão: cirurgia recente de grande porte, trauma, imobilização, gravidez, neoplasias e evento trombótico prévio. Entre os procedimentos cirúrgicos, as cirurgias ortopédicas de grande porte merecem destaque, como discutido a seguir. Com relação às neoplasias, o câncer de pulmão e o de pâncreas são as neoplasias mais relacionadas ao aumento do risco de TEV.

Estratificação do risco de tromboembolismo venoso em cirurgias não ortopédicas

Para estratificar o risco tromboembólico, é necessário levar em consideração os fatores de risco intrínsecos ao tipo de cirurgia e ao paciente. Alguns tipos de cirurgia apresentam características individuais que aumentam a predisposição a eventos tromboembólicos, como duração prolongada, posicionamento intraoperatório, cirurgias abdominais e torácicas relacionadas a neoplasias, cirurgias de emergência e redução significativa da mobilidade no pós-operatório, entre outros fatores. Diversos modelos de estratificação de risco foram desenvolvidos para simplificar o processo de tomada de decisão. O modelo mais utilizado e estudado para a estratificação do risco tromboembólico em cirurgias é o escore de Caprini, que combina vários fatores de risco, tanto intrínsecos à cirurgia quanto relacionados ao paciente. Esse modelo divide os pacientes em categorias de risco, como muito baixo, baixo, moderado e alto risco (Tabela 17.1).

Tabela 17.1 Escore de Caprini: 0 pontos: muito baixo risco; 1 a 2 pontos: baixo risco; 3 a 4 pontos: moderado risco; > 5 pontos: alto risco.

1 ponto	2 pontos	3 pontos	5 pontos
Idade entre 41 e 60 anos	Idade entre 61 e 74 anos	Idade > 75 anos	AVCI < 1 mês
Cirurgia < 45 minutos	Videoartroscopia	Histórico pessoal de TEV	Politrauma < 1 mês
Edema de membros inferiores	Cirurgia aberta maior (> 45 minutos)	Fator V de Leiden	Artroplastia eletiva
Presença de veias varicosas	Cirurgia laparoscópica (> 45 minutos)	Anticoagulante lúpico	Fratura de quadril, fêmur ou pelve

(Continua)

Tabela 17.1 Escore de Caprini: 0 pontos: muito baixo risco; 1 a 2 pontos: baixo risco; 3 a 4 pontos: moderado risco; > 5 pontos: alto risco. (*Continuação*)

1 ponto	2 pontos	3 pontos	5 pontos
IMC > 25 kg/m^2	Neoplasia atual ou prévia	Anticorpo anticardiolipina	Trauma raquimedular < 1 mês
Gestação ou puerpério	Acamado ou restrição à mobilidade > 72 horas	Homocisteína sérica aumentada	
Abortos recorrentes ou inexplicados	Bota gessada ou outro dispositivo não removível (< 1 mês)	Trombocitopenia induzida por heparina	
Uso de anticoncepcional ou reposição hormonal		Protrombina 20210A	
Sepse < 1 mês		Outras trombofilias adquiridas ou congênitas	
Doença pulmonar grave		Histórico familiar de TEV	
DPOC			
Infarto agudo do miocárdio			
Insuficiência cardíaca			
Paciente restrito ao leito ou redução da mobilidade < 72 horas			
Doença inflamatória intestinal			

AVCI: acidente vascular cerebral isquêmico; IMC: índice de massa corpórea; DPOC: doença pulmonar obstrutiva crônica; TEV: tromboembolismo venoso.

Fonte: Caprini J et al., 1991.[8]

A partir da estratificação de risco, os pacientes são divididos em grupos com uma estimativa de risco basal para o desenvolvimento de TEV. O grupo de muito baixo risco apresenta um escore de Caprini de 0 pontos e um risco basal de < 0,5%. O grupo de baixo risco tem um escore de Caprini de 1 a 2 pontos e um risco basal de 1,5%. O grupo de moderado risco apresenta um escore de Caprini de 3 a 4 pontos e um risco basal de 3%. Por fim, o grupo de alto risco tem um escore de Caprini de > 5 pontos e um risco basal de 6%.

Com base na estratificação de risco, seja por fatores individuais ou características intrínsecas da cirurgia, como o escore de risco de Caprini, serão indicadas as modalidades de prevenção para o TEV.

No caso de pacientes com risco muito baixo, com uma estimativa de < 0,5% pelo escore de Caprini e sem outros fatores adicionais que individualmente aumentem o risco de TEV e que não estejam contidos no escore, é recomendada apenas a deambulação precoce como profilaxia para a doença. Nesses casos, não é necessária a profilaxia mecânica ou farmacológica, uma vez que esses pacientes apresentam um risco muito baixo de TEV, o que não justifica a adoção de outras medidas. Normalmente, nesse grupo de risco, estão incluídas cirurgias pequenas, eletivas, em pacientes jovens e sem fatores de risco para TEV. Alguns exemplos de cirurgias que se enquadram no grupo de baixo risco, de acordo com o escore de Caprini, são: a maioria das cirurgias plásticas menores, cirurgias dermatológicas, biópsia de mama, cirurgias endoscópicas nasais, entre outras.[6]

Para pacientes classificados como baixo risco pelo escore de Caprini, com um risco basal de TEV de 1,5%, a profilaxia mecânica é recomendada como a melhor opção na maioria dos casos desse grupo, a menos que existam fatores individuais não contemplados pelo escore de Caprini que aumentem o risco da doença.

Já para os pacientes classificados como moderado e alto risco, com pontuação acima de 3 pontos no escore de Caprini e um risco calculado entre 2% e 6% para desenvolvimento de TEV, a escolha da modalidade de profilaxia varia de acordo com o risco de sangramento. Em pacientes com baixo risco de sangramento, as evidências científicas indicam que a melhor estratégia é a profilaxia farmacológica isolada. No entanto, nos pacientes com baixo risco de sangramento, mas que pertencem a um grupo de maior risco tromboembólico (escore de Caprini > 9, politrauma, neoplasia), pode-se considerar a combinação de profilaxia mecânica com profilaxia farmacológica.[13,14] No entanto, ainda não existem evidências científicas claras de que essa combinação seja superior à estratégia isolada. Portanto, a decisão deve ser individualizada, levando-se em consideração os fatores intrínsecos ao paciente e à cirurgia. Em pacientes com alto risco de sangramento, como aqueles com sangramento ativo, sangramento intracraniano e coagulopatia, e que apresentam risco moderado a alto de TEV, a melhor opção é a profilaxia mecânica de TEV, pelo risco de sangramento associado ao uso de profilaxia farmacológica.[3,8]

Uma limitação do escore de Caprini para estratificação do risco de TEV no período perioperatório é que ele foi desenvolvido e validado apenas para algumas cirurgias, como cirurgias abdominais, torácicas e pélvicas, sendo essas populações as que apresentam mais dados e validação em relação a outras cirurgias.[7,10-12]

Estratificação do risco de tromboembolismo em cirurgias ortopédicas

As cirurgias ortopédicas estão entre os procedimentos cirúrgicos de maior risco trombótico no perioperatório, em razão de características relacionadas ao procedimento, como maior extensão e duração da cirurgia, período prolongado de imobilização e tipo de cirurgia. Por exemplo, artroplastia do quadril, artroplastia do joelho e cirurgia de fratura de quadril são considerados procedimentos de grande porte, com alto risco trombótico.[19]

O escore de Caprini não foi validado para essa população de pacientes submetidos a cirurgias ortopédicas de grande porte, uma vez que todos eles são considerados de alto risco trombótico. Segundo o American College of Chest Physicians (ACCP), o risco trombótico basal das cirurgias ortopédicas é estimado em 4,3% em 35 dias, com o maior risco durante os primeiros 7 a 14 dias.[12,15]

Dessa maneira, salvo contraindicações, a tromboprofilaxia medicamentosa está indicada para todos os pacientes submetidos a cirurgias ortopédicas de grande porte, podendo ser iniciada 12 horas após a cirurgia. A duração mínima da profilaxia medicamentosa é de 10 a 14 dias para a maioria das cirurgias ortopédicas de membros inferiores. Entretanto, a extensão da profilaxia medicamentosa pode ser benéfica em alguns procedimentos cirúrgicos como artroplastia de quadril e também nas cirurgias de fratura de quadril.[15]

Estratificação de risco de sangramento

Quando há a necessidade de indicação de profilaxia farmacológica para TEV, é importante estimar o risco de sangramento, uma vez que a estratégia farmacológica aumenta o risco de sangramentos mais intensos. Esse risco varia de acordo com fatores intrínsecos à cirurgia e ao paciente. Com relação ao risco basal de sangramento em cada cirurgia, o American College of Chest Physicians estabelece estimativas, definindo a porcentagem de sangramento maior esperado em cada tipo de cirurgia. Por exemplo, para cirurgias abdominais, pélvicas e torácicas, o risco estimado de sangramento é de 1%, enquanto cirurgias vasculares, plásticas e reconstrutivas apresentam risco entre 0,5% e 1,8%. Já cirurgias cardíacas têm risco de 5%; neurocirurgias com craniotomia apresentam risco entre 1% e 1,5%; e casos de trauma mais grave têm risco entre 3,4% e 4,7%.[9]

Quanto aos fatores individuais relacionados ao paciente, incluem-se sangramento ativo, coagulopatia, plaquetopenia com contagem de plaquetas inferior a 50 mil e hemorragia intracraniana. Esses fatores são considerados contraindicações absolutas e, portanto, os pacientes que os apresentam não devem receber profilaxia farmacológica. Nos demais casos, o médico deve analisar o risco de sangramento e o risco de TEV, especialmente em cirurgias com risco de sangramento superior a 3%, que são consideradas de alto risco. Nesses casos, é necessário discutir o equilíbrio entre risco e benefício em relação à profilaxia farmacológica, buscando-se, sempre que possível, iniciar com a profilaxia mecânica.

Profilaxia mecânica

A profilaxia mecânica para TEV é indicada principalmente para pacientes de baixo risco de acordo com o escore de Caprini ou para aqueles com alto risco de sangramento, pois, ao contrário da profilaxia química, não aumenta o risco de sangramento.

O método mais estudado, eficaz e validado é a compressão pneumática intermitente, que envolve a aplicação intermitente de pressão por meio de botas infláveis. Essas botas realizam a compressão sequencial no tornozelo, na panturrilha e na coxa. A principal contraindicação para o uso desse método é a presença de doença arterial periférica, uma vez que a compressão temporária pode agravar a isquemia no membro.

Uma das vantagens da profilaxia mecânica em relação à profilaxia química é que ela pode ser iniciada logo após o término do procedimento cirúrgico, não aumentando o risco de sangramento. No entanto, é importante ressaltar que a efetividade da profilaxia mecânica na redução de TEV é menor em comparação à da profilaxia química. Portanto, deve ser reservada para casos de baixo risco de TEV ou em situações em que o paciente apresenta alto risco de sangramento ou contraindicação absoluta para o uso da profilaxia química.[13,14,18]

Profilaxia farmacológica

A tromboprofilaxia medicamentosa pode ser realizada com heparina não fracionada (HNF), heparina de baixo peso molecular (HBPM), fondaparinux ou com anticoagulantes diretos, em alguns cenários (Tabela 17.2).[16-18]

Tabela 17.2 Profilaxia farmacológica para prevenção do tromboembolismo venoso.

	Posologia	Via
Heparina de baixo peso molecular	40 mg, 1 vez ao dia	Subcutânea
Heparina não fracionada	5.000 U, de 12 em 12 horas	Subcutânea
Fondaparinux	2,5 mg, 1 vez ao dia	Subcutânea
Rivaroxabana	10 mg, 1 vez ao dia	Oral
Apixabana	2,5 mg, 1 vez ao dia	Oral

Fonte: Adaptada de Dismuke e Wagner, 1986;[16] Horlander et al., 2003[17] e Dentali et al., 2007.[18]

A HBPM é a profilaxia medicamentosa de escolha para a prevenção de TEV na maioria dos cenários estudados. No entanto, deve ser evitada em casos de disfunção renal com *clearance* de creatinina < 30 mL/minuto. A contagem de plaquetas deve ser avaliada em todos os pacientes em uso de heparinas, tanto HBPM quanto HNF, pelo risco de sangramento e de trombocitopenia induzida por heparina (HIT), situação na qual todos os tipos de heparina são contraindicados.[19]

Tanto HBPM quanto HNF demonstraram benefício na prevenção do TEV, quando comparadas ao placebo, porém sem isso se refletir em redução da mortalidade. Quando comparadas, HBPM foi mais eficaz na prevenção da TVP.[19]

O fondaparinux, na dose de 2,5 mg, 1 vez ao dia, por via subcutânea, demonstrou ser eficaz na prevenção do TEV em estudo com 849 pacientes hospitalizados com mais de 60 anos de idade, sem aumentar significativamente a frequência de sangramento em relação ao placebo.[26,27]

Com relação aos anticoagulantes orais diretos, a rivaroxabana e a apixabana demonstram evidências de maior eficácia na prevenção do TEV em comparação com a enoxaparina, no cenário de algumas cirurgias ortopédicas.

A rivaroxabana, na dose de 10 mg, 1 vez ao dia, foi comparada com a enoxaparina para prevenção do tromboembolismo em alguns trabalhos. No estudo RECORD-3, com 2.531 pacientes submetidos a artroplastia total de joelho, a rivaroxabana foi mais eficaz que a enoxaparina nas doses estudadas. Mais recentemente, no estudo PRONOMOS, 3.604 pacientes foram submetidos a cirurgias ortopédicas menores de membros inferiores. Esses pacientes foram randomizados para uso de rivaroxabana ou enoxaparina, demonstrando maior eficácia da rivaroxabana na prevenção do TEV nesses pacientes. Assim como a enoxaparina, a rivaroxabana deve ser evitada se CrCl < 30 mL/minuto ou na presença de lesão renal aguda durante o tratamento.[28]

A apixabana, na dose de 2,5 mg, 2 vezes ao dia, também foi comparada com a enoxaparina no estudo ADVANCED-3, em 5.407 pacientes submetidos a artroplastia total do quadril. O desfecho primário era composto de TVP avaliada por venografia bilateral, TEP ou morte por qualquer causa durante o tratamento. Os resultados demonstraram menores taxas de TEV no grupo da apixabana, sem aumento de sangramento, quando comparado ao grupo da enoxaparina.[29]

Ainda sobre os anticoagulantes diretos, a edoxabana demonstrou superioridade em relação à enoxaparina na prevenção do TEV, porém em um estudo menor.[30] Já a dabigatrana foi analisada em uma metanálise realizada, demonstrando não inferioridade em relação à enoxaparina.[31]

Apesar de eficaz na redução de eventos arteriais, o ácido acetilsalicílico (AAS) não deve ser usado como profilaxia de TEV.[24] Estudos anteriores sugerem a eficácia do AAS na prevenção da doença, quando comparado ao placebo, porém não há evidências de benefício quando comparado à HBPM.[25]

Cirurgias específicas

Cirurgia bariátrica

A cirurgia bariátrica é eficaz na redução da obesidade e nas comorbidades relacionadas, sendo cada vez mais realizada, com taxas de mortalidade e de complicações perioperatórias graves relativamente baixas. Os principais fatores de risco para TEV relacionados à cirurgia bariátrica são: IMC > 50 kg/m^2; história prévia de TEV; e tempo operatório > 3 horas.[20,21]

Não há uma definição quanto à melhor estratégia de profilaxia do TEV no pós-operatório de cirurgias bariátricas. A maioria dos centros recomendam profilaxia mecânica com dispositivos de compressão pneumática, estímulo à deambulação precoce e profilaxia medicamentosa com HBPM, se possível. O uso rotineiro de filtro de veia cava inferior, mesmo em pacientes de alto risco para complicações relacionadas ao TEV, deve ser desencorajado.[21]

Cirurgias oncológicas

Entre os fatores específicos que determinam o risco de TEV, vários estudos relativamente grandes apontam o câncer como fator de risco independente, principalmente para cirurgias oncológicas abdominais ou pélvicas. Para esses pacientes de alto risco de TEV, que não apresentem alto risco hemorrágico grave concomitante, recomenda-se profilaxia medicamentosa de longa duração (4 semanas), com HBPM.[22]

Cirurgia vascular

A estimativa do risco de TEV em cirurgias vasculares não é bem estabelecida. Estudos mostram que o risco de TEV sintomático nas 12 semanas após cirurgias vasculares é tão alto quanto em pacientes submetidos a cirurgias oncológicas. Entre os procedimentos cirúrgicos vasculares, a média do risco estimado de TEV sintomático foi de 1,7% para todos os procedimentos vasculares, sendo menor em pacientes submetidos a amputações infrapatelares e fístula arteriovenosa, sendo ainda menor para endarterectomia carotídea.[23,24]

Referências bibliográficas

1. Bertina RM. Genetic approach to thrombophilia. Thromb Haemost. 2001 Jul;86(1):92-103.
2. Bagot CN, Arya R. Virchow and his triad: a question of attribution. Br J Haematol. 2008 Oct;143(2):180-90. doi: 10.1111/j.1365-2141.2008.07323.x. Epub 2008 Sep 6.
3. Sørensen HT, Mellemkjaer L, Olsen JH, Baron JA. Prognosis of cancers associated with venous thromboembolism. N Engl J Med. 2000 Dec 21;343(25):1846-50. doi: 10.1056/NEJM200012213432504.
4. Brasil. Ministério da Saúde. Datasus [Internet]. [acesso em 7 maio 2023]. Disponível em: https://datasus.saude.gov.br/.
5. Bartlett MA, Mauck KF, Stephenson CR, Ganesh R, Daniels PR. Perioperative venous thromboembolism prophylaxis. Mayo Clin Proc [Internet]. 2020 Dec;95(12):2775-98.
6. Cohoon KP, Leibson CL, Ransom JE, Ashrani AA, Park MS, Petterson TM et al. Direct medical costs attributable to venous thromboembolism among persons hospitalized for major operation: a population-based longitudinal study. Surgery [Internet]. 2015 Mar;157(3):423-31.
7. Caprini J, Arcelus J, Hasty J, Tamhane A, Fabrega F. Clinical assessment of venous thromboembolic risk in surgical patients. Semin Thromb Hemost. 1991;17(suppl 3):304-12.
8. Bahl V, Hu HM, Henke PK, Wakefield TW, Campbell DA Jr, Caprini JA. A validation study of a retrospective venous thromboembolism risk scoring method. Ann Surg. 2010;251(2):344-50.
9. Gordon RJ, Lombard FW. Perioperative venous thromboembolism: a review. Anesthesia & Analgesia. 2017 Aug;125(2):403-12.

10. Albricker ACL, Freire CMV, Santos SND, Alcantara ML, Saleh MH, Cantisano AL et al. Joint guideline on venous thromboembolism 2022. Arq Bras Cardiol. 2022 Apr;118(4):797-857. English, Portuguese. doi: 10.36660/abc.20220213. Erratum in: Arq Bras Cardiol. 2022 Jun 10;118(6):1153.
11. Gould MK, Garcia DA, Wren SM, Karanicolas PJ, Arcelus JI et al. Prevention of VTE in nonorthopedic surgical patients: antithrombotic therapy and prevention of thrombosis. In: American College of Chest Physicians Evidence-Based Clinical Practice Guidelines. 9th ed. Chest. 2012 Feb;141(2 Suppl):e227S-77S. doi: 10.1378/chest.11-2297.
12. Eppsteiner RW, Shin JJ, Johnson J, van Dam RM. Mechanical compression versus subcutaneous heparin therapy in postoperative and posttrauma patients: a systematic review and meta-analysis. World J Surg. 2010 Jan;34(1):10-9. doi: 10.1007/s00268-009-0284-z.
13. Geerts WH, Bergqvist D, Pineo GF, Heit JA, Samama CM et al. Prevention of venous thromboembolism. In: American College of Chest Physicians Evidence-Based Clinical Practice Guidelines. 8th ed. Chest. 2008 Jun;133(6 Suppl):381S-453S. doi: 10.1378/chest.08-0656.
14. Stein PD, Henry JW. Prevalence of acute pulmonary embolism among patients in a general hospital and at autopsy. Chest. 1995 Oct;108(4):978-81. doi: 10.1378/chest.108.4.978.
15. Dismuke SE, Wagner EH. Pulmonary embolism as a cause of death: the changing mortality in hospitalized patients. JAMA. 1986 Apr 18;255(15):2039-42.
16. Horlander KT, Mannino DM, Leeper KV. Pulmonary embolism mortality in the United States, 1979-1998: an analysis using multiple-cause mortality data. Arch Intern Med. 2003 Jul 28;163(14):1711-7. doi: 10.1001/archinte.163.14.1711.
17. Dentali F, Douketis JD, Gianni M, Lim W, Crowther MA. Meta-analysis: anticoagulant prophylaxis to prevent symptomatic venous thromboembolism in hospitalized medical patients. Ann Intern Med. 2007 Feb 20;146(4):278-88. doi: 10.7326/0003-4819-146-4-200702200-00007.
18. Greenstein AJ, Wahed AS, Adeniji A, Courcoulas AP, Dakin G, Flum DR et al. Prevalence of adverse intraoperative events during obesity surgery and their sequelae. J Am Coll Surg. 2012 Aug;215(2):271-7.e3. doi: 10.1016/j.jamcollsurg.2012.03.008. Epub 2012 May 26.
19. Winegar DA, Sherif B, Pate V, DeMaria EJ. Venous thromboembolism after bariatric surgery performed by Bariatric Surgery Center of Excellence Participants: analysis of the Bariatric outcomes longitudinal database. Surg Obes Relat Dis. 2011 Mar-Apr;7(2):181-8. doi: 10.1016/j.soard.2010.12.008. Epub 2010 Dec 29. PMID: 21421182.
20. Prevention of VTE in nonorthopedic surgical patients: antithrombotic therapy and prevention of thrombosis. In: Gould MK, Garcia DA, Wren SM, Karanicolas PJ, Arcelus JI et al.; American College of Chest Physicians. American College of Chest Physicians Evidence-Based Clinical Practice Guidelines. 9th ed. Chest. 2012 Feb;141(2 Suppl):e227S-77S.
21. Sweetland S, Green J, Liu B et al.; Million Women Study Collaborators. Duration and magnitude of the postoperative risk of venous thromboembolism in middle aged women: prospective cohort study. BMJ. 2009;339:b4583.
22. White RH, Zhou H, Romano PS. Incidence of symptomatic venous thromboembolism after different elective or urgent surgical procedures. Thromb Haemost. 2003;90(3):446-55.
23. Prevention of pulmonary embolism and deep vein thrombosis with low dose aspirin: Pulmonary Embolism Prevention (PEP) trial. Lancet. 2000 Apr 15;355(9212):1295-302.
24. Karthikeyan G, Eikelboom JW, Turpie AG, Hirsh J. Does acetyl salicylic acid (ASA) have a role in the prevention of venous thromboembolism? Br J Haematol. 2009 Jul;146(2):142-9. doi: 10.1111/j.1365--2141.2009.07734.x. Epub 2009 May 12. PMID: 19438502.
25. Cohen AT, Davidson BL, Gallus AS, Lassen MR, Prins MH, Tomkowski W et al.; ARTEMIS Investigators. Efficacy and safety of fondaparinux for the prevention of venous thromboembolism in older acute medical patients: randomised placebo controlled trial. BMJ. 2006 Feb 11;332(7537):325-9. doi: 10.1136/bmj.38733.466748.7C.
26. Bates SM, Greer IA, Middeldorp S, Veenstra DL, Prabulos AM, Vandvik PO. VTE, thrombophilia, antithrombotic therapy, and pregnancy: antithrombotic therapy and prevention of thrombosis. In: American College of Chest Physicians Evidence-Based Clinical Practice Guidelines. 9th ed. Chest. 2012 Feb;141(2 Suppl):e691S-736S. doi: 10.1378/chest.11-2300.

27. Samama CM, Laporte S, Rosencher N, Girard P, Llau J, Mouret P et al.; PRONOMOS Investigators. Rivaroxaban or enoxaparin in nonmajor orthopedic surgery. N Engl J Med. 2020 May 14;382(20):1916-25. doi: 10.1056/NEJMoa1913808.
28. Lassen MR, Gallus A, Raskob GE, Pineo G, Chen D, Ramirez LM; ADVANCE-3 Investigators. Apixaban versus enoxaparin for thromboprophylaxis after hip replacement. N Engl J Med. 2010 Dec 23;363(26):2487-98. doi: 10.1056/NEJMoa1006885.
29. Fuji T, Fujita S, Kawai Y, Nakamura M, Kimura T, Fukuzawa M et al. Efficacy and safety of edoxaban versus enoxaparin for the prevention of venous thromboembolism following total hip arthroplasty: STARS J-V. Thromb J. 2015 Aug 12;13:27. doi: 10.1186/s12959-015-0057-x.
30. Friedman RJ, Dahl OE, Rosencher N, Caprini JA, Kurth AA, Francis CW et al.; RE-MOBILIZE, RE-MODEL, RE-NOVATE Steering Committees. Dabigatran versus enoxaparin for prevention of venous thromboembolism after hip or knee arthroplasty: a pooled analysis of three trials. Thromb Res. 2010 Sep;126(3):175-82. doi: 10.1016/j.thromres.2010.03.021.

18 Manejo dos Distúrbios da Coagulação e da Plaquetopenia

José Vivaldo Moreira Feitosa Junior
Artur Leite Ramires Saldanha
Fernanda Loureiro de Andrade Orsi
Armindo Jreige Júnior

Manejo da plaquetopenia

Introdução

O risco de sangramento no período perioperatório pode estar relacionado tanto a fatores relativos ao próprio procedimento cirúrgico quanto a fatores de risco apresentados pelo paciente. Fatores que envolvem o paciente incluem anormalidades da hemostasia, hereditárias ou adquiridas, e o uso de medicações que afetam a coagulação. Este capítulo abordará defeitos hereditários ou adquiridos da coagulação, incluindo plaquetopenias, que podem acarretar maior risco de sangramento perioperatório.

O melhor método para estimar o risco individual de sangramento durante um procedimento cirúrgico é a história médica pregressa e exame físico adequado.[2] Deve-se focar se há história de sangramento anormal espontâneo ou após desafios hemostáticos, incluindo cirurgia prévia, trauma, gestação e procedimentos dentários. Além disso, a história pessoal ou familiar de sangramento, incluindo epistaxe, gengivorragia, sangramento uterino anormal e sangramento após clampeamento de cordão umbilical, pode apontar algum distúrbio plaquetário ou coagulopatia hereditária.

No caso de não haver história pessoal ou familiar de sangramento anormal, os testes de triagem de coagulação não têm relevância clínica comprovada. Em contrapartida, há que se ter em mente que testes de triagem normais não excluem a presença de coagulopatias hereditárias em pacientes com histórico de sangramento.

Plaquetopenia

A plaquetopenia ou trombocitopenia é definida como contagem plaquetária menor que $150 \times 10^9/L$. Pacientes com níveis plaquetários reduzidos podem estar suscetíveis a sangramento anormal durante o ato cirúrgico. Os mecanismos fisiopatológicos que resultam em plaquetopenia incluem: aumento da destruição de plaquetas, déficit de produção, sequestro e plaquetopenia dilucional. Os diagnósticos diferenciais de plaquetopenia no período perioperatório são:

- **Pseudoplaquetopenia:** presença de agregados de plaquetas quando o hemograma é coletado em tubo de EDTA (alteração laboratorial, com contagem plaquetária normal quando coletado em tubo de citrato);
- **Hemodiluição:** infusão excessiva de fluidos;
- **Consumo de plaquetas:** sangramento ativo, trauma, coagulação intravascular disseminada (CIVD), sepse;
- **Sequestro:** esplenomegalia (o baço retém 1/3 do *pool* plaquetário em estado normal, havendo maior proporção em pacientes com esplenomegalia);
- **Déficit de produção:** intoxicação por álcool e drogas, doenças primárias da medula óssea (mielodisplasia, leucemias agudas), uso de quimioterapia;
- **Aumento da destruição:** trombocitopenia imune (PTI), trombocitopenia induzida por medicamentos (heparina, antibióticos), microangiopatias trombóticas e trombocitopenia aloimune.

A plaquetopenia que ocorre durante ou após a cirurgia é decorrente principalmente de consumo plaquetário e hemodiluição, com normalização de níveis plaquetários em poucos dias. No entanto, a plaquetopenia que ocorre antes de uma cirurgia eletiva deve ser investigada, muitas vezes com auxílio do médico hematologista, para elucidar a causa e definir qual a melhor conduta diante de um procedimento cirúrgico.

A definição da causa da plaquetopenia é importante para a orientação terapêutica. A principal medida para aumentar a contagem plaquetária, que é a transfusão de plaquetas, apresenta eficácia variável, dependendo da causa da plaquetopenia. A transfusão de plaquetas pode auxiliar nas plaquetopenias por déficit de produção, é parcialmente efetiva na plaquetopenia por sequestro esplênico e ineficaz na plaquetopenia imune. Além disso, a transfusão de plaquetas é potencialmente deletéria na púrpura trombocitopênica trombótica (PTT) e na trombocitopenia induzida por heparina (HIT).

Pontos de corte de contagem plaquetária no perioperatório

As principais recomendações com relação a níveis predefinidos para transfusão pré-procedimento estão resumidas na Tabela 18.1. Não há definição ideal do tempo que a contagem plaquetária deve estar acima desses valores estabelecidos. Em geral, orienta-se que a contagem plaquetária deve estar acima do valor de corte durante 24 a 48 horas quando o sítio cirúrgico não é facilmente compressível ou quando a presença de sangramento pode causar complicações devastadoras (p. ex., na cirurgia de sistema nervoso central).

Algumas recomendações não incluídas nos principais *guidelines* incluem a realização de endoscopia e a realização de cirurgia com *bypass* cardiopulmonar. Para endoscopia, contagens plaquetárias acima de 20 x 10^9/L são consideradas seguras em geral, porém caso necessária a realização de biópsia ou procedimentos terapêuticos, é recomendado valor acima de 50 x 10^9/L. Já para cirurgia com *bypass* cardiopulmonar, as recomendações variam entre não indicar transfusão de plaqueta profilática ou manter contagem plaquetária entre 50 e 100 x 10^9/L.

A maioria dos *guidelines* não recomenda transfusão de plaquetas rotineiramente em caso de plaquetopenia nos seguintes procedimentos: aspirado ou biópsia de medula óssea, inserção de cateter venoso central de inserção periférica (PICC), remoção ou torção de cateter tunelizado ou cirurgia de catarata.

Tabela 18.1 Pontos de corte para transfusão de plaquetas.

Tipo de procedimento	BCSH[6]	ASCO[7]	AABB[5]
Neurológico ou oftalmológico posterior	100 x 10^9/L	–	–
Inserção ou remoção de cateter peridural	80 x 10^9/L	–	–
Cirurgia maior	50 x 10^9/L	40 a 50 x 10^9/L	50 x 10^9/L
Punção lombar*	40 x 10^9/L	50 x 10^9/L	50 x 10^9/L
Biópsia hepática percutânea	50 x 10^9/L	–	–
Inserção de cateter venoso central	20 x 10^9/L	20 x 10^9/L	20 x 10^9/L
Broncoscopia**	–	Sem indicação	–

AABB: American Association of Blood Banks; ASCO: American Society of Clinical Oncology; BCSH: British Committee for Standards in Haematology.

* Pacientes pediátricos estáveis com leucemia aguda, valores acima de 20 x 10^9/L, são seguros para punção lombar (coleta de liquor). A Associação Brasileira de Hematologia, Hemoterapia e Terapia Celular (ABHH) recomenda individualizar a transfusão de plaquetas para punção lombar em pacientes com contagem plaquetária entre 20 e 50 x 10^9/L.

** O *guideline* da Sociedade Britânica de Cirurgia Torácica recomenda plaquetas > 20 x 10^9 para realização de broncoscopia.

Fonte: Adaptada de Kaufman et al., 2015;[5] Estcourt et al., 2017[6] e Schiffer et al., 2018.[7]

Dose e efeitos adversos da transfusão de plaquetas

A dose indicada para transfusão de plaquetas é de um *pool* de plaquetas que corresponde a 4 a 6 unidades de doadores diferentes ou uma aférese de plaquetas de doador único, que apresenta 3 a 4 x 10^{11} plaquetas em uma unidade. A transfusão de um *pool* ou uma aférese de plaquetas costuma elevar a contagem plaquetária em 30 x 10^9/L.

Idealmente, deve-se realizar transfusão de plaquetas ABO isogrupo para evitar a ocorrência de hemólise, especialmente se o paciente for cronicamente transfundido ou se o receptor for da população pediátrica. Entretanto, é aceitável a realização de transfusão de plaquetas de isogrupo diferente do do receptor da transfusão, se necessário.[6] Além disso, deve-se transfundir plaquetas Rh negativo para crianças do sexo feminino ou mulheres com potencial gestacional.

A transfusão de plaquetas também pode causar outras reações adversas, como reação febril não hemolítica, reações alérgicas (inclusive anafilaxia), sobrecarga circulatória, lesão pulmonar aguda relacionada à transfusão, sepse por contaminação bacteriana do hemocomponente, transmissão viral de vírus como HIV, hepatite B e hepatite C, púrpura pós-transfusional e doença do enxerto contra hospedeiro.

Trombocitopenia imune

Trombocitopenia imune (PTI) é associada a menor risco de sangramento quando comparada a plaquetopenias por outras causas, mesmo quando a contagem plaquetária é baixa. Esse fato se dá principalmente pela maior proporção de plaquetas imaturas em pacientes com PTI, que apresentam maior expressão de fator de von Willebrand e atividade procoagulante.

Não há estudos específicos na PTI sobre cada tipo de cirurgia e ponto de corte plaquetário que proteja o paciente de sangramento no intraoperatório. No entanto, já é definido que, para a realização de esplenectomia, que é um dos tipos de tratamento-padrão de segunda linha para PTI, uma contagem plaquetária acima de 20 x 10^9/L é suficiente para controlar o sangramento durante a cirurgia (especialmente se for realizada por via videolaparoscópica). Portanto, na maioria dos casos, tenta-se atingir níveis plaquetários conforme descritos anteriormente na Tabela 18.1.

Em caso de cirurgia eletiva, deve-se programar medidas para elevar a contagem plaquetária em pacientes portadores de PTI. A transfusão de plaquetas nessa população costuma ser inefetiva, em razão da presença de autoanticorpos contra plaquetas transfundidas, de maneira que o manejo perioperatório deve ser feito com medicações específicas para o tratamento da PTI. As principais medicações usadas nesse contexto são corticosteroides ou imunoglobulina.

Idealmente, o uso de corticosteroides deve ser iniciado 1 semana antes do procedimento cirúrgico e as principais opções são prednisona na dose de 0,5 a 2 mg/kg, com desmame rápido no pós-operatório, ou dexametasona 40 mg por 4 dias. A resposta com dexametasona costuma ser mais rápida do que com prednisona; portanto, no contexto de cirurgia de urgência ou de emergência, o uso de dexametasona é uma importante opção terapêutica. Deve-se ter atenção quanto ao risco de insuficiência adrenal no período perioperatório em decorrência do uso de altas doses de corticosteroide.

Outra opção terapêutica para aumentar a contagem plaquetária no perioperatório é a imunoglobulina. A taxa de resposta com o uso de imunoglobulina é de 75%; e a dose recomendada é de 1 g/kg, com repetição em 24 a 48 horas caso não ocorra resposta inicialmente. Alguns autores advogam que a imunoglobulina deve ser a medicação de escolha no período perioperatório, pela dificuldade de cicatrização de ferida com o uso de corticosteroide.

Em caso de necessidade de cirurgia de emergência, que não pode ser postergada, adota-se uma estratégia agressiva com indicação de corticosteroides em altas doses, infusão de imunoglobulina e transfusão de plaquetas após imunoglobulina.

Por fim, outra possibilidade para incrementar a contagem plaquetária no período perioperatório em pacientes portadores de PTI é o uso de agonistas do receptor de trombopoetina, como eltrombopag, romiplostim e avatrombopag. Um estudo recente de não inferioridade (que comparou pacientes com PTI no período perioperatório que fizeram uso de imunoglobulina nos últimos 7 dias antes da cirurgia e eltrombopag 50 mg iniciado 3 semanas antes da cirurgia) demonstrou que o eltrombopag não foi inferior à infusão de imunoglobulina para atingir contagem plaquetária definida antes do procedimento cirúrgico. No entanto, ainda são necessários mais estudos para definir a segurança dessas medicações no período perioperatório, já que há aumento do risco trombótico relacionado ao uso de agonistas do receptor de trombopoetina. Atualmente, o uso de avatrombopag foi liberado para o tratamento da plaquetopenia no paciente portador de cirrose hepática no período perioperatório, pois não foi demonstrado aumento do risco de trombose de veia porta.

Manejo de coagulopatias

Avaliação dos distúrbios da coagulação

Um ponto essencial a ser avaliado em pacientes com propostas cirúrgicas de tratamento é o risco hemorrágico. A hemostasia é um processo fisiológico dinâmico necessário para manter o fluxo sanguíneo em um vaso lesado. O processo hemostático é altamente regulado para evitar perdas sanguíneas e trombose, sendo seus principais protagonistas: as plaquetas e os fatores de coagulação, entre eles o fibrinogênio. O entendimento dessas vias e as ferramentas disponíveis para avaliar essa cascada é de fundamental posse para a condução pré-operatória.

A hemostasia pode ser dividida em três fases: hemostasia primária, coagulação e fibrinólise.

A hemostasia primária requer a participação da parede do vaso (principalmente a camada média e o endotélio), ativação plaquetária e fator de von Willebrand (FVW), sendo responsável pela formação de trombos plaquetários, também chamados de trombos primários. Durante a hemostasia primária, uma rápida constrição do vaso é seguida pela adesão plaquetária ao colágeno subendotelial exposto e ao FVW. Adicionalmente, há atração e agregação de um contingente maior de plaquetas ao local, o que resulta na formação do trombo plaquetário e no bloqueio da parede do vaso lesado, evitando-se rapidamente perdas sanguíneas.

Subsequentemente, dá-se início a uma cascata de reações enzimáticas, chamada coagulação ou hemostasia secundária, que culmina na geração de grandes quantidades de trombina, sendo responsável pela consolidação do trombo por meio do depósito de fibrina. Classicamente, a cascata de coagulação é dividida em: via extrínseca, via intrínseca e via comum. As vias extrínseca e intrínseca são responsáveis pela ativação do fator (F) X, enquanto a via comum é responsável pela geração de trombina. Resumidamente, a via extrínseca depende de fatores extravasculares para seu início. Essa via começa quando o endotélio vascular lesado permite que o fator tecidual (FT) presente no subendotélio fique exposto e entre em contato com o FVII ativado. O complexo FT e FVII ativado provoca a ativação do FX circulante no plasma. Assim, o fator VII é o principal fator plasmático dessa via. Já a via intrínseca envolve apenas fatores plasmáticos e se inicia pela ativação do FXII em superfícies de contato, tanto endógenas quanto exógenas. O FXII ativado dá início a uma cascata de reações enzimáticas que envolvem a participação dos fatores XI, IX, VIII e culmina na geração de FX ativado. A via comum se inicia a partir da ação do FX ativado, resultante final das vias extrínsecas e intrínsecas, culminando na ativação de protrombina em trombina e posteriormente de fibrinogênio em fibrina (Figura 18.1).

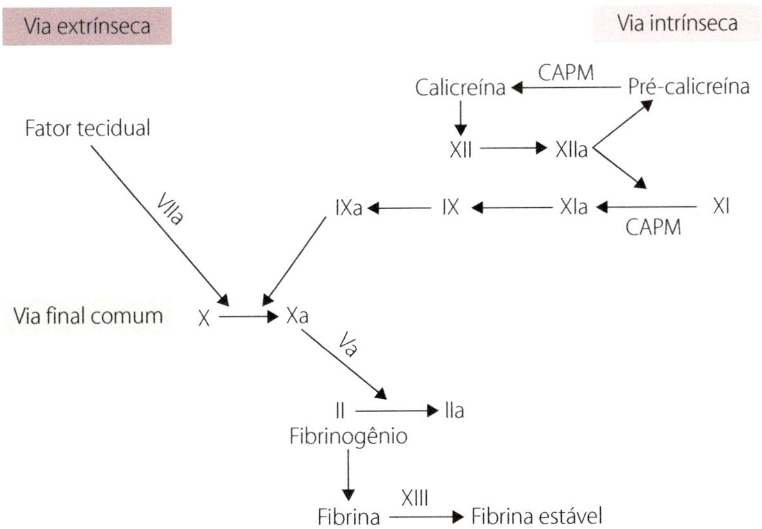

Figura 18.1 Vias da coagulação.
CAPM: cininogênio de alto peso molecular.
Fonte: Green JR, Carpenter SL, 2022.[1]

Laboratorialmente, a integridade dessas vias da coagulação é aferida pelos tempos de protrombina (TP) e tromboplastina ativada (TTPa). O TP avalia a via extrínseca em conjunto com a via comum; e o TTPa, a via intrínseca e a via comum. Dessa maneira, é esperado que alterações nos fatores da via intrínseca se reflitam em alterações do TTPa e alterações de fatores da via extrínseca sejam detectadas pelo TP. Além disso, quando há alterações em fatores da via comum, ambos os testes são afetados. Historicamente, TTPa e TP foram desenvolvidos para avaliar desordens da hemostasia, como as hemofilias, mas passaram a ser utilizados em avaliações pré-operatórias como forma de triagem, com o objetivo de avaliar o risco hemorrágico do paciente antes de abordagens cirúrgicas.[13] Entretanto, TTPa e TP são testes laboratoriais que tentam simular *in vitro* a cascata de coagulação, sendo testes funcionais que, muitas vezes, por vários fatores externos (entre eles, a coleta e o armazenamento, a metodologia utilizada e os reagentes analíticos), não se aproximam da realidade *in vivo*.[14] Assim, o alargamento do TTPa ou do TP não necessariamente se traduz em maior risco hemorrágico, conforme será discutido a seguir.

Uma situação frequentemente vista em pré-operatórios é o alargamento do TTPa isoladamente (i.e., TTPa alargado e TP normal). As causas mais comuns de alargamento isolado do TTPa são: presença do anticoagulante lúpico, uso de heparina não fracionada ou argatroban (medicação indisponível no Brasil) e deficiência específica de fatores da via intrínseca. O anticoagulante lúpico tem esse nome por apresentar características anticoagulantes em testes *in vitro* que na maioria das vezes não representam esse risco *in vivo*, sendo inclusive correlacionado ao aumento do risco trombótico.[15]

O uso de heparina, em especial a não fracionada, é a principal causa de alargamento isolado do TTPa em pacientes hospitalizados. É importante ressaltar que não apenas o uso terapêutico ou profilático das heparinas tem o potencial de alargar o TTPa, mas também o uso em cateteres centrais e acessos de venopunção, pelo risco de contaminação da via de coleta por heparina. A suspensão do uso da heparina e vigilância aos locais de coleta de exames em geral são suficientes para a normalização do TTPa.

Deficiências específicas de fatores da coagulação são raras e mais comumente detectadas em pacientes ambulatoriais. Em geral, os pacientes com deficiência de fatores da coagulação têm história pessoal ou familiar de sangramentos espontâneos ou associados a traumas ou cirurgias. Apenas a deficiência de FXII e seus precursores, pré-calicreína e cininogênio de alto peso molecular, não se correlacionam com aumento de sangramentos.[15] Independentemente de apresentar história clínica ou familiar compatível com sangramentos, o paciente deverá ser avaliado por um hematologista, que poderá conduzir a investigação diagnóstica com base no perfil hemorrágico e nas alterações laboratoriais detectadas.

Menos comuns, alargamentos isolados do TP também podem ser detectados em exames pré-operatórios; e se justificam por deficiência do fator VII. Vale destacar que a deficiência congênita do FVII é extremamente rara, sendo que, na maioria dos casos, alterações desse fator decorrem do uso de varfarina, deficiência de vitamina K ou disfunções hepáticas. O alargamento isolado do TP, à similaridade do que ocorre com o TTPa, também não necessariamente se traduz em maior risco hemorrágico. Embora o uso de varfarina e a deficiência de vitamina K apresentem implicações clínicas hemorrágicas a depender da magnitude da alteração, o risco hemorrágico nas hepatopatias não pode ser mensurado pelo grau de alteração do TP. Isso se justifica pelo fato de a hepatopatia cursar com outras alterações hemostáticas, como a diminuição da produção de anticoagulantes naturais, que não são mensuráveis por exames laboratoriais de rotina.

Por fim, quando ambos os exames, TP e TTPa, estão alargados, espera-se que haja alterações na via comum, sendo que as causas principais estão descritas no Quadro 18.1. Entretanto, para além das condições patológicas, há que se ter em mente que alguns interferentes pré-analíticos podem implicar em alterações em ambos os exames, como as condições de coleta (local de punção, volume coletado, forma e tempo de armazenamento), assim como a viscosidade da amostra.[16]

Apesar de as alterações de TP e TTPa levarem à suspeita de uma possível desordem da hemostasia e, consequentemente, a maior risco de sangramento intraoperatório, é necessária uma avaliação crítica das condições pré-analíticas e laboratoriais que podem interferir nos resultados, evitando-se, assim, investigações custosas e postergação de cirurgias "tempo-dependentes" (p. ex., cirurgias oncológicas, que têm implicação quanto ao caráter curativo ou não). Vale ressaltar que todas as alterações laboratoriais devem ser analisadas à luz da história clínica do paciente, sendo que alterações isoladas, em pacientes assintomáticos ou sem comorbidades, devem ser confirmadas e podem não ter relevância clínica. Entretanto, coagulopatias prevalentes, como a doença de von Willebrand, comumente se apresentam com exames de triagem normais, a despeito da clínica hemorrágica do paciente.

Nesse contexto, diversas sociedades internacionais, entre elas entidades britânicas, francesas e americanas, corroboram a ideia de se acessar o risco de sangramento pré-operatório por meio de uma avaliação clínica, incluindo-se a história familiar e a avaliação dos desafios hemostáticos sofridos pelo paciente (cirurgias ou procedimentos invasivos, história menstrual).[16] A avaliação laboratorial é especialmente importante para os pacientes com algum histórico pessoal ou familiar, tendo-se em mente que essa investigação deve ser conduzida por hematologista, uma vez que o diagnóstico das coagulopatias hereditárias requer o emprego de exames especializados.

Quadro 18.1 **Causas de alargamento de tempo de protrombina (TP) e tempo de tromboplastina ativada (TTPa).**

TP alterado	TTPa alterado	TP e TTPa alterados
▪ Uso de varfarina	▪ Uso de heparina não fracionada	▪ Uso de inibidores diretos de trombina, varfarina (doses supraterapêuticas)
▪ Deficiência de vitamina K	▪ Presença de inibidores inespecíficos (anticoagulante lúpico)	▪ Presença de inibidores inespecíficos (anticorpos antifosfolípides)
▪ Disfunção hepática	▪ Deficiência congênita de fatores da via intrínseca	▪ Inibidores específicos da via comum (raros)
▪ Deficiência congênita de fator VII	▪ Inibidores específicos da via intrínseca (inibidor de fator VIII)	▪ Deficiência de fatores diversos (secundária a hepatopatia, deficiência de vitamina K)
▪ Inibidor específico de fator VII (extremamente raro)		▪ Consumo de fatores diversos (coagulação intravascular disseminada, hemorragia massiva)
		▪ Deficiências específicas de fatores (congênitas, disfibrinogenemias)

Fonte: Green JR, Carpenter SL, 2022.[1]

Planejamento perioperatório de pacientes com coagulopatias

A avaliação pré-operatória das coagulopatias em geral deve incluir necessariamente um hematologista que possa ponderar o risco hemorrágico do paciente frente à abordagem cirúrgica proposta. O entendimento da abordagem, bem como um planejamento junto com a equipe cirúrgica, é necessário, deixando-se clara a terapêutica a ser utilizada para normalizar temporariamente o processo de coagulação do paciente, bem como os momentos no pós-operatório em que o tratamento deve ser reavaliado. Além disso, sempre que possível as cirurgias de grande porte devem ocorrer em centros com hematologistas especialistas em desordens da hemostasia.

Doença de von Willebrand

A doença de von Willebrand (DVW) é a coagulopatia hereditária mais comum na população geral, com cerca de 1 caso para cada 100 habitantes. Ocorre pela deficiência quantitativa, também chamada DVW tipo I (deficiência leve a moderada) ou tipo III (grave), ou qualitativa (DVW tipo II) do fator de von Willebrand (FVW). FVW é uma glicoproteína multimérica capaz de atuar na hemostasia primária, promovendo a adesão plaquetária ao subendotélio, e na secundária, protegendo o fator VIII (FVIII) da ação proteolítica plasmática.[17]

A apresentação clínica da DVW dos pacientes é heterogênea, variando desde indivíduos assintomáticos ou oligossintomáticos até quadros hemorrágicos graves, o que está associado à extensão da deficiência do FVW. Os exames de triagem em hemostasia encontram-se em geral normais. É observado alargamento isolado do TTPa apenas nos casos em que há diminuição do FVIII secundária à disfunção do FVW. Assim, os exames pré-operatórios de triagem da coagulação (TP e TTPa) são insuficientes para detectar pacientes com DVW e que tenham maior risco hemorrágico. Por isso, todo paciente com histórico de sangramentos deve ser avaliado por um hematologista. Para o diagnóstico de DVW, o hematologista leva em consideração as manifestações clínicas do paciente e os resultados de exames específicos, como os níveis de antígeno FVW (FVW:Ag), atividade do FVW (FVW:RCo) e os níveis de FVIII.[17]

Arsenal terapêutico

Para prevenção de sangramentos no perioperatório, pode-se utilizar antifibrinolíticos, D-arginina vasopressina (DDAVP) ou concentrado de FVW. Os antifibrinolíticos promovem estabilização de coágulos por meio da ligação ao fibrinogênio e podem ser usados em pacientes com DVW leve (tipos I e alguns tipos II) submetidos a pequenos procedimentos. Configuram contraindicação ao uso de antifibrinolíticos os casos de hematúria e histórico prévio de trombose. Os antifibrinolíticos disponíveis no nosso meio são o ácido tranexâmico (15 a 20 mg/kg/dose, até 8 em 8 horas) e o ácido épsilon-aminocaproico (50 mg/kg/dose, até 4 vezes ao dia). O uso deve ser mantido em até 48 a 72 horas do pós-operatório, sendo iniciado no dia da abordagem.

DDAVP é um análogo sintético da vasopressina que age nas células endoteliais causando a liberação de FVW. Tem eficácia principalmente nos tipos I e II, sendo necessária, entretanto, uma avaliação de resposta ao uso do DDAVP antes de essa medicação ser utilizada para suporte hemostático no período perioperatório. Embora alguns pacientes desenvolvam taquifilaxia, as administrações do DDAVP podem ser repetidas de 2 a 4 vezes, mas o ideal é controlar os níveis plasmáticos do FVIII para adequar as administrações subsequentes. As vias de uso são: intranasal (300 µg para adultos e 150 µg para crianças); intravenosa (0,3 µg/kg, infusão lenta de 30 minutos, diluída em 50 a 100 mL de solução salina); e subcutânea (0,3 µg/kg de desmopressina de alta concentração, de apresentação entre 15 e 20 µg/ampola). Em razão dos efeitos na natremia do paciente, deve-se realizar restrição hídrica. Além disso, deve-se evitar o uso em pacientes com risco cardiovascular, doença vascular periférica, doença cerebrovascular, hiponatremia e insuficiência cardíaca.

Em pacientes com DVW grave, não responsivos a DDAVP, bem como nos submetidos a cirurgias de grande porte, a reposição de FVW é necessária, tendo a disponibilidade das fontes derivados do plasma ou recombinante. Os derivados do plasma, que são os disponíveis no Brasil até o momento, são formulações que apresentam heterogeneidade na concentração de FVW e FVIII. Quando utilizados no pré-operatório, devem ser iniciados no dia da cirurgia.

A reposição de FVW é a principal opção terapêutica na DVW tipo III e a dose de administração deve ser calculada com base no peso e nos níveis de FVW residuais do paciente e almejados para a cirurgia proposta. A Tabela 18.2, extraída do Manual do Ministério da Saúde para o manejo perioperatório da DVW,[17] resume as principais indicações e doses do concentrado de FVW, conforme o procedimento cirúrgico proposto (Quadro 18.2[18]). De modo geral, na tentativa de minimizar sangramentos, os níveis de FVW:RCo e FVIII são mantidos em patamares hemostáticos suficientes para evitar sangramentos durante ou após a cirurgia proposta.

Sugere-se a mensuração prévia à cirurgia de FVW:Ag, FVW:RCo e FVIII, para assegurar valores hemostáticos pré-operatórios. No pós-operatório, orienta-se mensuração diária para definir novas reposições de FVW ou outras medidas. À presença de sangramento com níveis hemostáticos dos testes supracitados, deve-se levantar a hipótese de causa cirúrgica para ele, ainda mais se apresentar um único sítio de drenagem. Quanto à tromboprofilaxia, deve ser realizada conforme preconizado pelo procedimento cirúrgico em si e enquanto se mantiver a reposição do FVW.[18]

Tabela 18.2 Doses para reposição de fator de von Willebrand.

Tipo de sangramento	Dose (UI/kg)	Frequência	Objetivos
Cirurgia de grande porte	40 a 50	Diária	▪ Pico de FVIII:C de 100%, com níveis mínimos de > 50%, por 5 a 10 dias, de acordo com o tipo e a gravidade de cada caso
Cirurgia de pequeno porte	30	Diária ou em dias alternados	▪ Pico de FVIII:C de 60%, com níveis mínimos de > 30%, por 2 a 4 dias
Exodontia	20	Dose única	▪ Pico de FVIII:C de 40%
Parto e puerpério	40	Diária	▪ Pico de FVIII:C > 80%, com níveis mínimos de > 30%, por 3 a 4 dias

Fonte: Ministério da Saúde, 2006.[17]

Quadro 18.2 Classificação de procedimentos cirúrgicos.

Categoria cirúrgica	Exemplos
De grande porte	▪ Procedimentos neurocirúrgicos ▪ Laparotomia ▪ Prostatectomia ▪ Tonsilectomia ▪ Histerectomia ▪ Ortopédicas ▪ Cesárea
De pequeno porte	▪ Biópsia: peito, cervical ▪ Extração dentária complicada ▪ Cirurgia gengival ▪ Procedimentos laparoscópicos
Tratamento único se não complicado	▪ Cirurgia de catarata ▪ Endoscopia (sem biópsia) ▪ Extração dentária simples

Fonte: O'Donnell e Lavin, 2019.[18]

Hemofilia

A hemofilia é uma doença ligada ao cromossomo X, caracterizada pela deficiência na produção dos fatores de coagulação VIII (hemofilia A) ou IX (hemofilia B). Os quadros são em sua maioria hereditários, entretanto mutações "de novo" podem ocasionar a doença em pacientes sem histórico familiar. A prevalência estimada de hemofilia A é de 1 caso para cada 5 mil a 10 mil nascimentos do sexo masculino, e da hemofilia B é de 30 mil a 40 mil casos no sexo masculino. Apesar de rara, a hemofilia também pode se manifestar em mulheres.

A doença é classificada de acordo com o nível plasmático dos respectivos fatores: leve, de 40% a 5% de atividade plasmática; moderada, de 5% a 1% de atividade; e grave, com menos de 1% de atividade. O quadro clínico compreende eventos hemorrágicos espontâneos ou secundários a traumas, com predisposição a sangramentos articulares e intramusculares. O tratamento baseia-se na reposição profilática ou terapêutica do fator deficitário. Alguns pacientes, principalmente hemofílicos A, podem desenvolver inibidores contra o fator exógeno usado para o tratamento de reposição, o que acarreta sangramentos, a despeito da reposição indicada dos fatores de coagulação, e necessidade de terapias com agentes *bypassing* para controle das hemorragias.[19]

Arsenal terapêutico

D-arginina vasopressina

Ao estimular a liberação do FVW pelo endotélio, o D-arginina vasopressina (DDAVP) consequentemente aumenta a disponibilidade de FVIII circulante. Por isso, pode constituir uma opção terapêutica para casos de hemofilia A leve submetidos a cirurgias de baixo risco hemorrágico. Pode ser utilizado na dose de 0,2 a 0,4 mg/kg de peso, por via endovenosa de 30 a 60 minutos antes de uma intervenção cirúrgica, ou por via subcutânea 60 minutos antes de uma intervenção cirúrgica.

Antifibrinolíticos

Antifibrinolíticos estabilizam o coágulo de fibrina e podem ser usados em ambos os tipos de hemofilias como tratamento de pequenos sangramentos, em especial os sangramentos mucosos, ou como adjuvantes na prevenção de hemorragia após procedimentos invasivos de pequeno porte.

O ácido tranexâmico é geralmente utilizado na dose de 10 mg/kg/dose, por via intravenosa a cada 8 horas, e 15 a 20 mg/kg de peso por dose, a cada 8 horas, por via oral. O ácido épsilon-aminocaproico é utilizado na dose inicial de 50 mg/kg a 60 mg/kg, a cada 4 a 6 horas, por via intravenosa, diluído em 250 mL de solução salina, seguido da mesma dosagem por via oral. A dose oral recomendada é de 25 mg/kg/dose a 50 mg/kg/dose.

As contraindicações ao uso de antifibrinolíticos estão descritas no tópico "Doença de von Willebrand".

Reposição de fatores da coagulação

O principal tratamento para o controle hemostático da hemofilia é a reposição do fator deficitário. No Brasil, há disponibilidade de fator VIII derivado do plasma humano ou recombinante (desenvolvido por técnicas moleculares) e de fator IX derivado do plasma humano. As doses utilizadas para reposição baseiam-se no peso do paciente, na quantidade basal de fator e na concentração final desejada, que é estimada conforme o tipo de cirurgia. A reposição de maneira errônea pode submeter o paciente ao risco de sangramentos ou eventos trombóticos (caso a reposição ocorra em excesso).

A seguir, estão os cálculos para a reposição de fator:

- **Hemofilia A:** peso (kg) x variação desejada de atividade do fator VIII/2;
- **Hemofilia B:** peso (kg) x variação desejada de atividade do fator IX.

Para os pacientes com inibidores, o uso de agentes *bypassing* é necessário. Esses agentes têm a função de ativar a cascata de coagulação independentemente do fator em falta. Estão disponíveis dois agentes: fator VII recombinante ativado (NovoSeven) e o complexo protrombínico parcialmente ativado (CPPa).[19]

Manejo perioperatório

A Federação Internacional da Hemofilia recomenda que toda abordagem cirúrgica em pacientes hemofílicos ocorra em um centro de tratamento de hemofilia, com suporte laboratorial de monitorização, disponibilidade de fatores e suporte hematológico apropriado.[19]

Os procedimentos eletivos devem ser precedidos da mensuração dos níveis de atividade do fator, além da pesquisa e da quantificação dos níveis de inibidores. O uso de antifibrinolíticos no pós-operatório deve ser ponderado, a depender do porte da cirurgia.

Em cirurgias de pequeno porte (i.e., com anestesia local ou com necessidade de sedação leve), a orientação é repor fator (VIII ou IX, a depender da hemofilia) para alcançar níveis de 50% a 80% de atividade imediatamente antes do procedimento. Se necessário (hematoma ou sangramento externo), manter a reposição de fator no pós-operatório, para alcançar níveis de 30% a 50% de atividade, por 2 a 3 dias e no dia da retirada dos pontos.

Cirurgias de médio porte (procedimentos com necessidade de sedação e internação, mas que apresentam baixo risco hemorrágico) requerem reposição de fator com o objetivo de alcançar 100% de atividade, imediatamente antes do procedimento. No pós-operatório, deve-se repor fator (VIII ou IX) para 40% a 50% a cada 12 horas até o 3º dia de pós-operatório; 40% a 50% a cada 24 horas do 4º ao 7º dia de pós-operatório; e, finalmente, 30% a cada 24 horas até a retirada dos pontos (10º ao 14º dia pós-operatório).

Nas cirurgias de grande porte (intra-abdominais ou próteses de joelho ou quadril), deve-se repor o fator deficiente para alcançar níveis de 100% de atividade imediatamente antes do procedimento. No pós-operatório, manter fator (VIII ou IX) a 40% a 50% a cada 8 a 12 horas até o 3º dia de pós-operatório; 40% a 50% a cada 12 horas do 4º ao 7º dia de pós-operatório; e 40% a 50% a cada 24 horas do 8º ao 14º dia de pós-operatório até a retirada total dos pontos.

A tromboprofilaxia farmacológica não é indicada de maneira rotineira para esses pacientes, mesmo em procedimentos ortopédicos, sendo necessária a individualização dessa profilaxia, a ser definida com os médicos do centro de hemofilia da unidade hospitalar.

Mensagens principais

- A história médica pessoal é o principal fator determinante do risco de sangramento do paciente no período perioperatório.
- Apesar do baixo nível de evidência, é recomendado manter níveis plaquetários acima de 100 x 10^9/L para cirurgias neurológicas ou oftalmológicas posteriores, 50 x 10^9/L para cirurgias gerais de grande porte e acima de 20 x 10^9/L para a maioria dos procedimentos percutâneos.
- Antes da indicação de transfusão de plaquetas, é importante investigar o motivo da plaquetopenia, já que nem todas as causas de plaquetopenia respondem à transfusão de plaquetas e a transfusão não é isenta de riscos.
- Para o manejo perioperatório de pacientes com PTI, deve-se programar incrementar a contagem plaquetária pelo uso de corticosteroides ou imunoglobulina. A transfusão de plaquetas é contraindicada e pode ser considerada somente nos casos de cirurgia de emergência após a infusão de imunoglobulina.
- Alterações laboratoriais isoladas dos testes de coagulação não predizem chance de sangramento, sendo necessária a avaliação em conjunto com história clínica, cirúrgica e familiar.
- Mesmo com testes de coagulação inalterados, pode haver riscos aumentados de sangramento, sendo a principal norteadora para esses riscos a história do paciente.
- A avaliação pré-operatória de paciente com coagulopatias deve ser, sempre que possível, realizada em conjunto com hematologista em centros de referência para o tratamento desses pacientes.
- Desmopressina e antifibrinolíticos, em conjunto com a reposição dos respectivos fatores faltantes, fazem parte do arsenal terapêutico para o preparo pré-operatório desses pacientes.
- A estratégia a ser utilizada depende do porte da cirurgia a ser realizada.

Referências bibliográficas

1. Green JR, Carpenter SL. Consultative hematology 1: hospital-based and selected outpatient topics. In: Altman JK, Mandernach MW, Naik RP, Ulrickson M. American Society of Hematology Self-Assessment Program. 8th ed. Washington DC; 2022.
2. Lawson JW, Kitchens CS. Surgery and hemostasis. Curr Opin Hematol. 2015 Sep;22(5):420-7.
3. Thiele T, Greinacher A. Platelet transfusion in perioperative medicine. Semin Thromb Hemost. 2020 Feb;46(1):50-61.

4. Nagrebetsky A, Al-Samkari H, Davis NM, Kuter DJ, Wiener-Kronish JP. Perioperative thrombocytopenia: evidence, evaluation, and emerging therapies. Br J Anaesth. 2019 Jan;122(1):19-31.
5. Kaufman RM, Djulbegovic B, Gernsheimer T, Kleinman S, Tinmouth AT, Capocelli KE et al. Platelet transfusion: a clinical practice guideline from the AABB. Ann Intern Med. 2015 Feb 3;162(3):205-13.
6. Estcourt LJ, Birchall J, Allard S, Bassey SJ, Hersey P, Kerr JP et al. Guidelines for the use of platelet transfusions. Br J Haematol. 2017 Feb;176(3):365-94.
7. Schiffer CA, Bohlke K, Delaney M et al. Platelet transfusion for patients with cancer: American Society of Clinical Oncology Clinical Practice Guideline Update. J Clin Oncol. 2018;36(03):283-99.
8. Hess AS, Ramamoorthy J, Hess JR. Perioperative platelet transfusions. Anesthesiology. 2021;134:471-9.
9. Swan D, Newland A, Rodeghiero F, Thachil J. Thrombosis in immune thrombocytopenia: current status and future perspectives. Br J Haematol. 2021;194(5):822-34.
10. Chaturvedi S, Arnold DM, McCrae KR. Splenectomy for immune thrombocytopenia: down but not out. Blood. 2018;131(11):1172-82.
11. Bobba RS, Crowther MA. Perioperative management of the patient with immune thrombocytopenic purpura de novo and the thrombocytopenia of antiphospholipid antibody syndrome. In: Mandell B, editor. Perioperative management of patients with rheumatic disease. New York, NY: Springer;2012.
12. Arnold DM, Heddle NM, Cook RJ, Hsia C, Blostein M, Jamula E. Perioperative oral eltrombopag versus intravenous immunoglobulin in patients with immune thrombocytopenia: a non-inferiority, multicentre, randomised trial. Lancet Haematol. 2020 Sep;7(9):e640-8.
13. van Veen JJ, Spahn DR, Makris M. Routine preoperative coagulation tests: an outdated practice? British Journal of Anaesthesia. 2011 Jan;106(1):1-3.
14. Fowler A, Perry DJ. Laboratory monitoring of haemostasis. Anaesthesia. 2014 Dec 1;70:68, e24.
15. Rasmussen KL, Philips M, Tripodi A, Goetze JP. Unexpected, isolated activated partial thromboplastin time prolongation: a practical mini-review. European Journal of Haematology. 2020 Feb 27;104(6):519-25.
16. Borges NM, Thachil J. The relevance of the coagulation screen before surgery. British Journal of Hospital Medicine. 2017 Oct 2;78(10):566-70.
17. Brasil. Ministério da Saúde. Manual de diagnóstico e tratamento da doença de von Willebrand. Brasília: Ministério da Saúde; 2006.
18. O'Donnell JS, Lavin M. Perioperative management of patients with von Willebrand disease. Hematology American Society of Hematology Education Program [Internet]. 2019 Dec 6 [acesso em 27 abr 2020];2019(1):604-9. Disponível em: https://www.ncbi.nlm.nih.gov/pubmed/31808837.
19. Brasil. Ministério da Saúde. Manual de hemofilia. Brasília: Ministério da Saúde; 2015.

19 Manejo da Anticoagulação e da Antiagregação

Felipe Alves de Melo
Gabrielle de Mello Santos
Bianca Stefanello
Armindo Jreige Júnior

Manejo dos anticoagulantes

Introdução

O manejo periprocedimento de pacientes que recebem terapia anticoagulante oral crônica diz respeito a pacientes que estão recebendo antagonistas da vitamina K (AVK), como varfarina, ou anticoagulantes orais diretos (DOAC), estes últimos compreendendo inibidores diretos da trombina (dabigatrana) e inibidores diretos do fator X ativado (rivaroxabana, apixabana e edoxabana), e que serão submetidos a algum procedimento invasivo.

O termo "período perioperatório" refere-se ao período antes e depois de uma cirurgia ou procedimento que, em sua totalidade, abrange de 1 semana antes até 4 semanas após a cirurgia/procedimento. Esse é o período em que a maioria dos desfechos, trombóticos ou hemorrágicos, podem ser atribuídos ao manejo antitrombótico perioperatório.[1,2]

O manejo perioperatório ideal desses pacientes está ancorado em cinco princípios-chave: a) estratificação do risco de sangramento relacionado ao paciente e ao procedimento; b) estratificação de risco de tromboembolismo venoso no perioperatório; c) consequências clínicas de um evento trombótico ou hemorrágico; d) momento ideal para descontinuação e reinício da anticoagulação com base nos parâmetros farmacocinéticos da medicação de uso crônico; e e) se uma estratégia agressiva, como a terapia de ponte com heparina perioperatória, tem vantagens para a prevenção de complicações tromboembólicas ao custo de um possível aumento do risco de sangramento.

O risco de sangramento relacionado ao procedimento guia a decisão acerca da suspensão ou não da anticoagulação e, se sua interrupção é necessária, em que momento deve ser suspensa e reiniciada. O risco de tromboembolismo do paciente, por sua vez, norteia a decisão sobre a intensidade da terapia antitrombótica periprocedimento, como a necessidade de ponte com heparina não fracionada ou heparina de baixo peso molecular no período da interrupção da varfarina, a fim de evitar complicações tromboembólicas no perioperatório.

Propõe-se a avaliação desses pacientes em três passos, descritos nos tópicos a seguir.

Primeiro passo: a anticoagulação precisa ser interrompida?

Avaliação do risco de sangramento do paciente

O risco de sangramento intrínseco ao paciente deve ser sempre considerado no planejamento do procedimento. História prévia de sangramento, principalmente relacionado a procedimento invasivo ou trauma, é fundamental na determinação do risco hemorrágico pessoal.[3] Outras variáveis, como neoplasia em atividade, plaquetopenia, disfunção renal com uremia, disfunção hepática com coagulopatia de base, válvula cardíaca mecânica mitral e uso concomitante de medicamentos como anti-inflamatórios não esteroidais e antiplaquetários, foram associadas a maior risco de sangramento.[3] Um estudo utilizou o escore HAS-BLED para avaliar o risco de sangramento durante terapia de ponte nos pacientes em anticoagulação crônica e encontrou como preditores independentes para sangramentos história de troca valvar mecânica e pontuação HAS-BLED maior ou igual a 3. Esta última foi a principal variável de predição para hemorragia, o que indica que esse escore pode ser uma ferramenta útil como parte da avaliação do paciente nesse contexto.[4] Embora conhecidos e facilmente identificáveis, esses fatores de risco relacionados ao HAS-BLED dificilmente podem ser modificados, mas devem manter a equipe médica atenta no sentido de antecipar um maior risco. O retorno prematuro da heparina terapêutica, definida como heparina reiniciada em até 24 horas após o procedimento, no entanto, é um fator de risco independente que pode ser alterado.[3] Em um estudo de coorte, todos os eventos hemorrágicos maiores ocorreram nos pacientes que retomaram o uso de heparina em 24 horas enquanto não houve eventos naqueles que retomaram a heparina em 48 horas ou mais.[3]

Avaliação do risco de sangramento do procedimento

Embora vários fatores, como diáteses hemorrágicas específicas do paciente e o tipo de anestesia, possam contribuir para uma estimativa geral do risco de sangramento, a estratificação do risco de sangramento inerente ao procedimento ou cirurgia é um determinante importante na estratégia de manejo periprocedimento do paciente. Uma estratificação de risco de sangramento relacionado ao procedimento foi elaborada pela Sociedade Internacional de Trombose e Hemostasia (ISTH) e, posteriormente, aplicada aos ensaios BRIDGE e PAUSE com base no risco esperado de sangramento maior em 30 dias. Essa estratificação classificou os procedimentos como de "mínimo risco de sangramento", "baixo/moderado risco de sangramento" e "alto risco de sangramento", que correspondem a risco de sangramento maior em 30 dias em torno de 0%, 0% a 2% e > 2%, respectivamente (Quadro 19.1).[5-7]

Pacientes submetidos a procedimentos de risco mínimo de sangramento podem ser submetidos à intervenção sem interrupção da terapia com AVK ou DOAC.[8-10] Há menos certeza sobre a continuação de DOAC em procedimentos menores do que de AVK. Apesar dessa recomendação, pode ser razoável interromper a anticoagulação com varfarina 2 dias antes do procedimento se houver preocupação adicional com sangramento, como em uma extração dentária mais complexa em paciente com má dentição ou integridade gengival comprometida, numa colonoscopia de triagem em pacientes com histórico de pólipo ou em angiografia coronária com acesso via artéria femoral em vez de radial.[2]

Para procedimentos classificados como de risco baixo ou moderado, a estratégia de interrupção do anticoagulante oral de 2 a 3 meias-vidas pré-procedimento, permitindo, portanto, algum efeito anticoagulante residual (ou seja, 3 dias de suspensão para varfarina, 1 dia de suspensão para DOAC), e de retomada da dose terapêutica do anticoagulante dentro de 1 dia após o procedimento está associada a um risco de sangramento aceitavelmente baixo.[1,2,5] Para cirurgias/procedimentos de alto risco de sangramento, a estratégia de interrupção da anticoagulação de 4 a 5 meias-vidas antes (ou seja, 5 dias de suspensão para a varfarina e, em geral, 2 dias de suspensão para DOAC), com retorno da medicação 2 a 3 dias após, está associada a um risco de sangramento aceitável periprocedimento.[1,2,5]

Essas ferramentas de estratificação devem servir como uma base estruturada para discussão com cirurgiões e outros intervencionistas ao desenvolver um plano perioperatório.

Quadro 19.1 Estratificação do risco de sangramento do procedimento.

Procedimentos de <u>mínimo</u> risco hemorrágico (sangramento maior ~0% em 30 dias)
Procedimentos dermatológicos menores (exérese de CBC e CEC, queratose actínica, lesões pré-malignas)
Cirurgia de catarata (facoemulsificação)
Procedimentos dentários menores (extrações dentárias de 1 a 2 elementos, restauração de prótese, limpeza)
Implantação de cardioversor desfibrilador implantável ou marca-passo*
Ablação cardíaca, cardioversão, estudo eletrofisiológico
Procedimentos endovasculares (angioplastia)
Endoscopia sem ressecção ou biópsia
Vacinação intramuscular
Intervenção coronária percutânea (abordagem radial)
Procedimentos de <u>baixo/moderado</u> risco hemorrágico (sangramento maior 0% a 2% em 30 dias)
Artroscopia
Biópsia cutânea ou de linfonodo
Cirurgia de mão, pé ou ombro
Angiografia coronária (abordagem femoral)*
EDA ou colonoscopia com biópsia
Histerectomia abdominal
Colecistectomia laparoscópica
Herniorrafia abdominal
Hemorroidectomia
Broncoscopia com biópsia
Procedimentos de <u>alto</u> risco hemorrágico (sangramento maior 2% em 30 dias)
Cirurgia de grande porte, com extenso dano tecidual. Exemplos: cirurgia oncológica, cirurgia ortopédica maior (artroplastia, reconstrução de ombro), cirurgia plástica reconstrutiva
Cirurgia urológica ou gastrointestinal. Exemplos: ressecção transuretral de próstata, ressecção de bexiga, ablação de tumor, nefrectomia, ressecção intestinal, ressecção de pólipo colônico > 1 a 2 cm, gastrostomia percutânea endoscópica, CPRE
Procedimentos em órgãos altamente vascularizados (rins, baço, fígado). Exemplos: biópsia renal, biópsia hepática

(Continua)

Quadro 19.1 Estratificação do risco de sangramento do procedimento. (*Continuação*)

Procedimentos de alto risco hemorrágico (sangramento maior 2% em 30 dias)
Qualquer cirurgia maior (> 45 minutos de duração)
Cirurgia cardíaca, neurocirurgia
Extração de múltiplos elementos dentários (> 2)
Anestesia neuroaxial

* Associado a hematoma de bolsa (no sítio de implantação), mas evidências de estudo controlado randomizado (nível 1) revelam que os procedimentos podem ser realizados sem interrupção do anticoagulante oral.

CBC: carcinoma basocelular; CEC: carcinoma epidermoide; EDA: endoscopia digestiva alta; CPRE: colangiopancreatografia retrógrada endoscópica.

Fonte: Adaptado de Spyropoulos et al., 2016[5] e Burnett et al., 2021.[9]

Segundo passo: se a interrupção da anticoagulação for necessária, o paciente precisa de ponte?

Terapia de ponte

O termo "ponte de heparina" refere-se à administração de anticoagulante de ação curta, tipicamente heparina de baixo peso molecular (HBPM) ou, menos frequentemente, heparina não fracionada (HNF), em dose terapêutica, por um período perioperatório durante a interrupção de um AVK, quando a Razão Normalizada Internacional (RNI) está abaixo da faixa terapêutica.[2,10] Seu objetivo é garantir anticoagulação, a fim de prevenir, no período perioperatório, acidente vascular encefálico e embolia sistêmica para pacientes com fibrilação atrial e válvula mecânica cardíaca e tromboembolismo venoso recorrente (TEV) e para pacientes com história prévia de TEV. A decisão de prescrever terapia de ponte, exemplificada na Figura 19.1, deve levar em consideração uma combinação de fatores, como a indicação da anticoagulação crônica, o medicamento utilizado para anticoagular o paciente, o risco trombótico do paciente e o risco trombótico inerente ao procedimento,[1,2,5,9] conforme descritos a seguir.

Medicamento em uso

- **DOAC:** existem diferenças farmacocinéticas notáveis entre os AVK e os DOAC e, portanto, seu manejo perioperatório é diferente. Em pacientes com função renal normal, os DOAC têm meia-vida de, aproximadamente, 12 horas, em contraste com as 40 horas da varfarina. Assim, a suspensão dos DOAC por um período prolongado, como o de 5 dias indicado para a varfarina, não é necessário. Da mesma maneira, o retorno do seu uso também implicará em efeitos mais rápidos que os da varfarina, em torno de 2 a 4 horas após seu início.[2] O estudo PAUSE demonstrou que uma estratégia considerando a farmacocinética de cada DOAC é eficaz e segura, e essa abordagem foi utilizada na última edição das recomendações de manejo perioperatório do American College of Chest Physicians (ACCP), conforme a Tabela 19.1.[1,2,5,7] Assim, como o período sem anticoagulação é curto, o risco de tromboembolismo é minimizado, independentemente do risco inicial, e não é indicada a realização de terapia de ponte. Em situações de elevado risco trombótico e hemorrágico, pode ser considerado o uso de tromboprofilaxia com heparina nas primeiras 24 a 72 horas do pós-operatório.[2] O manejo com relação à suspensão dos DOAC no período pré-operatório/procedimento está resumido na Tabela 19.2;

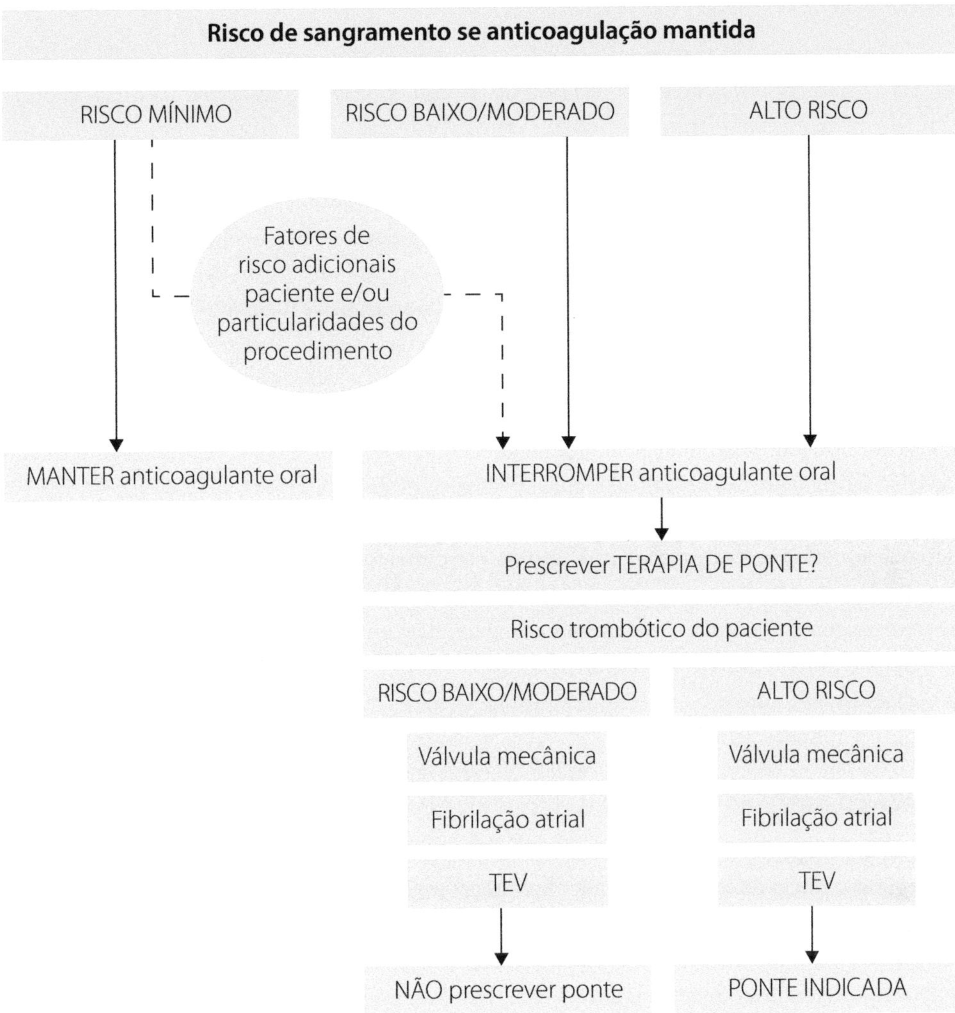

Figura 19.1 Manejo do paciente sob uso de anticoagulante para procedimentos/cirurgias eletivas.

Fonte: Adaptada de Douketis et al., 2022.[2]

- **Varfarina:** em geral, recomenda-se a suspensão da varfarina no mínimo 5 dias antes do procedimento, uma vez que sua meia-vida é longa e esse é o tempo necessário para garantir ausência de efeito anticoagulante residual. Em contrapartida, um maior tempo para início do efeito anticoagulante permite que seu uso seja retomado mais precocemente, em geral na noite do procedimento, na dose habitual de uso prévio do paciente, entretanto ainda sem conferir efeito antitrombótico imediato. Como a interrupção da varfarina expõe o paciente a um tempo prolongado de anticoagulação subterapêutica, em situações de elevado risco tromboembólico, deve ser considerada terapia de ponte com heparina, conforme a Tabela 19.1, ou, se não indicada, considerar o uso da heparina como profilaxia de TEV.[2]

Estratificação de risco tromboembólico

Os pacientes em tratamento crônico com anticoagulantes orais, sejam eles AVK ou DOAC, estão em uma categoria de risco de tromboembolismo diferente da dos pacientes que são avaliados para tromboprofilaxia venosa primária pós-cirúrgica. Para estes últimos, existem escores de risco de TEV validados, como o escore de Caprini. Para os pacientes em tratamento crônico com anticoagulante que serão submetidos a um procedimento invasivo, propõe-se um sistema de estratificação de risco de três níveis, com base na indicação de anticoagulação crônica e no risco anual esperado de tromboembolismo arterial/risco mensal de TEV no cenário de procedimentos eletivos (Tabela 19.1).[10] Apesar disso, é importante ressaltar que não há estratificação de risco de tromboembolismo validado de maneira prospectiva no contexto de periprocedimento e que essa proposta foi criada de modo empírico e com base principalmente em evidências indiretas de ambientes clínicos. Determinados tipos de cirurgias podem afetar o risco tromboembólico, especialmente no cenário de cirurgia cardiovascular, como as cirurgias de revascularização do miocárdio ou endarterectomia de carótida, nas quais o risco de AVC ou outro tromboembolismo pode ser maior, independentemente dos fatores relacionados ao paciente atribuídos ao nível de risco proposto. Em contrapartida, os riscos tromboembólicos do paciente podem se tornar menos importantes no contexto de pacientes anticoagulados com AVK ou DOAC que serão submetidos a procedimento que não requer a interrupção da coagulação. Assim, a definição do manejo perioperatório do paciente deve ser individualizada e não deve se resumir à aplicação desse escore.

Manejo da terapia de ponte

A varfarina deve ser suspensa pelo menos nos 5 dias que antecedem o procedimento/cirurgia; e o início da terapia de ponte deve ocorrer nos 3 dias de pré-operatório.[2,10,11]

Em pacientes que recebem terapia de ponte com HBPM, sugere-se administrar a última dose em aproximadamente 24 horas antes do procedimento, ou seja, metade da dose diária total em vez da dose completa no dia anterior. Isso é especialmente importante para os procedimentos/cirurgias de alto risco de sangramento, incluindo aquelas com anestesia de neuroaxial (raquidiana ou peridural).[2,10,11] A primeira dose da HBPM, no pós-operatório, deve ser administrada 12 a 24 horas após procedimentos/cirurgias de baixo a moderado risco de sangramento e deve-se esperar, pelo menos, 48 a 72 horas em pacientes com procedimentos/cirurgias de alto risco de sangramento. Para os pacientes em que o plano é retardar o retorno da terapia anticoagulante de ponte, mas que forem considerados de alto risco de tromboembolismo no pós-operatório, a HBPM pode ser iniciada em dose apenas profilática nos primeiros 2 a 3 dias antes da transição para a dose terapêutica da ponte.[2,10,11]

Em pacientes que recebem terapia de ponte com HNF IV em dose terapêutica, sugere-se interromper a terapia, no mínimo, 4 horas antes do procedimento/cirurgia, retomando-se a medicação 12 a 24 horas depois. Ao retomar a HNF no pós-operatório, sugere-se evitar uma dose em *bolus* e iniciar com uma infusão de menor intensidade, a fim de gerar um TTPa-alvo menor que o utilizado para iniciar a administração da HNF em dose completa.[2,10,11]

Tabela 19.1 Avaliação do risco trombótico do paciente.

Categoria de risco	Válvula mecânica cardíaca	Fibrilação atrial	Tromboembolismo venoso
Alto (> 10%/risco anual de TEA ou > 10%/risco mensal de TEV)	▪ Qualquer válvula mecânica mitral ▪ Válvula tipo bola-gaiola ou monodisco em posição aórtica ou mitral ▪ AVCi ou AIT recente (< 3 meses)	▪ CHA2DS2VASc ≥ 7 ▪ CHADS2 de 5 ou 6 ▪ AVCi ou AIT recente (< 3 meses) ▪ Doença valvar cardíaca de origem reumática	▪ TEV recente (< 3 meses e, especialmente, se < 1 mês) ▪ Trombofilia hereditária de alto risco[a] ▪ Anticorpos antifosfolípide ▪ TEV associado a filtro de veia cava ▪ Câncer ativo associado a alto risco de TEV**
Moderado (4% a 10%/risco anual de TEA ou 4% a 10%/risco mensal de TEV)	▪ Válvula duplo disco em posição aórtica **com** fatores de risco maiores para AVCi*	▪ CHA2DS2VASc de 5 ou 6 ▪ CHADS2 de 3 ou 4	▪ TEV nos últimos 3 a 12 meses ▪ TEV recorrente ▪ Trombofilia hereditária de baixo risco ▪ (Fator V Leiden ou mutação do gene da protrombina em heterozigose) ▪ Câncer ativo ou história recente de câncer***
Baixo (< 4%/risco anual de TEA ou < 2%/risco mensal de TEV)	▪ Válvula duplo disco em posição aórtica **sem** fatores de risco maiores para AVCi*	▪ CHA2DS2VASc de 1 a 4 ▪ CHADS2 de 0 a 2 (e sem história de AVCi ou AIT)	▪ TEV há mais de 12 meses

AIT: acidente isquêmico transitório; AVCi: acidente vascular cerebral isquêmico; TEA: tromboembolia arterial; TEV: tromboembolismo venoso.

[a] Deficiência de proteína C, S ou antitrombina; FV Leiden ou mutação gene protrombina em homozigose ou dupla heterozigose; múltiplas trombofilias.

* Fibrilação atrial, AVC ou AIT prévio, hipertensão, diabetes, insuficiência cardíaca congestiva, idade > 75 anos.

** Inclui câncer pancreático, neoplasias mieloproliferativas, câncer primário de SNC, câncer gástrico, câncer esofágico.

*** Dentro de 5 anos, se história de câncer (exceto câncer de pele não melanoma).

Fonte: Adaptada de Douketis et al., 2022.[2]

Terceiro passo: avaliar a reintrodução otimizada do anticoagulante pós-procedimento

Varfarina

Para a maioria dos pacientes, a retomada da varfarina pode ser empregada na noite do procedimento/cirurgia, ou seja, dentro das primeiras 24 horas, em razão do tempo de 2 a 3 dias necessários para efeito anticoagulante parcial e de 5 a 6 dias para efeito terapêutico.[2,5,10] No entanto, pode-se optar por atrasar o reinício da medicação nos casos em que houver hemostasia inadequada, necessidade antecipada de intervenção adicional ou incapacidade do paciente em ingerir medicações por via oral. A primeira dose de AVK no pós-operatório deve ser a mesma dose de uso habitual prévio do paciente.[2,5,10]

DOAC

Em pacientes que tiveram a interrupção de DOAC para realização de procedimento/cirurgia, sugere-se retomar a medicação, pelo menos, após 24 horas do término do procedimento/cirurgia. O tempo dependerá do risco de sangramento associado ao procedimento.[2] Assim, para procedimentos de baixo a moderado risco, o retorno da medicação deverá ocorrer 24 horas após seu término e, para procedimentos de alto risco de sangramento, 48 a 72 horas após (Tabela 19.2). Nestes últimos, pode ser prescrita dose profilática de enoxaparina (p. ex., 40 mg por dia) no intuito de prevenir eventos tromboembólicos no período perioperatório se também apresentarem elevado risco trombótico, enquanto o DOAC não for retomado.[2]

Tabela 19.2 Resumo do manejo perioperatório dos pacientes recebendo DOAC.

		Interrupção do DOAC pré-procedimento							Reintrodução pós-procedimento*			
Anticoagulante oral	**Sangramento do procedimento**	**Dia −6**	**Dia −5**	**Dia −4**	**Dia −3**	**Dia −2**	**Dia −1**	**Dia do procedimento**	**Dia +1**	**Dia +2**	**Dia +3**	**Dia +4**
Apixaban	Alto	→	→	→	→	X	X	X			→	→
	Baixo/moderado	→	→	→	→	→	X		→	→	→	→
Dabigatran (ClCr ≥ 50 mL/min)	Alto	→	→	→	→	X	X				→	→
	Baixo/moderado	→	→	→	→	→	X		→	→	→	→
Dabigatran (ClCr < 50 mL/min)	Alto	→	→	X	X	X	X				→	→
	Baixo/moderado	→	→	→	→	X	X		→	→	→	→
Edoxaban	Alto	→	→	→	→	X	X				→	→
	Baixo/moderado	→	→	→	→	→	X		→	→	→	→
Rivaroxaban	Alto	→	→	→	→	X	X				→	→
	Baixo/moderado	→	→	→	→	→	X		→	→	→	→
X = Não administrar DOAC esse dia												

* O DOAC pode ser retomado em torno de 24 horas após procedimentos de baixo/moderado risco de sangramento e 48 a 72 horas após procedimentos de alto risco de sangramento. Em pacientes selecionados com alto risco de TEV, anticoagulantes em dose baixa (ou seja, enoxaparina, 40 mg por dia; ou dalteparina, 5.000 UI por dia) podem ser administrados nas primeiras 48 a 72 horas após o procedimento.

Fonte: Adaptada de Douketis et al., 2022[2] e Douketis et al., 2019.[7]

Manejo dos antiagregantes

Introdução

Agentes antiplaquetários incluem uma diversidade de substâncias que agem em diferentes receptores plaquetários e suas vias de ação, provocando inibição de suas funções. Os principais agentes utilizados na prática clínica são: o ácido acetilsalicílico (AAS), que inibe de maneira irreversível a ciclo-oxigenase-1 e, assim, bloqueia a síntese de tromboxano A2; e o clopidogrel, o prasugrel e o ticagrelor, que inibem a via do difosfato de adenosina (ADP), bloqueando o receptor plaquetário P2Y12. O clopidogrel e o prasugrel pertencem ao grupo das tienopirimidinas, inibidores irreversíveis da P2Y12. Já o ticagrelor é uma ciclopentiltriazolopirimidina, um inibidor reversível da P2Y12. O clopidogrel é uma pró-droga e pode apresentar uma variação individual de seu metabolismo. Os maiores riscos de sangramento ocorrem com o prasugrel; e o menor risco, com o AAS.[12]

Pacientes em uso de antiplaquetários comumente terão indicação de cirurgia não cardíaca ao longo do tempo. Esses pacientes podem estar em um período recente após a estratégia terapêutica que resultou na prescrição de antiplaquetários, por exemplo uma intervenção coronariana percutânea (ICP), e é observado maior risco de fenômenos trombóticos nesse período. Assim, é necessária uma abordagem interdisciplinar envolvendo as equipes de cirurgia, cardiologia, anestesiologia e hematologia, a fim de melhor estratificar os riscos de sangramento e de eventos trombóticos, justificando a melhor tomada de decisão.[13]

Risco de sangramento perioperatório

A avaliação do risco de sangramento deve fazer parte da rotina perioperatória, e ferramentas de estratificação do risco hemorrágico de acordo com o procedimento são úteis para essa finalidade (Quadro 19.1). Com relação ao risco relacionado ao medicamento, a manutenção do uso de AAS se mostrou segura em uma subanálise do estudo POISE-2, que comparou a manutenção ou suspensão do AAS em mais de 10 mil pacientes submetidos a cirurgias não cardíacas. Evidências mais recentes mostram baixo risco de sangramento ao se manter o AAS em cirurgias abdominais, pulmonares, ortopédicas, urológicas e da medula espinhal.[12] Os inibidores de P2Y12 se mostram menos seguros nesse aspecto, e seu uso está associado ao aumento no número de reabordagens por sangramento maior em pacientes submetidos a cirurgias cardíacas e não cardíacas.[14]

Antiagregação simples

Pacientes em profilaxia primária com AAS apresentam risco de evento isquêmico baixo, e o medicamento pode ser suspenso antes da cirurgia não cardíaca, podendo também ser descontinuado permanentemente em caso de baixo/moderado risco cardiovascular ou risco aumentado de sangramento. Já sua manutenção no perioperatório de pacientes já submetidos a ICP se mostrou benéfica, reduzindo a incidência de eventos isquêmicos, sem aumentar o risco hemorrágico. Nos casos em que o risco de sangramento (p. ex., alguns procedimentos neurocirúrgicos, cirurgias envolvendo o canal medular, procedimentos oftalmológicos) ultrapassa o benefício cardiovascular do AAS, sua suspensão deverá ocorrer no mínimo 7 dias antes da cirurgia.[13]

Para os pacientes em que o uso de AAS foi indicado por implante de valva aórtica por cateterização (TAVI), não existem evidências acerca da continuação ou suspensão no perioperatório de cirurgia não cardíaca. A decisão deve ser individualizada, de acordo com o risco hemorrágico do procedimento e dos outros fatores de risco hemorrágico e trombótico do paciente.

Alguns pacientes podem estar em uso de monoterapia com inibidor de P2Y12, por exemplo em caso de alergia a AAS, AVC recente ou doença arterial periférica. Nesses pacientes, o cuidado deverá ser individualizado, de acordo com o procedimento proposto, sendo a interrupção do inibidor de P2Y12 recomendada em situações de alto risco hemorrágico. Nesses casos, a substituição por AAS, interrupção breve ou ponte com antiplaquetários endovenosos podem ser estratégias utilizadas no perioperatório.[13]

Dupla antiagregação

O tempo ideal de dupla antiagregação (DAPT) para prevenção secundária de evento cardiovascular é um tema controverso.

A American Heart Association (AHA) e o American College of Cardiology (ACC) propõem que, para indicações que não sejam síndrome coronária aguda (SCA), o período de DAPT seja de 2 semanas para angioplastia por balão e 4 semanas para *stent* convencional. Nos pacientes submetidos a ICP com *stent* farmacológico, a AHA e o ACC propõem período de 6 meses, que pode ser ajustado com base no risco trombótico e hemorrágico do paciente.[15]

A Sociedade Europeia de Cardiologia, em seus mais recentes *guidelines*, não faz mais distinção de período de DAPT relacionado ao tipo de *stent*, sendo recomendado o período de 6 meses quando usado em situações diferentes das SCA. Quando utilizada após SCA, as três sociedades concordam com o período ideal de 12 meses de DAPT.[16]

É comum que pacientes em vigência de DAPT apresentem alguma indicação de cirurgia não cardíaca. Estudos observacionais apontam para uma incidência de 1%, 5% e 9% de cirurgia não cardíaca após, respectivamente, 30 dias, 6 meses e 1 ano da realização de ICP. Esses pacientes estão sob risco aumentado de evento adverso cardiovascular maior (p. ex., morte por causas cardíacas, trombose de *stent*, infarto do miocárdio), sendo esse risco 2 vezes maior em pacientes com *stent* do que em pacientes sem *stent*.[13]

Com relação a cirurgias eletivas, é indicada a manutenção da DAPT no perioperatório, a menos que o procedimento demande sua descontinuação. Caso isso não seja possível, a estratégia preferível de manejo de DAPT perioperatória por ICP prévia consiste em retardar o procedimento até que o período de DAPT esteja completo, ou seja, segundo as recomendações europeias, 6 meses em caso de ICP eletivo ou 1 ano em caso de SCA. Novas evidências mostram segurança em encurtar o período de DAPT para um período variável de 1 a 3 meses em casos de risco baixo a moderado após ICP com *stents* farmacológicos modernos. Desse modo, é factível, diante de cirurgias tempo-sensíveis, a realização da cirurgia não cardíaca após período mínimo de 1 mês de DAPT, porém é recomendado aguardar 3 meses nos casos de mais alto risco para evento cardiovascular. Nesses casos, após a descontinuação do inibidor de P2Y12, AAS deverá ser mantido durante o perioperatório.[2] Na impossibilidade de se aguardar o período ideal de DAPT, o procedimento cirúrgico deverá, preferencialmente, ocorrer em hospitais com retaguarda de hemodinâmica, unidades coronarianas e cirurgia cardíaca.[12]

Descalonamento antiplaquetário

Na necessidade de se manter DAPT diante de uma indicação de cirurgia não cardíaca tempo-sensível, uma estratégia possível é o descalonamento antiplaquetário, ou seja, a troca de um antiplaquetário de maior potência (p. ex., ticagrelor ou prasugrel) por um de menor potência (p. ex., clopidogrel), ou suspensão do AAS e manutenção do ticagrelor ou prasugrel em monoterapia. Ponte com agentes intravenosos (p. ex., eptifibatide, tirofiban) é uma conduta de exceção, empregada apenas em pacientes de muito alto risco de evento cardiovascular, que não podem suspender a DAPT antes da cirurgia não cardíaca.[13]

Cirurgia de revascularização miocárdica

Pacientes que serão submetidos a cirurgia de revascularização miocárdica (RVM) em geral já estão em uso de AAS ou de inibidor P2Y12. O uso perioperatório de AAS, 5 dias antes do procedimento, mostrou redução de mortalidade sem aumentar os riscos de reabordagem por sangramento ou necessidade transfusional. Já com os inibidores P2Y12, o risco de sangramento e de necessidade transfusional chega a aumentar em cerca de 50% a 70%, respectivamente, nos pacientes que fizeram uso de clopidogrel dentro de 5 dias de pré-operatório. Dessa maneira, em pacientes que serão submetidos a RVM, é recomendada a manutenção do AAS durante o perioperatório e a suspensão do inibidor P2Y12 de acordo com seu tempo de ação (7 dias para prasugrel e 5 dias para clopidogrel e ticagrelor), com reintrodução rápida, dentro das primeiras 24 horas após a cirurgia, podendo ser feita posteriormente em casos de plaquetopenia < 50.000/mm^3.[17] Um resumo do manejo perioperatório de antiagregantes plaquetários está disponível na Figura 19.2.

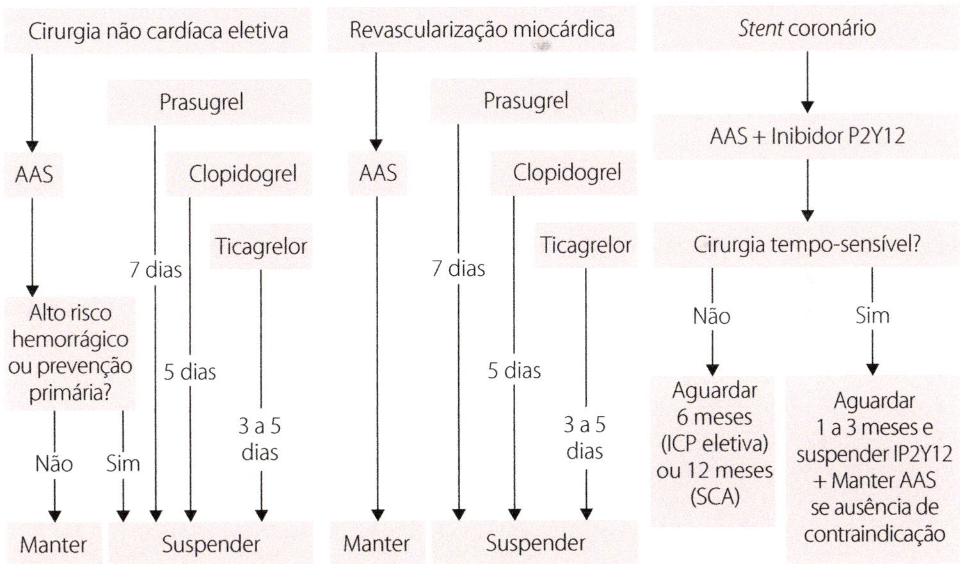

Figura 19.2 Manejo dos antiagregantes no perioperatório.
AAS: ácido acetilsalicílico; ICP: intervenção coronariana percutânea; SCA: síndrome coronária aguda.
Fonte: Adaptada de Douketis et al., 2022.[17]

Retorno do antiagregante

Não existem estudos randomizados que abordem a reintrodução dos antiagregantes no período pós-operatório. Nos pacientes que tiveram seus antiagregantes suspensos, recomenda-se reiniciar nas primeiras 24 horas após o procedimento, seja uma cirurgia RVM ou cirurgia não cardíaca, caso o risco de sangramento permita.[17]

Perspectivas

Algumas situações envolvendo o manejo de antiagregantes no perioperatório ainda precisam de melhores definições. A indicação de ponte antiplaquetária com agentes de menor meia-vida em casos de muito alto risco trombótico necessita de estudos futuros abordando as diferentes opções de medicamentos e seu tempo de suspensão. Diferentes opções incluem heparina, heparina de baixo peso molecular, inibidores IIb/IIIa e inibidores P2Y12 de curta duração (p. ex., cangrelor).[18]

Além disso, sangramentos em vigência de antiplaquetário consistem em uma situação potencialmente fatal. Enquanto a transfusão de plaquetas nos sangramentos relacionados ao prasugrel pode ser uma estratégia viável, os casos relacionados ao ticagrelor podem não ter o efeito esperado, já que esse fármaco apresenta ligação reversível ao ADP plaquetário. Dessa maneira, a plaqueta transfundida poderá ser imediatamente bloqueada pelo ticagrelor solúvel. Algumas estratégias vêm sendo estudadas para esses casos, como é o caso de dispositivos de hemoadsorção (p. ex., CytoSorb®), que tentam reduzir os níveis de ticagrelor, e de anticorpos monoclonais direcionados ao fármaco antiagregante.[18]

Mensagens principais

- O termo "período perioperatório" se refere ao período antes e depois de uma cirurgia ou procedimento que, em sua totalidade, abrange de 1 semana antes até 4 semanas depois da cirurgia/procedimento. Esse é o período em que a maioria dos desfechos, trombóticos ou hemorrágicos, podem ser atribuídos ao manejo antitrombótico perioperatório.
- O risco de sangramento relacionado ao procedimento deve guiar a decisão acerca da suspensão ou não da anticoagulação e, se sua interrupção é necessária, em que momento deve ser suspensa e reiniciada.
- O risco de tromboembolismo do paciente deve guiar a decisão sobre a intensidade da terapia antitrombótica periprocedimento, como a necessidade de realização de ponte com heparina no período da interrupção da varfarina.
- O manejo perioperatório de antiagregantes deverá ser individualizado considerando-se o risco de sangramento e o risco de trombose relacionados ao paciente e ao procedimento proposto. Abordagem interdisciplinar se faz necessária para minimizar os riscos.
- Antiagregação simples com AAS poderá ser suspensa nos casos de profilaxia primária e mantida nos casos de profilaxia secundária. Nos procedimentos de alto risco de sangramento, deve-se suspendê-la pelo menos 7 dias antes.
- A dupla antiagregação deverá respeitar idealmente o período de 6 meses nos casos de ICP eletiva e 12 meses nos casos de SCA. Em cirurgias tempo-sensíveis, o período de DAPT poderá ser encurtado para 1 a 3 meses nos casos de baixo e moderado risco trombótico. Nesses casos, se factível, suspender o inibidor P2Y12 e manter o AAS.
- Nas cirurgias de revascularização miocárdica, recomenda-se suspender inibidor P2Y12 e manter o AAS.

Referências bibliográficas

1. Spyropoulos AC, Brohi K, Caprini J, Samama CM, Siegal D, Tafur A et al.; Scientific and Standardization Committee Communication. Guidance document on the periprocedural management of patients on chronic oral anticoagulant therapy: recommendations for standardized reporting of procedural/

surgical bleed risk and patient-specific thromboembolic risk. J Thromb Haemost. 2019;17:1966-72. doi: https://doi.org/10.1111/jth.14598.

2. Douketis JD, Spyropoulos AC, Murad MH, Arcelus JI, Dager WE, Dunn AS et al. Executive summary: perioperative management of antithrombotic therapy: an American College of Chest Physicians clinical practice guideline. Chest. 2022 Aug 11:S0012-3692(22)01364-2. doi: 10.1016/j.chest.2022.08.004. Epub ahead of print. PMID: 35964703.
3. Tafur AJ, McBane R II, Wysokinski WE, Litin S, Daniels P, Slusser J et al. Predictors of major bleeding in peri-procedural anticoagulation management. J Thromb Haemost. 2012;10:261-7.
4. Omran H, Bauersachs R, Rübenacker S, Goss F, Hammerstingl C. The HAS-BLED score predicts bleedings during bridging of chronic oral anticoagulation: results from the national multicentre BNK Online bRiDging REgistRy (BORDER). Thromb Haemost. 2012 Jul;108(1):65-73. doi: 10.1160/TH11-12-0827. Epub 2012 Apr 26. PMID: 22534746.
5. Spyropoulos AC, Al-Badri A, Sherwood MW et al. Periprocedural management of patients receiving a vitamin K antagonist or a direct oral anticoagulant requiring an elective procedure or surgery. J Thromb Haemost. 2016;14:875-85.
6. Douketis JD, Spyropoulos AC, Kaatz S et al. Perioperative bridging anticoagulation in patients with atrial fibrillation. N Engl J Med. 2015;373:823-33.
7. Douketis JD, Spyropoulos AC, Duncan J et al. Perioperative management of patients with atrial fibrillation receiving a direct oral anticoagulant. JAMA Intern Med. 2019;179(11):1469-78. doi: 10.1001/jamainternmed.2019.2431.
8. Birnie DH, Healey JS, Wells GA et al. Continued vs. interrupted direct oral anticoagulants at the time of device surgery, in patients with moderate to high risk of arterial thrombo-embolic events (BRUISE CONTROL-2). Eur Heart J. 2018;39(44):3973-9.
9. Burnett AE, Ragheb B, Kaatz S. Perioperative consultative hematology: can you clear my patient for a procedure? Hematology Am Soc Hematol Educ Program 2021;2021(1):521-8. doi: https://doi.org/10.1182/hematology.2021000287.
10. Douketis JD, Spyropoulos AC, Spencer FA et al. Perioperative management of antithrombotic therapy: antithrombotic therapy and prevention of thrombosis. 9th ed. American College of Chest Physicians Evidence-Based Clinical Practice Guidelines. Chest. 2012;141(2, suppl):e326S-50S. doi: 10.1378/chest.11-2298.
11. Hirsh J, Raschke R. Heparin and low-molecular-weight heparin: the Seventh ACCP Conference on Antithrombotic and Thrombolytic Therapy. Chest. 2004;126:188S-203S.
12. Filipescu DC, Stefan MG et al. Perioperative management of antiplatelet therapy in noncardiac surgery. Curr Opin Anesthesiol. 2020;33:454-62. doi: 10.1097/ACO.0000000000000875.
13. Halvorsen S, Mehilli J et al. 2022 ESC Guidelines on cardiovascular assessment and management of patients undergoing non-cardiac surgery. European Heart Journal. 2022;00:1-99. doi: https://doi.org/10.1093/eurheartj/ehac270.
14. Siller-Matula JM, Petre A, Delle-Karth G et al. Impact of preoperative use of P2Y12 receptor inhibitors on clinical outcomes in cardiac and noncardiac surgery: a systematic review and meta-analysis. Eur Heart J Acute Cardiovasc Care. 2017;6:753-70.
15. Levine GN, Bates ER, Bittl JA et al. 2016 ACC/AHA Guideline focused update on duration of dual antiplatelet therapy in patients with coronary artery disease: a report of the American College of Cardiology/American Heart Association Task Force on Clinical Practice Guidelines. Circulation 2016;134:e123-55.
16. Valgimigli M, Bueno H, Byrne RA et al. 2017 ESC focused update on dual antiplatelet therapy in coronary artery disease developed in collaboration with EACTS: the Task Force for Dual Antiplatelet Therapy in Coronary Artery Disease of the European Society of Cardiology (ESC) and of the European Association for Cardio-Thoracic Surgery (EACTS). Eur Heart J. 2018;39:213-60.
17. Douketis JD, Spyropoulos AC, Murad MH, Arcelus JI, Dager WE, Dunn AS et al. Perioperative management of antithrombotic therapy: an American College of Chest Physicians Clinical Practice Guideline. CHEST. 2022. doi: https://doi.org/10.1016/j.chest.2022.07.025.
18. Moster M, Bolliger D. Perioperative guidelines on antiplatelet and anticoagulant agent: 2022 update. Current Anesthesiology Reports. 2022;12:286-96.

20 Jejum

Arthur Youssif Mota Arabi
Caroline de Freitas Cirenza
Marco Aurélio Santo
Armindo Jreige Júnior

Introdução

Os pacientes cirúrgicos de alto risco exigem atenção especial durante o período pré-operatório, demandando uma série de cuidados que podem ser fundamentais na obtenção de desfechos perioperatórios adequados.[1,2] Para esses pacientes, a cirurgia pode representar tanto chance de cura como uma ação deflagradora de resultados indesejados.[2] Por esse motivo, é essencial conhecer de forma pormenorizada os fatores que se relacionam com a condução do preparo pré-operatório, incluindo o período e as características do jejum, na tentativa de evitar complicações e desfechos negativos e de transformá-los em resultados positivos.[2,3]

Há alguns séculos, diversos estudos vêm sendo conduzidos na tentativa de se desvendarem os fatores relacionados à obtenção desses bons resultados no período que se sucede à cirurgia. Os primeiros relatos de prática de jejum pré-operatório remontam ao fim do século XIX, quando Joseph Lister, um dos pais da cirurgia moderna, sugeriu, em 1893, que seria preferível que não houvesse comida sólida no estômago antes de procedimentos nos quais fossem usados o clorofórmio (que era utilizado como o principal sedativo à época).[4] Em uma fase em que as técnicas anestésicas ainda eram muito rudimentares, o jejum pré-operatório tinha como principal (ou talvez único) objetivo evitar complicações pulmonares decorrentes de vômito e aspiração de conteúdo gástrico, o que poderia gerar complicações graves ou, até mesmo, o óbito.[5]

Pouco mais de 50 anos depois, em 1946, Curtis Mendelson sugeriu que vômitos durante a indução anestésica poderiam gerar graves danos pulmonares, decorrentes do contato do ácido clorídrico gástrico com o tecido pulmonar. A partir de então, estabeleceu-se o conceito de "nada pela boca", prática que propunha que não fosse ofertado nada por via oral a partir da noite que antecedia o procedimento cirúrgico, na intenção de reduzir o conteúdo gástrico no momento da anestesia, o que, por sua vez, reduziria as chances de aspiração e de danos ao tecido pulmonar.[4,6,7]

Nas décadas seguintes, esse assunto se tornou cada vez mais estudado, o que provocou mudanças gradativas nas práticas de jejum pré-operatório. Inicialmente, prezava-se por longos períodos de abstinência alimentar, sob a justificativa de que, quanto maior o tempo de jejum menor a chance de aspiração de conteúdo gástrico e, consequentemente, menor o risco de ocorrer dano pulmonar.[7] Entretanto, com a realização de estudos mais robustos e detalhados sobre o período perioperatório, notou-se que o jejum prolongado, por si só, também poderia ter alguns efeitos deletérios, como desidratação, hipoglicemia, desequilíbrio hidroeletrolítico, irritabilidade.[8] Além disso, percebeu-se que o ácido clorídrico continuava sendo produzido no estômago, mesmo na ausência de ingesta de alimentos, o que põe em xeque a ideia de que o jejum prolongado seria imprescindível para a interrupção da produção de ácido no estômago.[8]

Desde então, surgiu uma tendência de abreviação do período de jejum pré-operatório, buscando recomendações que levassem em conta tanto a segurança cirúrgica e anestésica como os riscos relacionados a um período de jejum exageradamente longo. Em 2005, um grupo de estudiosos europeus ratificou uma série de diretrizes que otimizavam o manejo perioperatório e que foram citadas pela primeira vez ainda em 1997, confirmando a importância do hoje conhecido protocolo ERAS (do inglês, *Enhanced Recovery After Surgery*), o qual passa por atualizações regulares.[9] Entre os diversos tópicos abordados pelo ERAS, o manejo correto do jejum pré-operatório recebe atenção especial uma vez que, quando bem conduzido, está diretamente relacionado à ocorrência de melhores desfechos no período pós-operatório, como redução de duração de internação e taxas de complicação, além de retorno mais rápido à homeostase do organismo.[1]

Atualmente, cada vez mais se fala em se abreviar o tempo de jejum pré-operatório ao mínimo possível, considerando, também, que alimentos de consistências distintas estão relacionados a diferentes tempos de esvaziamento gástrico e, portanto, exigiriam períodos de abstinência distintos.[1] Ao longo deste capítulo, discutiremos os principais aspectos relacionados ao manejo do jejum no período pré-operatório no paciente cirúrgico de alto risco de forma a otimizar esses cuidados e os desfechos pós-operatórios.

Estresse cirúrgico: aspectos imunológicos, endócrinos e metabólicos

O trauma cirúrgico, também conhecido como "estresse cirúrgico", promove uma série de reações fisiológicas no organismo, culminando na ativação do eixo hipotálamo-pituitária-adrenal, que aciona, de forma integrada, cascatas endocrinológicas, imunológicas e hemodinâmicas.[5,10]

Do ponto de vista endocrinológico, ocorre alteração imediata do metabolismo intermediário, gerando catabolismo de reservas energéticas e síntese de proteínas inflamatórias, o que se manifesta clinicamente como hiperglicemia e catabolismo proteico.[5,10,11]

A ativação hemodinâmica, por sua vez, ocorre para manter o volume plasmático e o equilíbrio cardiovascular, ajudando a suportar a elevação de demanda corporal por oxigênio.[5,10] Clinicamente, observa-se essa regulação hemodinâmica pela presença de hipertensão, taquicardia, retenção urinária e edema.[5,10]

Já a resposta imunológica que se relaciona com o trauma cirúrgico é produzida tanto no nível local como no sistêmico, ocorrendo resposta inflamatória mediada por um ajuste fino de proteínas pró e anti-inflamatórias, na tentativa de diminuir o dano tecidual, eliminar eventuais infecções e dar início ao longo e trabalhoso processo de cicatrização tecidual.[5,10,12]

O Quadro 20.1 sintetiza as principais alterações decorrentes da ativação desses três sistemas.

Quadro 20.1 Síntese das principais cascatas ativadas pelo trauma cirúrgico.

Tipo de cascata ativada	Objetivo da ativação	Consequências
Hemodinâmica	▪ Manter volume plasmático, suportar demanda por oxigênio	▪ Hipertensão ▪ Taquicardia ▪ Retenção urinária ▪ Edema
Endocrinológica	▪ Mobilizar reservas para suportar o estresse cirúrgico	▪ Hiperglicemia ▪ Catabolismo proteico
Imunológica	▪ Diminuir dano tecidual e iniciar cicatrização	▪ Ativação de cascatas pró-inflamatórias

Fonte: Adaptado de Campos SB et al., 2018; Gillis C et al., 2022.[5,10]

A ativação conjunta e coordenada de todas essas cascatas aumenta a liberação de hormônios catabólicos (como cortisol e glucagon), mediadores inflamatórios e catecolaminas.[5] O aumento desses hormônios produz um cenário de resistência insulínica, que se traduz em um estado hipercatabólico no organismo (que pode ser ainda mais exacerbado em pacientes frágeis e de alto risco). Esse cenário eleva o consumo das reservas energéticas do organismo (por meio de glicogenólise, proteólise e lipólise), objetivando o restabelecimento da homeostase e o retorno do funcionamento habitual do corpo, além de fornecer o substrato energético necessário.[5,10-12]

Dependendo do grau de invasibilidade (e duração) cirúrgica, essas alterações metabólicas citadas podem ser mais ou menos intensas, podendo durar desde algumas horas até algumas semanas, o que dá ainda mais importância a um adequado preparo nutricional pré-operatório que vise amenizar essas mudanças.[12] Vale lembrar que, além do estresse cirúrgico, o próprio jejum também culmina na ativação dessas mesmas cascatas, intensificando o processo de hipercatabolismo.[5] A resistência insulínica, por sua vez, se instala em qualquer paciente submetido a um período de jejum pré-operatório, mas pode se dar de maneira mais intensa naqueles com diabetes ou hiperglicemia preexistentes, ou naqueles com tempo de jejum muito prolongado.[12] Se descontrolada, a resistência insulínica pode prejudicar a resposta imunológica, assim como piorar os resultados pós-operatórios, aumentando, em última instância, riscos de infecção e de mortalidade.[12]

Por conta do maior gasto energético relacionado a um procedimento cirúrgico, o estado nutricional perioperatório se mostra especialmente importante, uma vez que fornece substrato para suprir esse importante aumento de demanda energética do corpo. A nutrição pré-operatória, assim como a própria resistência insulínica, é um dos fatores preditores de resultados pós-operatórios, uma vez que pacientes malnutridos estão sabidamente associados a piores desfechos, combinando maior tempo de internação hospitalar e maiores chances de readmissão, além de maiores índices de complicações e mortalidade no pós-operatório.[11-13]

Nesse contexto, a condução de uma nutrição pré-operatória adequada é imprescindível, visando a redução de complicações, do tempo e dos custos de internação e de desfechos negativos.[13] A existência de uma reserva fisiológica pré-operatória adequada, bem como a adoção de medidas que diminuam a sua metabolização desnecessária, é essencial para conferir ao organismo a capacidade de se adaptar às demandas do estresse cirúrgico, de forma a melhorar os desfechos em todo o período perioperatório.[14]

Corrigir a má nutrição pré-operatória é instrumento importante para estabelecer uma estratégia que confira ao organismo a capacidade de tolerar bem as alterações fisiológicas promovidas pela cirurgia já citadas.[11] Um dos fatores que compõem esse cenário é justamente o manejo do jejum pré-operatório. Sabe-se, atualmente, que períodos desnecessariamente prolongados de jejum estão associados a condições clínicas relevantes, como sensação de fome e de sede, além de aumento de tempo de internação hospitalar, maior risco de infecções de sítio cirúrgico e de complicações e, consequentemente, de óbito.[5]

Também é válido ressaltar que os pacientes cirúrgicos de alto risco, que podem ser identificados como pacientes mais frágeis (seja por suas comorbidades, seja por idade avançada), demandam ainda mais atenção nos diversos aspectos que compõem o período perioperatório.[15] Sabe-se que esses pacientes apresentam uma reserva fisiológica menor (incluindo, também, menor reserva energética), o que lhes confere menor capacidade de adaptação ao estresse cirúrgico e a todas as alterações metabólicas que este gera, contribuindo para maior probabilidade de evolução para desfechos negativos no pós-operatório.[15]

Jejum pré-operatório

Por definição, o jejum pré-operatório consiste em um período que antecede um procedimento cirúrgico, no qual, tradicionalmente, os pacientes não são autorizados à ingesta oral de alimentos sólidos ou líquidos.[16] Quando começou a ser praticado por Joseph Lister, ainda durante o século XIX, o jejum tinha por objetivo principal ser uma estratégia de prevenção de regurgitação e aspiração de conteúdo gástrico, a fim de evitar danos ao tecido pulmonar, considerando que a broncoaspiração gástrica era uma complicação muito temida à época.[11]

Na década de 1940, Curtis Mendelson estudou a aspiração de conteúdo gástrico em mulheres em trabalho de parto, analisando os dados do parto de mais de 44 mil gestantes nos Estados Unidos.[6] Em seu estudo, Mendelson se deparou com aspiração de conteúdo sólido proveniente do estômago em cinco pacientes e desfecho negativo imediato (óbito) em duas delas.[6] Apesar do número baixo de complicações fatais, Mendelson propôs, após esse estudo, o conceito de *nil per oros* (NPO), latim para "nada pela boca", com o objetivo de que houvesse a mínima quantidade de conteúdo no estômago no momento da intervenção anestésica (idealmente, menos de 200 mL). Essa estratégia seria importante para diminuir o risco de aspiração de resíduo gástrico e a chance de resultados indesejados após a cirurgia, mesmo que, para isso, fossem necessários longos períodos de jejum pré-operatório. Na época, prevalecia o raciocínio de que era preferível um período longo de jejum, ainda que desconfortável, ao risco de aspiração pulmonar de conteúdo gástrico.[1,6,11]

Nas décadas seguintes, o conceito NPO passou a ser amplamente difundido, regendo os principais protocolos de manejo pré-operatório mundo a fora, sempre com base no receio de aspiração pulmonar (por mais que o risco efetivo de sua ocorrência seja relativamente baixo, conforme demonstrado por Mendelson), sobretudo naqueles pacientes considerados de alto risco para aspiração.[11] Com o passar do tempo, entretanto, começou-se a perceber que longos períodos de jejum pré-procedimento, ao contrário do que se pensava, também tinham seus aspectos prejudiciais, impactando negativamente a qualidade de vida e o bem-estar dos pacientes.[9,11]

Além de causar ainda mais danos ao metabolismo, uma vez que promove um estado de resistência insulínica, hiperglicemia, hipercatabolismo proteico e mobilização de reserva muscular de glicogênio,[5,11] o longo período de jejum também se relaciona com desidratação e desequilíbrio hidroeletrolítico. Com a realização de estudos mais detalhados e com a difusão da Medicina com base em evidências, percebeu-se que longos períodos de jejum poderiam induzir maior estresse metabólico, que se somaria à resposta endócrino-metabólica-imunológica decorrente do trauma cirúrgico, tornando-a mais exacerbada, acarretando mais riscos no desenrolar pós-operatório dos pacientes submetidos a cirurgias.[5,13]

Esse maior estresse metabólico relacionado ao jejum prolongado culmina em maior catabolismo energético, elevando a metabolização dos estoques corporais de glicogênio, o que se traduz em uma resistência insulínica ainda maior.[11] Esta, por sua vez, está relacionada com risco aumentado de complicações, maior tempo de internação hospitalar e maior mortalidade, uma vez que contribui para atrasar o retorno do organismo à homeostase, consequentemente retardando os processos de realimentação e de mobilização precoces do paciente, fatores essenciais para uma recuperação pós-operatória satisfatória e rápida.[1,11]

A fisiologia do esvaziamento gástrico é outro fator a se considerar quando se fala do jejum pré-operatório no paciente de alto risco. O esvaziamento gástrico é controlado por mecanismos neurais e hormonais, e são diversos os fatores que parecem estar relacionados a esse ajuste, sejam eles intraluminais, sejam extraluminais.[5,13] Fatores intraluminais incluem características do alimento (p. ex., alimentos com maior teor calórico tendem a ter maior tempo de esvaziamento gástrico), osmolaridade do alimento e o tamanho do segmento de intestino delgado exposto ao nutriente ingerido.[5,7,13,16] Já os fatores extraluminais podem estar relacionados à glicemia, à presença ou não de dor, e até mesmo à idade.[13] Descobriu-se, também, que o tempo de esvaziamento gástrico se relaciona mais com a concentração do nutriente ingerido do que com o seu volume (de forma que soluções com as mesmas quantidades de carboidratos, mas em volumes distintos, teriam diferentes velocidades de esvaziamento gástrico), o que direcionou o foco da nutrição pré-operatória mais para a osmolaridade do alimento ingerido e menos para a sua quantidade.[5]

Além disso, sabe-se que diferentes tipos de alimentos têm diferentes tempos de esvaziamento gástrico, sendo que compostos líquidos têm tempo de clareamento menor do que alimentos sólidos. Dessa forma, surgiram recomendações mais recentes que fornecem um guia a respeito do tempo de jejum necessário para cada tipo ou consistência de alimento. De acordo com diretrizes da American Society of Anesthesiologists (ASA, 2017), uma das principais fontes de diretrizes a respeito de cuidados pré-operatórios, indivíduos saudáveis deveriam respeitar determinados intervalos de tempo entre refeições e o ato cirúrgico, conforme dispostos na Tabela 20.1.[4,9,16]

Tabela 20.1 Relação entre tipo de alimentação e tempo de jejum.

Tipo de alimento	Tempo entre ingestão e cirurgia
Refeições sólidas	Até 8 horas antes*
Refeições leves (chá com bolachas, leite não humano)	Até 6 horas antes
Leite materno (lactentes)	Até 4 horas antes
Líquidos claros (excluindo bebidas alcoólicas)	Até 2 horas antes

* Em caso de frituras, comidas gordurosas ou carnes, considerar adicionar algum tempo extra de jejum.

Fonte: Adaptada de Denkyi L, 2020; Fearon KC et al., 2005; American Society of Anesthesiologists Committee, 2011.[4,9,16]

Benefícios da abreviação do jejum pré-operatório

Classicamente, desde a disseminação do conceito de NPO antes da cirurgia, pratica-se o conceito de um período mínimo 8 horas de jejum absoluto por via oral antes de procedimentos cirúrgicos, na maioria dos hospitais e serviços.[8] Após as descobertas dos diversos malefícios que podem estar relacionados a um período prolongado de jejum pré-operatório, começou-se a estudar sobre formas efetivas e seguras de se efetuar a abreviação do tempo de jejum pré-procedimento de forma a minimizar os efeitos deletérios da resposta metabólica ao trauma cirúrgico e do jejum prolongado, especialmente nos pacientes de alto risco, que, por condições de base, são mais sensíveis a alterações de homeostase.[5]

Inicialmente, foi proposta a abreviação do tempo de jejum pré-procedimento por meio de uma oferta de líquidos claros por volta de 2 horas antes da cirurgia. Entretanto, percebeu-se que a simples oferta de líquidos claros por si só, sem complementos calóricos, não alterava o estado metabólico de hipercatabolismo, apesar de reduzir a sensação de sede e o desconforto relacionados ao fato de se estar em jejum.[1] Apesar disso, essa redução do estado de catabolismo com a oferta de líquidos claros pode ser atingida com a adição de compostos ricos em carboidratos de rápida absorção, que parecem diminuir a resposta metabólica ao estresse cirúrgico, bem como a resistência insulínica característica (e deletéria) desse período.[1]

Essas descobertas foram possíveis por meio de estudos detalhados do esvaziamento gástrico, utilizando-se até mesmo alguns métodos de imagem mais sofisticados, como ressonância magnética e cintilografia com radiofármacos (que são capazes de calcular com precisão o tempo de esvaziamento gástrico).[5] Alguns desses estudos, como os conduzidos por Lobo e colaboradores e Aguilar e colaboradores, obtiveram bons resultados ao oferecer uma solução concentrada de carboidrato por via oral – 50 e 25 g, respectivamente – cerca de 2 a 3 horas antes de algumas cirurgias abdominais, reduzindo níveis das substâncias que promovem aumento do catabolismo energético, bem como obtendo bons resultados pós-operatórios, incluindo menos complicações e menos desfechos negativos.[17,18]

A ingesta de líquido enriquecido com carboidratos antes da cirurgia altera o metabolismo energético do estado de fome para o estado alimentado (diminuindo o catabolismo e aumentando o anabolismo), o que pode aumentar a reserva de glicogênio em até 65%, representando um decréscimo importante da resistência insulínica, que, por si só já é um cenário intrínseco ao período pós-operatório.[7,9] Estudos mostram que a ingesta desse concentrado em carboidratos reduz a inflamação, além de aumentar a sensibilidade do corpo à insulina, o que culmina em melhora na função muscular pós-operatória (intimamente associada a uma boa e rápida recuperação pós-cirúrgica) e melhora nos resultados gerais pós-operatórios.[11] Ademais, a ingestão de líquido rico em carboidrato algumas horas antes da cirurgia também parece ter bom efeito na esfera psicológica de grande parte dos pacientes, contribuindo para uma sensação de mais bem-estar e reduzindo sensações de fome e de ansiedade relacionadas ao período de jejum.[11]

Em todo esse contexto de alterações de recomendações pré-operatórias, de modo a gerar um período de jejum mais palatável e menos agressivo, o protocolo ERAS entra como peça fundamental de discussão. Inicialmente aplicado para cirurgias coloproctológicas, o protocolo ERAS se difundiu mundialmente no meio cirúrgico como uma ferramenta multimodal que mostrou resultados superiores no que diz respeito a menores taxas de complicações, maior rapidez de retorno de funcionamento do trato gastrointestinal, menores custos hospitalares e menores tempos de internação, quando praticado de forma correta.[9,19]

Um dos pontos abordados pelo protocolo ERAS diz respeito justamente à abreviação do tempo de jejum pré-operatório. Nesse sentido, mostrou-se que a ingesta de líquido enriquecido com carboidratos cerca de 2 a 3 horas antes da anestesia não aumenta o tempo de esvaziamento gástrico (o que seria uma preocupação que poderia aumentar riscos de aspiração pulmonar), apesar de comprovadamente reduzir as alterações metabólicas deletérias relacionadas ao jejum.[19] Portanto, diversas sociedades de anestesia mundo a fora têm alterado, nos últimos anos, as recomendações de tempo de jejum pré-procedimentos, recomendando a ingestão de líquidos ricos em carboidratos 2 horas antes da cirurgia, além de um jejum de 6 horas para alimentos sólidos (em detrimento das clássicas 8 horas de jejum praticadas de forma geral).[9] O racional que sustenta essas recomendações é que é preferível que os pacientes estejam em um estado de anabolismo (promovido pela alimentação) do que de catabolismo (promovido pelo jejum), uma vez que pacientes em estado anabólico experimentam uma redução da intensidade das alterações metabólicas induzidas pelo jejum, elevando as chances de que o período pós-operatório transcorra sem intercorrências significativas.[9]

Em contrapartida, apesar de todos os benefícios associados ao encurtamento do jejum pré-cirúrgico, sabe-se que nem todos os pacientes se beneficiam dessa abreviação. Atenção especial deve ser direcionada a pacientes que apresentem alguma condição preexistente que resulte em retardo do tempo de esvaziamento gástrico, como aqueles com dispepsia, aumento de níveis de estrógeno e progesterona (incluindo aqueles com tumores com estroma secretor de estrógeno), neuropatias autonômicas e estados clínicos que promovam aumento de níveis de estresse no organismo.[11] Nesses pacientes, passa a ser ainda mais importante a individualização do manejo dos diversos aspectos relacionados ao período perioperatório, com especial atenção às particularidades do jejum pré-operatório uma vez que a ingesta de líquidos perto da cirurgia pode ser prejudicial porque o tempo de esvaziamento gástrico pode estar aumentado.[5,11]

Mensagens principais

- O paciente cirúrgico de alto risco exige atenção especial no período pré-operatório, e um manejo adequado e cauteloso do jejum que antecede o procedimento cirúrgico é um dos fatores mais importantes, uma vez que esse paciente é mais sensível às alterações metabólicas decorrentes do trauma cirúrgico.
- Atualmente, há a tendência de se reduzir o tempo de jejum pré-operatório, o que reduz a resposta imunológica-endócrina-metabólica ao estresse cirúrgico, responsável por um estado de hipercatabolismo energético, que é extremamente deletério à recuperação do organismo.
- Recomendam-se os seguintes períodos de jejum pré-operatório, de forma geral: 8 horas para refeições sólidas; 6 horas para alimentos leves e leite não humano; 4 horas para leite materno; 2 horas para líquidos claros.
- O uso de líquidos claros contendo alto teor de carboidratos de 2 a 3 horas antes da cirurgia é benéfico uma vez que reduz o hipercatabolismo e não retarda o tempo de esvaziamento gástrico, deixando o paciente com maior capacidade de reagir de maneira satisfatória ao trauma cirúrgico, sem aumentar o risco de aspiração de conteúdo gástrico.
- Apesar de haver diversos protocolos de jejum pré-operatório e que os mais atuais tendem a caminhar em direção a uma abreviação do período de jejum, a decisão de como manejar esse processo deve ser individualizada para cada paciente, uma vez que alguns deles, especialmente os que têm condições que os predispõem a maior tempo de esvaziamento gástrico, necessitam de manejos particulares do tempo e de jejum pré-cirúrgico.

Referências bibliográficas

1. Cestonaro T, Schieferdecker MEM, Thieme RD, Cardoso JN, Campos ACL. The reality of the surgical fasting time in the era of the ERAS protocol. Nutricion hospitalaria. 2014;29(2):437-43.
2. Selwood A, Senthuran S, Blakely B, Lane P, North J, Clay-Williams R. Improving outcomes from high-risk surgery: a multimethod evaluation of a patient-centred advanced care planning intervention. BMJ Open. 2017 Feb 1;7(2):e014906.
3. Partridge JS, Harari D, Dhesi JK. Frailty in the older surgical patient: a review. Age and ageing. 2012 Mar 1;41(2):142-7.
4. Denkyi L. An exploration of pre-operative fasting practices in adult patients having elective surgery. British Journal of Nursing. 2020 Apr 9;29(7):436-41.
5. Campos SB, Barros-Neto JA, Guedes GD, Moura FA. Pre-operative fasting: why abbreviate? ABCD. Arquivos Brasileiros de Cirurgia Digestiva (São Paulo). 2018 Jul 2;31.
6. Mendelson CL. The aspiration of stomach contents into the lungs during obstetric anesthesia. Obstetrical & Gynecological Survey. 1946 Dec 1;1(6):837-9.
7. Fawcett WJ, Thomas M. Pre-operative fasting in adults and children: clinical practice and guidelines. Anaesthesia. 2019 Jan;74(1):83-8.
8. Hamid S. Pre-operative fasting: a patient centered approach. BMJ Open Quality. 2014 Jan 1;2(2):u605-w1252.
9. Fearon KC, Ljungqvist O, Von Meyenfeldt M, Revhaug A, Dejong CH, Lassen K et al. Enhanced recovery after surgery: a consensus review of clinical care for patients undergoing colonic resection. Clinical Nutrition. 2005 Jun 1;24(3):466-77.
10. Gillis C, Ljungqvist O, Carli F. Prehabilitation, enhanced recovery after surgery, or both? A narrative review. British Journal of Anaesthesia. 2022 Jan 7.
11. Bisch S, Nelson G, Altman A. Impact of nutrition on enhanced recovery after surgery (ERAS) in gynecologic oncology. Nutrients. 2019 May 16;11(5):1088.
12. Hirsch KR, Wolfe RR, Ferrando AA. Pre- and post-surgical nutrition for preservation of muscle mass, strength, and functionality following orthopedic surgery. Nutrients. 2021 May 15;13(5):1675.
13. Ali Abdelhamid Y, Chapman MJ, Deane AM. Peri-operative nutrition. Anaesthesia. 2016 Jan;71:9-18.
14. Gillis C, Wischmeyer PE. Pre-operative nutrition and the elective surgical patient: why, how and what? Anaesthesia. 2019 Jan;74:27-35.
15. Beggs T, Sepehri A, Szwajcer A, Tangri N, Arora RC. Frailty and perioperative outcomes: a narrative review. Canadian Journal of Anesthesia/Journal Canadien D'Anesthésie. 2015 Feb;62(2):143-57.
16. American Society of Anesthesiologists Committee. Practice guidelines for preoperative fasting and the use of pharmacologic agents to reduce the risk of pulmonary aspiration: application to healthy patients undergoing elective procedures: an updated report by the American Society of Anesthesiologists Committee on Standards and Practice Parameters. Anesthesiology. 2011 Mar;114(3):495-511.
17. Lobo DN, Hendry PO, Rodrigues G, Marciani L, Totman JJ, Wright JW et al. Gastric emptying of three liquid oral preoperative metabolic preconditioning regimens measured by magnetic resonance imaging in healthy adult volunteers: a randomised double-blind, crossover study. Clinical Nutrition. 2009 Dec 1;28(6):636-41.
18. Aguilar-Nascimento JE, Dock-Nascimento DB, Faria MS, Maria EV, Yonamine F et al. Ingestão pré-operatória de carboidratos diminui a ocorrência de sintomas gastrointestinais pós-operatórios em pacientes submetidos à colecistectomia. ABCD. Arquivos Brasileiros de Cirurgia Digestiva (São Paulo). 2007;20:77-80.
19. Huang ZD, Gu HY, Zhu J, Luo J, Shen XF, Deng QF et al. The application of enhanced recovery after surgery for upper gastrointestinal surgery: meta-analysis. BMC Surgery. 2020 Dec;20(1):1-6.

21 Antibioticoprofilaxia

Gabriel Fialkovitz da Costa Leite
José Moreira Kffuri Filho
Pedro Guimarães Silva
Armindo Jreige Júnior

Introdução

De acordo com dados do Center for Disease Control (CDC), são realizadas anualmente, nos Estados Unidos, cerca de 80 milhões de cirurgias, entre aquelas realizadas em ambiente hospitalar e as realizadas ambulatorialmente. Esse número tende a aumentar progressivamente nos próximos anos, seja pelo aumento da população, seja pelo seu maior envelhecimento, como também pelo desenvolvimento de novas técnicas cirúrgicas e tecnologias médicas.[1]

As infecções de sítio cirúrgico (ISC) correspondem à terceira complicação infecciosa mais comum nos serviços de Saúde. Entre 2006 e 2009, 1,9% das cirurgias, nos Estados Unidos, apresentaram como complicação a ocorrência de ISC. Dados do Ministério da Saúde do Brasil, por sua vez, apresentam taxa de 11% para ISC nos procedimentos cirúrgicos no País. A ocorrência desses eventos proporciona aos pacientes submetidos à cirurgia maior mortalidade, maior risco de internação em unidade de terapia intensiva (UTI) e maior tempo de internação, assim como aumento no custo para o sistema de Saúde.

Entre as medidas instituídas para redução de ISC, estão o banho pré-operatório com degermantes, a preparação da pele com preparados antissépticos (notadamente a clorexidina), a higienização adequada de mãos dos integrantes da equipe cirúrgica, a remoção adequada dos pelos do paciente, o rigor na paramentação da equipe e a manutenção de barreira máxima no ato cirúrgico, o controle estrutural e de acesso à sala cirúrgica e, por fim, a realização da profilaxia antimicrobiana adequada a cada procedimento.[1,2]

Histórico

Antes de surgirem os primeiros antibióticos, era comum a infecção de feridas cirúrgicas, e a presença de calor e de rubor e a saída de secreção purulenta eram consideradas desejáveis. Essa prática, em que o "pus saudável" era sinal de boa recuperação, tinha como base o fato de que somente seres vivos produziam pus. As cirurgias evoluíam quase em sua totalidade com infecções cutâneas, muitas vezes extensas, com altas taxas de tétano e alta mortalidade.

Em 1867 Joseph Lister, cirurgião britânico, introduziu a antissepsia com produtos químicos (ácido carbólico), tanto das mãos dos cirurgiões como dos instrumentos e da sala operatória. Juntamente a isso, iniciou o tratamento de feridas com soluções diluídas de ácido carbólico, obtendo resultados favoráveis com redução da mortalidade de seus pacientes.

A profilaxia antimicrobiana teve seu primeiro uso logo após o advento dos primeiros antimicrobianos, a penicilina (1928) e as sulfonamidas (1932), quando seu uso demonstrou redução nas taxas de infecção em feridas cirúrgicas. Não havia, nesse período, padronização quanto a doses, momentos de uso, tempo de profilaxia ou escolha de agente antimicrobiano, escolhas estas feitas pelo cirurgião.[3,4]

Com o surgimento da resistência bacteriana aos antimicrobianos, especialmente pelas espécies de estafilococos e de bacilos Gram-negativos resistentes à penicilina, houve preocupação em padronizar o uso dos antibióticos na profilaxia cirúrgica. Em 1961, John F. Burke publicou estudo em que comparava doses de penicilina administradas em porquinhos-da-índia em diferentes momentos antes ou após a administração de organismos de maneira intradérmica. Nesses estudos, Burke demonstrou que a profilaxia deveria ser administrada no período de 1 hora antes do ato cirúrgico para que houvesse eficácia. Após a publicação, mudanças nos protocolos institucionais causaram a redução significativa das ISC em pacientes por todo o mundo. Desde então, numerosos estudos permitiram o desenvolvimento de protocolos para uso de profilaxia antimicrobiana de maneira segura e específica a cada tipo de procedimento cirúrgico.[3,4]

Princípios básicos e racional

A princípio, é necessário estabelecer os riscos associados aos diferentes tipos de procedimento cirúrgico e a chance de infecção caso não haja uso de antibióticos, assim como a morbidade associada a complicações infecciosas em cada caso. Critérios foram desenvolvidos para dividir os procedimentos de acordo com o risco de infecção, sendo descritos no Quadro 21.1.

Quadro 21.1 Classificação das cirurgias de acordo com o risco de infecção.

Classificação	Critérios	Exemplos	Risco de infecção
Cirurgias limpas	▪ Cirurgias eletivas, não emergenciais e não traumáticas. Fechamento primário da ferida cirúrgica, e com drenagem fechada se necessária ▪ Ausência de inflamação no local da cirurgia e sem quebra de barreia no ato cirúrgico ▪ Sem contato com trato respiratório, gastrointestinal, biliar ou geniturinário	▪ Revascularização miocárdica, herniorrafias eletivas e sem inflamação, safenectomia, próteses articulares, angioplastia, cirurgias plásticas e neurocirurgias (exceto transesfenoidais)	< 2%

(*Continua*)

Quadro 21.1 Classificação das cirurgias de acordo com o risco de infecção. (*Continuação*)

Classificação	Critérios	Exemplos	Risco de infecção
Cirurgias potencialmente contaminadas	▪ Cirurgias de urgência ou emergência que seriam limpas se eletivas ▪ Cirurgias eletivas que tenham abertura de trato respiratório, gastrointestinal, biliar ou geniturinário, sem contato com urina ou bile infectadas ▪ Falha técnica mínima no intraoperatório	▪ Gastrectomia, cirurgias em vias biliares sem estase ou obstrução, colecistectomia eletiva, transplante hepático	< 10%
Cirurgias contaminadas	▪ Presença de inflamação não purulenta ▪ Grande contaminação do trato gastrointestinal ▪ Cirurgias em trato urinário ou biliar com contato com urina ou bile infectada ▪ Trauma penetrante com menos de 4 horas	▪ Feridas traumáticas recentes, colecistectomia com inflamação, ferida com drenagem de secreção purulenta, amigdalectomia	20%
Cirurgias infectadas	▪ Lesões traumáticas antigas, com corpo estranho, perfuração de órgãos ou contaminação fecal ▪ Inflamação com secreção purulenta (abscesso) ▪ Perfuração de trato geniturinário, gastrointestinal ou biliar	▪ Enterectomia por perfuração intestinal, apendicectomia supurada, fratura exposta há mais de 4 horas	30% a 40%

Fonte: World Health Organization, 2018.[1]

É aceito que, em todas as cirurgias potencialmente contaminadas, contaminadas e infectadas, deve ser realizada profilaxia cirúrgica em virtude do risco elevado de complicação infecciosa e ISC. Nas cirurgias limpas, entretanto, considerar a realização das cirurgias sem profilaxia antibiótica, por serem cirurgias com baixo risco infeccioso, seria simplista, uma vez que a ocorrência desses eventos pode propiciar morbidade e custo que justificam o uso da profilaxia; por exemplo, no implante de materiais protéticos como valvas cardíacas ou próteses articulares. Além do risco inerente à classificação cirúrgica, existem demais riscos associados ao aumento da taxa de infecção, como a presença de múltiplas comorbidades, extremos de idade, desnutrição, obesidade, uso de corticosteroide e imunossupressão, tornando, assim, o uso de profilaxia cirúrgica adequada mais relevante nessas populações, mesmo quando submetidas a procedimentos categorizados como limpos.[1,2]

O esquema antimicrobiano apropriado a ser utilizado na profilaxia cirúrgica deve ser efetivo contra os principais micro-organismos associados às infecções dos diversos sítios, deve ter penetração e distribuição nos tecidos, obtendo nível tecidual adequado, deve apresentar risco mínimo de eventos adversos, deve ser de baixo custo e não deve ser relacionado à seleção de micro-organismos mais virulentos ou resistentes.[2,5]

Os principais agentes, de maneira geral, responsáveis pelas ISC são os estafilococos (*S. aureus* e estafilococos coagulase-negativos) e os estreptococos, agentes presentes na microbiota da pele, assim como bacilos Gram-negativos e enterococos em cirurgias potencialmente contaminadas e contaminadas. Nos pacientes com internação prolongada ou submetidos anteriormente a outros procedimentos cirúrgicos, pode haver presença de agentes atípicos, como fungos (Candida spp.) e bactérias anaeróbias. A epidemiologia hospitalar deve ser levada em consideração, assim como a possível colonização por patógenos específicos no paciente; no entanto, a cobertura deve ser sempre direcionada aos organismos mais provavelmente associados à infecção pós-operatória.[1,2,5]

Administração perioperatória

Temporalidade e princípios de dosagem

O momento de administração endovenosa e a dose a ser utilizada devem levar em conta elementos particulares de cada droga para garantir níveis séricos e teciduais estáveis e suficientes da medicação, resultando na adequada redução da densidade de micro-organismos nos tecidos manipulados e, por consequência, o risco de desenvolvimento de ISC.[2]

O tempo ótimo para a introdução da profilaxia antibiótica se dá no centro cirúrgico, em que a maioria dos agentes tem como marco ideal para administração a de 60 minutos antes da incisão inicial (contrapondo-se às recomendações anteriores, que tinham como marco referencial o momento da indução anestésica). Drogas como a vancomicina e as fluorquinolonas, em virtude das particularidades para suas infusões e do maior tempo para penetração tecidual, devem ser administrados entre 60 e 120 minutos antes do ato cirúrgico.[2,10]

Trabalhos recentes demonstraram resultados similares entre a administração da profilaxia aos 30 minutos e aos 60 minutos anteriores à incisão, porém esses dados são insuficientes para a adoção dessa prática como recomendável.[2]

Apesar de sua importância, o percentual de cirurgias em que é administrada a profilaxia em tempo adequado é inaceitavelmente baixo. Frente a esse cenário, a Organização Mundial da Saúde (OMS) incluiu, em seu documento *Manual para Cirurgia Segura* e em seus *checklists*, a necessária confirmação da infusão da profilaxia antimicrobiana para o prosseguimento do ato cirúrgico.[2,10]

A realização de profilaxia em tempo anterior a 2 horas ou mesmo justo após o início da cirurgia está relacionada a maior taxa de infecções de sítio operatório e de eventos adversos, como demonstra a Tabela 21.1.[2]

Tabela 21.1 Tempo de administração da profilaxia antibiótica e relação com infecções de sítio cirúrgico (ISC).

Tempo de administração da profilaxia	Taxa de ISC	*Odds Ratio*	95%-IC
2 a 24 horas antes da incisão	3,8%	4,3	1,8 a 10,4
0 a 2 horas antes da incisão	0,6%	1	-
0 a 3 horas após a incisão	1,4%	2,1	0,6 a 7,4
Após 3 horas da incisão	3,3%	5,8	2,4 a 13,8

Fonte: Adaptada de Classen et al., 1992.[25]

Nas situações em que o ato cirúrgico dura acima de duas vezes a meia-vida do antibiótico empregado para profilaxia, é mandatório o emprego de nova dose, sendo repetido o processo a cada vez que esse limite de tempo é excedido. Portadores de doença renal crônica têm prolongamento da meia-vida por conta da baixa taxa de eliminação do fármaco inerente à patologia, devendo-se ajustar a necessidade de reaplicação (muitas vezes prescindível) por tempo para a taxa de *clearance* do paciente. A reaplicação da dose deve ser também realizada em casos de grandes queimaduras ou em que há expressivo sangramento e necessidade de transfusões, sendo indicada em procedimentos com perdas hemáticas acima de 1.500 mL.[2,10]

Pacientes obesos, pela maior proporção de tecido adiposo em relação à massa corporal total, apresentam uma farmacocinética particular, com maior represamento de drogas lipofílicas na camada adiposa. Isso, associado a outros fatores como disfunções de vascularização e a demais comorbidades, ocasiona menor biodisponibilidade sérica/tecidual do antibiótico no momento da cirurgia. Para correção, consensos e diretrizes defendem o emprego de doses dobradas ou triplicadas em pacientes obesos ou com peso ≥ 120 kg.[2,20]

Duração da profilaxia

O prolongamento da profilaxia além do tempo cirúrgico, cujo término é definido com o fechamento da pele, não teve benefício em reduzir as taxas de ISC. Desse modo, não é recomendado estender a profilaxia além desse período. Em face das evidências vigentes, não há recomendação de se estender a profilaxia para além das 24 seguintes à intervenção, sob o risco já comprovado de significante aumento nos índices de resistência aos antimicrobianos; de infecção por agentes oportunistas como o *Clostridioides difficile*, e de demais eventos adversos inerentes às drogas.[2,20]

Sua extensão deve ser somente empregada em casos de contaminação grosseira no ato intraoperatório, trauma extenso ou lesão de vísceras. Nos casos de cirurgia cardiovascular, é empregada de maneira regular a duração de profilaxia por até 48 horas após o procedimento, porém não há evidências na literatura que corroborem essa estratégia, sendo tema controverso. Do mesmo modo, não há dados que corroborem a manutenção de profilaxia até que cateteres e drenos sejam retirados.[2,20]

Escolha do antibiótico

A estratégia antibiótica empregada para prevenção de ISC tem um esteio central, que consiste na redução de infecção por germes ubíquos correspondentes à flora normal da pele. O antibiótico com o qual há maior evidência e experiência de uso é a cefazolina, cefalosporina de 1ª geração que preenche todos os requisitos relativos a custo, duração de efeito, espectro de ação e segurança de uso. Sua atividade cobre tanto estafilococos meticilinassensíveis como estreptococos e diversas espécies de Gram-negativos com menor resistência. Outros antibióticos da classe das cefalosporinas de 2ª geração (cefuroxima, cefotetan e cefoxitina) podem ser utilizados na profilaxia cirúrgica por terem espectro mais amplo para cobertura de Gram-negativos e anaeróbios.[2,20]

Em casos de alergia ao uso de penicilinas ou cefalosporinas, as alternativas para a profilaxia centram-se no uso de vancomicina (em dosagens de 15-20 mg/kg) ou clindamicina (dose de 600-900 mg). O emprego desses agentes como 1ª linha de profilaxia de forma rotineira não é recomendado pela literatura, especialmente no caso da vancomicina, com estudos apontando aumento no risco de ISC em pacientes colonizados prévia por *S. aureus* meticilinarresistentes (MRSA).[2]

Profilaxia antimicrobiana de acordo com os diferentes tipos de cirurgia

As recomendações descritas a seguir são derivadas de diretrizes internacionais (Infectious Diseases Society of America (IDSA) e Society for Healthcare Epidemiology of America (SHEA)) e podem não refletir protocolos das instituições brasileiras. Recomendamos, para melhor prática clínica, que sejam consultados protocolos da instituição de atuação, os quais podem apresentar variações em relação ao apresentado na literatura, pois consideram realidades locais como os perfis epidemiológicos de cada hospital. Também não é do escopo deste capítulo descrever todas as situações e tipos de procedimentos cirúrgicos e suas particularidades e optou-se, assim por descrever brevemente pontos importantes acerca dos principais grupos de cirurgias e suas profilaxias.

Neurocirurgias

A profilaxia antimicrobiana nas neurocirurgias dá-se principalmente nos cenários de craniotomia simples eletiva, implante de dispositivos intratecais ou próteses, confecção de *shunts* de líquido cefalorraquidiano (LCR) e cirurgia espinais. O benefício dessa medida já se encontra bem sedimentado em se tratando especialmente da craniotomia eletiva, com redução de aproximadamente 41% no risco relativo para desenvolvimento de osteíte, infecção do escalpe ou abscesso. Os agentes etiológicos mais comumente presentes são *S. aureus* e estafilococos coagulase-negativos, e a droga de escolha recomendada é a cefazolina. Esquemas alternativos com vancomicina são empregados em paciente com colonização confirmado ou risco de colonização por MRSA ou *S. epidermidis*, assim como nos casos de alergia aos betalactâmicos (Quadro 21.2).[2,20,22]

Quadro 21.2 Profilaxia antimicrobiana na neurocirurgia.

Tipos de procedimento	Patógenos relevantes	Antimicrobianos recomendados
▪ Craniotomia eletiva ▪ Confecção de acesso intratecal ▪ Confecção de *shunt* liquórico	Principais: ▪ *S. aureus* ▪ Estafilococos coagulase-negativos Outros: ▪ *Cutibacterium acnes* ▪ Bacilos Gram-negativos	1ª Escolha: Cefazolina ▪ < 120 kg: 2 g ▪ > 120 kg: 3 g ▪ Tempo para reaplicação: 4 horas Alternativas: Vancomicina ▪ 15 mg/kg IV (máximo de 2 g) ▪ Tempo para reaplicação: 12 horas Clindamicina 900 mg IV ▪ Tempo para reaplicação: 6 horas

IV: (via) intravenosa.
Fonte: Adaptado de Bratzler et al., 2013.[26]

Cirurgias de cabeça e pescoço

Procedimentos limpos nessa área, como tireoidectomia e linfadenectomia, pelo risco muito reduzido (< 1%) de ocorrência de ISC, não necessitam de profilaxia de forma rotineira.

Já a abordagem de elementos da mucosa oral ou da orofaringe é definida como potencialmente contaminada, devendo ser realizada a profilaxia. Dadas as particularidades anatômicas e as convergências de múltiplas áreas de elevada importância clínica e de alto risco de infecção, a ocorrência de ISC pode chegar a 87% das cirurgias de cabeça e pescoço na ausência de profilaxia adequada. Em caso de cirurgias limpas, porém com implante de prótese, faz-se necessária a profilaxia com recomendação do emprego de cefazolina, vancomicina, cefuroxima ou clindamicina (cobertura exclusiva de microbiota cutânea) (Quadro 21.3).[2,20,22]

Quadro 21.3 Profilaxia antimicrobiana na cirurgia de cabeça e pescoço.

Tipos de procedimento	Patógenos relevantes	Antimicrobianos recomendados
Cirurgias limpas: ▪ Tireoidectomia, linfadenectomia, demais procedimentos sem lesão de mucosa	–	–
Cirurgias potencialmente contaminadas: ▪ Tonsilectomia, rinoplastia, adenoidectomia, parotidectomia, excisão de glândula submandibular, reparo mandibular	Principais: Flora oral e de orofaringe ▪ *Streptococcus* spp. (aeróbios e anaeróbios) ▪ *Bacteroides* sp. ▪ *Peptostreptococcus* sp. ▪ *Prevotella* sp. ▪ *Fusobacterium* sp. Flora nasal ▪ *S. aureus* ▪ Estafilococos coagulase-negativos ▪ *Streptococcus* spp.	1ª Escolha: Cefazolina ▪ < 120 kg: 2 g ▪ > 120 kg: 3 g ▪ Tempo para reaplicação: 4 horas + ▪ Metronidazol 500 mg IV em dose única Alternativas: Ampicilina-Sulbactam 3 g IV ▪ Tempo para reaplicação: 2 horas Clindamicina 900 mg IV ▪ Tempo para reaplicação: 6 horas

IV: (via) intravenosa.

Fonte: Adaptado de Bratzler et al., 2013.[26]

Cirurgias cardiovasculares

A ocorrência de ISC no contexto da cirurgia cardíaca (cirurgia de revascularização miocárdica, reparo/troca valvar, implante de dispositivos de assistência) é descrita como rara na literatura e, na maioria das vezes, de caráter superficial, porém com riscos catastróficos de desenvolvimento de osteomielite do esterno, mediastinite e infecção de implantes/dispositivos. A safenectomia necessária para revascularização também é associada a maior risco de ocorrência de infecções na área doadora do enxerto venoso. Somando-se os tipos de acometimento citados, a incidência de ISC pode chegar a 8,5% do total de cirurgias cardíacas, sendo a maior parte atribuída a infecções da área doadora.

Como descrito anteriormente, apesar de ser realizada de maneira rotineira, a extensão da profilaxia por 24 a 48 horas após o procedimento cirúrgico não apresenta evidências na literatura sobre a diminuição na ocorrência de ICS em comparação às estratégias habituais de profilaxia. Da mesma maneira, em cirurgias em que não é possível o fechamento do tórax de maneira primária, é frequente estender a profilaxia até que o tórax seja fechado definitivamente, apesar da ausência de evidências que justifiquem essa conduta (Quadro 21.4).[2,20,21,23]

Quadro 21.4 Profilaxia antimicrobiana na cirurgia cardíaca.

Tipos de procedimento	Patógenos relevantes	Antimicrobianos recomendados
▪ Revascularização do miocárdio (enxerto venoso ou arterial) ▪ Cirurgia de troca ou reparo valvar ▪ Implante de dispositivos de suporte ventricular (ECMO, Impella), ou definitivos (marca-passo e cardiodesfibriladores implantáveis)	Principais: ▪ *S. aureus* ▪ Estafilococos coagulase-negativos Outros: ▪ *Cutibacterium acnes* ▪ Bacilos Gram-negativos (*Enterobacter* sp., *Pseudomonas aeruginosa*, *Escherichia coli*, *Klebsiella pneumoniae*, *Proteus mirabilis* e *Acinetobacter* sp.)	1ª Escolha: Cefazolina ▪ < 120 kg: 2 g ▪ > 120 kg: 3 g ▪ Tempo para reaplicação: 4 horas Alternativas: Vancomicina ▪ 15 mg/kg IV (máximo de 2 g) ▪ Tempo para reaplicação: 12 horas Clindamicina 900 mg IV ▪ Tempo para reaplicação: 6 horas

IV: (via) intravenosa.

Fonte: Adaptado de Bratzler et al., 2013.[26]

Cirurgias torácicas

Nas cirurgias torácicas não cardíacas, há frequentemente a manipulação do trato respiratório. São exemplos de procedimentos a toracoscopia, a toracotomia, a lobectomia/pneumectomia e a realização de implante de dispositivos de drenagem no espaço pleural. O emprego da profilaxia antimicrobiana, nesses cenários, reduz a ocorrência principalmente de quadros de pneumonia ou empiema, com taxas de complicação de até 14% de ISC caso essa medida não seja empregada. O uso de técnicas minimamente invasivas, como a toracoscopia por vídeo, também favorecem menor risco de ISC com menor tempo cirúrgico e extensão das incisões. Em compensação, na passagem de drenos torácicos, utilizando técnica asséptica adequada, não é recomendado o uso de profilaxia antibiótica (Quadro 21.5).[2,20,21,23]

Quadro 21.5 Profilaxia antimicrobiana na cirurgia torácica.

Tipos de procedimento	Patógenos relevantes	Antimicrobianos recomendados
▪ Toracoscopia aberta ou por vídeo (VATS) ▪ Lobectomia ▪ Pneumectomia	Principais: ▪ *S. aureus* ▪ Estafilococos coagulase-negativos Outros: ▪ *Streptococcus* sp. ▪ Bacilos Gram-negativos (*Haemophilius influenzae*, *Enterobacter* sp., *P. aeruginosa*, *E. coli*, *K. pneumoniae*, *Moraxella catharralis*, *P. mirabilis* e *Acinetobacter* sp.) ▪ *Candida* spp.	1ª Escolha: Cefazolina ▪ < 120 kg: 2 g ▪ > 120 kg: 3 g ▪ Tempo para reaplicação: 4 horas Alternativas: Ampicilina-Sulbactam 3 g IV ▪ Tempo para reaplicação: 2 horas Vancomicina ▪ 15 mg/kg IV (máximo de 2 g) ▪ Tempo para reaplicação: 12 horas Clindamicina 900 mg IV ▪ Tempo para reaplicação: 6 horas

IV: (via) intravenosa.

Fonte: Adaptado de Bratzler et al., 2013.[26]

Cirurgias vasculares

Apesar de raras, as infecções relacionadas às cirurgias vasculares podem ocasionar desde falência de enxertos e retalhos até mesmo a perda completa do membro acometido. A profilaxia antibiótica tem particular benefício nas cirurgias que lançam mão de material protético, revascularização venosa, tromboendarterectomia ou reparo de aneurismas. Abordagem vasculares em sistema braquiocefálico e sem implante de próteses não apresentam benefício no uso rotineiro de profilaxia.

A opção pela abordagem percutânea ou endovascular reduz consideravelmente o risco de ISC, não sendo bem estabelecido o emprego das profilaxias nesse cenário. Recomenda-se, porém, profilaxia semelhante às empregadas nas cirurgias abertas, em situações em que há maior risco de infecção, como longo tempo operatório (acima de 2 horas), via de acesso inguinal, necessidade de nova abordagem em período inferior a 7 dias, presença de imunossupressão ou de prótese endovascular prévia (Quadro 21.6).[2,20,21,22]

Quadro 21.6 Profilaxia antimicrobiana na cirurgia vascular.

Tipos de procedimento	Patógenos relevantes	Antimicrobianos recomendados
Cirurgia convencional		
Cirurgia vascular com abordagem arterial envolvendo: ▪ Incisão inguinal ▪ Aorta ▪ Implante de material protético ▪ Amputação de membro por isquemia	Principais: ▪ *S. aureus* ▪ Estafilococos coagulase-negativos Outros: ▪ Bacilos Gram-negativos (*Enterobacter* sp., *P. aeruginosa*, *E. coli*, *K. pneumoniae*, *P. mirabilis* e *Acinetobacter* sp.) ▪ Nos casos de amputação: *Clostridium* sp.	1ª Escolha: Cefazolina ▪ < 120 kg: 2 g ▪ > 120 kg: 3 g ▪ Tempo para reaplicação: 4 horas Alternativas: Vancomicina ▪ 15 mg/kg IV (máximo de 2 g) ▪ Tempo para reaplicação: 12 horas Clindamicina 900 mg IV ▪ Tempo para reaplicação: 6 horas
Cirurgia percutânea		
Implante de endoprótese	*S. aureus* Estafilococos coagulase-negativos	1ª Escolha: Cefazolina ▪ < 120 kg: 2 g ▪ > 120 kg: 3 g ▪ Tempo para reaplicação: 4 horas Alternativas: Vancomicina ▪ 15 mg/kg IV (máximo de 2 g) ▪ Tempo para reaplicação: 12 horas Clindamicina 900 mg IV ▪ Tempo para reaplicação: 6 horas

IV: (via) intravenosa.

Fonte: Adaptado de Bratzler et al., 2013.[26]

Cirurgias do aparelho digestivo

As cirurgias do aparelho gastrointestinal englobam muitos procedimentos que têm particularidades a depender do segmento do trato digestivo a ser manipulado. Diferenças no risco de ocorrência de ISC, diferentes tipos de microbiota e a possibilidade de abordagem videolaparoscópica suscitam diferentes estratégias para a adequada profilaxia antibiótica. Cirurgias sem envolvimento de mucosa têm intrinsecamente menor risco para ISC, por vezes só sendo indicada profilaxia em caso de alto risco infeccioso (em paciente diabéticos ou imunodeprimidos, nos extremos de idade, ou em procedimentos com tempo cirúrgico prolongado).

Em situações em que a cefazolina não pode ser empregada por razões de alergia ou indisponibilidade, o emprego da vancomicina, clindamicina ou outras cefalosporina de espectro similar (não se tratando de alergia) deve ser a conduta de escolha. No caso das cirurgias colorretais, faz-se necessário notar a possibilidade de emprego de antibióticos por via oral (VO), isolada ou em combinação à via endovenosa, com eficácia similar à endovenosa para controle de ISC. Para melhor ação dos agentes orais, um adequado preparo colônico deve ser realizado cujas doses devem ser aplicadas 3 vezes no período de 10 horas que precedem a cirurgia (Quadro 21.7).[2,20,22]

Quadro 21.7 Profilaxia antimicrobiana na cirurgia de aparelho digestivo.

Tipos de procedimento	Patógenos relevantes	Antimicrobianos recomendados
Cirurgia gastroduodenal		
Com envolvimento do lúmen visceral: ▪ Ressecção de úlcera gástrica ou duodenal ▪ Gastroduodeno-pancreatectomia ▪ Cirurgia bariátrica ▪ Sem envolvimento do lúmen visceral em cirurgias de alto risco: ▪ Cirurgia antirrefluxo ▪ Vagotomia	Bacilos Gram-negativos (*Enterobacter* sp., *E. coli*, *K. pneumoniae*, *P. mirabilis*) Cocos Gram-positivos (*Staphylococcus* spp., *Streptococcus* sp. e *Enterococcus* sp.)	1ª Escolha: Cefazolina ▪ < 120 kg: 2 g ▪ > 120 kg: 3 g ▪ Tempo para reaplicação: 4 horas Alternativas: Vancomicina ▪ 15 mg/kg IV (máximo de 2 g) ▪ Tempo para reaplicação: 12 horas Clindamicina ▪ 900 mg IV ▪ Tempo para reaplicação 6 horas
Cirurgia do trato biliar e pancreática		
Cirurgia aberta ou laparoscópica de alto risco: ▪ Colecistectomia ▪ Exploração de ducto biliar	Principais: ▪ Bacilos Gram-negativos (Enterobacter sp., *E. coli*, *K. pneumoniae*, *P. mirabilis*) ▪ Cocos Gram-positivos (*Staphylococcus* spp., *Streptococcus* sp. e *Enterococcus* sp.) Outros: ▪ *Clostridium* sp.	1ª Escolha: Cefazolina ▪ < 120 kg: 2 g ▪ > 120 kg: 3 g ▪ Tempo para reaplicação: 4 horas Alternativas: Ampicilina-Sulbactam 3 g IV ▪ Tempo para reaplicação: 2 horas

(*Continua*)

Quadro 21.7 Profilaxia antimicrobiana na cirurgia de aparelho digestivo. (*Continuação*)

Tipos de procedimento	Patógenos relevantes	Antimicrobianos recomendados
Apendicectomia		
Apendicectomia não complicada	Bacilos Gram-negativos (*Enterobacter* sp., *E. coli*, *K. pneumoniae*, *P. mirabilis*) Cocos Gram-positivos (*Staphylococcus* spp., *Streptococcus* sp. e *Enterococcus* sp.) Anaeróbios (*Bacteroides fragilis*)	1ª Escolha: Cefazolina ▪ < 120 kg: 2 g ▪ > 120 kg: 3 g ▪ Tempo para reaplicação: 4 horas + ▪ Metronidazol 500 mg IV em dose única
Cirurgias de hérnia		
Hernioplastia (com ou sem implante de tela) ou herniorrafia	Cocos Gram-positivos (*Staphylococcus* spp., *Streptococcus* sp. e *Enterococcus* sp.)	1ª Escolha: Cefazolina ▪ < 120 kg: 2 g ▪ > 120 kg: 3 g ▪ Tempo para reaplicação: 4 horas Alternativas: Vancomicina ▪ 15 mg/kg IV (máximo de 2 g) ▪ Tempo para reaplicação: 12 horas Clindamicina 900 mg IV ▪ Tempo para reaplicação 6 horas
Cirurgia colorretal		
Quaisquer cirurgias que envolvam mucosa colônica (colectomia, colostomia etc.)	Bacilos Gram-negativos (*Enterobacter* sp., *E. coli*, *K. pneumoniae*, *P. mirabilis*) Cocos Gram-positivos (*Staphylococcus* spp., *Streptococcus* sp. e *Enterococcus* sp.) Anaeróbios (*Bacteroides fragilis*)	1ª Escolha: Cefazolina ▪ < 120 kg: 2 g ▪ > 120 kg: 3 g ▪ Tempo para reaplicação: 4 horas + ▪ Metronidazol 500 mg IV em dose única + ▪ Neomicina/Eritromicina/Metronidazol (VO)
Cirurgias de intestino delgado		
Obstrução: ▪ hérnia estrangulada, alça fechada Sem obstrução: ▪ enterectomia, anastomoses bariátricas	Bacilos Gram-negativos (Enterobacter sp., *E. coli*, *K. pneumoniae*, *P. mirabilis*) Cocos Gram-positivos (*Staphylococcus* spp., *Streptococcus* sp. e *Enterococcus* sp.) Anaeróbios (*Bacteroides fragilis*)	1ª Escolha: Cefazolina ▪ < 120 kg: 2 g ▪ > 120 kg: 3 g ▪ Tempo para reaplicação: 4 horas + ▪ Metronidazol 500 mg IV em dose única (se obstrução presente)

IV: (via) intravenosa; VO: via oral.

Fonte: Adaptado de Bratzler et al., 2013.[26]

Cirurgias urológicas

Na abordagem do trato reprodutor masculino e do aparelho urinário de ambos os sexos, o emprego da profilaxia antimicrobiana centra-se nos cenários de maior risco, como nas cistoscopias com implante de próteses, ressecção prostática, ou em cirurgias abertas. Em cistoscopias simples, consideram-se alto risco a presença de urocultura positiva ou desconhecida e o uso de material protético (Quadro 21.8).[2,20,22]

Quadro 21.8 Profilaxia antimicrobiana na cirurgia urológica.

Tipos de procedimento	Patógenos relevantes	Antimicrobianos recomendados
Cirurgia laparoscópica com envolvimento do lúmen do trato urinário (nefrectomia, cirurgia renal percutânea, nefrostomia)	Bacilos Gram-negativos (*Enterobacter* sp., *E. coli*, *K. pneumoniae*, *P. mirabilis*) Cocos Gram-positivos (*Enterococcus* sp.)	1ª Escolha: Cefazolina ▪ < 120 kg: 2 g ▪ > 120 kg: 3 g ▪ Tempo para reaplicação: 4 horas + Gentamicina ▪ 5 mg/kg IV (se implante de material protético) Alternativas: Ciprofloxacino ▪ 400 mg IV (ou) levofloxacino 500 mg IV (ou) aztreonam 2 g IV Na alergia a betalactâmicos: Vancomicina ▪ 15 mg/kg IV (máximo de 2 g) ▪ Tempo para reaplicação: 12 horas ou Clindamicina ▪ 900 mg IV ▪ Tempo para reaplicação: 6 horas
Cistoscopias: ▪ Com manipulação, ressecção ou instrumentalização de trato urinário superior ▪ Cistoscopia simples em paciente de alto risco		Ciprofloxacino ▪ 500 mg VO ou 400 mg IV (sem necessidade de reaplicação) ou Sulfametoxazol-trimetoprim ▪ 800/160 mg (sem necessidade de reaplicação)

Fonte: Adaptado de Bratzler et al., 2013.[26]

Cirurgias ginecológicas e obstétricas

Seguindo o racional das demais categorias, a cirurgia obstétrica/ginecológica apresenta também particularidades as quais precisam ser contempladas para adequada prevenção de complicações infecciosas. No contexto do parto por histerotomia cirúrgica (parto cesárea), procura-se reduzir o risco de complicações além das ISC, como endometrite, que acomete 24%

das pacientes em cirurgias eletivas e 60% em cesáreas de urgência. Já nas cirurgias ginecológicas, tendo como maior exemplo a histerectomia por qualquer via (aberta, robótica, vaginal, laparoscópica), há menor risco de infecção, de caráter usualmente polimicrobiano e causada especialmente por organismos da flora vaginal e da pele. Procedimentos endoscópicos ou com injeção de contraste (histerossalpingografia) não necessitam de profilaxia antimicrobiana de rotina (Quadro 21.9).[2,20,22]

Quadro 21.9 **Profilaxia antimicrobiana na cirurgia ginecológica e obstétrica.**

Tipos de procedimento	Patógenos relevantes	Antimicrobianos recomendados
Histerectomia (aberta, robótica, vaginal ou laparoscópica)	Bactérias Gram-negativas (*E. coli*, *Bacteroides* sp., *Prevotella* sp., *Fusobacterium* sp. *Ureaplasma urealyticus*) Bactérias Gram-positivas (*Staphylococcus* spp., *Streptococcus* sp., *Enterococcus* sp. e *Lactobacillus* sp.)	1ª Escolha: Cefazolina ▪ < 120 kg: 2 g ▪ > 120 kg: 3 g ▪ Tempo para reaplicação: 4 horas Alternativas: Ampicilina-Sulbactam ▪ 3 g IV ▪ Tempo para reaplicação: 2 horas
Cesárea (com ou sem ruptura de membranas ou trabalho de parto)		1ª Escolha: Cefazolina ▪ < 120 kg: 2 g ▪ > 120 kg: 3 g ▪ Tempo para reaplicação: 4 horas Alternativas: Gentamicina ▪ 5 mg/kg IV + Clindamicina ▪ 900 mg IV ▪ Tempo para reaplicação: 6 horas
Evacuação uterina (aspiração de restos fetais, abortamento e curetagem)		Doxiciclina ▪ 200 mg VO ▪ Dose única

IV: (via) intravenosa; VO: via oral.

Fonte: Adaptado de Bratzler et al., 2013.[26]

Cirurgias ortopédicas

As cirurgias ortopédicas que envolvam fraturas não expostas, quadril, coluna, ou implante/explante de material protético como fixadores, parafusos, fios e placas necessitam de adequada profilaxia para prevenção de infecção, sendo a morbidade de infecção associada à inserção de material de síntese ou protético. Em casos de artroscopia ou cirurgia de mãos, joelhos ou pés sem implante de próteses, a profilaxia antibiótica é prescindível (Quadro 21.10).[2,20,22]

Quadro 21.10 Profilaxia antimicrobiana na cirurgia ortopédica.

Tipos de procedimento	Patógenos relevantes	Antimicrobianos recomendados
Cirurgias de: ▪ Coluna ▪ Fratura de quadril ▪ Fixação interna ▪ Implante de prótese articular ▪ Remoção de fixadores externos	Principais: ▪ *S. aureus* ▪ Estafilococos coagulase-negativos Outros: ▪ Bacilos Gram-negativos (*Enterobacter* sp., *Pseudomonas aeruginosa, Escherichia coli, Klebsiella pneumoniae, Proteus mirabilis* e *Acinetobacter* sp.) ▪ *Streptococcus* spp.	1ª Escolha: Cefazolina ▪ < 120 kg: 2 g ▪ > 120 kg: 3 g ▪ Tempo para reaplicação: 4 horas Alternativas: Vancomicina ▪ 15 mg/kg IV (máximo de 2 g) ▪ Tempo para reaplicação: 12 horas Clindamicina ▪ 900 mg IV ▪ Tempo para reaplicação: 6 horas

IV: (via) intravenosa.
Fonte: Adaptado de Bratzler et al., 2013.[26]

Demais recomendações para redução do risco de ISC

Banho pré-operatório

A realização de banho de corpo inteiro no pré-operatório é considerada boa prática médica, recomendada a fim de assegurar otimização da limpeza da pele e reduzir o fardo bacteriano, em especial no local da incisão cirúrgica. Usualmente, e quando disponíveis, são utilizadas preparações com gluconato de clorexidina a 4% combinadas com detergentes.[6,7]

A utilização de agentes antissépticos no banho pré-operatório segue o racional biológico de redução de microflora cutânea. Apesar disso, não é claro se a manutenção dessa prática diminui os índices de infecção de sítio cirúrgico. Diretrizes de diversas organizações recomendam a prática do banho pré-operatório de corpo inteiro com sabonete comum no dia anterior ao procedimento, sendo que apenas o US Institute of Healthcare Improvement, quando versa em especial sobre artroplastia de joelho e quadril, recomenda preparações com clorexidina. As outras organizações citam esse uso como assunto conflitante ou inconclusivo.[6,7,8] Ainda que raras, reações alérgicas e de hipersensibilidade local podem ocorrer com o uso de preparações de clorexidina.[9]

Descolonização com mupirocina tópica

A utilização de mupirocina tópica (antibiótico de ocorrência natural a partir da fermentação de bactérias do gênero *Pseudomonas*), com ou sem banho de gluconato de clorexidina, é utilizado na prevenção de infecção de sítio cirúrgico por *Staphylococcus aureus* nos pacientes colonizados submetidos à cirurgia.[10-12] É uma estratégia efetiva e segura para a erradicação da colonização pelo *S. aureus* nasal, incluindo tanto suas cepas resistentes ou não à meticilina (MSSA e MRSA), com impactos significativos tanto na taxa de infecção de sítio cirúrgico como na de infecções relacionadas à assistência em Saúde. Desse modo, a grande maioria das diretrizes recomendam o rastreio da presença de *S. aureus* precedendo o uso da mupirocina.[1,2,10]

Quando for evidenciada a colonização por MSSA ou MRSA, deve ser utilizada por 3 a 5 dias no pré-operatório, com aplicações a cada 12 horas, com aplicação em vestíbulo nasal. Vale ressaltar ainda que a evidência no uso da mupirocina é mais robusta no contexto de cirurgias cardiotorácicas ou ortopédicas.[10,13-15] Seu uso ainda é pouco disponível no contexto brasileiro, principalmente pela falta de formulação nasal aprovada pela Anvisa.

A resistência à pomada de mupirocina tornou-se uma preocupação para os especialistas em doenças infecciosas, mas essa resistência é encontrada de forma consolidada somente após períodos prolongados de tratamento quando usada em grandes feridas abertas ou dermatites. Não houve relatos de cepas resistentes após curto período de tratamento, como o proposto para a profilaxia pré-operatória.[15]

Tricotomia

A remoção de pelos e cabelos do sítio a ser abordado cirurgicamente é conduta tradicional tomada de rotina na preparação dos pacientes para a cirurgia. De forma prática, a tricotomia possibilita maior exposição da área a ser abordada, assim como facilita suturas e a aplicação de curativos. Ademais, a presença de pelos e cabelos nas bordas do sítio cirúrgico é relacionada tradicionalmente a menor assepsia local e maior potencial para causar ISC. Contudo, revisões sistemáticas realizadas em 2009 e atualizadas em 2011 mostraram ausência significativa de benefício na realização da tricotomia. Em adição, é importante ressaltar que a tricotomia realizada com lâminas causa dano cutâneo significativo em comparação a métodos em que não há contato direto da superfície cortante com a pele (p. ex., barbeadores de uso único).[16]

Entre as principais recomendações explícitas nas diretrizes, grande parte traz recomendações contrárias à adoção da tricotomia de rotina. Ainda, a recomendação para que lâminas não sejam utilizadas é universal. Vale reforçar a baixa qualidade da evidência sobre esse assunto.[1,2]

Preparação do sítio cirúrgico

O conceito de preparação de sítio cirúrgico consiste no uso pré-operatório de alternativas que visem reduzir a carga microbiológica o tanto quanto possível antes do procedimento, já com o paciente no centro cirúrgico, ainda com a pele intacta. Os agentes mais utilizados variam de preparações com clorexidina ou iodopovidona, em base aquosa ou alcoólica, eficazes contra grande variedade de bactérias, fungos ou vírus.[1,2]

Diretrizes publicadas pela Infectious Diseases Society of America (IDSA) recomendam o uso de solução com base em álcool, de forma preferencial. Em revisão realizada pelo *Guideline Development Group* (GDG), os resultados apontam melhor eficácia dessas preparações quando comparadas com aquosas, em relação à redução de risco de infecção de sítio cirúrgico (qualidade de evidência moderada). Ainda, múltiplos estudos que objetivaram comparar a técnica de aplicação das soluções não observaram diferença de incidência de ISC entre as técnicas comparadas.[1]

Agentes tópicos

A utilização de agentes antimicrobianos intravenosos ou por via oral é o foco principal das diretrizes sobre prevenção às ISC. Evidências de alta qualidade sobre o uso de irrigações, pomadas e lavados que são utilizados topicamente são escassas. Estudos da década de 1980 trazem tendências de superioridade de métodos tópicos quando comparados ao placebo, apesar de essa tendência não se sustentar quando comparados aos métodos intravenosos.[17]

Uma área de interesse para administração tópica de antimicrobianos, principalmente gentamicina e vancomicina, é a aplicação no esterno durante procedimentos cirúrgicos cardíacos, em combinação com administração intravenosa, para prevenir a mediastinite. Estratégia esta que trouxe redução significativa de eventos infecciosos quando comparada ao placebo e à estratégia de profilaxia intravenosa isolada nos estudos realizados.[18]

Mais recentemente, esponjas de colágeno com gentamicina falharam em mostrar alguma eficácia na redução de infecções de ferida cirúrgica em um grande estudo prospectivo de pacientes submetidos à cirurgia cardíaca e resultaram em aumento da taxa de infecção em pacientes submetidos à colectomia.[19]

Assim, conclui-se que a evidência disponível é escassa, colocando em dúvida a real validade do uso de antimicrobianos tópicos e deixando como controversa sua utilização no dia a dia. A indicação da utilização dessa ferramenta de forma rotineira ainda carece de estudos de boa qualidade.

Situações especiais

Alergia a betalactâmicos

Antimicrobianos da classe dos betalactâmicos, incluindo as cefalosporinas, são o esteio da profilaxia antimicrobiana no perioperatório, enquanto também são a classe mais implicada quando ocorrem reações alérgicas. Dessa forma, uma cuidadosa história focada nos antecedentes deve ser colhida junto ao paciente, devendo estar caracterizadas de forma adequada quaisquer reações adversas ao uso de antimicrobianos no passado.[2,20]

Em cirurgias limpas complicadas com infecção de sítio cirúrgico, as bactérias Gram-positivas são predominantes. Assim, a inclusão de vancomicina (administrada no pré-operatório e por não mais do que 48 horas) pode ser apropriada em pacientes que têm histórico alérgico ameaçador à vida na utilização de antimicrobianos betalactâmicos (reação mediada por IgE – anafilaxia, angioedema, urticária). Nos pacientes cuja história remete a reações alérgicas não mediadas por IgE (*rash* cutâneo simples), dermatites esfoliativas (síndrome de Stevens-Johnson, necrólise epidérmica tóxica), ou em cenários nos quais a história é incerta, o uso de vancomicina ou cefalosporinas é recomendado para a profilaxia antimicrobiana, levando-se em consideração que esses pacientes apresentam baixa incidência de reações alérgicas significativas às cefalosporinas.[2,22]

Recomendações específicas acerca de infecções por organismos Gram-negativos

Apesar de não estarem implicados como os principais micro-organismos relacionados às infecções de ferida operatória, os organismos Gram-negativos conferem grande morbimortalidade. Para instituições com surto de infecções de feridas cirúrgicas decorrentes de um patógeno específico Gram-negativo, é razoável o emprego, associado à cefalosporina de 1ª geração, de cobertura antimicrobiana específica para o organismo Gram-negativo conhecido. Em pacientes que necessitam dessa cobertura e têm disfunção renal, dose única de aminoglicosídeo ou antimicrobianos com taxas menores de lesão renal, como o levofloxacino, podem ser utilizados.[1,2]

Pacientes com implantes protéticos

Não há evidência do uso de profilaxia antibiótica para prevenção de infecção de prótese em pacientes com próteses pré-implantadas que se submeterão a procedimentos invasivos. Ainda assim, diretrizes recentes da American Heart Association sugerem que a profilaxia se justifica em pacientes selecionados para prevenção de endocardite infecciosa (pacientes de alto risco para essa condição, como aqueles com valva protética implantada).[24]

População pediátrica

A taxa conhecida de infecção de sítio cirúrgico na população pediátrica é, por vezes, mais alta do que entre adultos. Fatores de risco significativo em crianças acometidas com mediastinite pós-operatória incluem outras infecções no momento da cirurgia, baixa idade (recém-nascidos e lactentes), duração do procedimento e a necessidade de transfusão intraoperatória. Os micro-organismos de interesse nessa população são similares aos do adulto, apesar de MRSA serem raramente uma preocupação nesta faixa etária.[1,2]

Não existem estudos bem controlados de profilaxia antimicrobiana em pacientes pediátricos submetidos à cirurgia cardíaca, sendo, então, as recomendações acerca de eficácia e agentes disponíveis extrapoladas de estudos com adultos. Por sua vez, as dosagens disponíveis nessa população em infecções de ferida cirúrgica também são extrapoladas de estudos em outras situações, como trabalhos conduzidos em endocardite infecciosa.[23]

Mensagens principais

- A indicação da profilaxia antimicrobiana cirúrgica deve levar em conta a cirurgia a ser realizada e seu potencial de contaminação, sendo essencial seu uso nas cirurgias potencialmente contaminadas e contaminadas.
- Nas cirurgias limpas, porém com implante de material protético ou de síntese, ou naquelas em que há manipulação de órgãos nobres com risco de alta morbidade se ocorrer infecção, também é recomendada profilaxia.
- As drogas de escolha devem ter cobertura para os principais agentes responsáveis pelas infecções de sítio cirúrgico, atingir níveis teciduais razoáveis para eliminação de agentes infecciosos, serem seguras, terem custo reduzido e impactarem pouco a microbiota hospitalar.
- A realização da profilaxia deve ser feita nos 60 minutos que antecedem o procedimento cirúrgico, para maior eficácia, exceto no caso da vancomicina e fluorquinolonas que devem ser aplicadas entre 120 e 60 minutos antes do procedimento.
- A profilaxia idealmente deve durar somente o tempo do procedimento cirúrgico, não devendo ser estendida após a finalização do ato operatório.
- Devem ser seguidas as recomendações locais de cada instituição, que levam em conta a prevalência de agentes para cada cirurgia nesses locais.

Referências bibliográficas

1. World Health Organization. Global guidelines for the prevention of surgical site infection, second edition. Geneva: World Health Organization; 2018. Licence: CC BY-NC-SA 3.0 IGO.
2. Bratzler DW, Dellinger EP, Olsen KM, Perl TM, Auwaerter PG, Bolon MK et al.; American Society of Health-System Pharmacists (ASHP); Infectious Diseases Society of America (IDSA); Surgical Infection Society (SIS); Society for Healthcare Epidemiology of America (SHEA). Clinical practice guidelines for antimicrobial prophylaxis in surgery. Surg Infect (Larchmt). 2013 Feb;14(1):73-156. doi: 10.1089/sur.2013.9999. Epub 2013 Mar 5. PMID: 23461695.
3. Westerman EL. Antibiotic prophylaxis in surgery: historical background, rationale, and relationship to prospective payment. Am J Infect Control. 1984 Dec;12(6):339-43. doi: 10.1016/0196-6553(84)90007-5. PMID: 6569792.
4. Burke JF. The effective period of preventive antibiotic action in experimental incisions and dermal lesions. Surgery. 1961 Jul;50:161-8. PMID: 16722001.
5. Woods RK, Dellinger EP. Current guidelines for antibiotic prophylaxis of surgical wounds. Am Fam Physician. 1998 Jun;57(11):2731-40. PMID: 9636336.
6. Garibaldi RA. Prevention of intraoperative wound contamination with chlorhexidine shower and scrub. J Hosp Infect. 1988;11(Suppl. B):5-9.
7. Kaiser AB, Kernodle DS, Barg NL, Petracek MR. Influence of preoperative showers on staphylococcal skin colonization: a comparative trial of antiseptic skin cleansers. Ann Thorac Surg. 1988;45:35-8.
8. Seal LA, Paul-Cheadle D. A systems approach to preoperative surgical patient skin preparation. Am J Infect Control. 2004;32:57-62.
9. Krautheim AB, Jermann TH, Bircher AJ. Chlorhexidine anaphylaxis: case report and review of the literature. Contact Dermatitis. 2004;50(3):113-6.
10. Engelman R, Shahian D, Shemin R, Guy TS, Bratzler D, Edwards F et al.; Workforce on Evidence-Based Medicine, Society of Thoracic Surgeons. The Society of Thoracic Surgeons Practice guideline series: antibiotic prophylaxis in cardiac surgery, part II: antibiotic choice. Ann Thorac Surg. 2007 Apr;83(4):1569-76. doi: 10.1016/j.athoracsur.2006.09.046. PMID: 17383396.
11. Kaplowitz LG, Comstock JA, Landwehr DM, Dalton HP, Mayhall CG. Prospective study of microbial colonization of the nose and skin and infection of the vascular access site in hemodialysis patients. J Clin Microbiol. 1988;26(7):1257-62.
12. Kluytmans JA, Mouton JW, Ijzerman EP, Vandenbroucke-Grauls CM, Maat AW, Wagenvoort JH et al. Nasal carriage of Staphylococcus aureus as a major risk factor for wound infections after cardiac after cardiac surgery. J Infect Dis. 1995;171(1):216-9.
13. Yzerman EP, Boelens HA, Tjhie JH, Kluytmans JA, Mouton JW, Verbrugh HA. Delta APACHE II for predicting course and outcome of nosocomial Staphylococcus aureus bacteremia and its relation to host defense. J Infect Dis. 1996;173(4):914-9.
14. von Eiff C, Becker K, Machka K, Stammer H, Peters G. Nasal carriage as a source of Staphylococcus aureus bacteremia. New Engl J Med. 2001;344(1):11-6.
15. van Rijen MM, Bode LG, Baak DA, Kluytmans JA, Vos MC. Reduced costs for Staphylococcus aureus carriers treated prophylactically with mupirocin and chlorhexidine in cardiothoracic and orthopaedic surgery. PloS One. 2012;7(8):e43065.
16. Tanner J, Norrie P, Melen K. Preoperative hair removal to reduce surgical site infection. Cochrane Database Syst Rev. 2011(11):CD004122.
17. Hares MM, Hegarty MA, Warlow J et al. A controlled trial to compare systemic and intra-incisional cefuroxime prophylaxis in high risk gastric surgery. Br J Surg. 1981;68:276-80. (B1 135).
18. Schersten H. Modified prophylaxis for preventing deep sternal wound infection after cardiac surgery. APMIS. 2007;115:1023-6.
19. Bennett-Guerrero E, Pappas TN, Koltun WA et al. Gentamicin-collagen sponge for infection prophylaxis in colorectal surgery. N Engl J Med. 2010;363:1038-49.

20. Bratzler DW, Houck PM; Surgical Infection Prevention Guideline Writers Workgroup. Antimicrobial prophylaxis for surgery: an advisory statement from the National Surgical Infection Prevention Project. Am J Surg. 2005 Apr;189(4):395-404. doi: 10.1016/j.amjsurg.2005.01.015. PMID: 15820449.
21. Kaiser AB, Petracek MR, Lea JW IV et al. Efficacy of cefazolin, cefamandole, and gentamicin as prophylactic agents in cardiac surgery. Results of a prospective, randomized, double-blind trial in 1030 patients. Ann Surg. 1987;206:791-7.
22. Berríos-Torres SI, Umscheid CA, Bratzler DW, Leas B, Stone EC, Kelz RR et al.; Healthcare Infection Control Practices Advisory Committee. Centers for Disease Control and Prevention Guideline for the Prevention of Surgical Site Infection 2017. JAMA Surg. 2017 Aug 1;152(8):784-91. doi: 10.1001/jamasurg.2017.0904. Erratum in: JAMA Surg. 2017 Aug 1;152(8):803. PMID: 28467526.
23. Nateghian A, Taylor G, Robinson JL. Risk factors for surgical site infections following open-heart surgery in a Canadian pediatric population. Am J Infect Control. 2004;32:397-401.
24. Otto CM, Nishimura RA, Bonow RO, Carabello BA, Erwin JP et al. 2020 ACC/AHA Guideline for the management of patients with valvular heart disease: Executive Summary: A Report of the American College of Cardiology/American Heart Association Joint Committee on Clinical Practice Guidelines. Circulation. 2021 Feb 2;143(5):e35-e71. doi: 10.1161/CIR.0000000000000932. Epub 2020 Dec 17. Erratum in: Circulation. 2021 Feb 2;143(5):e228. Erratum in: Circulation. 2021 Mar 9;143(10):e784. PMID: 33332149.
25. Classen DC, Evans RS, Pestotnik SL et al. The timing of prophylactic administration of antibiotics and the risk of surgical-wound infection. N Engl J Med. 1992;326:281.
26. Bratzler DW, Dellinger EP, Olsen KM, Perl TM, Auwaerter PG, Bolon MK et al.; American Society of Health-System Pharmacists; Infectious Disease Society of America; Surgical Infection Society; Society for Healthcare Epidemiology of America. Clinical practice guidelines for antimicrobial prophylaxis in surgery. Am J Health Syst Pharm. 2013 Feb 1;70(3):195-283. doi: 10.2146/ajhp120568. PMID: 23327981.

22 Indicações de Admissão na Unidade de Terapia Intensiva

Bruno Maeda Fuzissima
André Gama Palone
Gustavo André Boeing Boros
Armindo Jreige Júnior

Introdução

Os pacientes cirúrgicos de alto risco apresentam elevada morbimortalidade e são assim estratificados conforme a somatória de fatores de risco, incluindo sua doença de base, idade, comorbidades, se o cenário é de cirurgia de urgência ou eletiva. Esse perfil de paciente, em geral, não apresenta um risco global aumentado somente durante o procedimento cirúrgico, mas também em todo o processo perioperatório. Por sua complexidade, é um paciente que deve ser abordado de forma integral, devendo ser estratificado de forma adequada tanto no pré como no pós-operatório com ferramentas objetivas e subjetivas; é um paciente com necessidades de cuidados especializados e, em alguns casos, a internação em unidade de terapia intensiva (UTI) pode melhorar o desfecho pós-operatório.

A patologia de base do paciente por si só pode promover sintomas e alterações clínicas que trazem risco à vida, demandando mais atenção e profissionais mais próximos. Por exemplo, a um paciente com indicação de revascularização coronariana cirúrgica em contexto de infarto agudo do miocárdio, mesmo estável clinicamente, é recomendada sua observação em leito monitorizado ao menos nos primeiros dias do evento até a abordagem cirúrgica, configurando paciente de alto risco. Ainda, a indicação de abordagem cirúrgica também pode ser feita no contexto de urgência, cenário em que, por vezes, não foi possível antes controlar comorbidades ou adotar medidas para redução do risco cirúrgico (betabloqueador, ácido acetilsalicílico (AAS), estatina, corticosteroideterapia, entre outros). Um exemplo dessa situação são as cirurgias vasculares arteriais em contexto agudo.

A proposta deste capítulo é discorrer sobre o panorama de indicações para admissão do paciente cirúrgico em UTI, tendo-se em vista a complexidade e a heterogeneidade do paciente de alto risco.

Unidade de terapia intensiva

A ideia de separar doentes conforme perfil clínico foi aventada pela enfermeira inglesa Florence Nightingale, em 1854, durante a Guerra da Crimeia.[2] Ela sugeriu, à época, a separação de homens, mulheres, crianças, pacientes graves e não graves. Essa proposta resulta das demandas diferentes conforme cada estrato de gravidade e características da população a receber cuidados. No entanto, a primeira UTI foi criada somente anos após, em 1926, pelo Dr. Walter Dandy,[4] seguindo o mesmo princípio segundo o qual pacientes mais graves deveriam ficar mais próximos dos profissionais de Saúde para melhores atendimento e monitorização. No Brasil, a primeira sala de cuidados intensivos surgiu em meados de 1960 no Hospital das Clínicas da Faculdade de Medicina da Universidade de São Paulo (HC-FMUSP), já a primeira UTI foi fundada em 1971 no Hospital Sírio-Libânes, em São Paulo.[5]

Destaca-se que o motivo inicial para criação de UTI era voltado ao atendimento a pacientes em contexto de pós-operatório de cirurgias de grande porte para conseguir atender a demanda assistencial na recuperação anestésica, situação que envolve o manejo e desmame de ventilação mecânica, desmame de drogas vasoativas, manejo de drenos e de curativos, entre outros. Com o passar dos anos, surgiu o conceito de UTI especializadas, entre elas a clínica, cardiológica, cirúrgica, neurológica, entre outras.

Portanto, a UTI é um ambiente hospitalar organizado, com recursos concentrados, equipe multidisciplinar treinada para abordagem de pacientes graves durante as 24 horas do dia, e com recurso tecnológico para atender as necessidades do seu perfil de pacientes. Serve para acolhimento de pacientes graves, em geral com chances de sobrevida que demandam monitorização ou cuidados constantes.[6]

Critérios de admissão na unidade de terapia intensiva

Pacientes com indicação de cuidados intensivos, em geral, estão em grave estado geral e, comumente, em fase aguda de descompensação de sua doença de base. Muitas dessas situações exigem intervenção rápida para melhora de desfechos, por exemplo, casos de choque séptico. Estudos demonstram que a admissão precoce em UTI é decisiva para beneficiar a sobrevida por serem situações tempo-dependentes.[7] Porém, sabemos que é um recurso limitado, exigindo critérios para seu adequado gerenciamento.

O tratamento intensivo em UTI demanda, de profissionais habilitados, recursos tecnológicos e financeiros; sendo sua oferta limitada. Por ser um recurso valioso, geralmente deve ser utilizado para os pacientes que mais se beneficiam.

Conforme dados de janeiro 2020 (Cadastro Nacional de Estabelecimentos de Saúde (CNES) do Departamento de Informática do Sistema Único de Saúde (DATASUS), Agência Nacional de Saúde (ANS) e Instituto Brasileiro de Geografia e Estatística (IBGE)), o País contava, à época, com 45.848 leitos (22.844 SUS e 23.004 privados), caracterizando uma média nacional de 2,2 leitos a cada 10 mil habitantes, sendo satisfatório conforme relação ideal proposta pela Organização Mundial de Saúde (OMS) e Ministério da Saúde (MS) entre 1 e 3.[8] No entanto, há divergência dessa proporção entre os sistemas público e privado; portanto, a definição de critérios de admissão e de alta ajuda as equipes na adequada alocação de recursos.

Os critérios de admissão classicamente são divididos em três: o modelo de prioridades; o modelo baseado no diagnóstico; e o modelo com base em parâmetros objetivos.[1,9] Além dos modelos citados, destaca-se ainda que a indicação de UTI também é norteada por parâmetros subjetivos, levando-se em conta a experiência do médico assistente quanto à evolução clínica do paciente, mesmo antes de este apresentar critérios objetivos de piora.

Modelo de prioridades

A fim de entender o benefício do ambiente terapêutico intensivo na sobrevida, apresentaremos primeiro, neste capítulo, o modelo de prioridades. Conforme classificaremos a seguir, levam-se em consideração a gravidade do paciente, seu estado funcional e clínico antes da internação e o risco de evoluir de forma desfavorável.

Em suma, as prioridades são elencadas de 1 a 5, sendo valores menores caracterizados por pacientes com melhor perfil de resposta ao manejo intensivo.[9] Há estudos observacionais que corroboram que pacientes classificados como prioridade ≥ 3 apresentam baixa sobrevida apesar de internação em ambiente monitorizado, talvez sendo essa estratégia terapêutica não modificadora de desfechos.[10] Isso ocorreria provavelmente por já estarem em um estado grave de saúde, possivelmente por serem mais idosos, multimórbidos, com escores de prognóstico e de disfunções orgânicas desfavoráveis. Nesses casos, em que o paciente é estratificado em um escore numericamente mais alto (prioridades 4 e 5), levanta-se o questionamento quanto à abordagem voltada para cuidados paliativos em complementação ou em vez do tratamento intensivo.

Tendo-se em vista esse cenário, o Conselho Federal de Medicina tem resolução específica (n. 2.156/2016)[6] com critérios gerais de admissão em UTI conforme o modelo de prioridades. Segundo essa resolução, as admissões devem ser priorizadas e fundamentadas conforme:

1. Diagnóstico e necessidade do paciente;
2. Serviços médicos disponíveis na instituição;
3. Priorização de acordo com a condição do paciente;
4. Disponibilidade de leitos;
5. Potencial benefício do paciente com as intervenções terapêuticas e o prognóstico.

A priorização respeita alguns critérios:[9]

0) **Local de suporte:** prioridades 1 e 2: deverão ser admitidos em UTI. Prioridades 3 e 4 em unidade de cuidados intensivos (UCI). Prioridade 5 em UCI, excepcionalmente em UTI e cogitar unidade de cuidados paliativos;
1) **Prioridade 1:** pacientes que necessitam de intervenções de suporte à vida, com alta probabilidade de recuperação e sem nenhuma limitação de suporte terapêutico;
2) **Prioridade 2:** pacientes que necessitam de monitorização intensiva, pelo alto risco de precisarem de intervenção imediata, e sem nenhuma limitação de suporte terapêutico;
3) **Prioridade 3:** pacientes que necessitam de intervenções de suporte à vida, com baixa probabilidade de recuperação ou com limitação de intervenção terapêutica;
4) **Prioridade 4:** pacientes que necessitam de monitorização intensiva, pelo alto risco de precisarem de intervenção imediata, mas com limitação de intervenção terapêutica;
5) **Prioridade 5:** pacientes com doença em fase de terminalidade, ou moribundos, sem possibilidade de recuperação. Em geral, esses pacientes não são apropriados para admissão na UTI (exceto se forem potenciais doadores de órgãos). No entanto, seu ingresso pode ser justificado em caráter excepcional, considerando-se as peculiaridades do caso e condicionado ao critério do médico intensivista.

Modelo de parâmetros objetivos

São parâmetros de sinais vitais, exames laboratoriais e de imagem que demonstram potencial de gravidade. São critérios arbitrários, sendo revisados e estipulados por cada instituição conforme dados internos do serviço e validação interna. O Quadro 22.1 ilustra parâmetros potenciais para gravidade que podem auxiliar a nortear a indicação de UTI.

Quadro 22.1 Parâmetros potenciais para gravidade que podem auxiliar a indicação de UTI.

Sinais vitais	Exame físico	Laboratorial	Imagem	ECG
FC < 40 bpm FC > 150 bpm PAS < 80 PAM < 60 PAD > 120 FR > 35	Anisocoria Queimaduras > 10% superfície corpórea Obstrução de VA Coma Convulsões reentrantes Cianose Tamponamento cardíaco	Na < 110 K < 2 ou > 7 PaO_2 < 50 pH < 7,1 pH > 7,7 Glicose > 800 Ca > 15 Nível tóxico sintomático de drogas	Sangramento SNC Rotura de vísceras Dissecção de aorta	IAM TV/FV BAVT

BAVT: bloqueio atrioventricular total; ECG: eletrocardiograma; FC: frequência cardíaca; FR: frequência respiratória; FV: fibrilação ventricular; IAM: infarto agudo do miocárdio; PAD: pressão arterial diastólica; PAM: pressão arterial média; PAS: pressão arterial sistólica; SNC: sistema nervoso central; TV: taquicardia ventricular; VA: vias aéreas.
Fonte: Adaptado de Guimarães et al., 2014.[11]

Modelo de diagnóstico – admissão em unidades de terapia intensiva adulto e pediátricas

O modelo de diagnóstico[11] engloba condições específicas que necessitam de monitorização contínua, por exemplo, o suporte em ventilação mecânica invasiva. Ainda, estratifica patologias que cursam com elevada morbimortalidade que por si só já indica admissão em UTI. O Quadro 22.2 apresenta exemplos de condições correlacionadas, pelo modelo diagnóstico, ao modelo de prioridades em que se enquadram.

Quadro 22.2 Exemplos de condições e modelo de prioridades.

Prioridades 1 e 2	
Suporte de vida	▪ Ventilação mecânica invasiva ▪ Uso de drogas vasoativas ▪ Monitorização hemodinâmica ▪ Terapia de substituição renal contínua ▪ ECMO/BIA (balão intra-aórtico)
Cirúrgica	▪ Risco de mortalidade ≥ 5% (Royal College of Surgeons) ▪ Pós-operatório com instabilidade ▪ Cirurgia de médio porte em portadores de comorbidade ▪ Grande perda de sangue perioperatório

(Continua)

Quadro 22.2 Exemplos de condições e modelo de prioridades. (*Continuação*)

Prioridades 1 e 2	
	▪ Transplante de órgãos intracavitários ▪ Politrauma ▪ Pós-operatório neurocirúrgico ▪ Pré-operatório neurocirúrgico em piora
Prioridades 3 e 4	
	▪ Cirurgias de médio porte ▪ Procedimentos endovasculares eletivos ▪ Cirurgia eletiva com necessidade de UTI no pós-operatório imediato
Cardiovascular	▪ IAM complicado ou Killip ≥ 2 ▪ Choque cardiogênico ▪ Tamponamento cardíaco ▪ Arritmias complexas ou agudas ▪ Bloqueio cardíaco avançado ▪ Bradiarritmia com indicação de marca-passo temporário ▪ Insuficiência cardíaca com IRpA ou suporte hemodinâmico ▪ Emergência hipertensiva ▪ Pós-PCR ▪ Dissecção de aorta ▪ Cardiopatia congênita com instabilidade
Respiratório	▪ IRpA com necessidade de VM ▪ Broncoespasmo grave ▪ EAP em suporte ventilatório ▪ Hemoptise maciça ▪ Doença pulmonar com risco de IRpA ▪ Risco de obstrução de vias aéreas ▪ Hipoxemia com FiO_2 > 40% ▪ TEP instável ▪ Pneumotórax sintomático não hipertensivo ▪ Traqueostomia até 48 h ▪ Lesão de vias aéreas
Neurológico	▪ Coma metabólico ou anóxico ▪ AVCi ou AVCh ▪ Hemorragia intracraniana com risco de herniação ▪ HSA ▪ TCE grave ▪ Vasoespasmo cerebral ▪ Morte encefálica em doador de órgãos ▪ Estado de mal epiléptico ▪ Infecção SNC com déficit progressivo ▪ GCS ≤ 8 com risco de broncoaspiração ▪ Disfunção neuromuscular progressiva ▪ Sinais de compressão medular aguda
Gastrointestinal	▪ Hemorragia digestiva com instabilidade ▪ Insuficiência hepática fulminante ▪ Pancreatite grave ▪ Perfuração de víscera oca

(*Continua*)

Quadro 22.2 Exemplos de condições e modelo de prioridades. (*Continuação*)

Prioridades 3 e 4	
Renal	▪ Lesão renal aguda com urgência dialítica associadas a condições clínicas ou cirúrgicas ▪ Rabdomiólise aguda com insuficiência renal
Oncológico e hematológico	▪ Síndrome de lise tumoral ▪ Citopenia grave com sangramento ativo ou comprometimento hemodinâmico ou respiratório ▪ Exsanguineotransfusão, plasmaférese, citoaférese em paciente instável ▪ Complicação de doença falciforme ▪ Tumores ou massas comprimindo vasos, órgãos, vias aéreas em faixa etária pediátrica
Endócrina e metabólica	▪ Cetoacidose diabética complicada ▪ Estado hiperosmolar complicado ▪ DHE e ácido-base grave ▪ Crise tireotóxica com instabilidade ▪ Coma mixedematoso com instabilidade ▪ Erro inato de metabolismo em piora ▪ Coma mixedematoso com estabilidade hemodinâmica
Gineco-obstétrica	▪ Cardiomiopatia periparto com IC grave ▪ Pré-eclâmpsia grave ou com HELLP ▪ Eclâmpsia ▪ TEP ▪ Embolia de líquido amniótico ▪ Sepse puerperal com instabilidade hemodinâmica ▪ Hemorragia ginecológica ▪ Cardiomiopatia periparto
Miscelânea	▪ Choque hemodinâmico ▪ Hipertermia maligna ▪ CIVD ▪ Disfunção de múltiplos órgãos ▪ Grande queimado ou queimadura com risco de comprometimento de via aérea ▪ Acidente elétrico ou ambiental ▪ Hipotermia com instabilidade ▪ Sepse com critérios de gravidade ▪ Afogamento ▪ Intoxicação exógena

AVC: acidente vascular cerebral; AVCi: acidente vascular cerebral isquêmico; AVCh: acidente vascular cerebral hemorrágico; CIVD: coagulação intravascular disseminada; DHE: distúrbio hidroeletrolítico; EAP: edema agudo de pulmão; FiO_2: fração inspirada de oxigênio; GCS: Glasgow coma score; HSA: hemorragia subaracnóidea; IAM: infarto agudo do miocárdio; IC: insuficiência cardíaca; IRPa: insuficiência respiratória aguda; PCR: parada cardiorrespiratória; SNC: sistema nervoso central; TCE: traumatismo cranioencefálico; TEP: tromboembolismo pulmonar; VM: ventilação mecânica.

Fonte: Adaptado de Secretaria de Estado de Saúde do Distrito Federal, 2020.[8]

Paciente de alto risco cirúrgico

Destacamos até o momento indicações gerais de UTI, tanto baseados em critérios objetivos, quanto em prioridades e diagnósticos específicos de condições clínicas e cirúrgicas. Porém, o paciente de alto risco cirúrgico apresenta particularidades que devem ser abordadas.

Primeiro, o desfecho de procedimentos depende da conjunção de comorbidades do paciente, *expertise* da equipe cirúrgica, infraestrutura hospitalar e eventos intra e pós-operatorio.

Segundo, a admissão em UTI pode ter impacto favorável nesse contexto, mas também pode prolongar a internação do paciente se utilizada de forma inadequada. Um exemplo é o caso de ocorrência de agitação psicomotora na UTI por ser um ambiente com diversos fatores de risco para *delirium*,[12] sendo barulhento, iluminado, invasivo e de baixa privacidade. Ainda, o ambiente de UTI favorece o atraso em reabilitação e em mobilização fora do leito, assim como confere risco de infecção nosocomial ao paciente de baixo risco alocado de forma inadequada nesse ambiente.

Assim, além dos três critérios clássicos de admissão em UTI já abordados neste capítulo, há escores complementares que auxiliam a identificar e a triar pacientes de alto risco que se beneficiam de cuidados intensivos.

Triagem de pacientes de alto risco cirúrgico

O desfecho cirúrgico depende de características do paciente, de eventos intra e pós-operatórios, assim como do porte da cirurgia e manejo de disfunções. Há escores validados para avaliar o paciente em cada etapa desse processo, pois, como podem ocorrer intercorrências nas várias etapas do processo cirúrgico, o paciente deve ser avaliado continuamente para estimar se sua classificação de risco escalonou e, por consequência, passa a demandar cuidados pós-operatórios mais intensivos.

No contexto laboratorial e funcional, há estudos que demonstram que classe funcional em MET inferior a 4 confere maior risco.[13] Laboratorialmente, há biomarcadores de risco como NT pro-BNP[14] e troponina[15] – quando já elevados no pré-operatório, estão relacionados a maior incidência de eventos cardiovasculares em pós-operatório de cirurgias não cardíacas.

No contexto pré-operatório, o mais difundido sistema de classificação de risco é o da Sociedade Americana de Anestesiologistas (ASA), que se baseia no peso das comorbidades no *status* do paciente, estratificado de 0 a 6. A classificação 3 confere mortalidade estimada por volta de 4% e a 4, estimada em 17%,[16] portanto pacientes com ASA ≥ 3 podem ser abordados como de alto risco cirúrgico. No entanto, destaca-se que o ASA não leva em consideração o porte da cirurgia a ser realizada.

Outro escore pré-operatório muito utilizado é o de Lee, sendo um conjunto de seis fatores para estipular o risco cardiovascular em cirurgias não cardíacas e não vasculares arteriais; esse escore é considerado de alto risco quando a pontuação ≥ 3.[17] Existem outros métodos de estratificação pré-operatória como o Lee-Vasc, EMAPO e algoritmo ACP.

No contexto pós-operatório, alguns escores utilizados são o P-POSSUM, NSQIP (National Surgical Quality Improvement) e o SAS (Surgical Apgar Score).[18] Estes podem ser utilizados ao fim do procedimento para reavaliar o risco de morbimortalidade do paciente e tomar a decisão de alocá-lo na unidade pós-operatória mais adequada. Tendo como base recomendações do Royal College of Surgeons, caso o risco estimado de mortalidade do paciente seja ≥ 5%,[19] ele é candidato para admissão UTI. Assim, podemos imaginar o exemplo de um paciente de baixo risco pelo ASA e escore de Lee pré-operatório, porém evolui com complicações intraoperatórias, é reavaliado por SAS ou P-POSSUM, sendo reclassificado como alto risco e encaminhado para UTI. O Royal College of Surgeons também aponta que, quando o cirurgião e/ou o anestesista ficam insatisfeitos ou inseguros com o resultado pós-operatório, pode-se recomendar a admissão em UTI após discussão do caso com o médico intensivista.

No entanto, é importante ressaltar que não há estudos ou *trials* que abordem especificamente os pacientes que devem ser admitidos prontamente na UTI, ainda sendo incerto quem se beneficia desse tipo de cuidado e qual o grau de benefício, especialmente em cirurgias eletivas. No mesmo sentido, não há critérios universais para admissão de pacientes em UTI pelas diretrizes atuais. Porém, especificamente em paciente cirúrgico de alto risco, há dados que corroboram que a admissão direta para UTI cursa com melhores desfechos a curto e longo prazo[20] se comparada à admissão indireta (um paciente encaminhado para enfermaria e posteriormente encaminhado para UTI conforme demanda ou piora clínica).

Alternativas à unidade de terapia intensiva

Sabendo que o benefício quanto à admissão em UTI somente é evidente em pacientes de alto e muito alto risco cirúrgico, assim como levando-se em consideração a limitação de leitos de UTI, a admissão mandatória de pós-operatório ou com base somente em dados subjetivos poderia provocar o uso excessivo de cuidados de UTI e elevar seus custos. Assim, há uma tendência de estruturação de unidades pós-operatórias de menor complexidade, porém com maior proporção de equipe de enfermagem se comparada à enfermaria para atender pacientes de menor risco, mas que ainda demandam cuidados específicos do pós-operatório. Vale lembrar que esses pacientes devem receber atendimento rápido para dor, hipotermia, desbalanço volêmico, disglicemias, nutrição enteral e mobilização.

Um estudo observacional de 8 anos comparou admissão em UTI ou em unidade de recuperação pós-anestésica de pacientes em pós-operatório de cirurgia de aorta abdominal e cirurgia de câncer de pulmão, reduzindo admissões em UTI sem aumentar morbimortalidade. Nesse estudo,[21] essas unidades intermediárias tinham proporção de enfermeira por paciente de 1:3 (diurno) e 1:4 (noturno) comparadas à UTI de 1:2. Esse estudo ilustra a possibilidade de manter cuidados em pacientes de alto risco cirúrgico em locais outros que a UTI.

Em geral, as unidades de recuperação anestésica funcionam com a proposta de monitorizar o paciente por 24 horas ou durante o pós-operatório imediato em sua primeira noite. Outro tipo de unidade passível de receber pacientes seriam as de alta dependência ou denominadas *stepdown unit*, também com proporção de enfermagem para paciente de 1:2 a 1:4, agindo, assim, como alternativa de estrutura intermediária. Outra opção seriam enfermarias especializadas em receber pós-operatório, com equipe treinada e habituada às características do paciente cirúrgico, assim como uma estrutura de retaguarda em caso de piora clínica. Por fim, em pacientes de baixo risco e boa evolução, a admissão em enfermarias comuns continua sendo uma opção.[12]

Complementando as unidades de menor complexidade, o treinamento e a implementação de times de resposta rápida auxiliam na estratégia de manejo de cuidados do paciente cirúrgico não admitido diretamente no ambiente de UTI. Essa equipe teria como fundamento identificar precocemente pacientes sob risco de piora clínica, atuando tanto na transferência precoce do paciente para cuidado intensivo como intervindo para evitar que necessite desse recurso. Muitos centros têm estruturado esse tipo de equipe. No entanto, sua utilidade ainda é incerta em estudos multicêntricos.[22] A Figura 22.1 aborda o modelo tradicional e os mais recentes quanto ao cuidado pós-operatório em pacientes de alto risco cirúrgico.

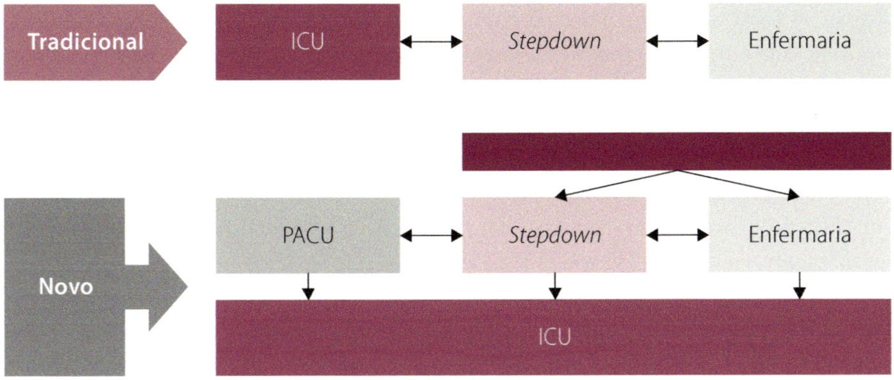

Figura 22.1 Modelo tradicional e modelo novo de unidades de pós-operatório.
ICU: *intensive care unit* (unidade de tratamento intensivo); PACU: *post-anesthesic care unit* (unidade de recuperação pós-anestésica).
Fonte: Adaptada de Ghaffar et al., 2017.[12]

Limitações dos critérios e outras variáveis

Abordamos, até o momento, as indicações objetivas e subjetivas para a admissão do paciente em UTI. Citamos situações clínicas com prognóstico reservado, apesar de cuidados intensivos e com baixo potencial de benefício em medidas invasivas ou monitorização contínua. Porém, devemos lembrar que modelos preditores de mortalidade, muitas vezes, são limitados e imprecisos, assim como sua avaliação e decisões também envolvem parâmetros subjetivos.

Ainda, não se pode deixar de se considerarem outras variáveis que permeiam a indicação de UTI e a tomada de decisões. Por exemplo, um paciente com critérios objetivos de internação em UTI, desde que com sua autonomia preservada e devidamente esclarecido de seu quadro clínico, tem o direito de recusar essa intervenção, portanto não é candidato ao ambiente de cuidados intensivos. Por fim, deve-se levar em consideração na indicação de UTI:

- Desejo consciente e orientado do paciente e/ou de sua família;
- Valores culturais e religiosos;
- Decisões judiciais e/ou política.

Mensagens principais

- A UTI é um ambiente hospitalar organizado com recursos concentrados, com equipe multidisciplinar treinada, equipe 24 horas, com recurso tecnológico. Serve para acolher pacientes graves, de alto risco de complicações ou que necessitem de monitorização contínua. É um recurso limitado e caro, sendo benéfica por permitir identificação e intervenção rápida em intercorrências no contexto perioperatório, incluindo manejo de hipotermia, sangramento, hipotensão, suporte ventilatório, manejo de drogas vasoativas, cuidado com feridas e curativos e mobilização. Porém, quando mal utilizado, pode prolongar internação e ainda conferir risco de *delirium* e de infecção e atraso em reabilitação.

- Nesse contexto, há escores objetivos para estimar o risco do paciente cirúrgico, sendo uma mortalidade estimada acima de 5% um bom indicador de admissão em UTI. Há também critérios clássicos com base em doenças, critérios objetivos e prioridades para auxiliar na tomada de decisão de quais pacientes se beneficiam desse recurso. Pela complexidade e heterogeneidade do paciente cirúrgico, não há estudos ou diretrizes com indicações universais para quais tipos de paciente cirúrgico devem ser encaminhados para cuidados intensivos de forma direta, por isso seu manejo deve ser individualizado.
- Atualmente, há alternativas à UTI para receber pacientes mesmo de alto risco cirúrgico, como as unidades de recuperação pós-anestésica, *stepdown units* e enfermarias especializadas. No entanto, no caso de pacientes de muito alto risco, ainda é priorizada a admissão direta em UTI por evidências quanto à melhora de desfechos.
- Ainda, deve-se lembrar que, além de parâmetros objetivos para tomada de decisão, há fatores subjetivos do médico assistente, cirurgião, anestesista ou médico intensivista que também podem indicar a admissão em UTI. Também deve-se levar em consideração valores pessoais do paciente e familiares, podendo haver casos em que o núcleo familiar não deseja esse tipo de intervenção ou, a depender da gravidade da situação ou *status performance* prévio do paciente, o caminho de escolha seja o tratamento conservador não cirúrgico ou os cuidados paliativos.
- Concluindo, o paciente de alto risco cirúrgico é complexo e a estruturação de modelos de triagem à admissão em UTI é pouco estudada. Portanto, é necessário avaliar diversos critérios subjetivos, objetivos e pessoais para a melhor condução de cada caso.

Referências bibliográficas

1. White ST, Cardenas YR, Nates JL. O que todo intensivista deve saber sobre critérios de admissão à unidade de terapia intensiva. Rev Bras Ter Intensiva. 2017;29(4):414-7.
2. Nightingale F; Joint Commission on Accreditation of Healthcare Organizations. Florence Nightingale: measuring hospital care outcomes: excerpts from the books Notes on matters affecting the health, efficiency, and hospital administration of the British Army founded chiefly on the experience of the late war, and Notes on hospitals. Oakbrook Terrace, Ill: Joint Commission on Accreditation of Healthcare Organizations; 1999. OCLC 43905510.
3. Nightingale F. Notes on nursing: what it is, and what it is not. [s.l.: s.n.]. OCLC 1057368401.
4. Russel J, Cohn R, Dandy W. Book on Demand Ltd.; 2012.
5. Associação de Medicina Intensiva Brasileira. A história da medicina intensiva. [s.d.; acesso em 31 out 2022]. Disponível em: https://www.amib.org.br/historia/.
6. Conselho Federal de Medicina. Critérios de admissão e alta em unidade de terapia intensiva. Resolução CFM n. 2.156/2016. DOU. 17 nov 2016;(Seção I):138-9.
7. Young MP, Gooder VJ, McBride K et al. Inpatient transfers to the intensive care unit: delays are associated with increased mortality and morbidity. J Gen Intern Med. 2003;18:77-83.
8. Governo do Distrito Federal. Secretaria de Estado de Saúde do Distrito Federal. Diretoria de Serviços de Internação. Gerência de Serviços de Terapia Intensiva. Revisão dos critérios de admissão para internação de pacientes em unidades de terapia intensiva (UTI) e em unidades de cuidados intermediários (UCI) na Rede de Saúde SES/DF. Nota Técnica SES/SAIS/CATES/DSINT/GESTI n. 5/2020. Brasília-DF: Secretaria de Estado de Saúde do Distrito Federal; 2020.
9. Nates JL, Nunnally M, Kleinpell R, Blosser S, Goldner J, Birriel B et al. ICU admission, discharge, and triage guidelines: a framework to enhance clinical operations, development of institutional policies, and further research. Crit Care Med. 2016 Aug;44(8):1553-602. doi: 10.1097/CCM.0000000000001856.

10. Caldeira VMH et. al. Critérios para admissão de pacientes na unidade de terapia intensiva e mortalidade. Rev Assoc Med Bras. 2010;56(5):528-34.
11. Guimarães HP et. al. Manual de medicina intensiva: AMIB. Rio de Janeiro: Atheneu; 2014. Seção 1, p. 6-7.
12. Ghaffar S, Pearse RM, Gillies MA. ICU admission after surgery: who benefits? Curr Opin Crit Care. 2017 Oct;23(5):424-9. DOI: 10.1097/MCC.0000000000000448.
13. Smith TB, Stonell C, Purkayastha S, Paraskevas P. Cardiopulmonary exercise testing as a risk assessment method in non cardio-pulmonary surgery: a systematic review. Anaesthesia. 2009;64:883-93.
14. Karthikeyan G, Moncur RA, Levine O et al. Is a preoperative brain natriuretic peptide or N-terminal pro-B-type natriuretic peptide measurement an independent predictor of adverse cardiovascular outcomes within 30 days of noncardiac surgery? A systematic review and meta-analysis of observational studies. J Am Coll Cardiol. 2009;54:1599-606.
15. Nagele P, Brown F, Gage BF et al. High-sensitivity cardiac troponin T in prediction and diagnosis of myocardial infarction and long-term mortality after noncardiac surgery. Am Heart J. 2013;166:325-32.
16. Moreno RP, Pearse R, Rhodes A. O escore da American Society of Anesthesiologists: ainda útil após 60 anos? Resultados do estudo EuSOS. Rev Bras Ter Intensiva. 2015;27(2):105-12. doi: 10.5935/0103-507X.20150020.
17. Lee TH, Marcantonio ER, Mangione CM et al. Derivation and prospective validation of a simple index for prediction of cardiac risk of major noncardiac surgery. Circulation. 1999;100:1043-9.
18. Sobol JB, Wunsch H. Triage of high-risk surgical patients for intensive care. Critical Care. 2011;15:217. doi:10.1186/cc9999.
19. The Royal College of Surgeons of England. The high-risk general surgical patient: raising the standard. Perioperative Care of the High-Risk General Surgical Patient. 2018.
20. Jhanji S, Thomas B, Ely A, Watson D, Hinds CJ, Pearse RM. Mortality and utilisation of critical care resources amongst high-risk surgical patients in a large NHS trust. Anaesthesia. 2008;63:695-700.
21. Schweizer A, Khatchatourian G, Hohn L, Spiliopoulos A, Romand J, Licker M. Opening of a new postanesthesia care unit: impact on critical care utilization and complications following major vascular and thoracic surgery. J Clin Anesth. 2002;14:486-93.
22. Bellomo R, Goldsmith D, Uchino S et al. Prospective controlled trial of effect of medical emergency team on postoperative morbidity and mortality rates. Crit Care Med. 2004;32:916-21.

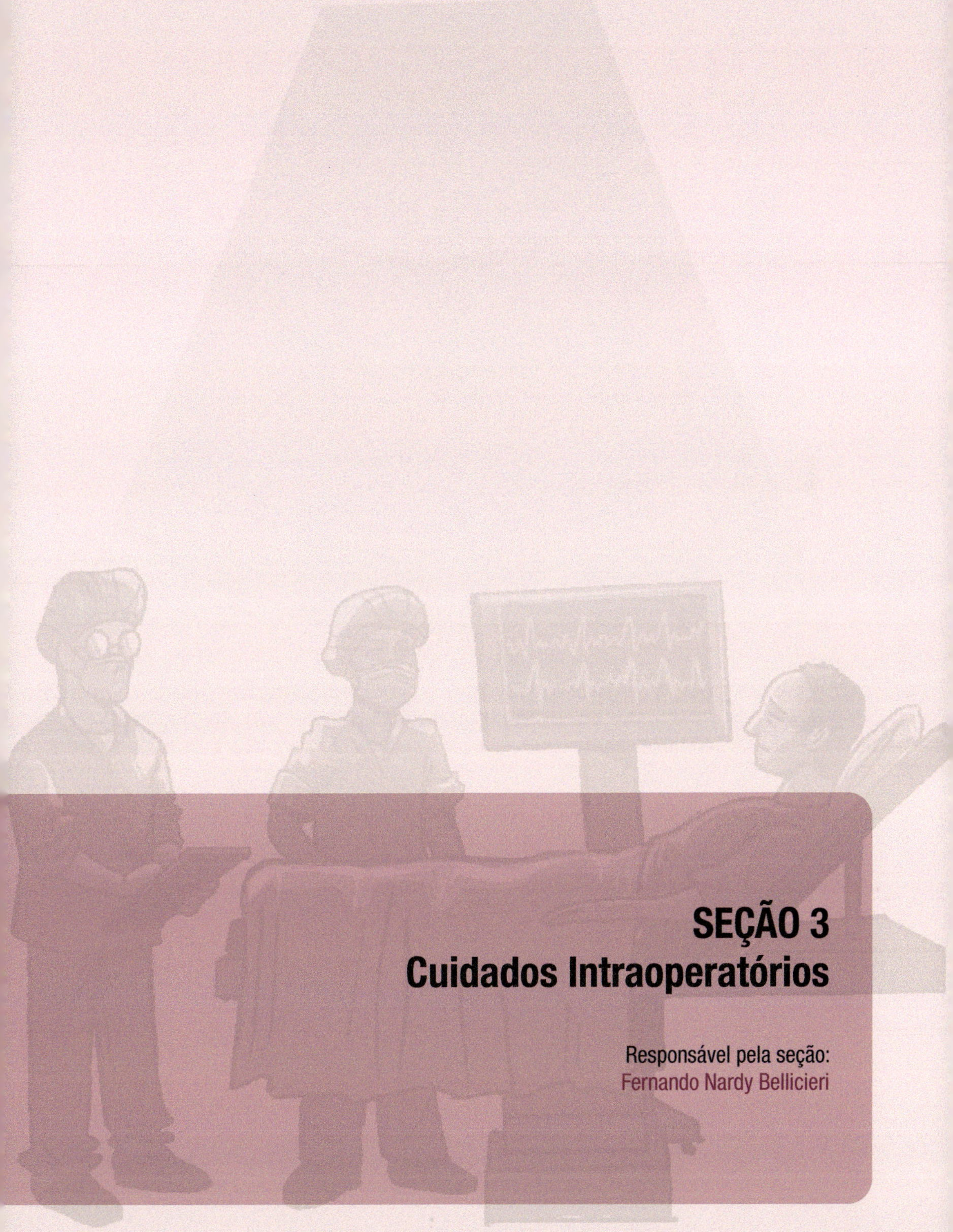

SEÇÃO 3
Cuidados Intraoperatórios

Responsável pela seção:
Fernando Nardy Bellicieri

23 Segurança Operatória – O *Checklist* Cirúrgico

Leopoldo Muniz da Silva
Helidea de Oliveira Lima
Arthur de Campos Vieira Abib
Fernando Nardy Bellicieri

Introdução

Em 2008, a Organização Mundial de Saúde (OMS) divulgou dados alarmantes, revelando que são realizadas 234 milhões de cirurgias em todo o mundo, com uma proporção de 1 procedimento para cada 25 habitantes. Tragicamente, 2 milhões de pacientes perderam a vida durante essas intervenções cirúrgicas, e aproximadamente 7 milhões enfrentaram complicações, sendo que metade dessas complicações poderia ter sido evitada. Mais preocupante ainda, a cada 300 pacientes admitidos em hospitais, 1 teve o óbito como desfecho, e mais de 50% dessas mortes foram associadas a procedimentos cirúrgicos e poderiam ter sido prevenidas.[1] Essas estatísticas são inaceitáveis no século XXI, motivando a OMS a lançar a campanha global "Cirurgia Segura Salva Vidas" para reduzir eventos adversos em pacientes submetidos a cirurgias. Em 2009, foi implementado esse desafio para estabelecer padrões de segurança aplicáveis universalmente.[2] As medidas adotadas abrangeram dez objetivos essenciais para garantir a segurança durante procedimentos cirúrgicos e foram consolidadas em uma lista de verificação específica, conhecida como "*checklist* cirúrgico". A lista de verificação da OMS foi concebida como um conjunto simples de verificações, não como um algoritmo complexo, concentrando-se em itens identificados como de alto risco ou potencialmente fatais se negligenciados ou omitidos (Quadro 23.1).

O resultado de uma avaliação conduzida em oito instituições pilotos no mundo (Canadá, Índia, Jordânia, Filipinas, Nova Zelândia, Tanzânia, Inglaterra e Estados Unidos) mostrou que o uso do *checklist* praticamente dobrou a chance de os pacientes receberem o tratamento cirúrgico com padrões de cuidado adequados. Nesses locais, houve uma redução de 47% da mortalidade e as complicações, que eram em média 11%, foram reduzidas para 7%. Melhoria nas rotinas de segurança e no comportamento da equipe e de cada membro individualmente bem como a melhor comunicação interpessoal explicam esses resultados favoráveis.[3,4] Um dos estudos mais consistentes sobre o impacto da lista de verificação de segurança cirúrgica da OMS foi um ensaio clínico randomizado realizado em dois hospitais noruegueses. A implementação da

Quadro 23.1 Objetivos principais do desafio global da OMS: "Cirurgia Segura Salva Vidas".

1. Certificar-se de que é o paciente certo e o sítio cirúrgico correto.
2. Proteger o paciente da dor, minimizando os riscos da anestesia.
3. Ter capacidade para reconhecer dificuldades respiratórias e um plano de ação pronto.
4. Preparar-se para identificar e agir em caso de grande perda sanguínea.
5. Evitar induzir reações alérgicas ou medicação que traga riscos ao paciente.
6. Usar métodos para minimizar o risco de infecções de sítio cirúrgico.
7. Evitar a retenção de compressas ou de instrumentos em feridas cirúrgicas.
8. Identificar de maneira precisa todos os espécimes cirúrgicos.
9. Comunicar e trocar informações críticas sobre o paciente.
10. Estabelecer vigilância de rotina sobre a capacidade, o volume e os resultados cirúrgicos.

Fonte: Adaptado de Brasil. Ministério da Saúde. Agência Nacional de Vigilância Sanitária; Organização Mundial da Saúde. Segundo desafio global para a segurança do paciente. Cirurgias seguras salvam vidas. Rio de Janeiro: Organização Pan-Americana da Saúde, 2009.

versão norueguesa da Lista de Verificação da OMS resultou em uma redução das complicações cirúrgicas de 19,9% para 12,4% ($p < 0,001$) no grupo de intervenção e o tempo de internação foi reduzido em 0,8 dias ($p = 0,02$).[5,6]

A implementação do *checklist* é uma estratégia de baixo custo, resumindo-se na reprodução e distribuição do instrumento adaptado à realidade de cada instituição. Já a dificuldade na aplicação está fundamentada na execução das etapas de maneira satisfatória. Estima-se que é necessário o tempo total de 3 minutos para aplicação das três fases do processo de verificação e orienta-se que uma única pessoa seja responsável por essa aplicação, sendo o enfermeiro o profissional indicado para orientar a checagem. Contudo, qualquer profissional que participa do procedimento cirúrgico pode ser o coordenador da verificação. Esse profissional deve ter plena autoridade sobre o processo cirúrgico, tendo a capacidade de interromper o procedimento ou impedir o seu prosseguimento caso identifique inadequação em relação a qualquer um dos itens. É importante destacar que essa autoridade é concedida com a compreensão de que a interrupção pode resultar em atrasos e potenciais conflitos com a equipe cirúrgica.[4-7] Dessa forma, não é suficiente que as instituições apenas estabeleçam o protocolo de cirurgia segura. É essencial que os profissionais compreendam o propósito desse protocolo como uma ferramenta de segurança. Isso ocorre quando as equipes reconhecem a sua importância e necessidade, aceitando o processo e integrando as verificações à prática diária. Essas aceitação e incorporação efetiva do processo de verificação são fundamentais para consolidar uma cultura de segurança duradoura.

Cirurgia segura

Certos incidentes configuram complicações cirúrgicas inaceitáveis, como a realização de cirurgia no paciente ou local incorreto, a retenção não intencional de corpos estranhos após o término da cirurgia e a ocorrência de óbito durante o procedimento ou no período imediato pós-operatório, especialmente em pacientes inicialmente classificados como de baixo risco para complicações e morte.[8] Nesse contexto, é importante considerar os impactos jurídicos que esses incidentes podem gerar para a equipe médica, além dos prejuízos físicos, sociais e emocionais ocasionados aos pacientes. Além disso, acrescenta-se o aumento do período de internação hospitalar, que direciona para a necessidade de novas intervenções diagnósticas e terapêuticas e eleva sobremaneira os custos com o tratamento. O protocolo de cirurgia segura visa padronizar e universalizar checagens necessárias e de grande impacto para segurança do paciente e contempla as seguintes etapas:

- Itens de verificação pré-operatório;
- Marcação de sítio cirúrgico;
- Preenchimento do quadro de cirurgia segura;
- Recepção do paciente no centro operatório;
- *Checklist* pré-indução anestésica (*sign in*);
- *Time out* – antes da incisão cirúrgica;
- *Check out* – antes da sutura cirúrgica e antes da saída do paciente de sala (*sign out*).

Itens de verificação pré-operatória

Antes do encaminhamento do paciente para os centros operatórios ou sala de exames (procedimentos invasivos), a equipe de Enfermagem da unidade de origem do paciente deverá verificar o preenchimento correto e completo dos documentos contemplados no *checklist* de cirurgia segura. Os itens a serem verificados incluem:[8,9]

- Verificação de identificação do paciente (nome completo e data de nascimento);
- Pulseira de identificação de risco de queda (médio/alto);
- Alergias;
- Avaliação pré-anestésica realizada;
- Termo de consentimento anestésico aplicado;
- Termo de consentimento cirúrgico aplicado;
- Exames complementares de imagem, se aplicáveis;
- Demarcação do sítio cirúrgico presente (quando aplicável);
- Encaminhamento de imobilizadores e acessórios;
- Retirada de próteses, órteses e adornos (inclusive adornos implantáveis; p. ex., cabelos, cílios e unhas postiças);
- Avaliação do risco de tromboembolismo venoso;
- Tricotomia e necessidade de banho pré-operatório, se aplicáveis;
- Reserva de UTI ou de hemoderivados;
- Tempo de jejum.

A marcação de lateralidade, de múltiplos níveis e de múltiplas estruturas deverá ser executada sempre pelo cirurgião principal do procedimento. O profissional de Enfermagem, antes de encaminhar o paciente para o centro cirúrgico, deverá verificar se a marcação foi realizada, se está correta e compatível com a informação prestada pelo paciente e pelos demais documentos do prontuário. O paciente e familiares deverão sempre participar do processo de marcação de lateralidade, de múltiplos níveis e de múltiplas estruturas. Para isso, a medicação pré-anestésica só será administrada após a marcação. Caso algum item checado não esteja conforme, o médico responsável deve ser comunicado em tempo hábil para regularização do item enquanto o paciente permanece na unidade de origem.

Recomenda-se que a demarcação seja no formato de alvo sinalizado por dois círculos circunscritos e deverá estar visível quando o paciente estiver preparado e coberto com os campos cirúrgicos. A marcação deve ser realizada antes da entrada do paciente em sala operatória (Quadro 23.2).

Caso o paciente não esteja consciente, deverá ser solicitada a participação de um familiar no ato da marcação. Se a participação do paciente e do familiar não for possível, o médico deverá realizar a marcação do sítio e descrever o fato no prontuário. A marcação do sítio cirúrgico deverá ser realizada mesmo em casos de membros com aparelhos gessados ou imobilizadores, pois esses dispositivos não são indicativos de lateralidade confirmada. Nessa condição, a marcação deverá ser feita o mais próximo possível do local da cirurgia e deve estar visível no momento do *timeout* para indicar a lateralidade do procedimento.

Quadro 23.2 Locais de demarcação conforme órgão e estrutura a ser abordada.

Topografia	Demarcação de lateralidade
Crânio	▪ Em pacientes que apresentem lateralidade como hematomas ou tumores, a marcação com alvo deverá ser na região zigomática
Olho	▪ Marcação com alvo sobre a sobrancelha
Ouvido ou mastoide	▪ Marcação com alvo na região pré-auricular
Glândulas salivares ou cirurgias laterais do pescoço	▪ Marcação com alvo na região cervical
Tórax	▪ Marcação com alvo no hemitórax
Cirurgia com acesso via uretral	▪ Marcação com alvo na região anterolateral do abdome
Coluna	▪ Marcação com alvo na região a ser operada, cervical, torácica, lombar ou sacral
Múltiplas lesões ou estruturas (dedos)	▪ Marcação com alvo em todas as lesões ou estruturas a serem abordadas
Órgãos duplos (rim, mama, ovário etc.)	▪ Marcação na topografia do órgão
Hérnia/testículo	▪ Marcação com alvo na região inguinal
Membros superiores e inferiores	▪ Marcação com alvo no membro
Dentes	▪ Indicar nome e local da estrutura dentária a ser abordada no consentimento informado, bem como no odontograma, se disponível

Fonte: Adaptado de Brasil. Ministério da Saúde. Agência Nacional de Vigilância Sanitária; Organização Mundial da Saúde. Segundo desafio global para a segurança do paciente. Cirurgias seguras salvam vidas. Rio de Janeiro: Organização Pan-Americana da Saúde, 2009.

Algumas condições são exceção no processo de demarcação. Em casos de cirurgias de varizes de membros inferiores, por se tratar de procedimento realizado bilateralmente, a demarcação do sítio cirúrgico não está relacionada à definição da lateralidade, mas são determinadas pelas veias a serem abordadas cirurgicamente. Nesse caso, a demarcação das veias com a caneta dermográfica poderá ser feita dentro da sala operatória. Para procedimentos endovasculares, apesar de não haver necessidade de se determinar previamente a lateralidade da punção, deve-se demarcar a lateralidade em estruturas anatômicas que demandem lateralidade, como no caso de um aneurisma de artéria poplítea à esquerda. Nos casos de cirurgias estéticas, realiza-se uma demarcação do sítio cirúrgico especial que não está relacionada à definição da lateralidade, e sim à determinação dos locais a serem abordados cirurgicamente, podendo, assim, ser realizada em sala operatória. Com relação a procedimentos que envolvam exérese ou desbridamento de lesões/tumores, caso a lesão seja única, não haverá necessidade de demarcação do sítio cirúrgico. Porém, quando o paciente apresentar lesões e a abordagem não for feita em todas, há obrigatoriedade da demarcação prévia.

A demarcação de lateralidade, de múltiplos níveis ou de estruturas não é indicada nos seguintes casos:

1. Cirurgias e/ou procedimentos em órgãos únicos;
2. Cirurgias e/ou procedimentos de emergência – o médico responsável deve registrar em prontuário o local e a lateralidade da intervenção;
3. Recusa do paciente – o médico deverá registrá-la em prontuário e certificar-se de que o local da intervenção está nos documentos em que constam os registros operatórios;
4. Cirurgias e procedimentos em que o local da intervenção não é previamente definido como cateterização cardíaca, inserção de cateter arterial, acesso venoso central e laparotomia exploratória;
5. Presença de demarcações estereotáxicas ou agulhamentos de órgãos/estruturas com tumor;
6. Procedimento de retirada de duplo J não necessita de demarcação de lateralidade, pois o cateter se encontra no interior da bexiga.

Em cirurgias bilaterais realizadas em estruturas e órgãos duplos, não há necessidade de demarcação de lateralidade. Contudo, algumas condições especiais merecem atenção quanto à necessidade de demarcação:

a) **Cirurgias bilaterais em órgão bilaterais:** não há necessidade de demarcação de lateralidade quando os dois lados são submetidos ao mesmo procedimento, ou a procedimentos diferentes. Nessa segunda situação, a marcação não seria suficiente para identificar qual deverá ser o procedimento em cada lado. Por isso, a confirmação deverá ser realizada no momento do *time out* (procedimento correto no local correto) e deve estar previamente explicitada no prontuário. Exemplos: artroscopia de joelho direito; e infiltração articular em joelho esquerdo;
b) **Cirurgia bilateral combinada com cirurgia unilateral:** nas cirurgias combinadas, nas quais um dos órgãos será abordado bilateralmente, porém o outro não, precisará haver demarcação da estrutura de abordagem unilateral. Exemplos: mastectomia bilateral; e linfadenectomia à esquerda. Nesses exemplos, a demarcação não se aplica à mastectomia, porém deve haver demarcação da lateralidade da linfadenectomia.

Quadro de cirurgia segura

O quadro de cirurgia segura representa uma abordagem abrangente e vital na promoção da segurança do paciente durante procedimentos cirúrgicos. Composto por etapas claramente definidas, como a verificação pré-indução, a marcação do local da cirurgia, *timeout* e *checkout*, o quadro busca garantir uma execução segura e eficaz dos procedimentos. O quadro de cirurgia segura é uma das referências principais para garantir que o paciente correto foi alocado na sala cirúrgica correta e deverá ser checado pela equipe durante as confirmações das etapas do *checklist* de cirurgia segura. A confirmação da identificação do paciente sempre deverá ser checada por meio das informações disponibilizadas no quadro de cirurgia segura e na pulseira de identificação do paciente contendo nome completo e data de nascimento.

Durante o preparo da sala cirúrgica e antes da admissão do paciente, o preenchimento do quadro de cirurgia segura deverá ser executado pela equipe de Enfermagem inserindo os dados da reserva cirúrgica (paciente, data de nascimento, alergia, equipe cirúrgica, anestesista, procedimento proposto, equipamentos e materiais necessários e lateralidade, se aplicável).

O quadro de cirurgia segura será verificado em três momentos principais:

1. **Antes da indução anestésica:** admitir paciente em sala cirúrgica, checar os dados da pulseira de identificação do paciente junto ao quadro de cirurgia segura, checar as informações antes da indução anestésica entre as equipes de Enfermagem e de Anestesia. Transferir o paciente da maca para a mesa cirúrgica após todas as confirmações;
2. **Antes da incisão cirúrgica (*time out*):** conferir os dados junto à equipe cirúrgica: identificação correta do paciente, do procedimento e do local correto da cirurgia proposta;
3. **Antes da saída da sala (*checkout*):** executar a confirmação de contagem de compressas grandes e pequenas, agulhas, gazes e peças disponíveis para anatomia patológica.

Checklist pré-indução (*sign in*)

Todos os pacientes assistidos por anestesiologistas devem ser submetidos ao *checklist* pré-indução, momento em que são checados vários requisitos necessários para garantir uma assistência anestésica segura. Esse procedimento deve ser realizado na sala operatória pelas equipes médica e de Enfermagem antes da indução anestésica e da transferência do paciente da maca para a mesa cirúrgica (Quadro 23.3).

Quadro 23.3 Itens de verificação antes da realização da anestesia (*sign in*).

- Equipamentos e materiais de órteses, próteses e materiais especiais (OPME) em sala operatória de acordo com o pedido médico
- Dupla checagem entre o anestesista e a Enfermagem da identificação correta do paciente com o uso dos dois identificadores (nome completo e data de nascimento) por meio da verificação da conformidade entre os dados da pulseira do paciente e os do quadro de cirurgia segura da sala operatória, que deverão ter sido preenchidos antes do encaminhamento do paciente a esse ambiente
- Confirmação de alergias
- Confirmação da marcação da lateralidade de maneira correta, se aplicável
- Adequação dos equipamentos anestésicos disponíveis e checados
- A possibilidade de via aérea difícil e se há necessidade do equipamento de via aérea difícil em sala
- O risco de perda sanguínea maior que 500 mL e/ou 7 mL por kg e se há reserva de hemoderivados
- A indicação e administração de antibiótico profilático
- Avaliar o risco e adesão ao protocolo de tromboembolismo venoso. Nesse momento, o anestesiologista deve acordar com o cirurgião a indicação de profilaxia, mediante o risco
- Verificar se o protocolo de glicemia perioperatória é aplicável ao paciente
- Exames pertinentes disponíveis
- Reserva de vaga para UTI

Fonte: Adaptado de Brasil. Ministério da Saúde. Agência Nacional de Vigilância Sanitária; Organização Mundial da Saúde. Segundo desafio global para a segurança do paciente. Cirurgias seguras salvam vidas. Rio de Janeiro: Organização Pan-Americana da Saúde, 2009.

Caso algum item checado não esteja conforme, o procedimento deve ser postergado até a confirmação e a regularização de todos os itens.

É importante ressaltar que o quadro de cirurgia segura deve sempre ser utilizado como referência durante as verificações. Embora seja preferível que o paciente participe ativamente das confirmações necessárias, como na verificação da identificação, do procedimento e da presença de alergias, em algumas situações específicas, como quando o paciente recebeu medicação pré-anestésica ou apresenta condições limitantes, como sedação, redução do nível de consciência, barreiras de comunicação ou intubação orotraqueal, as confirmações de segurança continuam a ser realizadas pela equipe assistente com o mesmo nível de rigor e atenção. Assim, a impossibilidade de o paciente participar das confirmações não limita a segurança nessa etapa do processo.

Time out (pausa)

É uma etapa de pausa que deve ser realizada imediatamente antes da incisão cirúrgica e/ou procedimento em todos os setores. Deve contar com a participação de todos envolvidos no procedimento por meio da checagem pela Enfermagem dos seguintes itens: 1) paciente correto utilizando dois identificadores: nome completo e data de nascimento; 2) cirurgia/procedimento correto; 3) demarcação de lateralidade, múltiplos níveis e múltiplas estruturas, quando aplicável. Caso algum item checado não esteja conforme, o procedimento não deve ser realizado até a confirmação e regularização de todos os itens. A realização do *time out* é obrigatória imediatamente antes da incisão cirúrgica e/ou de procedimentos invasivos, com registro de data e hora. É imperativo que todos confirmem as informações a serem checadas nesse momento, cabendo atenção máxima de todos os presentes em sala cirúrgica, sem exceção.

É crucial ressaltar que o *sign in* e o *time out* são fases completamente distintas e devem ser cumpridas nos momentos designados. Combinar essas duas etapas em um único procedimento constitui uma falha na aplicação do protocolo de cirurgia segura.

Em procedimentos cirúrgicos combinados, nos quais mais de uma equipe cirúrgica realiza intervenções consecutivas em momentos distintos, é necessário realizar um *time out* para cada procedimento a ser executado e cada equipe deverá realizar as confirmações devidas antes da incisão cirúrgica.

Checkout (*sign out*)

É um procedimento realizado ainda na sala operatória pela Enfermagem e equipe cirúrgica antes da sutura do paciente, checando os itens:

- Nome do procedimento cirúrgico/invasivo que foi registrado/descrito;
- Materiais coletados (anatomopatológico ou qualquer outro) corretamente identificados quando aplicáveis. Identificar os frascos das peças cirúrgicas com etiqueta do paciente (quando os espécimes estão presentes durante o processo de verificação pós-operatória, as etiquetas são lidas em voz alta, incluindo o nome do paciente);
- Contagem de compressas (grandes, pequenas), quando aplicável; contagem de gazes (laparoscopias) quando aplicável; contagem de instrumentais cirúrgicos quando aplicável; contagem de agulhas, quando aplicável.

A contagem de materiais para procedimentos cirúrgicos (instrumentais, compressas, agulhas, gazes) deve ser iniciada na abertura dos itens registrando a quantidade aberta de cada item. É realizada pela equipe cirúrgica (instrumentadores ou cirurgiões) e deve ser validada ao término do procedimento de acordo com a quantidade previamente checada. Em caso de incompatibilidade nas contagens no término da cirurgia, deve-se imediatamente informar a equipe cirúrgica, não se proceder à sutura e solicitar a realização de exame de imagem.

No *checkout* realizado antes da saída do paciente da sala operatória, realiza-se a seguinte conferência:[9-10]

1. Confirmação da presença da pulseira correta de identificação do paciente (nome completo e data de nascimento);
2. Confirmação da presença da pulseira de risco de queda;
3. Intercorrências com paciente durante o procedimento;
4. Intercorrências com equipamentos ou materiais;
5. Imagens realizadas no transoperatório.

O *checklist* de cirurgia segura deve ser aplicado para todos os procedimentos invasivos, mesmo para aqueles realizados fora do centro cirúrgico, como punção aspirativa percutânea, paracentese, mielograma, biópsias, coleta de líquido cefalorraquiano (LCR), passagem de cateter de pressão intracraniana, odontológico invasivo, endoscopia, broncoscopia e traqueostomia percutânea. Torna-se evidente que, independentemente do porte cirúrgico, complexidade ou risco do paciente, os processos de segurança devem ser resguardados e aplicados de maneira adequada.

Impacto e desafios

O *checklist* de cirurgia segura mostrou-se uma ferramenta de fácil aplicação e com impactos consideráveis na assistência. O impacto sobre morbidade e mortalidade após a introdução de *checklists* de segurança foram investigados em vários estudos.[11,12] Uma revisão sistemática encontrou evidências a favor do uso dessas listas de verificação, com efeitos positivos sobre desfechos, redução de complicações como infecções de feridas operatórias, perda de sanguínea, hipotermia intraoperatória e hiperglicemia e, por fim, redução de mortalidade.[11] O risco relativo para qualquer complicação, mortalidade e infecção do sítio cirúrgico foi de 0,59 (0,47 a 0,74), 0,77 (0,60 a 0,98) e 0,57 (0,41 a 0,79), respectivamente. Houve uma forte correlação entre uma diminuição significativa nas complicações pós-operatórias e a adesão aos aspectos de cuidado incorporados na lista de verificação ($p = 0{,}04$).[11] O uso do *checklist* também contribui para a comunicação efetiva em diferentes fases da cirurgia.[11,12]

Em um estudo de análise de custo-efetividade no processo cirúrgico, observou-se que a introdução do *checklist* não acarretou aumento no tempo das operações, no início pontual das cirurgias ou na ocorrência de cancelamentos/suspensões de procedimentos. Foi ainda observada uma redução no custo médio do processo cirúrgico no grupo pós-lista de verificação ($p < 0{,}01$), demonstrando-se que segurança implica melhores resultados econômicos para as instituições.[13]

Contudo, ainda é um desafio global a aplicação efetiva do *checklist* de cirurgia segura. A efetividade de *checklists* sempre dependerá de uma implementação de alta qualidade para serem eficazes, tanto no nível estratégico como na linha de frente pelos profissionais de Saúde. Nos casos em que as instituições enfrentam problemas significativos de cultura de segurança, as listas de verificação não oferecerão uma solução única e definitiva para melhorar a segurança do processo cirúrgico. No primeiro estudo brasileiro que estimou a adesão ao instrumento, verificou-se a existência do *checklist* em 60,8% dos prontuários, com preenchimento completo em apenas 3,5% deles.[14] Em pesquisa mais recente, o *checklist* foi encontrado em 90,72% dos prontuários. No entanto, nenhum dos instrumentos tinha preenchimento completo.[15] Outro grande desafio é a consistência das informações checadas, o que agrega um risco adicional ao processo. A existência de incoerências na checagem de segurança sugere orientação inadequada sobre o *checklist*, sua importância e finalidade, além de fragilidades na interação e comunicação entre os profissionais envolvidos e pouca valorização da ferramenta. Banalizar o *checklist* gera um fenômeno denominado *checklist burnout*, no qual informações são adicionadas no *checklist* para que a tarefa seja cumprida, mas sem nenhuma consistência quanto à acurácia das informações. Para reduzir esse efeito deletério nos processos de segurança, a aplicação prática do *checklist* deve ser cuidadosamente avaliada por meio de auditorias clínicas frequentes e não somente por análise de prontuários. Fundamentalmente, o *checklist* é uma ferramenta ativa de comunicação em sala cirúrgica, indo além de um mero registro em prontuário.

As experiências relacionadas à utilização do *checklist* de cirurgia segura têm evidenciado muitos problemas na aplicação e acurácia na execução, como ausência da equipe multidisciplinar na checagem, checagem sem verbalização dos respectivos itens de segurança e resistência ao seu uso pelos profissionais, o que impacta na redução da sua efetividade como barreira de segurança.[16,17]

É crucial ressaltar que a aplicação do *checklist*, por si só, não constitui uma solução isolada capaz de garantir uma assistência cirúrgica segura. Para que essa ferramenta se torne um instrumento eficaz de transformação, é recomendável investir no desenvolvimento de estratégias para fomentar a cultura de segurança do paciente, envolvendo não apenas os cirurgiões, mas também pacientes, gestores e demais profissionais de Saúde.[18] Além disso, é indispensável conduzir avaliações periódicas da adesão ao *checklist* e fornecer *feedback* aos profissionais sobre os indicadores de efetividade da ferramenta na redução de complicações.

Conclusão

O *checklist* de cirurgia segura é uma ferramenta fundamental na promoção da segurança do paciente, com relevantes benefícios observados na redução de complicações e em melhores desfechos. No entanto, ressaltamos que a implementação bem-sucedida do *checklist* requer não apenas adesão, mas uma compreensão profunda de sua relevância por parte da equipe médica e multidisciplinar. Superar as barreiras e desafios associados à implementação exige liderança comprometida e a criação de uma cultura organizacional que valorize a segurança. Mais do que uma lista de verificação, o *checklist* cirúrgico é uma ferramenta dinâmica que, quando incorporada de modo adequado, pode aprimorar significativamente a comunicação interdisciplinar, a qualidade institucional e a segurança dos cuidados cirúrgicos, o que favorece a sustentabilidade do sistema de Saúde.

Mensagens principais

O *checklist* de cirurgia segura desempenha um papel fundamental na segurança do paciente, fornecendo uma abordagem estruturada e abrangente para mitigar riscos e prevenir erros. Aqui estão algumas maneiras pelas quais o *checklist* contribui para a segurança:

- **Padronização de processos:** o *checklist* estabelece uma sequência padronizada de verificações antes, durante e após a cirurgia, garantindo que nenhum passo crucial seja negligenciado. A padronização reduz a variabilidade e ajuda a criar um ambiente previsível, crucial em procedimentos de grande porte.

- **Comunicação aprimorada:** o *checklist* promove a comunicação efetiva entre os membros da equipe cirúrgica, garantindo que todos estejam cientes dos passos críticos a serem seguidos. A comunicação clara é especialmente vital em cirurgias complexas, em que a colaboração precisa ser coordenada entre diversos profissionais.
- **Identificação de riscos potenciais**: o *checklist* destaca áreas de risco potencial, incluindo alergias, equipamentos necessários e procedimentos específicos. A antecipação de riscos permite que a equipe esteja preparada para lidar com situações inesperadas durante cirurgias. O *checklist* inclui também verificações detalhadas de equipamentos, garantindo que tudo esteja em perfeitas condições antes do início da cirurgia.
- **Criação de uma cultura de segurança:** a implementação regular do *checklist* promove uma cultura de segurança, incentivando a atenção constante aos detalhes e a valorização dos protocolos de segurança. A equipe se torna mais consciente e comprometida com a prevenção de erros.

Referências bibliográficas

1. Ferraz EM. Security surgery: a XXI century exigence. Rev Col Bras Cir. 2009;36(4).
2. Brasil. Ministério da Saúde. Agência Nacional de Vigilância Sanitária; Organização Mundial da Saúde. Segundo desafio global para a segurança do paciente. Cirurgias seguras salvam vidas. Rio de Janeiro: Organização Pan-Americana da Saúde; 2009.
3. Schalack WS, Boermeester MA. Patient safety during anaesthesia: incorporation of the WHO safe surgery guidelines into clinical practice. Curr Opin Anesthesiol. 2010;23:754-8.
4. Pancieri AP, Santos BP, de Avila MA, Braga EM. Safe surgery checklist: analysis of the safety and communication of teams from a teaching hospital. Rev Gaucha Enferm. 2013 Mar;34(1):71-8.
5. Haynes AB, Berry WR, Gawande AA. What do we know about the safe surgery checklist now? Ann Surg. 2015;261:829-30.
6. Haugen AS, Sevdalis N, Søfteland E. Impact of the World Health Organization surgical safety checklist on patient safety. Anesthesiology. 2019 Aug;131(2):420-5.
7. Haynes AB, Weiser TG, Berry WR, Lipsitz SR, Breizat AHS, Dellinger EP et al. Changes in safety attitude and relationship to decreased postoperative morbidity and mortality following implementation of a checklist-based surgical safety intervention. BMJ Qual Saf. 2011;20:102-7.
8. O'Connor P, Reddin C, O'Sullivan M, O'Duffy F, Keogh I. Surgical checklists: the human factor. Patient Saf Surg. 2013;7(1):14.
9. Joint Commission International. Padrões de acreditação da Joint Commission International para hospitais. 7. ed. 2021.
10. Russ S, Rout S, Sevdalis N, Moorthy K, Darzi A, Vincent C. Do safety checklists improve teamwork and communication in the operating room? A systematic review. Ann Surg. 2013 Dec;258(6):856-71.
11. Bergs J, Hellings J, Cleemput I, Zurel Ö, De Troyer V, Van Hiel M et al. Systematic review and meta-analysis of the effect of the World Health Organization surgical safety checklist on postoperative complications. Br J Surg. 2014 Feb;101(3):150-8.
12. Gillespie BM, Chaboyer W, Thalib L, John M, Fairweather N, Slater K. Effect of using a safety checklist on patient complications after surgery: a systematic review and meta-analysis. Anesthesiology. 2014 Jun;120(6):1380-9.
13. Papaconstantinou HT, Smythe WR, Reznik SI, Sibbitt S, Wehbe-Janek H. Surgical safety checklist and operating room efficiency: results from a large multispecialty tertiary care hospital. Am J Surg. 2013;206:853-60.
14. Freitas MR, Antunes AG, Lopes BNA, Fernandes FC, Monte LC, Gama ZAS. Avaliação da adesão ao checklist de cirurgia segura da OMS em cirurgias urológicas e ginecológicas, em dois hospitais de ensino de Natal, Rio Grande do Norte, Brasil. Cad Saúde Pública. 2014;30(1):137-49.

15. Marquioni FSN, Moreira TR, Diaz FBBS, Ribeiro L. Cirurgia segura: avaliação da adesão ao checklist em hospital de ensino. Rev Sobecc. 2019;24(1):22-30.
16. Weiser TG, Haynes AB. Ten years of the surgical safety checklist. Br J Surg. 2018;105(8):927-9.
17. Purim KSM, Gonçalves CG, Binotto L, Groth AK, Aranha Júnior AA, Chibata M et al. Checklist de segurança no ensino de cirurgia ambulatorial. Rev Col Bras Cir. 2019;46(3):e20192197.
18. Ribeiro L, Fernandes GC, Souza EG, Souto LC, Santos ASPD, Bastos RR. Safe surgery checklist: filling adherence, inconsistencies, and challenges. Rev Col Bras Cir. 2019 Dec 20;46(5):e20192311.

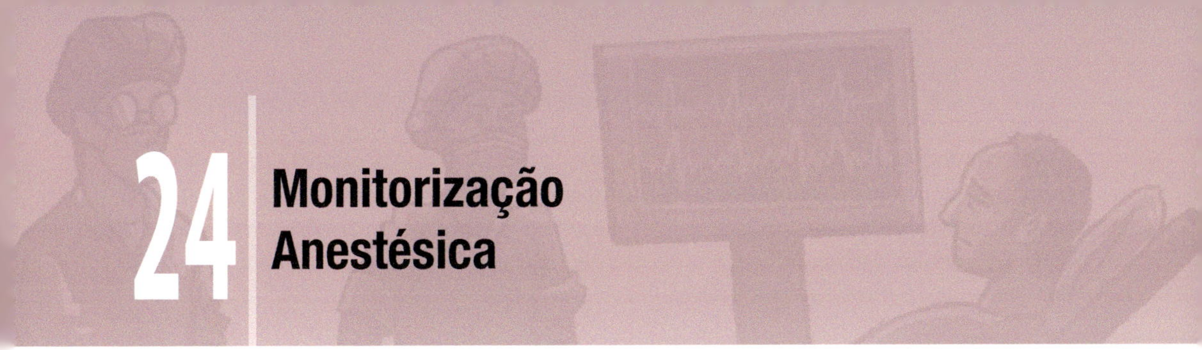

24 Monitorização Anestésica

Daniellen Lins Lourenço
Fernanda Leite
Leopoldo Muniz da Silva
Fernando Nardy Bellicieri

Introdução

O uso da tecnologia da informação, irrevogavelmente, alterou a prática clínica. Anestesiologistas interagem e dependem de informações médicas eletrônicas todos os dias. Há ampla evidência de que os sistemas de gerenciamento de informações anestésicas podem melhorar a precisão da documentação, a conformidade clínica, as medidas do processo de atendimento e, até mesmo, a eficiência operacional.

À medida que a expectativa de vida da população aumenta, mais procedimentos cirúrgicos são realizados em pacientes com múltiplas comorbidades, o que contribui para elevar ainda mais as taxas de complicações e mortalidade.[1] Nesse cenário, a monitorização anestésica é essencial ao cuidado perioperatório, pois a otimização da hemodinâmica, da ventilação mecânica, da temperatura, da função neurológica e do metabolismo é a chave para melhorar o desfecho dos pacientes cirúrgicos de alto risco.[2]

Monitorização cardiovascular

Os dispositivos eletrônicos fornecem atualmente a maior parte das informações necessárias para avaliação do *status* cardiovascular dos pacientes. Entretanto, a avaliação médica somada ao contexto clínico do paciente grave continua sendo a ferramenta mais valiosa na análise crítica das variáveis fornecidas por esses dispositivos.

Seja quais forem a monitorização utilizada, o conhecimento sobre as indicações, as contraindicações e as limitações de cada método, ela é indispensável para um diagnóstico assertivo e um tratamento eficaz.

Eletrocardiograma

A eletrocardiografia contínua oferece dados importantes da avaliação hemodinâmica perioperatória, permite a identificação de arritmias, anomalias de condução, bem como a detecção de isquemia miocárdica. Além disso, há um número crescente de pacientes apresentando dispositivos de assistência à frequência cardíaca (marca-passos) e desfibriladores cardíacos implantáveis, e a cardioscopia contínua permite ao anestesiologista acompanhar o funcionamento adequado desses aparelhos durante o período perioperatório. Para a correta interpretação dos dados obtidos, o médico deve estar atento ao posicionamento e à seleção dos eletrodos, ao filtro e ao ajuste do ganho (Figura 24.1).

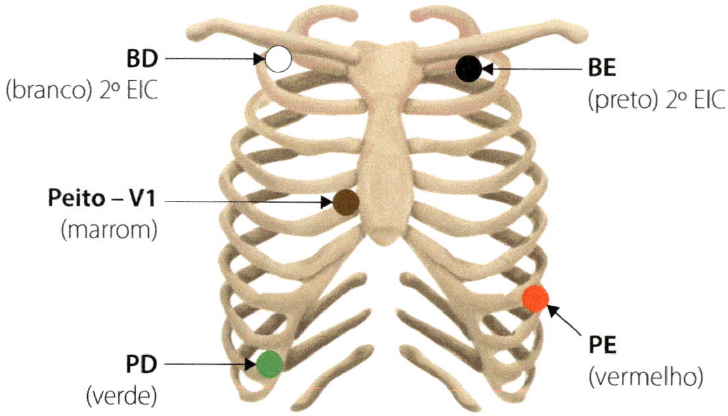

Figura 24.1 Colocação-padrão dos eletrodos de cinco cabos para monitorização.
BD: braço direito; BE: braço esquerdo; EIC: espaço intercostal; PD: perna direita; PE: perna esquerda; V1: peito.
Fonte: Adaptada de Mindray, 2014.[50]

Ocasionalmente, o posicionamento do paciente e a localização da incisão cirúrgica, entre outros aspectos do procedimento, podem demandar o ajuste da localização dos eletrodos. Entretanto, estes devem estar fora das bordas cardíacas, no plano transversal acima e abaixo do coração e no plano sagital à esquerda e à direita desse órgão (Figura 24.2).

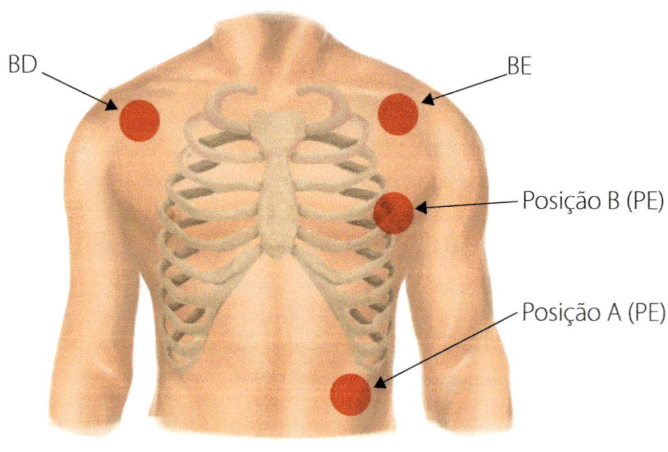

Figura 24.2 Ajuste da localização dos eletrodos.
BD: braço direito; BE: braço esquerdo; PE: perna esquerda.
Fonte: Adaptada de Mark, 1998.[51]

Isquemia aguda do miocárdio

Durante o período perioperatório, a monitorização eletrocardiográfica serve para a detecção de infarto agudo do miocárdio (IAM) com depressão do segmento-ST induzida pelo estresse cirúrgico ou por outras causas de desbalanço entre oferta-demanda de oxigênio (DO_2/VO_2), como hipotensão grave e prolongada. Essas alterações no ECG não fornecem informações sobre a localização da área isquêmica do miocárdio. Em contraste, a elevação do segmento ST indicando isquemia transmural ou alterações na relação DO_2/VO_2, observada particularmente durante cirurgia cardíaca, fornece informações úteis sobre o segmento miocárdico e o território de perfusão coronariana responsável pelo episódio isquêmico. Como a maioria dos sistemas modernos de monitorização de pacientes não monitora simultaneamente todas as 12 derivações de ECG, a seleção de quais derivações torácicas monitorar é de grande importância, especialmente em cirurgia não cardíaca.[3]

Durante o teste de esforço, as derivações V4 e V5 são as mais sensíveis para detectar isquemia induzida pelo exercício (90% a 100% de sensibilidade).[4] Em um estudo com pacientes de alto risco submetidos à cirurgia não cardíaca, mostrou-se que a maior sensibilidade para isquemia foi obtida com a derivação V5 (75%), seguida pela derivação V4 (61%).[5] A combinação das derivações V4 e V5 aumentou a sensibilidade para 90%, enquanto com a combinação das derivações-padrão DII e V5, a sensibilidade foi de apenas 80%. Os autores do estudo também sugeriram que se três derivações (II, V4 e V5) pudessem ser examinadas simultaneamente, a sensibilidade aumentaria para 98%.[6]

Pressão arterial não invasiva

Dispositivos automatizados de pressão arterial não invasiva (PANI) são os meios mais comumente usados para medir a pressão arterial no contexto cirúrgico. Pequenas oscilações na amplitude da pressão são medidas em um manguito cheio de ar que desinfla lentamente a partir de uma pressão bem superior àquela necessária para colapsar a artéria subjacente.[7] O ponto de oscilação máxima marca a pressão arterial média (PAM), com a pressão sistólica e a diastólica sendo calculadas por vários algoritmos. Em geral, um manguito muito grande subestimará a pressão arterial, enquanto um manguito pequeno a superestimará. Das três medidas possíveis, a sistólica tem a menor concordância com os valores da pressão arterial invasiva.[7,8]

Complicações do uso da pressão arterial não invasiva

Embora a medição automática da PANI seja geralmente segura, houve relatos de complicações raras, mas graves (Quadro 24.1).[3,9] A síndrome compartimental é possível após períodos prolongados de aferição e está provavelmente relacionada ao trauma ou ao comprometimento da perfusão distal do membro. Deve-se ter cautela em casos de neuropatia periférica, insuficiência arterial ou venosa, coagulopatias graves ou uso recente de terapia trombolítica.[3]

Quadro 24.1 Complicações da aferição da PANI.

- Dor
- Petéquias e equimoses
- Edema de membros
- Estase venosa e tromboflebite
- Neuropatia periférica
- Síndrome compartimental

Fonte: Adaptado de Gropper et al., 2019.[52]

Pressão arterial invasiva

O uso da pressão arterial invasiva (PAI) garante uma monitorização contínua e automatizada da pressão arterial, permitindo ao anestesiologista uma medida em tempo real. Constitui a monitorização-padrão da pressão no contexto de pacientes graves e/ou cirurgias de grande porte. A PAI está indicada quando há necessidade de medidas contínuas e/ou quando amostras repetidas de sangue arterial são necessárias. Além da pressão arterial, a análise da curva arterial pode fornecer dados importantes em relação à hemodinâmica do paciente quando este se apresenta sob ventilação mecânica e com parâmetros controlados. Nesse cenário, a variação da pressão de pulso e a variação do volume sistólico podem predizer fluidorresponsividade.[10]

Os sítios mais comumente utilizados para cateterização arterial são as artérias radial, femoral e pediosa, respectivamente. Sugere-se realizar o teste de Allen para avaliação da patência e viabilidade da circulação colateral palmar. Entretanto, essa manobra não garante a ausência de complicações isquêmicas que, em sua maioria, são decorrentes de embolização digital e podem ocorrer mesmo com um teste de Allen negativo.

Entre as complicações mais frequentes da canulação arterial, incluem-se dor local, isquemia distal, hematoma e infecção no sítio da punção. Essas complicações tendem a ser minimizadas com a realização de técnica adequada.

Pressão venosa central

A canulação de uma veia central e a medição direta da PVC são frequentemente realizadas em pacientes hemodinamicamente instáveis e submetidos a operações de grande porte. Um cateter venoso central pode ser inserido para fornecer acesso vascular seguro para administração de drogas ou fluidos vasoativos, monitorização de pressão venosa central (PVC), estimulação cardíaca transvenosa, hemodiálise temporária, cateterismo de artéria pulmonar (CAP) para monitorização cardíaca mais abrangente ou aspiração de ar em pacientes em risco de êmbolos gasosos venosos. Um cateter venoso central também pode ser inserido quando nenhum acesso periférico puder ser obtido ou quando forem necessárias repetidas coletas de sangue venoso.

No indivíduo saudável, a PVC reflete o equilíbrio entre o volume sanguíneo, a capacitância venosa e a função cardíaca direita. É um tipo de monitorização útil em intervenções cirúrgicas nas quais grandes flutuações de volume são esperadas, pacientes em choque e politraumatizados.[11]

A curva normal da PVC consiste em três ondas ascendentes (a, c, v) e duas descendentes (x e y) (Figura 24.3). A onda a reflete a contração atrial e é precedida pela onda P do traçado eletrocardiográfico. A onda c marca o início da sístole ventricular direita, sendo resultado da contração isovolumétrica do mesmo, onde há um abaulamento da valva tricúspide em direção ao átrio direito, ocasionando aumento discreto da pressão atrial. Quando o átrio direito relaxa durante a sístole ventricular, a onda x é produzida, representando o colapso sistólico da pressão atrial. A onda v é determinada pelo retorno venoso aumentado através das veias cavas na fase telessistólica, momento em que a valva tricúspide ainda se encontra fechada. A pressão atrial diminui com a abertura da valva tricúspide, o sangue flui do átrio para o ventrículo e, então, surge a onda y resultante do colapso diastólico da pressão atrial direita.[12]

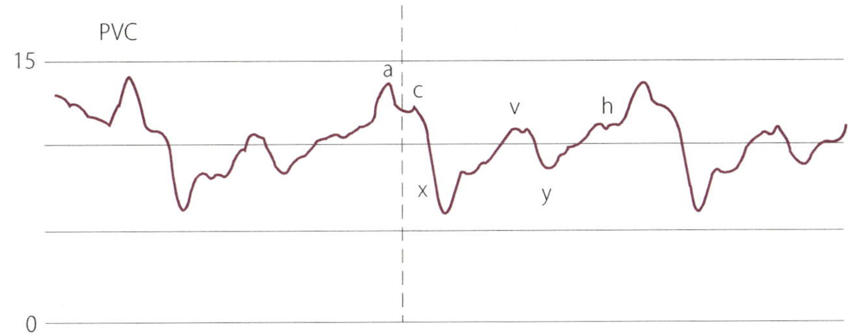

Figura 24.3 Curva de PVC normal.
Fonte: Adaptada de Mark, 1998.[51]

A monitorização da PVC é contraindicada quando há restrição à passagem do cateter, isto é, trombose venosa profunda de membros superiores, infecção, queimadura no local de acesso ou limitações anatômicas. Em pacientes cardiopatas ou com disfunção ventricular esquerda, a avaliação da pressão venosa central deixa de ser uma boa variável para avaliação do *status* volêmico e da função ventricular e, nesses casos, outras formas de monitorização são mais indicadas, como a avaliação do débito cardíaco minimamente invasivo, ecocardiografia, além das variáveis dinâmicas de volemia, como o deltaPP.

Desse modo, a interpretação dos valores obtidos por meio do catéter venoso central deve ser avaliada de forma criteriosa e em conjunto com variáveis obtidas de outros monitores.

Catéter de artéria pulmonar (catéter de Swan-Ganz)

Um grande avanço na monitorização hemodinâmica ocorreu com o advento do cateter de artéria pulmonar (CAP) criado por Swan e Ganz na década de 1970. Ao se utilizar um balão em sua extremidade, permitiu-se direcionar o cateter através do fluxo até a artéria pulmonar, sendo possível a medida da PVC, das pressões sistólica, diastólica e média da artéria pulmonar (PAP), além da pressão ocluída da artéria pulmonar (PoAP).[13] A presença de um termossensor na extremidade do cateter permite ainda a medida do débito cardíaco (DC) pela técnica da termodiluição e o cálculo das resistências vasculares pulmonar (RVP) e sistêmica (RVS).

Entretanto, as indicações para seu uso estão cada vez mais restritas. O CAP está indicado no manejo perioperatório de pacientes com hipertensão pulmonar (HP), síndrome vasoplégica, disfunção primária do enxerto (DPE) ou como monitor de resgate para pacientes em que falharam as medidas de suporte hemodinâmico de rotina.[14]

As complicações relacionadas à monitorização com o cateter de Swan-Ganz incluem pneumotórax, arritmias, infarto pulmonar, ruptura do balão e infecções, podendo ser evitadas com a utilização de técnica adequada.[15]

Débito cardíaco

A mensuração do débito cardíaco (DC) permite a análise da função ventricular e a avaliação da oferta de oxigênio aos tecidos. Existem vários métodos para mensuração do DC, e a maior parte deles se baseia no princípio de Fick que utiliza o consumo de oxigênio. Métodos com corantes não absorvíveis ou pela diferença da temperatura (termodiluição) também são utilizados.[16]

O método que utiliza corante baseia-se na diferença de concentração desse corante (*cardiogreen*) entre dois pontos da circulação. O DC deve ser constante durante o procedimento da medida, e qualquer arritmia poderá determinar erros de leitura. Medidas repetidas (em geral, três vezes consecutivas) ajudam a minimizar erros.

Já na termodiluição, a mudança da temperatura é utilizada como indicador. O volume de uma solução padronizada resfriada é injetado no átrio direito e a variação da temperatura do sangue que passa pelo termistor é utilizada para estimar o débito cardíaco por meio de fórmulas matemáticas (integral da variação da temperatura em relação ao tempo). As causas de erro mais comuns são a perda de líquido durante a injeção, velocidade de injeção lenta da solução, hipotermia e taquipneia.

Ecocardiografia transesofágica

Em 1993, a American Society of Anesthesiologists and Society of Cardiovascular Anesthesiologists estabeleceu as seguintes indicações para a realização da ecocardiografia transesofágica durante o período intraoperatório:

- **Avaliação de isquemia miocárdica:** as alterações das paredes miocárdicas precedem as alterações eletrocardiográficas, pois estas têm sensibilidade limitada na detecção de isquemia precoce;
- **Avaliação hemodinâmica:** a ecocardiografia transesofágica tem sido utilizada intensamente para avaliação hemodinâmica e da função ventricular global. Exame principalmente qualitativo e pode aumentar muito a sensibilidade em detectar pequenas alterações nas dimensões ou ejeção ventricular, adicionando informações que melhoram índices fornecidos por outros métodos de monitorização;
- **Cirurgia valvar:** utilizada principalmente em plastias valvares (aórtica e mitral);
- **Embolia aérea:** monitor extremamente sensível para detecção de bolhas e pode ser útil em pacientes que necessitam de craniotomia e em diversos procedimentos em posição sentada;
- **Outras indicações:** cirurgias para correção de cardiopatias congênitas; miocardiopatias; aneurisma ventricular; endocardite; tumores cardíacos; trombos intracavitários; embolia pulmonar; traumatismo cardíaco; aneurisma e dissecção de aorta torácica; pericardite; tamponamento cardíaco.

Monitorização neurológica

Existem diversos procedimentos e um grande espectro de monitorização neurológica durante o cuidado anestésico dos pacientes. As técnicas de monitorização visam acessar a integridade metabólica cerebral e envolvem a avaliação da perfusão cerebral global e/ou regional com a utilização de monitores como o doppler transcraniano e a mensuração da oxigenação cerebral, e técnicas que acessam a integridade funcional neurológica, como os potenciais evocados e a eletroencefalografia.[17]

Ao permitir a avaliação da profundidade anestésica, a eletroencefalografia ganhou grande aceitação no cenário perioperatório. Os dois monitores de EEG processados mais comumente usados são o índice bispectral (BIS) (Covidien, King of Prussia, PA) e o SedLine (Masimo Irvine, CA). Esses sensores são posicionados na fronte do paciente e proporcionam a detecção de ondas eletroencefalográficas nos lobos frontais. O EEG é usado para ajudar a identificar o fluxo sanguíneo inadequado para o córtex cerebral causado por uma redução do fluxo sanguíneo, seja induzida cirurgicamente por anestésico, seja por uma retração no tecido cerebral. Em segundo lugar, o EEG pode ser usado na detecção da redução do metabolismo cerebral induzida por anestésico, quer em antecipação à perda do fluxo sanguíneo cerebral (FSC), quer no tratamento de pressão intracraniana elevada, quando se deseja uma redução no FSC e no volume sanguíneo. Terceiro, o EEG pode ser usado para prever o resultado neurológico após um dano cerebral. E, finalmente, o EEG pode ser usado para avaliar a profundidade do estado hipnótico do paciente sob anestesia geral como citado anteriormente.[18]

Os valores obtidos por meio do BIS após o processamento das ondas eletroencefalográficas variam de 0-100, em que 40-60 é a faixa desejada de inconsciência para anestesia geral. Valores de 80-100 indicam um estado consciente e alerta. Apesar de amplamente utilizados, esses valores devem ser interpretados com cautela. Primeiro porque o uso desse dispositivo não garante que a consciência intraoperatória possa ser evitada; segundo, esses índices foram desenvolvidos a partir de coortes de pacientes adultos e são menos confiáveis em populações pediátricas e, finalmente, esses índices assumem que o mesmo valor obtido no BIS refletem o mesmo nível de inconsciência para todos os anestésicos.[19]

Dessa forma, mais do que a avaliação dos valores puros do BIS, é preciso saber interpretar as ondas eletroencefalográficas. O EEG bruto apresenta ondas de frequência características, classificadas de acordo com as suas oscilações:[20] Slow (< 1Hz), Delta (1 – 4Hz), Theta (4 – 8Hz), Alpha (8 – 12Hz), Beta (12 – 25Hz), Gamma (25 – 40Hz). Quanto maior a oscilação, maior o nível de consciência.

Entre as principais causas de consciência intraoperatória, estão o plano anestésico inadequado, o aumento da necessidade de anestésicos pelos pacientes (usuários crônicos de álcool, opioides, cocaína entre outros) e o mal funcionamento dos aparelhos de anestesia, seja por defeitos nos vaporizadores de anestésicos inalatórios, seja pelo acesso venoso não funcionante.[21] Assim, os monitores de consciência são um grande aliado na prevenção de consciência intraoperatória. Entretanto, em razão de suas limitações, a análise criteriosa do médico associada a outros parâmetros de monitorização deve guiar a avaliação da consciência intraoperatória, bem como a sua prevenção.

Monitorização da temperatura

A hipotermia é observada com grande frequência no transcurso do procedimento anestésico-cirúrgico. Essa condição é definida como redução da temperatura do compartimento central abaixo de 36°C. A temperatura corporal não é homogênea. O compartimento central (conteúdo intracavitário do tórax, abdome e sistema nervoso central) é formado por tecidos ricamente vascularizados, em que a temperatura se comporta de maneira relativamente constante, enquanto o compartimento periférico corresponde à superfície corporal (pele) e aos membros, em geral de 2°C a 4°C abaixo da temperatura central.[22,23] A temperatura central não caracteriza absolutamente a temperatura corporal, mas é a temperatura mais importante, uma vez que é a principal determinante para o controle termorregulatório autônomo e provavelmente é o principal determinante das complicações relacionadas à temperatura.[22] Logo, em cirurgias de grande porte e para pacientes de maior risco, almeja-se a monitorização da temperatura central como forma mais efetiva de prevenir complicações.

A vasoconstrição cutânea desencadeada pela hipotermia é o principal mecanismo que reduz a perda de calor central para o ambiente, mas também diminui a transferência de calor para o compartimento central. Por isso, o aquecimento a partir da pele, apesar de não ser impedido, é alcançado com mais facilidade enquanto o paciente não estiver com o tegumento vasoconstrito.[24] Logo, é mais factível manter a condição normotérmica dos pacientes durante o intraoperatório que reaquecê-los no pós-operatório. Métodos que limitem a perda de calor cutâneo para o ambiente, como as mantas de circulação forçada de ar aquecido (manta térmica) estão entre os dispositivos mais eficazes, além da administração de líquidos aquecidos no intraoperatório.[25]

Durante o procedimento anestésico cirúrgico, a hipotermia decorre principalmente das alterações induzidas pelos agentes anestésicos sobre a fisiologia da termorregulação, a diminuição do metabolismo do paciente e a sua exposição ao ambiente frio da sala de cirurgia.[26] O principal mecanismo responsável pela hipotermia é a redistribuição de calor do compartimento central para o periférico por condução e convecção circulatórias, que resulta na diminuição da temperatura central e no aumento da periférica, porém sem alterar a temperatura corporal média e o conteúdo de calor do organismo. Em pacientes anestesiados, a temperatura central geralmente diminui 1°C nos primeiros 40 minutos após a indução anestésica em virtude da vasodilatação periférica e da redistribuição interna de calor.[22,26] A anestesia subaracnóidea inibe o controle central termorregulador por meio do bloqueio do sistema nervoso simpático periférico e dos nervos motores, que abolem a vasoconstrição e os tremores. Consequentemente, pacientes submetidos a intervenções cirúrgicas de grande porte sob anestesia regional têm risco aumentado de desenvolver hipotermia grave. As regiões que não estão sob bloqueios simpático e motor podem desencadear respostas termorreguladoras se o limiar reduzido dos tremores for atingido, e o paciente não for idoso ou não estiver excessivamente sedado. Entretanto, tremores restritos às extremidades superiores do organismo são relativamente ineficazes e insuficientes na prevenção de hipotermia adicional.[22,27] A literatura indica que a ocorrência de hipotermia acarreta efeitos deletérios em diversos sistemas e funções fisiológicas do paciente. Entre as complicações associadas à hipotermia, salientam-se: as arritmias cardíacas; e o aumento da mortalidade, da incidência de infecção do sítio cirúrgico, do sangramento no intraoperatório e, consequentemente, incremento do número de transfusões no pós-operatório, do tempo de recuperação pós-anestésica (SRPA), além do desconforto térmico.[27] Analisando-se as implicações no ato anestésico, há retardo do despertar, diminuição da metabolização de fármacos como propofol e bloqueadores neuromusculares, entre outros fármacos.[25,27] Essas complicações, além de trazerem efeitos nocivos para o paciente, acarretam o aumento dos custos finais do processo anestésico cirúrgico até a completa recuperação do paciente.

Durante o ato anestésico, a monitorização da temperatura é fundamental, uma vez que diversos fatores interferem na sua manutenção, sendo recomendada no Brasil desde a Resolução do Conselho Federal de Medicina (CFM) n. 1.802/2006. De acordo com a resolução do CFM n. 2174/2017, ficou definido como condição mínima e segura para o ato anestésico a determinação da temperatura e dos meios para assegurar a normotermia em procedimentos com duração superior a 60 minutos e, nas condições de alto risco, independentemente do tempo do procedimento (prematuros, recém-nascidos, história anterior ou risco de hipertermia maligna, síndromes neurolépticas e idosos).[27,28]

Sítios e dispositivos para aferição da temperatura corporal no intraoperatório

A temperatura do compartimento central pode ser avaliada na artéria pulmonar, esôfago distal, nasofaringe ou membrana timpânica, pois esses sítios são bem perfundidos. Mesmo durante condições de variações térmicas mais acentuadas, como durante a circulação extracorpórea, esses locais permanecem confiáveis.

A temperatura na artéria pulmonar é possivelmente a melhor estimativa da temperatura central, mas é raro estar aplicável na prática clínica. Entre as medidas de temperatura central, a temperatura esofágica constitui a melhor combinação de desempenho, economia e segurança. O esôfago é o local mais factível para a monitorização de temperatura central e o termômetro esofágico deve ser posicionado no ponto de ausculta máxima das bulhas cardíacas ou mais distalmente para evitar o resfriamento pelos gases respiratórios. As condições mais prevalentes e que contraindicam a monitorização da temperatura pelo termômetro esofágico são as fraturas de base de crânio, traumas de face, lesão esofágica diagnosticada e cirurgias cujo sítio cirúrgico seja o esôfago. Especial atenção deve ser dispensada para alocação do termômetro esofágico de maneira adequada, pois introduções do dispositivo para cavidade gástrica podem reduzir a acurácia do método bem como acarretar complicações em cirurgias laparoscópicas gástricas, como sutura do termômetro em anastomoses. Como medida prática do limite de introdução do termômetro esofágico, costuma-se medir a distância entre a comissura labial até lóbulo da orelha e depois até 2 cm acima do apêndice xifoide.

A nasofaringe é uma excelente alternativa quando a monitorização esofágica é impedida por condições clínicas ou cirúrgicas ou para os casos de utilização de dispositivos supraglóticos.[22,29] As sondas nasofaríngeas precisam ser inseridas entre 10 e 20 cm além das narinas para estimar com precisão a temperatura central em adultos.[22,28] A membrana timpânica é um local adequado para medição da temperatura central. Sinais infravermelhos obtidos da membrana timpânica são precisos e refletem a temperatura da artéria carótida externa. Em contraste, as temperaturas da bexiga e do reto são menos confiáveis, pois ambos os locais têm má perfusão e, portanto, apresentam considerável diferença em relação à temperatura central durante o intraoperatório.

A termometria de "fluxo de calor zero" é uma nova tecnologia capaz de determinar a temperatura central com um sensor periférico não invasivo. Nesse método, os sensores colocados na região frontal do paciente medem a temperatura corporal da pele criando um canal isotérmico. A medição é realizada pela reflexão da temperatura central no sensor aderido à pele no ponto de "zero fluxo de calor". Comparando-se aos demais métodos de aferição da temperatura central, o método de termometria de "fluxo de calor zero" tem demonstrado adequada acurácia na prática clínica em diversos estudos.[22,30,31]

A temperatura da pele é determinada pelo equilíbrio entre o calor emanado pelos tecidos subcutâneos e o calor perdido para o ambiente. O calor da superfície da pele é dissipado sobretudo por radiação e convecção, com condução e evaporação geralmente contribuindo em menor escala. A temperatura da superfície da pele são consideravelmente mais baixas do que a temperatura central; a temperatura da pele na fronte, por exemplo, é tipicamente 2°C mais baixa do que a temperatura central em pacientes anestesiados.[22,23] Essa variação decorre principalmente da temperatura ambiente, oscilando ao longo do tempo. Simplesmente adicionar uma compensação fixa, como 2°C, à temperatura da pele não estima de forma confiável a temperatura central. Mesmo termômetros cutâneos infravermelhos aplicados na região temporal ainda apresentam limitações na aferição da temperatura.

A maioria dos pacientes cirúrgicos não aquecidos desenvolve hipotermia, e a hipotermia provoca complicações relevantes. O objetivo da monitorização da temperatura é detectar distúrbios térmicos e manter uma temperatura corporal adequada durante a anestesia. A temperatura central deve ser medida de maneira contínua obrigatoriamente em pacientes de risco e esforços devem ser feitos para manter a temperatura central intraoperatória acima de 36°C.

Monitorização da nocicepção

A monitorização da adequação anestésica pode ser realizada por parâmetros corticais e subcorticais, sobretudo. A nocicepção, como medida aferível do estímulo álgico, tem sido utilizada recentemente com o auxílio de monitores que consideram parâmetros autonômicos, como: variabilidade da frequência cardíaca; onda pletismográfica; condutância da pele; pupilometria etc.[32,33] Como a quantificação da nocicepção em indivíduos inconscientes é complexa e não factível na prática clínica, utiliza-se a reação à nocicepção como forma de mensuração da resposta autonômica e indiretamente, como uma medida de nocicepção. Sob anestesia, sinais nociceptivos são continuamente gerados para causar efeitos involuntários no sistema nervoso autônomo, movimentos reflexos e resposta ao estresse. A maioria dos sistemas disponíveis depende da identificação e medição desses efeitos indiretos para indicar o equilíbrio entre nocicepção e antinocicepção.

Nos últimos anos, vários dispositivos de monitorização que fornecem um índice representando o equilíbrio nocicepção/antinocicepção durante a anestesia geral (ou seja, o equilíbrio entre o "nível de nocicepção" e a eficácia das estratégias antinociceptivas) tornaram-se comercialmente disponíveis. Esses dispositivos utilizam sinais biológicos como substitutos para o grau de nocicepção. Esses sinais incluem, mas não se limitam a variabilidade da frequência cardíaca, alterações na fotopletismografia da onda de pulso, alterações na condutância e temperatura da pele, além de reação pupilar. O *Surgical Pleth Index* (SPI),[33] introduzido em 2007 e calculado a partir do intervalo entre batimentos cardíacos e amplitude fotopletismográfica do pulso para a titulação da administração analgésica, reflete a atividade simpática em uma escala de 0 (analgesia completa) a 100 (máxima nocicepção). O índice de analgesia-nocicepção (ANI) reflete o equilíbrio entre nocicepção e analgesia com base na análise da variabilidade da frequência cardíaca em uma escala de 0 a 100, ao contrário do SPI.[34] A pupilotomia se baseia no fenômeno em que o diâmetro da pupila aumenta em resposta a estímulos nociceptivos, observado tanto em pacientes acordados como em anestesiados.[34] Esses três índices analgésicos mostraram-se superiores à frequência cardíaca e à pressão arterial média na detecção de estímulos dolorosos.[35,36] No entanto, os resultados relacionados a esses parâmetros para orientar a administração de opioides intraoperatórios e os resultados pós-operatórios ainda são controversos, talvez por causa de diferentes métodos de estudo, características dos pacientes e variabilidade de técnicas anestésicas.[37] Jiao e colaboradores realizaram uma metanálise em que avaliaram dez estudos envolvendo ANI, SPI ou pupilometria como guias para administração de opioides.[37] Os resultados mostraram uma redução no consumo de opioides no intraoperatório no grupo de intervenção, comparado a parâmetros clínicos convencionais, somente nas anestesias com sevoflurano. Entretanto, o índice I2 para heterogeneidade foi elevado (88%). Além disso, o número de estudos com ANI e pupilômetro foram limitados. A capacidade de predição de dor no pós-operatório tem sido considerada bastante limitada também.[38]

Assim, monitores de nocicepção/antinocicepção, com índices que se baseiam em respostas autonômicas ainda necessitam de validações mais adequadas, visto que essas atividades, além de importantes limitações, podem ainda ser alteradas por fatores externos como fármacos anestésicos, comorbidades, uso de marca-passo cardíaco, disritmias cardíacas etc.

Monitorização da função respiratória

A anestesia geral pode determinar numerosos efeitos biológicos no sistema respiratório e contribuir para o aparecimento de complicações pulmonares perioperatórias. Durante a anestesia geral, ocorrem diminuição do número e da atividade dos macrófagos, inibição do *clearance* mucociliar, aumento da permeabilidade alveolocapilar, inibição da liberação de surfactante, aumento da atividade da enzima óxido nítrico sintase e acentuação da sensibilidade da vasculatura pulmonar aos mediadores neuro-humorais. Após sua indução, ocorrem diminuição da capacidade residual funcional (CRF), formação de atelectasias nas porções dependentes dos pulmões e alterações significantes dos movimentos do diafragma. O desequilíbrio ventilação/perfusão resulta em efeito *shunt* e aumento do espaço morto. Essas alterações fisiopatológicas na CRF, na movimentação diafragmática e na relação ventilação/perfusão resultam no aumento do gradiente alveoloarterial de oxigênio, o que, em parte, é responsável pela necessidade de suplementação de oxigênio no perioperatório.

A monitorização da respiração no intraoperatório é uma prática fundamental na Anestesiologia moderna. A combinação de dispositivos como oxímetro de pulso, capnógrafo e avaliação cuidadosa dos parâmetros do ventilador permite uma abordagem abrangente para garantir a segurança respiratória dos pacientes. O anestesiologista desempenha papel crucial na interpretação desses dados e na tomada de decisões rápidas para otimizar a ventilação e minimizar riscos durante o procedimento cirúrgico. Entre as técnicas não invasivas destinadas a monitorizar as trocas gasosas, destacam-se a oximetria de pulso e a capnografia.

A oximetria deriva da luz emitida por fonte aposta à extremidade digital ou ao lobo da orelha atravessa os tecidos onde é parcialmente absorvida. Por meio de um sensor situado na superfície oposta da extremidade, o oxímetro de pulso analisa a absorção de luz pela hemoglobina e oxi-hemoglobina do sangue que a perfunde. Os aparelhos hoje disponíveis têm elevada precisão quando a saturação é superior a 70% e é maior quando a medida é realizada na orelha comparada à extremidade digital, reduzindo-se em saturações baixas (quanto menor a saturação, maior a tendência a leituras falsamente elevadas). Alguns fatores, entretanto, podem impedir leituras acuradas: meta-hemoglobinemia; carboxi-hemoglobinemia; hiperbilirrubinemia; luminosidade ambiente etc. Meta-hemoglobinemia (30%) e carboxi-hemoglobinemia (9%) resultam em leituras falsamente elevadas de SpO_2. A meta-hemoglobina absorve muito ambos os comprimentos de onda. Quando ela excede 30%, sua grande absorbância ultrapassa o sinal produzido pela oxi-hemoglobina e hemoglobina e conduz a leitura errônea da SpO_2. Níveis de carboxi-hemoglobinemia até 3% permitem determinação acurada da SpO_2. A redução na amplitude da pulsação da extremidade examinada impede a realização de medidas corretas. Isso é observado em hipotensão arterial, hipotermia ou durante administração de vasoconstritores. Azul de metileno e verde de indocianina são exemplos de corante que, na circulação, resultam em erro da leitura da SpO_2 (leituras falsamente mais baixas). A oximetria de pulso é consideravelmente limitada quando utilizada para estimar a pressão parcial de oxigênio do sangue.[39,40] A relação entre pO_2 e SO_2 (curva de dissociação da hemoglobina) sofre influência da temperatura, pressão parcial sanguínea do gás carbônico (pCO_2) e teores de 2,3 difosfoglicerato nas hemácias.[39]

O CO_2 produzido durante o metabolismo celular é transportado pelo sistema venoso ao átrio e ao ventrículo direitos, chega aos pulmões e difunde-se dos capilares aos alvéolos. Dos alvéolos, esse gás é finalmente eliminado com a mistura exalada. A quantidade de CO_2 que alcança os espaços alveolares é proporcional ao débito cardíaco e ao fluxo sanguíneo pulmonar. A eliminação desse gás para o ambiente depende da eficácia da ventilação. Assim, a medida do CO_2 ao fim da expiração (ET CO_2) permite a monitorização contínua e não invasiva do gás alveolar, indiretamente refletindo seus níveis circulantes. Alguns aparelhos calculam a fração de CO_2 na mistura exalada (FET CO_2) dividindo a pressão parcial desse gás (PET CO_2) pela pressão atmosférica. A representação gráfica da curva da pressão parcial de CO_2 na mistura gasosa expirada, em relação ao tempo, é denominada "capnografia". A presença de CO_2 no gás expirado é o método padrão-ouro para a confirmação do correto posicionamento de um tubo traqueal. Em indivíduos ventilados sob máscara facial ou laríngea antes da intubação, pode haver CO_2 no estômago, portanto para que se constate intubação traqueal, deve haver consistência e recorrência do CO_2 no gás expirado.[40]

A interpretação do capnograma é realizada em três etapas (Figura 24.4): caracteriza-se inicialmente a presença de CO_2 na mistura exalada; a seguir, são analisadas as curvas geradas; e, por fim, busca-se correlacionar PET CO_2 e Pa CO_2. A ausência ou redução do CO_2 na mistura exalada implica interrupção da ventilação ou hipoventilação alveolar. Isso ocorre em apneia, desconexão do circuito, extubação acidental, vazamento, obstrução ou intubação esofágica. Variações súbitas da $PACO_2$ acompanham-se usualmente de modificações proporcionais na $PETCO_2$. A linha de base expressa a pressão parcial de CO_2 na mistura gasosa inspirada. Registros acima de zero indicam inalação de CO_2. Esse fato resulta mais comumente da reinalação por esgotamento do sistema de absorção de CO_2 (cal sodada) ou válvula unidirecional defeituosa. A porção ascendente indica o rápido aumento da pressão parcial de CO_2 no início da exalação. Essa fase, quase vertical, horizontaliza-se face a processos obstrutivos que diminuem o fluxo expiratório. O platô corresponde à exalação do gás alveolar. Nessa fase, o traçado, normalmente horizontal, pode ser alterado por artefatos (oscilações causadas por batimentos cardíacos ou movimentos da caixa torácica) ou distúrbios respiratórios. A falta de definição do platô sugere contaminação da amostra com gás não alveolar, tempo expiratório curto ou heterogeneidade da relação ventilação/perfusão nos diferentes territórios alveolares. Curvas com essa morfologia associam-se provavelmente a aumento do gradiente entre $PaCO_2$ e PET CO_2. A porção descendente da curva mostra o início da inspiração e a "lavagem" rápida do CO_2 das vias aéreas.[41]

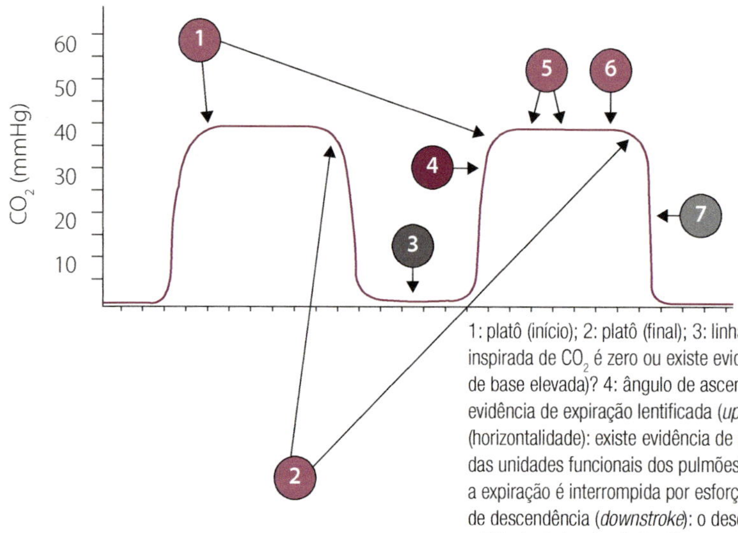

1: platô (início); 2: platô (final); 3: linha de base: a pressão parcial inspirada de CO_2 é zero ou existe evidência de reinalação (linha de base elevada)? 4: ângulo de ascendência (*upstroke*): existe evidência de expiração lentificada (*upstroke* inclinado)? 5: platô (horizontalidade): existe evidência de esvaziamento desigual das unidades funcionais dos pulmões? 6: platô (continuidade): a expiração é interrompida por esforços inspiratórios? 7: ângulo de descendência (*downstroke*): o descenso é íngreme ou existe evidência de inspiração lentificada ou reinalação parcial?

Figura 24.4 Curva capnográfica padrão.

Fonte: Adaptada de Becker DE, Casabianca AB. Respiratory monitoring: physiological and technical considerations. Anesth Prog. 2009 Spring;56(1):14-20; quiz 21-2.

Doenças pulmonares obstrutivas reduzem mais a ventilação em alguns alvéolos do que em outros, resultando em aumento da heterogeneidade V/Q (ventilação-perfusão). Alvéolos bem-ventilados (baixa $PACO_2$) tendem a se esvaziar antes do que aqueles malventilados (alta $PACO_2$). A capnometria reflete indiretamente o estado da circulação pulmonar e a oferta de CO_2 para as câmaras direitas. Baixo débito cardíaco (choque) e embolia pulmonar (aérea, fluido amniótico e tromboembolismo) diminuem a perfusão de segmentos alveolares que, desse modo, não participam das trocas gasosas.

Tipos de capnógrafos

- ***Sidestream* (fluxo lateral):** nesse tipo de analisador, um volume fixo de gás é aspirado continuamente do circuito de ventilação, a taxas que variam de 50 a 500 mL/min, e transmitido através de um tubo de náilon ou Teflon® até a câmara analisadora. Após a análise, a amostra pode ser descartada para a atmosfera ou devolvida para o circuito de ventilação através de um tubo secundário. O local de amostragem deve ser o mais próximo possível do paciente para evitar diminuição artifactual da $PETCO_2$ em virtude do espaço morto do circuito. Problemas relacionados a esse tipo de sistema incluem o tempo de resposta aumentado, em razão do tempo desde a expiração até a chegada do ar à câmara analisadora, e a suscetibilidade à condensação ou obstrução do circuito de amostragem. Deve-se, ainda, atentar para a taxa de amostragem, que não deve ser maior do que o fluxo de gás fresco nem do que a frequência expiratória. Isso é particularmente importante em crianças, já que os volumes são menores e essa inadequação pode resultar em amostragem do ar inspirado, hipoventilação do paciente e medidas erroneamente baixas da $PETCO_2$;
- ***Mainstream* (fluxo principal):** esse tipo de capnógrafo incorpora o sensor infravermelho ao circuito muito próximo ao tubo endotraqueal. Assim, elimina-se o problema da amostragem de ar expirado e do tempo de resposta prolongado, inerentes aos sistemas *sidestream*. Por isso, é geralmente utilizado na população pediátrica. Desvantagens desse tipo de analisador incluem o peso da câmara analisadora, a necessidade de calibragem diária e o risco de queimadura ao contato com a pele do paciente, uma vez que a câmara deve ser aquecida a 40°C para prevenir a condensação do gás expirado no sensor.

A gasometria arterial ainda é dos métodos mais utilizados para avaliação da oxigenação sanguínea. Depende da coleta intermitente de amostras de sangue arterial que são analisadas sucessivamente. Embora invasiva, deve ser sempre realizada quando não se dispõe de monitorização não invasiva para verificação de outros métodos ou quando se deseja análise de dados não fornecidos pela oximetria como pH e HCO_3^-.

A monitorização dos valores e gráficos da mecânica ventilatória, durante a anestesia, é de grande importância para orientar sobre alterações e a necessidade de ajustes no ventilador, propiciando proteção pulmonar.[42,43] Para pacientes em ventilação mecânica, é essencial monitorar a complacência do sistema respiratório, a *driving pressure* (ΔP) e a pressão de platô. A pressão de platô refere-se à pressão alveolar máxima atingida durante a inspiração quando o fluxo de gás é temporariamente interrompido. A *driving pressure* consiste no componente de distensão alveolar e pode ser calculada pela diferença entre a pressão de platô e a pressão expiratória final positiva (PEEP). Seus valores devem situar-se abaixo de 13 a 15 cmH_2O. A vantagem de monitorar a *driving pressure* no intraoperatório é proporcionar uma titulação da PEEP mais otimizada e de acordo com a necessidade e individualidade do paciente. A PEEP pode ser titulada de maneira decrescente após uma manobra de recrutamento alveolar buscando-se o valor resultante mais baixo de ΔP. É importante destacar que aumentos na PEEP que resultem em um aumento da ΔP também são prejudiciais, uma vez que a deterioração da complacência pulmonar provavelmente decorre de uma hiperdistensão alveolar e do aumento do trabalho pulmonar. Adotar níveis mais elevados da PEEP de maneira indiscriminada em pacientes que não apresentam melhora da ΔP pode atenuar os efeitos benéficos observados em pacientes que se beneficiaram desse parâmetro. Logo, monitorar a ΔP proporciona uma titulação da PEEP de maneira mais adequada e fisiológica.[21] Esses parâmetros ventilatórios fazem parte de um conceito fisiológico mais amplo denominado *mechanical power*. Esse conceito simplifica a avaliação da ventilação mecânica, retratando-a com abrangência pelo conjunto dos componentes da ventilação mecânica assim como a injúria produzida pela energia determinada pelo gradiente pressórico, que promove a deformação alveolar. Composta de pressão de platô, ΔP, PEEP, volume corrente, fluxo, resistência, elastância e frequência respiratória, o *mechanical power* representa a energia transferida do ventilador para o sistema respiratório durante um período de tempo em Joule por minuto (J/minuto).[43]

Monitorização da oximetria cerebral

É crescente a utilização de métodos que, durante cirurgias de grande porte ou em pacientes de maior risco, forneçam informações do estado neurometabólico e avaliem a condição cerebral, evitando déficits neurológicos no pós-operatório. A espectroscopia próxima ao infravermelho (NIRS) é uma técnica não invasiva, portátil e de fácil manuseio e capaz de fornecer as informações sobre as condições hemodinâmicas cerebrais. A NIRS é um método que utiliza a região infravermelha do espectro eletromagnético, 600 a 900 nanômetros, para medir a concentração de oxigênio. O infravermelho próximo é o nome dado à região imediatamente superior à região visível, em termos de comprimento de onda. Os monitores de oximetria cerebral utilizam NIRS para obter medidas contínuas não invasivas de oxigenação cerebral por meio de probes aderidos ao escalpo frontal do paciente. A luz infravermelha emitida por um probe, de acordo com sua frequência, é capaz de penetrar no crânio para atingir o tecido subjacente, pois o crânio é transparente à luz perto da faixa infravermelha.[44] Quanto maior a distância e mais densa a matéria que a luz deve atravessar, maior será a absorção da luz e menor sua reflexão. Além disso, a faixa de luz absorvida pela Hb oxigenada não se altera, permitindo uma análise do valor retornado. Após instalação do dispositivo, valores de base da oximetria cerebral devem ser obtidos antes da indução anestésica e preferencialmente após a pré-oxigenação para obtenção do valor basal do paciente. A faixa de normalidade varia de 60% a 85% e os valores mais críticos com necessidade de intervenção são encontrados em dessaturações abaixo de 45% ou aqueles 20% abaixo do basal. O melhor posicionamento dos sensores é 3 cm acima da órbita.

Diante de uma dessaturação no intraoperatório, causas relacionadas à oferta e ao consumo de oxigênio precisam ser avaliadas. Em relação à oferta, há: débito cardíaco; pressão arterial média; estratégia ventilatória; hemoglobina/hematócrito; e posicionamento. Em relação ao consumo, há: dor; plano anestésico; temperatura; e nível de sedação. Importante sempre avaliar a qualidade do sinal para garantir a confiabilidade dos valores obtidos.

Ao contrário da oximetria de pulso, os oxímetros cerebrais com base em NIRS não incluem pletismografia e, portanto, não diferenciam entre sangue arterial e venoso. Dessa forma, esses dispositivos não indicam diretamente o fornecimento de oxigênio, mas fornecem informações sobre o equilíbrio entre a oferta e a demanda regional de oxigênio. Além disso, em razão da variabilidade na composição dos parâmetros obtidos pelo dispositivo, há considerável variabilidade dos valores basais entre os indivíduos, tornando mais apropriado usar a oximetria cerebral como tendência temporal, e não como um índice absoluto de oxigenação tecidual. É relevante que a oximetria cerebral ajuda a individualizar a assistência de forma otimizada. Assim, não há necessidade de se intervir no manejo hemodinâmico somente quando o paciente alcança um valor crítico da oximetria, mas também quando há uma tendência progressiva de redução desse parâmetro.

Algumas limitações do método são descritas, como: valores refletem somente região frontal; interferência com eletrocautério durante o intraoperatório; causas específicas da dessaturação; e fluxograma de tratamento ainda pouco definidos.[45] Apesar de suas limitações, houve amplo entusiasmo pela monitorização da oximetria regional cerebral ($rScO_2$) durante cirurgias de maior porte, como as cardíacas. Isso poderia oferecer um benefício clínico potencialmente significativo ao alertar os profissionais de Saúde para uma redução no fornecimento de oxigênio cerebral com antecedência suficiente para implementar intervenções corretivas. Embora alguns estudos tenham mostrado que valores baixos de $rScO_2$ (sejam absolutos ou relativos) estão associados a resultados desfavoráveis para o paciente (declínio cognitivo pós-operatório precoce) ou a maior tempo de hospitalização, os dados disponíveis são insuficientes para estabelecer de forma convincente que prevenir ou corrigir prontamente os valores baixos de $rScO_2$ melhora os resultados. Diante do custo relativamente elevado dos sensores de monitorização e dos dados contraditórios sobre benefícios claros para o paciente, a maioria dos autores concorda que o uso rotineiro da oximetria cerebral como padrão de cuidado para todos os pacientes não pode ser recomendado nesse momento.[46,47]

Pacientes submetidos à cirurgia cardíaca e à endarterectomia carotídea têm maior probabilidade de se beneficiar da oximetria cerebral em comparação com outros pacientes. Em cirurgia cardíaca, estudos identificaram associações entre reduções nos valores de $rScO_2$ em relação ao basal e à ocorrência de acidente vascular cerebral pós-operatório, bem como redução do risco de disfunção cognitiva. Outras cirurgias com potencial de utilização, mas ainda com baixo nível de evidência quanto ao impacto em desfechos clínicos, são aquelas com necessidade de hipotensão induzida, as de coluna, as neurocirurgias, as oncológicas de grande porte com duração prolongada e necessidade de quimioterapia intraoperatória, além de pacientes com vasculopatia sistêmica e pacientes com antecedentes de acidente vascular cerebral prévio. De maneira geral, o paciente com risco de hipoperfusão cerebral tende a se beneficiar dessa monitorização.

Monitorização do bloqueio neuromuscular

O bloqueio neuromuscular (BNM) é desejável durante o ato anestésico-cirúrgico para facilitar a intubação traqueal e possibilitar exposição e manejo cirúrgico adequado. No entanto, seu uso seguro requer vigilância da resposta motora. Essa monitorização foi realizada por muito tempo a partir exclusivamente de critérios clínicos, como tônus muscular, volume corrente, pressão inspiratória máxima, capacidade de sustentar a cabeça e de abrir os olhos. Entretanto, esses parâmetros são pouco eficazes na detecção de bloqueio residual, necessitam de comparação com os parâmetros apresentados pelo paciente no pré-operatório e sofrem influência de outras drogas utilizadas no intraoperatório. A medida da força de contração de um músculo periférico, em resposta ao estímulo elétrico do seu nervo motor correspondente, é o método mais eficaz para avaliar a função neuromuscular. Vários fatores podem interferir nessa medida, como o estado contrátil do músculo, o estado funcional da junção neuromuscular, local da estimulação, as características do estimulador e do estímulo elétrico.

O bloqueio neuromuscular pode ser monitorizado com diferentes formas de eletroestimulação. As principais formas de estímulo elétrico são descritas a seguir:

- **Sequência de quatro estímulos (TOF – *train of four*):** o padrão de estimulação consiste na aplicação de quatro estímulos em uma frequência de 2 Hz (quatro estímulos em 2 segundos). Um intervalo de 10 segundos deve ser aguardado entre sucessivos TOF para evitar fadiga muscular durante as medidas. O bloqueio pode ser avaliado pelo número de respostas musculares e por meio da relação entre a amplitude da quarta e da primeira respostas da sequência (proporção T4/T1). No bloqueio neuromuscular, é observado progressivo decréscimo na amplitude de resposta, proporcional à profundidade do relaxamento. Na ausência de bloqueio neuromuscular, não são observadas respostas. A perda da quarta resposta corresponde a 75% a 80% do bloqueio do primeiro estímulo. O desaparecimento da terceira, segunda e primeira contrações corresponde ao bloqueio de cerca de 85%, 90% e 98% a 100%, respectivamente. Valor de T4/T1 > 0,7 sugere recuperação do bloqueio do diafragma. Porém, não é suficiente para prevenir aspiração do conteúdo gástrico. Valor de T4/T1 > 0,8 representa a capacidade do paciente em gerar 90% de seu volume corrente. A dificuldade de deglutição desaparece apenas com T4/T1 > 0,9, sendo esse o valor desejável na prática clínica a fim de garantir recuperação ótima e, portanto, mais segurança ao paciente;
- **Contagem pós-tetânica (CPT):** aplicada para avaliar a profundidade do bloqueio neuromuscular, quando ainda não há resposta tátil ou visual no TOF. Para a CPT, é realizado um estímulo tetânico de 50 Hz durante 5 segundos, seguido por estímulos supramáximos simples de 1 Hz após intervalo de 3 segundos. O resultado é o número de respostas a esses estímulos simples sequenciais, o qual deve ser zero em caso de um bloqueio neuromuscular muito profundo. A detecção de cinco a sete respostas pode indicar que o retorno da resposta ao TOF está próximo.

Em cirurgias abdominais, a utilização de baixas pressões de pneumoperitônio apresenta inúmeras vantagens, como redução da resposta inflamatória e menor incidência de dor no pós-operatório. O emprego de BNM profundo é um facilitador para o sucesso na redução da pressão do pneumoperitônio durante o intraoperatório, mantendo as condições ideais de visibilidade no campo. Um campo cirúrgico com condições não adequadas de visualização proporciona aumento do tempo cirúrgico, que, por sua vez, está associado ao aumento da incidência de complicações pós-operatórias.[48]

A redução da pressão de pneumoperitônio e a utilização de BNM profundo também apresentam benefícios em relação aos valores seguros de pressão intraocular. O emprego de bloqueio neuromuscular profundo, quando comparado ao moderado, proporciona manutenção das pressões intraoculares em valores seguros durante cirurgias assistidas por robô. A infusão contínua do bloqueador neuromuscular permite bloqueio mais estável e com menos variabilidade. Em cirurgia robótica, há necessidade de manutenção do BNM até a retirada da estação robótica, fazendo da infusão contínua em bomba uma medida segura e adequada.[49]

Dependendo do tipo de cirurgia, por dificuldades infligidas pelo posicionamento, o emprego do TOF no músculo orbicular pode ser uma alternativa quando os membros estiverem inacessíveis. De maneira padrão, a estimulação do músculo adutor do polegar é o mais utilizado. Essa monitorização é importante para garantir bloqueio profundo no intraoperatório e assegurar reversão adequada antes da extubação. Em pacientes sob bloqueio intenso (TOF = 0/PTC (contagem pós-tetânica) = 0), deve-se administrar 16 mg/kg de sugamadex; para aqueles sob bloqueio profundo (TOF = 0/PTC ≥ 1), deve-se administrar 4 mg/kg e, para aqueles sob bloqueios moderados ou superficiais (TOF ≥ 1), deve ser utilizada dose de 2 mg/kg. A resposta à reversão do rocurônio sempre deve ser monitorizada por meio do TOF. Em pacientes submetidos à cirurgia robótica sob bloqueio neuromuscular profundo, a reversão com neostigmina não se mostrou segura, 73% dos pacientes sob bloqueio neuromuscular profundo revertido com neostigmina apresentaram tempo de recuperação prolongado (TOF - T4/T1 > 0,9) entre 30 e 60 minutos, sendo que, em 23% deles, o tempo para recuperação adequada do BNM foi superior a 60 min.[29] A reversão do bloqueio de maneira adequada proporciona segurança para retorno à ventilação espontânea após extubação, com redução da incidência de complicações na recuperação anestésica.

Mensagens principais

- A monitorização contínua de parâmetros vitais como frequência cardíaca, pressão arterial, saturação de oxigênio, capnografia e temperatura é crucial na Anestesiologia para se detectarem precocemente complicações e adotarem-se condutas adequadas em pacientes graves.
- A interpretação cuidadosa de dados provenientes de monitorização hemodinâmica, como débito cardíaco, volume sistólico, resistência vascular periférica e índices de oxigenação, permite ajustes imediatos e estratégias terapêuticas para otimizar o estado do paciente durante o procedimento anestésico.
- A integração de monitorização multimodal, incluindo tecnologias como ecocardiografia transesofágica, monitorização neuromuscular e monitorização cerebral, possibilita uma abordagem abrangente e aprofundada para garantir a segurança e a estabilidade fisiológicas, propiciando melhores desfechos clínicos no pós-operatório imediato.

Referências bibliográficas

1. Quintão VC, Jreige Júnior A, Rizk SI, Hajjar LA. Haemodynamic monitoring in the perioperative setting. Curr Opin Crit Care. 2023;29:268-74.
2. Gasciauskaite G et al. Human-centered visualization technologies for patient monitoring are the future: a narrative review. Crit Care. 2023;27;254.
3. Miller RD et al. Miller's anesthesia. 9th ed. Philadelphia: Elsevier – OHCE; 2019. v. 2 Set.
4. Miller TD, Desser KB, Lawson M. How many electrocardiographic leads are required for exercise treadmill tests? J Electrocardiol. 1987;20:131-7.
5. London J et al. Intraoperative myocardial ischemia. Anesthesiology. 1998;69:232-41.
6. Landesberg G et al. Perioperative myocardial ischemia and infarction: identification by continuous 12-lead electrocardiogram with online ST-segment monitoring. Surv Anesthesiol. 2002;46:299-300.
7. Elliott WJ. Recommendations for blood pressure measurement in humans and experimental animals: Part 1. Blood pressure measurement in humans. A statement for professionals from the Subcommittee of Professional and Public Education of the American Heart Association Council on High Blood Pressure Research. Yearb Cardiol. 2006;2006:3-4.
8. Lakhal K, Macq C, Ehrmann S, Boulain T, Capdevila X. Noninvasive monitoring of blood pressure in the critically ill: reliability according to the cuff site (arm, thigh, or ankle). Crit Care Med. 2012;40:1207-13.

9. Alford JW, Palumbo MA, Barnum MJ. Compartment syndrome of the arm: a complication of nonivasive blood pressure monitoring during thrombolytic therapy for myocardial infartion. J Clin Monit Comput. 2002 Apr-May;17(3-4):163-6.
10. Marik PE, Cavallazzi R, Vasu T, Hirani A. Dynamic changes in arterial waveform derived variables and fluid responsiveness in mechanically ventilated patients: a systematic review of the literature. Crit Care Med. 2009;37:2642-7.
11. De Backer D et al. How can assessing hemodynamics help to assess volume status? Intensive Care Med. 2022;48:1482-94.
12. Mark JB. Central venous pressure monitoring: clinical insights beyond the numbers. J Cardiothorac Vasc Anesth. 1991;5:163-73.
13. De Backer D, Hajjar LA, Pinsky MR. Is there still a place for the Swan-Ganz catheter? We are not sure. Intensive Care Med. 2018;44:960-2.
14. Bacal F et al. 3ª Diretriz brasileira de transplante cardíaco. Arq Bras Cardiol. 2018. doi:10.5935/abc.20180153.
15. Vincent J-L et al. Perioperative cardiovascular monitoring of high-risk patients: a consensus of 12. Crit Care. 2015;19:224.
16. Kobe J et al. Cardiac output monitoring: technology and choice. Ann Card Anaesth. 2019;22:6.
17. Mizumoto N. Monitorização do sistema nervoso central. Rev Bras Anestesiol. 1992;42.
18. Purdon PL, Sampson A, Pavone KJ, Brown EN. Clinical electroencephalography for anesthesiologists. Anesthesiology. 2015;123;937-60.
19. Tirel O et al. Variation of bispectral index under TIVA with propofol in a paediatric population. Br J Anaesth. 2008;100:82-7.
20. Nunes RR, Chaves IMM, Franco SB. Índice bispectral e outros parâmetros processados do eletroencefalograma: uma atualização. Rev Bras Anestesiol. 2012;62.
21. Medical Advisory Secretariat. Bispectral index monitor: an evidence-based analysis. Ont Health Technol Assess Ser. 2004;4:1-70.
22. Sessler DI. Perioperative temperature monitoring. Anesthesiology. 2021 Jan 1;134(1):111-8.
23. Munday J, Sturgess D, Oishi S, Bendeich J, Kearney A, Douglas C. Implementation of continuous temperature monitoring during perioperative care: a feasibility study. Patient Saf Surg. 2022 Sep 24;16(1):32.
24. Waddell LS. Perioperative monitoring. Vet Clin North Am Small Anim Pract. 2015 Sep;45(5):xiii-xiv.
25. Oo JH, Ok SY, Kim SH, Chung JW, Park SY, Kim MG et al. Efficacy of active forced air warming during induction of anesthesia to prevent inadvertent perioperative hypothermia in intraoperative warming patients: comparison with passive warming, a randomized controlled trial. Medicine (Baltimore). 2021 Mar 26;100(12):e25235.
26. Garceau C, Cosgrove MS, Gonzalez K. Inadvertent perioperative hypothermia. AANA J. 2023 Aug;91(4):303-9.
27. Sessler DI. Perioperative thermoregulation and heat balance. Lancet. 2016 Jun 25;387(10038):2655-64. doi: 10.1016/S0140-6736(15)00981-2.
28. Conselho Federal de Medicina. Resolução n. 2.174, de 14 de dezembro de 2017. DOU. 27 fev 2018;39(Seção 1):75,76,84.
29. Kaufman RD. Relationship between esophageal temperature gradient and heart and lung sounds heard by esophageal stethoscope. Anesth Analg. 1987 Oct;66(10):1046-8.
30. Aksu Erdost H, Özkardeşler S, Değirmenci AK, Dalak RM, Terzi C. Intraoperative temperature monitoring with zero heat flux technology (3M SpotOn Sensor) in comparison with tympanic and oesophageal temperature and hypotermia risk factors: an observational study. Turk J Anaesthesiol Reanim. 2021 Apr;49(2):100-6.
31. Boisson M, Alaux A, Kerforne T, Mimoz O, Debaene B et al. Intra-operative cutaneous temperature monitoring with zero-heat-flux technique (3M SpotOn) in comparison with oesophageal and arterial temperature: a prospective observational study. Eur J Anaesthesiol. 2018 Nov;35(11):825-30.
32. Huiku M, Uutela K, van Gils M, Korhonen I, Kymäläinen M, Meriläinen P et al. Assessment of surgical stress during general anaesthesia. Br J Anaesth. 2007;98:447-55. PubMed https://doi.org/10.1093/bja/aem004.

33. Ledowski T, Averhoff L, Tiong WS, Lee C. Analgesia nociception index (ANI) to predict intraoperative haemodynamic changes: results of a pilot investigation. Acta Anaesthesiol Scand 2014;58:74-9. PubMed https://doi.org/10.1111/aas.12216.
34. Chapman CR, Oka S, Bradshaw DH, Jacobson RC, Donaldson GW. Phasic pupil dilation response to noxious stimulation in normal volunteers: relationship to brain evoked potentials and pain report. Psychophysiology. 1999;36:44-52.
35. Funcke S, Sauerlaender S, Pinnschmidt HO, Saugel B, Bremer K, Reuter DA et al. Validation of innovative techniques for monitoring nociception during general anesthesia: a clinical study using tetanic and intracutaneous electrical stimulation. Anesthesiology. 2017;127:272-83.
36. Nitzschke R, Fischer M, Funcke S. Nociception level: what's in a name? Br J Anaesth. 2022 Feb;128(2):e49-50.
37. Jiao Y, He B, Tong X, Xia R, Zhang C, Shi X. Intraoperative monitoring of nociception for opioid administration: a meta-analysis of randomized controlled trials. Minerva Anestesiol. 2019 May;85(5):522-30.
38. Koschmieder KC, Funcke S, Shadloo M, Pinnschmidt HO, Greiwe G et al. Validation of three nociception indices to predict immediate postoperative pain before emergence from general anaesthesia: a prospective double-blind, observational study. Br J Anaesth. 2023 Apr;130(4):477-84.
39. Amaral JLG et al. Monitorização da respiração: oximetria e capnografia. Rev Bras Anest. 1992;42(1):51-8.
40. Iacobelli L, Lucchini A, Asnaghi E, Nesci M. Oxygen saturation monitoring. Minerva Anestesiol. 2002 May;68(5):488-91.
41. Becker DE, Casabianca AB. Respiratory monitoring: physiological and technical considerations. Anesth Prog. 2009 Spring;56(1):14-20; quiz 21-2.
42. Franck CL, Franck GM. Influência da mechanical power e de seus componentes na ventilação mecânica em SARS-CoV-2. Revista Brasileira de Terapia Intensiva. 2022;34(2):212-9.
43. Writing Committee for the PROBESE Collaborative Group of the PROtective VEntilation Network (PROVEnet) for the Clinical Trial Network of the European Society of Anaesthesiology; Bluth T, Serpa Neto A, Schultz MJ, Pelosi P, Gama de Abreu M; PROBESE Collaborative Group; Bluth T, Bobek I, Canet JC, Cinnella G, de Baerdemaeker L, Gama de Abreu M et al. Effect of intraoperative high positive end--expiratory pressure (PEEP) with recruitment maneuvers vs low PEEP on postoperative pulmonary complications in obese patients: a randomized clinical trial. JAMA. 2019 Jun 18;321(23):2292-305.
44. Rein LCDS, Siqueira DED, Guillaumon AT, Avelar WM, Cendes F, Mesquita RC. Evaluation of the brain hemodynamic response by means of near-infrared spectroscopy (NIRS) monitoring in patients with atherosclerotic carotid disease undergoing endarterectomy. J Vasc Bras. 2020 Mar 6;19:e20190027.
45. Steppan J, Hogue CW Jr. Cerebral and tissue oximetry. Best Pract Res Clin Anaesthesiol. 2014 Dec;28(4):429-39. doi: 10.1016/j.bpa.2014.09.002.
46. Highton D, Elwell C, Smith M. Noninvasive cerebral oximetry: is there light at the end of the tunnel? Current Opinion in Anaesthesiology. 2010;23:576-81.
47. Chiong XH, Wong ZZ, Lim SM, Ng TY, Ng KT. The use of cerebral oximetry in cardiac surgery: a systematic review and meta-analysis of randomized controlled trials. Ann Card Anaesth. 2022 Oct-Dec;25(4):384-98.
48. Yoo Y, Kim NY, Shin S et al. Deep versus moderate neuromuscular blockade during low-pressure robot assisted laparoscopic radical prostatectomy in a randomized trial. PLOS ONE. 2015;10(8):1-14.
49. Reddy S, Jain D, Jain K et al. Changes in airway dimensions after robot assisted surgeries in steep Trendelenburg position. J Robotic Surg. 2018. doi: 10.1007/s11701-018-0869-3.
50. Mindray North America. ECG lead placement procedure. 2014. Disponível em: https://www.mindraynorthamerica.com/cmsAdmin/uploads/ecg-lead-placement-proc-7664reva.pdf.
51. Mark JB. Atlas of cardiovascular monitoring. New York: Churchill Livingstone; 1998.
52. Gropper MA, Miller RD, Eriksson LI, Fleisher LA, Wiener-Kronish JP. Miller's anesthesia. 9th ed. Philadelphia: Elsevier – OHCE; 2019. v. 2 Set.

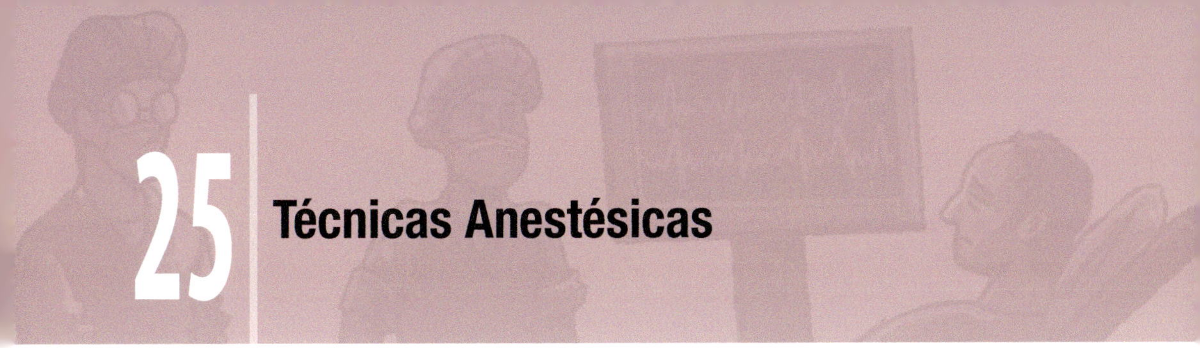

25 Técnicas Anestésicas

Maria José Carvalho Carmona
Lucas Ferreira Gomes Pereira
Gibran Elias Harcha Munoz
Fernando Nardy Bellicieri

Introdução

A conduta anestésica no paciente de alto risco é um desafio na prática diária. Tudo começa pela indicação da técnica anestésica, que pode ter repercussões secundárias indesejadas tanto imediatas como tardias. Portanto, deve-se optar por aquela que promova anestesia satisfatória associada ao melhor desfecho pós-operatório.

O anestesiologista é profissional preparado para rápido reconhecimento e manejo de situações críticas. O treinamento no domínio da fisiologia e da fisiopatologia dos diversos sistemas orgânicos o torna apto a enfrentar diferentes cenários relacionados ao cuidado do paciente de alto risco.

Otimizar a condição clínica do paciente antes do procedimento cirúrgico e garantir as condições para o melhor desfecho perioperatório deve ser a prioridade do anestesiologista. A prevenção de efeitos colaterais relacionados a fármacos e técnicas anestésicas específicas tem fundamental importância no contexto perioperatório de pacientes críticos.[1]

Este capítulo tem como objetivo abordar detalhadamente as indicações, limitações, diferentes estratégias e técnicas de anestesia no cenário dos pacientes de alto risco cirúrgico. O manejo desses indivíduos deve ser realizado com conhecimento e cautela, pois pode estar associado a aumento da morbimortalidade.[2]

Anestesia geral

Os fármacos administrados na indução anestésica podem provocar efeitos adversos, como redução do tônus muscular e da capacidade residual funcional pulmonar, depressão e isquemia miocárdica, vasodilatação sistêmica, depressão respiratória e desordens cognitivas, entre outros.[2] Estes efeitos podem ser exacerbados no contexto do paciente crítico, e a monitorização adequada é primordial. Os efeitos dos principais fármacos utilizados em anestesia geral e também em sedação de pacientes de alto risco estão relacionados no Quadro 25.1.

Quadro 25.1 Principais efeitos colaterais dos fármacos anestésicos em diferentes sistemas orgânicos.

Anestésicos venosos					
Droga	**Dose de indução (mg/kg)**	**Efeitos cardiovasculares**	**Efeitos respiratórios**	**Efeitos no SNC**	**Outros efeitos adversos**
Propofol	1,5 a 2,5	↓ PA (piora em casos de hipovolemia e doença cardíaca)	Apneia Depressão respiratória	↓ Fluxo sanguíneo cerebral ↓ Pressão intracraniana	Dor à injeção
Etomidato	0,2 a 0,3	Poucos efeitos cardiodepressores	Depressão respiratória	↓ Fluxo sanguíneo cerebral ↓ Pressão intracraniana Anticonvulsivante	Dor à injeção
Tiopental	2 a 6	Dose-dependente ↓ PA (piora em casos de hipovolemia e doença cardíaca) Arritmias	Apneia Depressão respiratória Broncoespasmo Laringoespasmo	↓ Fluxo sanguíneo cerebral ↓ Pressão intracraniana Anticonvulsivante	Dor à injeção Recuperação com sonolência prolongada
Cetamina	1 a 2	Efeitos mínimos	Efeitos mínimos Reflexos preservados Broncodilatação	Fluxo sanguíneo cerebral mantido Analgesia	Alucinações
Midazolam	0,1 a 0,3	Dose-dependente ↓ PA (piora em casos de hipovolemia e doença cardíaca)		Anticonvulsivante	–
Anestésicos inalatórios					
Droga	**CAM**	**Efeitos cardiovasculares**	**Efeitos respiratórios**	**Efeitos no SNC**	**Efeitos indesejáveis**
Sevoflurano	2,2%	↓ PA Vasodilatação	Depressão	Efeitos mínimos	–
Desflurano	6%	↓ PA, ↑ FC	Depressão	Efeitos mínimos	Odor pungente
Isoflurano	1,3%	↓ PA, ↑ FC Vasodilatação	Depressão	↑ Fluxo sanguíneo cerebral ↑ Pressão intracraniana	Odor pungente

CAM: concentração alveolar mínima; FC: frequência cardíaca; PA: pressão arterial; SNC: sistema nervoso central.

Fonte: Desenvolvido pela autoria do capítulo.

Em pacientes de alto risco submetidos à anestesia geral, várias estratégias podem contribuir para redução na morbimortalidade, entre as quais, destacam-se a terapia hemodinâmica guiada por metas e a monitorização da profundidade anestésica.[2] Essas ações têm impacto positivo ao reduzirem a incidência de hipotensão e ajustarem o consumo dos fármacos anestésicos e seus efeitos cerebrais.

Além dessas estratégias, a ventilação pulmonar protetora também se mostrou benéfica aos pacientes sob risco de complicações pulmonares. A ação sinérgica desse planejamento anestésico pode reduzir a morbidade pós-operatória.[2]

O estado da arte da anestesia e da cirurgia permite que muitos procedimentos anteriormente realizados sob anestesia geral sejam executados sob sedação associada à anestesia local, como no caso de implantes endovasculares e da implantação de valva aórtica trans cateter (TAVI). Em metanálise realizada por Villablanca e colaboradores,[3] concluiu-se que a associação de sedação e anestesia local reduziu a mortalidade em 30 dias e o tempo de procedimento, de fluoroscopia, de internação hospitalar e de permanência em terapia intensiva.[3]

Pacientes idosos apresentam maior risco de complicações perioperatórias, sendo controversa a superioridade da anestesia geral em relação à anestesia regional, ou vice-versa.[4] No ensaio clínico randomizado de Neuman e colaboradores,[4] concluiu-se que a anestesia espinhal não foi superior à anestesia geral em relação aos desfechos de sobrevida, deambulação em 60 dias e incidência de *delirium* em pacientes submetidos à cirurgia de quadril.[4]

Anestesia regional – bloqueios espinhais

A indicação de anestesia regional em pacientes de alto risco é tema de estudos há mais de 30 anos, porém, com o avanço dos fármacos, equipamentos e técnicas anestésicas, esse tema ainda se mantém atual.

Os bloqueios de neuroeixo são alternativa à anestesia geral em muitos casos de pacientes cirúrgico de alto risco. Além disso, apresentam-se como uma importante ferramenta de analgesia pós-operatória, quando associados à anestesia geral.[5] Em muitos casos, os bloqueios neuroaxiais podem reduzir o risco de pneumonia, tromboembolismo venoso e até mortalidade.[6]

Bloqueios espinhais não devem ser realizados em pacientes com infecção sistêmica não tratada; por outro lado, podem ser executados com segurança quando a antibioticoterapia foi iniciada antes da punção dural.

O bloqueio espinhal em pacientes de alto risco pode apresentar contraindicações ou peculiaridades relacionadas ao posicionamento, por exemplo. Antes de se indicar a realização de um bloqueio regional, é necessária análise do risco *versus* benefício. Para minimizar complicações dos bloqueios regionais no paciente de alto risco, é recomendado que o profissional mais experiente realize o bloqueio, evitando múltiplas tentativas, além de considerar as alternativas disponíveis e o acompanhamento meticuloso de possíveis complicações.

Com o objetivo de pormenorizar o tema dos bloqueios regionais do neuroeixo no contexto do paciente crítico, esse tópico será dividido entre bloqueio subaracnóideo e peridural.

Bloqueio subaracnóideo

A realização do bloqueio subaracnóideo como técnica anestésica em pacientes críticos foi alvo do estudo retrospectivo de Patil e colaboradores[8] em pacientes submetidos à cirurgia de coluna lombar. O uso do bloqueio espinhal foi realizado em casos em que a anestesia geral foi contraindicada. Dos desfechos estudados,[8] apenas 11,1% dos pacientes apresentaram náusea, não houve casos de vômitos ou de retenção urinária. Tanto os cirurgiões como os pacientes apresentaram graus elevados de satisfação. Além de se mostrar uma alternativa segura e factível, a anestesia espinhal foi 12% mais barata que a anestesia geral.[8]

Ainda em relação a cirurgias de coluna lombar, o estudo de Finsterwald[9] compara, em análise retrospectiva, pacientes submetidos à anestesia geral *versus* anestesia regional. Os desfechos analisados foram efeitos hemodinâmicos, tempo de hospitalização, complicações e custos. A anestesia regional se associou a menor utilização de vasopressores e transfusão, além de menor incidência de náuseas e vômitos pós-operatórios e dor na sala de recuperação pós-anestésica. Os custos e o tempo de permanência na sala de recuperação pós-anestésica também foram significativamente menores nesse grupo.[9]

Spannella e colaboradores[10] avaliaram, em uma revisão retrospectiva, 90 pacientes submetidos a cirurgias abdominais de grande porte sob bloqueio espinhal torácico contínuo. A infusão intratecal de anestésicos locais e opioides foi mantida por até 72 horas após a cirurgia. Um caso necessitou de conversão para a anestesia geral. O uso da infusão de noradrenalina foi necessário em 70,6% dos casos analisados, o *delirium* ocorreu em 14,4% dos pacientes e a taxa de mortalidade foi de 5,6%.

A utilização de anestesia subaracnóidea associada à anestesia geral pode ser útil em relação à possibilidade de menor consumo de anestésicos gerais bem como pela contribuição na analgesia pós-operatória. Entretanto, tanto a localização cirúrgica como o *status* cardiovascular do paciente devem ser cuidadosamente analisados. O risco de instabilidade hemodinâmica aguda após o bloqueio anestésico é a principal limitação ao uso de bloqueio subaracnóideo em pacientes de alto risco cirúrgico. Adicionalmente, devem ser consideradas as contraindicações relativas ou absolutas relacionadas ao bloqueio subaracnóideo em pacientes em uso de antiagregantes plaquetários, anticoagulantes e portadores de doença valvar, principalmente estenose aórtica grave.

Bloqueio peridural

A analgesia peridural tem como um dos benefícios facilitar o desmame precoce do suporte ventilatório em cirurgias pulmonares e em casos de trauma abdominal ou torácico,[10] porém os inconvenientes efeitos hemodinâmicos dos bloqueios de neuroeixo podem ocasionar a utilização de bloqueios periféricos.

Em casos de pancreatite aguda, o bloqueio peridural torácico desempenha papel importante na modificação da microperfusão do tecido esplâncnico, protegendo unidades circulatórias vulneráveis de danos isquêmicos, independentemente dos seus efeitos hemodinâmicos sistêmicos.[11]

A realização de cirurgias de mama, sob anestesia peridural, foi o tema do estudo de Etta e colaboradores,[11] em que é relatada uma paciente submetida à mastectomia radical, sob bloqueio peridural torácico associado à sedação. Esse relato corrobora que esse tipo de anestesia, sem a associação à anestesia geral, é plausível e seguro em casos individualizados.

Já o estudo de Zhang e colaboradores[12] apresenta dados de uma revisão sistemática e metanálise que avaliam a eficácia da peridural torácica em pacientes submetidos à cirurgia cardíaca e conclui que o bloqueio peridural poderia reduzir o risco de complicações como arritmias supraventriculares, tempo de internação hospitalar ou de permanência em unidade de terapia intensiva (UTI) e tempo para extubação traqueal. Entretanto, o tempo para a realização do bloqueio bem como a anticoagulação intraoperatória constituem contraindicações relativas, evitando que a anestesia peridural seja habitualmente utilizada nesse tipo de procedimento.

Anestesia regional – bloqueios periféricos

O uso de bloqueios regionais periféricos em pacientes de alto risco vem ganhando espaço nos últimos anos, pois possibilita controle álgico otimizado e utilização de infusões prolongadas de anestésicos locais com pouco ou nenhum impacto sobre a hemodinâmica do paciente. Essa técnica anestésica melhora desfechos clínicos, especialmente naqueles pacientes em que o controle da dor é um grande desafio.

A injúria tecidual relacionada à cirurgia provoca uma série de processos autonômicos, endócrinos e imunológicos que se associam à intensidade e à duração da dor. A dor aguda pós-operatória é relacionada a eventos indesejáveis como o aumento do consumo de oxigênio e do risco de isquemia miocárdica, alterações endócrinas como a hiperglicemia, além de diminuição da capacidade residual funcional que pode resultar em atelectasia pulmonar e pneumonia.[13]

Os bloqueios regionais se inserem nesse cenário, como uma ferramenta no controle da dor perioperatória, constituindo-se em estratégia poupadora de opioides.[13] Além disso, o controle álgico adequado é indicador de boa prática clínica e qualidade de atendimento. A seguir, serão descritos os tipos de bloqueios periféricos em tópicos para melhor abranger o tema.

Bloqueios periféricos para membros superiores

Os estudos recentes sobre os bloqueios periféricos em membros superiores em pacientes críticos são, em sua maioria, referentes a cirurgias ortopédicas.[14,15] Não apresentam um nível de evidência alto por se tratar de estudos de relatos de casos e séries de casos.

No estudo de Vijayakumar e colaboradores,[14] são apresentados três casos de cirurgias ortopédicas em pacientes de alto risco (ASA III e IV) que passaram por intervenções em escápula e úmero. Foram realizados os bloqueios interescalênico e do plexo cervical superficial. Em ambos os bloqueios, foi utilizada uma solução de 10 mL de lidocaína 2% com adrenalina e 10 mL de bupivacaína a 5%. O bloqueio periférico foi utilizado como técnica anestésica única e nenhum dos casos apresentou bloqueio do nervo frênico, provavelmente em consequência da técnica modificada do bloqueio interescalênico que consiste na deposição da solução anestésica no tronco médio e superior.

Já o estudo de Kaydu e colaboradores[15] descreve o caso de uma paciente de alto risco que apresentou uma lesão traumática de coluna cervical e foi operada sob bloqueio de plexo cervical superficial isolado, evitando a execução de anestesia geral e a manipulação de via aérea.

Em casos de trauma, como os abordados anteriormente, os regimes analgésicos/anestésicos à base de opioides podem dificultar a avaliação neurológica. Portanto, a utilização da técnica de anestesia regional em membros superiores pode ser de grande valia em casos específicos e a grande variedade de técnicas disponíveis permite individualização da abordagem (bloqueio de plexo cervical superficial, bloqueio do plexo braquial por via interescalênica, supraclavicular, infraclavicular ou axilar, bem como o bloqueio dos nervos mediano, radial e ulnar).[15]

Uma das principais preocupações ao se realizar o bloqueio interescalênico é o do nervo frênico. No cenário do paciente crítico com comorbidades pulmonares, os riscos e benefícios da sua realização devem ser avaliados individualmente. Existem algumas estratégias que podem auxiliar na redução do risco do bloqueio do frênico, como o uso de pequenos volumes e concentrações reduzidas de anestésicos locais, injeções mais próximas da raiz nervosa de C7, injeções mais lentas e com menor pressão.[14]

Bloqueios periféricos para membros inferiores

As lesões em membros inferiores não são incomuns no paciente crítico, especialmente em idosos. Os estudos mais recentes têm como foco as cirurgias ortopédicas, especificamente as fraturas de quadril, além das cirurgias vasculares e para amputação de membros inferiores.[16-18]

Almeida e colaboradores[16] relatam uma série de três casos de pacientes de alto risco, em uso de inibidores do receptor P2Y12 submetidos à cirurgia de osteossíntese de quadril sob sedação profunda e bloqueio de fáscia ilíaca. A sedação foi realizada com bólus de fentanil intravenoso e propofol em infusão contínua, sendo o bloqueio guiado por ultrassonografia com mepivacaína e ropivacaína.

As cirurgias de fratura de quadril apresentam um benefício significativo se realizadas até 48 horas após o trauma. Porém, são frequentemente atrasadas para permitir a anestesia do neuroeixo em pacientes de alto risco e em uso de anticoagulantes e antiagregantes plaquetários. Dessa forma, a anestesia regional representa uma boa opção no arsenal terapêutico do anestesiologista.[16]

Também em relação a cirurgias de osteossíntese de quadril, utilizando dois bloqueios periféricos (femoral e cutâneo lateral), o estudo clínico prospectivo de Klimkiewicz e colaboradores[17] não demonstrou diferença nos desfechos entre três diferentes regimes anestésicos: anestesia geral; anestesia do neuroeixo; e bloqueio periférico com sedação. Portanto, anestesia regional é uma técnica anestésica efetiva para esses pacientes, caso as outras técnicas sejam contraindicadas.[17]

Em relação às desordens neurocognitivas pós-operatórias, o estudo retrospectivo de Wu e colaboradores[18] avaliou o bloqueio do nervo femoral contínuo sob anestesia geral *versus* o grupo-controle, sem o bloqueio regional. Os autores concluíram que o bloqueio periférico pode auxiliar na prevenção da disfunção cognitiva pós-operatória, especialmente em pacientes que apresentam escores do Mini-Cog menor ou igual a 2 pontos, sinalizando que os bloqueios, mesmo realizados em conjunto com outras técnicas, podem ser benéficos aos pacientes.

Bloqueios periféricos para tórax e abdome

Os estudos para os bloqueios de tórax e abdome no paciente crítico são feitos em diversos cenários cirúrgicos, desde a cirurgia torácica até cirurgias de quadril e mama.[19-21]

Em relação aos trabalhos com foco na cirurgia torácica, estudo retrospectivo de Hajjar e colaboradores[19] avaliou pacientes submetidos à toracoscopia para biópsia pulmonar, comparando anestesia geral *versus* anestesia regional (bloqueio intercostal, infusão extrapleural ou bloqueio paravertebral). Os autores concluíram que as técnicas regionais podem ser realizadas em associação à sedação de forma segura e efetiva, pois não houve diferença estatística na taxa de complicações entre as diferentes técnicas. Portanto, os bloqueios periféricos se apresentam como alternativa aos pacientes com alto risco para anestesia geral.

Relato de caso publicado por Cassai e colaboradores[20] descreve paciente de alto risco submetida à mastectomia radical com reconstrução e exploração axilar sob sedação associadas ao bloqueio do plano eretor da espinha e ao bloqueio do nervo peitoral tipo II (PECS II), com o objetivo de evitar a anestesia geral. Essa abordagem selecionada se mostrou viável para a paciente em questão, evidenciando o poder adicional da associação de bloqueios periféricos.

Xu e colaboradores[21] estudaram a associação entre dois bloqueios periféricos, bainha do reto abdominal e plano transverso do abdômen (TAP *block*), porém comparando uma solução com o uso do adjuvante dexmedetomidina *versus* uma solução apenas com ropivacaina 0,25%. Foi estudada uma população de 60 pacientes de alto risco submetidos a cirurgias abdominais de emergência. Os resultados foram favoráveis ao grupo cuja solução continha o fármaco adjuvante. O bloqueio sensitivo e o tempo até a primeira dose de analgesia foram maiores no grupo da dexmedetomidina, além de esse grupo apresentar escores menores na escala visual analógica e menor consumo de opioides no pós-operatório. Sendo esse o primeiro estudo a avaliar fármacos adjuvantes em bloqueios periféricos no cenário do paciente crítico, há a necessidade de avaliações adicionais em casuísticas maiores e em diferentes tipos de cirurgia.

Critérios de escolha da técnica anestésica

Não há um *guideline* específico que delimite os critérios de escolha da técnica anestésica mais adequada ao paciente crítico. Por isso, o anestesiologista sempre deve pesar os riscos e benefícios em conjunto com a equipe multidisciplinar.

Como regra, considera-se que não existem contraindicações absolutas para a anestesia geral. Havendo urgência ou emergência para a realização de um procedimento, mesmo no paciente de alto risco, a anestesia geral deverá ser realizada se houver contraindicação para qualquer outra técnica. As técnicas de anestesia regional e de sedação devem ser alternativas a fim de evitar a manipulação das vias aéreas e reduzir o impacto das alterações fisiológicas associadas à anestesia geral.[2]

O uso de anticoagulantes, além de contraindicar ou adiar procedimentos cirúrgicos, também pode contraindicar bloqueios periféricos e de neuroeixo.[22,23] No caso de pacientes em uso de antiagregantes plaquetários ou anticoagulantes, deve-se considerar o risco de sangramento após o bloqueio e durante a inserção ou remoção de cateteres. O profissional e sua equipe devem estar cientes do risco inerente ao procedimento e ser competentes na detecção e manejo de possíveis sangramentos e hematomas.[22]

Recuperação pós-anestésica e cuidados pós-operatórios

A recuperação pós-anestésica é definida como o período compreendido entre a interrupção da administração de anestésicos e o retorno das condições basais do paciente.[24,25] Não deve ser vista como um estágio isolado e independente dos demais cuidados perioperatórios, pois várias das condutas do pré e intraoperatório impactarão nos desfechos monitorados nessa etapa, como a ocorrência de náuseas e vômitos, o tempo para a alta, a satisfação do paciente, a ocorrência de *delirium* ou outras disfunções cognitivas pós operatórias.

Para pacientes de alto risco, é frequente a indicação de cuidados pós-anestésicos/pós-operatórios em UTI. A utilização apropriada dos recursos de UTI é fundamental para a adequação do cuidado seguro ao paciente e do uso racional dos recursos hospitalares. Durante a avaliação pré-operatória, a indicação de cuidado pós-operatório em UTI para casos específicos contribui para a otimização dos recursos e da logística de atendimento, evitando que os recursos disponíveis sejam inadequadamente empregados.

Independentemente da indicação pré-operatória, piora clínica no perioperatório, complicações cirúrgicas ou anestésicas podem propiciar a indicação de UTI.[26]

As indicações de UTI desde o período pós-operatório estão relacionadas nos tópicos a seguir.

Indicações neurológicas

- Pacientes com risco de rebaixamento agudo do nível de consciência ou sangramento intracraniano após o procedimento ou consequentes à patologia cirúrgica inicial;
- Hemorragia subaracnóidea aneurismática (até 21 dias > risco de vasoespasmo);
- Trauma de crânio moderado e grave;
- Cirurgias com risco de HIC (hipertensão intracraniana) no pós-operatório.

Indicações cardiovasculares

- Alto risco de instabilidade hemodinâmica no pós-operatório imediato;
- Uso de drogas vasoativas em quaisquer doses no pós-operatório;
- Paciente com curva de ascensão de lactato arterial ou venosa central;
- Pacientes pós-parada cardiorrespiratória (PCR);
- Pacientes coronariopatas submetidos a procedimentos cirúrgicos de médio e grande porte;
- Pacientes portadores de valvulopatias moderadas ou graves submetidos a procedimentos cirúrgicos de médio e grande porte;
- Portadores de insuficiência cardíaca congestiva classes funcionais III e IV;
- Portadores de cardiopatias congênitas complexas;
- Portadores de arritmias (fibrilação atrial, bloqueio atrioventricular de 2º e 3º graus);
- Portadores de cardioversor desfibrilador implantável e marca-passo submetidos a procedimentos cirúrgicos de grande porte ou quando haja necessidade de reprogramação do dispositivo no pós-operatório;
- Cirurgias com anastomoses vasculares de vasos calibrosos consequentes ao risco de sangramento.

Indicações respiratórias

- Pacientes com necessidade de intubação e ventilação mecânica no pós-operatório imediato ou dependentes de altas frações inspiradas de oxigênio;
- Pacientes com necessidade de fisioterapia intensiva ou necessitando de ventilação não invasiva no pós-operatório;
- Cirurgia de vias aéreas com risco de obstrução parcial ou total destas;
- Pacientes portadores de hipertensão pulmonar submetidos a procedimentos de médio ou grande porte;
- Asmáticos graves submetidos a cirurgias de médio e grande porte ou submetidos a quaisquer procedimentos sob anestesia geral;
- Risco de perda de patência de via aérea no pós-operatório, como em casos de cirurgias específicas de cabeça e pescoço.

Indicações renais/metabólicas

- Paciente oligúrico ou anúrico agudo no intraoperatório;
- Paciente com acidose metabólica importante em que não houve melhora após hidratação;
- Pacientes com insuficiência renal aguda sob diálise;
- Rabdomiolise com CPK acima de 10 mil;

- Pós-operatório imediato de transplante renal;
- Cetoacidose diabética.

Indicações gerais

- Pacientes em sepse ou choque séptico;
- Politraumatizados com mecanismo de trauma com alta energia cinética;
- Eventos intraoperatórios como broncoaspiração, bloqueios atrioventriculares novos, suspeita de infarto agudo do miocárdio (IAM), tromboembolismo pulmonar (TEP) e risco de parada cadiorrespiratória (PCR);
- Laparotomia exploradora em extremos de idade;
- Necessidade de politransfusão, considerada quando acima de 4 unidades de hemocomponentes;
- Pós-operatório de pancreatectomia/necrosectomia pancreática;
- Pacientes submetidos a protocolo de hipotermia ou hipertermia terapêutica;
- Qualquer disfunção orgânica aguda;
- Suspeita ou diagnóstico confirmado de hipertensão intrabdominal.

Protocolos de aceleração da recuperação

O cuidado sistematizado aos pacientes de alto risco, especialmente quando submetidos a procedimentos de grande porte, resultou na criação de protocolos específicos como o *Enhanced Recovery After Surgery* (ERAS), introduzido no final dos anos 1990.[27] O objetivo do projeto é a aplicação de evidências que estandardizam o cuidado com foco na minimização da resposta ao estresse cirúrgico e da dor pós-operatória, com redução das complicações, diminuição do tempo de hospitalização, melhora dos desfechos e da satisfação do paciente, com rápida recuperação após procedimentos eletivos. Outros protocolos, como o projeto brasileiro ACERTO também focam na redução do tempo de jejum perioperatório e estratégias gerais de aceleração da recuperação.[28]

Com os bons resultados obtidos, pesquisadores compilaram, em 2019, as melhores recomendações com base na literatura das práticas perioperatórias para pacientes que seriam submetidos à cirurgia cardíaca, o chamado *enhanced recovery after cardiac surgery* (ERACS), cujas recomendações mais fortes são descritas resumidamente a seguir:[27]

1. Utilizar ácido tranexâmico ou ácido épsilon aminocaproico durante cirurgia cardíaca com circulação extracorpórea (CEC) (1A);
2. O controle glicêmico perioperatório (1B-R);
3. A terapia com fluidos dirigida por objetivos para reduzir as complicações pós-operatórias (1B-R);
4. Um pacote de cuidados das melhores evidências para reduzir as infecções de sítio cirúrgico (1B-R);
5. Um tratamento de dor multimodal e poupador de opioides no pós-operatório (1B-NR);
6. Evitar hipotermia persistente após CEC e no pós-operatório imediato (1B-NR);
7. A manutenção da patência do dreno torácico para prevenir a retenção de sangue (1B-NR);
8. Triagem pós-operatória de *delirium* sistemático pelo menos uma vez por turno de enfermagem (1B-NR).

Existem outros protocolos que visam a aceleração da recuperação como o *Cardiac Fast track*, que é uma intervenção complexa que envolve vários componentes de cuidados durante a anestesia cardíaca e no período pós-operatório, com o objetivo final de extubação precoce *Fast track* 1 até 6 horas após a cirurgia ou ultra precoce *Ultra fast track* (extubação dentro da sala de cirurgia logo após a cirurgia), com o intuito de reduzir o tempo de permanência na UTI e a incidência de internação hospitalar, oferecendo cuidados seguros e eficazes que possam também reduzir os custos hospitalares.[29,30]

Mensagens principais

- Pacientes de alto risco merecem escolha individualizada da técnica anestésica levando em consideração suas condições clínicas.
- Sempre se deve avaliar se esse paciente pode ser submetido a outro tipo de anestesia que não seja anestesia geral e se há benefício do emprego dessa técnica alternativa.
- A anestesia geral é a técnica de resgate em caso de falha de outras técnicas ou de complicações significativas.
- Sempre se deve avaliar a possibilidade de bloqueio regional como integrante de uma técnica poupadora de opioides.
- Planejar o ato anestésico de forma integral, pois a atuação do anestesiologista deve ser perioperatória.
- Ter protocolos de aceleração da recuperação.

Referências bibliográficas

1. Hofer JE, Nunnally ME. Taking the septic patient to the operating room. Anesthesiol Clin. 2010;28(1):13-24.
2. Aseni P, Orsenigo S, Storti E, Pulici M, Arlati S. Current concepts of perioperative monitoring in high-risk surgical patients: a review. Patient Saf Surg. 2019;13:32.
3. Villablanca PA, Mohananey D, Nikolic K et al. Comparison of local versus general anesthesia in patients undergoing transcatheter aortic valve replacement: a meta-analysis. Catheter Cardiovasc Interv. 2018;91(2):330-42.
4. Neuman MD, Feng R, Carson JL et al. Spinal anesthesia or general anesthesia for hip surgery in older adults. N Engl J Med. 2021;385(22):2025-35.
5. Roberts DJ, Nagpal SK, Kubelik D et al. Association between neuraxial anaesthesia or general anaesthesia for lower limb revascularisation surgery in adults and clinical outcomes: population based comparative effectiveness study. BMJ. 2020;371:m4104.
6. Guay J, Choi P, Suresh S, Albert N, Kopp S, Pace NL. Neuraxial blockade for the prevention of postoperative mortality and major morbidity: an overview of Cochrane systematic reviews. Cochrane Database Syst Rev. 2014;(1):CD010108.
7. Wedel DJ, Horlocker TT. Regional anesthesia in the febrile or infected patient. Reg Anesth Pain Med. 2006;31(4):324-33.
8. Patil H, Garg N, Navakar D, Banabokade L. Lumbar spine surgeries under spinal anesthesia in high-risk patients: a retrospective analysis. World Neurosurg. 2019 Apr:124:e779-82.
9. Finsterwald M, Muster M, Farshad M, Saporito A, Brada M, Aguirre JA. Spinal versus general anesthesia for lumbar spine surgery in high-risk patients: perioperative hemodynamic stability, complications and costs. J Clin Anesth. 2018;46:3-7.
10. Spannella F, Giulietti F, Damiani E et al. Thoracic continuous spinal anesthesia for high-risk comorbid older patients undergoing major abdominal surgery: one-year experience of an Italian geriatric hospital. Minerva Anestesiol. 2020;86(3):261-9.

11. Bachmann KA, Trepte CJ, Tomkötter L et al. Effects of thoracic epidural anesthesia on survival and microcirculation in severe acute pancreatitis: a randomized experimental trial. Crit Care. 2013;17(6):R281.
12. Zhang S, Wu X, Guo H, Ma L. Thoracic epidural anesthesia improves outcomes in patients undergoing cardiac surgery: meta-analysis of randomized controlled trials. Eur J Med Res. 2015;20(1):25.
13. Schug SA, Palmer GM, Scott DA, Halliwell R, Trinca J. Acute pain management: scientific evidence. 4th ed. 2015. Med J Aust. 2016;204(8):315-17.
14. Vijayakumar V, Ganesamoorthi A, Subramaniyan N, Kasirajan P. Ultrasound-guided superior and middle trunk brachial plexus block with superficial cervical plexus block for shoulder surgeries in high-risk patients: case series. J Med Ultrasound. 2020;28(3):185-7.
15. Kaydu A, Kılıç ET, Gökçek E, Akdemir MS. A safe regional technique in a high-risk patient: cervical plexus blockage. Anesth Essays Res. 2017;11(4):1118-20.
16. Almeida CR, Francisco EM, Pinho-Oliveira V, Assunção JP. Fascia iliaca block associated only with deep sedation in high-risk patients, taking P2Y12 receptor inhibitors, for intramedullary femoral fixation in intertrochanteric hip fracture: a series of 3 cases. J Clin Anesth. 2016;35:339-45.
17. Klimkiewicz J, Klimkiewicz A, Gutowski M et al. Femoral and lateral femoral cutaneous nerve block as anesthesia for high-risk intertrochanteric fracture repair patients. J Clin Med. 2022;11(13):3708.
18. Wu Y, Han R. Perioperative continuous femoral nerve block reduces postoperative cognitive dysfunction of high-risk patients with femoral neck fracture: evidence from a retrospective propensity-matched study. Med Sci Monit. 2020;26:e919708.
19. Hajjar WM, Al-Nassar SA, Al-Sugair GS et al. Evaluation of safety and efficacy of regional anesthesia compared with general anesthesia in thoracoscopic lung biopsy procedure on patient with idiopathic pulmonary fibrosis. Saudi J Anaesth. 2018;12(1):46-51.
20. De Cassai A, Marchet A, Ori C. The combination of erector spinae plane block and pectoralis blocks could avoid general anesthesia for radical mastectomy in high-risk patients. Minerva Anestesiol. 2018;84(12):1420-1.
21. Xu L, Hu Z, Shen J, McQuillan PM. Efficacy of US-guided transversus abdominis plane block and rectus sheath block with ropivacaine and dexmedetomidine in elderly high-risk patients. Minerva Anestesiol. 2018;84(1):18-24.
22. Kietaibl S, Ferrandis R, Godier A et al. Regional anaesthesia in patients on antithrombotic drugs: joint ESAIC/ESRA guidelines. Eur J Anaesthesiol. 2022;39(2):100-32.
23. Fonseca NM, Pontes JPJ, Perez MV, Alves RR, Fonseca GG. SBA 2020: atualização na diretriz da anestesia regional em uso de anticoagulantes [SBA 2020: Regional anesthesia guideline for using anticoagulants update]. Braz J Anesthesiol. 2020;70(4):364-87.
24. Sociedade de Anestesiologia do Estado de São Paulo. Tratado de anestesiologia. 9. ed. São Paulo: SAESP; 2021.
25. Misal US, Joshi SA, Shaikh MM. Delayed recovery from anesthesia: a postgraduate educational review. Anesth Essays Res. 2016;10(2):164-72.
26. American College of Critical Care Medicine of the Society of Critical Care Medicine. Guidelines for intensive care unit admission, discharge, and triage. Task Force of the American College of Critical Care Medicine, Society of Critical Care Medicine. Crit Care Med. 1999;27(3):633-8.
27. Engelman DT, Ben Ali W, Williams JB et al. Guidelines for perioperative care in cardiac surgery: enhanced recovery after surgery society recommendations. JAMA Surg. 2019;154(8):755-66.
28. Aguilar-Nascimento JE, Bicudo-Salomão A, Ribeiro MRR, Dock-Nascimento DB, Caporossi C. Cost-effectiveness of the use of ACERTO Protocol in major digestive surgery. Arq Bras Cir Dig. 2022;35:e1660.
29. Silva PS, Cartacho MP, Castro CC, Salgado Filho MF, Brandão AC. Evaluation of the influence of pulmonary hypertension in ultra-fast-track anesthesia technique in adult patients undergoing cardiac surgery. Rev Bras Cir Cardiovasc. 2015;30(4):449-58.
30. Wong WT, Lai VK, Chee YE, Lee A. Fast-track cardiac care for adult cardiac surgical patients. Cochrane Database Syst Rev. 2016;9(9):CD003587.

26 Manejo das Vias Aéreas e Ventilação Mecânica

Fernanda Leite
Leopoldo Muniz da Silva
Fernando Nardy Bellicieri

Introdução

Conceitualmente, a doença crítica pode ser definida pelo comprometimento do funcionamento fisiológico a ponto de o tratamento médico avançado ser fundamental para que vidas sejam salvas ou, ainda, pelo estado de saúde em que existem disfunções de órgãos vitais com risco de morte iminente e potencial irreversibilidade caso não haja disponibilidade de recursos adequados.[1]

A evolução dos cuidados intensivos transformou os pacientes agudamente enfermos em "doentes críticos crônicos"[2] durante sua sobrevida e, que, frequentemente, passam por procedimentos cirúrgicos complexos, desafiando anestesiologistas e equipes multidisciplinares em ambientes altamente especializados.[3]

Com a crescente população de doentes críticos crônicos, emergem complicações como necessidade de ventilação mecânica prolongada e distúrbios neuroendócrinos, aumentando a morbidade e os custos em Saúde.[2]

Como resultado de choque, alteração do nível de consciência, disfunção orgânica e insuficiência respiratória, esses pacientes necessitam de manejo definitivo das vias aéreas (VA) e a resolução dos desafios técnicos traz à tona os obstáculos fisiológicos subjacentes associados à intubação traqueal em pacientes críticos.[4] Pacientes mais fragilizados são particularmente vulneráveis a complicações anestésicas, salientando a importância de um manejo meticuloso e protocolos robustos.[3]

Avaliações pertinentes, preparo adequado dos equipamentos e o rápido reconhecimento de eventos adversos (EA) em tentativas de resgate malsucedidas são essenciais para o sucesso no controle das VA, em que a dessaturação rápida ou o colapso cardiovascular representam riscos significativos.[5] Assim, o conhecimento integrado de condições fisiológicas limítrofes ganha destaque na gestão eficiente de VA em cenários críticos e pandemias.[6]

Isso requer do anestesiologista não só uma ação rápida e precisa: a complexidade desafiadora dessa tarefa reside no conhecimento consolidado, na habilidade de se adaptar à instabilidade dos pacientes críticos e à variabilidade dinâmica dos locais em que a ventilação mecânica e o controle das VA podem ser intrinsecamente complexos e associados a complicações potenciais.[7]

Quem são os pacientes críticos?

A identificação de risco é essencial para melhorar desfechos clínicos por permitir uma abordagem cirúrgica e um planejamento pré, intra e pós-operatório mais eficaz e individualizado. Contudo, para que a estratificação seja efetiva na prática clínica, é imperativo que as ferramentas utilizadas sejam validadas para as populações específicas a que se destinam e que tenham aplicabilidade direta no contexto clínico de modo a fornecer uma estimativa precisa do risco de complicações e mortalidade em todas as fases do processo cirúrgico.[8]

Estudo de revisão evidenciou que fatores como otimização hemodinâmica perioperatória, ventilação não invasiva (VNI), uso de balão intra-aórtico no período pré-operatório, agentes voláteis e pré-condicionamento isquêmico foram avaliados como associados a aumento da sobrevida, enquanto terapia com betabloqueadores e o uso de aprotinina estiveram relacionados ao aumento da mortalidade.[9]

Por outro lado, sistemas de avaliação de risco cirúrgico, como o da ASA (American Society of Anesthesiologists), o RCRI (Revised Cardiac Risk Index), o ACS-NSQIP (American College of Surgeons National Surgical Quality Improvement Program) e a SORT (Surgical Outcome Risk Tool), apresentam diferentes graus de simplicidade e eficácia, com limitações e necessidade de validação em diversas populações. Enquanto o ASA é utilizado há mais de 80 anos, o RCRI foca em desfechos cardiovasculares, mas não é tão eficaz em prever complicações em cirurgias vasculares ou mortalidade geral em procedimentos não cardíacos. A calculadora ACS-NSQIP permite previsões de risco específicas do procedimento, mas falta validação ampla. SORT, por sua vez, oferece avaliação de risco de mortalidade em cirurgias não cardíacas, mas seu uso é limitado em outras populações.[8]

A morbimortalidade em pacientes cirúrgicos de alto risco é particularmente preocupante em locais com menos recursos.[10] A combinação de ferramentas de risco, biomarcadores, escores de fragilidade e avaliação mais detalhada do estado funcional pode aprimorar a identificação desses pacientes.

Avaliação das vias aéreas e otimização do paciente crítico

Avaliação pré-anestésica é essencial para todos, pois predições podem falhar em identificar obstruções intratorácicas ou condições não aparentes. Nenhum teste isolado é totalmente eficaz em prever complicações na ventilação por máscara, inserção de dispositivos supraglóticos ou na laringoscopia direta (LD). O risco aumenta proporcionalmente ao número de achados anormais na avaliação da VA.[11]

Para prever o risco de via aérea difícil (VAD) e aspiração pulmonar em situações eletivas, é necessário avaliar o histórico médico do paciente, dados pessoais (p. ex., idade, sexo, peso e altura), condições médicas, diagnósticos e doenças de base e entrevistas com pacientes/família, além de considerar relatos sobre intubação prévia, examinar anatomia das VA, questionar sobre apneia obstrutiva do sono, diabetes ou outros achados de exames de imagem.[12]

Se houver suspeita de dificuldade de acesso à VA, é necessário, se possível, comunicá-la ao paciente ou ao responsável, obter de um deles consentimento informado por escrito e documentar a avaliação no prontuário. Em casos de intubação traqueal consciente, deve-se explicar o procedimento ao paciente e esclarecer dúvidas para o envolver na decisão.[11]

Em situações críticas, avaliar a VA é primordial para identificar pacientes com risco de intubação desafiadora. O escore MACOCHA é o único método de avaliação das VA validado no contexto de doença crítica, pois considera anormalidades tanto fisiológicas, a exemplo da abertura bucal limitada, como funcionais, a exemplo de hipoxemia e fatores como apneia obstrutiva do sono, e resultado de 3 ou mais indica maiores dificuldades na intubação.[4,5]

A avaliação e o preparo precoces são frequentemente impedidos pela necessidade de manejo imediato de emergência das VA. O manejo agudo e arriscado das VA pode resultar de fatores anatômicos e fisiológicos, que devem ser avaliados em todas as circunstâncias.[2]

Pesquisas recentes indicam que a combinação de medidas anatômicas assistidas por ultrassom, o exame físico completo e as características faciais (distância pele-osso hióideo, a espessura da língua e a distância da epiglote) podem identificar candidatos a VA e laringoscopia desafiadoras.[11]

Estudos observacionais prospectivos indicam que medir a mobilidade da junção temporomandibular, a espessura da língua e outros preditores pode ajudar a planejar e controlar VAD.[11]

A análise dos fatores anatômicos e fisiológicos, aliada a um *checklist* e planejamento sistemático, pode permitir a execução de avaliações pré-intubação e preparações simultâneas, como ressuscitação hemodinâmica e pré-oxigenação.[2]

Por fim, o posicionamento adequado é crucial para a pré-oxigenação e a visualização laringoscópica, com posições como *bed-up-head-elevated* (BUHE) mostrando benefícios. A pressão cricoide, embora controversa, ainda é recomendada nas diretrizes para evitar aspiração em pacientes de alto risco, segundo avaliação por ultrassonografia gástrica.[4]

Para aprimorar o manejo das VA após um esforço inicial malsucedido, é essencial um plano estratégico que leve em conta avaliações anatômicas e fisiológicas, além de possíveis otimizações e alternativas de dispositivos e abordagens farmacológicas. *Checklists* preparam a equipe e os recursos e promovem abordagem sistemática, essencial fora do contexto cirúrgico, no qual as condições são mais complexas. A experiência é valiosa, mas não substitui o planejamento meticuloso e a preparação, reforçando a necessidade de treinamento e de programas de qualidade.[4]

Múltiplos fatores precipitam a necessidade de intubação endotraqueal no paciente crítico, como insuficiência respiratória, obstrução de VA, lesões torácicas, síndrome do desconforto respiratório agudo (SDRA) e incapacidade de proteger as VA contra aspiração. O conhecimento aprofundado dos eventos desencadeantes é fundamental na avaliação pré-intervenção. A revisão do histórico de interações com estratégias ventilatórias e disfunções respiratórias anteriores é vital, assim como a consciência das complicações relacionadas à intubação.[13]

É fundamental a avaliação pré-intubação da anatomia da VA, considerando acessibilidade a equipamentos variados e preparo para procedimentos invasivos como cricotireoidostomia em falhas de intubação ou ventilação.[3] Avaliar o risco de aspiração em pacientes com história de vômito ou comorbidades é indispensável, assim como esvaziar o conteúdo gástrico e considerar a sequência rápida de intubação (SRI) nesses pacientes.[5]

A LD pode induzir estresse significativo, exigindo avaliação prévia de condições cardíacas e cerebrais, monitorização hemodinâmica durante o procedimento e consideração de técnicas anestésicas específicas para minimizar riscos.[13] Em cenários de trauma, é preciso atentar para lesões na coluna cervical e potenciais riscos de intubação, além de evitar relaxantes musculares despolarizantes em certos contextos e verificar o estado de coagulação para prevenir complicações.[13]

Assim, é imperativo monitorar sinais vitais durante o procedimento para evitar complicações como hipertensão e considerar o uso de bloqueadores β-adrenérgicos ou anestesia profunda com opioides ou barbitúricos.[3]

Pacientes com traumas faciais ou cranianos necessitam de avaliação cuidadosa da coluna cervical e, caso seja necessária a intubação, a estabilização cuidadosa da cabeça e pescoço por uma segunda pessoa é essencial. A intubação nasotraqueal deve ser evitada nesses casos para não agravar potenciais lesões. Além disso, pacientes com lesão recente da medula espinhal devem evitar relaxantes musculares despolarizantes por 24 horas em virtude do risco de hipercalemia. É igualmente importante avaliar o estado de coagulação por causa dos riscos de sangramento e de aspiração associados à laringoscopia.[3]

Durante a intubação traqueal em adultos acordados, recomenda-se um auxílio cognitivo como uma lista de verificação. Os principais componentes incluem sedação, aplicação de anestésico local tópico, oxigenação e atuação em conjunto do médico e da equipe. A lidocaína não deve exceder 9 $mg.kg^{-1}$ de peso corporal magro, independentemente do método de administração. As contraindicações incluem sangramento das VA, pacientes não cooperativos e com obstrução da laringe, estenose subglótica ou traqueostomia eletiva programada.[11]

Pacientes em risco no manejo de vias aéreas

Estudos prévios indicavam riscos consideráveis durante a intubação de pacientes críticos, como instabilidade cardiovascular (30%), hipoxemia (20%) e parada cardíaca (2% a 4%). Mais recentemente, o NAP4 ressaltou riscos de mortalidade associados ao manejo de VA,[14] e o INTUBE[15] revelou que o maior fator que motiva intubações é a insuficiência respiratória (52,3%) seguida por comprometimentos neurológicos (30,5%) e instabilidade cardiovascular (9,4%), sendo essa última o evento adverso mais frequente (42,6%) junto com hipoxemia grave (9,3%) e parada cardíaca (3,1%).

Os riscos no manejo das VA podem ser técnicos ou fisiológicos, de modo que a previsão de resultados adversos requer consideração de ambos. Idade, história de insuficiência cardíaca, história de malignidade hematológica, instabilidade cardiovascular como indicação de intubação e outros comprometimentos hemodinâmicos foram associados a EA durante manejo de VA.[14,15]

Como fatores de risco para instabilidade cardiovascular, em análise secundária do INTUBE, foram considerados idade, hipotensão, saturação de oxigênio e administração de propofol[14] e, como fatores de risco para parada cardíaca, diferentes estudos consideraram hipotensão, hipoxemia, ausência de pré-oxigenação, obesidade e idade superior a 75 anos, uso de vasopressores previamente à intubação e cirrose.[14]

Quanto ao cenário, 25% das complicações das VA hospitalares ocorrem em ambientes de pronto atendimento ou unidades de terapia intensiva (UTI),[13] por falhas repetidas na identificação e planejamento de pacientes de alto risco. Hipóxia representou complicações em 15% das intubações; parada cardíaca, em 2%; e colapso cardiovascular, em 18%; e o uso de videolaringoscópio demonstrou maior taxa de sucesso inicial em comparação aos laringoscópios.[16]

Pneumonia associada à ventilação mecânica (PAVM)

Afeta de 5% a 27% dos pacientes intubados dentro de 48 horas em decorrência principalmente de aspiração de patógenos ou de secreções.[3,17]

Sua prevenção envolve elevar a cabeceira, optar por ventilação não invasiva, fisioterapia precoce, higiene do circuito e reduzir a sedação para encurtar o período de dependência ventilatória. Estratégias adicionais incluem aspiração de secreções, uso de probióticos, clorexidina, drenagem subglótica e tubos endotraqueais com revestimento de prata.[3]

Covid-19

O manejo das VA em pacientes com covid-19 inicialmente incluía evitar terapias geradoras de aerossóis e utilizar videolaringoscopia (VL) para distanciar o profissional do paciente, além de dispositivos de barreira.[4]

Com melhor compreensão da doença, reconhece-se que a ventilação não invasiva e cânulas de alto fluxo não elevam substancialmente a produção de aerossóis. Atualmente, recomendam-se a VL e a SRI para aumentar as chances de sucesso na primeira tentativa.[4]

Pacientes queimados

Pacientes queimados apresentam complexidades nas VA que evoluem desde o edema facial, que pode dificultar a ventilação e a laringoscopia, até a progressão da lesão, quando contraturas tardias podem restringir o acesso à VA.[3] É essencial avaliar as VA para planejar a intubação, que pode incluir técnicas como fibra óptica em pacientes acordados ou VL, ajustando-se a remoção de curativos que afetem a ventilação.[3]

A insuficiência respiratória pode surgir entre 12 e 72 horas após inalação, e o edema de estruturas glóticas pode intensificar mudanças na relação ventilação-perfusão e a queda da complacência pulmonar, exigindo atenção para intubação precoce aos primeiros sinais de obstrução.[3] Após 72 horas, a reabsorção do líquido extravasado pode resultar em hipervolemia e agravamento do edema pulmonar e em descamação da mucosa das VA, e invasão bacteriana e pneumonia podem piorar a insuficiência respiratória nos dias subsequentes.[3]

O manejo das VA pode envolver máscara laríngea para facilitar a intubação com fibra óptica e minimizar lesões laríngeas, e a traqueostomia deve ser considerada para ventilação prolongada, preferencialmente fora de áreas queimadas após diminuição do edema e avaliando-se benefícios frente ao risco de complicações como disfagia e disfonia.[3]

Pacientes politraumatizados

O manejo das VA em trauma é mais complexo que o intraoperatório em virtude de lesões e limitações de resgate.[3] Nesse contexto, a intubação endotraqueal é indicada para pacientes com riscos como traumatismo cranioencefálico, convulsões, fraturas múltiplas e choque hemorrágico, em que é condição necessária para gerenciar a hiperventilação e a acidose metabólica.

Em casos de choque hemorrágico, a intubação imediata e a ventilação mecânica são mandatórias já que o aumento do espaço morto pulmonar implica hiperventilação e as tentativas de compensar a acidose metabólica aumentam a demanda do sistema respiratório.[3]

A ventilação mecânica sustenta a troca gasosa e reduz a carga muscular, apesar dos riscos em hipovolemia, e é viável mesmo em estados alterados de consciência ou traumatismo cranioencefálico grave.[3]

Pacientes com trauma estão em risco elevado de aspiração, especialmente se apresentarem estômago cheio, estado de consciência alterado ou lesões que comprometam a integridade da orofaringe. Embora não haja evidências, sugere-se que a SRI reduza o risco de aspiração, evitando a ventilação por máscara com insuflação gástrica.[3]

O risco de aspiração em pacientes traumatizados é alto, justificando a SRI para evitar insuflação gástrica e dessaturação rápida, podendo recorrer-se à oxigenação por cânula nasal de alto fluxo (HFNC) quando a ventilação não invasiva não é opção.[3,7]

A pressão cricoide, embora usada para prevenir aspiração, é controversa e pode complicar a laringoscopia e a intubação, devendo ser evitada em casos de lesões cervicais instáveis ou quando prejudica a ventilação ou a visualização das VA.[3]

Lesão da coluna cervical

No tratamento de traumas contusos, a imobilização da coluna cervical com colar é primordial até que avaliações clínicas e diagnósticas sejam realizadas. Em emergências traumáticas, a intubação com fibra óptica é ideal para limitar a movimentação cervical, mas nem sempre é viável.[3]

Apesar de protetor, o colar pode obstruir o acesso oral e oferecer considerável restrição durante a laringoscopia. Assim, é essencial mobilização cervical controlada, e a técnica de estabilização manual em linha (retirada cuidadosa da parte anterior do colar e na estabilização da coluna durante a intubação) é aconselhada para pacientes com suspeita de lesão medular, processo que exige execução meticulosa em razão dos desafios adicionais impostos.[3]

Nesses casos, é recomendada a estabilização manual em linha para pacientes sob risco de lesão medular. Essa técnica envolve a remoção cuidadosa da parte anterior do colar cervical após a indução anestésica e a subsequente aplicação de estabilização durante a intubação, podendo introduzir desafios adicionais à laringoscopia e aumentar a força aplicada na glote, o que requer uma execução cuidadosa e considerada.[3]

Instabilidade hemodinâmica

Na prevenção do colapso cardiovascular durante a indução anestésica, a escolha do agente é crucial e será debatida adiante neste capítulo.[4]

Alterações cardiopulmonares durante a indução envolvem relações de ventilação-perfusão influenciadas pela posição do paciente e pela interrupção da respiração espontânea por agentes indutores, e qualquer alteração nessa intrincada interação pode resultar em colapso cardiovascular.[4]

A escolha anestésica deve ser individualizada, focando em pré-oxigenação, e é essencial avaliar a responsividade e a tolerância a volume e a função ventricular para identificar riscos hemodinâmicos, com ultrassonografia para avaliação cardíaca e uso criterioso de vasopressores, como noradrenalina, inclusive em bólus, para manter a estabilidade hemodinâmica.[4]

Em casos de alta complexidade ou fragilidade, que envolvam condições intrincadas, resistentes e que apresentem riscos de múltiplas induções e ventilação sob pressão positiva, deve ser considerada intubação com o paciente acordado.

Pacientes com insuficiência ventricular direita demandam abordagem especial, com ressuscitação guiada por volume para evitar disfunção sistólica e hipotensão, usando diuréticos, vasodilatadores pulmonares e noradrenalina para suporte cardíaco, e cuidado extra para prevenir parada cardíaca na indução.[4]

Manejo não invasivo das vias aéreas

A ventilação com pressão positiva (VPP) evita intubações sem afetar a mortalidade em pacientes estáveis com lesão pulmonar aguda e reduz a mortalidade em pacientes com doença pulmonar obstrutiva crônica (DPOC) e edema pulmonar cardiogênico.[5]

Entretanto, em pacientes com SDRA refratários à medicação, ela não evita intubações ou melhora a sobrevida, sendo indicada para conforto em pacientes paliativos, podendo ser usada em contextos além da UTI.[5]

Atenuar a hipoxemia

A hipoxemia é a segunda complicação frequente da intubação em pacientes críticos. Apesar de condições pulmonares e risco de aspiração comprometerem a pré-oxigenação convencional, para manejo seguro das VA, a oxigenação eficaz é necessária durante a fase apneica da indução.[4]

Estratégias-padrão de pré-oxigenação são adequadas?

A pré-oxigenação eficaz, com fração expirada de O_2 entre 0,87 e 0,9,[11] é crucial para garantir uma apneia sem riscos, especialmente em pacientes com doenças respiratórias graves, e objetiva maximizar a desnitrogenação e a capacidade residual funcional e minimizar o *shunt*.[5]

A dessaturação pode quadruplicar o risco de parada cardíaca em críticos, necessitando de estratégias de pré-oxigenação adequadas a disfunções pulmonares. Tanto a VNI como a HFNC antes da intubação melhoram a segurança e favorecem o sucesso do procedimento, com a cânula de alto fluxo mostrando-se vantajosa em conforto e oxigenação em insuficiência respiratória aguda hipoxêmica.[5]

O oxigênio suplementar deve ser administrado antes e durante o manejo de VAD, incluindo a extubação, mediante utilização de cânulas nasais, máscaras faciais e insuflação supraglótica.[11]

E a ventilação não invasiva?

A VNI pode aprimorar a oxigenação e reduzir complicações na pré-oxigenação para intubação em relação aos métodos convencionais, mas raramente é utilizada em razão dos desafios práticos como o tempo de preparo necessário para iniciar o suporte de novo, risco de aspiração ou, ainda, o fato de ser necessária a remoção da interface da máscara antes da instrumentação das VA. Em pacientes hipoxêmicos críticos, estudos não apontaram vantagens da VNI sobre técnicas tradicionais.[14]

E a oxigenação apneica?

A oxigenação apneica, por sua vez, pode melhorar a saturação de oxigênio e a taxa de sucesso na primeira tentativa de intubação,[11] embora não haja evidências robustas para seu uso rotineiro em casos críticos em comparação com a pré-oxigenação-padrão. A combinação de VNI com a HFNC pode ser benéfica, mas ainda carece de confirmação como prática-padrão[5] e, apesar de haver variações nas vazões empregadas e sua eficácia diminuir com o agravamento da insuficiência respiratória, a HFNC pode ser utilizada durante a intubação.[14]

A ventilação com máscara deve ser evitada?

A SRI é uma técnica usada em pacientes críticos para minimizar a aspiração, ainda que as evidências de sua eficácia sejam escassas e possa elevar o risco de hipoxemia.[14]

O estudo PreVent mostrou que a pré-oxigenação com balão-máscara eleva os níveis de SpO_2 e reduz a hipoxemia grave durante a intubação, sem aumentar o risco de aspiração, sendo considerada prática segura.[14]

Manejo invasivo das vias aéreas

Existe agente de indução ideal?

Embora propofol, midazolam, etomidato e cetamina sejam agentes de indução frequentes para intubação traqueal em adultos, a escolha ideal é debatida.[15] Na SRI, agentes que estabilizam a hemodinâmica são preferenciais, sobretudo em traumas cranioencefálicos ou hemorragias em que a hipotensão pode agravar o prognóstico, contribuindo para edema cerebral, e a hipertensão eleva o risco de complicações, como ruptura aneurismática.[18]

O etomidato é associado a menos instabilidade hemodinâmica que o propofol e a menor incidência de colapso vascular quando comparado à cetamina; todavia, pode induzir disfunção adrenocortical.[5]

Com base em evidências e prática clínica, etomidato e cetamina são recomendados como agentes de indução primários em adultos críticos[15] e essa escolha varia segundo padrões geográficos de prática clínica, com uso predominante de cetamina na Europa (68%) em contraste com a América do Norte (24%).[14]

Sabendo-se que o propofol está associado à instabilidade ou colapso cardiovascular,[15,16] foi demonstrado que sua combinação com a cetamina é alternativa viável, proporcionando profundidade de sedação consistente oferecendo estabilidade hemodinâmica sem elevar complicações respiratórias.[5]

O uso da cetamina associado ao fentanil pode mitigar a hipertensão, embora esse último possa, paradoxalmente, agravar a hipotensão.[18]

A instabilidade cardiovascular foi identificada em 42% dos pacientes críticos, e a tomada de decisões sobre o regime de medicação de indução mais eficaz deve se basear na suposta patologia e na hemodinâmica basal do paciente, em terapêutica individualizada.

Escolha do bloqueador neuromuscular

As opiniões ainda divergem quanto ao uso de bloqueadores neuromusculares (BNM) na gestão emergencial de VA em pacientes críticos,[19] com estudos evidenciando que a succinilcolina proporcionou melhores condições de intubação para SRI do que o rocurônio,[5] mas sem diferenças significativas quanto à dessaturação ou a falhas na intubação em pacientes críticos submetidos à SRI.

Gestão das vias aéreas

Na insuficiência respiratória aguda, na obstrução das VA ou na instabilidade hemodinâmica, a intubação endotraqueal torna-se vital. Cada tentativa malsucedida incrementa a probabilidade de considerável hipoxemia: uma tentativa aumentou o risco de hipoxemia grave em 5%; duas tentativas, em 20%; e três tentativas, em 30%, justificando a implementação de protocolos e *checklists* para otimizar a intubação rápida e segura.[5,14]

A posição de *sniffing* mostrou-se superior à posição em rampa para a oxigenação e visualização da glote durante a intubação, mas, mesmo com preparação e posicionamento adequados, o tempo de intubação traqueal pode ser limitado, dadas as condições críticas dos próprios pacientes.[5]

Em emergências, sua imediata realização é imprescindível em consequência do risco de óbito por instabilidade hemodinâmica ou por falha de oxigenação, e alternativas como VPP não invasiva ou traqueostomia podem ser consideradas em caso de intubação difícil.[5]

A intubação traqueal, frequentemente uma emergência subestimada na UTI, demanda um manejo cuidadoso em virtude da alta incidência de complicações como hipoxemia e colapso cardiovascular.

A traqueostomia, indicada após 2 semanas de ventilação prolongada, pode diminuir complicações e facilitar o desmame e o manejo de secreções, mas não está isenta de riscos como a estenose traqueal.[5]

É hora de adotar a videolaringoscopia?

Após um século de LD, a VL tornou-se uma ferramenta valiosa na gestão de VA ao aprimorar a visualização da glote, melhorando as taxas de sucesso na primeira tentativa, especialmente em VA complicadas sem impactar significativamente a hipóxia, o número de tentativas ou o tempo de intubação.[5,14,15,20]

Sua eficácia está relacionada também à experiência do operador, sugerindo-se entre 15 e 70 intubações para aperfeiçoamento; em mãos pouco treinadas, a VL pode prolongar o manejo das VA e aumentar os EA.[14]

Em casos de abertura bucal inferior a 2,5cm, se o paciente apresentar estridor por tumor nas VA ou trato digestivo superior, seu uso não é indicado.[11]

Fatores humanos como julgamento, comunicação e trabalho em equipe são críticos e têm papel significativo nos danos ao paciente, estando envolvidos em 40% das complicações e afetando 25% dos resultados.[11]

Dispositivos supraglóticos estão descartados?

A técnica que associa máscara laríngea a anestésicos voláteis pode reduzir a necessidade de BNM se a monitorização da profundidade anestésica com técnicas como análise das concentrações alveolares mínimas (CAM) e o índice bispectral (BIS) for realizada adequadamente.

Estudos sugerem que seu uso pode atenuar a incidência e a gravidade da consciência intraoperatória, mais frequente em mulheres e em pacientes críticos que sabidamente recebem menores quantidades de anestésicos.[21]

Cenário de não intubo, não ventilo: o que fazer?

Após indução anestésica, falha na intubação e ventilação requerem intervenções imediatas. A adoção de manobras de laringoscopia com olho dominante, técnica de alinhamento de eixos com posicionamento adequado, cânulas orofaríngeas e ventilação com máscara, solicitando ajuda se necessário, podem otimizar o desfecho nesse cenário.[11]

Para resgate ventilatório, dispositivos supraglóticos de 2ª geração são recomendados, mas, se ineficazes, a cricotireoidostomia cirúrgica pode ser a escolha emergencial, com passagem de cânulas de maior calibre, fixadas após confirmação por capnografia.[11]

Ventilação mecânica em pacientes críticos

Pacientes críticos frequentemente necessitam de cuidados respiratórios intensivos pós-anestésicos, incluindo ventilação mecânica para evitar complicações e devem ser rotineiramente avaliados por radiografia torácica para verificar a posição da cânula traqueal, acessos venosos e possíveis complicações pulmonares, enquanto o desmame rápido, apoiado por fisioterapia respiratória, pode encurtar o uso de ventilação.[3]

Técnicas de ventilação não invasiva ajudam a evitar reintubações e devem ser consideradas, exceto em condições de risco como aspiração ou incapacidade de proteção das VA.[3]

A definição de PAVM é controversa por causa da associação com medidas de melhoria da qualidade, mas pode ser definida como infiltração nova ou progressiva na radiografia de tórax com leucocitose, febre ou hipotermia, expectoração e deterioração das trocas gasosas.[3] Já pneumonias aspirativas e nosocomiais são preocupações frequentes, mas evitadas com elevação da cabeceira e higiene oral.[3]

Por sua vez, lesões pulmonares agudas e SDRA, de alta mortalidade, são tratadas com ventilação protetora pulmonar: volumes correntes (VC) mais baixos e pressão expiratória ao final da expiração (PEEP) elevada, evitando hiperdistensão e estresse de cisalhamento em alvéolos lesionados e saudáveis.[3]

Finalmente, pacientes que superam doenças críticas, mas desenvolvem insuficiência respiratória crônica, podem precisar de suporte ventilatório prolongado. Não há evidências, ainda, de que a traqueostomia, recomendada em casos não paliativos, acelere o desmame do ventilador desses pacientes.[3]

O que é lesão pulmonar?

A lesão pulmonar induzida por ventilação mecânica envolve mecanismos como atelectrauma (lesão que ocorre pela abertura cíclica e o colapso de alvéolos atelectáticos, mas recrutáveis, por meio da geração de alta tensão de cisalhamento na borda da VA colapsada e pela entrada de ar), volutrauma (lesão pulmonar induzida por alto VC – ocorre pela superdistensão dos alvéolos), barotrauma (lesão por alta pressão, ocorre quando o pulmão é exposto a altas pressões) e biotrauma (lesão pulmonar decorrente de mediadores inflamatórios liberados no contexto da lesão mecânica e pode afetar áreas pulmonares não diretamente expostas à lesão mecânica), com a possibilidade de existirem também mecanismos adicionais ainda não completamente entendidos. É importante ressaltar que a pressão nas VA não determina a quantidade de lesão, mas sim a pressão transpulmonar (ou seja, a pressão entre o interior e o exterior do pulmão/espaço pleural).[22]

O que são complicações pulmonares pós-operatórias (CPP)?

No intuito de generalizar, autores frequentemente se concentram em desfechos específicos de CPP em vez de especificarem uma lista extensa de condições como insuficiência respiratória, derrame pleural, atelectasia e pneumonia; se forem leves, essas complicações podem estender o tempo de hospitalização, enquanto formas graves elevam significantemente a mortalidade em cerca de até dez vezes.[22]

Estudos apontam que tanto a distensão como a pressão transpulmonar (diferença entre a pressão nas VA e a pleural) são críticas no barotrauma, em que altos volumes podem causar ruptura alveolar e a meta da ventilação mecânica intraoperatória é justamente balancear recrutamento pulmonar e evitar superdistensão alveolar, preferindo-se VC menores (< 8 $mL.kg^{-1}$) e ajustes individualizados, com base em monitorização constante para otimizar o procedimento e diminuir lesões pulmonares.[22]

Ventilação protetora: como evitar a lesão pulmonar?

A ventilação mecânica protetora pulmonar e diafragmática objetiva minimizar danos ao pulmão e ao diafragma em pacientes críticos, integrando estratégias para proteger ambos.[23]

Personalizar a ventilação mecânica é essencial para o tratamento adequado[22] e estratégia protetora que une a proteção pulmonar a técnicas para salvaguardar a função diafragmática, visando reduzir o tempo de ventilação e promover uma recuperação mais eficaz.[24]

É imperativo registrar meticulosamente os parâmetros ventilatórios e, em cirurgias, pode ser preciso empregar o ventilador da UTI para assegurar a continuidade das configurações individualizadas.[3]

A ventilação protetora deve se iniciar já no momento de indução anestésica para prevenir atelectasias, que podem persistir e afetam 90% dos pacientes sob anestesia geral. Pacientes idosos, obesos, ASA > II ou com apneia do sono têm tolerância reduzida a decréscimos na capacidade residual funcional (CRF), abreviando o tempo seguro para intubação. Posições elevadas da cabeça podem preservar a CRF e são recomendadas na indução, especialmente em obesos.[22]

Pacientes críticos podem ter VA fisiologicamente difícil por alterações fisiopatológicas, desafiando a intubação. Ventilação não invasiva com pressão positiva é sugerida durante a indução para atenuar atelectasias, minimizar dessaturações e prolongar o período seguro para intubação.[22]

Embora a maioria dos pacientes cirúrgicos recupere rapidamente a função respiratória, aqueles com condições crônicas ou submetidos a cirurgias de grande porte podem necessitar de ventilação prolongada[3] e continua sob investigação a influência das estratégias de ventilação protetora na ocorrência de complicações pulmonares pós-operatórias, fonte significativa de morbimortalidade perioperatória.[22]

Configurações do ventilador inspiratório

A ventilação protetora objetiva reduzir o esforço e o estresse pulmonares, evitando a atrofia e a lesão diafragmáticas. Isso envolve ajustar o ventilador para modular o esforço inspiratório do paciente, minimizar o estresse pulmonar dinâmico e prevenir descompasso na sincronia paciente-ventilador.[23]

A assistência inspiratória excessiva pode causar atrofia ao minimizar o esforço respiratório, enquanto o suporte inspiratório aumentado pode não aliviar o esforço se houver estímulos adicionais como dor ou inflamação.[23]

Configurações do ventilador expiratório

A PEEP é ajustada para melhorar a oxigenação e a mecânica respiratória, podendo beneficiar pacientes com potencial de recrutamento alveolar ao otimizar a pressão pleural e reduzir o estresse inspiratório, mitigando lesão pulmonar.[23]

Apesar do debate sobre a PEEP ideal na SDRA, metanálises sugerem que altos níveis podem reduzir a mortalidade, com uma média recomendada de 15 cmH_2O. Ensaio de PEEP decremental após uma manobra de recrutamento pulmonar parece melhor para lesão pulmonar grave, ou seja, a PEEP é titulada para baixo a partir de um nível mais alto para determinar o nível mínimo necessário para manter o benefício da manobra de recrutamento pulmonar.[3]

Ao aumentar o volume pulmonar expiratório final, forçando o diafragma a operar em menor comprimento, prejudicando, então, o acoplamento neuromuscular do diafragma, o aumento da PEEP pode atenuar a força gerada pela contração diafragmática.[23]

Entretanto, a PEEP alta pode impactar negativamente o desempenho diafragmático ao alterar seu comprimento operacional, potencialmente enfraquecendo as fibras musculares.[23] Assim, o risco de atrofia diafragmática resultante de um comprimento muscular cronicamente reduzido por PEEP excessiva deve ser considerado.[23]

Conceitos atuais, princípios e fundamentação

Quem tem risco de lesão pulmonar ao ser submetido a uma cirurgia?

Ferramentas buscam identificar pacientes em risco de lesão pulmonar e consideram tanto fatores pré-operatórios (idade, presença de doença pulmonar, cardiológica, estado nutricional e obesidade) como intraoperatórios (cirurgias abdominais, torácicas, tempo cirúrgico e procedimentos de emergência). Existem ferramentas para identificação de pacientes sob risco de lesão pulmonar, tais como: Lung Injury Prediction Score (LIPS); Early Acute Lung Injury Score; Las Vegas score (Local Assessment of Ventilatory management during General Anesthesia for Surgery); Sporc (Score for Prediction of Postoperative Respiratory Complications). Para este fim, consideram tanto fatores pré-operatórios (idade, presença de doença pulmonar ou cardiológica, estado nutricional e obesidade), quanto intraoperatórios (cirurgias abdominais, torácicas, tempo cirúrgico e procedimentos de emergência).[22,25] Escores como o ARISCAT (Assess Respiratory Risk in Surgical Patients in Catalonia) ajudam a discernir pacientes cirúrgicos com maior propensão a complicações pulmonares pós-operatórias, considerando tanto características do indivíduo como do procedimento.[26]

Abordagem individualizada da ventilação intraoperatória

Recentes diretrizes e revisões abordam a ventilação intraoperatória para pacientes com e sem SDRA e indicam que os parâmetros ventilatórios devem ser cuidadosamente escolhidos conforme a condição do paciente e as necessidades cirúrgicas.[22]

Estratégias focadas na diminuição da pressão de condução mostraram-se eficazes na redução de CPP, apontando para a importância de personalizar a ventilação, especialmente considerando-se a heterogeneidade da relação ventilação-perfusão sob anestesia.[23,27]

Qual a fração inspirada de oxigênio ideal?

A segurança e a eficácia da FiO_2 intraoperatória elevada na prevenção de infecção do sítio cirúrgico (ISC) e de outros desfechos são incertas, ocasionando práticas variadas e potencialmente subótimas. Um consenso é preciso para otimizar o uso de FiO_2 elevada.[22]

Mudanças perioperatórias como o aumento da cirurgia laparoscópica impactam a microcirculação e a oferta de oxigênio, influenciando o debate sobre a FiO_2 elevada e suas implicações hemodinâmicas.[28]

Pressão de condução (PD)

A PD, a diferença entre a pressão de platô e a PEEP, está associada ao risco de lesão pulmonar e aumento de mortalidade na SDRA, mesmo com ventilação protetora.[29]

Manter a PD abaixo de 15 cmH_2O é fundamental, pois cada 1 cmH_2O acima desse valor eleva a mortalidade em 5%.[22] Esse risco está relacionado à redução do volume pulmonar aerado, com a PD sendo amplificada por atelectasia ou lesões.[22]

Estudos como LUNG SAFE e PROVENT analisaram a SDRA e pacientes sem SDRA em UTI, respectivamente, mostrando que pressões motrizes altas estão ligadas a maior mortalidade e piores desfechos cirúrgicos em ambos os contextos.[30]

Índice de estresse (SI)

A análise da curva pressão-tempo na ventilação controlada por volume oferece dados relevantes para ajustar parâmetros ventilatórios. Com fluxo constante, a dinâmica pressão-tempo inspiratória obedece a seguinte equação de potência nas VAs:[22,29] $P_{P\text{-}T} = a \times t^{SI} + c$, em que a representa a inclinação da curva pressão-tempo ($P_{P\text{-}T}$) em dado momento de medição t, e c é a pressão no início da inspiração. O SI é uma constante de "índice de tensão", que descreve a forma da curva $P_{P\text{-}T}$.[22]

A linearidade da curva $P_{P\text{-}T}$ (SI=1) implica complacência durante a insuflação do VC, que é minimamente lesiva, e sua não linearidade denota uma complacência não constante: se ela aumenta durante a inspiração, a inclinação da curva pressão-tempo diminui, resultando em uma concavidade descendente (SI<1); se ela diminui durante a inspiração, como sugerido por uma concavidade ascendente da curva pressão-tempo (SI>1), há possibilidade de que o pulmão esteja ciclicamente sobredistendido durante a inspiração, quando redução da PEEP e/ou do VC pode ser justificada.[29]

O uso do SI permite ajustar as configurações ventilatórias às características do sistema respiratório do paciente, modificando a PEEP, por exemplo. Embora a mensuração do SI exija cálculos complexos e clinicamente onerosos, ela pode ser facilmente estimada visualizando-se a curva $P_{P\text{-}T}$.[22,29]

Mechanical power (MP)

Conceito que tenta relacionar os diferentes parâmetros ventilatórios estabelecidos à beira do leito com a quantidade de energia transferida do ventilador mecânico para o sistema respiratório.

MP pode ser calculado usando uma equação simplificada de movimento:[22]

$MP = RR \times \Delta V^2 \times \{(0{,}5 \times Ers + RR \times (1 + I{:}E)/60 \times I{:}E \times Raw) + \Delta V \times PEEP\}$, em que ΔV é a variação do VC pulmonar, RR é a frequência respiratória, Ers é a elastância do sistema respiratório, Raw é a resistência das VA e I:E é a relação inspiratória-expiratória.[29]

A equação ressalta a influência das variáveis respiratórias na energia transferida aos pulmões na ventilação mecânica, destacando a relação direta entre a frequência respiratória e a energia aplicada, evidenciando que há relação direta entre níveis de MP e riscos de dano pulmonar.[29]

Em razão de sua complexidade clínica, fórmulas simplificadas para calcular o MP estão em desenvolvimento. Mesmo com MP reduzido, lesões pulmonares podem surgir de ventilações não homogêneas, em que atelectasia e hiperinsuflação coexistem simultaneamente.[29]

Espaço morto fisiológico (EMF)

Na determinação do VC ótimo para a ventilação mecânica, deve-se considerar o EMF, que inclui áreas anatômicas ou alveolares sem troca gasosa. Apesar de sua mensuração ser complexa e pouco comum na anestesia, ele é crucial para avaliar a função pulmonar, influenciando o prognóstico em insuficiência respiratória e orientando a definição adequada de PEEP. Já a capnografia fornece avaliação em tempo real do espaço morto e é ferramenta valiosa para otimizar a ventilação durante procedimentos cirúrgicos.[29]

Componentes da estratégia de proteção pulmonar

A abordagem de ventilação mecânica evoluiu significativamente nos últimos 20 anos, passando de uma ênfase em volumes correntes baixos e pressões de platô limitadas para reduzir a mortalidade na SDRA, para práticas mais personalizadas e adaptadas às necessidades individuais dos pacientes.[29]

Conhecida como ventilação protetora pulmonar, essa abordagem busca limitar tanto o estresse mecânico como a deformação pulmonar e anestesiologistas têm aplicado essas estratégias na sala cirúrgica com o objetivo de minimizar as complicações pulmonares pós-operatórias e prevenir lesão pulmonar induzida pela ventilação mecânica.

O ajuste do VC ao peso corporal previsto é uma prática comum, embora em pacientes com SDRA essa correlação possa ser imprecisa por causa do volume pulmonar reduzido por alagamento alveolar e atelectasia. Reconhece-se que tanto o ventilador como o esforço do próprio paciente podem causar lesões pulmonares.[23]

Barreiras para a implementação de uma estratégia de ventilação protetora padronizada incluem limitações dos ventiladores intraoperatórios, mudanças fisiológicas e de posição durante a cirurgia, e a heterogeneidade dos pacientes críticos. A pressão transpulmonar é útil para avaliar o estresse pulmonar, mas não capta completamente as diferenças regionais em pulmões edematosos.[29]

Embora a PEEP sozinha possa não ser suficiente para reverter o colapso alveolar, manobras de recrutamento (MR) podem ser eficazes, apesar do potencial de causar lesões adicionais. Uma técnica como a de *bag squeezing* que consiste em manualmente aplicar e manter uma pressão de insuflação definida por tempo determinado usando a válvula limitadora de pressão do aparelho de anestesia, e incrementos de PEEP na ventilação controlada por pressão são exemplos de MR. Estudos demonstram que o recrutamento alveolar intensivo, comparado ao moderado, reduziu complicações pulmonares graves em pacientes hospitalizados com hipoxemia após cirurgia cardíaca.[31]

Em pacientes não obesos com pulmões saudáveis, uma pressão inspiratória de 40 cmH_2O mantida por 7 a 8 segundos é geralmente suficiente para um recrutamento alveolar completo. Nas manobras de recrutamento com ventiladores em modo de pressão controlada, elevar a PEEP em incrementos de 5 cmH_2O por etapas de 30 a 60 segundos até 20 cmH_2O, mantendo uma pressão motriz entre 15 e 20 cmH_2O, é uma estratégia adotada.[29]

É importante, durante o processo de MR, avaliar a extensão das atelectasias e a resposta do paciente, com a relação recrutamento/inflação sendo proposta para avaliar a capacidade de recrutamento alveolar.[29]

Componentes da estratégia de proteção diafragmática

A complexa estrutura respiratória, composta por músculos esqueléticos que atuam de forma altamente organizada, sendo o diafragma o principal componente inspiratório e os músculos da parede abdominal lateral os expiratórios mais proeminentes, pode sofrer com a ventilação mecânica.[29]

A ventilação mecânica, embora essencial, pode comprometer a integridade do diafragma e dos músculos respiratórios, causando atrofia e lesão decorrentes da sobrecarga ou da falta de uso. Observa-se que 64% dos pacientes ventilados mecanicamente por mais de 24 horas desenvolvem fraqueza diafragmática, e a prevalência sobe para 80% em casos de desmame ventilatório difícil. Ajustes na ventilação e na sedação que imitam o esforço respiratório em repouso podem proteger o diafragma, restaurando sua atividade.[23,29]

A pressão transdiafragmática, que é o indicador-padrão do esforço diafragmático, pode ser influenciada pela força muscular prévia e condições pulmonares, como colapso pulmonar e a aplicação de PEEP. Em pacientes críticos, a obtenção adequada dessa pressão pode requerer maior recrutamento de fibras musculares comparado a indivíduos saudáveis.[24]

Para promover ventilação pulmonar e diafragmática protetora, estratégias variadas são adotadas, incluindo o ajuste da assistência ventilatória, medicamentos que alteram o drive respiratório, técnicas de remoção extracorpórea de CO_2 e a estimulação elétrica dos músculos respiratórios, sendo essa última uma intervenção promissora para prevenir atrofia diafragmática, ainda em fase de pesquisa.[23]

Posição prona

A pronação melhora a oxigenação em pacientes críticos, otimizando ventilação-perfusão e aliviando o estresse pulmonar, o que é vantajoso no manejo de pneumonia na covid-19, favorecendo uma ventilação protetora. Embora uma metanálise indique redução na mortalidade de SDRA grave com $PaO_2/FiO_2 < 100$ mmHg, há riscos associados como complicação na extubação, perda de acesso vascular e instabilidade hemodinâmica, limitando sua aplicação intraoperatória.[3,23]

Sabe-se que a pronagem de pacientes na sala cirúrgica não é prática e, apesar do uso de bloqueadores neuromusculares pelos anestesiologistas, novas recomendações têm sugerido limitação em seu uso, evidenciando que eles não são tão benéficos para a SDRA.[22]

Resolvendo a dissincronia

Na doença pulmonar obstrutiva, a assistência ventilatória em excesso pode causar atraso na ciclagem, hiperinsuflação e aumento da PEEP intrínseca, resultando em desencadeamento ineficaz. Diminuir a assistência ventilatória pode mitigar esses efeitos.[23]

Dissincronias como disparo reverso e autodisparo danificam pulmões e diafragma, aumentando o estresse e piorando a função muscular. Em pacientes com alto drive respiratório, particularmente os sedados, pode ser necessário ajustar a assistência ventilatória ou recorrer a sedação e bloqueadores neuromusculares para minimizar volumes correntes excessivos e respiração supérflua.[23]

Desencadeamento ineficaz, frequentemente resultante de esforços inspiratórios fracos por sedação profunda, alcalose metabólica, assistência ventilatória excessiva ou fraqueza diafragmática, impede a ativação adequada do ventilador pelo paciente.[23]

Adjuvantes

A preparação respiratória antes de uma cirurgia inclui o uso de broncodilatadores e corticosteroides,[32] além de aspiração pulmonar para remoção de secreções ou administração de antibióticos se houver infecção. Em casos de insuficiência respiratória, a intubação pré-operatória se faz necessária, e para pacientes com pneumotórax que requerem VPP, é imprescindível a colocação de um dreno torácico.[3]

Estratégias de desmame ventilatório e extubação

O desmame da ventilação mecânica em UTI requer avaliações diárias focadas em estabilidade hemodinâmica e adequada oxigenação, com protocolos padronizados demonstrando potencial para reduzir o tempo de ventilação, apesar da necessidade de ajustes individuais.[33]

Diferentes técnicas de desmame ainda competem sem um consenso claro, embora ensaios respiratórios espontâneos e o uso de colares de traqueostomia se mostrem promissores.[2]

A extubação cuidadosa é mandatória, pois falhas, apesar de raras, aumentam a mortalidade. Monitorização contínua pós-extubação é vital, e a extubação com pressão positiva emerge como potencialmente benéfica, exigindo mais estudos para aperfeiçoamento dos protocolos.[11,34]

A reintubação, associada a uma estadia hospitalar prolongada e maior mortalidade, destaca a importância de critérios rigorosos para extubação e suporte respiratório posterior, incluindo ventilação não invasiva para evitar insuficiência respiratória. As diretrizes sobre o momento ideal para reintubação variam, mas o consenso é a importância de monitorização e de suporte após o procedimento[34] porque a intubação em situações de emergência demanda manejo de risco refinado, visando estabilização pré-procedimento para minimizar o agravamento de hipóxia, hipotensão ou acidose e, consequentemente, reduzir complicações e mortalidade.[13]

Situações especiais: recomendações para ventilação protetora pulmonar no intraoperatório

Sepse

A sepse é causa comum de internação em UTI sendo, juntamente com o choque séptico, fator de risco conhecido para SDRA.[35] Pacientes críticos com sepse são submetidos a procedimentos cirúrgicos e o contexto de ventilação nessa situação pode variar desde a necessidade de proteção das VA para procedimentos até a SDRA induzida por sepse.[29]

Dada a possibilidade de hipoxemia, hipotensão e colapso cardíaco que resultam em VA fisiologicamente difícil, a coordenação da equipe multidisciplinar para indução e intubação é importante. Considerada a possibilidade de acidemia metabólica no momento da indução, deve-se tomar cuidado com a hipercapnia permissiva no cenário de baixos VC que agrave a acidose.[22]

Síndrome do desconforto respiratório agudo

Pode-se definir SDRA como um conjunto de condições com características clínicas e patológicas semelhantes, como aumento da do espaço morto, da permeabilidade da membrana alveolocapilar e tecido pulmonar não aerado, causando, principalmente, à hipoxemia e hipercapnia.[36] A instituição de PEEP alta e a posição prona por 12 horas ou mais têm mostrado resultados benéficos na evolução desses pacientes e devem ser incorporadas aos protocolos para prevenção de PPC.[29]

Casos cirúrgicos especiais e populações de pacientes

O posicionamento e as condições cirúrgicas no perioperatório são importantes fatores a serem considerados na adoção da estratégia de ventilação protetora. Cirurgia laparoscópica exerce efeitos negativos sobre os mecanismos respiratórios decorrentes do pneumoperitônio e da posição de Trendelenburg, diminuindo a complacência do sistema respiratório, a capacidade residual funcional e aumentando a formação de atelectasias, principalmente em obesos.[29]

Obesos

Pacientes obesos têm maior risco de problemas respiratórios e estudos fisiológicos indicam que a VNI pode ser uma alternativa profilática e terapêutica. O manejo das VA em pacientes críticos obesos exige avaliação cuidadosa, pré-oxigenação e escolha adequada de dispositivos, pois tendem a sofrer colapso pulmonar pós-ventilação mecânica invasiva, necessitando de PEEP mais alto e posição prona para prevenção de SDRA.

A ventilação mecânica não é recomendada de forma sistemática, sendo seu uso dependente de análise de risco/benefício individual.[37]

O maior desafio é que as configurações do ventilador precisam ser reajustadas em resposta às condições cirúrgicas, adicionando complexidade ao manejo ventilatório, e a otimização da VM nessa população ainda não está bem determinada.[22]

Doença pulmonar obstrutiva crônica

Na DPOC, a sincronia ventilatória é desafiada pelo aprisionamento aéreo e auto-PEEP, causada pela compressão dinâmica das VA. A ventilação de alta frequência é a abordagem que mais se adéqua ao intraoperatório e é particularmente eficaz em cirurgias de VA.[3]

Queimados

Pacientes queimados precisam de monitorização constante por causa do risco de lesão inalatória, com tratamento que se baseia em controle das VA e ventilação protetora. Profilaxia antibiótica é desaconselhada para evitar resistência, e o uso de esteroides profiláticos é raro.[3]

Ferramentas avançadas de monitorização e acompanhamento

A tomografia de impedância elétrica (TIE) é uma técnica de imagem não invasiva que fornece dados instantâneos da distribuição da ventilação, embora limitada pela resolução e pelo posicionamento dos eletrodos, particularmente útil para ajustar a ventilação mecânica intraoperatória.[29]

A manometria esofágica é um método clínico utilizado para diferenciar a pressão aplicada ao sistema respiratório da pressão transpulmonar, definida como a diferença entre a pressão das VA e a pressão pleural,[22] avaliando riscos de colapso alveolar e superdistensão. Utilizada para ajustar estratégias ventilatórias, como a PEEP, é útil em pacientes com alterações da parede torácica ou pressão intra-abdominal aumentada e os efeitos nos desfechos clínicos ainda requerem estudos robustos.[29,32]

A ultrassonografia pulmonar à beira do leito é eficaz na avaliação da aeração pulmonar e da função diafragmática, auxiliando na detecção de atelectasias e na otimização de PEEP, por vezes diferenciando as causas dessas alterações.[29]

Perspectivas

Os profissionais de Saúde atentam-se ao risco de barotrauma, volutrauma e atelectrauma em pacientes sob ventilação mecânica, mas é essencial também considerar a proteção diafragmática contra atrofia e lesão. Recomenda-se o acompanhamento do esforço respiratório na prática médica, ajustando o ventilador para manter o esforço respiratório em níveis fisiológicos, sem aumentar o estresse pulmonar.[23]

A complexidade da ventilação mecânica individualizada é desafiadora pela variedade de fatores fisiológicos e necessidade de conhecimento específico. Estratégias para melhorar a adesão à ventilação protetora incluem a atualização de equipamentos, ajustes nos ventiladores e *feedback* em tempo real, e a comunicação padronizada entre intensivistas e anestesiologistas é fundamental para a continuidade das estratégias ventilatórias em pacientes críticos.[22]

Em resumo, a gestão do paciente cirúrgico de alto risco representa um desafio significativo para a anestesia moderna, exigindo aprimoramento contínuo nas ferramentas diagnósticas e estratégias de avaliação e manejo perioperatório.[8]

Mensagens principais

- Nenhum teste isolado é totalmente eficaz em prever desfechos negativos no manejo de VA ou na ventilação do paciente crítico: a avaliação pré-anestésica e a abordagem individualizada é primordial para evitar complicações.
- O sucesso no controle das VA de pacientes críticos consiste no preparo adequado dos equipamentos e o rápido reconhecimento de eventos adversos em tentativas de resgate malsucedidas.
- Complicações pós-operatórias pulmonares elevam em até 10 vezes a mortalidade do paciente crítico. A ventilação mecânica protetora inicia-se na indução, integra estratégia para proteger pulmão e diafragma e seus parâmetros devem ser meticulosamente registrados para assegurar continuidade no tratamento durante pós-operatório.
- A monitorização eficaz do esforço respiratório e do estresse pulmonar é vital para prevenir danos. Tal monitorização requer uma abordagem individualizada do paciente para garantir um melhor resultado clínico.

Referências bibliográficas

1. Kayambankadzanja RK, Schell CO, Wärnberg MG, Tamras T, Mollazadegan H, Holmberg M et al. Towards definitions of critical illness and critical care using concept analysis. BMJ Open. BMJ Publishing Group. 2022;12.
2. Chichra A, Tickoo M, Honiden S. Managing the chronically ventilated critically ill population. Journal of Intensive Care Medicine. SAGE Publications Inc. 2023.
3. Longnecker DE, Mackey SC, Newman MF, Sandberg WS, Zapol WM, editors. Longnecker: anesthesiology. 3rd ed. McGraw Hill Education; 2018.
4. Natt B, Mosier J. Airway management in the critically ill patient. Disponível em: https://doi.org/10.1007/s40140-021-00448-3.
5. Admass BA, Endalew NS, Tawye HY, Melesse DY, Workie MM, Filatie TD. Evidence-based airway management protocol for a critical ill patient in medical intensive care unit: systematic review. Annals of Medicine and Surgery. Elsevier Ltd. 2022;80.
6. Maimeri N, Marmiere M, Losiggio R, Nardelli P, Baiardo Redaelli M, Fresilli S et al. Interventions reducing mortality in Covid-19 patients: a systematic review of randomized evidence. Minerva Med. 2023 Nov.
7. Cook TM, Woodall N, Frerk C. Major complications of airway management in the UK: results of the Fourth National Audit Project of the Royal College of Anaesthetists and the Difficult Airway Society. Part 1: Anaesthesia. Br J Anaesth. 2011;106(5):617-31.
8. Schmidt AP, Módolo NSP, de Amorim CG, Simões CM, Kraychete DC, Joaquim EHG et al. Two years of the Covid-19 pandemic: an anesthesiology perspective. Brazilian Journal of Anesthesiology (English Edition). Elsevier Editora Ltda. 2022;72:165-8.

9. Landoni G, Pisano A, Lomivorotov V, Alvaro G, Hajjar L, Paternoster G et al. Randomized evidence for reduction of perioperative mortality: an updated consensus process. J Cardiothorac Vasc Anesth. 2017 Apr;31(2):719-30.
10. Pisani L, Algera AG, Neto AS, Azevedo LC, Pham T, Paulus F et al. Geoeconomic variations in epidemiology, ventilation management, and outcomes in invasively ventilated intensive care unit patients without acute respiratory distress syndrome: a pooled analysis of four observational studies. Lancet Glob Health. 2022 Feb 1;10(2):e227-35.
11. Martins MP, Ortenzi AV, Perin D, Quintas GC, Malito ML, Carvalho VH. Recommendations from the Brazilian Society of Anesthesiology for difficult airway management in adults. Brazilian Journal of Anesthesiology (English Edition) [Internet]. 2023 Dec. Disponível em: https://linkinghub.elsevier.com/retrieve/pii/S0104001423001227.
12. Apfelbaum JL, Hagberg CA, Connis RT, Abdelmalak BB, Agarkar M, Dutton RP et al. 2022 American Society of Anesthesiologists Practice guidelines for management of the difficult airway. Anesthesiology. 2022 Jan 1;136(1):31-81.
13. Downing J, Yardi I, Ren C, Cardona S, Zahid M, Tang K et al. Prevalence of peri-intubation major adverse events among critically ill patients: a systematic review and meta-analysis. Am J Emerg Med. 2023 Sep;71:200-16.
14. Jabaley CS. Managing the physiologically difficult airway in critically ill adults. Critical Care. BioMed Central Ltd. 2023;27.
15. Russotto V, Lascarrou JB, Tassistro E, Parotto M, Antolini L, Bauer P et al. Efficacy and adverse events profile of videolaryngoscopy in critically ill patients: subanalysis of the INTUBE study. Br J Anaesth. 2023 Sep;131(3):607-16.
16. Morales Castro D, Dresser L, Granton J, Fan E. Pharmacokinetic alterations associated with critical illness. Clin Pharmacokinet. 2023 Feb 2;62(2):209-20.
17. Cillóniz C, Torres A, Niederman MS. Management of pneumonia in critically ill patients. BMJ (Clinical Research ed.). NLM (Medline). 2021;375:e065871.
18. Ferguson I, Buttfield A, Burns B, Reid C, Shepherd S, Milligan J et al. Fentanyl versus placebo with ketamine and rocuronium for patients undergoing rapid sequence intubation in the emergency department: the FAKT study: a randomized clinical trial. Academic Emergency Medicine. 2022 Jun 1;29(6):719-28.
19. Acquisto NM, Mosier JM, Bittner EA, Patanwala AE, Hirsch KG, Hargwood P et al. Society of Critical Care Medicine Clinical Practice guidelines for rapid sequence intubation in the critically ill adult patient. Crit Care Med. 2023 Oct 1;51(10):1411-30.
20. Prekker ME, Driver BE, Trent SA, Resnick-Ault D, Seitz KP, Russell DW et al. Video versus direct laryngoscopy for tracheal intubation of critically ill adults. New England Journal of Medicine. 2023 Aug 3;389(5):418-29.
21. Kuo PJ, Lee CL, Wang JH, Hsieh SY, Huang SC, Lam CF. Inhalation of volatile anesthetics via a laryngeal mask is associated with lower incidence of intraoperative awareness in non-critically ill patients. PLoS One. 2017 Oct 26;12(10):e0186337.
22. Meier A, Hylton D, Schmidt UH. Intraoperative ventilation in the high-risk surgical patient. Respir Care. 2021 Aug 1;66(8):1337-40.
23. Goligher EC, Jonkman AH, Dianti J, Vaporidi K, Beitler JR, Patel BK et al. Clinical strategies for implementing lung and diaphragm-protective ventilation: avoiding insufficient and excessive effort. Intensive Care Med. 2020 Dec 2;46(12):2314-26.
24. De Vries HJ, Tuinman PR, Jonkman AH, Liu L, Qiu H, Girbes ARJ et al. Performance of noninvasive airway occlusion maneuvers to assess lung stress and diaphragm effort in mechanically ventilated critically ill patients. Anesthesiology. 2023 Mar 1;138(3):274-88.
25. Zorrilla-Vaca A, Grant MC, Rehman M, Sarin P, Mendez-Pino L, Urman RD et al. Performance comparison of pulmonary risk scoring systems in lung resection. J Cardiothorac Vasc Anesth. 2023 Sep;37(9):1734-43.
26. Canet J, Gallart L, Gomar C, Paluzie G, Vallè J, Castillo J et al. Prediction of postoperative pulmonary complications in a population-based surgical cohort [Internet]. Anesthesiology. 2010;113. Disponível em: http://links.lww.com/ALN/A646.

27. Meier A, Sell RE, Malhotra A. Driving pressure for ventilation of patients with acute respiratory distress syndrome. In: Anesthesiology. Lippincott Williams and Wilkins; 2020. p. 1569-76.
28. de Jonge SW, Hulskes RH, Zokaei Nikoo M, Weenink RP, Meyhoff CS, Leslie K et al. Benefits and harms of perioperative high fraction inspired oxygen for surgical site infection prevention: a protocol for a systematic review and meta-analysis of individual patient data of randomised controlled trials. BMJ Open. 2023 Oct 29;13(10):e067243.
29. Hennessey E, Bittner E, White P, Kovar A, Meuchel L. Intraoperative ventilator management of the critically ill patient. Anesthesiol Clin. 2023 Mar;41(1):121-40.
30. Neto AS, Barbas CSV, Simonis FD, Artigas-Raventós A, Canet J, Determann RM et al. Epidemiological characteristics, practice of ventilation, and clinical outcome in patients at risk of acute respiratory distress syndrome in intensive care units from 16 countries (PRoVENT): an international, multicentre, prospective study. Lancet Respir Med. 2016 Nov;4(11):882-93.
31. Costa Leme A, Hajjar LA, Volpe MS, Fukushima JT, De Santis Santiago RR, Osawa EA et al. Effect of intensive vs moderate alveolar recruitment strategies added to lung-protective ventilation on postoperative pulmonary complications a randomized clinical trial. JAMA – Journal of the American Medical Association. 2017 Apr 11;317(14):1422-32.
32. Welker C, Huang J, Gil IJN, Ramakrishna H. 2021 Acute respiratory distress syndrome update, with Coronavirus Disease 2019 focus. Journal of Cardiothoracic and Vascular Anesthesia. W.B. Saunders. 2022;36:1188-95.
33. Dries DJ. Mechanical ventilation: finer points. Air Medical Journal. Mosby Inc. 2020;39:9-11.
34. Prabhakaran AT, Vanalal D, Soni KD, Baidya DK, Aggarwal R, Binu H et al. Comparison of positive pressure extubation with traditional extubation in critically ill patients: a randomised control study. Anaesthesiol Intensive Ther. 2023;55(1):38-45.
35. Auriemma CL, Zhuo H, Delucchi K, Deiss T, Liu T, Jauregui A et al. Acute respiratory distress syndrome--attributable mortality in critically ill patients with sepsis. Intensive Care Med. 2020 Jun 23;46(6):1222-31.
36. Grasselli G, Calfee CS, Camporota L, Poole D, Amato MBP, Antonelli M et al. ESICM Guidelines on acute respiratory distress syndrome: definition, phenotyping and respiratory support strategies. Intensive Care Med. 2023 Jul 1;49(7):727-59.
37. De Jong A, Wrigge H, Hedenstierna G, Gattinoni L, Chiumello D, Frat JP et al. How to ventilate obese patients in the ICU. Intensive Care Med. 2020 Dec 23;46(12):2423-35.

27 Suporte Hemodinâmico

Rafael Souza Fava Nersessian
Rodrigo Miyashiro Nunes dos Santos
Fernando Nardy Bellicieri

Introdução

O suporte hemodinâmico perioperatório é um dos aspectos cruciais do manejo anestésico e intensivo, sobretudo no paciente crítico. O reconhecimento de sinais correspondentes a choque circulatório, o que inclui diagnóstico clínico e laboratorial da hipoperfusão tecidual, é um passo obrigatório para a preservação da função orgânica e para a redução da síndrome de disfunção de múltiplos órgãos. Diversas soluções foram, assim, propostas para a redução da morbimortalidade pós-operatória relacionada, entre as quais, a ressuscitação volêmica, o manejo macro e microdinâmico e o conceito de terapia hemodinâmica individualizada têm papel fundamental.[1]

Diagnóstico de falência circulatória

O choque circulatório é considerado um estado inadequado de oferta e utilização de oxigênio pelas células, sendo, assim, uma das principais causas de falência orgânica.[2] A discussão detalhada sobre a questão é tema de capítulo específico; no entanto, brevemente, tem-se que o diagnóstico de choque se baseia em uma somatória de fatores clínicos, hemodinâmicos e bioquímicos. Em linhas gerais, pode ser resumido assim:

- **Hipotensão arterial (HA):** existem diversas definições para HA, como pressão arterial sistólica menor que 90 mmHg ou média menor que 65 mmHg. A HA, apesar de frequente, pode ou não estar presente nos estados de choque, sobretudo inicialmente;
- **Hipoperfusão tecidual:** cada sistema terá uma manifestação clínica associada. Citam-se alguns sinais: cutâneo – pele fria com tempo de enchimento capilar prolongado; renal – diminuição do débito urinário; neurológico – alteração do nível de consciência;
- **Bioquímicos:** aumento do nível sérico de lactato, redução de *base excess* e de bicarbonato sérico, aumento do delta arteriovenoso de CO_2 e do quociente respiratório (VCO_2/VO_2).

A etiologia do estado de choque pode ser diversa, sendo dividida em quatro categorias: distributivo; obstrutivo; hipovolêmico; e cardiogênico.[3]

Alvos intraoperatórios de pressão arterial (PA) sistêmica e débito cardíaco (DC)

Pressão arterial (PA)

O alvo ideal pré, intra e pós-operatório da PA é tema de grande discussão há vários anos e, embora existam diversos trabalhos publicados, a dúvida ainda não foi completamente elucidada. Em linhas gerais, a maioria dos resultados aponta que a HA é danosa no perioperatório. A grande dúvida, no entanto, existe em como classificar de maneira individualizada o que é hipotensão arterial, além do momento e duração que ela será deletéria.

A fisiologia da pressão arterial é multifacetada. Há envolvimento agudo do sistema nervoso simpático e reflexos associados (p. ex., barorreflexo) e, a longo prazo, envolve fatores humorais como liberação de vasopressina e do sistema renina-angiotensina-aldosterona. No nível regional dos tecidos, existe autorregulação do fluxo sanguíneo para determinada faixa de PA, de maneira que este se mantenha constante sobretudo no cérebro, coração e rim. Por fim, a interferência de drogas vasoativas, mediadores inflamatórios e agentes anestésicos tem papel central no manejo hemodinâmico perioperatório.

Para definição de HA, podem-se utilizar critérios absolutos ou relativos, de maneira que a incidência de HA intraoperatória varie consideravelmente a depender do critério utilizado em cada estudo. Valores de PA média menor que 65 mmHg ou redução de pelo menos 20% em relação ao valor basal são frequentemente considerados.[4] É importante ressaltar que não só o valor da PA é importante, mas também a duração do episódio hipotensor. Mais acurado que o valor pontual, portanto, seria considerar a carga cumulativa e tempo de exposição total a episódios de HA. Por exemplo, Wesselink e colaboradores[5] evidenciaram que alto risco para injúria a órgão-alvo pode correr com 20 minutos de PA menor que 65 a 60 mmHg, mas somente 5 minutos de PA menor que 50 a 55 mmHg ou qualquer exposição a valor menor que 40 mmHg teriam o mesmo resultado. Ao se estudarem comparativamente valores absolutos ou relativos ao basal e, também, PA sistólica *versus* média, não se evidenciou que uma alternativa fosse superior às demais para se identificar risco pós-operatório.[6]

Quanto aos desfechos perioperatórios relacionados à HA, há considerável evidência de danos renais e cardíacos e até mesmo de mortalidade.[6,7] Se por um lado, o *status* pré-operatório como idade e histórico cardiovascular são muito mais associados a desfechos negativos pós-operatórios (renais e cardíacos) que hipotensão; por outro, a PA é um fator modificável e, assim, especialmente importante.[8] Da mesma forma, pacientes idosos e com hipertensão arterial crônica merecem destaque, uma vez que podem ter curva de autorregulação de fluxo alterada em relação à população saudável. Estudo de Futier e colaboradores[9] buscou justamente essa resposta individualizada, resultando que o controle pressórico rígido com variação menor que 10% em relação à basal reduziu o desfecho primário do estudo em 14% (IC -25% a -2%).

Por outro lado, faltam evidências robustas e consistentes de qual seja o melhor método e qual alvo específico seja realmente eficaz para se reduzirem desfechos perioperatórios negativos relacionados a eventos hipotensores.

Débito cardíaco (DC)

O objetivo final da otimização do DC é a manutenção adequada da oferta tecidual de oxigênio. No entanto, o alvo ideal do DC é difícil de ser determinado, pois esse parâmetro tem grande variabilidade interindividual e situacional; por exemplo, DC ideal para um paciente anestesiado é diferente daquele para o mesmo paciente acordado ou com demanda metabólica diversa (p. ex., sepse etc.). Além do mais, as diferentes técnicas de mensuração de DC apresentam importantes diferenças quanto às suas limitações e vantagens, podendo exercer grande influência no desfecho almejado. Dessa maneira, um valor predefinido de DC para todos os pacientes não é recomendado.

Os resultados publicados de estudos de supraotimização de débito cardíaco e terapia guiada por metas são bastante conflitantes. Os protocolos de tratamento são igualmente diversos, sendo que alguns se baseiam somente no intraoperatório ou pós-operatório, enquanto outros, em ambos. Também os desfechos quanto às injúrias de órgão-alvo são bastante divergentes.[10-13] Como exemplo, a revisão sistemática e metanálise recente de Jessen MK e colaboradores[14] sumarizaram que somente há moderada evidência para protocolos de terapia de fluidos guiada por metas em pacientes ou cirurgias de alto risco, quanto ao desfecho específico de redução de infecções e deiscência pós-operatórias.[14]

Uma possível abordagem seria adaptar e individualizar a otimização de DC e o volume sistólico para o paciente e a situação, utilizando-se de alvos multiparaméticos como a dinâmica cardiovascular global, responsividade volêmica com base em parâmetros dinâmicos de avaliação, sinais clínicos e avaliação da microcirculação e da perfusão tecidual (Figura 27.1).

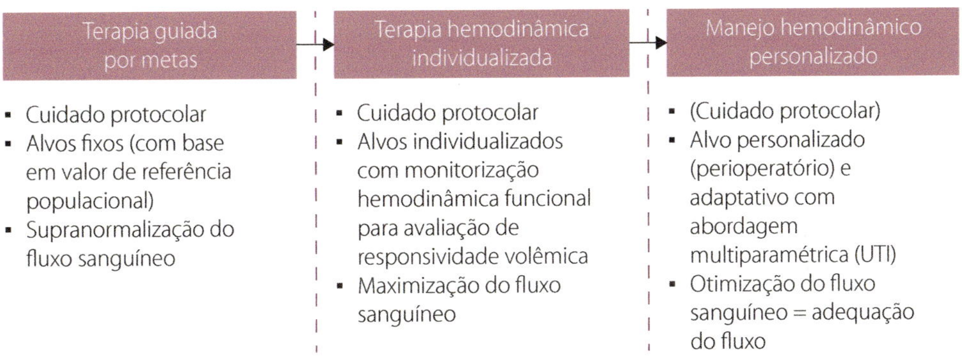

Figura 27.1 Conceitos diferentes de terapia hemodinâmica. A terapia guiada por metas usa tratamento que se baseia em protocolos com alvos fixos para supranormalizar o fluxo sanguíneo. A terapia hemodinâmica individualizada almeja a maximização do fluxo sanguíneo com base em alvos individuais definidos depois de avaliação de fluidorresponsividade. O manejo hemodinâmico personalizado tenta alcançar ótimo-adequado fluxo sanguíneo utilizando alvos personalizados e adaptativos com abordagem multiparamétrica.

UTI: unidade de terapia intensiva.

Fonte: Tradução livre de Saugel et al., 2017.[13]

Drogas vasoativas

Quando hipotensão e baixo débito perioperatório persistem a despeito da otimização volêmica, pode ser necessário combinar drogas vasopressoras e inotrópicas. Os agonistas adrenérgicos são potentes, com meia-vida curta e, assim, facilmente tituláveis. Essas drogas atuam principalmente em receptores alfa, beta e dopaminérgicos, conforme a Tabela 27.1.

Tabela 27.1 Comparação entre efeitos de cada droga em relação aos receptores.

Agente	Alfa1	Beta1	Beta2	Dopa
Fenilefrina	+++	0	0	0
Epinefrina	+++	+++	++	0
Noradrenalina	+++	++	+	0
Dopamina	++	++	+	+++
Dobutamina	+	+++	+	0

Fonte: Longnecker DE, Mackey SC, Newman MF et al. Anesthesiology. 3rd ed. McGraw Hill, 2017.

Quanto aos principais efeitos cardiovasculares desses receptores, os alfa1-adrenérgicos são principalmente vasoconstritores, enquanto os beta1-adrenérgicos são inotrópicos e cronotrópicos positivos. Já os beta2-agonistas causam vasodilatação periférica da musculatura esquelética e cardíaca, além de broncodilatação.

- **Fenilefrina:** agonista alfa1 puro – potente vasoconstritor, elevando a PA. Pode causar diminuição do fluxo e débito cardíaco pelo aumento da pós-carga, reduzindo a perfusão tecidual. Dose de 50 a 200 mcg em bólus ou 20 a 100 mcg/min;
- **Epinefrina:** catecolamina endógena secretada pela adrenal. Tem efeito tanto em alfarreceptores (quando em altas doses) como em betarreceptores (predomínio em doses mais baixas). Aumenta o metabolismo celular e o nível de lactato por outros motivos que não hipóxia tecidual (possivelmente aumento da glicólise). Tem efeito discreto na PA e na resistência vascular sistêmica (RVS), a depender do receptor principal atuante, mas geralmente ocasionando hipertensão, aumento do débito cardíaco, taquicardia e predisposição a arritmias. Inibe a secreção de insulina e induz gliconeogênese, glicogenólise e lipólise, o que resulta em hiperglicemia. Por fim, pode ser utilizada em casos de anafilaxia, ressuscitação cardiopulmonar e broncoespasmo. Dose: 0,05 a 1 mcg/kg/min;
- **Noradrenalina:** catecolamina endógena também secretada pela adrenal e terminações nervosas simpáticas. Tem efeito predominante sobre os alfa1-receptores, sendo uma potente vasoconstritora arterial e venosa, com exceção das artérias coronárias. Dessa forma, ocasiona aumento da RVS e PA, além de aumentar o volume estressado e o retorno venoso. Em paralelo, tem efeito beta1-agonista, o qual permite que não haja importante diminuição do DC nem da frequência cardíaca (FC) decorrente do aumento da pós-carga. Diferentemente da epinefrina, tem mínimos efeitos metabólicos, sem causar hiperglicemia. No entanto, por ser potente vasoconstritor, pode provocar isquemia tecidual e acidose lática decorrente da baixa perfusão resultante. Pelo mesmo motivo, deve ser administrada via cateter venoso central, uma vez que o extravasamento da solução pode gerar necrose local. Dose: 0,05 a 2 mcg/kg/min;
- **Dopamina:** em doses baixas (< 3 mcg/kg/min por via intravenosa (IV)), atua predominantemente em receptores dopaminérgicos, com decorrente vasodilatação esplâncnica e renal. Em doses intermediárias (3 a 10 mcg/kg/min IV), tem efeito principalmente beta-adrenérgico. Acima desse limite, atua preponderantemente em alfarreceptores. No entanto, está em desuso atualmente dado seu efeito fraco, arritmogênico e de baixa comprovação clínica. Não deve ser utilizada para prevenção de insuficiência renal

rotineira e, atualmente, segue como uma droga de 2ª linha por apresentar perfil pior que noradrenalina em pacientes com choque. A dopamina está associada à diminuição da secreção de hormônios pela hipófise, elevando o risco de imunodepressão e desbalanço endócrino;

- **Vasopressina:** hormônio endógeno que aumenta a reabsorção de água, a agregação plaquetária, a secreção do hormônio adrenocorticotrófico (ACTH) e a vasoconstrição periférica da musculatura lisa. Consequentemente, eleva tanto a RVS como a PA. Particularmente útil em choque distributivo, no qual sua associação precoce com norepinefrina tem se mostrado benéfica.[15] Também importante em casos de vasoplegia após circulação extracorpórea em cirurgia cardíaca. Tem menor efeito sobre a musculatura lisa das artérias pulmonares que a norepinefrina, podendo ser interessante em pacientes com disfunção de ventrículo direito e hipertensão pulmonar. Isquemia tecidual, sobretudo do território esplâncnico, é um possível efeito colateral dada a potência vasoconstritora dessa droga em altas doses. Dose: até 2,4 UI/hora;
- **Dobutamina:** catecolamina sintética com potente efeito beta1-adrenérgico. Também exerce ação considerável beta2 e, mais fracamente, alfa1-adrenérgico. Dessa maneira, habitualmente aumenta o DC, a frequência cardíaca, a ocorrência de arritmias e possivelmente a hipo ou hipertensão arterial (diminuição da RVS *versus* aumento do DC, respectivamente). Resulta no aumento da perfusão tecidual, mas também do consumo de oxigênio pelas células cardíacas, a despeito da discreta redução da pressão de enchimento ventricular esquerda. A dobutamina tem efeito vasodilatador discreto sobre leito pulmonar e coronariano, sobretudo mediado via beta2-receptor. Em paralelo, tem pouca a nenhuma ação sobre o leito venoso. Dose: 2 a 20 mcg/kg/min;
- **Inibidores da fosfodiesterase III (milrinone):** inibe a degradação do AMPc, aumentando a eficiência do metabolismo de cálcio intracelular e, assim, gerando um efeito cronotrópico e inotrópico positivo, o que aumenta o DC. Além disso, dado o efeito vasodilatador da musculatura lisa, há diminuição da RVS e PA. Em paralelo, é observado efeito semelhante na musculatura lisa pulmonar, o que resulta em redução da pressão e em resistência de artérias pulmonares. Aumenta também a capacitância venosa, o que reduz consequentemente o volume estressado e retorno venoso, pressão de enchimento ventricular esquerda e pressão de artéria pulmonar ocluída. Diferentemente das demais drogas apresentadas, pode ser pouco tolerada em virtude do efeito hipotensor marcante e da meia-vida prolongada. Em pacientes com função renal reduzida, deve-se reduzir a dose por causa de sua eliminação renal na forma inalterada. Por fim, a droga tem efeito sinérgico com agonistas adrenérgicos, sobretudo quando há esgotamento dos betarreceptores. Dose: bólus 50 mcg/kg em 10 minutos, seguido de infusão contínua 0,375 a 0,75 mcg/kg/min;
- **Levosimedan:** aumenta a eficiência da ligação de cálcio à troponina C, gerando efeito inotrópico positivo sem interferência na frequência cardíaca. Causa também diminuição da resistência vascular sistêmica por ativar canais de potássio e, consequentemente, vasodilatação periférica e pulmonar. Seu uso é limitado em decorrência de sua meia-vida prolongada e do alto custo, o que torna essa droga ainda pouco utilizada na prática. Dose: 6 a 12 mcg/kg em 10 minutos, infusão contínua de 0,1 a 2 mcg/kg/min;

- **Nitroprussiato de sódio:** promove a formação de óxido nítrico e, consequentemente, é um potente vasodilatador arterial e venoso. Diminui, portanto, não só a RVS e a PA, mas também a pré-carga e pressões de enchimento cardíacas. O efeito do DC pode variar uma vez que a redução da pós-carga causa taquicardia reflexa, efeitos que combinados contrabalanceiam a redução do retorno venoso, podendo resultar em aumento o DC. O nitroprussiato é uma droga facilmente titulável, pois tem ação direta de meia-vida curta. Por fim, apresenta diversos efeitos colaterais, como a redução da vasoconstrição hipóxica e, assim, aumento do *shunt* e redução da PaO_2; inibição da agregação plaquetária dose-dependente; vasodilatação cerebral; risco de roubo de fluxo coronariano e intoxicação por cianeto. Dose: 0,1 a 2 mcg/kg/min (doses mais elevadas podem ser utilizadas com atenção);
- **Nitroglicerina:** droga vasodilatadora por aumentar a produção de óxido nítrico. Tem efeito preferencialmente venoso em doses baixas e também arterial com o aumento da infusão. Os efeitos cardiovasculares se assemelham ao nitroprussiato a depender da dose. No entanto, os efeitos adversos mais frequentes são o desenvolvimento de tolerância após utilização prolongada (acima de 24 horas) e o risco de metemoglobinemia. Diferentemente do nitroprussiato, como é um fraco vasodilatador arterial, não tende a causar roubo de fluxo coronariano. Dose: 0,1 a 10 mcg/kg/min.

Manejo hemodinâmico perioperatório

O principal objetivo hemodinâmico no período perioperatório é a manutenção de adequada oferta tecidual de oxigênio pareada ao consumo. Para isso, assim como mencionado previamente, deve haver atenção a parâmetros macro-hemodinâmicos como PA sistêmica e frequência cardíaca, sinais clínicos de hipoperfusão, micro-hemodinâmicos como análise bioquímica, além de otimização do débito cardíaco.

O ajuste pressórico se dá por meio da administração de fluidos ou da utilização das drogas aqui já apresentadas, de maneira a se atuar na RVS ou no DC (PA = DC × RVS). Vale ressaltar que pacientes podem ser fluidorresponsivos, constatado por medidas dinâmicas como variação da pressão de pulso (VPP) ou de volume sistólico (VVS); no entanto, não apresentaram melhora da PA após administração de prova volêmica. Isso ocorre porque esses parâmetros predizem que o DC, e não a PA, seja otimizado por meio do aumento do retorno venoso. Para maior especificidade à resposta pressórica frente à administração de fluidos, um parâmetro a se levar em consideração para análise é a elastância arterial dinâmica (Eadyn: razão entre VPP e VVS).[17]

Quanto à FC, busca-se manter os pacientes normocárdicos. Embora seja um componente do DC, já que DC = FC × volume sistólico, a bradicardia somente limita o DC quando severa, de maneira que situações de hipoperfusão são facilmente diagnosticados. Igualmente, a FC muito elevada também pode ser limitante ao DC por impedir o enchimento ventricular adequado uma vez que limita o tempo diastólico ventricular.

Os principais sinais clínicos de choque e a análise dos aspectos da micro-hemodinâmica associados ao estado de hipoperfusão tecidual serão discutidos em capítulo especificamente dedicado ao tema.

Adequação do débito cardíaco à demanda e consumo de O_2

O DC é dependente da pré-carga, contratilidade e pós-carga.

A pré-carga corresponde ao retorno venoso, isso é, do volume (e pressão) final diastólico do ventrículo esquerdo. Consequentemente, drogas que diminuam a capacitância venosa diminuirão o volume estressado e a pré-carga. De maneira contrária, ao se administrarem vasoconstritores venosos, há diminuição da capacitância venosa, com aumento da pressão média de enchimento sistêmico e volume estressado. Essa sucessão de eventos resulta no aumento do retorno venoso e na pré-carga, além do DC nos pacientes fluidorresponsivos.

A avaliação de fluidorresponsividade, do tipo e da quantidade de fluidos será detalhada e pormenorizada em capítulo oportuno. Mas em linhas gerais, deve-se buscar avaliação de parâmetros dinâmicos como VVS e VPP acima de 13%, em detrimento de valores estáticos como pressão venosa central ou pressão de oclusão de artéria pulmonar. Igualmente importante é a observação das tendências desses parâmetros para determinação da fluidorresponsividade, isto é, a prova volêmica acarretando aumento do DC. Os métodos de aferição desses parâmetros são diversos, podendo ser não invasivos, minimamente invasivos ou invasivos. Dessa maneira, a escolha da monitorização dependerá do binômio risco cirúrgico-risco anestésico (com base no histórico do paciente),[18] sempre levando-se em consideração as limitações de cada dispositivo.

A contratilidade cardíaca pode ser avaliada por métodos não invasivos como ecocardiograma transtorácico (dP/dT do ventrículo esquerdo) ou também com monitores de débito cardíaco minimamente invasivo atuais que fornecem um algoritmo matemático para estimar esse parâmetro mediante a análise do contorno de pulso. Quando necessária a otimização da contração cardíaca, drogas inotrópicas positivas podem ser empregadas, sobretudo se dentro de algoritmos de terapia guiada por metas individualizadas. Vale ressaltar que a distensão das câmaras cardíacas causada por recrutamento volêmico e a diminuição da pós-carga têm efeito complementar sobre o aumento da contratilidade cardíaca.

Por fim, a pós-carga corresponde à dificuldade sobre a qual o ventrículo deverá vencer para ejetar o sangue. Por consequência, é inversamente proporcional ao DC, de maneira que drogas alfa1-agonistas tendem a reduzir o DC pelo aumento da pós-carga e da RVS. De maneira contrária, os vasodilatadores facilitam a ejeção sanguínea e, consequentemente, podem ocasionar aumento do DC sem aumentar o consumo de oxigênio (diferentemente de quando há aumento da pré-carga e contratilidade). Todavia, esse efeito tem aplicabilidade limitada, sobretudo em estados hipotensivos, uma vez que os vasodilatadores causarão diminuição adicional da RVS e PA, podendo resultar em diminuição da perfusão tecidual resultante.

A utilização de protocolos como guias sobre a conduta hemodinâmica deve sempre ser adotada, assim como dito anteriormente, de maneira personalizada, ajustando às necessidades do indivíduo para determinado contexto. Ainda assim, existem muitos algoritmos publicados que sugerem a ordem de avaliação de parâmetros hemodinâmicos, ou seja, a realização de terapia guiada por metas. A despeito da necessidade de adequação a cada situação, segue um exemplo de algoritmo por *steps* quanto à otimização hemodinâmica e de DC (Figura 27.2).

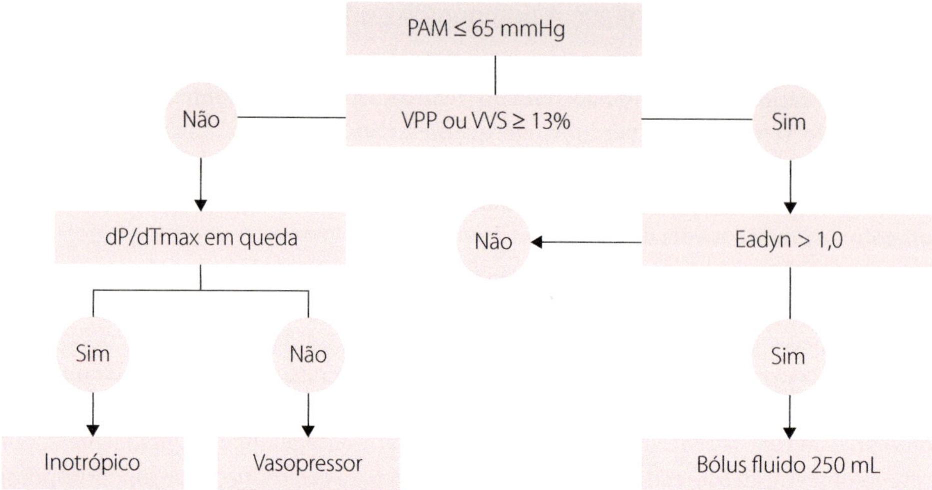

Figura 27.2 Terapia guiada por metas.

PAM: pressão arterial média; VPP: variação da pressão de pulso; VVS: variação de volume sistólico; dP/dTmax: variação da pressão dividida pela variação do tempo durante a contração ventricular isovolumética.

Fonte: Adaptada de Schneck et al., 2020.[19]

Mensagens principais

- Alvo para PAM deverá ser ao redor de 65 mmHg ou 20% de queda em relação ao basal, para o intraoperatório.
- Abordagem guiada por metas para otimização de DC deverá ser personalizada, baseando-se não em um valor fixo, mas sim no contexto e histórico clínico, exames laboratoriais e monitorização avançada.
- Após diagnosticada a falência circulatória não responsiva a volume, drogas vasoativas deverão ser empregadas para adequar a oferta tecidual de oxigênio.

Referências bibliográficas

1. Michard F, Biais M, Lobo SM, Futier E. Perioperative hemodynamic management 4.0. Best Pract Res Clin Anaesthesiol. 2019 Jun;33(2):247-55. doi: 10.1016/j.bpa.2019.04.002. Epub 2019 Apr 24. PMID: 31582103.
2. Vincent JL, De Backer D. Circulatory shock. N Engl J Med. 2013 Oct 31;369(18):1726-34. doi: 10.1056/NEJMra1208943. PMID: 24171518.
3. Longnecker DE, Mackey SC, Newman MF, Sandberg WS, Zapol WM, editors. *Anesthesiology. 3rd ed.* McGraw Hill; 2017. Disponível em: https://accessanesthesiology.mhmedical.com/content.aspx?bookid=2152&sectionid=164141218.
4. Sessler DI et al. Perioperative quality initiative consensus statement on intraoperative blood pressure, risk and outcomes for elective surgery. British Journal of Anaesthesia. 2019;122(5):563-74.
5. Wesselink EM, Kappen TH, Torn HM, Slooter AJC, van Klei WA. Intraoperative hypotension and the risk of postoperative adverse outcomes: a systematic review. Br J Anaesth. 2018;121:706-21.
6. Salmasi V, Maheshwari K, Yang D, Mascha EJ, Singh A et al. Relationship between intraoperative hypotension, defined by either reduction from baseline or absolute thresholds, and acute kidney and myocardial injury after noncardiac surgery: a retrospective cohort analysis. Anesthesiology. 2017;126:47-65.

7. Stapelfeldt WH, Yuan H, Dryden JK, Strehl KE, Cywinski JB et al. The SLUScore: a novel method for detecting hazardous hypotension in adult patients undergoing noncardiac surgical procedures. Anesth Analg. 2017;124:1135-52.
8. Saugel B, Sessler DI. Perioperative blood pressure management. Anesthesiology. 2021;134:250-61. doi: https://doi.org/10.1097/ALN.0000000000003610.
9. Futier E, Lefrant JY, Guinot PG, Godet T, Lorne E, Cuvillon P et al.; INPRESS Study Group. Effect of individualized vs standard blood pressure management strategies on postoperative organ dysfunction among high-risk patients undergoing major surgery: a randomized clinical Trial. JAMA. 2017;318:1346-57.
10. Pearse RM, Harrison DA, MacDonald N et al. Effect of a perioperative, cardiac output-guided hemodynamic therapy algorithm on outcomes following major gastrointestinal surgery: a randomized clinical trial and systematic review. JAMA. 2014;311:2181-90.
11. Cecconi M, Corredor C, Arulkumaran N et al. Clinical review: Goal-directed therapy-what is the evidence in surgical patients? The effect on different risk groups. Crit Care. 2013 Mar 5;17(2):209. doi: 10.1186/cc11823. PMID: 23672779; PMCID: PMC3679445.
12. Ackland GL, Iqbal S, Paredes LG et al. Individualised oxygen delivery targeted haemodynamic therapy in high-risk surgical patients: a multicentre, randomised, double-blind, controlled, mechanistic trial. Lancet Resp Med. 2015;3:33-41.
13. Saugel B, Vincent JL, Wagner JY. Personalized hemodynamic management. Curr Opin Crit Care. 2017 Aug;23(4):334-41. doi: 10.1097/MCC.0000000000000422. PMID: 28562384.
14. Jessen MK, Vallentin MF, Holmberg MJ, Bolther M, Hansen FB, Holst JM et al. Goal-directed haemodynamic therapy during general anaesthesia for noncardiac surgery: a systematic review and meta--analysis. Br J Anaesth. 2022 Mar;128(3):416-33. doi: 10.1016/j.bja.2021.10.046. Epub 2021 Dec 13. PMID: 34916049; PMCID: PMC8900265.
15. Russell JA, Walley KR, Singer J, Gordon AC, Hébert PC, Cooper DJ et al.; VASST Investigators. Vasopressin versus norepinephrine infusion in patients with septic shock. N Engl J Med. 2008 Feb 28;358(9):877-87. doi: 10.1056/NEJMoa067373. PMID: 18305265.
16. Flood P, Rathmell JP, Shafer S, editors. Stoelting's pharmacology and physiology in anesthetic practice. 5th ed. 2015.
17. García MI, Romero MG, Cano AG, Aya HD, Rhodes A et al. Dynamic arterial elastance as a predictor of arterial pressure response to fluid administration: a validation study. Crit Care. 2014 Nov 19;18(6):626. doi: 10.1186/s13054-014-0626-6. PMID: 25407570; PMCID: PMC4271484.
18. Vincent JL, Pelosi P, Pearse R, Payen D, Perel A, Hoeft A et al. Perioperative cardiovascular monitoring of high-risk patients: a consensus of 12. Crit Care. 2015 May 8;19(1):224. doi: 10.1186/s13054-015-0932-7. PMID: 25953531; PMCID: PMC4424585.
19. Schneck E, Saugel B, Sander M. Management of hypotension: implications for noncardiac surgery and intensive care. In: Vincent JL, editor. Annual update in intensive care and emergency medicine 2020. Springer, Cham; 2020. doi: https://doi.org/10.1007/978-3-030-37323-8_15.

28 Terapia Hemodinâmica Perioperatória

Bruno Stornioli Tagushi Lemos
Saullo Queiroz Silveira
Fernando Nardy Bellicieri

Introdução

Durante o procedimento cirúrgico e anestésico, há uma série de efeitos sobre o equilíbrio hemodinâmico a depender da escolha do agente anestésico, da técnica cirúrgica, das comorbidades do paciente, entre outros fatores. Em pacientes previamente hígidos com menos de 60 anos submetidos a cirurgias eletivas, a taxa de mortalidade situa-se entre 0,4% e 0,6%.[1,2] Em cirurgias não cardíacas, essa taxa pode ascender a valores de 26% a depender dos fatores envolvidos, como quadro clínico, tipo de cirurgia ou uma combinação de fatores.[1,2] Frente a isso, parece óbvio que a correta identificação de fatores de risco para estratificação dos pacientes e a implementação de medidas pré, intra e pós-operatórias são responsáveis por mitigar a mortalidade.[1,2]

Um único fator dificilmente será capaz de predizer de forma acurada o risco de complicações em pacientes cirúrgicos. Portanto, é imperativa a criação de escores que integrem vários desses fatores. Quando se analisam especificamente pacientes cirúrgicos, impactarão os desfechos aqueles fatores relacionados ao paciente e também ao procedimento, portanto esses escores terão de integrar preditores dessas duas naturezas. Exames complementares (troponina de alta sensibilidade, peptídeo natriurético cerebral, ecocardiograma, eletrocardiograma) podem ser úteis, principalmente se integrarem ou se somarem a esses escores.

Após avaliação do risco, a equipe envolvida deverá planejar o nível de cuidado a ser dispensado a esse paciente em todas as etapas, garantindo que as seguintes perguntas sejam respondidas:

a) **Pré-operatório:** esse é o melhor momento para intervenção nesse paciente? É necessário investigar alguma condição ou aprofundar a investigação já em curso? Esse paciente precisa realizar estratificação cardiovascular invasiva? É necessária a otimização da terapia medicamentosa vigente? Deve-se acrescentar alguma nova terapia farmacológica? Esse paciente deve ser submetido a alguma terapia invasiva cardiovascular antes de seu procedimento cirúrgico (angioplastia coronariana, implante de válvula aórtica transcateter etc.)? Há necessidade de tratamento da anemia?;

b) **Intraoperatório:** qual a melhor técnica anestésica para esse paciente? É necessária a implementação de monitorização avançada? Qual será o protocolo de otimização hemodinâmica implementado? Essa última pergunta é primordial, e atualmente sabe-se que, apesar de poder haver variação interinstitucional, protocolos bem-estabelecidos, pautados na melhor evidência e focados em metas são fundamentais. Para tanto, esses protocolos precisam ser discutidos em âmbito institucional, descritos em detalhes e disseminados por meio de programas de educação continuada;
c) **Pós-operatório:** o paciente deve ser encaminhado à unidade de terapia intensiva (UTI) no pós-operatório? Caso seja realizada anestesia geral com intubação orotraqueal, esse paciente deve ser encaminhado à UTI intubado no pós-operatório? Qual deve ser a técnica analgésica adotada?.

Este capítulo discutirá vários dos pontos de interesse para planejamento e execução do manejo hemodinâmico perioperatório.

Avaliação do risco cardiovascular

A ocorrências de eventos cardiovasculares perioperatórios (infarto agudo do miocárdio (IAM), arritmias, insuficiência cardíaca, acidente vascular encefálico (AVE) e óbito) está em declínio nos últimos anos, como constatado em estudo de 2016, no qual a incidência de eventos cardiovasculares maiores caiu de 3,1% para 2,6% entre os anos de 2004 e 2013.[3] Muito dessa queda resulta das melhores técnicas para estratificação do risco e aplicação de protocolos de otimização hemodinâmica.

Os pacientes submetidos a cirurgias não cardíacas apresentam fatores de risco para eventos cardiovasculares que podem ser divididos em duas esferas:

a) **Fatores inerentes ao paciente:** doença cardiovascular prévia, baixo *status* funcional, idade, diabetes e doença renal crônica;
b) **Fatores relacionados ao procedimento cirúrgico:** porte cirúrgico, variações de volume intraoperatório e sangramento.

Sendo assim, além da avaliação médica pormenorizada, escores de predição de risco que considerem essas duas dimensões são fundamentais.

Fatores de risco relacionados ao paciente

A avaliação de risco do indivíduo submetido a cirurgias não cardíacas inicia-se pela identificação dos fatores de risco relativos ao paciente. A identificação de IAM recente (60 dias) ou de angina estável, de insuficiência cardíaca congestiva (ICC) descompensada, de arritmias ou de doença valvar com repercussão hemodinâmica estratifica o paciente em muito alto risco para complicações cardiovasculares perioperatórias, que, em muitos casos, podem precisar de estratificação invasiva e, até mesmo, medidas para tratamento da condição antes da cirurgia. Portanto, a busca por essas condições deve ser o passo inicial da avaliação.

A seguir, é fundamental avaliar o *status* funcional, o que pode ser realizado por meio da aferição do número de equivalentes metabólicos (MET) apresentados por aquele paciente. Para tanto, podem-se utilizar ferramentas como o índice do *status* de atividade de Duke (DASI), ou se lançar mão de perguntas padronizadas que permitem estratificação rápida, como questionar a capacidade de subir dois lances de escada. Os pacientes com menos de

4 MET são classificados como de baixa capacidade funcional; entre 4 e 10 MET, intermediária; e acima de 10 MET; como de boa capacidade funcional. Para a utilização do DASI, pacientes com escore menor que 34 pontos (equivalente a cerca de 5 MET) estão sob maior risco de complicações perioperatórias, com piora progressiva dos desfechos à medida que essa pontuação diminua.[4]

Do ponto de vista laboratorial, a solicitação de testes será norteada pelas condições de base do paciente. A creatinina integra um dos mais clássicos escores para predição de risco de complicações cardiovasculares em pacientes cirúrgicos (Índice de Risco Cardíaco Revisado) e é fundamental para esse fim. O peptídeo natriurético cerebral (BNP) e seu pró-hormônio (NT-proBNP) podem auxiliar na decisão de avançar na estratificação do risco cardiovascular, com valores de corte ainda para serem definidos (possível alvo de 200 pg/mL para NT-proBNP e 92 pg/mL para BNP).[5] Outro exame que ganhou importância é a troponina de alta sensibilidade. Há bastante discussão sobre sua aplicabilidade, mas o *guideline* da Sociedade Europeia de Anestesia já orienta sua realização sistemática em todos os pacientes de alto risco em pelo menos três momentos: pré-operatório; 48; e 72 horas após a cirurgia.[6] A dosagem pré-operatória pode contribuir para melhor avaliação e estabelecimento de medidas de otimização antes da cirurgia, decisão por monitorização avançada no pré-operatório e encaminhamento à UTI no pós-operatório.

Fatores de risco intrínsecos à cirurgia

As cirurgias são classificadas em baixo, intermediário e alto risco de eventos cardiovasculares, de acordo com a incidência de complicações perioperatórias como óbito por causa cardíaca, parada cardiovascular não fatal ou IAM:[7]

- **Baixo risco (incidência de eventos menor que 1%):** mastectomia parcial, artroscopia de joelho, apendicectomia videolaparoscópica, colecistectomia videolaparoscópica, ressecção transureteral de próstata, endarterectomia ou colocação de *stent* de carótida em paciente assintomático;
- **Intermediário (incidência de eventos entre 1% e 5%):** prostatectomia laparoscópica, artroplastia de joelho e quadril, endarterectomia ou colocação de *stent* de carótida em paciente sintomático, angioplastia arterial periférica, tratamento endovascular de aneurisma de aorta, transplante renal;
- **Alto risco (incidência de eventos maior ou igual 5%):** cirurgia vascular periférica aberta, embolectomia, cirurgia aberta de aorta abdominal, hepatectomia, cirurgias de vias biliares, gastroduodenopancreatectomia, esofagectomia, tratamento cirúrgico do abdômen agudo perfurativo, transplante de fígado e pulmão.

Ferramentas de risco cirúrgico

As ferramentas para definição de risco cirúrgico combinam fatores relativos à cirurgia e ao paciente, exibindo o risco de complicações perioperatórias em termos probabilísticos.

O Índice de Risco Cardíaco Revisado (RCRI) apresenta simplicidade em seu uso e foi extensamente estudado e validado. Consiste em seis variáveis (Quadro 28.1), sendo considerados de baixo risco aqueles com nenhum ou um preditor e de risco elevado aqueles com dois ou mais preditores. O RCRI é preditor de IAM, parada cardiovascular, fibrilação ventricular, edema agudo pulmonar e bloqueio atrioventricular total durante a internação.[6]

Quadro 28.1 Índice de risco cardíaco revisado (RCRI).

Cirurgia de alto risco: como exemplo, podem ser citados procedimentos vasculares suprainguinais ou quaisquer cirurgias intra-abdominais ou intratorácicas abertas
História de doença cardíaca isquêmica: história de IAM, teste de esforço positivo, precordialgia secundária à isquemia miocárdica, uso de terapia com nitrato, presença de onda Q patológica no ECG. História de revascularização do miocárdio não conta, a menos que um dos demais critérios esteja presente
História de doença cerebrovascular
História de insuficiência cardíaca
Diabetes *mellitus* em tratamento com insulina
Creatinina > 2 mg/dL

ECG: eletrocardiograma; IAM: infarto agudo do miocárdio.
Fonte: Adaptado de Lee et al.,1999.[8]

Com a disponibilidade de *smarthphones* e outras tecnologias, ferramentas mais complexas ganharam viabilidade. Uma delas é a calculadora de risco cirúrgico do Colégio Americano de Cirurgiões (ACS NSQIP). Esse preditor avalia 20 fatores e fornece a incidência de risco de 12 possíveis desfechos, além de estimar o tempo de internação.[9] Os resultados se baseiam nos hospitais participantes do National Surgical Quality Improvement Program e não têm validação externa. A grande vantagem dessa ferramenta reside no fato de avaliar desfechos além dos cardiovasculares e inclui possibilidade de avaliação de riscos relacionados à perda de independência e ao impacto na qualidade de vida.

Glance e colaboradores[10] desenvolveram um escore denominado *Surgical Mortality Probability Model* (S-MPM) com base em ACS NSQIP para predizer mortalidade em 30 dias após cirurgias não cardíacas mediante a análise de três elementos: estado físico segundo a Sociedade Americana de Anestesiologia (ASA-PS); risco intrínseco da cirurgia; e procedimento de emergência (Tabela 28.1).[10] Para cada um desses critérios, é estabelecida uma pontuação e o somatório estabelecerá a classe de risco a que pertence o indivíduo, a saber:

- **Classe 1 (risco baixo):** 0 a 4 pontos;
- **Classe 2 (risco intermediário):** 5 a 6 pontos;
- **Classe 3 (risco alto):** 7 a 9 pontos.

Tabela 28.1 Pontuação por item no S-MPM.

Fator de risco	Pontuação
Estado físico ASA	
I	0
II	2
III	4
IV	5
V	6

(Continua)

Tabela 28.1 Pontuação por item no S-MPM. (*Continuação*)

Fator de risco	Pontuação
Risco intrínseco ao procedimento	
Baixo risco	0
Risco intermediário	1
Alto risco	2
Emergência	
Procedimento não emergência	0
Procedimento de emergência	1

Fonte: Adaptada de Glance et al., 2012.[10]

Manejo hemodinâmico

O manejo hemodinâmico cuidadoso é primordial no perioperatório de todos os pacientes. Essa afirmação é verdadeira para um paciente crítico, submetido à cirurgia de alta complexidade sob monitorização avançada e também para um paciente de menor risco, submetido a procedimento de menor complexidade e sob monitorização mínima. Em nenhum dos casos, pode-se prescindir desse cuidado, pois evita o comprometimento iatrogênico, minora o impacto da lesão cirúrgica e trata as consequências dessa lesão, evitando que o paciente evolua com complicações significativas.

Controle pressórico

Considerando-se a pressão arterial sistêmica um dos componentes da manutenção da perfusão tecidual e, dessa forma, de toda a homeostase dos órgãos e sistemas, recomenda-se restringir a variabilidade pressórica em 20% dos valores basais do paciente e, ao mesmo tempo, garantir uma pressão arterial média (PAM) acima de 65 mmHg e pressão sistólica (PAS) > 100 mmHg. Essa medida objetiva reduzir incidência de IAM ou de lesão miocárdica pós-cirurgias não cardíacas, insuficiência renal aguda (IRA), AVE, *delirium* e, por fim, mortalidade.[8,11-16] Entretanto, a definição de valores basais carece de padronização uma vez que aqueles aferidos imediatamente pré-indução anestésica apresentam reduzida correlação com os valores médios fora do ambiente hospitalar.[17]

Diversos estudos associam hipotensão a desfechos cardiovasculares e a cerebrovasculares. Queda entre 40 e 50 mmHg da PAS no intraoperatório aumenta o risco de IAM em três vezes. Esse risco pode ser aumentado para 20 vezes caso haja redução de mais de 50 mmHg por mais de 5 minutos.[15] Estudo retrospectivo multicêntrico avaliando o desenvolvimento de *delirium* pós-operatório demonstrou que pacientes submetidos à hipotensão intraoperatória apresentavam maior probabilidade de desenvolvimento de alterações cognitivas em até 30 dias (OR 1.57, 95% IC 1.27-1.94), com PAM menor que 55 mmHg por mais que 15 minutos. Mesmo pacientes submetidos a esses episódios por menor tempo (< 15 minutos) ainda estavam em risco de desenvolvimento de *delirium* pós-operatório (OR 1.22, 95% IC 1.11-1.33).[16]

Por seu turno, os episódios de hipertensão intraoperatória se mostraram igualmente deletérios. Aumento de mais de 50 mmHg da PAS em relação aos valores basais se correlacionou a maior probabilidade de desenvolvimento de eventos cardiovasculares combinados (IAM, ICC e parada cardíaca não fatal) (OR 1.35, 95% IC 1.11-1.59).[18]

Manejo hemodinâmico estratificado pelo risco

Uma vez estratificado o risco, todo paciente sob alto risco de complicações cardiovasculares perioperatórias necessitará de um pacote composto por monitorização hemodinâmica, otimização hemodinâmica perioperatória e cuidados pós-operatórios na terapia intensiva, ou semi-intensiva.[19]

A adoção de técnicas de otimização hemodinâmica, também conhecida como "terapia guiada por metas" (TGM), apresenta resultados heterogêneos em estudos avaliando populações amplas submetidas a cirurgias não cardíacas. Entretanto, esses estudos apresentam, consistentemente, resultados favoráveis para populações de alto risco quando adotada TGM para redução da mortalidade perioperatória.[19,20]

No que se refere à redução de possíveis complicações, estudos apresentaram redução do risco de desenvolvimento de lesão renal aguda, infecções de sítio cirúrgico e complicações gastrointestinais e cardíacas.[19,20]

Diante do exposto, pode-se sistematizar a abordagem do paciente submetido à cirurgia não cardíaca da seguinte forma:[19,20]

- Evitar hipotensão, mesmo por períodos curtos, sobretudo em populações de alto risco. Nesses pacientes, utilizar medidas contínuas de pressão arterial;
- Em populações de alto risco, fazer uso de monitorização de débito cardíaco/volume sistólico em associação com parâmetros dinâmicos, como variação de volume sistólico ou variação da pressão de pulso;
- Em cirurgias de baixo risco em pacientes classificados de alto risco, manter os cuidados de monitorização hemodinâmica, dando preferência a dispositivos não invasivos;
- Durante monitorização hemodinâmica, otimizar os parâmetros utilizados com fluidoterapia, caso o paciente seja respondedor a volume. Atentar sempre à diferença entre o paciente ser respondedor a volume e beneficiar-se de sua infusão. Dessa forma, a otimização em conjunto de outros parâmetros hemodinâmicos é primordial;
- Caso a utilização de fluidos seja insuficiente para manter parâmetros dentro das metas estabelecidas, fazer uso de drogas vasoativas/inotrópicas. Lembrar sempre a possibilidade de iniciar precocemente a utilização de drogas vasoativas visando otimizar o volume circulatório efetivo. Há crescente evidência de segurança para a utilização de soluções de noradrenalina em baixas concentrações caso o paciente necessite desse tipo de abordagem no intraoperatório e não haja cateter venoso central disponível.

Conclusão

Manejo hemodinâmico perioperatório perpassa ações executadas antes, durante e após a cirurgia. A estratificação de risco por ferramentas validadas é primordial para o planejamento adequado do cuidado e a aplicação de terapias de otimização hemodinâmica. Por fim, deve haver continuidade do cuidado, com o paciente sendo encaminhado a unidades que garantem cuidado adequado no pós-operatório.

Mensagens principais

- Estratificação de risco com ferramentas validadas é primordial para planejamento do manejo hemodinâmico perioperatório adequado.
- Todos os pacientes merecem manejo hemodinâmico cuidadoso no perioperatório, na medida de sua necessidade, da disponibilidade de recursos e do nível de complexidade do procedimento.
- Pacientes cirúrgicos de alto risco devem ser submetidos à monitorização avançada, receber otimização hemodinâmica e seguir para leito monitorizado no pós-operatório, garantindo a continuidade do cuidado.
- Diferentes cirurgias e instituições poderão estabelecer diferentes protocolos de otimização hemodinâmica, mas importante que existam, que se baseiem em boa evidência e sejam disseminados na instituição.
- Utilizar monitores que permitam direcionar a adequação da terapia por meio da análise de parâmetros como índice cardíaco, índice de resistência vascular sistêmica, índice de volume sistólico, variação da pressão de pulso, ou variação do volume sistólico, entre outros.

Referências bibliográficas

1. Pearse RM, Harrison DA, James P et al. Identification and characterization of the high-risk surgical population in the United Kingdom. Crit Care. 2006;10:R81.
2. Pearse RM, Moreno RP, Bauer P et al. Mortality after surgery in Europe: a 7 day cohort study. Lancet. 2012;380:1059-65.
3. Smilowitz NR, Gupta N, Ramakrishna H, Guo Y, Berger JS, Bangalore S. Perioperative major adverse cardiovascular and cerebrovascular events associated with noncardiac surgery. JAMA Cardiol. 2017 Feb 1;2(2):181-7.
4. Wijeysundera DN et al; International and National Coordinators; Central Project Office Operations Committee; CPET Methods Committee; Outcome Adjudication Committee; International Steering Committee. Integration of the Duke Activity Status Index into preoperative risk evaluation: a multicentre prospective cohort study. Br J Anaesth. 2020 Mar;124(3):261-70.
5. Rodseth RN, Biccard BM, Le Manach Y, Sessler DI, Lurati Buse GA, Thabane L et al. The prognostic value of pre-operative and post-operative B-type natriuretic peptides in patients undergoing noncardiac surgery: B-type natriuretic peptide and N-terminal fragment of pro-B-type natriuretic peptide: a systematic review and individual patient data meta-analysis. J Am Coll Cardiol. 2014 Jan 21;63(2):170-80.
6. De Hert S, Staender S, Fritsch G, Hinkelbein J, Afshari A, Bettelli G et al. Pre-operative evaluation of adults undergoing elective noncardiac surgery: updated guideline from the European Society of Anaesthesiology. European Journal of Anaesthesiology. 2018 Jun;35(6):407-65. doi: 10.1097/EJA.0000000000000817.
7. Kristensen SD, Knuuti J, Saraste A, Anker S, Bøtker HE, Hert SD et al.; Authors/Task Force Members. 2014 ESC/ESA Guidelines on non-cardiac surgery: cardiovascular assessment and management: the Joint Task Force on non-cardiac surgery: cardiovascular assessment and management of the European Society of Cardiology (ESC) and the European Society of Anaesthesiology (ESA). Eur Heart J. 2014 Sep 14;35(35):2383-431.
8. Lee TH, Marcantonio ER, Mangione CM, Thomas EJ, Polanczyk CA, Cook EF et al. Derivation and prospective validation of a simple index for prediction of cardiac risk of major noncardiac surgery. Circulation. 1999;100(10):1043-9.
9. Oresanya LB, Lyons WL, Finlayson E. Preoperative assessment of the older patient: a narrative review. JAMA. 2014 May;311(20):2110-20. doi: 10.1001/jama.2014.4573.

10. Glance LG, Lustik SJ, Hannan EL, Osler TM, Mukamel DB et al. The surgical mortality probability model: derivation and validation of a simple risk prediction rule for noncardiac surgery. Ann Surg. 2012 Apr;255(4):696-702.
11. Salmasi V, Maheshwari K, Yang D, Mascha EJ, Singh A et al. Relationship between intraoperative hypotension, defined by either reduction from baseline or absolute thresholds, and acute kidney and myocardial injury after noncardiac surgery: a retrospective cohort analysis. Anesthesiology. 2017 Jan;126(1):47-65.
12. Wesselink EM, Kappen TH, Torn HM, Slooter AJC, van Klei WA. Intraoperative hypotension and the risk of postoperative adverse outcomes: a systematic review. Br J Anaesth. 2018 Oct;121(4):706-21.
13. Drummond JC. Blood pressure and the brain: how low can you go? Anesth Analg. 2019 Apr;128(4):759-71.
14. Dony P, Seidel L, Pirson M, Haller G. Common clinical thresholds of intraoperative hypotension and 30-day mortality following surgery: a retrospective cohort study. Acta Anaesthesiol Scand. 2020 Nov;64(10):1388-96.
15. Hallqvist L, Granath F, Fored M, Bell M. Intraoperative hypotension and myocardial infarction development among high-risk patients undergoing noncardiac surgery: a nested case-control study. Anesth Analg. 2021 Jul 1;133(1):6-15.
16. Wachtendorf LJ, Azimaraghi O, Santer P, Linhardt FC, Blank M, Suleiman A et al. Association between intraoperative arterial hypotension and postoperative delirium after noncardiac surgery: a retrospective multicenter cohort study. Anesth Analg. 2022 Apr 1;134(4):822-33.
17. Saugel B, Reese PC, Sessler DI, Burfeindt C, Nicklas JY, Pinnschmidt HO et al. Automated ambulatory blood pressure measurements and intraoperative hypotension in patients having noncardiac surgery with general anesthesia: a prospective observational study. Anesthesiology. 2019 Jul;131(1):74-83.
18. Zhou Y, Liu L, Fan F, Hong-Yun Y. Relation between elevated first SBP from baseline (delta SBP) and postoperative outcome. J Hypertens. 2021 Oct 1;39(10):1982-90.
19. Silva ED, Perrino AC, Teruya A, Sweitzer BJ, Gatto CS, Simões CM et al. Consenso brasileiro sobre terapia hemodinâmica perioperatória guiada por objetivos em pacientes submetidos a cirurgias não cardíacas: estratégia de gerenciamento de fluidos. Produzido pela Sociedade de Anestesiologia do Estado de São Paulo (SAESP) [Brazilian Consensus on perioperative hemodynamic therapy goal guided in patients undergoing noncardiac surgery: fluid management strategy. Produced by the São Paulo State Society of Anesthesiology (Sociedade de Anestesiologia do Estado de São Paulo – SAESP)]. Rev Bras Anestesiol. 2016 Nov-Dec;66(6):557-71. Portuguese. doi: 10.1016/j.bjan.2016.09.013. Epub 2016 Oct 7. PMID: 27720387.
20. Brienza N, Biancofiore G, Cavaliere F, Corcione A, De Gasperi A, De Rosa RC et al. Clinical guidelines for perioperative hemodynamic management of non cardiac surgical adult patients. Minerva Anestesiol. 2019 Dec;85(12):1315-33.

29 Manejo da Volemia

Laís Navarro e Lima
Fernando Nardy Bellicieri

Introdução

O emprego de fluidos no período perioperatório é a intervenção terapêutica mais comum realizada por anestesiologistas e por intensivistas para os pacientes cirúrgicos. Esse tratamento tornou-se tão corriqueiro que é muitas vezes encarado como completamente benigno.

A reposição volêmica é empregada quase automaticamente como 1ª linha de tratamento para situações patológicas variadas, como hipotensão arterial, taquicardia, náusea e vômitos, dor abdominal, insuficiência renal agura (IRA), distúrbios hidroeletrolíticos, desidratação, entre outros. Porém, dados recentes têm evidenciado os perigos potenciais associados ao uso indiscriminado ou ao excesso de fluidos administrados, assim como com as alterações de desfechos clínicos relacionados com o tipo de fluido escolhido para o tratamento. Dessa forma, a administração de fluidos deve ser considerada análoga a qualquer outro tratamento que inclui fármacos. Exatamente como quando prescrevemos qualquer medicamento, devemos estar atentos para determinar o tipo de fluido e a dose a serem administrados, além de levar em consideração os possíveis eventos adversos e as consequências de doses excessivas ou insuficientes.[1] Ambos os extremos de infusão, incluindo restrição exagerada de fluidos ou excesso de fluidos administrados, estão associados com o aumento da morbidade e da taxa de mortalidade.[2]

O objetivo primordial da reposição volêmica é aumentar o retorno venoso, o volume sistólico (VS) e, consequentemente, o débito cardíaco (DC) e a oferta de oxigênio aos tecidos (DO_2).[3] Entretanto, o efeito da reposição de fluidos no DC e na pressão arterial não é linear e é dependente das condições clínicas basais dos pacientes. Dessa forma, a administração de fluidos impacta apenas indiretamente a função cardiovascular. A reposição volêmica pode aumentar o volume intravascular e, subsequentemente, melhorar a perfusão sanguínea global e regional e aumentar a pressão arterial sistêmica, gerando melhora na DO_2 e na oxigenação tecidual, apenas se o coração for responsivo ao aumento da pré-carga. Assim, a otimização da

DO_2 e a garantia de que os bioprodutos metabólicos serão removidos do organismo, muitas vezes, requerem a combinação individualizada de reposição de fluidos, farmacoterapia e, ocasionalmente, suporte cardiovascular mecânico[4] (Figuras 29.1 e 29.2).

Este capítulo tem como finalidade revisar os pontos críticos relacionados à reposição volêmica perioperatória no paciente cirúrgico de alto risco, com foco nos fatores que podem alterar o desfecho pós-operatórios desses pacientes.

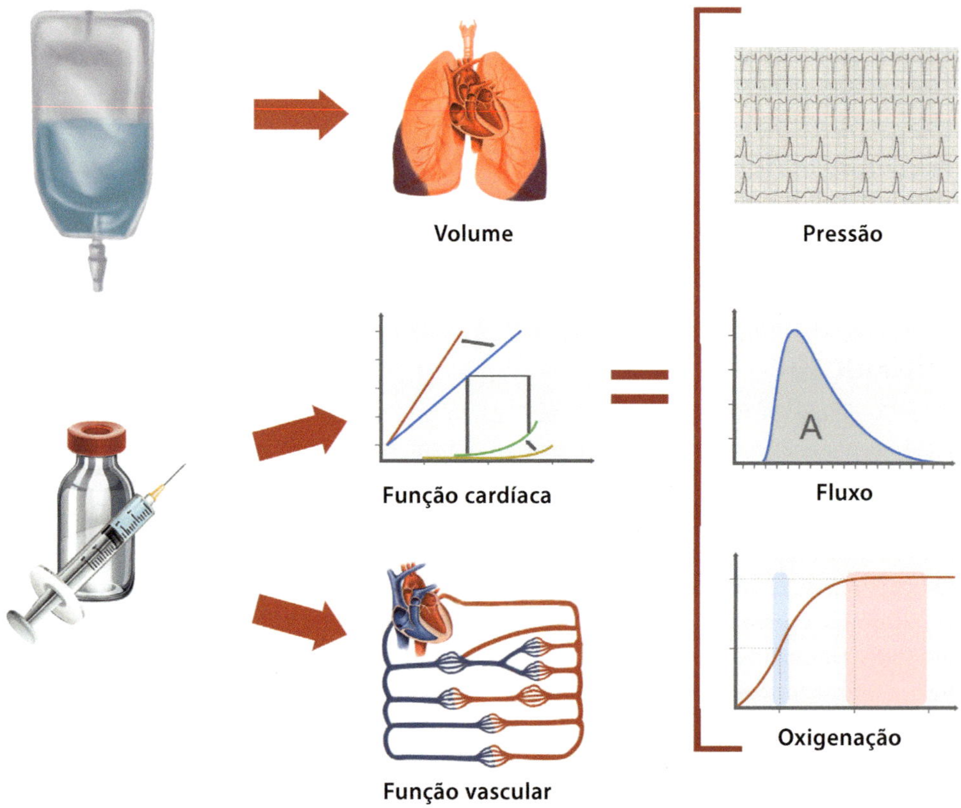

Figura 29.1 Perspectiva das ferramentas utilizadas no período perioperatório e seus alvos fisiológicos (volume circulante, função cardíaca e vasos sanguíneos). O coração tem dois componentes fisiológicos (contratilidade e frequência), enquanto os vasos sanguíneos têm duas características principais (complacência e resistência). São o volume sanguíneo, a função cardíaca e a função vascular que produzem pressão, fluxo e oferta de oxigênio aos tecidos, enquanto suas métricas proveem o meio para avaliar o estado cardiovascular e a efetividade da reposição volêmica.

Fonte: Desenvolvida pela autoria do capítulo.

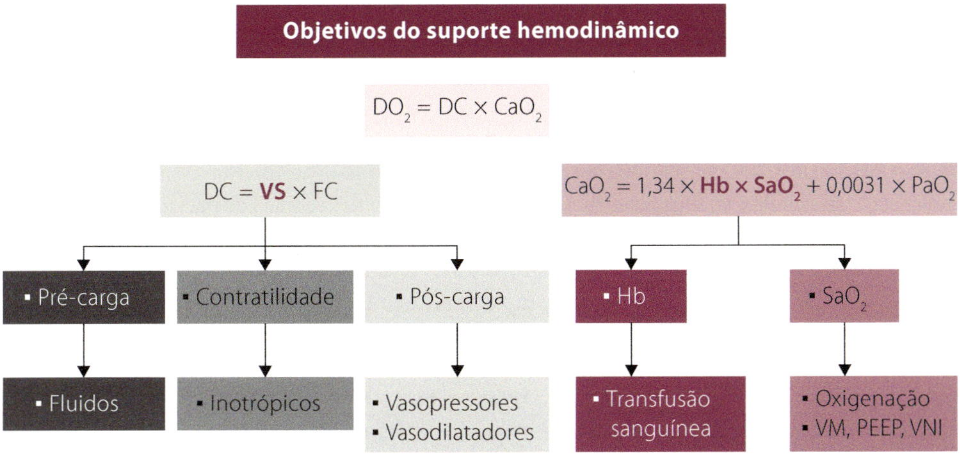

Figura 29.2 O objetivo do suporte hemodinâmico é aumentar o retorno venoso, o volume sistólico (VS) e, consequentemente, o débito cardíaco (DC) e a oferta de oxigênio aos tecidos (DO_2). A DO_2 também é dependente da concentração arterial de O_2 (CaO_2), que deriva da concentração de hemoglobina (Hb), da saturação arterial de O_2 (SaO_2) e, em menor proporção, do oxigênio diluído no sangue (PaO_2). Assim, para cada componente da DO_2, há terapêuticas específicas, que podem ser combinadas e tituladas individualmente para cada paciente.

FC: frequência cardíaca; VM: ventilação mecânica; PEEP: pressão positiva no final da expiração; VNI: ventilação não invasiva.

Fonte: Desenvolvida pela autoria do capítulo.

Avaliação da volemia e controle hemodinâmico

A avaliação do estado volêmico perpassa vários conceitos fisiológicos e, consequentemente, não é tarefa de fácil realização à beira do leito. A infusão intravenosa de fluidos expande diretamente o volume plasmático com efeito transitório ou sustentado que varia com base nas propriedades coloidosmóticas do fluido, na distribuição do fluxo sanguíneo, no tipo e nível de anestesia, na integridade endotelial vascular e no estado fisiológico do paciente. A expansão do volume plasmático causa aumento na pressão arterial média e, quando esta é mais elevada do que a pressão atrial direita, o gradiente pressórico facilita o retorno venoso. Subsequentemente, se ambos os ventrículos são responsivos ao volume infundido, então o débito cardíaco também aumenta.

Não há meios simples e fáceis para medir o volume plasmático, como também não existe um consenso de como o volume plasmático medido poderia ser usado para atingir os objetivos fisiológicos de pressão, fluxo e oxigenação ideais para o paciente cirúrgico. Embora se possa estimar a pressão de enchimento sistêmico de forma adequada em pacientes com monitorização invasiva, não está claro se essas medidas alterarão a terapêutica ou o resultado porque conhecer o volume plasmático ou o volume de sangue circulante efetivo apenas fornece uma imagem parcial dos determinantes do débito cardíaco. Outros fatores críticos incluem distribuição do fluxo sanguíneo, tônus vasomotor, função ventricular direita e nível de PEEP, que, individual e coletivamente, podem alterar a capacidade de resposta cardiovascular.[4]

Dada a ausência de medidas de perfusão regional facilmente obtidas, o anestesiologista pode considerar avaliar perfusão global medindo o déficit de base, lactato e saturação venosa central e mista de oxigênio para esclarecer o impacto das intervenções selecionadas.

Hiperlactatemia é considerada um marcador do metabolismo anaeróbico secundário à oferta inadequada ou insuficiente de oxigênio para os tecidos. Em estudos experimentais, ocorre um aumento marcado dos níveis séricos de lactato quando a DO_2 atinge valores abaixo da DO_2 crítica.

O entendimento sobre a relação entre o consumo de O_2 (VO_2) e a DO_2, no cenário de falência circulatória, se baseia quase totalmente em estudos experimentais do final do século passado,[5-8] mas ainda têm seus conceitos relevantes para o manejo clínico de pacientes criticamente enfermos nos tempos atuais. A partir desses estudos, ficou claro que o VO_2 é independente da DO_2 durante uma ampla margem de valores porque a extração celular de O_2 (O_2ER), que é a relação do VO_2 sobre a DO_2, consegue adaptar-se rapidamente a mudanças da DO_2. Isso ocorre mesmo quando há redução brusca da DO_2 decorrente de diminuição do fluxo sanguíneo, de anemia ou de hipoxemia. Essa relação de independência entre VO_2 e DO_2 só se altera quando a DO_2 atinge valores inferiores a um valor crítico (DO_2 crítica), momento no qual o VO_2 torna-se dependente da DO_2 e passa a diminuir proporcionalmente a esta (Figura 29.3). A partir desse momento, o metabolismo anaeróbico passa a suplantar o aeróbico gerando aumento abrupto e marcado nas concentrações sanguíneas de lactato. A mesma mudança abrupta pode ser observada em outras variáveis metabólicas, como na saturação venosa central de O_2 ($ScvO_2$) ou na saturação venosa mista de O_2 (SvO_2), que apresenta queda importante a partir da DO_2 crítica, e na diferença arteriovenosa de CO_2 (delta CO_2), que mostra alterações similares ao lactato[9] (Figura 29.4).

Esses estudos experimentais também mostraram outro achado fundamental: a capacidade de extração de O_2 pelas células está prejudicada em situações que geram inflamação grave, como na administração intravascular de endotoxinas ou de bactérias vivas, resultando no desvio da curva da DO_2 crítica para a direita, ou seja, causando dependência do VO_2 com a DO_2 mais precocemente.[6,7] Essas observações ajudaram a caracterizar os quatro principais tipos de choque circulatório (Figura 29.3).

Os monitores hemodinâmicos disponíveis para uso clínico avaliam o estado volêmico dos pacientes por meio da estimativa de pressões e volumes, assim como pela avaliação de consequências potenciais do excesso de volume infundido, como no caso da monitorização da água pulmonar extravascular (EVLW). Porém, nenhuma dessas variáveis definem a volemia exatamente e todas podem ter seus resultados afetados pela função cardíaca, pela permeabilidade vascular e pela pressão intratorácica. Por outro lado, esses monitores exploram diferentes aspectos da volemia e podem oferecer, quando combinados, informações relevantes.[10]

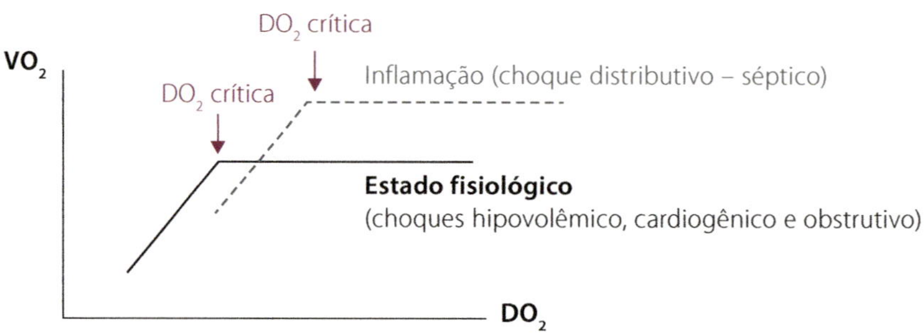

Figura 29.3 Inter-relação entre a demanda (VO_2) e a oferta de oxigênio (DO_2) aos tecidos durante diferentes tipos de choque circulatório. Quando a DO_2 atinge valores inferiores a um valor crítico (DO_2 crítica), o VO_2 torna-se dependente da DO_2.

Fonte: Desenvolvida pela autoria do capítulo.

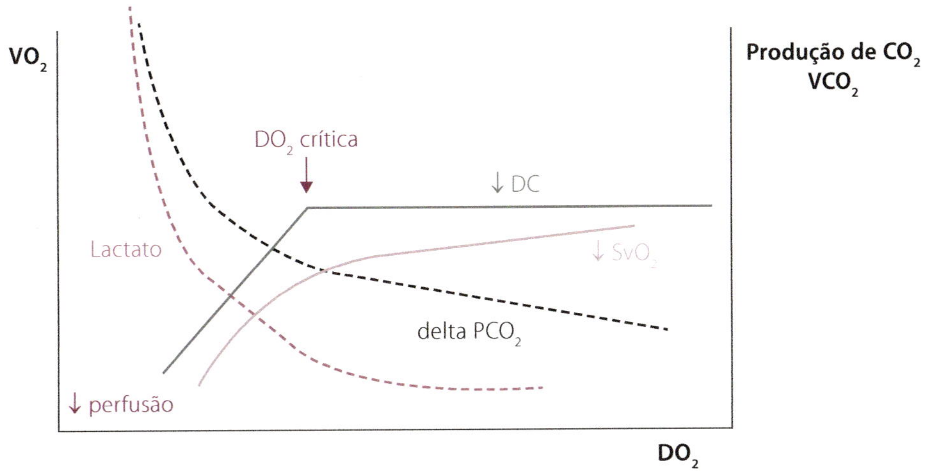

Figura 29.4 **Alterações do lactato, da saturação venosa mista (SvO_2) e da diferença arteriovenosa de CO_2 (delta CO_2) quanto à diminuição da perfusão tecidual e com a DO_2 crítica.**

Fonte: Desenvolvida pela autoria do capítulo.

Responsividade a fluidos

A estimativa da pré-carga cardíaca é a crucial para a avaliação do estado volêmico dos pacientes. O meio mais preconizado para comprovação da eficácia ou do risco da reposição volêmica na atualidade é a estimativa da pré-carga cardíaca antes e imediatamente depois da infusão de fluidos, o que define o "desafio de volume". Mais especificamente, o desafio de volume pode ser descrito como "a administração de pequena quantidade de volume em curto intervalo de tempo, como limites de segurança pré-definidos e claros resultados hemodinâmicos a serem obtidos".[11]

Para se considerar a administração de fluidos como tratamento de instabilidade hemodinâmica, uma série de pré-requisitos deve ser preenchida, entre os quais:[12]

1. Sinais de hipoperfusão tecidual devem ser reconhecidos e devem ser o fator desencadeante para se considerar a administração de fluidos visando o aumento do DC como solução potencial para o problema;
2. Avaliação criteriosa dos potenciais riscos e benefícios da administração de fluidos deve ser realizada;
3. A responsividade do paciente a fluidos deve ser testada.

A escolha cuidadosa das variáveis que desencadearão a administração de fluídos é de fundamental importância para o sucesso do tratamento. Hipotensão arterial, por exemplo, é, muitas vezes, a razão escolhida para se iniciar a administração de fluidos, porém a resposta pressórica à reposição volêmica é bastante variável em pacientes inflamados e vasodilatados. Na maioria das vezes, nesses pacientes, a pressão arterial pode não aumentar como esperado, porém o DC responde positivamente à administração de fluidos.[13] Não podemos deixar de comentar, porém, que, apesar de a pressão arterial sistêmica não ser a variável mais indicada para tomar essa decisão, ela constitui um fator de risco potencialmente modificável no período perioperatório com o intuito de diminuir desfechos desfavoráveis. A associação significativa entre hipotensão arterial sistêmica intraoperatória e mortalidade pós-operatória tem sido discutida extensamente na literatura na última década.[14,15] Apesar de maior consistência nas evidências científicas sobre o assunto ser necessária, principalmente no que tange ao estabelecimento do efeito causal direto, é plausível considerar que a hipotensão arterial intraoperatória ocasiona a hipoperfusão de órgãos, contribuindo para manifestações clínicas pós-operatórias como *delirium*, arritmias cardíacas, isquemia miocárdica e insuficiência renal aguda (IRA), com alto potencial para o aumento da taxa de mortalidade pós-operatória.

Baseando-se na importância da monitorização e do controle da pressão arterial sistêmica no período perioperatório e sua relação com os desfechos pós-operatórios de cirurgias não cardíacas diversas, foi publicado, em 2019, um consenso de condutas pelo grupo de Iniciativa de Qualidade Perioperatória estabelecendo que a pressão arterial média deve ser mantida acima de 60 a 70 mmHg durante cirurgias não cardíacas com o objetivo de reduzir as taxas de complicações pós-operatórias.[16]

A dificuldade de predizer a responsividade a fluidos habita no fato de que valores únicos dos marcadores mais utilizados para acessar a pré-carga cardíaca não são capazes de indicar se o paciente responderá à reposição volêmica, a não ser que o coração esteja funcionando nos extremos da curva de Frank-Starling. Para tanto, faz-se necessária a utilização de marcadores dinâmicos dos efeitos da reposição volêmica diretamente no DC ou em seus derivados após um desafio de volume predeterminado.[17]

Há vários métodos desenvolvidos para esse fim e eles podem ser divididos grosseiramente em duas categorias: 1) métodos que mobilizam uma quantidade de volume endógena para o coração, mimetizando o desafio exógeno de fluidos; 2) métodos que avaliam as variações da pré-carga cardíaca induzida pela ventilação mecânica.[10] Como exemplo do primeiro grupo, há a manobra de elevação passiva das pernas, enquanto na segunda categoria encontram-se a variação de pressão de pulso, a variação do volume sistólico, os testes de oclusão respiratória, entre outros.

Estudos mais recentes têm ajudado a elucidar e melhor delinear o método pelo qual o desafio de volume deve ser executado. Em relação ao volume utilizado, sugere-se que o DC seja avaliado após o emprego de 4 mL/kg de solução cristaloide administrados durante o período de 10 minutos.[18] Idealmente, os efeitos da administração desse bólus de volume devem ser avaliados por meio da análise na alteração do DC ou de seus derivados. Outras variáveis hemodinâmicas, como frequência cardíaca ou pressão arterial, muitas vezes, falham em identificar pacientes responsivos a volume. É importante reforçar que a avaliação das alterações causadas pelo desafio de volume deve ser feita imediatamente após a administração do bólus visto que seus efeitos podem desaparecer após 5 a 10 minutos do término da infusão. Em resumo, o desafio de volume deve ser padronizado.

Protocolo ERAS e reposição volêmica

Em 1997, um novo conceito de manejo do paciente cirúrgico foi introduzido na prática clínica e ficou conhecido como "Programa de Aceleração da Recuperação após Cirurgia" (ERAS – *Enhanced Recovery After Surgery*).[19] Esse programa multimodal, que engloba ações para serem implementadas nos períodos pré, intra e pós-operatório do paciente cirúrgico, ficou conhecido no Brasil pela denominação "Projeto ACERTO". Os elementos centrais do protocolo ERAS, que foi inicialmente desenvolvido para cirurgias eletivas, incluem: 1) suporte nutricional pré-operatório; 2) controle álgico efetivo; 3) manejo volêmico pragmático; 4) mobilização pós-operatória precoce; entre outros.

Entre os elementos do protocolo ERAS que devem ser incorporados ao período intra-operatório, a reposição volêmica apresenta-se como bastante desafiadora. Múltiplos fatores aumentam a dificuldade de padronização da reposição volêmica, incluindo a presença de comorbidades, o grau de fragilidade e o estado volêmico pré-operatório do paciente. Um exemplo comum encontra-se no paciente com fratura de fêmur no paciente geriátrico, por causa das alterações fisiopatológicas similares àquelas apresentadas em pacientes mais jovens vítimas de traumas graves ou politraumas.[20] Cerca de 20% dos pacientes idosos com fratura de fêmur apresentam sinais de hipoperfusão tecidual, sugerindo que alguma extensão de reposição volêmica deficiente está presente.[21] Além disso, 50% apresentam-se com anemia pré-operatória, o que prejudica ainda mais a oferta de oxigênio para os tecidos.[20] Quando esses pacientes se apresentam no centro cirúrgico e são submetidos à anestesia, seja ela neuroaxial, seja ela geral, esse problema é amplificado pela vasodilatação causada pelos anestésicos e, consequentemente, pelo agravamento da hipoperfusão tecidual decorrente da hipovolemia relativa causada pela vasodilatação.

A administração de fluidos é o tratamento de 1ª linha para a correção de hipoperfusão causada por hipovolemia absoluta e deve ser considerada em casos de hipovolemia relativa em conjunto com o emprego de vasopressores. Entretanto, como mencionado anteriormente, a ressuscitação volêmica não é de fácil realização com precisão, pois esses fármacos apresentam janela terapêutica muito estreita.[22] Enquanto cristaloides e coloides são ferramentas indispensáveis para anestesiologistas na tentativa de prevenir e tratar a instabilidade hemodinâmica, a administração inadequada de fluidos pode ser deletéria, promovendo o desenvolvimento de edema e prejudicando a oxigenação em nível microcirculatório. Consequentemente, considerando-se vários mecanismos celulares que estão alterados em decorrência do trauma cirúrgico e de doenças preexistentes, não é surpresa que a morbimortalidade perioperatória esteja associada à quantidade de fluidos administrada durante esse período. Tanto quantidades insuficientes como, mais comumente, em excesso de fluidos são potencialmente lesivas e relacionadas a resultados perioperatórios indesejáveis.[23]

Outro fator a ser considerado no período perioperatório é a necessidade de ventilação mecânica intraoperatória que, em algumas situações, também se estende no período pós-operatório. A miríade de modalidades ventilatórias e o ajuste das variáveis ventilatórias, como a utilização de PEEP e os valores de volume corrente escolhidos, podem impactar de forma significativa a fisiologia cardiovascular, assim como a volemia e o balanço hídrico de pacientes cirúrgicos e/ou criticamente enfermos.[24,25] As variações da pressão pleural e da pressão transpulmonar causadas pela ventilação mecânica potencialmente afetam tanto a pré-carga como a pós-carga, além de provocar alterações nas pressões de filtração transvascular dos capilares sanguíneos, sugerindo que a escolha equivocada da ventilação mecânica em conjunto com a reposição volêmica pode piorar a lesão pulmonar causada pela ventilação mecânica e reduzir o DC e a perfusão tecidual.[24,26] Desta forma, a compreensão das interações fisiológicas entre o pulmão, o coração e o sistema cardiovascular é fundamental para a otimização da estratégia de reposição volêmica em pacientes sob ventilação mecânica.[25]

Nas últimas décadas, várias estratégias têm sido desenvolvidas e testadas com o objetivo de otimizar a ressuscitação volêmica intraoperatória, incluindo a denominada "terapia volêmica guiada por metas hemodinâmicas" que se baseia, fundamentalmente, no conceito de responsividade a fluidos.[27] Porém, os resultados provenientes de estudos que utilizaram essa técnica são conflitantes. Um dos potenciais motivos para esses resultados divergentes pode ser que quase nenhuma das estratégias desenvolvidas considera o impacto da administração de fluidos no sistema venoso, que pode causar congestão venosa, hipervolemia e disfunção orgânica. Nesse cenário, uma nova concepção tem emergido para tentar explicar os riscos e benefícios da administração de fluidos e para personalizar o tratamento dos pacientes: o conceito de tolerância a fluidos.[28]

A tolerância a fluidos pode ser definida pela extensão de administração de fluidos que o paciente consegue tolerar sem o desenvolvimento de disfunção de órgãos. Vários fatores podem impactar a tolerância a fluidos. Os fatores não modificáveis incluem idade, doenças preexistentes, principalmente doenças estruturais cardíacas e doença pulmonar obstrutiva crônica, gravidade da disfunção circulatória pregressa, entre outros. Entre os fatores potencialmente modificáveis, podem ser citados inflamação sistêmica, disfunção endotelial por lesão do glicocálix, extravasamento capilar e eficiência da ressuscitação volêmica inicial. Tanto os fatores não modificáveis como os modificáveis são bastante frequentes nos pacientes cirúrgicos de alto risco.

Dessa forma, fica claro que a avaliação criteriosa e individualizada dos pacientes faz a diferença nos resultados perioperatórios quando o assunto é reposição volêmica intraoperatória. A decisão final para a administração de fluidos deve, portanto, se basear na aparente necessidade para otimização hemodinâmica e na presença de responsividade a fluidos associadas a sinais de hipoperfusão na microcirculação,[4] porém sem perder de vista o conceito de tolerância a fluidos e o risco de hipervolemia. Para tanto, a monitorização hemodinâmica tem papel fundamental no manejo clínico desses pacientes.

A escolha quanto à extensão e à invasividade da monitorização hemodinâmica depende de fatores como tipo de cirurgia, experiência e habilidade do cirurgião, doenças preexistentes, entre outros. É fundamental que se enfatize que não é o tipo de monitor utilizado que muda os resultados clínicos, mas sim as mudanças na terapêutica que se seguem quando a monitorização e os dados provenientes desta são corretamente interpretados.[29]

Em pacientes com baixo risco de complicações, o emprego dos monitores básicos preconizados pela Sociedade Brasileira de Anestesiologia (pressão arterial não invasiva, oximetria de pulso, temperatura, cardioscopia e fração expirada de CO_2, em caso de anestesia geral) é, na grande maioria das vezes, suficiente. Porém, se o risco cirúrgico está aumentado ou o procedimento cirúrgico torna-se mais complexo, ou mesmo se alguma instabilidade hemodinâmica não esperada desenvolve-se durante a cirurgia, monitorização adicional torna-se necessária.

A escolha da monitorização hemodinâmica, portanto, deve estar calcada na melhor maneira de avaliar e otimizar o volume intravascular, a pressão, a perfusão e a oxigenação dos pacientes. Monitores cardiovasculares mais invasivos devem ser considerados em pacientes nos quais o controle hemodinâmico mais intensivo é necessário para prevenir deterioração orgânica rápida; por exemplo, em pacientes com significante doença cardíaca ou cerebral. Assim, os pacientes que serão submetidos a cirurgias mais extensas poderiam se beneficiar da monitorização da pressão arterial invasiva, por meio da introdução de linha arterial, ou da pressão venosa central e da saturação do sangue venoso central, por meio da introdução de cateter venoso central, por exemplo.[4]

Tipos de fluidos

As pesquisas científicas avaliando os riscos e os benefícios de tipos específicos de fluidos e o desenvolvimento de soluções alternativas que restauram o volume circulatório efetivo e melhoram o fluxo microcirculatório são abundantes na literatura. Apesar de todos esses esforços, o fluido ideal para expansão volêmica permanece indefinido.

Existem três categorias de fluidos – cristaloides, coloides e sangue; cada uma delas tem suas características e funções únicas em fluidoterapia. A discussão se concentrará em cristaloides e terapia coloidal.

É consenso que as soluções utilizadas para reposição volêmica devam ser consideradas como fármacos que têm recomendações específicas em termos de dose, contraindicações e efeitos adversos.[4,30] Isso propiciou que anestesiologistas ao redor do mundo redobrassem a atenção na escolha das soluções a serem utilizadas no período perioperatório. Como exemplo bastante conhecido, o debate sobre os possíveis efeitos adversos das soluções cristaloides não balanceadas e dos coloides sintéticos, como o amido, resultou na reavaliação do papel de diferentes soluções durante os cuidados perioperatórios. Entretanto, as evidências científicas que ajudariam a guiar as decisões relacionadas à escolha das soluções a serem empregadas e às suas doses no paciente cirúrgico ainda são limitadas e a maioria das diretrizes sobre o assunto referencia-se a experimentos fisiológicos e não a estudos clínicos comparativos de boa qualidade metodológica. Além disso, dados provenientes de pacientes sépticos ou criticamente enfermos são traduzidos para o paciente cirúrgico sem fundamentos claros, visto que há diferenças profundas no estado inflamatórios dessas populações.[31]

Apesar de o desenvolvimento de soluções cristaloides para reposição volêmica ter se iniciado no século XIX,[32] o emprego de soluções coloides para o mesmo fim tornou-se mais conhecido com a administração de albumina em pacientes vítimas de trauma durante a Segunda Guerra Mundial, que foi seguida do desenvolvimento de coloides sintéticos contendo gelatinas, dextran sou amidos.

Resumidamente, cristaloides são soluções eletrolíticas que são mais bem utilizadas para substituir perdas de volume extracelular causadas, por exemplo, por transpiração, respiração e produção de urina. Embora os cristaloides aumentem o volume vascular, podendo assim melhorar a hemodinâmica, a eficácia dessas soluções é transitória e menor do que a das soluções coloidais. Os fluidos intravenosos comumente empregados na prática clínica variam consideravelmente em osmolalidade, composição iônica e pH e a seleção do cristaloide a ser administrado deve se basear na necessidade individual do paciente com consideração clínica desses componentes. Como exemplo, a solução salina 0,9% é ligeiramente hipertônica em relação ao plasma (308 mOsm/L), enquanto o Ringer-lactato (RL) é ligeiramente hipotônico (273 mOsm/L). Em comparação, o Plasmalyte é o isotônico e constitui-se como a solução eletrolítica mais semelhante ao plasma, apresentando osmolalidade de 294 mOsm. Além disso, RL e Plasmalyte têm precursores de bicarbonato em sua composição, sendo conhecidos como soluções cristaloides balanceadas. A solução salina, por não apresentar esses precursores, tem potencial de causar acidose nos pacientes, podendo piorar os desfechos pós-operatórios quando administrados em quantidades superiores a 2 litros. Em contrapartida, coloides são soluções que contêm moléculas com alto peso molecular em sua composição e, em razão dessa característica, permanecem por longa duração no compartimento intravascular quando administradas por via intravenosa.[4]

A escolha dos fluidos se baseia amplamente na tradição, em crenças, no contexto de prática, na localização e no custo.[33] Resultados de ensaios clínicos comparando a ressuscitação volêmica com coloides e cristaloides em diferentes populações têm sido conflitantes. Na última década, como destacado em estudos clínicos e metanálises, a segurança do uso de coloides sintéticos, mais especificamente aqueles derivados de amidos, para reposição volêmica foi questionada.[34,35]

Dadas a evidência de danos e a falta de informações clínicas significativas de benefício em pacientes críticos, quando se considerou a administração de coloides sintéticos, o anestesista deve criteriosamente avaliar o risco específico do paciente quando se considerar a administração desse fármaco. Não há provas cabais, entretanto, de que os efeitos deletérios dos coloides à base de amido também ocorram com a administração de albumina. Deve-se enfatizar que os efeitos deletérios dos amidos foram amplamente relatados em ensaios realizados em terapia intensiva, em que a terapia com coloides sintéticos foi empregada por vários dias. Por essa razão, não podemos concluir com absoluta certeza que os efeitos deletérios dos amidos mostrados na população da UTI são generalizáveis para o uso limitado feito no período perioperatório. A avaliação individualizada do paciente sobre as comorbidades do paciente cirúrgico, a disfunção renal ou o risco de sepse pode alertar o anestesista sobre possíveis aumentos do risco para o emprego dessas soluções.

A publicação mais recente da Cochrane sobre este assunto concluiu que provavelmente não há evidências de alta qualidade suficientes para certificar qualquer aumento da mortalidade com o emprego das diferentes soluções disponíeveis.[36] Comum a todas as metanálises e revisões sistemáticas, a inclusão de estudos cujas intervenções e as características dos pacientes são, muitas vezes, insuficientemente comparáveis e tornam de efeito questionável o cálculo sumário de uma medida. Apesar disso, as recomendações atuais incluem a escolha da administração de soluções cristaloides para cirurgias de rotina de curta duração e para a manutenção do volume extravascular perdido durante o período perioperatório. Entretanto, em cirurgias de grande porte em pacientes de alto risco, a combinação do emprego de coloides e soluções cristaloides balanceadas pode ser considerada.

Conclusões

A terapia volêmica em pacientes cirúrgicos de alto risco deve ser individualizada. As ferramentas de monitorização hemodinâmica disponíveis são úteis para todos os estágios do gerenciamento de fluidos, desde a fase de expansão volêmica, em que podem ser empregadas para avaliar o estado volêmico do paciente, até a fase de restrição e manutenção da volemia no período pós-operatório, em que estas ajudam na orientação para a remoção do excesso de fluidos administrado. A combinação de técnicas de monitorização é recomendada para melhor caracterizar os diferentes perfis hemodinâmicos dos pacientes. De maneira semelhante, as variáveis hemodinâmicas escolhidas para avaliar a responsividade do paciente à administração de fluidos dependem das condições clínicas do paciente e também devem ser personalizadas. Por fim, não se pode perder de vista as metas hemodinâmicas específicas que devem servir de guia para a administração de fluidos no período perioperatório: a manutenção do volume circulante adequado, da pressão de perfusão e do fornecimento de oxigênio na microcirculação.

Assim, os fluidos devem ser tratados como qualquer outro fármaco intravenoso e, portanto, consideração cuidadosa da dose, dos efeitos adversos e do regime de administração deve ser obrigatória. Para tanto, um plano pré-definido para a administração de fluidos perioperatórios deve ser desenvolvido. Esse plano deve ser facilmente compreendido e implementável. Ainda, determinar a necessidade de aumento perfusão e a responsividade a fluidos é fundamental para a tomada de decisões sobre fluidoterapia para se evitar a administração injustificada de fluidos. Em relação ao tipo de solução a ser empregada, os cristaloides balanceados devem ser administrados para pacientes cirúrgicos de procedimentos de curta duração/baixo risco. Procedimentos de maior complexidade podem requerer a combinação de terapia cristaloide e coloide.

Mensagens principais

- O manejo da volemia no perioperatório, em especial nos pacientes de alto risco, deve ser individualizado e basear-se em metas hemodinâmicas.
- Técnicas de reposição volêmicas não individualizadas, tanto restritivas como liberais, estão associadas ao aumento da morbidade e da taxa de mortalidade.
- As soluções utilizadas para reposição volêmica devem ser consideradas como fármacos, com recomendações específicas em termos de dose, contraindicações e efeitos adversos.
- A decisão final na conduta da reposição volêmica deve considerar parâmetros clínicos e laboratoriais indicativos da necessidade de otimização hemodinâmica (baixo DC/hipoperfusão tecidual), bem como a presença de responsividade a fluidos, sem perder de vista o conceito de tolerância e risco de hipervolemia. Para tanto, a monitorização hemodinâmica adequada tem papel fundamental no manejo clínico dos pacientes de alto risco.

Referências bibliográficas

1. McGuire MD, Heung M. Fluid as a drug: balancing resuscitation and fluid overload in the intensive care setting. Adv Chronic Kidney Dis. 2016;23:152-9. doi: 10.1053/j.ackd.2016.02.006.
2. Brandt S, Regueira T, Bracht H, Porta F, Djafarzadeh S, Takala J et al. Effect of fluid resuscitation on mortality and organ function in experimental sepsis models. Crit Care. 2009;13:R186. doi: 10.1186/cc8179.
3. Cecconi M, De Backer D, Antonelli M, Beale R, Bakker J, Hofer C et al. Consensus on circulatory shock and hemodynamic monitoring. Task Force of the European Society of Intensive Care Medicine. Intensive Care Med. 2014;40:1795-815. doi: 10.1007/s00134-014-3525-z.
4. Navarro LHC, Bloomstone JA, Auler Jr JOC, Cannesson M, Della Rocca G, Gan TJ et al. Perioperative fluid therapy: a statement from the international Fluid Optimization Group. Perioper Med (Lond). 2015;4:3. doi: 10.1186/s13741-015-0014-z.
5. Schumacker PT, Cain SM. The concept of a critical oxygen delivery. Intensive Care Med. 1987;13:223-9. doi: 10.1007/BF00265110.
6. Nelson DP, Samsel RW, Wood LD, Schumacker PT. Pathological supply dependence of systemic and intestinal O_2 uptake during endotoxemia. J Appl Physiol. 1988;64:2410-9. doi: 10.1152/jappl.1988.64.6.2410.
7. Nelson DP, Beyer C, Samsel RW, Wood LD, Schumacker PT. Pathological supply dependence of O_2 uptake during bacteremia in dogs. J Appl Physiol, 1987;63:1487-92. doi: 10.1152/jappl.1987.63.4.1487.
8. De Backer D, Zhang H, Vincent JL. Models to study the relation between oxygen consumption and oxygen delivery during an acute reduction in blood flow: comparison of balloon filling in the inferior vena cava, tamponade, and hemorrhage. Shock. 1995;4:107-12. doi: 10.1097/00024382-199508000-00005.
9. Vincent JL, De Backer D. Oxygen transport: the oxygen delivery controversy. Intensive Care Med. 2004;30:1990-6. doi: 10.1007/s00134-004-2384-4.
10. De Backer D, Aissaoui N, Cecconi M, Chew MS, Denault A, Hajjar L et al. How can assessing hemodynamics help to assess volume status? Intensive Care Med. 2022;48:1482-94. doi: 10.1007/s00134-022-06808-9.
11. Vincent JL, Cecconi M, De Backer D. The fluid challenge. Crit Care. 2020;24:703. doi: 10.1186/s13054-020-03443-y.
12. De Backer D. Detailing the cardiovascular profile in shock patients. Crit Care. 2017;21(Suppl 3):311. doi: 10.1186/s13054-017-1908-6.
13. Monge García MI, Gil Cano A, Gracia Romero M. Dynamic arterial elastance to predict arterial pressure response to volume loading in preload-dependent patients. Crit Care. 2011;15:R15. doi: 10.1186/cc9420.
14. White SM, Moppett IK, Griffiths R, Johansen A, Wakeman R, Boulton C et al. Outcomes after anaesthesia for hip fracture surgery: secondary analysis of prospective observational data from 11,085 patients included in the UK Anaesthesia Sprint Audit of Practice (ASAP-2). Anaesthesia. 2016;71:506-14. doi: 10.1111/anae.13415.

15. Walsh M, Devereaux PJ, Garg AX, Kurz A, Turan A, Rodseth RN et al. Relationship between intraoperative mean arterial pressure and clinical outcomes after noncardiac surgery: toward an empirical definition of hypotension. Anesthesiology. 2013;119:507-15. doi: 10.1097/ALN.0b013e3182a10e26.
16. Sessler DI, Bloomstone JA, Aronson S, Berry C, TJ Gan, Kellum JA et al. Perioperative Quality Initiative consensus statement on intraoperative blood pressure, risk and outcomes for elective surgery. Br J Anaesth. 2019;122:563-74. doi: 10.1016/j.bja.2019.01.013.
17. Monnet X, Shi R, Teboul JL. Prediction of fluid responsiveness. What's new? Ann Intensive Care. 2022;12:46. doi: 10.1186/s13613-022-01022-8.
18. Messina A, Palandri C, De Rosa S, Danzi V, Bonaldi E, Montagnini C et al. Pharmacodynamic analysis of a fluid challenge with 4 mL kg$^{(-1)}$ over 10 or 20 min: a multicenter cross-over randomized clinical trial. J Clin Monit Comput. 2022;36:1193-203. doi: 10.1007/s10877-021-00756-3.
19. Kehlet H. Multimodal approach to control postoperative pathophysiology and rehabilitation. Br J Anaesthesia. 1997;78:606-17. doi: 10.1093/bja/78.5.606.
20. Sterling DA, O'Connor JA, Bonadies J. Geriatric falls: injury severity is high and disproportionate to mechanism. J Trauma. 2001;50:116-9. doi: 10.1097/00005373-200101000-00021.
21. Rocos B, Whitehouse MR, Kelly MB. Resuscitation in hip fractures: a systematic review. BMJ Open. 2017;7:e015906. doi: 10.1136/bmjopen-2017-015906.
22. Malbrain MLNG, Marik PE, Witters I, Cordemans C, Kirkpatrick AW, Roberts DJ et al. Fluid overload, de--resuscitation, and outcomes in critically ill or injured patients: a systematic review with suggestions for clinical practice. Anaesthesiol Intensive Ther. 2014;46:361-80. doi: 10.5603/AIT.2014.0060.
23. Messina A, Robba C, Calabrò L, Zambelli D, Iannuzzi F, Molinari E et al. Perioperative liberal versus restrictive fluid strategies and postoperative outcomes: a systematic review and metanalysis on randomized-controlled trials in major abdominal elective surgery. Crit Care. 2021;25:205. doi: 10.1186/s13054-021-03629-y.
24. De Carvalho EB, Fonseca ACF, Magalhães RF, Pinto EF, dos Samary CS, Antunes MA et al. Effects of different fluid management on lung and kidney during pressure-controlled and pressure-support ventilation in experimental acute lung injury. Physiol Rep. 2022;10:e15429. doi: 10.14814/phy2.15429.
25. de Carvalho EB, Battaglini D, Robba C, Malbrain MLNG, Pelosi P, Rocco PRM et al. Fluid management strategies and their interaction with mechanical ventilation: from experimental studies to clinical practice. Intensive Care Med Exp. 2023;11:44. doi: 10.1186/s40635-023-00526-2.
26. Vieillard-Baron A, Matthay M, Teboul JL, Bein T, Schultz M, Magder S et al. Experts' opinion on management of hemodynamics in ARDS patients: focus on the effects of mechanical ventilation. Intensive Care Med. 2016;42:739-49. doi: 10.1007/s00134-016-4326-3.
27. Kattan E, Ospina-Tascón GA, Teboul J-L, Castro R, Cecconi M, Ferri G et al. Systematic assessment of fluid responsiveness during early septic shock resuscitation: secondary analysis of the ANDROMEDA--SHOCK trial. Crit Care. 2020;24. doi: 10.1186/s13054-020-2732-y.
28. Kattan E, Castro R, Miralles-Aguiar F, Hernández G, Rola F. The emerging concept of fluid tolerance: a position paper. J Crit Care. 2022;71:154070. doi: 10.1016/j.jcrc.2022.154070.
29. Vincent JL, Rhodes A, Perel A, Martin G, Della Rocca G, Vallet B et al. Clinical review: update on hemodynamic monitoring: a consensus of 16. Crit Care. 2011;15:229. doi: 10.1186/cc10291.
30. Myles PS, Andrews S, Nicholson J, Lobo DN, Mythen M. Contemporary approaches to perioperative IV fluid therapy. World J Surg. 2017;41:2457-63.
31. Boer C, Bossers SM, Koning NJ. Choice of fluid type: physiological concepts and perioperative indications. Br J Anaesth. 2018;120:384-96.
32. Ringer S. Regarding the action of hydrate of soda, hydrate of ammonia, and hydrate of potash on the ventricle of the frog's heart. J Physiol. 1882;3:195-202.
33. Singer M. Management of fluid balance: a European perspective. Curr Opin Anesthesiol. 2012;25:96-101. doi: 10.1097/ACO.0b013e32834e8150.
34. Estrada CA, Murugan R. Hydroxyethyl starch in severe sepsis: end of starch era? Crit Care. 2013;17:310. doi: 10.1186/cc12531.
35. Lira A, Pinsky MR. Choices in fluid type and volume during resuscitation: impact on patient outcomes. Ann Intensive Care. 2014;4:38. doi: 10.1186/s13613-014-0038-4.
36. Lewis SR, Pritchard MW, Evans DJ, Butler AR, Alderson P, Smith AF et al. Colloids versus crystalloids for fluid resuscitation in critically ill people. Cochrane Database Syst Rev. 2018;8:CD000567. doi: 10.1002/14651858.CD000567.

30 Manejo do Choque

Fernanda Teles Ribeiro
Rafael Souza Fava Nersessian
Rodrigo Miyashiro Nunes dos Santos
Fernando Nardy Bellicieri

Introdução

O choque é uma condição clínica grave em que há fornecimento inadequado de oxigênio para os tecidos, resultando em falência celular. Afeta até um terço dos pacientes internados em unidades de tratamento intensivo (UTI) e, sem o adequado manejo, causa danos celulares irreversíveis e alta taxa de mortalidade.[1] Os mecanismos envolvidos no desenvolvimento do choque o classificam em quatro diferentes grupos – hipovolêmico, cardiogênico, obstrutivo e distributivo.

O diagnóstico se baseia em sinais clínicos, hemodinâmicos e bioquímicos, sinais estes que serão utilizados como guias durante todas as fases do manejo. O tratamento tem como meta a readequação do balanço de oxigênio, com resolução do quadro de hipoperfusão tecidual global.[2]

Conceito e classificação

Choque é a expressão clínica da falência circulatória, isto é, há um desequilíbrio entra a oferta de oxigênio e as demandas metabólicas do organismo. Nessa situação, portanto, a circulação é incapaz de fornecer oxigênio em quantidade suficiente para suprir o consumo, de maneira a resultar em disfunção celular.

O choque é resultado de quatro mecanismos fisiopatológicos que podem estar associados ou não[3] (Figura 30.1):

1. **Hipovolêmico:** diminuição do retorno venoso, por exemplo, pela perda de volume circulante;
2. **Cardiogênico:** disfunção da função de bombeamento cardíaco com perda da contratilidade miocárdica;
3. **Obstrutivo:** obstrução ao bombeamento de sangue consequente ao tamponamento cardíaco, pneumotórax ou tromboembolismo pulmonar;
4. **Distributivo:** perda de tônus vascular que resulta na má distribuição do fluxo sanguíneo.

Os três primeiros mecanismos são caracterizados como hipodinâmicos, ou seja, há queda do débito cardíaco e, consequentemente, transporte inadequado de oxigênio. Já o choque distributivo é caracterizado por disfunção na periferia, isso é, queda da resistência vascular sistêmica e extração inadequada de oxigênio. Vale destacar que o choque séptico, etiologia mais comum de choque, é um exemplo de choque distributivo.[6] Importante ressaltar que, muitas das vezes, nos quadros de falência circulatória, os quadros se apresentam como uma combinação desses fatores.[3]

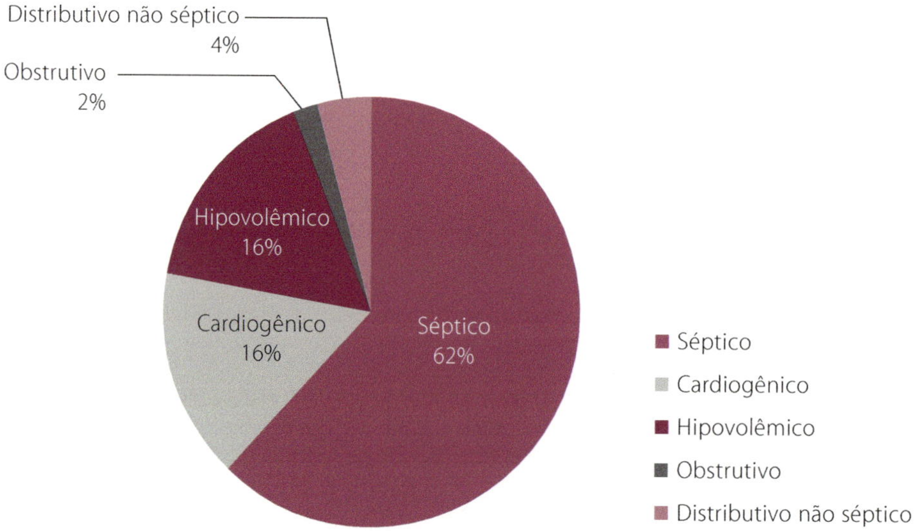

Figura 30.1 Tipos de choque em unidade de terapia intensiva.
Fonte: Adaptada de De Backer et al., 2010.[13]

Diagnóstico

O diagnóstico do choque se baseia na combinação da clínica, hemodinâmica e sinais bioquímicos. O tipo e a causa do choque podem ser óbvios a partir dos sinais e sintomas, exame físico e investigação clínica, sendo os critérios diagnósticos divididos em três componentes:

1. **Hipotensão arterial:** pode não estar presente, apesar da hipoperfusão tecidual, principalmente nos quadros iniciais por causa de mecanismos compensatórios do organismo. Existem inúmeros pontos de corte na classificação de hipotensão arterial – como pressão arterial sistólica abaixo de 90 mmHg e pressão arterial média abaixo de 70 mmHg. Assim, apesar de frequente, a hipotensão arterial não é obrigatória para definição de choque;[4,5]
2. **Hipoperfusão tecidual:** avaliada pelas manifestações clínicas nas três "janelas" do corpo: cutânea – a pele se apresentará pegajosa, pálida, descorada; a renal – oligúria, débito urinário < 0,5 mL/kg/h; e a neurológica que cursará com alteração do *status* neurológico, obnubilação, desorientação ou confusão mental;
3. **Hiperlactatemia:** aumento do nível sérico de lactato, indicando metabolismo celular anaeróbio. A gravidade da hiperlactatemia está associada com a evolução do paciente.

Tabela 30.1 Características do choque.

	PVC	POAP	RVS	DC
Hipovolêmico	↓	↓	↑	↓
Cardiogênico	↔ ↑	↔ ↑	↑	↓
Distributivo				
Sepse	↔ ↓	↔ ↓	↓ ↔	↔
Anafilaxia	↔ ↓	↔ ↓	↓	↑
Obstrutivo				
Tamponamento cardíaco	↑	↑	↑	↓
Pneumotórax	↑↓	↑↓	↑	↓
Embolia pulmonar maciça	↑	↑↓	↑	↓

PVC: pressão venosa central; POAP: pressão de oclusão de artéria pulmonar; RVS: resistência vascular sistêmica; DC: débito cardíaco.

Fonte: Adaptada de Santanilla e DeBlieux, 2012.[14]

1. **Choque hipovolêmico:** caracterizado por perda da volemia circulante, seja plasma, seja sanguínea (choque hemorrágico). Os estados hipovolêmicos não hemorrágicos podem decorrer, por exemplo, de perdas intestinais, renais e cutâneas ou por sequestro extravascular – perda no interstício ou em cavidades. Consequentemente, há aumento do tônus simpático com aumento da frequência e da contratilidade cardíaca, porém redução do débito cardíaco (DC) às custas de importante redução da pré-carga. A resistência vascular sistêmica (RVS), assim, aumenta como tentativa de manutenção do nível pressórico. Já o choque hemorrágico é classificado conforme a Tabela 30.2;

Tabela 30.2 Classificação do choque hemorrágico.

Classe do choque	Perda sanguínea mL (%)	Frequência cardíaca	Pressão arterial	Pressão de pulso	Frequência respiratória	Nível de consciência
I	< 750 (15)	< 100	Normal	Normal	14 a 20	Discretamente ansioso
II	750-1.500 (15-30)	100-120	Normal	Estreito	20 a 30	Moderadamente ansioso
III	1.500-2.000 (30-40)	120-140	Diminuída	Estreito	30 a 40	Ansioso Confuso
IV	> 2.000 (40)	> 140	Diminuída	Estreito	> 35	Confuso Letárgico

Fonte: Adaptada de Cannon, 2018.[15]

2. **Choque cardiogênico:** disfunção cardíaca primária que resulta em redução do DC. Pode ser decorrente de infarto agudo do miocárdico, cardiomiopatia isquêmica ou não, disfunção diastólica com perda do lusitropismo, defeitos cardíacos mecânicos e

valvares, disfunção de ventrículo direito, arritmias etc. Há, assim, aumento do tônus simpático com consequente aumento da frequência cardíaca (FC), RVS e de pressões de enchimento ventricular. Já a queda do DC ocorre por diferentes mecanismos, como redução da contratilidade ou da capacidade de enchimento ventricular diastólico, além da perda da condução elétrica adequada;

3. **Choque obstrutivo:** inabilidade de se gerar DC adequado por meio de obstrução física ao fluxo ou bombeamento sanguíneo, a despeito de função miocárdica e volume intravascular adequados. O fator causal pode estar localizado no pulmão, circulação sistêmica e/ou pulmonar ou no próprio coração. Diagnósticos possíveis são: tamponamento pericárdico; tromboembolismo pulmonar massivo; pneumotórax hipertensivo; hipertensão arterial pulmonar aguda; dissecção de aorta etc. Do ponto de vista hemodinâmico, há aumento compensatório da pós-carga, FC e valor variável de pressão venosa central e pressão de artéria pulmonar ocluída a depender da etiologia em questão;
4. **Choque distributivo:** caraterizado por diminuição da RVS, ou seja, vasodilatação periférica e redistribuição do fluxo sanguíneo para periferia. Quanto à fisiopatologia, é importante ressaltar menor fluxo relativo aos órgãos vitais como cérebro, coração e rins; há extravasamento de fluido para interstício em virtude da ação de mediadores inflamatórios que ocasionam disfunção endotelial; há aumento compensatório da FC, contratilidade e DC, porém com extração tecidual inadequada de oxigênio. Entre as causas mais comuns, destaca-se o choque séptico, choque neurogênico, anafilaxia.

Monitorização pré-carga e fluidorresponsividade

A pré-carga, juntamente com a pós-carga e a contratilidade miocárdica, é fator determinante no débito cardíaco. Pré-carga é definida como a distensão miocárdica causada pelo enchimento ventricular no final da diástole.

A reposição volêmica é parte essencial do tratamento de qualquer tipo de choque, justamente para aumentar o fluxo sanguíneo microvascular e o DC. Porém, a infusão de volume deve ser monitorada de forma precisa, já que, assim como a hipovolemia, a hipervolemia é prejudicial e acarreta desfechos negativos.

A reposição volêmica não deve ser postergada, mas, em paralelo, deve-se estudar se o paciente é ou não responsivo a volume. Idealmente, o médico deverá ser capaz de avaliar a pré-carga e determinar se o paciente requer administração de fluidos para otimização do débito cardíaco. A pressão venosa central (PVC) e a pressão de oclusão e artéria pulmonar (POAP) foram as medidas mais comumente usadas para estimativa da pré-carga dos ventrículos direito e esquerdo, respectivamente.[5] Parâmetros volumétricos, avaliados pela termodiluição transpulmonar, e pelo volume ventricular no final da diástole determinado pela ecocardiografia, também são utilizados para determinação da pré-carga. Tanto as medidas volumétricas como as de pressão têm suas limitações, sendo que as medidas de avaliação de pré-carga têm apresentado correlação ruim como preditor de fluidorresponsividade.

Com o intuito de melhorar a acurácia de parâmetros de responsividade volêmica, medidas dinâmicas têm sido propostas para avaliação da fluidorresponsividade e do aumento do volume sistólico. As medidas dinâmicas utilizam como base as alterações de pressão intratorácica, durante ventilação mecânica, que impactam no retorno venoso e consequentemente no débito cardíaco. Durante ventilação com pressão positiva, o retorno venoso de ventrículo direito pode ser reduzido entre 20% e 70%, provocando a queda do volume sistólico que pode ser agravada em casos de hipovolemia. Esse achado mostra que as medidas dinâmicas permitem definir quais situações são dependentes ou não da pré-carga.[5,6]

Atualmente, diferentes parâmetros para avaliação dinâmica estão disponíveis, inclusive, podendo ser realizados à beira-leito com base na monitorização-padrão e minimamente invasiva. Como exemplo, podemos citar a variação de volume sistólico (VVS) e a variação da pressão de pulso (VPP), seja por meio da análise do contorno de pulso da linha arterial, seja pela pletismografia de maneira não invasiva. Além disso, a avaliação também pode ser realizada por intermédio do doppler do fluxo aórtico e pelo índice de pulsatilidade da veia cava inferior. Por fim, provas volêmicas podem ser utilizadas na avaliação da responsividade à fluidoterapia. O aumento do débito cardíaco após a administração rápida de volume ou elevação passiva dos membros inferiores confirma a responsividade à expansão volêmica, limitando, assim, a ocorrência de eventos adversos ocasionados pela hiper-hidratação.

Monitorização da função cardíaca e débito cardíaco

Ecocardiografia

Embora não consiga proporcionar dados hemodinâmicos contínuos, a ecocardiografia é a melhor forma de avaliar a função cardíaca repetidamente à beira-leito. A ecocardiografia pode ajudar na unidade de terapia intensiva (UTI) de três formas:

1. Pelo diagnóstico de alterações hemodinâmicas;
2. Pela seleção da melhor opção terapêutica;
3. Pela avaliação da resposta hemodinâmica após uma intervenção.

O ecocardiograma doppler permite estimativa do volume sistólico e, consequentemente do débito cardíaco, mediante o cálculo da integral tempo-velocidade (VTI) do fluxo sanguíneo na via de saída do ventrículo esquerdo, próximo à valva aórtica, multiplicado pela área seccional do mesmo ponto. Como a área da via de saída não se altera, o cálculo do VTI é suficiente para acompanhar o volume sistólico.

Cateter de artéria pulmonar (CAP)

O cateter de artéria pulmonar fornece importantes informações de variáveis hemodinâmicas e de perfusão, as quais podem ser úteis no manejo de pacientes com choque.

Pressão do átrio direito e pressão de artéria pulmonar (PAP) são importantes no manejo do paciente com choque associado à disfunção do ventrículo direito (VD) ou síndrome do desconforto respiratório. A POAP se correlaciona à pressão diastólica final do ventrículo esquerdo; no entanto, sua interpretação pode ser um desafio principalmente em pacientes em ventilação mecânica com PEEP alta ou nos pacientes com PEEP intrínseca, em que a POAP é superestimada.

O débito cardíaco pode ser aferido de modo intermitente de acordo com o princípio da termodiluição após infusão de soro gelado ou pelo método semicontínuo de termodiluição, o qual consiste no aquecimento intermitente e automático do sangue por um filamento proximal e aferição num termistor na posição distal do cateter.

A principal limitação do cateter de artéria pulmonar é o fato de ser um método muito invasivo, passível de diversas complicações como arritmias, rotura do aparelho valvar, infarto pulmonar, tromboembolismo, rotura de artéria pulmonar, entre outras. Todavia, o uso do CAP ainda é útil em casos de choque refratário, especialmente naqueles com disfunção do VD ou com quadros circulatórios complexos, em que o conhecimento da PAP, da POAP e dos parâmetros de oxigenação são importantes para identificar as desordens principais.[7]

Dispositivos de termodiluicão transpulmonar minimamente invasivos

Dispositivos de termodiluição transpulmonar são menos invasivos que o CAP, porém ainda requerem um cateter venoso central e uma linha arterial femoral.

Esses dispositivos combinam a análise da termodiluição transpulmonar e do contorno de pulso. Enquanto a análise da onda da linha arterial é responsável pelo cálculo do volume sistólico, a termodiluição propriamente dita funciona para calibração do sistema após infusão de fluidos gelados na via do acesso venoso central.

Esse método também fornece medidas intermitentes do volume diastólico final global, água pulmonar extravascular e índice de função cardíaca. Justamente por permitir a avaliação de diferentes variáveis hemodinâmicas, a termodiluição transpulmonar pode ser útil em pacientes com choque refratário e em casos associados à síndrome do desconforto respiratório agudo (SDRA) pela avaliação da água pulmonar extravascular.

Abordagem inicial ao paciente com choque

Suporte hemodinâmico precoce e adequado é crucial para prevenir o dano e falência orgânica. As manobras de ressuscitação devem ser iniciadas antes, inclusive, da descoberta da causa base. A menos que o quadro seja rapidamente revertido, uma linha arterial deverá ser instalada, assim como um cateter venoso central para controle dos níveis pressóricos, coleta seriada de exames, amostras sanguíneas e administração de fármaco vasoativo.[4]

Suporte ventilatório

A oferta suplementar de oxigênio deverá ser iniciada precocemente com a intenção do aumento da oferta aos tecidos, além de prevenir o aumento da pressão pulmonar causado pela hipóxia. A oximetria periférica pode não ser real em decorrência da vasoconstricção periférica e, dessa forma, gasometrias arteriais e venosas podem ser necessárias para avaliação da verdadeira oferta e da demanda de oxigênio. Pacientes em choque deverão ter via aérea avançada estabelecida pela intubação orotraqueal, para início da ventilação mecânica em caso de dispneia severa, hipoxemia ou piora persistente da acidose.

Fármacos vasoativos

Vasopressores

Nos casos de hipotensão severa ou da manutenção da hipotensão apesar da reposição de fluidos, o uso de vasopressores estará indicado.

Os agonistas adrenérgicos são a primeira escolha em razão de seu rápido início de ação, da alta potência e da curta meia-vida, permitindo fácil ajuste de dose.

Noradrenalina é o vasopressor de escolha, com seu efeito predominante alfa-adrenérgico, além de discreto efeito beta-agonista que se opõe à redução do débito cardíaco. A ação resultante observada, portanto, é um aumento significativo da pressão arterial média, com pouca alteração da FC e DC. A dose usual varia entre 0,1 e 2 mcg/kg/min.

A dopamina apresenta efeito predominante beta-adrenérgico em baixas doses. Em doses elevadas, tem efeito alfa-adrenérgico, porém de maneira relativamente ineficaz. Em doses abaixo de 3 mcg/kg/min por via endovenosa (EV), a dopamina atua seletivamente na circulação renal e hepatoesplâncnica, causando vasodilatação. Porém, como não há evidências de desfecho clínico para proteção renal, seu uso rotineiro para essa proposta não é recomendado.

Comparada à noradrenalina, a administração de dopamina foi relacionada a uma maior taxa de mortalidade em pacientes com choque séptico, além de cursar com maior ocorrência de arritmias. Dessa forma, a dopamina se mostra uma droga de 2ª linha para o tratamento de choque.[8]

A adrenalina, agente de maior potência entre as catecolaminas, apresenta efeito predominante beta-adrenérgico quando utilizada em doses mais baixas, mas predominância alfa-adrenérgica clinicamente evidenciada em doses elevadas. Todavia, sua administração está associada à ocorrência de arritmias, diminuição de fluxo sanguíneo esplâncnico e ao aumento dos níveis de lactato sérico, provavelmente pelo aumento do metabolismo celular. Nesse caso, a adrenalina é uma droga utilizada após esgotamento das demais terapêuticas de primeira escolha.

A deficiência de vasopressina pode ocorrer nos casos de choque distributivo com quadro hipercinético, de modo que a infusão em baixas doses desse fármaco ocasionar um aumento significativo da pressão arterial por meio do aumento da RVS – efeito vasoconstritor. Inclusive, a administração adicional de baixas doses de vasopressina à infusão de noradrenalina se mostrou segura e apresentou melhora da sobrevida em pacientes com quadros não severos de choque e naqueles que receberam corticosteroide. Sua infusão não deve ultrapassar a dose de 0,04 U por minutos e dever ser restrita a pacientes com alto índice de débito cardíaco.

Agentes inotrópicos

A dobutamina é o agente de escolha para aumento do inotropismo, independentemente do uso de norepinefrina. Com ação predominantemente beta-adrenérgica, a dobutamina causa menos taquicardia do que quando comparada ao isoproterenol. Seus efeitos sobre a pressão arterial são limitados, podendo variar de um pequeno aumento em pacientes com disfunção miocárdica a uma leve redução em pacientes hipovolêmicos. O cálculo da dose deverá ser feito caso a caso com o objetivo de otimizar a perfusão tecidual. A despeito dos efeitos colaterais, a dobutamina pode melhorar a perfusão capilar em pacientes com quadro de choque séptico.

Inibidores da fosfodiesterase tipo III (PDE) como o milrinone combinam características inotrópicas e vasodilatadoras. Pela diminuição do metabolismo do AMP cíclico, a droga pode apresentar, inclusive, efeito sinérgico com a dobutamina. Além disso, também os PDE podem ser úteis em caso de *down-regulation* dos receptores beta-adrenérgicos ou em pacientes recém-tratados com betabloqueadores. Contudo, em virtude de sua meia-vida longa (4 a 6 horas), essa classe impossibilita o rápido ajuste de dose, podendo ter efeitos colaterais relevantes em pacientes com hipotensão. Dessa forma, a infusão intermitente de baixas doses dos inibidores de fosfodiesterase III pode ser superior à infusão contínua em quadros com hipotensão.[1]

O levosimedan age se ligando à troponina C cardíaca aumentando sua sensibilidade ao cálcio dos miócitos. Além disso, age como vasodilatador pela abertura dos canais de potássio sensíveis ao ATP, localizados no músculo liso. Porém, seu uso é limitado nos casos de choque tanto pela sua meia-vida muito prolongada como pelo alto custo da medicação.

Vasodilatadores

Agentes vasodilatadores podem aumentar o débito cardíaco, sem aumentar a demanda de oxigênio pela redução da pós-carga ventricular. Porém, nos casos de choque, pelo risco da queda do nível pressórico e, portanto, piora da perfusão tecidual, seu uso é limitado. No entanto, em casos selecionados, o uso de nitratos e outros vasodilatadores podem otimizar a perfusão microvascular e a função celular.

Suporte mecânico

Suporte mecânico com balão intra-aórtico pode reduzir a pós-carga ventricular esquerda, aumentado fluxo sanguíneo coronariano. Porém, seu uso rotineiro nos casos de choque cardiogênico está contraindicado, sendo reservado aos casos refratários à terapêutica de 1ª linha.

A ECMO (oxigenação por membrana extracorpórea) arteriovenosa pode ser indicada nos casos de choque cardiogênico refratário ou como ponte até o transplante cardíaco, como mecanismo de suporte temporário à falência cardíaca.

Metas no suporte hemodinâmico

Pressão arterial

O objetivo principal na ressuscitação deve ser não apenas o restabelecimento do volume circulante, mas também o adequado metabolismo tecidual. Dessa forma, a correção da hipotensão arterial é imprescindível.

A manutenção da pressão arterial média em níveis de 65 a 70 mmHg é uma meta inicial adequada, porém os níveis deverão ser ajustados conforme a evolução clínica, de maneira personalizada com base no histórico e no contexto de cada indivíduo.

Os vasopressores devem ser iniciados caso a expansão volêmica não seja suficiente para restabelecimento dos níveis adequados da pressão arterial.

Débito cardíaco e oferta de oxigênio

Partindo-se do conceito de que choque é o desbalanço entre demanda e consumo de oxigênio, a oferta adequada de oxigênio é essencial. Quando anemia e hipoxemia estão adequadas, o débito cardíaco será o principal determinante da entrega de oxigênio.

A avaliação do débito cardíaco pode ser feita de inúmeras formas, com avaliações diretas e indiretas, cada uma com suas vantagens e desvantagens. Vale ressaltar que, mais importante do que obter medições diretas, será avaliar a resposta e a evolução das manobras e das intervenções feitas para adequação do débito cardíaco.

Saturação venosa de oxigênio

A saturação venosa mista de oxigênio (SvO_2) pode auxiliar na avaliação do balanço de oxigênio e do DC (Figura 30.2). A SvO_2 é normalmente reduzida em quadros hipodinâmicos e anemia, porém aumentada nos quadros hiperdinâmicos, como no choque distributivo. Como opção, pode-se avaliar a saturação venosa central de oxigênio ($ScvO_2$), na veia cava superior ou átrio direito, a qual mensura a saturação venosa de oxigênio da parte superior do corpo. Quando comparadas, em situações habituais, a $ScvO_2$ costuma ser ligeiramente menor que a SvO_2.

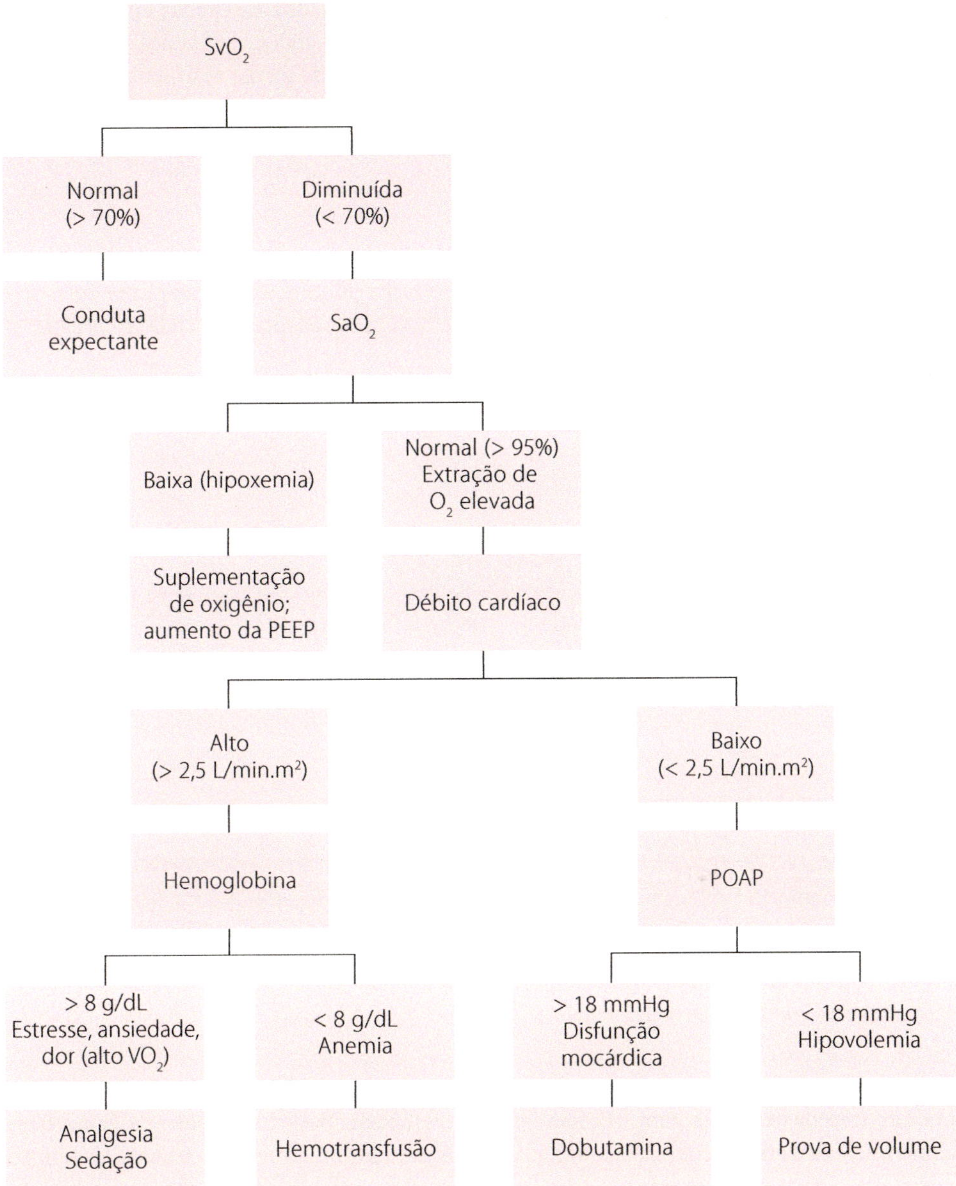

Figura 30.2 Algoritmo diagnóstico com base na medida da saturação venosa mista de oxigênio (SvO_2).

SaO_2 = saturação arterial de oxigênio; PEEP = do inglês, *positive end expirtory pressure*; POAP = pressão de oclusão da artéria pulmonar; VO_2 = consumo de oxigênio.

Fonte: Adaptada de Pinsky e Vincent, 2005.[16]

Níveis séricos de lactato

O metabolismo celular inadequado é refletido com aumento do nível sanguíneo de lactato. Nos casos de baixo fluxo, o mecanismo principal desse aumento se dá pela hipóxia celular, com desenvolvimento de metabolismo anaeróbico. Nos casos de choque hiperdinâmico, o mecanismo pode envolver outras vias, como ocorrência de glicólise e inibição da piruvato desidrogenase.[7] As alterações dos níveis de lactato evoluem de forma mais lenta que outros sinais clínicos e atrasada em relação ao *status* hemodinâmico. Todavia, o início de terapêutica efetiva deve resultar na queda da lactatemia em torno de 2 a 3 horas, sendo importante a aferição seriada para acompanhamento da tendência de *clearance* do lactato sanguíneo.

Metas e prioridades terapêuticas

O tratamento do choque é divido em quatro fases (Figura 30.3). Cada uma delas tem objetivos e tipos de monitorização específicos que devem ser adaptados a cada transição.

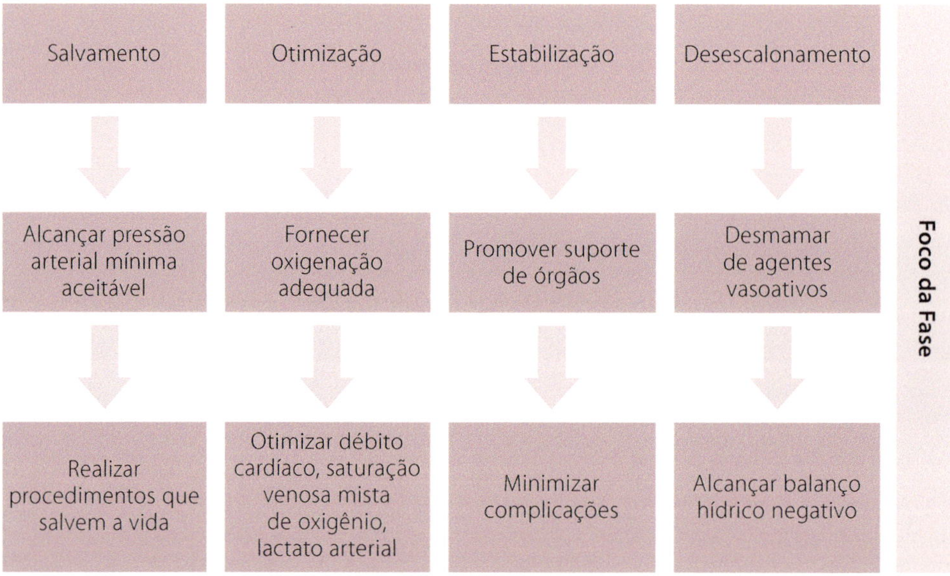

Figura 30.3 As quatro fases do tratamento do choque.
Fonte: Adaptada de Vincent e De Backer, 2013.[1]

Na primeira fase, devem-se atingir níveis pressóricos e débito cardíaco mínimos para manutenção das funções vitais. Procedimentos essenciais para tratamento da causa base, como início de antibiótico terapia, angioplastia coronariana ou cirurgia do trauma, devem ser realizados o mais breve possível. A monitorização adequada, na maior parte dos casos, será de apenas linha arterial e cateter venoso central.[1]

Na fase dois, o objetivo principal será a otimização hemodinâmica com foco no aumento da oferta de oxigênio. A ressuscitação hemodinâmica efetiva diminui a resposta inflamatória, a ativação da via das caspases e a disfunção mitocondrial. A avaliação seriada do nível de lactato sérico e de SvO_2 ajuda a guiar as intervenções. A monitorização do débito cardíaco deve ser considerada.

A prevenção de disfunção de órgãos deve ser realizada na fase três, em que a oferta de oxigênio não é mais deficitária e, dessa forma, a prevenção da progressão da lesão a órgãos--alvo deverá ser o foco.

Na última das quatro fases, o desmame das drogas vasoativas deverá ser realizado almejando-se o balanço volêmico negativo.

Mensagens principais

- O choque é uma condição clínica grave, em que há fornecimento inadequado de oxigênio para os tecidos, resultando em falência celular.
- O choque é resultado de quatro mecanismos fisiopatológicos, podendo estes estarem associados ou não: hipovolêmico; distributivo; obstrutivo; cardiogênico.
- A reposição volêmica é parte essencial do tratamento de qualquer tipo de choque, justamente para aumentar o fluxo sanguíneo microvascular e o DC. Quando a fluidoterapia não for suficiente para corrigir os parâmetros hemodinâmicos, deverão ser associadas drogas vasoativas.
- O início de terapêutica efetiva deverá ocasionar a queda da lactatemia em torno de 2 a 3 horas.

Referências bibliográficas

1. Vincent JL, De Backer D. Clinical review: circulatory shock. N Eng J Med. 2013;369:1726-34.
2. Kislitsina ON, Rich DJ, Wilcox JE, Pham DT, Andrei C, Vorovich EB et al. Review article: shock: classification and phatophysiological principles of theraupetics. Current Cardiology Reviews. 2019;15:102-13.
3. Russel A, Rivers EP, Giri PC, Jaehne AK, Nguyen HB. Review: a physiologic approach to hemodynamic monitoring and optimizing oxygen delivery in shock resuscitation. J Clin Med. 2020;9:2052.
4. Scheeren TWL, Bakker J, Kaufman T, Annane D, Asfar P, Boerma EC et al. Current use of inotropes in circulatory shock. Ann Intensive Care. 2021;11:21.
5. Ceconi M, De Backer D, Antonelli M, Beale R, Bakker J, Hofer C et al. Consensus of circulatory shock and hemodynamic monitoring. Task Force of the Euroepan Society of Intensive Care Medicine. Intensive Care Med. 2014;40:1795-815.
6. Manica J; Sociedade Brasileira de Anestesiologia. Anestesiologia. 4. ed. Porto Alegre: Artmed, 2018.
7. Haal JB. Searching for evidence to support pulmary artery catheter use in critically ill patients. JAMA. 2005;294:1693-4.
8. De Backer D, Aldecoa C, Njimi H, Vincent JL. Dopamine versus norepinephrine in the treatment of septic shock: a meta-analysis. Crit Care Med. 2012;40:725-30.
9. Antonelli M, Levy M, Andrews PJD, Chastre J, Hudson LD, Manthous C et al. Hemodynamic monitoring in shock and implications for management. International Consensus Conference, Paris, France, 27-28 April 2006. Intensive Care Med. 2007;33:0531-4.
10. Marik PE, Monnet X, Teboul JL. Hemodynamic parameters to guide fluid therapy. Annals of Intensive Care. 2011;1:1.
11. Boerman EC, Ince C. The role of vasoactive agents in resuscitation of microvascular perfusion an tissue oxygenation in critical ill patients. Intensive Care Med. 2010;36:2004-18.
12. Annane D, Ouanes-Besbes L, De Backer D, DU B, Gordon AC, Hernández G et al. A global perspective on vasoactive agents in shock. Intensive Care Med. 2018;44:833-46.
13. De Backer D, Biston P, Devriendt J et al. Comparison of dopamine and norepinephrine in the treatment of shock. N Engl J Med. 2010;362:779-89.
14. Santanilla JI, DeBlieux PMC. Shock. In: Mahadevan SV, Garmel GM, editors. An introduction to clinical emergency medicine. Cambridge University Press; 2012. p. 87-94.
15. Cannon JW. Hemorrhagic shock. N Engl J Med. 2018 Jan 25;378(4):370-9. doi: 10.1056/NEJMra1705649. PMID: 29365303.
16. Pinsky MR, Vincent JL. Let us use the PAC correctly and only when we need it. Crit Care Med. 2005 May; 33(5):1119-22.

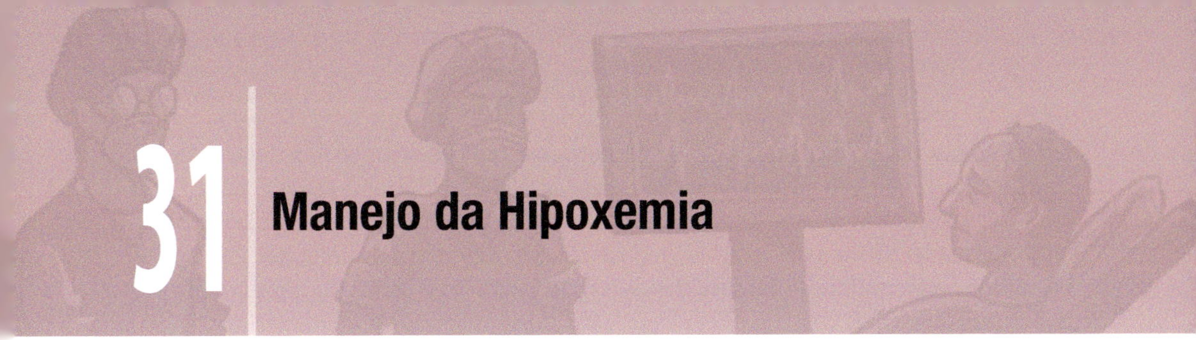

31 Manejo da Hipoxemia

Saullo Queiroz Silveira
Rafael Souza Fava Nersessian
Fernando Nardy Bellicieri

Introdução

Hipoxemia pode ser definida pela presença de PaO_2 < 60 mmHg em ar ambiente, ou pela relação $PaO_2/FiO_2 \leq 300$ com pressão positiva no final da expiração (PEEP) ou pressão positiva contínua em vias aéreas (CPAP) ≥ 5 cmH_2O.[1] Em pacientes monitorizados com oxímetro de pulso no intraoperatório, considera-se hipoxemia a ocorrência de saturação de hemoglobina menor que 90% – indicando PaO_2 < 60 mmHg – por pelo menos 2 minutos consecutivos. Por essa definição, sua incidência no perioperatório é de cerca de 10%, porém só se prolonga por mais de 5 minutos em 2,4% dos indivíduos e, na maioria absoluta dos casos, ocorre durante a indução ou despertar da anestesia e está relacionada à manipulação da via aérea.[2] Outra definição considera a hipoxemia como a queda de mais de 5% na saturação basal de oxigênio e é especialmente útil em pacientes com saturação basal baixa. Apesar dessa definição, de forma geral, medidas para tratamento da hipoxemia são iniciadas quando a saturação de oxigênio pela oximetria de pulso torna-se menor que 94% e, como supradescrito, a maioria dos casos é prontamente resolvida.

A maioria dos pacientes cirúrgicos tem pulmões normais e permanecerá sem lesão pulmonar no pós-operatório. Procedimentos de urgência e emergência se relacionam a um risco mais de duas vezes maior de complicações pulmonares do que cirurgias eletivas.[3] Portanto, pacientes operados sob essas condições estão sob maior risco de desenvolver hipoxemia no perioperatório. Isso pode ser explicado, entre outros motivos, pelo seguinte racional: pacientes submetidos à cirurgia eletiva estarão, via de regra, compensados de suas comorbidades antes do início do procedimento, porém aqueles operados em regime de urgência e emergência podem estar passando por franca deterioração clínica, inclusive pulmonar, no momento de iniciar a cirurgia. Sendo assim, considerando-se procedimentos eletivos e de urgência, poderemos nos deparar com hipoxemia em três diferentes fases evolutivas: 1) paciente sob risco, porém sem hipoxemia instalada; 2) paciente com hipoxemia leve que progride no intraoperatório; 3) paciente com hipoxemia moderada ou grave. Portanto, podemos dizer que o reconhecimento de pacientes sob risco de desenvolver ou agravar hipoxemia no perioperatório deve ser o primeiro item da lista de cuidados com esses pacientes.

Entre os diagnósticos diferenciais relacionados à hipoxemia, podemos citar: falhas no equipamento; intubação seletiva; broncoespasmo; atelectasia; síndrome do desconforto respiratório agudo (SDRA) com suas diferentes etiologias; pneumotórax; e edema agudo de pulmão.

Por sua vez, frente a um indivíduo hipoxêmico são primordiais as seguintes ações: pronto reconhecimento; instituição das medidas de resgate; exclusão de falhas relacionadas a dispositivos médicos; estabelecimento da etiologia; e tratamento específico, se aplicável.

Medidas iniciais

Frente à hipoxemia progressiva no intraoperatório, deve-se considerar o aumento da oferta de oxigênio como medida inicial, inclusive com fração inspirada (FiO_2) de 100%.[4] Apesar de útil como forma de ganhar tempo para diagnóstico etiológico e estabelecimento de medidas específicas, nunca deve ser considerada a solução definitiva e deve ser reduzida assim que possível. Apesar disso, há evidência de que o aumento da FiO_2, sem outras alterações significativas na ventilação, ainda é, na prática, a medida mais comum para controle da hipoxemia em pacientes cirúrgicos. Portanto, há muito a evoluir no atendimento desses indivíduos.

A seguir, deve-se checar o funcionamento do oxímetro de pulso, descartando possível mal funcionamento, deslocamento, ou compressão do membro monitorizado. Importante, que frente ao agravamento da hipoxemia, não se perca tempo com essa etapa.

Ainda dentro das medidas iniciais, devemos avaliar a oferta de gases frescos ao paciente descartando o fornecimento de mistura hipoxêmica, seja por falha na oferta de oxigênio, seja por direcionamento errado da válvula do aparelho de anestesia. Ainda nessa etapa, deve-se verificar a presença de vazamentos ou de desconexões do sistema respiratório, além de falhas no ventilador mecânica. A ventilação manual no aparelho de anestesia oferece uma forma rápida de checagem desses possíveis mecanismos de falha.[4] Obstrução do tubo orotraqueal por secreção e acotovelamento do circuito respiratório são outras causas a serem descartadas e, via de regra, haverá aumento marcante da pressão de pico da ventilação, sem aumento significativo da pressão de platô. Outro importante diagnóstico a ser prontamente excluído trata-se da intubação seletiva e a ausculta pulmonar é a forma mais rápida de confirmação. Esse diagnóstico sempre deve ser excluído, mesmo se a ausculta prévia tiver demonstrado murmúrio simétrico bilateral, pois o tubo orotraqueal pode ter se deslocado acidentalmente desde então.

A revisão da história clínica é o primeiro passo para identificação da causa da hipoxemia no intraoperatório e deverá ser acompanhada de exame físico, coleta de exames complementares e a aquisição de monitorização avançada caso ainda não esteja disponível. Gasometria arterial deve ser coletada assim que possível para confirmar a presença de hipoxemia e descartar falha na monitorização, além de ser primordial para estratificação da gravidade (relação PaO_2/FiO_2), descartar diagnósticos diferenciais como meta-hemoglobinemia e realizar ajuste hidroeletrolítico.

A cateterização arterial para medida de pressão arterial invasiva será estratégica, pois permite a rápida coleta de exames seriados e o melhor manejo hemodinâmico, já que as muitas causas de hipoxemia no intraoperatório serão acompanhadas de instabilidade cardiovascular. A utilização de monitores de débito cardíaco, especialmente aqueles que permitam a predição de responsividade volêmica (variação de volume sistólica e variação da pressão de pulso), parece sensata, possibilitando manejo hídrico mais adequado e evitando sobrecarga que pode agravar a hipoxemia. Ainda nesse racional, a aquisição de um acesso venoso central e o início precoce da administração de droga vasoativa podem ser vantajosos.

Diagnósticos diferenciais e ações específicas

Os estudos recentes acerca de complicações pulmonares no perioperatório utilizam um desfecho composto com esse mesmo nome e que engloba as seguintes entidades: atelectasia; insuficiência respiratória; derrame pleural; pneumonia; ventilação invasiva ou não invasiva não planejada; congestão pulmonar; broncoespasmo; pneumotórax. A definição de insuficiência respiratória utilizada nesses trabalhos coincide com aquela utilizada neste capítulo para hipoxemia e essa entidade está presente em até 18,5% dos pacientes submetidos a procedimentos com duração maior que 2 horas. A complicação isolada mais comum é a atelectasia, com incidência de cerca de 25%, evidenciando que, em muitos casos, ela é insuficiente para produzir hipoxemia, porém o colapso pulmonar deve ser sempre considerado frente à dessaturação no intraoperatório. Outras complicações como pneumotórax e broncoespasmo são bastante raras e ocorrem em menos de 1% dos indivíduos.[5]

A seguir, serão discutidos alguns diagnósticos diferenciais relacionados à hipoxemia no intraoperatório e medidas de manejo dessas condições.

Atelectasia

Mais comum entre as complicações pulmonares do perioperatório, pode ser assintomática ou grave e relacionada à hipoxemia persistente. É mais comum em pacientes obesos, nos extremos de idade, portadores de pneumopatia preexistente incluindo doença pulmonar obstrutiva crônica, indivíduos com pressão intra-abdominal aumentada (p. ex., ascite, gestação no 3º trimestre, abdômen agudo obstrutivo, entre outros). Fatores relacionados à cirurgia como maior duração, posicionamento em Trendelenburg, utilização de pneumoperitônio e cirurgia intratorácica também contribuem para essa complicação.[6]

Apesar da esparsa evidência de benefício, idealmente todos os pacientes sob anestesia geral devem receber ventilação protetora preemptiva a fim de prevenir complicações; entre elas, a atelectasia. A utilização de PEEP de até 5 cmH_2O é efetiva para reduzir a incidência dessa complicação e PEEP mais altas devem ser reservadas para aqueles nos quais haja suspeita de atelectasia clinicamente significativa (hipoxemia ou prejuízo à mecânica ventilatória), ou naqueles sob muito alto risco de colapso pulmonar (índice de massa corporal (IMC) >50, obesidade associada a pneumoperitônio ou Trendelenburg, ou pacientes com hipertensão intra-abdominal). Em pacientes obesos, a titulação da PEEP por diferentes mecanismos resultou em melhora da mecânica ventilatória e em redução da incidência de atelectasia, porém foi necessária PEEP em torno de 15 cmH_2O,[7] o que pode ser difícil de aplicar em pacientes com possível instabilidade hemodinâmica.

Frente à suspeita de atelectasia, manobras de recrutamento são úteis. Devem sempre ser executadas por meio do ventilador mecânico e nunca deve ser utilizada ventilação manual para esse fim.[7] Existem diferentes manobras de recrutamento e não há superioridade de uma em relação a outra.

Síndrome do desconforto respiratório agudo (SDRA)

A síndrome do desconforto respiratório agudo (SDRA) é a principal causa de insuficiência respiratória hipoxêmica no pós-operatório[8] e associada com mortalidade de 15% a 45%.[3] Essa síndrome pode ser assim definida pelos critérios de Berlin:[1] início agudo, infiltrado pulmonar bilateral na radiografia de tórax de origem não cardíaca e relação PaO_2/FiO_2 menor ou igual que 300. A gravidade da SDRA é assim estratificada:

a) **Leve:** $200 < PaO_2/FiO_2 \leq 300$ com PEEP ou CPAP ≥ 5 cmH_2O;
b) **Moderada:** $100 < PaO_2/FiO_2 \leq 200$ com PEEP ≥ 5 cmH_2O;
c) **Grave:** $PaO_2/FiO_2 \leq 100$ com PEEP ≥ 5 cmH_2O.

A lesão pulmonar aguda no intraoperatório pode se desenvolver por variados mecanismos, inter-relacionados ou não, a saber: lesão pulmonar associada à ventilação; trauma pulmonar direto; isquemia reperfusão; reação inflamatória sistêmica; sobrecarga volêmica; lesão relacionada à transfusão; broncoaspiração; embolia gordurosa e de outros elementos.[9] Sendo assim, caberá ao anestesiologista: a) reconhecer pacientes sob alto risco e estabelecer por meio de abordagem multidisciplinar e medidas para mitigá-lo; b) prevenir a ocorrência de lesão pulmonar iatrogênica optando por estratégia ventilatória protetora sempre que possível; c) diagnosticar a SDRA quando esta acontecer; d) identificar os diagnósticos diferenciais para a causa dessa lesão; d) adequar a ventilação mecânica ao novo cenário; e) prover tratamento específico relacionado à causa quando houver.

Quanto à etiologia, essa síndrome deve ser especialmente levada em consideração frente à lesão traumática direta do pulmão no caso de pacientes vítimas de politrauma; resposta inflamatória sistêmica em portadores de pneumonia ou sepse secundária a outros focos infecciosos; indivíduos que apresentaram broncoaspiração durante a indução da anestesia; pacientes que evoluam com choque hemodinâmico grave no intraoperatório, especialmente se necessitarem de expansão volêmica e ou transfusão em grandes volumes. Vale destacar que procedimentos de urgência e emergência estão associados a maior risco de broncoaspiração, visto que muitos pacientes não terão jejum adequado ou estarão sob condições que retardam o esvaziamento gástrico (abdômen agudo e choque hemodinâmico, entre outros).[10] Em pacientes que se apresentam com SDRA instalada já no pré-operatório, deve-se optar pela intubação em sequência rápida, preferencialmente após pré-oxigenação com ventilação não invasiva (PEEP de 5 cmH_2O e 10 cmH_2O de pressão de suporte), utilização de videolaringoscópio e de tubo orotraqueal de maior diâmetro possível, reduzindo a resistência à ventilação.[11] Frente à possibilidade de intubação prolongada no pós-operatório, pode-se optar pela utilização de tubo orotraqueal com aspiração subglótica a fim de reduzir a incidência de pneumonia associada à ventilação.

Há robusta evidência na literatura de que a estratégia hídrica restritiva reduz o tempo de internação e de ventilação em pacientes com SDRA, apesar de não haver impacto comprovado sobre a mortalidade. Vale salientar que esse benefício é verdadeiro para pacientes cirúrgicos e clínicos.[12] Ainda a esse respeito, podemos dividir os pacientes com SDRA em dois grupos a depender da associação de instabilidade hemodinâmica à lesão pulmonar: a) SRDA isolada b) SDRA associada à disfunção cardiovascular. Em ambas, o manejo hídrico restritivo está indicado, porém pacientes do segundo grupo podem precisar de reposição volêmica durante a fase de ressuscitação.

Vale destacar a possibilidade de utilização de monitores com aferição da água extravascular pulmonar por termodiluição transpulmonar, que podem ser bastante úteis para diferenciar causas cardiogênicas de inflamatórias e possibilitar estratégias restritivas de reposição volêmica.[13] A diferenciação da causa pode ser feita conforme a seguir:

a) **Causa inflamatória (SDRA):** *extravascular lung water* (EVLW) maior que 10 mL/kg e *pulmonary vascular permeability index* (PVPI) maior que 3;
b) **Causa cardiogênica:** *extravascular lung water* (EVLW) maior que 10 mL/kg e *pulmonary vascular permeability index* (PVPI) menor que 2.

O uso de albumina pode ser útil, pois haverá redução do volume total infundido, porém há a possibilidade de, em pacientes com aumento da permeabilidade pulmonar, haver extravasamento dessa proteína e piora do edema.

A transfusão de hemocomponentes deve ser evitada sempre que possível, especialmente pelo risco de sobrecarga volêmica relacionada à transfusão e lesão pulmonar aguda relacionada à transfusão.

Em muitos casos, a administração de furosemida para reduzir o edema será limitada pelas condições hemodinâmicas e, de forma geral, não será possível durante a fase de ressuscitação. Caso haja estabilidade suficiente, a administração dessa classe de droga pode ser uma opção ainda na sala operatória.[12]

Em pacientes com lesão pulmonar aguda instalada, deve-se aplicar ventilação protetora terapêutica, seguindo os mesmos princípios da ventilação protetora utilizada em pacientes críticos na unidade de terapia intensiva (UTI), cujo benefício é inquestionável. Quanto mais precocemente o paciente for submetido a esse padrão de ventilação, maior será o benefício. Por esse racional, talvez o ideal fosse utilizar ventilação protetora em todos os pacientes cirúrgicos de maneira a impedir a progressão de formas subclínicas para estágios mais graves (ventilação protetora preemptiva).[14] Se por um lado, ainda não existe tão sólido respaldo para indicar ventilação protetora a todos os pacientes cirúrgicos, naqueles sob alto risco de SDRA (cirurgia cardíaca, cirurgias torácicas e cirurgias abdominais de grande porte), essa estratégia se associa a resultados consistentes em relação a melhor desfecho.[9] Vale destacar que existem escores específicos para predizer a ocorrências de SDRA e de complicações pulmonares perioperatórias graves em pacientes cirúrgicos como o SLIP-2 (Surgical Lung Injury Prediction 2 Model), LIPS (Lung Injury Prediction Score) e o Las Vegas Score.[11]

Para pacientes sem lesão pulmonar estabelecida, a ventilação protetora preemptiva adequada será composta de: a) volume corrente inferior a 8 mL/kg de peso predito; b) PEEP em torno de 5 cmH_2O; c) realização ou não de manobras de recrutamento; d) menor fração inspirada de oxigênio suficiente para não gerar hipoxemia.[2]

Pacientes cirúrgicos com lesão pulmonar aguda deverão ser conduzidos como os demais portadores de SDRA (ventilação protetora terapêutica). Dessa forma, valem as seguintes orientações:[11]

a) **Volume corrente:** entre 4 e 6 mL/kg;
b) **Pressão de platô:** igual ou menor que 27 cmH_2O;
c) **PEEP:** estratégias com PEEP mais altas são vantajosas em pacientes com SDRA moderada ou grave. Há ampla variação nos protocolos para determinação da PEEP nesses casos. O uso de uma tabela de correlação PEEP/FiO_2 pode ser útil conforme sugerido na Tabela 31.1. Ajustes da PEEP/FiO_2 devem ser feitos visando manter saturação de oxigênio entre 88% e 95% (PaO_2 entre 55 e 85 mmHg). Vale destacar que as condições hemodinâmicas podem impedir o uso de PEEP muito elevadas;

Tabela 31.1 Tabela de correlação PEEP/FiO_2.

FiO_2	0,3	0,4	0,5	0,6	0,7	0,8	0,9	1
PEEP (cmH_2O)	5	5 a 8	8 a 10	10	10 a 14	14	14 a 18	18 a 24

Valores de PEEP devem ser ajustados de acordo a necessidade de fração inspirada de oxigênio de cada paciente.
Fonte: Adaptada de Brower et al., 2000.[15]

d) **Manobras de recrutamento:** manobras de recrutamento não devem ser utilizadas de maneira rotineira, com possibilidade de piora no desfecho;[11]

e) ***Driving pressure*:** idealmente, deve ser mantida abaixo de 15 cmH_2O. Há a possibilidade de combinação de PEEP titulada pela tabela de PEEP/FiO_2 seguida de titulação pela *driving pressure*.

As orientações relacionadas à ventilação mecânica nas duas situações supracitadas estão reunidas na Tabela 31.2.

Tabela 31.2 Resumo das orientações quanto à ventilação protetora em pacientes sem diagnóstico de SDRA (ventilação protetora preemptiva) e com diagnóstico de SDRA (ventilação protetora terapêutica).

Ventilação protetora preemptiva	Ventilação protetora terapêutica
Vt: ≤ 8 mL/kg PEEP: em torno de 5 cmH_2O FiO_2: menor possível para manter saturação ≥ 92%	Vt: 4 a 6 mL/kg Pressão de platô ≤ 27 cmH_2O PEEP: titulada pela tabela PEEP/FiO_2 FiO_2: menor possível para saturação entre 88% e 95% Manobras de recrutamento: não utilizar de maneira sistemática *Driving pressure*: < 15 cmH_2O

Fonte: Adaptada de Battaglini et al., 2019.[11]

Uso de bloqueadores neuromusculares está indicado em pacientes com SDRA moderada ou grave nas primeiras 48 horas após o advento da lesão. Portanto, os pacientes cirúrgicos com formas moderadas ou graves devem ser encaminhados à UTI sob efeito dessas drogas. Deve-se evitar o uso de atracúrio pelo risco de broncoespasmo.

A indicação de terapias de resgate (posição prona e membrana de oxigenação extracorpórea) será rara na prática do anestesiologista. Nos casos de SDRA grave, essas terapias podem ser utilizadas, a começar pelo posicionamento em prona seguido da ECMO (*extracorporeal membrane oxygenation*). Uma situação na qual o anestesiologista pode ser confrontado com a necessidade de indicar essas terapias é a pneumonite química secundária à broncoaspiração maciça.

A seguir, discutiremos alguns possíveis diagnósticos diferenciais para a ocorrência de lesão pulmonar aguda que se manifeste no intraoperatório.

Lesão pulmonar aguda associada à transfusão

A lesão pulmonar aguda relacionada à transfusão (TRALI, do inglês *transfusion-related acute lung injury*) é a principal causa de morte relacionada à transfusão e é definida como a ocorrência de lesão pulmonar habitualmente em até 6 horas após a transfusão de hemocomponentes contendo plasma.[16] Para sua confirmação, devem ser afastadas causas cardiogênicas e outras causas inflamatórias, pois se trata de diagnóstico de exclusão. Na população geral, a incidência vai de 0,02% a 1,12% por bolsa transfundida. É maior em pacientes críticos (5% a 8%) e entre pacientes cirúrgicos (2%).

Apresenta vários diagnósticos diferenciais. É de especial interesse a diferenciação com a sobrecarga volêmica relacionada à transfusão (TACO, do inglês *transfusion-associated circulatory overload*), entidade mais comum que a TRALI e com a qual compartilha uma série de características. Apesar de ambas causarem hipoxemia aguda com infiltrado pulmonar bilateral, a TACO relaciona-se a grandes volumes de transfusão ou a infusões muito rápidas e a sinais de sobrecarga volêmica (aumento da pressão venosa central, turgência jugular, anasarca e aumento do BNP). TACO é uma entidade com boa resposta a diuréticos e TRALI não.

Frente à suspeita de TRALI, a transfusão deve ser imediatamente interrompida e o banco de sangue, comunicado. O tratamento consiste em medidas de suporte que incluem ventilação protetora, posição prona e, até mesmo, uso de membrana de ECMO. A administração de corticosteroides é controversa e a plasmaférese parece ter bons resultados. Diuréticos devem ser utilizados se houver possibilidade de TACO.

Síndrome de embolia gordurosa

A síndrome da embolia gordurosa deve ser considerada em pacientes que evoluem com hipoxemia ao serem submetidos a cirurgias para correção de fraturas ósseas, inserção de hastes intramedulares, artroplastia de grandes articulações e lipoaspirações especialmente se associadas à lipoenxertia. Vale destacar que pacientes com fratura óssea já podem chegar à sala de cirurgia com essa condição em evolução e a associação entre hipoxemia e sonolência deve servir de alerta. São fatores de risco para o desenvolvimento dessa entidade nas cirurgias ortopédicas: fraturas fechadas; fraturas múltiplas; e manejo conservador prolongado em fraturas de ossos longos.[17]

A síndrome acomete múltiplos sistemas com manifestações cutâneas, respiratórias, neurológica e cardíacas. Existem dois principais conjuntos de critérios para diagnóstico:

a) **Critérios de Wilson e Gurd:** para confirmação diagnóstica, são necessários dois critérios maiores ou um critério maior e quatro critérios menores conforme descrito a seguir. São critérios maiores: hipóxia (PaO_2 < 60 mmHg e FiO_2 > 0,4); depressão do sistema nervoso central (SNC) e petéquias. São critérios menores: taquicardia (FC >120 bpm); febre (Tax > 39°C); trombocitopenia (plaquetas < 150.000/dL); glóbulos de gordura na urina ou no escarro; embolia para a retina e anemia inexplicada;
b) **Critérios de Schoenfeld:** para diagnóstico, são necessários 6 ou mais pontos. A seguir, apresentamos os critérios e suas respectivas pontuações: 5 pontos – *rash* petequial; 4 pontos – infiltrado difuso na radiografia de tórax; 3 pontos – hipoxemia; 1 ponto – febre, taquicardia e rebaixamento do nível de consciência.

Não existem tratamentos específicos. A utilização sistemática de corticosteroides não tem respaldo. Muitos pacientes evoluirão com choque e necessitarão de reposição volêmica. Deve ser realizado ecocardiograma para avaliação da função ventricular direita. A ressuscitação volêmica com albumina pode ser vantajosa, pois restaura a volemia e reduz a quantidade de ácidos graxos livres ligando-se a eles.[17]

Muitos pacientes estarão sendo submetidos à cirurgia sob anestesia locorregional e necessitarão de intubação orotraqueal por dois principais motivos: insuficiência respiratória; e rebaixamento do nível de consciência. Ressonância nuclear magnética e tomografia computadorizada de crânio podem ser úteis para pacientes com manifestações neurológicas.

Síndrome da implantação óssea de cimento (SIOC)

Caracteriza-se por hipoxia, hipotensão arterial ou ambas e/ou perda inesperada de consciência próximo ao momento da cimentação, inserção da prótese, redução da articulação e, ocasionalmente, após a deflação do garrote em pacientes submetidos à cirurgia ortopédica com cimentação. As hemiartroplastias de quadril são os procedimentos de mais alto risco.[18]

Durante a fase crítica da cirurgia, é necessária a presença de anestesiologista vigilante e em constante interlocução com o cirurgião. Como a falência vascular nesses casos está relacionada à hipertensão pulmonar, o aumento da fração inspirada de oxigênio é importante para evitar hipóxia e seu efeito vasodilatador pulmonar pode ser benéfico. São medidas preconizadas: garantir volume intravascular adequado e aumento da pressão arterial inclusive por meio do uso sistemático de vasopressores nos períodos de maior risco de SIOC (especialmente durante a cimentação).

Pneumonite aspirativa

A broncoaspiração durante a anestesia pode resultar em uma miríade de complicações, desde a obstrução mecânica à ventilação até pneumonite química e pneumonia aspirativa. A gravidade depende do volume e do pH do conteúdo aspirado. A radiografia de tórax inicial pode ser normal ou demonstrar consolidação característica de broncoaspiração (bases pulmonares), mas pode evoluir para um padrão característico de SDRA.

O foco do anestesiologista sempre deve estar na prevenção, com respeito ao jejum pré-operatório e indicação de intubação em sequência rápida ou com paciente acordado quando cabível. Para procedimentos de urgência, vale a discussão multidisciplinar da possibilidade de postergá-lo até que o tempo de jejum seja alcançado. Pacientes com abdômen agudo obstrutivo que porventura ainda não estejam com sonda nasogástrica devem recebê-la antes da indução.

Quando houver regurgitação do conteúdo gástrico, o paciente pode ser posicionado em Trendelenburg e a orofaringe, aspirada. Deve-se também aspirar a traqueia antes de se iniciar a ventilação mecânica, se possível. No caso de aspiração de conteúdo sólido, a broncoscopia pode ser útil. O uso de antibiótico como profilaxia não é indicado e só deve ser iniciado se as condições clínicas sugerirem pneumonia.

Cirurgias eletivas devem ser postergadas, porém cirurgias de urgência deverão ser feitas mesmo após o evento. O padrão ventilatório no intraoperatório é determinante para se decidir sobre a extubação. Pacientes com boas condições ventilatórias podem ser extubados ao fim do procedimento, já aqueles com sinais precoces de pneumonite química devem ser encaminhados à UTI intubados.

Broncoespasmo

Outro diagnóstico diferencial importante a ser afastado é o broncoespasmo, sendo este facilmente reconhecível pela ausculta pulmonar e observação da onda de capnografia (padrão ascendente).

O tratamento se concentrará na administração de beta-2-agonistas de ação rápida. Em pacientes intubados, é importante a utilização de espaçadores para garantir correta administração. Um número maior de *puffs* (8 a 10) de agentes inalatórios é necessário em razão das perdas da medicação no circuito respiratório. Em casos graves, refratários à terapia inicial, pode ser necessária administração de adrenalina em bólus (5 a 10 mcg) ou infusão contínua (0,5 a 2 mcg/min). A utilização de corticosteroides também está indicada. Durante a anestesia, o aumento da concentração alveolar de agentes inalatórios (sevoflurano e isoflurano) e a administração de sulfato de magnésio endovenoso (1,2 a 2 g) podem contribuir para melhora do broncoespasmo.[19]

Na ventilação mecânica, em alguns casos será necessário aumentar a fração inspirada de oxigênio e prolongar o tempo expiratório (redução da relação inspiração:expiração).

Pneumotórax

Uma possibilidade a ser considerada é a ocorrência de pneumotórax. Pode ser secundário a trauma torácico (cirurgias de urgência) ou barotrauma em paciente com broncoespasmo, mas qualquer paciente pode desenvolvê-lo, especialmente portadores de bolhas pleurais. O tratamento consiste na drenagem torácica e toracocentese de alívio pode ser necessária caso haja instabilidade.

Edema agudo de pulmão

A seguir, é também imprescindível excluir causas cardiovasculares, sendo necessário conhecer a história pregressa do paciente a fim de identificar aqueles de alto risco cardiovascular e os portadores de insuficiência cardíaca congestiva. Esses pacientes devem ser manejados de maneira cuidadosa e, pelo caráter de urgência de suas intervenções, podem já estar evoluindo com deterioração cardiovascular mesmo antes do início da cirurgia.

No intraoperatório, é primordial atentar a eventuais crises hipertensivas que possam ser desencadeadas por infiltração com soluções anestésicas contendo vasoconstrictores ou por manipulação de tumores produtores de adrenalina e noradrenalina (feocromocitoma e paranganglionas) que podem resultar em edema agudo de pulmão hipertensivo e, até mesmo, falência ventricular relacionada à síndrome de Takotsubo. Excluir esses diagnósticos pode envolver, além da história clínica, a realização de exames complementares como ecocardiograma, cateterismo coronariano e BNP (peptídio natriurético cerebral).

Portanto, a estratificação do risco, o manejo preventivo adequado, o pronto reconhecimento e o tratamento da complicação são fundamentais. O tratamento é o mesmo empregado no edema agudo que ocorre fora do ambiente cirúrgico.

Embolia pulmonar

A incidência de embolia pulmonar no perioperatório é de 0,3% a 1,6%. As manifestações clínicas variam muito em gravidade e pode ocorrer, inclusive, morte súbita. No paciente sob anestesia, os sinais clássicos de embolia incluem hipoxemia, queda súbita da capnografia, hipotensão, taquicardia e sinais de sobrecarga cardiaca direita no eletrocardiograma.[20]

Muitas vezes, não é possível transportar prontamente esse paciente para angiotomografia para confirmação diagnóstica e, por isso, o ecocardiograma surge como opção, especialmente em pacientes ainda sendo operados que apresentem instabilidade refratária às medidas adotadas.[20]

Se confirmado o diagnóstico, a anticoagulação deve ser iniciada assim que possível. A trombólise sistêmica deve ser evitada, pelo risco de hemorragia em pacientes cirúrgicos. Para pacientes com embolia pulmonar maciça, devem-se considerar trombólise intra-arterial e embolectomia percutânea ou cirúrgica. Ainda para esses pacientes, caso as terapias mencionadas não estejam disponíveis e o risco hemorrágico não seja proibitivo, pode-se lançar mão da trombólise sistêmica.[20]

Para pacientes com hipoxemia e choque refratária, a ECMO venoarterial deve ser considerada.

Utilidade da ultrassonografia

A ultrassonografia pulmonar é uma ferramenta útil para diagnóstico de complicações pulmonares. A ampla disponibilidade, a ausência de radiação, a portabilidade e a imediata interpretação tornam esse recurso de especial interesse no manejo do paciente cirúrgico hipoxêmico. A seguir, é apresentado um resumo dos achados na ultrassonografia pulmonar em diferentes causas de hipoxemia:[4]

a) **Edema pulmonar:** linhas B difusas bilaterais;
b) **Pneumotórax:** ausência de deslizamento pleural, ausência de linhas B e presença de *lung point*;
c) **Derrame pleural:** imagem anecoica em base pulmonar na interface com diafragma;
d) **Consolidação (pneumonia ou atelectasia):** imagem hipoecoica heterogênea ou presença de linhas B focais;
e) **Atelectasia em regiões dorsais:** presença de linhas B em região dorsal.

Conclusão

A hipoxemia pode ser um problema grave no perioperatório especialmente nos indivíduos de alto risco e naqueles submetidos à cirurgia de urgência e emergência, sobretudo se estiverem com algum grau de deterioração clínica no perioperatório. Reconhecer pacientes sob risco, utilizar medidas adequadas de prevenção, garantir diagnóstico precoce da complicação e administrar prontamente o tratamento disponível são pontos fulcrais.

O atendimento inicial desses pacientes visa impedir o agravamento da hipóxia, o que pode momentaneamente ser garantido com aumento da oferta de oxigênio e ventilação manual caso haja suspeita de falha do aparelho de anestesia; reduzir a lesão pulmonar iatrogênica especialmente por intermédio da ventilação protetora; discriminar, por meio da consideração dos principais diagnósticos diferenciais, a fisiopatologia mais provável e prover tratamento.

Mensagens principais

- A hipoxemia pode ter desfechos catastróficos, por isso, sempre que houver piora progressiva da saturação, deve-se valorizar o achado, aumentar a fração inspirada de oxigênio para 100% e buscar estabelecer a etiologia. Lembrar que o aumento da FiO_2 é útil, mas deve ser transitório.
- A utilização de ultrassonografia pulmonar pode ser útil para complementação diagnóstica em pacientes dentro da sala de cirurgia.
- Ventilação com parâmetros protetores e restrição hídrica são estratégias globais válidas para pacientes hipoxêmicos.
- Sempre se deve buscar estabelecer a fisiopatologia relacionada à hipoxemia naquele paciente específico, pois sua identificação direciona as ações voltadas ao tratamento.
- Em pacientes ortopédicos, lembrar a embolia gordurosa e a síndrome da implantação do cimento ósseo.
- O manejo da PEEP mediante a tabela FiO_2/PEEP é útil no suporte do paciente com SDRA.
- Manobras de recrutamento não devem ser utilizadas indiscriminadamente em todos os pacientes. São úteis em pacientes com atelectasia e nunca devem ser realizadas com ventilação manual.

Referências bibliográficas

1. Ranieri VM, Rubenfeld GD, Thompson BT, Ferguson ND, Caldwell E, Fan E et al.; ARDS Definition Task Force. Acute respiratory distress syndrome: the Berlin definition. JAMA. 2012 Jun 20;307(23):2526-33. doi: 10.1001/jama.2012.5669. PMID: 22797452.
2. Ehrenfeld JM, Funk LM, Van Schalkwyk J, Merry AF, Sandberg WS, Gawande A. The incidence of hypoxemia during surgery: evidence from two institutions. Can J Anaesth. 2010 Oct;57(10):888-97. doi: 10.1007/s12630-010-9366-5. Epub 2010 Jul 31. PMID: 20680710; PMCID: PMC2991088.
3. Neto AS, da Costa LGV, Hemmes SNT, Canet J, Hedenstierna G, Jaber S et al.; LAS VEGAS. The LAS VEGAS risk score for prediction of postoperative pulmonary complications: an observational study. Eur J Anaesthesiol. 2018 Sep;35(9):691-701. doi: 10.1097/EJA.0000000000000845. PMID: 29916860; PMCID: PMC7450515.
4. Díaz-Gómez JL, Renew JR, Ratzlaff RA, Ramakrishna H, Via G, Torp K. Can lung ultrasound be the first--line tool for evaluation of intraoperative hypoxemia? Anesth Analg. 2018 May;126(5):1769-73. doi: 10.1213/ANE.0000000000002578. PMID: 29099431.
5. Karalapillai D, Weinberg L, Peyton P, Ellard L, Hu R, Pearce B et al. Effect of intraoperative low tidal volume vs conventional tidal volume on postoperative pulmonary complications in patients undergoing major surgery: a randomized clinical trial. JAMA. 2020 Sep 1;324(9):848-58. doi: 10.1001/jama.2020.12866. PMID: 32870298; PMCID: PMC7489812.
6. Lagier D, Zeng C, Fernandez-Bustamante A, Vidal Melo MF. Perioperative pulmonary atelectasis: Part II: clinical implications. Anesthesiology. 2022 Jan 1;136(1):206-36. doi: 10.1097/ALN.0000000000004009. PMID: 34710217; PMCID: PMC9885487.
7. Li X, Liu H, Wang J, Ni ZL, Liu ZX, Jiao JL et al. Individualized positive end-expiratory pressure on postoperative atelectasis in patients with obesity: a randomized controlled clinical trial. Anesthesiology. 2023 Sep 1;139(3):262-73. doi: 10.1097/ALN.0000000000004603. PMID: 37440205.
8. Fernandez-Perez ER, Sprung J, Afessa B, Warner DO, Vachon CM, Schroeder DR et al. Intraoperative ventilator settings and acute lung injury after elective surgery: a nested case control study. Thorax. 2009;64:121-7. PubMed: 18988659.
9. O'Gara B, Talmor D. Perioperative lung protective ventilation. BMJ. 2018 Sep 10;362:k3030. doi: 10.1136/bmj.k3030. PMID: 30201797; PMCID: PMC6889848.
10. Beck-Schimmer B, Bonvini JM. Bronchoaspiration: incidence, consequences and management. Eur J Anaesthesiol. 2011 Feb;28(2):78-84. doi: 10.1097/EJA.0b013e32834205a8. PMID: 21157355.
11. Battaglini D, Robba C, Rocco PRM, De Abreu MG, Pelosi P, Ball L. Perioperative anaesthetic management of patients with or at risk of acute distress respiratory syndrome undergoing emergency surgery. BMC Anesthesiol. 2019 Aug 14;19(1):153. doi: 10.1186/s12871-019-0804-9. PMID: 31412784; PMCID: PMC6694484.
12. Vignon P, Evrard B, Asfar P, Busana M, Calfee CS, Coppola S et al. Fluid administration and monitoring in ARDS: which management? Intensive Care Med. 2020 Dec;46(12):2252-64. doi: 10.1007/s00134-020-06310-0. Epub 2020 Nov 9. PMID: 33169217; PMCID: PMC7652045.
13. Tagami T, Ong MEH. Extravascular lung water measurements in acute respiratory distress syndrome: why, how, and when? Curr Opin Crit Care. 2018 Jun;24(3):209-15. doi: 10.1097/MCC.0000000000000503. PMID: 29608455; PMCID: PMC6037282.
14. Sadowitz B, Jain S, Kollisch-Singule M, Satalin J, Andrews P, Habashi N et al. Preemptive mechanical ventilation can block progressive acute lung injury. World J Crit Care Med. 2016 Feb 4;5(1):74-82. doi: 10.5492/wjccm.v5.i1.74. PMID: 26855896; PMCID: PMC4733459.
15. Brower RG, Matthay MA, Morris A, Schoenfeld D, Thompson BT, Wheeler A; Acute Respiratory Distress Syndrome Network. Ventilation with lower tidal volumes as compared with traditional tidal volumes for acute lung injury and the acute respiratory distress syndrome. N Engl J Med. 2000 May 4;342(18):1301-8. doi: 10.1056/NEJM200005043421801. PMID: 10793162.
16. McVey MJ, Kapur R, Cserti-Gazdewich C, Semple JW, Karkouti K, Kuebler WM. Transfusion-related acute lung injury in the perioperative patient. Anesthesiology. 2019 Sep;131(3):693-715. doi: 10.1097/ALN.0000000000002687. PMID: 31408449.

17. Adeyinka A, Pierre L. Fat embolism. 2022 Oct 31. In: StatPearls [Internet]. Treasure Island (FL): StatPearls Publishing; 2022 Jan. PMID: 29763060.
18. Donaldson AJ, Thomson HE, Harper NJ, Kenny NW. Bone cement implantation syndrome. Br J Anaesth. 2009 Jan;102(1):12-22. doi: 10.1093/bja/aen328. PMID: 19059919.
19. Woods BD, Sladen RN. Perioperative considerations for the patient with asthma and bronchospasm. Br J Anaesth. 2009 Dec;103(Suppl 1):i57-65. doi: 10.1093/bja/aep271. PMID: 20007991.
20. Smeltz AM, Kolarczyk LM, Isaak RS. Update on perioperative pulmonary embolism management: a decision support tool to aid in diagnosis and treatment. Adv Anesth. 2017;35(1):213-28. doi: 10.1016/j.aan.2017.08.001. PMID: 29103574.

32 Manejo do Sangramento

Letícia Naomi Nakada
Cecília Chie Sakaguchi Barros
Fernando Nardy Bellicieri

Introdução

O sangramento é a complicação perioperatória mais comum,[1] ocorrendo em cerca de 19% dos pacientes e, apesar de integrar a rotina cirúrgica em graus variados, pode impactar no prognóstico de maneira significativa. A gravidade do sangramento depende de vários fatores no momento do ato cirúrgico como o porte da cirurgia, a técnica utilizada, a *expertise* do cirurgião e as condições clínicas de cada paciente. Apesar de o momento crítico ser o intraoperatório, o manejo do sangramento se inicia no pré-operatório, no qual diversas especialidades médicas atuam. Nesse contexto, ganhou força o conceito de *patient blood management* (PBM), definido como a abordagem sistemática e baseada em evidências, que tem por objetivo melhorar desfechos por meio do manejo e da preservação do sangue, promovendo segurança e respeitando as necessidades, preferências e valores do indivíduo através de uma abordagem centrada no paciente.

Este capítulo aborda princípios de conduta perante o sangramento durante o período perioperatório e comenta as situações especiais e as perspectivas de tratamento.

Avaliação pré-operatória

No pré-operatório, deve ser avaliado o risco de eventos hemorrágicos, pesquisando-se o histórico pessoal e familiar do paciente quanto a sangramentos, cirurgias prévias, comorbidades e medicamentos em uso. Podem ser utilizados escores para se avaliar o risco de sangramento, como o ISTH-BAT.[2] É importante conhecer as preferências do paciente quanto à possibilidade de transfusões sanguíneas e realizar um plano de cuidados em conjunto.

O exame físico permite pesquisar presença de palidez e petéquias; exames laboratoriais como hemograma e contagem de plaquetas são de grande valia nessa investigação. Testes de coagulação como tempo de tromboplastina parcial ativada (TTPa), tempo de protrombina (TP) e INR (*international normalized ratio*) fornecem uma visão geral das vias intrínseca, extrínseca e comum da coagulação, porém não avaliam funções plaquetária, fibrinolítica e de alguns fatores específicos. Já testes *point-of-care* como tromboelastografia e tromboelastometria rotacional fazem uma análise global da coagulação. Atualmente, é crescente a evidência de que, comparados a exames laboratoriais convencionais, testes viscoelásticos reduzem a necessidade de transfusão intraoperatória e,[3] quando esta é realizada, parece apresentar perfil mais restritivo.[4] Se estiverem disponíveis, é recomendado preferir esses ensaios aos exames de coagulação convencionais.

Anemia

Em pacientes com elevado risco de sangramento (perda ≥ 500 mL) ou com probabilidade ≥ 10% de transfusão sanguínea durante a cirurgia, deve ser realizada a pesquisa de anemia. A prevalência dessa condição na população cirúrgica é de cerca de 30,4% no pré-operatório, podendo chegar a 75% a depender do valor de corte de hemoglobina utilizado como referência,[5] e de 90% no pós-operatório. Essa alta frequência de anemia pode ser consequência das condições de base que indicaram a cirurgia e, ao mesmo tempo, atua como fator independente de maior necessidade de transfusão sanguínea e de pior desfecho pós-operatório,[6,7] tanto em cirurgias cardíacas como nas não cardíacas.

O corte de hemoglobina para considerar a necessidade de tratamento deve ser de 13 g/dL para homens e mulheres. Apesar de o nível geralmente considerado para diagnóstico de anemia ser menor nas mulheres, estas apresentam maior perda relativa de sangue na cirurgia e, por isso, os níveis de hemoglobina pré-operatórios devem estar semelhantes aos da população masculina.

Considerando o tempo de tratamento da anemia, recomenda-se que a sua investigação seja realizada pelo menos 2 semanas antes da cirurgia.[8] O manejo pré-operatório pode ter mais benefício do que a correção da hemoglobina com transfusões halogênicas, muito por conta do risco inerente a esse procedimento. Podem ser solicitados os exames: hemograma completo; reticulócitos; ferritina; saturação de transferrina; vitamina B12; ácido fólico; proteína C-reativa; ureia; e creatinina. Todos eles permitem investigar causas nutricionais, inflamatórias e renais para a ocorrência dessa entidade. O manejo direcionado da anemia pré-operatória é um dos sustentáculos de qualquer programa de PBM, evitando transfusões desnecessárias e potencialmente deletérias ao desfecho do caso.

A deficiência de ferro é muito comum e pode ser corrigida com reposição oral ou endovenosa. A via oral apresenta como desvantagens exigir tempo maior de tratamento, tanto pela menor biodisponibilidade do ferro ingerido como pela estimulação da hepcidina com a reposição. Além disso, pode haver intolerância gastrointestinal. A via parenteral é mais eficaz e foi associada a uma menor incidência de lesão renal aguda e infecções, menor necessidade de transfusões e menor tempo de internação hospitalar.

O uso de eritropoietina deve ser considerado em casos de insuficiência renal ou inflamação crônica para elevar os níveis de hemoglobina e reduzir o número de transfusões, principalmente quando foram excluídas deficiências nutricionais.[9] A dose habitualmente usada é de 300 a 600 UI/kg, podendo ser feitas três injeções semanais.

Antiplaquetários e anticoagulantes

Medicações que podem influenciar na coagulação devem ser reavaliadas. A decisão de manter a aspirina ou outros antiplaquetários deve pesar riscos e benefícios a depender do contexto clínico do paciente e do tipo de cirurgia a que será submetido. Em cirurgias de revascularização miocárdica, o uso de aspirina foi associado a maior mortalidade intra-hospitalar.[10] Para cirurgias não cardíacas, a manutenção da aspirina parece não estar relacionada a aumento de mortalidade, eventos trombóticos ou isquêmicos e necessidade de transfusão sanguínea, mas o nível de evidência é baixo/moderado.[11] Em geral, é recomendado suspender a aspirina se ela estiver sendo usada como prevenção primária de eventos cardiovasculares. Se for utilizada como prevenção secundária, considera-se suspendê-la em procedimentos de alto risco de sangramento ou mantê-la se o risco for baixo ou moderado.

Em relação à suspensão de anticoagulantes orais (ACO) no pré-operatório, devem ser levados em consideração o risco de eventos tromboembólicos e de sangramento e o porte da cirurgia, além de pesar outros riscos e benefícios. Para avaliar o risco de tromboembolismo, pergunta-se sobre eventos prévios ou se utilizam escores de risco como o CHA_2DS_2VASC em pacientes com fibrilação atrial. O risco de sangramento pode ser calculado por ferramentas a exemplo de HAS-BLED e varia a depender do porte da cirurgia e das comorbidades de cada paciente.

Para estimar o tempo de interrupção do ACO, é preciso considerar a meia-vida de cada fármaco. Se o risco de sangramento for baixo, sugere-se interromper o ACO 1 dia antes e mantê-lo suspenso no dia da cirurgia. Se o risco for alto, interrompe-se o medicamento 2 dias antes, interrupção esta que permanece no dia da cirurgia e vai até 1 dia após esta.[12] Para a realização de bloqueio de neuroeixo, a indicação atual é a suspensão do ACO por pelo menos 72 horas antes do procedimento. Tempos maiores de suspensão podem ser necessários para uso de dabigatrana em casos de disfunção renal. Se o paciente estiver em uso de varfarina e optar-se por interrupção pré-procedimento, esta pode ser realizada 5 dias antes.

Após a suspensão do ACO, pode-se considerar fazer ponte com heparina em pacientes com alto risco de evento tromboembólico, suspendendo a heparina pelo menos 24 horas antes da cirurgia. Em geral, a realização dessa ponte tem sido desestimulada por ter sido associada a um maior risco de sangramento que não é acompanhado de proteção para desfechos embólicos.[13] No entanto, ela pode facilitar o controle do INR no pós-operatório principalmente quando o anticoagulante em uso é a varfarina.

Período intraoperatório

Como vigiar a função hemostática, evitar e manejar sangramentos durante a cirurgia?

Monitorização

O uso de testes hemostáticos viscoelásticos no intraoperatório foi associado a uma menor necessidade de transfusão de concentrado de hemácias, plaquetas e plasma fresco congelado.[14] Na ausência desses testes, utilizam-se exames laboratoriais convencionais, como contagem plaquetária, provas de coagulação (TTPa, TP, INR) e fibrinogênio. Além disso, são recomendadas dosagens de hemoglobina, hematócrito e de lactato e déficit de base para avaliação da oxigenação tecidual.

Algumas estratégias ajudam a reduzir a perda de sangue, como anestesia do neuroeixo em vez da geral, escolha de técnica cirúrgica menos invasiva, dissecção com eletrocautério, hemostasia adequada, manutenção de normotermia e prevenção de acidose e hipocalcemia.

Caso sejam realizadas transfusões, é necessário checar sinais de efeitos adversos monitorando-se sinais vitais, hemoglobinúria e aparecimento de lesões cutâneas.

Hemodiluição normovolêmica aguda

A hemodiluição normovolêmica aguda consiste em uma técnica realizada após a indução anestésica e consiste em retirar um pouco de sangue do paciente e, em seguida, infundir, no mesmo paciente, fluidos mantendo a normovolemia. Possibilita retransfusão dos componentes do próprio paciente ao fim da cirurgia, o que reduz os riscos de uma transfusão autóloga. Possíveis benefícios são melhora da oxigenação tecidual, menor perda sanguínea e menor necessidade de transfusões.

Agentes hemostáticos

Ácidos tranexâmico e aminocaproico são agentes antifibrinolíticos que vêm sendo utilizados como estratégia farmacológica para redução de sangramento perioperatório, principalmente na forma de profilaxia. O ácido tranexâmico é mais estudado e utilizado. De maneira geral, é usada dose de 10 a 30 mg/kg ou 1 g de dose total, respeitando-se a taxa de infusão de até 100 mg/min.

Na população cirúrgica, geralmente são administrados por via endovenosa, mas existem as apresentações oral e tópica. O uso desses agentes foi associado a uma menor necessidade de transfusão e,[15] no cenário de trauma, também a uma menor mortalidade por sangramentos.[16] A dosagem difere entre instituições e contextos clínicos.

Os ácidos tranexâmico e aminocaproico não foram associados a aumento de risco tromboembólico. Em relação aos possíveis efeitos adversos, o ácido tranexâmico foi associado à ocorrência de crises convulsivas, e o ácido aminocaproico, à lesão renal.

Transfusões

Deve-se pensar em transfundir o paciente se houver sinais de disóxia celular não atribuíveis à hipovolemia ou à disfunção cardíaca. Ao contrário do que se pensava, uma oferta liberal de hemácias não necessariamente melhora a oxigenação tecidual, pois com o aumento do hematócrito também há aumento da viscosidade sanguínea.

Em pacientes críticos, sépticos, sob ventilação mecânica prolongada, submetidos a cirurgias cardíacas, ortopédicas, e para controle de sangramento gastrointestinal, recomenda-se um perfil de transfusões restritivo. Nesses indivíduos, essa estratégia foi associada à utilização de menor quantidade de concentrados de hemácias sem, no entanto, maior ocorrência de desfechos desfavoráveis.[17-20] Em vista do menor risco de efeitos adversos e com o benefício adicional de se poupar o estoque de hemocomponentes, o perfil restritivo é o mais recomendado atualmente para a maioria dos pacientes. Em geral, o valor de corte de hemoglobina recomendado para considerar transfusão de sangue no intraoperatório é de 7 a 8 g/dL. Algumas exceções são pacientes submetidos a cirurgias oncológicas, indivíduos com síndrome coronariana aguda e aqueles com hipertensão intracraniana, em que um perfil mais liberal se mostrou mais eficaz na redução de complicações.[18,21]

São indicadas transfusões de plasma em casos de transfusão maciça, deficiência específica de fator de coagulação sem a disponibilidade desse fator, sangramento ativo com complexo protrombínico não disponível e intoxicação por varfarina.

Já a transfusão de plaquetas é indicada nas seguintes situações: sangramento ativo; pacientes sob efeito de fármacos antiplaquetários; trombocitopenia abaixo de 50 mil/μL. Em pacientes submetidos à neurocirurgia, orienta-se manter níveis de plaquetas de pelo menos 100 mil/µL. Muitos fármacos não considerados antiagregantes plaquetários podem alterar a função plaquetária e passar despercebidos. O ideal seria a realização de testes intraoperatórios de função, como a agregometria plaquetária, mas sabe-se que não são amplamente disponíveis.

Reposição de fluidos

Assim como procuramos evitar a hipovolemia para obter melhor perfusão tecidual, devemos atentar também à sobrecarga de volume, que pode causar outras complicações como edema intersticial e coagulopatia funcional. Um balanço positivo de fluidos está relacionado a piores desfechos pós-operatórios.[22]

Algumas alterações podem ocorrer ao nível celular sem serem clinicamente observáveis. Nesse sentido, a monitorização da microcirculação auxilia na decisão da reposição volêmica. Alguns parâmetros a serem observados são: lactato; delta de CO_2; *base excess*; e bicarbonato sérico. A hiperlactatemia indica déficit na oferta de O_2 e relaciona-se a maior mortalidade. Delta de CO_2 (que compara as concentrações de CO_2 entre o sangue arterial periférico e o venoso central) maior do que 6 mmHg indica hipofluxo.

É importante saber a composição de cada fluido e em que situação estão contraindicados ou têm benefício adicional. Quanto aos tipos de fluido, a solução salina está associada a maior ocorrência de acidose metabólica hiperclorêmica. Com os coloides, há maior risco de disfunção renal e distúrbios de coagulação e, por isso, são menos utilizados em pacientes críticos.[23] O uso de albumina nessa população também não se provou superior ao uso de cristaloides[24] e é contraindicado em pacientes que sofreram neurotrauma, pois pode agravar o edema citotóxico.

Em cirurgias de grande porte, quando a perda sanguínea esperada é pequena e a monitorização é pouco invasiva, as variáveis disponíveis pouco informam o estado volêmico do paciente e, assim, recomenda-se adotar uma estratégia restritiva de reposição volêmica, apenas com o objetivo de repor perdas sensíveis e insensíveis, evitando hipervolemia e aumentando o aporte administrado conforme houver perda sanguínea. Para estimar a resposta a fluidos, pode-se recorrer à manobra de elevação das pernas, prova de volume ou medida da variação do diâmetro da veia cava superior.

Quando a perda sanguínea esperada é maior (> 500 mL), monitores mais invasivos, como termodiluição transpulmonar e análise de contorno de pulso, informam variáveis dinâmicas que permitem melhor avaliação da fluidorresponsividade. Nesse caso, a terapia hemodinâmica perioperatória tem ganhado notoriedade, pois há evidência na redução de morbidade e mortalidade no período perioperatório. Essa terapia objetiva otimizar o débito cardíaco e a perfusão tecidual por meio da avaliação de fluidorresponsividade e infusões de volume baseadas em metas hemodinâmicas buscando a maximização do volume sistólico. Esses parâmetros ajudam a guiar a decisão entre fluidos, inotrópicos e vasopressores; dessa maneira, evita sobrecarga volêmica e possíveis complicações associadas. Alguns protocolos orientam fluido de manutenção (1 a 5 mL/kg/hora) e outros, bólus de 250 mL quando há queda de volume sistólico.[25-27] Veja na Figura 32.1 um algoritmo para guiar a reposição de fluidos.

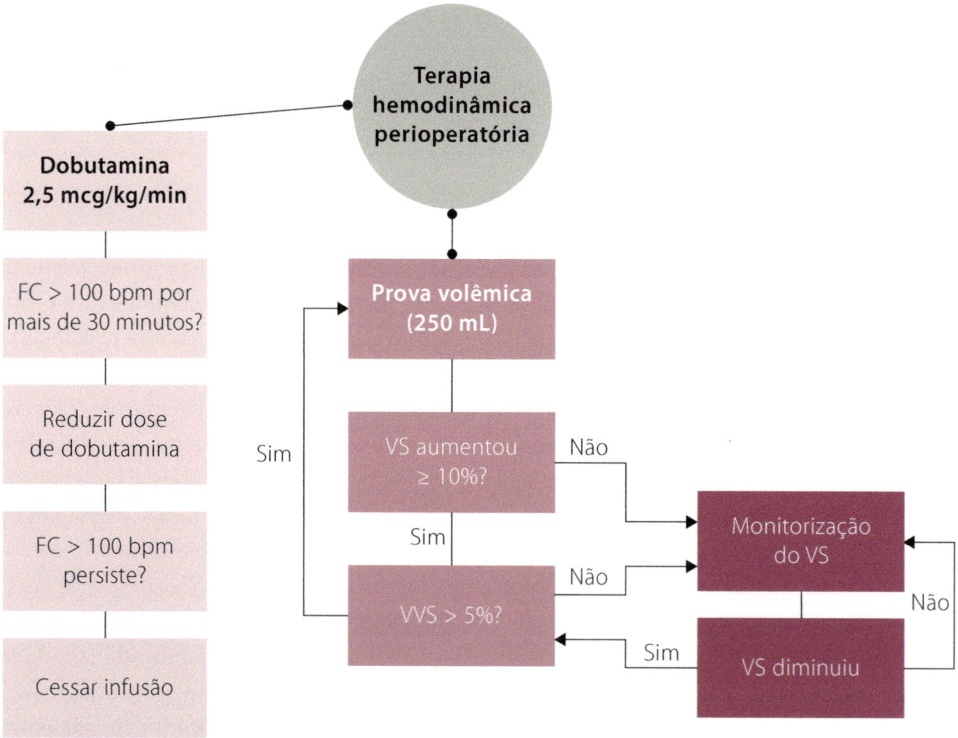

Figura 32.1 Algoritmo para reposição de fluidos com base em terapia hemodinâmica perioperatória.
FC: frequência cardíaca; VS: volume sistólico; VVS: variação do volume sistólico.
Fonte: Desenvolvida pela autoria do capítulo.

Estratégias no pós-operatório

O sangramento pós-operatório é uma preocupação clínica relevante que pode indicar complicações no processo de recuperação do paciente. A identificação precoce e a intervenção adequada são essenciais para garantir resultados favoráveis após um procedimento cirúrgico. A seguir, serão destacados tópicos fundamentais para a vigilância eficaz e o manejo adequado desse quadro.[12]

Diagnóstico e vigilância

Em primeiro lugar, é imperativo monitorar os curativos e os drenos cirúrgicos. Estes fornecem uma representação visual direta de qualquer sangramento. Curativos saturados ou drenos com débito aumentado podem sinalizar hemorragia ativa e requerem avaliação imediata.

Paralelamente, a avaliação dos sinais vitais é crucial. Alterações como taquicardia, hipotensão ou alterações respiratórias podem indicar sangramento significativo, mesmo na ausência de evidência externa. Essas alterações hemodinâmicas são, muitas vezes, os primeiros indicadores de sangramento interno.

A monitorização laboratorial, principalmente de hemoglobina e hematócrito, oferece uma perspectiva objetiva sobre o *status* hemático do paciente. Decréscimos notáveis podem refletir perdas sanguíneas, mesmo quando sintomas clínicos não são aparentes.

Além disso, é essencial estar atento aos sinais clínicos de sangramento interno. Manifestações como dor crescente, inchaço no local da operação ou a presença de hematomas podem indicar acúmulos hemáticos que requerem intervenção.

As medicações do paciente também devem ser consideradas. Fármacos anticoagulantes ou antiplaquetários podem elevar o risco de sangramento. Em casos de hemorragia significativa, pode ser necessário reavaliar e ajustar esses medicamentos.

Por fim, a educação do paciente e de seus cuidadores é uma ferramenta valiosa. Eles devem ser instruídos sobre sinais de alerta e encorajados a comunicar qualquer anormalidade percebida. Essa abordagem colaborativa reforça a vigilância e pode acelerar a identificação e o tratamento de complicações (Figura 32.2).

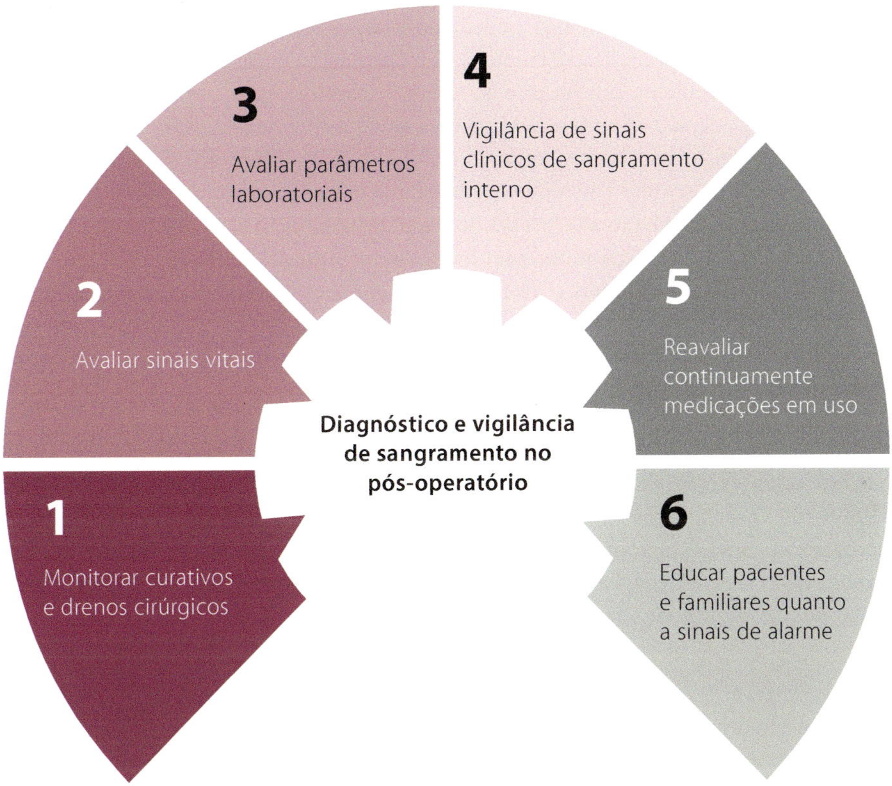
Diagnóstico e vigilância de sangramento no pós-operatório
1
Monitorar curativos e drenos cirúrgicos
2
Avaliar sinais vitais
3
Avaliar parâmetros laboratoriais
4
Vigilância de sinais clínicos de sangramento interno
5
Reavaliar continuamente medicações em uso
6
Educar pacientes e familiares quanto a sinais de alarme

Figura 32.2 Parâmetros para diagnóstico e vigilância de sangramento no pós-operatório.
Fonte: Desenvolvida pela autoria do capítulo.

Manejo em casos de sangramento

Uma vez identificado o sangramento pós-operatório, deve-se avaliar a estratégia mais adequada para manejá-lo. Nessa decisão, fatores como localização e impacto no quadro clínico devem ser considerados. A seguir, discutiremos sucintamente as principais medidas que podem ser adotadas nesse contexto.

A aplicação de pressão direta sobre a área sangrante é frequentemente a primeira e mais imediata ação a ser tomada. Ao se fazer isso, é possível conseguir a hemostasia de vasos menores, proporcionando um ambiente cirúrgico mais limpo para identificar e tratar a fonte do sangramento.

Em casos nos quais o sangramento não é controlado por medidas iniciais ou quando sua origem é incerta, uma revisão cirúrgica pode ser necessária. A inspeção direta e a revisão da cavidade ou do sítio operado permitem a identificação e a correção precisas da fonte de sangramento.

Em cenários nos quais há perda significativa de sangue, a transfusão pode ser indispensável. A transfusão não apenas repõe o volume, mas também melhora a capacidade de transporte de oxigênio. É crucial monitorar os níveis de hemoglobina e hematócrito, bem como manter em mente os riscos associados às transfusões.

Várias medicações podem ser consideradas para controlar o sangramento. Agentes hemostáticos, como ácido tranexâmico, podem ser úteis em certas situações. No entanto, sempre é essencial avaliar o perfil de risco-benefício, especialmente em pacientes com predisposição a eventos tromboembólicos. No tocante ao manejo farmacológico, em pacientes em uso de anticoagulantes, pode-se avaliar o uso de agentes antagonistas se necessário.

A monitorização contínua e rigorosa é fundamental. Além dos parâmetros vitais, a avaliação laboratorial regular (incluindo hemograma completo, coagulograma entre outros) proporciona uma visão objetiva do *status* do paciente. Além disso, o uso de dispositivos de monitorização de débito cardíaco pode ser benéfico em situações críticas.

Em suma, o manejo adequado do sangramento pós-operatório requer uma abordagem sistemática e multidisciplinar mediante a combinação de intervenções clínicas e cirúrgicas.

Situações especiais

Trauma

O sangramento em pacientes vítimas de trauma é uma causa importante de morbidade e mortalidade. O manejo rápido e eficaz é crucial para melhorar os desfechos clínicos. A abordagem desses pacientes envolve avaliação sistemática, estabilização e tratamento direcionado às causas específicas de sangramento. As intervenções podem ser didaticamente divididas em medidas de estabilização inicial e medidas após estabilização inicial.

Estabilização inicial

Para sistematizar o cuidado desses pacientes, foi criado o protocolo ABCDE, cujas letras indicam respectivamente via aérea (*airway*), respiração (*breathing*), circulação (*circulation*), deficiência neurológica (*disability*) e exposição (*exposure*).[28] A fase de "circulação" identifica e controla sangramentos ativos, além de avaliar a perfusão de órgãos vitais. A prioridade é o controle de sangramentos externos, seja por compressão direta, seja, em extremidades, pelo uso de torniquetes, quando a compressão não se mostra eficaz. Outras medidas importantes durante o processo de estabilização inicial dos pacientes são a ressuscitação volêmica e a utilização da terapia antifibrinolítica com o ácido tranexâmico.

A reposição de volume é essencial em pacientes hemodinamicamente instáveis, com o intuito de restaurar rapidamente o volume intravascular, otimizar a perfusão tecidual e evitar a insuficiência orgânica secundária à hipoperfusão. Nesse contexto, cristaloides, coloides e concentrados de hemácias podem ser administrados conforme a necessidade clínica:

- **Cristaloides:** soluções como o soro fisiológico ou Ringer-lactato são comumente utilizadas como 1ª linha na ressuscitação. Elas são administradas rapidamente para restaurar o débito cardíaco e a pressão arterial;
- **Coloides:** embora possam aumentar a pressão oncótica e manter a volemia por mais tempo que os cristaloides, os coloides (como a albumina) são geralmente reservados para situações específicas consequentes a preocupações com efeitos colaterais e custo;
- **Concentrados de hemácias:** se o sangramento for significativo ou houver evidência de anemia grave, a transfusão de concentrados de hemácias pode ser necessária para restaurar a capacidade de transporte de oxigênio do sangue;
- **Componentes sanguíneos:** em situações de coagulopatia ou sangramento maciço, a administração de plasma fresco congelado, de plaquetas e de concentrados de fatores de coagulação pode ser essencial.

Quanto aos limiares para indicação de ressuscitação volêmica, atualmente é discutida a comparação entre estratégia restritiva e liberal. Uma metanálise recente sobre o tema reportou uma redução em 35% da mortalidade em 30 dias associada à abordagem restritiva de ressuscitação volêmica no contexto de trauma,[29] reduzindo complicações associadas a sobrecarga volêmica e transfusões excessivas.

A escolha do fluido e a quantidade a ser administrada devem ser individualizadas de acordo com a situação específica e as necessidades do paciente. Uma vez indicada a ressuscitação volêmica, uma avaliação contínua e ajustes com base na resposta do paciente e na evolução do quadro clínico são essenciais. Um método valioso para avaliação de perfusão orgânica é a monitorização da diurese. Isso pode ser realizado com a inserção de cateter vesical em pacientes gravemente traumatizados e permite a detecção precoce de choque. O débito urinário considerado normal varia de 0,5 a 1 mL/kg/hora em adultos.

Quanto ao uso do ácido tranexâmico no trauma, estudos, como o CRASH-2,[30] demonstraram que a administração precoce desse medicamento em pacientes vítimas de trauma com suspeita de sangramento significativo pode reduzir a mortalidade por hemorragia. É importante administrar o ácido tranexâmico nas primeiras 3 horas após o trauma para maximizar seus benefícios.

Após estabilização inicial

Com a estabilização inicial, a avaliação secundária identifica outras fontes potenciais de sangramento. Tomografia computadorizada (TC) e ultrassonografia FAST (*focused assessment with sonography for trauma*) são ferramentas diagnósticas fundamentais. Em conjunto com esses exames de imagem, o controle definitivo do sangramento, muitas vezes, requer intervenção cirúrgica ou procedimentos intervencionistas, como a embolização arterial ou o tamponamento mecânico local.

Outro fator importante a ser considerado durante o manejo de hemorragia nesse contexto é a possível indução da coagulopatia do trauma, caracterizada por coagulação prejudicada e hiperfibrinólise. Além do ácido tranexâmico, a reposição com plasma fresco congelado, concentrados de fatores de coagulação e plaquetas pode ser necessária.

O manejo do sangramento em pacientes vítimas de trauma é um desafio que exige ação rápida, avaliação cuidadosa e intervenções específicas.

Pacientes em uso de anticoagulantes

O manejo perioperatório de pacientes em uso de anticoagulantes é uma tarefa complexa e exige atenção meticulosa para garantir a segurança do paciente. A anticoagulação é prescrita para uma variedade de condições, incluindo fibrilação atrial, tromboembolismo venoso e próteses de válvulas cardíacas. Contudo, a sua interrupção pode aumentar o risco de eventos tromboembólicos, enquanto a sua continuação pode aumentar o risco de sangramento no período perioperatório.

Durante a avaliação pré-operatória, é essencial avaliar a indicação da terapia anticoagulante, a sua duração e o risco de tromboembolismo na sua ausência. Para avaliação do risco perioperatório de tromboembolismo, são considerados fatores individuais do paciente e o tipo de procedimento em questão.[31]

Para procedimentos com alto risco de sangramento, como cirurgias cardiovasculares, pode ser necessário interromper o anticoagulante antes da operação. O tempo de interrupção varia conforme o medicamento em questão e a farmacocinética associada. Em casos de alto risco tromboembólico, pode ser considerada a anticoagulação ponte com heparina ou heparina de baixo peso molecular.

Após o procedimento, é crucial avaliar o momento adequado para reiniciar a anticoagulação. Geralmente, a anticoagulação pode ser retomada 24 a 48 horas após a cirurgia, desde que o risco de sangramento tenha diminuído. Contudo, essa decisão deve ser individualizada, ponderando-se os riscos e benefícios.

Novos ACO, como dabigatrana, rivaroxabana e apixabana, têm meias-vidas mais curtas e menos interações medicamentosas em comparação com a varfarina, mas ainda requerem considerações específicas no perioperatório.

Em resumo, o manejo de pacientes em uso de anticoagulantes baseia-se sempre em buscar o equilíbrio entre prevenir eventos tromboembólicos e evitar complicações hemorrágicas.

Pacientes com distúrbios da coagulação

Os pacientes portadores de distúrbios da coagulação demandam atenção especial durante todo o perioperatório. Idealmente, as cirurgias nesse grupo de pacientes devem ser realizadas em caráter eletivo a fim de permitir o preparo pré-operatório adequado.

Durante a avaliação pré-operatória, além da anamnese detalhada, é importante realizar exames laboratoriais específicos para avaliar a integridade do sistema de coagulação. Isso inclui TP, TTPA, contagem de plaquetas e, quando apropriado, níveis específicos de fatores de coagulação. Para pacientes com distúrbios conhecidos da coagulação, pode ser necessário corrigir o defeito antes da cirurgia. Isso pode envolver a administração de concentrados de fatores de coagulação, plasma fresco congelado ou plaquetas, dependendo do distúrbio específico.

Para correção de distúrbios leves, apenas a utilização de agentes hemostáticos inespecíficos pode ser suficiente, como o uso de acetato de desmopressina (DDAVP). Porém, em distúrbios de maior gravidade, o uso de terapia antifibrinolítica com o ácido tranexâmico pode ser necessário durante todo o perioperatório. Nesses pacientes, a fim de garantir maior estabilidade do coágulo, o ácido tranexâmico pode ser administrado profilaticamente por via endovenosa antecedendo a indução anestésica. Caso se decida por realizar terapia antifibrinolítica via oral, deve-se iniciar o preparo com uma antecedência de 1 a 2 dias do procedimento cirúrgico.[32]

Durante o procedimento, é crucial monitorar continuamente sangramentos e estar preparado para administrar produtos sanguíneos conforme necessário. O uso de agentes hemostáticos locais, como a esponja de gelatina ou o colágeno, pode ser benéfico para controlar sangramentos no local da cirurgia.

Após o procedimento, pacientes com distúrbios da coagulação podem necessitar de monitorização laboratorial mais frequente e podem precisar de reposição contínua de fatores de coagulação ou plaquetas. É essencial revisar todas as medicações do paciente, uma vez que muitos fármacos, como anti-inflamatórios não esteroidais e alguns antibióticos, podem interferir na função plaquetária ou na coagulação.

Em casos de distúrbios hereditários, a colaboração com hematologistas é crucial para garantir que o paciente receba o tratamento mais apropriado. Além disso, pacientes com distúrbios da coagulação frequentemente têm experiência em reconhecer os sintomas de sangramento ou hematoma e devem ser instruídos a relatar imediatamente qualquer anormalidade.

Dessa forma, é possível perceber que o manejo perioperatório de pacientes com distúrbios da coagulação requer uma abordagem multidisciplinar e individualizada. Uma avaliação cuidadosa, monitorização contínua e colaboração entre as equipes médicas são essenciais para garantir a segurança do paciente e resultados cirúrgicos bem-sucedidos.

Testemunhas de Jeová

O tratamento de pacientes testemunhas de Jeová, particularmente no contexto de sangramento ou cirurgias, apresenta desafios únicos em virtude de objeções religiosas à transfusão de sangue total e de seus principais componentes. Respeitar as crenças e os desejos do paciente é essencial, enquanto se busca proporcionar o melhor cuidado médico possível.

Antes de qualquer procedimento ou tratamento, é imperativo discutir com o paciente e/ou seus representantes legais os potenciais riscos associados à recusa de transfusões de sangue. É vital garantir que o paciente compreenda plenamente as implicações de suas decisões e que dê um consentimento informado de forma registrada para proteção dos profissionais responsáveis pelo procedimento. Também é fundamental compreender o que está incluído na recusa do paciente, tendo em vista que alguns pacientes possam ser mais liberais quanto à transfusão de certos hemocomponentes específicos.

Tendo em vista os empecilhos ao adequado manejo em casos de sangramento, a prevenção utilizando técnicas que minimizem a perda sanguínea é essencial. Isso pode incluir cirurgia minimamente invasiva, eletrocauterização e o uso de agentes hemostáticos locais.

Nesses pacientes, algumas técnicas alternativas podem ser utilizadas, desde que previamente discutidas e aceitas pelo paciente. As principais técnicas alternativas são:

- **Medicamentos eritropoiéticos:** agentes usados para estimular a produção de glóbulos vermelhos antes de procedimentos planejados;
- **Hemodiluição normovolêmica aguda:** remoção e substituição de sangue do paciente por cristaloides ou coloides antes de uma cirurgia, diluindo os componentes sanguíneos, mas mantendo o volume circulatório;
- **Recuperação de sangue autólogo:** o sangue perdido durante a cirurgia pode ser coletado, processado e reinfundido no paciente;
- **Ácido tranexâmico:** agente antifibrinolítico que pode ser usado para reduzir o sangramento em determinadas situações.

Na literatura, há também relatos de casos de manejo de anemia severa em pacientes testemunhas de Jeová com otimização de oferta de oxigênio por meio da indução de hiperoxemia, com o intuito de evitar hipóxia tecidual.[33,34]

Nos cenários de sangramento agudo, um suporte intensivo visando otimização hemodinâmica e respiratória é essencial. Isso pode incluir o uso de cristaloides, coloides, drogas vasopressoras e ventilação mecânica, conforme necessário.[35]

Embora os profissionais de Saúde tenham o dever de salvar vidas, também têm a responsabilidade ética de respeitar as crenças e decisões autônomas dos pacientes. Em situações nas quais um impasse ético possa surgir, a consultoria ética pode ser benéfica.

Conclusão

Por intermédio do presente capítulo, foi possível identificar pacientes sob risco aumentado para eventos hemorrágicos, sintetizar os parâmetros avaliados para reconhecer sangramentos no intra e no pós-operatório e abordar as principais medidas para manejo dessa complicação perioperatória. Além disso, populações especiais, tais quais portadores de trombofilias, pacientes em uso de anticoagulantes e testemunhas de Jeová, também foram brevemente discutidas. Nesses pacientes de maior risco, uma abordagem multidisciplinar pode ser necessária para a implementação de estratégias de manejo de sangramento adaptadas às necessidades individuais do paciente. Uma hemostasia adequada é fundamental para minimização de riscos de complicações, como hemorragias pós-operatórias, transfusões sanguíneas excessivas e prolongamento do tempo cirúrgico. Dessa forma, o sangramento no período perioperatório demanda especial atenção a fim de garantir a segurança do paciente e a eficácia dos procedimentos cirúrgicos.

Mensagens principais

- O manejo do sangramento começa no pré-operatório pela estratificação de risco e otimização da hematimetria.
- Construir um projeto de PBM e educar o time multidisciplinar para garantir sua execução.
- Utilizar antifibrinolíticos sempre que houver risco de sangramento e não houver contraindicação.
- Utilizar métodos *point-of-care* para orientar o manejo hemostático.
- Garantir a vigilância próxima de pacientes de alto risco em pós-operatório.

Referências bibliográficas

1. International Surgical Outcomes Study Group. Global patient outcomes after elective surgery: prospective cohort study in 27 low-, middle- and high-income countries. Br J Anaesth. 2016 Oct 31;117(5):601-9.
2. Rodeghiero F, Tosetto A, Abshire T, Arnold DM, Coller B, James P et al. ISTH/SSC bleeding assessment tool: a standardized questionnaire and a proposal for a new bleeding score for inherited bleeding disorders. J Thromb Haemost. 2010 Sep;8(9):2063-5.
3. Görlinger K, Fries D, Dirkmann D, Weber CF, Hanke AA, Schöchl H. Reduction of fresh frozen plasma requirements by perioperative point-of-care coagulation management with early calculated goal-directed therapy. Transfus Med Hemotherapy. 2012;39(2):104-13.
4. Bolliger D, Tanaka KA. Roles of thrombelastography and thromboelastometry for patient blood management in cardiac surgery. Transfus Med Rev. 2013 Oct;27(4):213-20.
5. Shander A, Knight K, Thurer R, Adamson J, Spence R. Prevalence and outcomes of anemia in surgery: a systematic review of the literature. Am J Med. 2004 Apr;116(7):58-69.

6. Muñoz M, Laso-Morales MJ, Gómez-Ramírez S, Cadellas M, Núñez-Matas MJ, García-Erce JA. Preoperative haemoglobin levels and iron status in a large multicentre cohort of patients undergoing major elective surgery. Anaesthesia. 2017 Jul;72(7):826-34.
7. Fowler AJ, Ahmad T, Phull MK, Allard S, Gillies MA, Pearse RM. Meta-analysis of the association between preoperative anaemia and mortality after surgery. Br J Surg. 2015 Sep 9;102(11):1314-24.
8. Abeysiri S, Chau M, Richards T. Perioperative anemia management. Semin Thromb Hemost. 2020 Feb;46(01):008-16.
9. Warner MA, Shore-Lesserson L, Shander A, Patel SY, Perelman SI, Guinn NR. Perioperative anemia: prevention, diagnosis, and management throughout the spectrum of perioperative care. Anesth Analg. 2020 May;130(5):1364-80.
10. Mangano DT. Aspirin and mortality from coronary bypass surgery. N Engl J Med. 2002 Oct 24;347(17):1309-17.
11. Lewis SR, Pritchard MW, Schofield-Robinson OJ, Alderson P, Smith AF. Continuation versus discontinuation of antiplatelet therapy for bleeding and ischaemic events in adults undergoing non-cardiac surgery. Cochrane Anaesthesia Group, editor. Cochrane Database Syst Rev [Internet]. 2018 Jul 18 [acesso em 29 out 2023];2018(10). Disponível em: http://doi.wiley.com/10.1002/14651858.CD012584.pub2.
12. Kietaibl S, Ahmed A, Afshari A, Albaladejo P, Aldecoa C, Barauskas G et al. Management of severe peri-operative bleeding: guidelines from the European Society of Anaesthesiology and Intensive Care: second update 2022. Eur J Anaesthesiol. 2023 Apr;40(4):226-304.
13. Tafur A, Douketis J. Perioperative management of anticoagulant and antiplatelet therapy. Heart. 2018 Sep;104(17):1461-7.
14. Kozek-Langenecker SA, Ahmed AB, Afshari A, Albaladejo P, Aldecoa C, Barauskas G et al. Management of severe perioperative bleeding: guidelines from the European Society of Anaesthesiology: first update 2016. Eur J Anaesthesiol. 2017 Jun;34(6):332-95.
15. Henry DA, Carless PA, Moxey AJ, O'Connell D, Stokes BJ, Fergusson DA et al. Anti-fibrinolytic use for minimising perioperative allogeneic blood transfusion. In: The Cochrane Collaboration, editor. Cochrane Database of Systematic Reviews [Internet]. Chichester, UK: John Wiley & Sons, Ltd; 2011 [acesso em 29 out 2023]. p. CD001886.pub3. Disponível em: https://doi.wiley.com/10.1002/14651858.CD001886.pub3
16. Effects of tranexamic acid on death, vascular occlusive events, and blood transfusion in trauma patients with significant haemorrhage (CRASH-2): a randomised, placebo-controlled trial, The Lancet, CRASH-2 trial collaborators. v. 376, Issue 9734,, 2010,23-32.
17. Hajjar LA, Vincent JL. Transfusion requirements after cardiac surgery. 2010 Oct 13;304(14):1559-67. doi: 10.1001/jama.2010.1446.
18. Vlaar AP, Oczkowski S, De Bruin S, Wijnberge M, Antonelli M, Aubron C et al. Transfusion strategies in non-bleeding critically ill adults: a clinical practice guideline from the European Society of Intensive Care Medicine. Intensive Care Med. 2020 Apr;46(4):673-96.
19. Carson JL, Terrin ML, Noveck H, Sanders DW, Chaitman BR, Rhoads GG et al. Liberal or restrictive transfusion in high-risk patients after hip surgery. N Engl J Med. 2011 Dec 29;365(26):2453-62.
20. Barkun AN, Almadi M, Kuipers EJ, Laine L, Sung J, Tse F et al. Management of nonvariceal upper gastrointestinal bleeding: guideline recommendations from the International Consensus Group. Ann Intern Med. 2019 Dec 3;171(11):805.
21. de Almeida JP, Vincent JL.Transfusion requirements in surgical oncology patients: a prospective, randomized controlled trial. Anesthesiology. 2015 Jan;122(1):29-38. doi: 10.1097/ALN.0000000000000511. PMID: 25401417.
22. Silva JM, De Oliveira AMR, Nogueira FAM, Vianna PMM, Pereira Filho MC, Dias LF et al. The effect of excess fluid balance on the mortality rate of surgical patients: a multicenter prospective study. Crit Care. 2013 Dec;17(6):R288.
23. Lewis SR, Pritchard MW, Evans DJ, Butler AR, Alderson P, Smith AF et al. Colloids versus crystalloids for fluid resuscitation in critically ill people. Cochrane Injuries Group, editor. Cochrane Database Syst Rev [Internet]. 2018 Aug 3 [acesso em 29 out 2023]; Disponível em: https://doi.wiley.com/10.1002/14651858.CD000567.pub7.

24. Finfer S, Bellomo R, SAFE Study Investigators. A comparison of albumin and saline for fluid resuscitation in the intensive care unit. N Engl J Med. 2004 May 27;350(22):2247-56. doi: 10.1056/NEJMoa040232. PMID: 15163774.
25. Calvo-Vecino JM, Ripollés-Melchor J, Mythen MG, Casans-Francés R, Balik A, Artacho JP et al. Effect of goal-directed haemodynamic therapy on postoperative complications in low-moderate risk surgical patients: a multicentre randomised controlled trial (FEDORA trial). Br J Anaesth. 2018 Apr;120(4):734-44.
26. Pearse RM, Harrison DA, MacDonald N, Gillies MA, Blunt M, Ackland G et al. Effect of a perioperative, cardiac output-guided hemodynamic therapy algorithm on outcomes following major gastrointestinal surgery: a randomized clinical trial and systematic review. JAMA. 2014 Jun 4;311(21):2181.
27. Miller TE, Roche AM, Mythen M. Fluid management and goal-directed therapy as an adjunct to enhanced recovery after surgery (ERAS). Can J Anesth Can Anesth. 2015 Feb;62(2):158-68.
28. Spahn DR, Bouillon B, Cerny V, Duranteau J, Filipescu D, Hunt BJ et al. The European guideline on management of major bleeding and coagulopathy following trauma: fifth edition. Crit Care. 2019 Dec;23(1):98.
29. Carson JL, Stanworth SJ, Dennis JA, Trivella M, Roubinian N, Fergusson DA et al. Transfusion thresholds for guiding red blood cell transfusion. Cochrane Injuries Group, editor. Cochrane Database Syst Rev [Internet]. 2021 Dec 21 [acesso em 29 out 2023];2022(1). Disponível em: http://doi.wiley.com/10.1002/14651858.CD002042.pub5.
30. Roberts I, Shakur H, Coats T, Hunt B, Balogun E, Barnetson L et al. The CRASH-2 trial: a randomised controlled trial and economic evaluation of the effects of tranexamic acid on death, vascular occlusive events and transfusion requirement in bleeding trauma patients. Health Technol Assess [Internet]. 2013 Mar [acesso em 29 out 2023];17(10). Disponível em: https://www.journalslibrary.nihr.ac.uk/hta/hta17100/.
31. Douketis JD, Spyropoulos AC, Murad MH, Arcelus JI, Dager WE, Dunn AS et al. Perioperative management of antithrombotic therapy. CHEST. 2022 Nov;162(5):e207-43.
32. Mensah PK, Gooding R. Surgery in patients with inherited bleeding disorders. Anaesthesia. 2015 Jan;70(s1):112.
33. Dicpinigaitis PV. Optimization of tissue oxygenation in critically ill Jehovah's witness patients. Am J Med. 2010 Aug;123(8):e17.
34. Simmons L, Stephenson-Famy A, Easterling T. Optimization of oxygen delivery in a Jehovah's witness with severe anaemia after postpartum haemorrhage. Obstet Med. 2012 Mar;5(1):39-41.
35. Berend K, Levi M. Management of adult Jehovah's witness patients with acute bleeding. Am J Med. 2009 Dec;122(12):1071-6.

33 Manejo dos Distúrbios Hidroeletrolíticos, Ácido-Básicos e Metabólicos

Renata Pinheiro Módolo
Norma Sueli Pinheiro Módolo
Saullo Queiroz Silveira
Fernando Nardy Bellicieri

Introdução

As desordens do equilíbrio ácido-básico, hidroeletrolítico e metabólico são muito frequentes em pacientes cirúrgicos de alto risco. Entre os fatores determinantes, podemos citar: comorbidades graves; porte cirúrgico; síndrome da resposta inflamatória sistêmica; hemorragia maciça; e outros fatores que resultem em instabilidade hemodinâmica.[1]

Esses desequilíbrios são divididos em acidose metabólica, acidose respiratória, alcalose metabólica e alcalose respiratória. A acidose metabólica é a apresentação mais comum no perioperatório de pacientes críticos e pode ser dividida entre as formas com ânion *gap* normal ou aumentado. Além disso, pode haver distúrbios primários ou mistos.[2]

A gasometria, seja arterial, seja venosa, é um exame simples, *point-of-care*, amplamente disponível e capaz de fornecer informações vitais sobre microcirculação e as condições de equilíbrio hidroeletrolítico, ácido-básico e metabólico.

Conhecer as condições clínicas pré-operatórias, garantir estabilidade hemodinâmica intraoperatória e manejar eventuais desequilíbrios por meio de monitorização *point-of-care* e pronta correção dos distúrbios são ações fundamentais.

Equilíbrio ácido-básico

Para o adequado funcionamento do organismo, são necessárias várias reações químicas, muitas mediadas por processos enzimáticos que dependem de condições estreitas de temperatura e pH. Nessa mesma linha, processos vitais de coagulação, transmissão nervosa e contratilidade miocárdica dependem de equilíbrio iônico. Em cirurgias de grande porte, é primordial prevenir, identificar e tratar distúrbios que afetem essa homeostase antes que resultem em desfechos negativos.

A seguir, discutiremos alguns conceitos para melhor compreensão do capítulo (Quadro 33.1).

Quadro 33.1. Conceitos da gasometria.

		Observação
pH	Expressa a concentração de íons hidrogênio pelo seu cologaritmo decimal	Valor de referência varia de 7,35 a 7,45
Alcalemia	Situação na qual o valor do pH sanguíneo é superior a 7,45	
Alcalose	Tendência à alcalemia	
Acidemia	Situação na qual o valor do pH sanguíneo é inferior a 7,35	
Acidose	Tendência à acidemia	
Tampão	Substância que reduz a variação do pH	
Osmolaridade	Relacionada com a concentração de partículas osmoticamente ativas presentes no sangue	$Osm = 2Na^+ + glicemia/18 + ureia/6$
Ânion *gap*	Representa a diferença entre ânions e cátions não mensuráveis	$AG = Na^+ - (Bic + Cl^-)$ Valor de referência varia de 8 a 12 mEq/L

Fonte: Adaptado de Lopes, 2013.

Para entendimento do conceito de ânion *gap* (AG), é importante compreender que, para a manutenção do equilíbrio eletrolítico do plasma, o total de cátions precisa ser igual ao total de ânions. O principal cátion no plasma é o sódio e os principais ânions são o cloreto e o bicarbonato (Bic). Os principais cátions não mensuráveis do plasma são: cálcio; magnésio; potássio; e gamaglobulinas.[3] Logo, temos que:

$$\text{ânions} = \text{cátions}$$
$$Bic + Cl^- + \text{ânions não mensuráveis} = Na^+ + \text{cátions não mensuráveis}$$
$$\text{ânions não mensuráveis} - \text{cátions mensuráveis} = Na^+ - (Cl^- + Bic)$$
$$AG = Na^+ - (Cl^- + Bic)$$

Se AG = ânions não mensuráveis - cátions mensuráveis, ocorrerá aumento do AG quando houver aumento de ânions não mensuráveis ou diminuição de cátions não mensuráveis.

Acidose metabólica

A acidose metabólica é definida pela diminuição do bicarbonato plasmático, independentemente do pH.[4] Embora possa diminuir o pH, este pode se apresentar normal ou até aumentado, a depender de outros distúrbios ácido-básicos associados.[5] Pode ocorrer por aumento da produção ou pela diminuição da eliminação de substâncias ácidas, perda de fluidos contendo bicarbonato ou retenção de íons hidrogênio. O Quadro 33.2 traz exemplos de etiologias possíveis para esse distúrbio. Na forma primária, a concentração de bicarbonato é menor do que 22 mEq/L, porém, em distúrbios mistos, pode haver acidose metabólica mesmo com bicarbonato acima de 22 mEq/L.[4]

A diferenciação entre as formas com AG normal ou AG aumentado é primordial para distinguir as causas. Além disso, o AG $\geq$ 14,10 mmol/L é fator de risco independente para complicações graves em pacientes cirúrgicos.[6]

Para entender como se desenvolve o aumento no AG, basta o seguinte racional: as substâncias ácidas na circulação se dissociam em íons hidrogênio e em uma base aniônica. O ácido lático, por exemplo, se dissocia em H^+ e lactato. Nesse momento, o bicarbonato presente no sangue tamponará íons H^+ e ocorrerá acúmulo de lactato (ânion não mensurável), aumentando a diferença entre os ânions e cátions não mensuráveis e gerando a acidose com AG aumentado.

Quando há perda de fluidos contendo bicarbonato como na acidose tubular renal ou em casos de diarreia, há desbalanço na relação de ânions e cátions plasmáticos; porém não ocorre acúmulo de ânions não mensuráveis. Para normalizar essa relação, ocorrerá aumento do cloreto sanguíneo. Nesse caso, estaremos diante de uma acidose metabólica hiperclorêmica com AG normal.

A acidose metabólica se associa à depressão miocárdica, predisposição a arritmias, vasodilatação periférica e resposta deficiente a drogas vasoativas. Além disso, pode haver vasoconstrição e aumento da resistência vascular pulmonar. Além do acometimento do sistema cardiovascular, pode haver rebaixamento do nível de consciência, resistência à insulina, aumento da demanda metabólica e da degradação proteica e ainda hipercalemia por *shift* celular e deslocamento da curva de dissociação de hemoglobina para a direita.

Quadro 33.2 Causas de acidose metabólica.

Causas de acidose metabólica	Mecanismo	AG	Cloro
Insuficiência renal (aguda e crônica)	Redução da excreção de ácidos	Aumentado	Normoclorêmica
Cetoacidose diabética	Produção aumentada de ácidos	Aumentado	Normoclorêmica
Cetoacidose alcóolica	Produção aumentada de ácidos	Aumentado	Normoclorêmica
Cetoacidose por jejum prolongado	Produção aumentada de ácidos	Aumentado	Normoclorêmica
Acidose lática	Produção aumentada de ácidos	Aumentado	Normoclorêmica
Intoxicações por metanol, etilenoglicol, salicilatos	Produção aumentada de ácidos	Aumentado	Normoclorêmicas
Diarreia	Perda de bicarbonato digestivo	Normal	Hiperclorêmica
Fístula entérica, biliar ou pancreática	Perda de bicarbonato digestivo	Normal	Hiperclorêmicas
Alça jejunal, alça ileal	Perda de bicarbonato digestivo	Normal	Hiperclorêmicas
Derivação uretral	Perda de bicarbonato digestivo	Normal	Hiperclorêmica
Acidose tubular renal	Perda de bicarbonato renal	Normal	Hiperclorêmica
Inibidores da anidrase carbônica	Perda de bicarbonato renal	Normal	Hiperclorêmicas
Hiperparatireoidismo primário	Perda de bicarbonato renal	Normal	Hiperclorêmica
Diuréticos poupadores de potássio	Perda de bicarbonato renal	Normal	Hiperclorêmicas
Nefropatias intersticiais	Perda de bicarbonato renal	Normal	Hiperclorêmicas
Fase de resolução da cetoacidose diabética	Retenção primária de H^+	Normal	Hiperclorêmica
Nutrição parenteral	Retenção primária de H+	Normal	Hiperclorêmica
Fase inicial da insuficiência renal crônica	Retenção primária de H+	Normal	Hiperclorêmica

Fonte: Adaptado de Lopes, 2013.

Acidose lática

Acidose lática é a causa mais comum de acidose metabólica em pacientes de alto risco. O lactato deve ser preferencialmente dosado do sangue arterial, pois condições relacionadas à coleta venosa, especialmente o garroteamento prolongado, podem resultar em valores falsamente aumentados. Caso não seja possível a coleta arterial, deve-se preferir a dosagem a partir de um cateter venoso central.

Quanto à etiologia, a hipóxia tecidual por insuficiência circulatória é a mais comum. Algumas medicações interferem no metabolismo celular aeróbio e resultam em anaerobiose e consequente aumento da produção de ácido lático, como no uso prolongado de nitroprussiato e em usuários de metformina sob condições de estresse. Pacientes com insuficiência hepática grave podem desenvolver hiperlactatemia por diminuição do *clearance* de ácido lático pelo fígado.

Cetoacidose

A cetoacidose é uma forma de acidose metabólica, com AG aumentado, secundária ao acúmulo de corpos cetônicos utilizados como fonte alternativa de energia na falta de glicose (acetona, ácido acetoacético e ácido beta-hidroxibutírico). Essas moléculas são produzidas em situações como diabetes *mellitus* tipo 1 descompensado, intoxicação alcoólica e jejum prolongado.

Tratamento

O tratamento da acidose metabólica se baseia na sua etiologia. A cuidadosa análise da gasometria arterial é fundamental.

Nas acidoses com AG aumentado (acidose lática e cetoacidose), o tratamento da condição de base geralmente é suficiente, não sendo necessária a reposição de bicarbonato de sódio que deve ser reservada para casos com acidemia grave (pH < 7,10, bicarbonato < 8 mEq/L e/ou *base excess* (BE) < -10). Em pacientes politraumatizados com necessidade de transfusão, pode-se considerar reposição de bicarbonato com pH < 7,2 e/ou bicarbonato < 12 mEq/L pelo risco de coagulopatia associada à acidose. Quando a reposição for necessária, deve-se calcular o déficit de bicarbonato pela fórmula:

$$\text{BIC em mEq/L} = \text{BE} \times \text{peso} \times 0{,}3$$

Esse valor é, em teoria, a quantidade de bicarbonato necessária para normalizar o pH. Porém, deve-se infundir inicialmente um terço do volume calculado. A reposição é realizada com bicarbonato de sódio a 8,4% no qual 1 mL equivale a 1mEq de bicarbonato de sódio.

Acidose respiratória

A acidose respiratória é causada pela retenção de CO_2 com aumento da $PaCO_2$. Pode resultar da hipoventilação pulmonar, que é a causa mais comum,[7] porém também pode decorrer da absorção de CO_2 do pneumoperitôneo. O dióxido de carbono reage com água liberando íons hidrogênio.

$$CO_2 + H_2O = H^+ + HCO_3^-$$

Pela concentração plasmática de bicarbonato, é possível diferenciar a acidose respiratória aguda da crônica. Para cada aumento de 10 mmHg na PCO_2, haverá aumento de 1 mEq/L de HCO_3^- na acidose respiratória aguda e 4 mEq/L na crônica.

Em pacientes com síndrome do desconforto respiratório agudo (SDRA), há hipoventilação intencional com hipercapnia permissiva e consequente acidose respiratória com o objetivo de reduzir o risco de barotrauma. Há evidências de que, nesses pacientes, a acidose respiratória pode ter efeitos benéficos na atenuação da cascata inflamatória.[8]

O acúmulo de dióxido de carbono pode gerar vasodilatação cerebral e aumento da pressão intracraniana, portanto a limitação da $PaCO_2$ é fundamental em pacientes neurocríticos e naqueles submetidos à neurocirurgia. Ao dobrar o valor da $PaCO_2$, espera-se que o fluxo sanguíneo cerebral também dobre, uma vez que o aumento do fluxo é diretamente proporcional à $PaCO_2$ na faixa entre 20 e 80 mmHg.

Tratamento

O tratamento da acidose respiratória envolve o tratamento da causa de base e suporte ventilatório quando necessário, especialmente nas formas agudas. Vale destacar a possibilidade de hipercapnia permissiva como forma de evitar barotrauma em pacientes com SDRA, ou naqueles submetidos à cirurgia videolaparoscópica especialmente em Trendelenburg e cirurgia torácica com ventilação monopulmonar.

Nos casos agudos, pode haver necessidade de intubação e ventilação mecânica, porém a utilização de ventilação não invasiva (VNI) e de cateter nasal de alto fluxo é opção viável em muitos casos.[9-12]

No distúrbio crônico, a correção da acidose respiratória é muito difícil. Raramente necessita da ventilação mecânica para sua correção, devendo-se apenas controlar a doença de base e aplicar medidas adicionais como cessar tabagismo e usar oxigenoterapia complementar. Quando ocorre agudização do caso crônico, trata-se a doença como no caso agudo.

Alcalose metabólica

A alcalose metabólica é o distúrbio ácido-básico mais frequente em pacientes hospitalizados.[13] Na terapia intensiva, a acidose metabólica é o distúrbio mais comum no momento da admissão e a alcalose metabólica, durante a internação.[14]

A alcalose metabólica primária caracteriza-se pelo aumento do pH sanguíneo secundário à redução da concentração de íons hidrogênio (perda do ácido), ou pelo aumento do bicarbonato plasmático (ganho de base). A principal etiologia se relaciona a intervenções terapêuticas agressivas para tratar choque, acidemia, sobrecarga volêmica, coagulopatia grave, insuficiência respiratória e lesão renal aguda.[15] O Quadro 33.3 lista uma série de possíveis etiologogias relacionadas à alcalose metabólica.

Quadro 33.3 Causas de alcalose metabólica.

Perda pelo trato gastrointestinal	Vômitos e drenagem gástrica	Suco gástrico é rico em ácido clorídrico (HCl); logo, situações em que ocorre sua perda podem gerar alcalose metabólica por perda de HCl e hipocalemia por perda de potássio em detrimento da retenção de hidrogênio no túbulo distal
	Cloridorreia congênita	Defeito específico na reabsorção intestinal de cloro e na secreção de bicarbonato

(Continua)

Quadro 33.3 Causas de alcalose metabólica. (*Continuação*)

	Adenoma viloso de cólon	Secreta um líquido pobre em bicarbonato e rico em potássio
Perda renal de íons hidrogênio	Diuréticos de alça e tiazídicos	Inibição da reabsorção de sódio na alça de Henle (furosemida) ou túbulo contorcido distal (tiazídicos)
	Hiperaldosteronismo primário	Aumento da produção de aldosterona
	Síndrome de Cushing	Aumento do cortisol plasmático, podendo causar efeito aldosterona-símile
	Hipertensão renovascular	Ativação do sistema renina-angiotensina-aldosterona
	Alcalose pós-hipercapnia crônica	Aumento compensatório de bicarbonato
	Baixa ingestão de cloro	
	Altas doses de carbenicilina e penicilina	
	Hipercalcemia	Aumenta a secreção de íons hidrogênio e a reabsorção de bicarbonato
	Síndrome de Bartter	Doença autossômica recessiva que cursa com distúrbio genético da alça de Henle, provocando um quadro semelhante ao de abuso de furosemida
Influxo intracelular de íons hidrogênio	Hipocalemia	Causa influxo intracelular de H^+ em troca de K^+, aumenta a excreção de ácidos e a reabsorção de HCO_3^- pelos rins
Retenção de bicarbonato	Administração excessiva de bicarbonato de sódio	
	Alcalose de contração	
Síndrome de Liddle		Quadro clínico semelhante ao do hiperaldosteronismo primário, porém com níveis de aldosterona normais. Provável defeito no canal de sódio amilorida-dependente

Fonte: Adaptado de Lopes, 2013.

As células do túbulo contorcido proximal são responsáveis pela reabsorção de 65% da água filtrada pelos glomérulos e 60% da reabsorção de sódio, além da reabsorção de cloro, bicarbonato, aminoácidos e glicose. Portanto, essa será a região do rim implicada no entendimento dessa entidade. Em condições normais, os rins são capazes de excretar o bicarbonato em excesso, portanto, para a instalação da alcalose metabólica, é preciso não apenas uma fase em que haja perda de ácido (íons hidrogênio) ou acúmulo de base (íons bicarbonato), mas também uma fase na qual os rins perdem a capacidade de excretar bicarbonato, contribuindo para a manutenção da alcalose metabólica.

A depender da fisiopatologia, a alcalose metabólica pode ser dividida em dois grandes grupos:

1) **Alcalose de contração:** caracterizada por situações de hipovolemia e associada à hipocloremia e hipocalemia. Em situações de hipovolemia, o néfron reabsorverá mais sódio para tentar reestabelecer a volemia e, com isso, ocorrerá, por consequência, o aumento da reabsorção de bicarbonato. Ao mesmo tempo, como existe menos cloro para ser reabsorvido com o sódio, ainda mais bicarbonato será reabsorvido para manutenção do gradiente eletroquímico. No túbulo distal, o bicarbonato também pode ser secretado pelo túbulo em troca de íons cloro; porém esse mecanismo também está prejudicado em virtude da hipocloremia. Além disso, em situações de hipovolemia ocorre ativação do sistema-renina-angiotensina aldosterona pela mácula densa, com ação da aldosterona no ducto coletor, promovendo a reabsorção de sódio. Essa reabsorção de sódio estimula a secreção de uma carga positiva na luz tubular para manter a estabilidade eletroquímica, podendo ser potássio ou hidrogênio. Como essa entidade geralmente cursa com hipocalemia, ocorre predominância da excreção de íons hidrogênio, com a manutenção da alcalose;
2) **Alcalose relacionada ao hiperaldosteronismo:** cursa também com hipocalemia por causa da diminuição de íons hidrogênio no túbulo distal e predispõe ao predomínio de secreção de potássio em detrimento de íons hidrogênio.

Na desidratação, há aumento proporcional entre a concentração de sódio e cloreto, porém, em pacientes com alcalose, há falha desse mecanismo. Para entender, é necessário o seguinte raciocínio: o equilíbrio eletrolítico supõe que a quantidade de cátions é igual à de ânions. Assim, consideramos o seguinte:

$$AG = Na^{+} - (Bic + Cl^{-})$$
$$Na^{+} = Bic + Cl^{-} + AG$$

Elaborando esse raciocínio, na alcalose metabólica ocorre aumento de bicarbonato, o que gera a redução proporcional do cloro e deveria também reduzir o AG, porém, principalmente em virtude do aumento da densidade de cargas negativas das proteínas plasmáticas, ocorre discreto aumento no AG, aprofundando ainda mais a redução do cloro (Figura 33.1).[16] Sendo assim, em situações de desidratação, a concentração aumentada de sódio é acompanhada de concentração aumentada de cloro, porém isso deixa de ser verdadeiro no paciente com alcalose metabólica por contração.

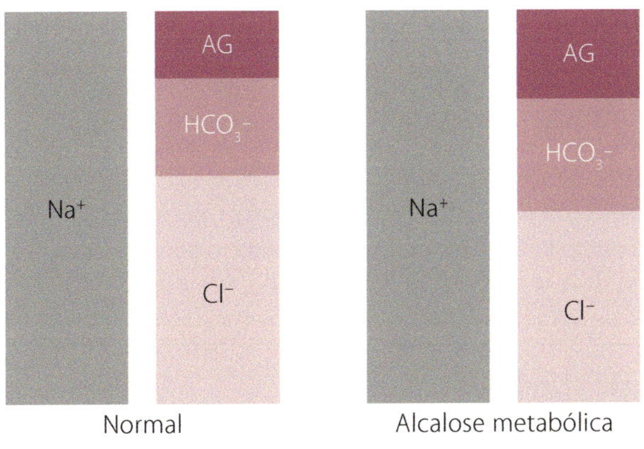

Figura 33.1 Balanço eletrolítico normal e na alcalose metabólica.
Fonte: Adaptado de Achant, 2023.

Na alcalemia, ocorre sensibilização de quimiorreceptores com aumento da PCO_2. Para aumento de 1mEq/L de HCO_3^-, ocorre aumento de 0,7 mmHg de PCO_2.

Cada uma das manifestações clínicas da alcalose metabólica tem diferentes fisiopatologias que estão resumidas no Quadro 33.4.

Quadro 33.4 Causas das manifestações clínicas da alcalose metabólica.

Cardiovasculares	▪ Constrição arteriolar e redução do fluxo coronariano, angina, arritmias ventriculares e supraventriculares refratárias ao tratamento
Respiratórias	▪ Hipoventilação com hipercapnia, dificuldade em desmame de ventilação mecânica
Neurológicas	▪ Convulsões, tetania, letargia, *delirium*, torpor, rebaixamento do nível de consciência
Oxigenação tecidual	▪ Desvio da curva de dissociação da hemoglobina para a esquerda com diminuição da oxigenação tecidual
Metabólicas	▪ Estímulo à glicólise anaeróbia e produção de ácidos orgânicos, hipocalemia, hipocalcemia, hipomagnesemia e hipofosfatemia
Outras	▪ Astenia, câimbras, hipotensão postural, polidipsia, poliúria, parestesias, espasmos musculares

Fonte: Adaptado de Lopes, 2013.

Tratamento

As alcalemias leves são bem toleradas. A alcalose metabólica só deve ser tratada quando o pH for maior que 7,60 ou ocorrer alcalemia sintomática. O tratamento depende da causa de base e as alcaloses metabólicas podem ser clorossensíveis ou clororresistentes. Essa diferenciação é feita por intermédio do cloro urinário, a saber:

1) Alcaloses cloretorresponsivas (cloro urinário abaixo de 25 mEq/L): representam a maioria dos casos, estão relacionadas à depleção volêmica e a principal terapêutica é a reposição de cloro, além da suspensão de diuréticos, administração de antieméticos no caso de vômitos e restabelecimento da euvolemia;
2) Alcaloses cloretorresistentes (cloro urinário acima de 40 mEq/L): geralmente ocorrem em pacientes normovolêmicos e estão associadas com situações em que há excesso de mineralocorticoides e hipocalemia.

A correção de cloreto é feita da seguinte forma:

$$\text{Déficit de cloreto (mEq/L)} = 0{,}3 \times \text{peso (kg)} \times (100 - \text{cloro plasmático})$$
$$\text{Volume de NaCl a 0,9\% (L)} = \text{déficit de cloreto}/154$$

Vale a pena lembrar que a abordagem do paciente crítico merece cautela e a reposição volêmica deve ser feita com parcimônia em cardiopatas e pacientes com lesão pulmonar aguda.

A correção do potássio também deve ser iniciada em pacientes com hipocalemia. Naqueles com $K < 3{,}3$ mEq/L, deve-se iniciar reposição oral e, nos com $K < 3$ mEq/L, deve-se recorrer à via intravenosa.

Alcalose respiratória

A alcalose respiratória primária é definida por $PaCO_2 < 35$ mmHg independentemente do pH.[17] Em geral, está relacionada à hiperventilação com diminuição da $PaCO_2$, aumento da relação $HCO_3^-/PaCO_2$ e consequente aumento do pH.

Pode ser considerada aguda ou crônica (Quadro 33.5), dependendo da compensação renal. Na forma aguda, haverá queda de 2 mEq/L na concentração de HCO_3- para cada redução de 10 mmHg de $PaCO_2$, enquanto, na forma crônica, ocorrerá redução de 5 mEq/L na concentração de HCO_3-.

A alcalose respiratória é um distúrbio muito comumente encontrado em pacientes cirúrgicos de alto risco, principalmente naqueles com internação em unidade de terapia intensiva (UTI), decorrente de hiperventilação. Vale lembrar também que um dos primeiros sinais de sepse é o aumento da frequência respiratória. Cirróticos apresentam aumento da frequência respiratória em razão do aumento dos níveis de progesterona. Portadores de insuficiência cardíaca, asma aguda, embolia pulmonar e doença pulmonar intersticial também podem apresentar aumento da frequência respiratória estimulado pela hipóxia e associado à hipocarbia.

Quadro 33.5 Causas da alcalose respiratória.

Aguda	Crônica
Ansiedade (síndrome de hiperventilação)	Altitude
Dor	Doença hepática crônica
Acidente vascular cerebral	Trauma, tumores ou infecção do sistema nervoso central
Tromboembolismo pulmonar	Intoxicação crônica por salicilatos
Edema pulmonar moderado	Gravidez
Hipóxia	Anemia grave
Febre	
Sepse	
Hiperventilação por ventilação mecânica	

Fonte: Adaptado de Lopes, 2013.

O tratamento é a resolução da causa de base, devendo-se tratar o fator desencadeador sempre que possível.

Distúrbios mistos

Os distúrbios primários são acompanhados de alterações compensatórias. Os distúrbios metabólicos têm compensação respiratória e os distúrbios respiratórios têm compensação renal. Os distúrbios metabólicos causam alterações na concentração de bicarbonato, ao passo que os distúrbios respiratórios causam alterações na concentração de dióxido de carbono (Tabela 33.1).

Tabela 33.1 Resposta compensatória esperada.

Distúrbio primário	Distúrbio secundário ou compensatório	Compensação esperada
Acidose metabólica	Alcalose respiratória	Para cara 1 mEq/L do Bic, há 1,2 mmHg de $PaCO_2$
Alcalose metabólica	Acidose respiratória	Para cara 1 mEq/L do Bic, há 0,6 mmHg de $PaCO_2$

(Continua)

Tabela 33.1 Resposta compensatória esperada. (*Continuação*)

Distúrbio primário	Distúrbio secundário ou compensatório	Compensação esperada
Acidose respiratória aguda	Alcalose metabólica	Para cada 10 mmHg da $PaCO_2$, há 1 mEq/L do Bic
Acidose respiratória crônica	Alcalose metabólica	Para cada 10 mmHg da $PaCO_2$, há 4 mEq/L do Bic
Alcalose respiratória aguda	Acidose metabólica	Para cada 10 mmHg da $PaCO_2$, há 2 mEq/L do Bic
Alcalose respiratória crônica	Acidose metabólica	Para cada 10 mmHg da $PaCO_2$, há 5 mEq/L do Bic

Fonte: Elaborada pela autoria a partir de Lopes RD, Venderame LS, Rego VLD, Silva MJB, 2013; Schrauben SJ, Negoianu D, Costa C, Cohen RM, Goldfarb S et al., 2018; Lopes RD, Silva MJB, Ferreira CBND, Venderame LS, 2013; Lopes RD, Rego VLD, Ferreira CBND, Venderame LS, 2013.[4,5,7,17]

Quando coexistem dois ou mais distúrbios primários independentes, tem-se um distúrbio misto. Distúrbios mistos podem ser duplos ou triplos, mas nunca quádruplos, pois acidose e alcalose respiratórias não podem coexistir.

Após coletada a gasometria, calcula-se a resposta esperada (Tabela 33.2), se esta corresponder ao previsto, trata-se de um distúrbio primário com distúrbio secundário compensatório. Porém, se o valor for maior ou menor que o calculado, tem-se um distúrbio misto.

Tabela 33.2 Fórmulas para cálculo de respostas compensatórias.

Distúrbio	Fórmula para cálculo da resposta compensatória
Acidose metabólica	$PaCO_2$ esperado = 40 - 1,2(24 - Bic) ou $\Delta PaCO_2 = 1{,}2 \times \Delta Bic$ ou $PaCO_2$ esperado = 1,5 × Bic + 8 (+/- 2)
Alcalose metabólica	$PaCO_2$ esperado = 40 + 0,6 (Bic - 24) ou $\Delta PaCO_2 = 0{,}6 \times \Delta Bic$ ou $PaCO_2$ esperado = 0,9 × Bic + 16 (+/- 5)
Acidose respiratória aguda	Bic esperado = 24 + 0,1 ($PaCO_2$ - 40) ou $\Delta Bic = 0{,}1 \times \Delta\ PaCO_2$
Acidose respiratória crônica	Bic esperado = 24 + 0,4 ($PaCO_2$ - 40) ou $\Delta Bic = 0{,}4 \times \Delta\ PaCO_2$
Alcalose respiratória aguda	Bic esperado = 24 - 0,2 (40 - $PaCO_2$) ou $\Delta Bic = 0{,}2 \times \Delta\ PaCO_2$
Alcalose respiratória crônica	Bic esperado = 24 - 0,5 (40 - $PaCO_2$) ou $\Delta Bic = 0{,}5 \times \Delta\ PaCO_2$

Fonte: Elaborada pela autoria a partir de Lopes RD, Venderame LS, Rego VLD, Silva MJB, 2013; Schrauben SJ, Negoianu D, Costa C, Cohen RM, Goldfarb S et al., 2018; Lopes RD, Silva MJB, Ferreira CBND, Venderame LS, 2013; Lopes RD, Rego VLD, Ferreira CBND, Venderame LS, 2013.[4,5,7,17]

Outra fórmula para identificar se o distúrbio é misto é calcular **o delta/delta (Δ/Δ).** Calcula-se pela relação entre a variação do AG e a do bicarbonato.

$$\Delta\ AG/\Delta\ Bic$$

Essa fórmula é utilizada para acidose metabólica com AG aumentado para identificar se há associação com alcalose metabólica ou com acidose metabólica com ânion *gap* normal.

Na acidose metabólica com AG aumentado, a variação de bicarbonato é proporcional à variação do ânion *gap*, ou seja, o Δ/Δ será entre 1 e 2. Se o Δ/Δ for inferior a 1, há associação com acidose metabólica com AG normal (hiperclorêmica); se o Δ/Δ for superior a 2, há associação com alcalose metabólica.

Como avaliar uma gasometria

A gasometria é um exame simples que traz dados importantes sobre a micro-hemodinâmica (Tabela 33.3). A gasometria arterial é mais útil para a avaliação do equilíbrio ácido-básico, principalmente quando há suspeita de disfunsão respiratória associada. Em situações em que a gasometria arterial não pode ser coletada, pode-se optar pela venosa, sem prejuízo da avaliação metabólica. Porém, em pacientes de alto risco, a coleta de gasometrias pareadas (arterial e venosa) pode ser bastante útil.

Tabela 33.3 Valores de normalidade da gasometria.

Parâmetros	Arterial	Venosa
pH	7,35 a 7,45	7,33 a 7,43
HCO_3-	22 a 26 mEq/L	23 a 27
$PaCO_2$	35 a 45 mmHg	38 a 50
PaO_2	80 a 100 mmHg	30 a 50 mmHg
BE	-3 a +3	-3 a +3
$SatO_2$	90% a 100%	60% a 85%

Fonte: Adaptada de Lopes, 2013.

A seguir, descrevemos um passo a passo para avaliação da gasometria em pacientes com **pH < 7,35**:

a) Se a **$PaCO_2$ > 45 mmHg**: podemos estar diante de uma acidose respiratória e o próximo passo será avaliar a concentração de HCO_3-;
   - Se HCO_3- normal ou dentro do limite considerado compensatório (Tabela 33.4), estamos frente a uma acidose respiratória isolada;

Tabela 33.4 Compensação da acidose respiratória.

Aguda	Bic esperado = 24 + 0,1 ($PaCO_2$ - 40) ou ΔBic = 0,1 × $\Delta PaCO_2$
Crônica	Bic esperado = 24 + 0,4 ($PaCO_2$ - 40) ou ΔBic = 0,4 $\Delta PaCO_2$

Fonte: Adaptada de Lopes, 2013.

   - Se HCO_3- acima do valor compensatório esperado, tem-se um distúrbio misto: acidose respiratória e alcalose metabólica;
   - Se HCO_3- acima do valor compensatório esperado, têm-se acidose respiratória e acidose metabólica;

b) Se a **$PaCO_2$ < 35 mmHg**, podemos estar diante de acidose metabólica. O próximo passo será avaliar o valor do HCO_3-;

- □ Se HCO_3- baixo, provavelmente estamos diante de uma acidose metabólica. O próximo passo é calcular a $PaCO_2$ esperada, para avaliar se existe um distúrbio misto associado. Lembrando que, para cada diminuição de mEq/L de bicarbonato, a $PaCO_2$ diminui 1,2. Também podemos utilizar a fórmula:

$$PaCO_2 \text{ esperada} = 1{,}5 \times HCO_3^- + 8\ (+/- 2)$$

  - Se a $PaCO_2$ for menor que a esperada, têm-se acidose metabólica e alcalose respiratória;
  - Se a $PaCO_2$ for maior do que a esperada, tem-se acidose metabólica com acidose respiratória;
- O próximo passo é calcular o ânion *gap*: AG = Na^+ - (Cl^- + Bic)
  AG > 18: independentemente do pH, quase sempre indica a presença de um ácido orgânico;
  AG > 30: quase sempre indica uma alcalose metabólica concomitante;
- Próximo passo: cálculo de Δ/Δ. Na acidose metabólica com ânion *gap* aumentado:
  Se Δ/Δ for inferior a 1, há associação com acidose metabólica com AG normal (hiperclorêmica);
  Se o Δ/Δ for superior a 2, há associação com alcalose metabólica;
- O próximo passo é avaliar o BE: O *buffer base* é o valor da soma de todas as outras bases plasmáticas que não o bicarbonato e tem um valor fixo que funciona como referência. Quando o valor da soma de todas as bases não corresponde ao de referência do *buffer base*, esse excesso é o *base excess* (BE). Se o valor do BE for inferior a -3, significa que o organismo está perdendo bases por um distúrbio primário que pode ser a acidose metabólica, ou por um distúrbio compensatório que pode ser a alcalose respiratória. Se o valor do BE for superior a +3, existe um aumento total de bases, ou seja, o organismo está retendo bases, podendo indicar um distúrbio primário como a alcalose metabólica, ou um distúrbio compensatório como acidose respiratória. O valor do BE também é importante para guiar a reposição de bicarbonato na acidose metabólica, como já discutido anteriormente neste capítulo;
- O próximo passo é avaliar a diferença arteriovenosa de CO_2 (ΔCO_2). O ΔCO_2 é a diferença entre a $PaCO_2$ arterial e a $PaCO_2$ venosa coletadas simultaneamente em uma gasometria arterial e uma gasometria venosa central. É uma medida influenciada pelo fluxo sanguíneo e pela perfusão tecidual, com valor normal de 2 a 6 mmHg. Se ΔCO_2 > 6, há provável hipoperfusão;
- O próximo passo é avaliar a saturação venosa de oxigênio (SvO_2 e $SvcO_2$). Essa medida expressa a forma indireta do consumo de oxigênio pelos tecidos:
  - □ SvO_2: depende da inserção de um cateter de artéria pulmonar e representa a oxigenação tecidual de todo o organismo;
  - □ $SvcO_2$: coletada por um cateter locado na veia cava superior e representa a oxigenação do tecido cerebral e partes superiores do corpo;
  - □ Apresentam boa correlação em pacientes hígidos com valores de $SvcO_2$ 2% a 3% menores que SvO_2. No entanto, no paciente de alto risco, a $SvcO_2$ pode ter valores de 3% a 8% superiores a SvO_2;
  - □ $SvcO_2$ < 70 nas primeiras 48 horas do tratamento do paciente séptico indica maior mortalidade;

- $SvcO_2 > 70$ nas primeiras 6 horas de tratamento do paciente séptico indica que houve redução absoluta na mortalidade de 16%;
- O próximo passo é avaliar o lactato: o aumento na produção do lactato é marcador de ativação do metabolismo anaeróbio e pode demonstrar hipoperfusão tecidual. Lactato > 4 mmol/L demonstra fator de mau prognóstico. O clareamento do lactato em intervalo de 1 a 2 horas pode indicar estabilização hemodinâmica. Assim como aumento do lactato é um bom preditor de gravidade e de mortalidade no paciente séptico.

O potássio e a glicemia sempre devem ser avaliados, pois a grande maioria dos distúrbios ácido-básicos está associada a alterações nas concentrações séricas de potássio e pacientes críticos estão expostos a variações na glicemia.

Considera-se hipocalemia o potássio abaixo de 3,5 mEq/L. Valores de potássio abaixo de 2,5 mEq/L são considerados hipocalemia grave. A reposição deve ser iniciada sempre que o potássio estiver abaixo de 3,3 mEq/L. Nesses valores, a reposição pode ser realizada via oral, no caso de pacientes internados; e abaixo de 3 mEq/L, ela deve ser feita por via intravenosa. No caso de pacientes cirúrgicos que estão em jejum aguardando procedimento ou no intraoperatório ou pacientes instáveis, a reposição sempre será realizada por via intravenosa, respeitando os valores de potássio:

- **K < 3,5 mEq/L:** realizar reposição com 1 ampola de KCl 19,1% (10 mL a 25 mEq) em 100 mL de soro fisiológico 0,9% e infundir em 1 hora;
- **K < 2,5 mEq/L:** realizar reposição com 3 ampolas de KCl 19,1% (75 mEq) em 100 mL de soro fisiológico 0,9% e infundir em 3 horas.

Mensagens principais

- A maioria dos pacientes críticos com acidemia terá acidose metabólica com hiperlactatemia, porém deve-se estar aberto a outros diagnósticos diferencias.
- Em pacientes cirúrgicos de alto risco, a realização de gasometria é fundamental para detecção, diferenciação diagnóstica e programação de tratamento em pacientes com distúrbios ácido-básicos.
- Sempre que possível, colher gasometrias pareadas e, se não for possível, dar preferência à gasometria arterial.
- Ter um padrão sistemático de avaliação da gasometria.
- A reposição de bicarbonato em pacientes com acidose deve ser reservada aos casos graves.

Referências bibliográficas

1. Wu YC, Wong LT, Wu CL, Chao WC. The association between culture positivity and long-term mortality in critically ill surgical patients. J Intensive Care Oct. 2021;26(1):66. doi: 10.1186/s40560-021-00576-2.
2. Achant A, Szerlip HM. Acid-base disorders in the critically ill patient. Clin J Am Soc Nephrol actions. 2023 Jan 1;18(1):102-12. doi: 10.2215/CJN.04500422.
3. Lopes RD, Venderame LS, Lasmar MF, Almeida CESA, Guimarães HP. Conceitos. In: Lopes AC. Clínica médica: diagnóstico e tratamento. Rio de Janeiro: Atheneu; 2013. p. 1969-72.
4. Lopes RD, Venderame LS, Rego VLD, Silva MJB. Acidose metabólica. In: Lopes AC. Clínica médica: diagnóstico e tratamento. Rio de Janeiro: Atheneu; 2013. p. 1973-91.
5. Schrauben SJ, Negoianu D, Costa C, Cohen RM, Goldfarb S et al. Accuracy of acid-base diagnoses using the central venous blood gas in the medical intensive care unit. Nephron. 2018;139:293-8.

6. Sun X, Lu J, Weng W, Yan Q. Association between anion gap and all-cause mortality of critically ill surgical patients: a retrospective cohort study. C Surg. 2023 Aug 9;23(1):226. doi: 10.1186/s12893-023-02137-w.
7. Lopes RD, Silva MJB, Ferreira CBND, Venderame LS. Acidose respiratória. In: Lopes AC. Clínica médica: diagnóstico e tratamento. Rio de Janeiro: Atheneu; 2013. p. 1993-7.
8. Ni Chonghaile M, Higgins B, Laffey JG. Permissive hypercapnia: role in protective lung ventilatory strategies. Curr Opin Crit Care. 2005;11:56-62.
9. Comellini V, Pacilli AMG, Nava S. Benefits of non-invasive ventilation in acute hypercapnic respiratory failure. Respirology. 2019;24:308-17. doi: 10.1111/resp.13469.
10. Brochard L, Mancebo J, Wysocki M, Lofaso F, Conti G, Rauss A et al. Noninvasive ventilation for acute exacerbations of chronic obstructive pulmonary disease. N Engl J Med. 1995;333:817-22.
11. Conti G, Antonelli M, Navalesi P, Rocco M, Bufi M et al. Noninvasive vs. conventional mechanical ventilation in patients with chronic obstructive pulmonary disease after failure of medical treatment in the ward: a randomized trial. Intensive Care Med. 2002;28:1701-7.
12. Fahey AC, O'Connell M, Cornally N, Saab MM. High flow nasal cannula versus noninvasive ventilation in the treatment of acute hypercapnic respiratory failure: a systematic review and meta-analysis. Clin Respir J. 2023 Nov;17(11):1091-102. Published online 2023 Sep 12. doi: 10.1111/crj.13695.
13. Madias NE, Ayus JC, Adrogué HJ. Increased anion gap in metabolic alkalosis: the role of plasma-protein equivalency. N Engl J Med. 1979;300:1421-3.
14. Maehle K, Haug B, Flaatten H, Nielsen E. Metabolic alkalosis is the most common acid-base disorder in ICU patients. Crit Care. 2014;18:420.
15. Webster NR, Kulkarni V. Metabolic alkalosis in the critically ill. Crit Rev Clin Lab Sci. 1999;36:497-510.
16. Emmett M, Seldin DW. Evaluation of acid-base disorders from plasma composition. In: Seldin DW, Giebisch G, editors. The regulation of acid-base balance. New York, Raven Press; 1989. p. 213-63.
17. Lopes RD, Rego VLD, Ferreira CBND, Venderame LS. Alcalose respiratória. In: Lopes AC. Clínica médica: diagnóstico e tratamento. Rio de Janeiro: Atheneu; 2013. p. 1999-2011.

34 Manejo das Arritmias

Saullo Queiroz Silveira
Eduardo Pelegrineti Targueta
Fernanda Teles Ribeiro
Fernando Nardy Bellicieri

Introdução

Arritmias cardíacas são causa significativa de morbidade e mortalidade no contexto perioperatório, tanto de cirúrgicas cardíacas como de cirurgias não cardíacas, principalmente em paciente de alto risco, frequentemente aumentando o tempo de internação hospitalar.[1]

A frequência é variável, indo de 40% de incidência de fibrilação atrial (FA), 16% de bloqueio atrioventricular (BAV) de alto grau, 15% de taquicardia ventricular (TV), até 3% de fibrilação ventricular (FV). Os pacientes submetidos ao ato operatório podem apresentar recorrência de arritmias preexistentes ou, ainda, arritmias com início nesse contexto, consequentemente a respostas inflamatórias relacionadas ao processo cirúrgico, desbalanços ácido-básicos, distúrbios eletrolíticos (hipo- ou hipercalemia, hipomagnesemia) ou deslocamento de fluidos com consequente hiperatividade autômica.[2]

As consequências das arritmias no perioperatório também têm espectro amplo. Pode haver desde taquicardia supraventricular com resolução após manobra vagal até a ocorrência de parada cardiorrespiratória derivada de taquicardia ou de fibrilação ventricular. Assim, é fundamental a avaliação criteriosa de fatores de risco, histórico de arritmias prévias, presença ou não de FA ou *flutter* atrial persistente em estratégia de controle de frequência, histórico de doença isquêmica do coração, histórico de síndromes de QT longo congênita ou adquirida ou outras canulopatias e principalmente a presença ou não de disfunção ventricular, fator importante para incidência de arritmias ventriculares ou para deterioração hemodinâmica nas arritmias supraventriculares.

Fatores relacionados à anestesia

Intubação orotraqueal pode induzir tanto taquiarritmias como bradiarritmias em virtude de reflexos autonômicos. Pode haver indução de arritmias por causa do contato mecânico de cateteres como Swan-Ganz, incluindo ectopias atriais e ventriculares, além de BAV ou bloqueio de ramo direito (BRD) que costumam ter curso benigno com resolução espontânea. O uso de anestésicos voláteis pode estar associado à bradicardia e potencializar efeitos de catecolaminas endógenas ou exógenas.

Atenção importante deve-se dar aos fármacos (Quadro 34.1) anestésicos ou não que possam exacerbar o potencial arritmogênico em pacientes com síndrome de Brugada, síndrome de QT longo ou outras canulopatias.

Além disso, a hipotermia (temperatura < 34°C) aumenta o risco de arritmias ventriculares. Outros fatores que aumentam a chance de arritmia são infecção, distúrbios hidroeletrolíticos e distúrbios de troca de gases como hipercapnia e hipoxemia.

Quadro 34.1 Influência de drogas e outros fatores nas canulopatias.

Drogas que prolongam o intervalo QT
- Drogas antiarrítmicas (incluindo ajmalina, amiodarona, quinidina, disopiramida, dofetilida, ibutilida, propafenona, sotalol)
- Antibióticos (incluindo macrolídeos, fluoroquinolonas, ampicilina, trimetropim-sulfametoxazole)
- Antidepressivos (incluindo amitriptilina, clomipramina, desipramina, doxepina, imipramina)
- Anti-histamínicos (incluindo difenidramina, hidroxizine)
- Anticonvulsivantes (ácido valproico)
- Drogas antiparkisonianas (amantadina)
- Quimioterápicos (tamoxifeno)
- Diuréticos (indapamida)
- Imunossupressores (tacrolimus)
- Antimaláricos (quinidina, cloroquina, mefloquina)
- Relaxantes musculares (tizanidina)
- Neurolépticos (incluindo clozapina, clorpromazina, haloperidol, olanzapina, quetiapina, risperidona, trazodona)
- Octretide
- Inibidores seletivos da recaptação da serotonina (incluindo fluoxetina, paroxetina, sertralina)
- Foscarnet
- Outros psicotrópicos (incluindo levometadona, lítio, naratriptano, venlafaxina)

Fatores que podem exacerbar padrão de Brugada
- Febre – deve ser tratada com antipiréticos rapidamente
- Drogas antiarrítmicas – ajmalina, flecainina, procainamida, propafenona
- Drogas psicotrópicas – amitriptilina, clomipramina, lítio, nortriptilina, oxcarbamazepina
- Drogas anestésicas/analgésicas – bupivacaína, procaína, propofol
- Outras substâncias – acetilcolina, álcool, cannabis, cocaína, ergonovina

Fonte: Adaptado de Pecha et al., 2023[1] e de BrugadaDrugs.org, [s.d.][20] (lista mais abrangente e completa pode ser encontrada em www.brugadadrugs.org/avoid/).

Avaliação perioperatória

Cirurgias de urgência e emergência não devem ser postergadas em razão da avaliação pré-operatória. A avaliação do risco deve partir de história e exame físico para detectar sinais e sintomas de doença cardiovascular, incluindo queixa de angina, sintomas ou sinais de insuficiência cardíaca e presença de dispositivo cardíaco eletrônico implantável (DCEI). Em seguida, são utilizados escores de estratificação de risco. O critério de Lee é de aplicação simples e está sumarizado na Tabela 34.1. Há outros critérios como MICA e o NSQIP, mas que dependem de calculadores específicas. Por fim, é necessário levar em conta o porte da cirurgia na determinação do risco perioperatório. Idade maior ou igual a 65 anos já é fator independente para maior risco perioperatório.

Tabela 34.1 ***Revised Cardiac Risk Index*** **(critério de Lee).**

▪ Cirurgia de risco elevado – intraperitoneal, intratorácica, vascular suprainguinal ▪ História de doença isquêmica do coração ▪ História de insuficiência cardíaca ▪ História de doença cerebrovascular ▪ Tratamento pré-operatório com insulina ▪ Creatinina pré-operatória > 2 mg/dL	A cada fator presente, é somado um ponto relacionado à probabilidade de evento cardíaco maior (IC 95%) ▪ 0 ponto – 3,9% (2,8% a 5,4%) ▪ 1 ponto – 6% (4,9% a 7,4%) ▪ 2 pontos – 10,1% (8,1% a 12,6%) ▪ ≥ 3 pontos – 15% (11,1% a 20%)

Fonte: Adaptada de Ford et al., 2010.[19]

Em pacientes com sintomas ou sinais que indiquem doença cardiovascular e que serão submetidos à cirurgia de médio ou alto risco, a avaliação deve ser ampliada com dosagem de troponina e peptídeo natriurético tipo B (BNP) ou NT-pro-BNP, além de ecocardiograma transtorácico. Adicionalmente, se o paciente apresentar capacidade funcional ruim, alto risco de doença arterial coronariana (DAC) ou esta já estabelecida, é recomendada a avaliação por teste funcional como ecocardiograma de estresse, cintilografia de perfusão miocárdica ou exame equivalente, a depender da experiência do serviço. As indicações de cineangiocoronariografia seguem as mesmas do contexto não perioperatório.

Especificamente em relação ao paciente com diagnóstico prévio de arritmias, recomendam-se, antes de cirurgias eletivas, eletrocardiograma (ECG) de 12 derivações e avaliação, além do descarte e da prevenção de potenciais gatilhos como distúrbios metabólicos ou hormonais.

O uso prévio de antiarrítmicos deve ser mantido e o uso de anticoagulantes orais deve ser registrado e sua suspensão ou não deve ser programada conforme o porte da cirurgia.[3] Paciente com alto risco de arritmias malignas devem permanecer monitorizados, principalmente se terapias antitaquicardia de cardiodesfibriladores implantáveis (CDI) forem desabilitadas.[2] Atenção especial deve ser dada a pacientes com DCEI – a causa para o implante do dispositivo, sua programação inicial, a possibilidade ou não de uso de eletrocautério monopolar e a necessidade de reprogramação para a cirurgia devem ser avaliadas junto ao cardiologista e conforme diretrizes publicadas.[4]

Condução inicial

O manejo inicial de arritmias no contexto intraoperatório deve seguir o algoritmo do *Advanced Cardic Life Support* (ACLS)[5] (Figura 34.1). Sumariamente, caso haja arritmia ventricular sem pulso, a desfibrilação deve ser realizada de imediato, e o algoritmo de reanimação cardiopulmonar deve ser seguido. Em casos de taquiarritmias com pulso, se houver instabilidade hemodinâmica, a cardioversão elétrica sincronizada (CVE) deve ser realizada. A via aérea deve estar patente e o acesso venoso, garantido. Se o paciente estiver estável, o ideal é realizar ECG de 12 derivações para diagnóstico preciso da arritmia.

Se houver bradiarritmia instável, o uso de atropina é a conduta inicial. Se insucesso, recorre-se a drogas cronotrópicas positivas ou marca-passo transcutâneo. Se persistente, porém, é frequentemente necessária a passagem de marca-passo transvenoso.

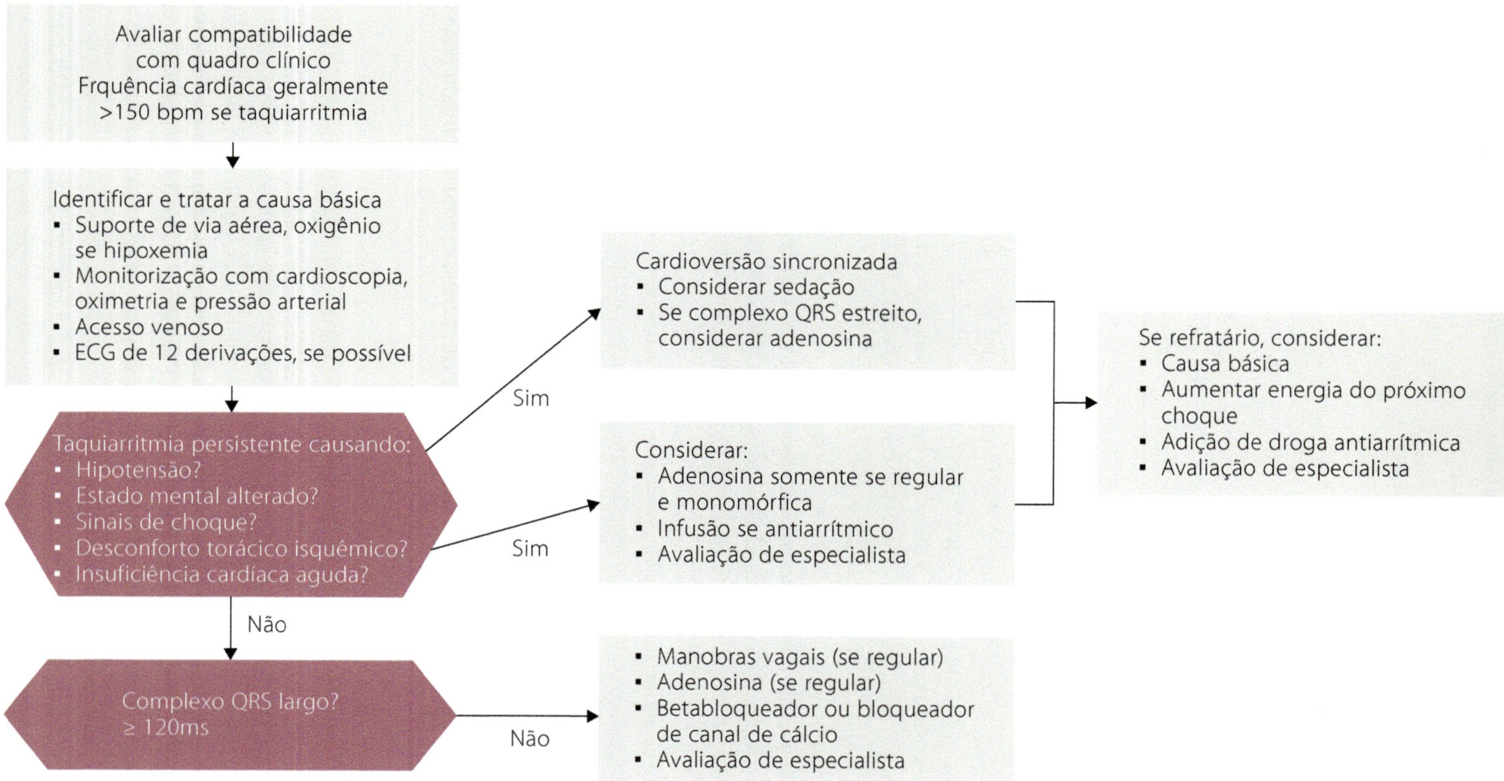

Figura 34.1 Algoritmo de taquiarritmia com pulso no adulto.

Doses/detalhes

- **Adenosina:** sempre fazer infusão seguida de *flush* de salina. Primeira dose de 6 mg seguida de 12 mg se necessário.
- **Dose de amiodarona se taquicardia de complexo QRS largo regular:** 150 mg em 10 minutos, repetir se recorrência. Dose de manutenção de 1 mg/min nas primeiras 6 horas.

Fonte: Adaptada de American Heart Association, [s.d.].[21]

Arritmias supraventriculares

"Taquicardia paroxística supraventricular" (TPSV) é o termo usado para descrever taquiarritmias de complexo QRS estreito e intervalo R-R regular, com comportamento clínico caracterizado por paroxismos de palpitações sustentadas ou não, interrompidas de forma espontânea, por manobra vagal, administração de medicação, ou terapia elétrica. Incluem taquicardias por reentrada nodal (TRN) por reentrada atrioventricular (TAV), mediada por via acessória ou, mais raramente, taquicardias atriais focais. É raro impedirem ou postergarem cirurgias eletivas, uma vez que é incomum causarem instabilidade hemodinâmica em pacientes com coração normal. Podem, entretanto, causar deterioração clínica em pacientes com insuficiência cardíaca ou doença crítica.[6] Pode-se considerar ablação por cateter antes da cirurgia se as crises de taquicardias forem muito frequentes ou, ainda, se houver pré-excitação ventricular com condução rápida de fibrilação atrial, o que é um marcador de risco de morte súbita.[2]

Nas TPSV estáveis, manobra vagal pode ser tentada inicialmente. Caso insucesso, infusão de adenosina (6 a 12 mg) pode ocasionar a interrupção das TPSV dependentes do nó atrioventricular ou, então, a visualização clara do ritmo atrial, desmascarando o diagnóstico de taquicardia ou fibrilação atrial. Apresenta vantagem de início de ação rápido e meia-vida muito curta.[7] A dose usual é de 6 a 12 mg, devendo ser ministrada metade da dose se realizada por acesso central. O fármaco pode provocar longas assistolias, então o uso em pacientes críticos deve ser cauteloso, podendo haver preferência pela CVE. Além disso, há redução do período refratário atrial, podendo haver indução de fibrilação atrial. Efeito adverso importante é broncoespasmo, sendo a adenosina contraindicada em pacientes com asma ou com outra doença pulmonar obstrutiva crônica. Se persistência da TPSV, pode-se optar por uso de betabloqueador ou bloqueador de canal de cálcio não diidropiridínico ou, ainda, em último caso, amiodarona ou CVE.

Fibrilação atrial

FA é arritmia sustentada mais comum em adultos[8] e estima-se prevalência de cerca de 1,5 milhão de pessoas no Brasil,[9] com provável aumento da prevalência nas próximas décadas em razão do envelhecimento da população. A idade é fator de risco importante, mas a prevalência é especialmente alta em pacientes com doença cardiovascular, sobretudo insuficiência cardíaca e valvopatias. Com frequência, a FA é assintomática e pode ser incialmente detectada no contexto perioperatório.[2] Nessa situação, deve ser iniciada a profilaxia de eventos tromboembólicos com anticoagulantes compatíveis com o tipo e o tempo da cirurgia proposta. Deve ser garantido o controle de frequência cardíaca (FC) com FC ao repouso < 110 bpm, com o uso, se necessário, de betabloqueadores ou bloqueadores de canal de cálcio. O uso de digoxina é pouco eficaz em condições altamente adrenérgicas como cirurgias. Caso haja disfunção ventricular, a droga disponível é a amiodarona, mas seu uso deve ser cauteloso pelo risco de retorno indevido ao ritmo sinusal. Caso haja insucesso no controle de frequência, o controle de ritmo é opção. Para isso, porém, é necessário de descartar a presença de trombos intracavitários com ecocardiograma transesofágico se a duração da FA for maior que 48 horas. A reversão para sinusal pode ser obtida com o uso de fármacos antiarrítmicos como propafenona ou amiodarona ou, ainda, com CVE. A propafenona e outros antiarrítmicos da classe 1C devem ser evitados em pacientes com disfunção ventricular ou doença isquêmica[10] uma vez que foram associados a maior mortalidade.

No grupo de pacientes com insuficiência cardíaca, a FA parece ser mais deletéria e há evidência crescente de melhora de prognóstico incluindo mortalidade na manutenção do ritmo sinusal,[11-13] apesar de não haver trabalhos randomizados no contexto perioperatório.

A FA é especialmente incidente no período pós-operatório, sobretudo após cirurgia cardíaca. FA pós-operatória ocorre em 20% a 50% dos pacientes após cirurgia cardíaca, 10% a 30% após cirurgia torácica não cardíaca e 5% a 10% após cirurgia vascular ou colorretal maior. A incidência é maior entre o 2º e 4º dia pós-operatório.[8] Pacientes que apresentam FA perioperatória têm maior risco de recorrência nos 5 anos seguintes, além de a FA estar relacionada a acidente vascular encefálico (AVE), infarto agudo do miocárdio e morte. Antes de cirurgia cardíaca, pode-se iniciar profilaxia no pré-operatório com betabloqueadores e pode-se considerar amiodarona. O uso de dexmedetomedina no ato anestésico foi associado a menor risco de FA no pós-operatório.[14] O início de betabloqueador no perioperatório de cirurgias não cardíacas não é recomendado por haver possibilidade de aumento de mortalidade.[15]

Ocorrendo fibrilação atrial no intra- ou pós-operatório associada à instabilidade hemodinâmica, a CVE deve ser realizada. Se houver estabilidade hemodinâmica, opta-se por controle de frequência com fármacos cronotrópicos negativos. É fundamental o início de anticoagulação sistêmica pelo aumento de risco de eventos tromboembólicos nos pacientes com FA pós-operatória, principalmente naqueles eventos com duração maior que 48 horas e escore CHA2DS2-VASc elevado.

A condução de *flutter* atrial ou outras taquicardias atriais macrorreentrantes segue o mesmo princípio da FA. Porém, menos frequentemente, apresentam reversão do ritmo sinusal com antiarrítmicos, sendo a CVE mais efetiva.[6]

Arritmias ventriculares

Taquicardia ventricular monomórfica

Taquicardias ventriculares (TV) monomórficas são taquiarritmias de complexo QRS largo e intervalo RR regular, frequentemente associadas à reentrada mediada por área de cicatriz no miocárdio ou, menos frequentemente, à origem focal por mecanismo de atividade deflagrada. Apresentam diagnóstico diferencial com taquicardias supraventriculares com aberrância de condução, sendo o ECG de 12 derivações fundamental para a discriminação. Achados que apontam para TV são a dissociação atrioventricular, concordância em derivações precordiais, eixo no plano frontal entre +90 e -90º e morfologia de BRD ou BRE não típica.[6] Há algoritmos com boa acurácia e, recentemente, um novo algoritmo simplificado utilizou dados clínicos com acurácia similar e tempo para diagnóstico menor.[16] Evidentemente, se há dúvida diagnóstica, o paciente deve ser conduzido como taquicardia ventricular em razão da possibilidade rápida de deterioração clínica.

Havendo TV monomórfica sustentada, deve-se prosseguir com avaliação abrangente para diagnóstico de doença cardiovascular, incluindo ECG de 12 derivações fora da arritmia, ecocardiograma transtorácico, avaliação coronariana conforme o perfil do paciente e ressonância magnética cardíaca.[17] Parte dos pacientes, principalmente os jovens e sem outros achados preocupantes, provavelmente tem arritmia ventricular focal idiopática e pode ser tratada com antiarrítmicos e sem maiores riscos ao ato operatório eletivo.

Já os pacientes com doença cardíaca estrutural, independentemente da etiologia, com TV recorrente a despeito de terapia médica otimizada, a ablação por cateter é recomendada antes de cirurgia não cardíaca eletiva.[2]

Novamente, caso TV sustentada com pulso incidente no ato operatório, o algoritmo do ACLS deve ser seguido. Fatores metabólicos como isquemia ou distúrbios eletrolíticos devem ser pesquisados e corrigidos. O amiodarona é útil para evitar recorrência. Em caso de TV recorrente ou tempestade elétrica (> 3 episódios em 24 horas), as opções terapêuticas incluem associação de outros antiarrítmicos – lidocaína, betabloqueador (esmolol, propranolol) se condição hemodinâmica permita –, além de sedação profunda para reduzir tônus simpático. Deve-se considerar suporte hemodinâmico com dispositivo mecânico como balão intra-aórtico, outros dispositivos de assistência ventricular ou, ainda, suporte circulatório por ECMO (oxigenação por membrana extracorpórea).[18]

A modulação do tônus simpático é possível alvo para controle de TV incessante e pode ser realizada por anestesia epidural torácica ou à beira-leito por meio do bloqueio do gânglio estrelado com solução de bupivacaína, com punção guiada por ultrassonografia. São medidas para controle temporário da arritmia até que outra terapia definitiva possa ser realizada.

Por fim, a ablação por cateter de urgência deve ser considerada nesses casos. Nos casos refratários, transplante o cardíaco é indicado.

Taquicardia ventricular polimórfica e fibrilação ventricular

A ocorrência de fibrilação ventricular (FV) ou TV polimórfica sustentada requer desfibrilação imediata. A etiologia mais frequente é isquemia, mas outras causas são desbalanços eletrolíticos ou podem ser manifestações de doença elétrica primária como síndrome de Brugada. De qualquer forma, a cineangiocoronariografia deve ser realizada se houver suspeita de isquemia miocárdica, com revascularização percutânea ou cirúrgica conforme o achado.[6]

Torsades de pointes é um tipo específico de TV polimórfica com morfologia característica, associada a intervalo QT prolongado. Pode ocorrer em pacientes com QT longo tanto adquirido como congênito. Recomenda-se a imediata suspensão de drogas que possam alargar o QT, além de infusão de sulfato de magnésio e correção de hipocalemia se houver. Pode-se realizar passagem de marca-passo transvenoso para *pacing* e, ainda, o uso de betabloqueadores em pacientes com síndrome de QT longo congênito.

Infusão de isoproterenol é útil em casos de pacientes com síndrome de Brugada ou FV idiopática. Quinidina também tem possível papel nesses pacientes. Mais raramente, a FV pode estar sendo desencadeada por ectopia ventricular monomórfica. Esta pode ser alvo de ablação por cateter para evitar ocorrência de FV.[17]

Após estabilização do quadro, os pacientes devem ser avaliados por especialista para implante de CDI.

Bradiarritmias

As bradiarritmias presentes no pré-operatório incluem doença do nó sinusal e bloqueio atrioventricular de diferentes graus (Figura 34.2). No contexto de cirurgia de urgência, o uso de marca-passo provisório é necessário caso haja instabilidade hemodinâmica ou risco de taquiarritmias ventriculares. Já em relação a cirurgias eletivas, estas devem ser postergadas até o implante do marca-passo definitivo caso indicado.

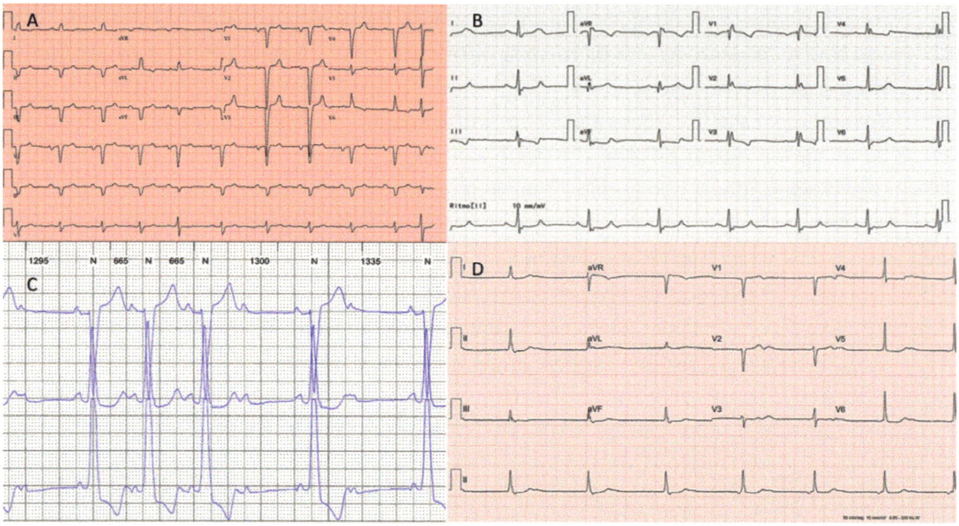

Figura 34.2 Exemplos eletrocardiográficos com diferentes manifestações de bloqueio atrioventricular.

A: BAV de 1º grau. Nota-se intervalo PR aumentado e fixo, associado também a distúrbio de condução intraventricular a bloqueio divisional anterossuperior.

B: Fase de repouso de cintilografia miocárdica. É evidente BAV 2:1, ou seja, ondas P conduzidas alternadas com ondas P bloqueadas.

C: Holter de 24 horas com registro de BAV 2º grau Mobitz II. Há intervalo PR fixo até onda P não conduzida de "modo súbito".

D: Eletrocardiograma com fibrilação atrial com bloqueio atroventricular total e ritmo de escape ventricular com RR regular.

Fonte: Elaborada pela autoria do capítulo.

Pacientes com bloqueio bifascicular apresentam maior risco de BAV total. Dessa forma, material de marca-passo transcutâneo deve estar disponível.

Bradicardias no intraoperatório raramente requerem tratamento adicional por estarem associadas aos fármacos anestésicos ou a modulações do sistema autonômico. Nesse contexto, vale lembrar algumas situações específicas como:

a) **Reflexo oculocardíaco:** secundário à manipulação ou pressão sobre o globo ocular e a musculatura extraocular. Merece atenção em cirurgias nessas estruturas e nas pálpebras. Pode ser prevenida e tratada com atropina;

b) **Bradicardia secundária à distensão peritoneal em cirurgia laparoscópica:** ocorre no momento da insuflação peritoneal. Plano anestésico inadequado e hipovolemia são fatores de risco. Tende a ser transitória, porém se intensa, ou associada à instabilidade hemodinâmica, a primeira medida terapêutica é o esvaziamento do pneumoperitônio e, se necessário, uso de atropina;

c) **Fenômeno hipotensão bradicardia:** ocorre em pacientes submetidos a cirurgias em cadeira de praia. A principal hipótese que o explica se relaciona a um reflexo de Bezold-Jarish secundário à elevação da cabeça e do tronco do paciente. Uso pré-operatório de betabloqueadores e realização de bloqueios de plexo braquial com anestésico local sem vasoconstrictor reduzem o risco. Quando o episódio acontece, o ideal é tratá-lo com agonistas alpha e beta, como efedrina.

Bradiarritmias podem, porém, ser causadas por isquemia aguda, tanto por reflexo de Bezold-Jarish em paciente com infarto de parede inferior como por isquemia direta no sistema de condução em infartos de parede anterior.[6] Vale relembrar que o eletrocardiograma de 12 derivações é importante para evidenciar alterações do segmento ST ou outros sinais de isquemia, mesmo em pacientes sob monitorização contínua, pois a avaliação dos segmentos ST no monitor multiparamétrico é pouco acurada em razão de diversos filtros aplicados no sinal.

Mensagens principais

- Arritmias cardíacas são causa importante de morbidade e mortalidade no perioperatório, principalmente em pacientes de alto risco, com doença cardíaca e em cirurgias de grande porte.
- A avaliação cardiológica sistemática no pré-operatório é fundamental para estratificação do risco e realizar medidas para redução do risco no perioperatório.
- Recomenda-se avaliação especializada para pacientes com arritmia conhecida, principalmente se portadores de dispositivos cardíacos eletrônicos implantáveis, doença cardíaca estrutural ou canulopatias.
- O ato anestésico apresenta fatores de indução ou exacerbação de arritmias – é necessário atenção especial para pacientes de alto risco, com ambiente preparado para intervenção rápida.
- A condução de arritmias no intraoperatório deve seguir diretriz de suporte avançado de vida (ACLS).

Referências bibliográficas

1. Pecha S, Kirchhof P, Reissmann B. Perioperative arrhythmias. Dtsch Arztebl Int. 2023;120(33-4):564-74.
2. Halvorsen S, Mehilli J, Cassese S, Hall TS, Abdelhamid M, Barbato E et al. 2022 ESC Guidelines on cardiovascular assessment and management of patients undergoing non-cardiac surgery. Eur Heart J. 2022;43(39):3826-924.
3. Steffel J, Collins R, Antz M, Cornu P, Desteghe L, Haeusler KG et al. 2021 European Heart Rhythm Association Practical guide on the use of non-vitamin K antagonist oral anticoagulants in patients with atrial fibrillation. Europace. 2021;23(10):1612-76.
4. Teixeira RA, Fagundes AA, Baggio Junior JM, Oliveira JC, Medeiros PTJ, Valdigem BP et al. Brazilian guidelines for cardiac implantable electronic devices 2023. Arq Bras Cardiol. 2023;120(1):e20220892.
5. Panchal AR, Bartos JA, Cabañas JG, Donnino MW, Drennan IR, Hirsch KG et al. Part 3: Adult basic and advanced life support: 2020 American Heart Association Guidelines for Cardiopulmonary Resuscitation and Emergency Cardiovascular Care. Circulation. 2020;142(16_suppl_2):S366-468.
6. Issa Z, Miller JM, Zipes DP. Clinical arrhythmology and electrophysiology. Elsevier; 2018.
7. Freilich A, Tepper D. Adenosine and its cardiovascular effects. Am Heart J. 1992;123(5):1324-8.
8. Hindricks G, Potpara T, Dagres N, Arbelo E, Bax JJ, Blomström-Lundqvist C et al. 2020 ESC Guidelines for the diagnosis and management of atrial fibrillation developed in collaboration with the European Association for Cardio-Thoracic Surgery (EACTS): The Task Force for the Diagnosis and Management of Atrial Fibrillation of the European Society of Cardiology (ESC) developed with the special contribution of the European Heart Rhythm Association (EHRA) of the ESC. Eur Heart J. 2021;42(5):373-498.
9. Lopes RD, de Barros e Silva PGM, Hoffmann Filho CR, Cavalvante MA, Miranda CM, Esper RB et al. The first Brazilian cardiovascular registry of atrial fibrillation: primary results of the RECALL Study. Am Heart J. 2023;264:97-105.

10. Echt DS, Liebson PR, Mitchell LB, Peters RW, Obias-Manno D, Barker AH et al. Mortality and morbidity in patients receiving encainide, flecainide, or placebo: the cardiac arrhythmia suppression trial. N Engl J Med. 1991;324(12):781-8.
11. Marrouche NF, Brachmann J, Andresen D, Siebels J, Boersma L, Jordaens L et al. Catheter ablation for atrial fibrillation with heart failure. N Engl J Med. 2018;378(5):417-27.
12. Sohns C, Fox H, Marrouche NF, Crijns HJGM, Costard-Jaeckle A, Bergau L et al. Catheter ablation in end-stage heart failure with atrial fibrillation. N Engl J Med. 2023;389(15):1380-9.
13. Willems S, Borof K, Brandes A, Breithardt G, Camm AJ, Crijns HJGM et al. Systematic, early rhythm control strategy for atrial fibrillation in patients with or without symptoms: the EAST-AFNET 4 trial. Eur Heart J. 2022;43(12):1219-30.
14. Jing C, Lin L, Zhou T, Li YL, Fu L, Gao MQ. Does dexmedetomidine reduce the risk of atrial fibrillation and stroke after adult cardiac surgery? A systematic review and meta-analysis of randomized controlled trials. Anatol J Cardiol. 2022;26(5):354-65.
15. Devereaux PJ, Yang H, Yusuf S, Guyatt G, Leslie K, Villar JC et al. Effects of extended-release metoprolol succinate in patients undergoing non-cardiac surgery (POISE trial): a randomised controlled trial. Lancet. 2008;371(9627):1839-47.
16. Issa ZF, Miller JM, Zipes DP. Sinus node dysfuction. In: Elsevier, editor. Clinical arrhythmology and electrophysiology. Philadelphia, PA, USA: Elsevier; 2018.
17. Zeppenfeld K, Tfelt-Hansen J, de Riva M, Winkel BG, Behr ER, Blom NA et al. 2022 ESC Guidelines for the management of patients with ventricular arrhythmias and the prevention of sudden cardiac death. Eur Heart J. 2022;43(40):3997-4126.
18. Geraghty L, Santangeli P, Tedrow UB, Shivkumar K, Kumar S. Contemporary management of electrical storm. Heart Lung Circ. 2019;28(1):123-33.
19. Ford MK, Beattie WS, Wijeysundera DN. Systematic review: prediction of perioperative cardiac complications and mortality by the revised cardiac risk index. Ann Intern Med. 2010;152(1):26-35.
20. BrugadaDrugs.org. Drugs to be avoided by Brugada syndrome patients. [s.d.]. Disponível em: www.brugadadrugs.org/avoid/.
21. American Heart Association. Algorithms. [s.d.; acesso em 7 jan 2023]. Disponível em: https://cpr.heart.org/en/resuscitation-science/cpr-and-ecc-guidelines/algorithms.

35 Parada Cardiorrespiratória Intraoperatória

Fernando B. Cançado
Clara Leal
Thais Orrico de Brito Cançado
Matheus Vane
Fernando Nardy Bellicieri

Introdução

A parada cardiorrespiratória (PCR) no período intraoperatório é um evento raro e grave, muitas vezes com desfechos catastróficos, seja por sequelas neurológicas, seja por morte, impactando economicamente o sistema de Saúde.[1-3]

A American Heart Association (AHA), por meio do Suporte Avançado de Vida em Cardiologia (SAVC), define dez hipóteses diagnósticas que devem ser aventadas em caso de PCR, conhecidas como os 5Hs e 5Ts, que incluem hipóxia, hipovolemia, hipo e hipercalemia, acidemia, hipotermia, tamponamento cardíaco, trombose coronariana, trombose ou embolia pulmonar, pneumotórax hipertensivo e intoxicações exógenas. Entretanto, outras seis hipóteses devem ser incluídas no contexto intraoperatório – hipoglicemia, hipertermia maligna, reflexo vagal (hipervagal), trauma (choque hemorrágico ou disfunção cardiovascular), prolongamento patológico do intervalo QT e hipertensão pulmonar –, totalizando 8Hs e 8Ts, representados no Quadro 35.1.[1,4]

Quadro 35.1 Hipóteses diagnósticas relacionadas à PCR intraoperatória

8 Hs	8 Ts
Hipóxia	**T**amponamento cardíaco
Hipovolemia	**T**rombose coronariana
Hipo/Hipercalemia	**T**rombose pulmonar
H$^+$ (acidose)	**T**ensão tórax (pneumotórax)
Hipotermia	In**T**oxicação exógena
Hipertermia maligna	q**T** longo
Hipervagal	Hiper**T**ensão pulmonar
Hipoglicemia	**T**rauma

Fonte: Adaptado de Moitra et al., 2012[1] e Panchal et al., 2020.[4]

O diagnóstico imediato da PCR durante o intraoperatório pode ser prejudicado pela dificuldade de avaliação do nível de consciência por causa da sedação ou da anestesia geral, uso de ventilação controlada, posicionamento e cobertura do paciente com campos estéreis, salas cirúrgicas com iluminação reduzida e excesso de ruídos. No entanto, apesar de os monitores ajudarem a perceber que o paciente está em PCR, é importante ressaltar que o diagnóstico definitivo é feito pela palpação de pulso central. A PCR intraoperatória é testemunhada por profissionais de Saúde treinados e com disponibilidade imediata dos recursos necessários para a ressuscitação, além de o paciente já estar monitorizado e com acesso venoso estabelecido. Seu histórico clínico e cirúrgico já é de conhecimento da equipe, o que facilita o diagnóstico da possível causa da PCR permitindo um tratamento rápido e direcionado.[2,3]

O médico anestesiologista tem papel fundamental no manejo e na prevenção desse evento adverso. Ressalta-se, no entanto, que, com o passar dos tempos, esse evento tem se reduzido muito em razão do avanço tecnológicos, da maior segurança dos fármacos, do aprimoramento dos cuidados perioperatórios, de maior conhecimento e do desenvolvimento de habilidades individuais e de trabalho em equipe e da implementação da cultura da segurança.

Epidemiologia

A PCR intraoperatória (PCRI) pode ser classificada em três categorias quanto ao seu fator desencadeante: relacionados à condição do paciente, à cirurgia e à anestesia. Os fatores que envolvem a condição do paciente e a cirurgia têm maior incidência e incluem sepse, trauma, cirurgia cardíaca, ruptura de aneurisma de aorta e hemorragia cirúrgica associada à doença primária (câncer). Já do ponto de vista anestésico, as causas mais comuns são: complicações respiratórias e do manejo da via aérea (via aérea difícil, aspiração de conteúdo gástrico, hipoxemia e obstrução do tubo orotraqueal); e causas cardiovasculares (choque anafilático, sobredose de hipnóticos, simpatólise e arritmias).[3]

Os principais fatores de risco para PCRI são cirurgias cardíaca, vascular, torácica, neurológica e abdominal, estado físico ASA (American Society of Anesthesiology) maior ou igual a PS3 (*Phisical Status 3*), cirurgias em regime de emergência, homens e extremos de idade (maiores de 65 anos e menores de 1 ano). Além disso, no que diz respeito à técnica anestésica, a anestesia geral representou maior fator de risco para PCRI, porém deve-se atentar ao fato de que, em pacientes críticos com diversas comorbidades ou submetidos a cirurgias complexas e de grande porte, essa técnica é a preferível, isolada ou combinada com bloqueios regionais. O surgimento de anestésicos locais com menor toxicidade sistêmica e a adoção de ultrassonografia para reconhecimento das estruturas anatômicas contribuiu para a maior segurança da anestesia regional.[3]

No Brasil, a Resolução do Conselho Federal de Medicina (CFM) n. 1.802/2006, substituída pela n. 2.174/2017, traz recomendações e exigências quanto ao ato anestésico. Essas implementações como a obrigatoriedade da avaliação pré-anestésica, a monitorização mínima com cardioscopia, pressão arterial não invasiva, capnografia e oximetria de pulso, com certeza, impactaram na redução das causas evitáveis de PCR.[5,6]

A incidência de PCRI varia de acordo com o local e a época em que o estudo foi realizado e com a população estudada. Quando considerada PCRI por todas as causas, a incidência é de 4,3/10 mil; no entanto, esse valor cai para 0,5 a 1/10 mil quando considerado somente o fator anestésico em população adulta. Na população pediátrica, a incidência é de 1,4 a 4,6/10 mil quando consideradas causas anestésicas isoladamente.[7-9]

Condutas na ressuscitação cardiorrespiratória (RCP)

A AHA, por meio dos algoritmos de PCR em fibrilação ventricular (FV) e taquicardia ventricular sem pulso (TVSP) e de PCR em assistolia e atividade elétrica sem pulso (AESP), orienta de forma sistemática a conduta frente aos ritmos possíveis de parada cardíaca (Figura 35.1).[4] Na suspeita de PCR, sempre se deve solicitar ajuda e pedir que tragam imediatamente o desfibrilador.

Diante de paciente inconsciente, em respiração agônica ou *gasping* ou na suspeita de PCRI, a palpação de pulso é obrigatória e não deve ultrapassar 10 segundos. Se o pulso estiver presente e constatar-se a parada respiratória, deve-se iniciar uma ventilação a cada 6 segundos. Se o pulso não for percebido ou não houver certeza sobre sua presença, a compressão torácica deve ser iniciada prontamente. As compressões devem ser alternadas com as ventilações na relação de 30:2 quando o paciente não tem via aérea definitiva. Uma vez obtida via aérea definitiva (intubação orotraqueal ou máscara laríngea), as ventilações deverão ser realizadas a cada 6 segundos, ou seja, 10 incursões ventilatórias/minuto, não sendo mais utilizada a relação 30 compressões para duas ventilações.[4]

Compressões torácicas de qualidade são realizadas posicionando-se as mãos espalmadas, com os dedos entrelaçados, na parte inferior do esterno, numa frequência de 100 a 120 compressões por minuto, com 5 cm de profundidade e permitindo o seu retorno à posição neutra. A cada 2 minutos ou cinco ciclos, a pessoa responsável pelas compressões deve ser substituída. Evitar ao máximo interromper as compressões. Se o paciente estiver monitorizado, os parâmetros objetivos que indicam uma boa execução das manobras são a capnografia com End Tidal CO_2 ($ETCO_2$) > 10 mmHg e pressão arterial diastólica (PAD) > 25 a 30 mmHg.[4,7,10,11]

A PCR em ritmo de FV ou TVSP deve ser tratada com desfibrilação tão logo esteja disponível o desfibrilador. A carga selecionada é de 360 J para desfibrilador monofásico e entre 120 e 200 J se bifásico, de acordo com manual do fabricante. A adrenalina em dose de 1 mg deverá ser administrada após o segundo choque com intervalos de 3 a 5 minutos. Após o terceiro choque, a amiodarona na dose de 300 mg deve ser utilizada. Caso seja necessário, a dose seguinte de amiodarona deve ser reduzida à metade após 3 a 5 minutos. A lidocaína (1,5 mg/kg e 0,75 mg, como primeira e segunda doses respectivamente) pode ser uma alternativa de antiarrítmico em substituição à amiodarona.[4]

Na PCR em assistolia e em AESP, não está indicada a desfibrilação. A adrenalina (1 mg) deve ser administrada a cada 3 a 5 minutos. Deve-se ter atenção à checagem de cabos do cardioscópio e do ganho do traçado e confirmar a linha isoelétrica mudando as derivações da monitorização com a finalidade de confirmação de assistolia.[4]

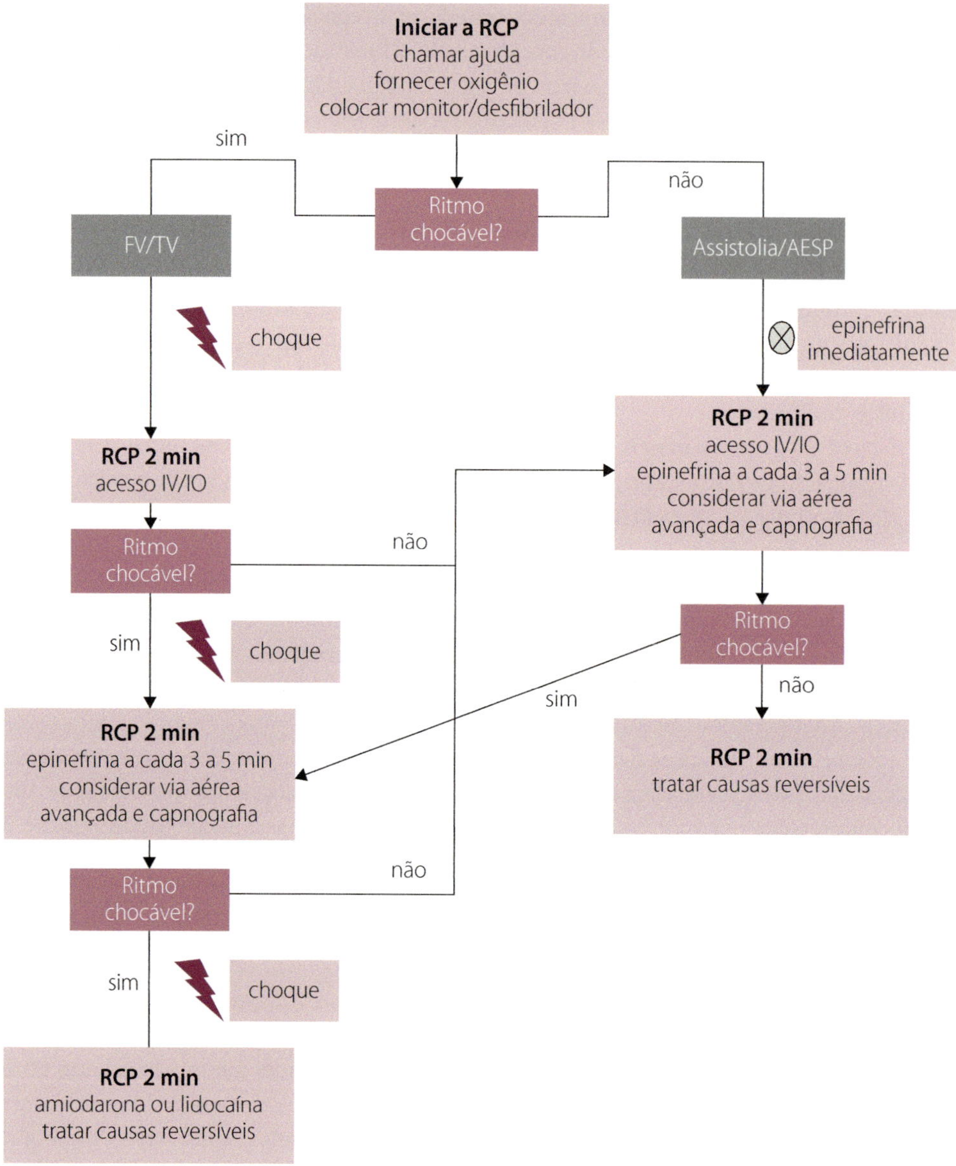

Figura 35.1 **Protocolos de suporte avançado de vida em ritmos chocáveis e não chocáveis.**
RCP: ressuscitação cardiorrespiratória; FV: fibrilação ventricular; TV: taquicardia ventricular; IV: intravenoso; IO: intraósseo.
Fonte: Adaptada de Panchal et al., 2020.[4]

Situações especiais relacionadas à anestesiologia

Hipertermia maligna

A hipertermia maligna (HM), descrita pela primeira vez por Denborough e Lovell em 1960, é uma síndrome clínica hereditária autossômica dominante com penetrância reduzida caracterizada por temperatura central elevada, taquicardia, taquipneia, hipercapnia, rigidez muscular, acidose e hipercalemia. Está relacionada à mutação genética hereditária no gene da rianodina caracterizada por liberação excessiva de cálcio intracelular pelo retículo sarcoplasmático após exposição aos fármacos-gatilho, como inalatórios halogenados e succinilcolina, causando contração muscular e hipermetabolismo.[1,12,14]

É importante para o anestesiologista estar ciente quanto aos pacientes com maior probabilidade de apresentarem o quadro. A história familiar, se presente, especialmente pertinente a familiares de 1º grau, é um forte indicador de suscetibilidade à HM. Alguns distúrbios miopáticos, como a doença do núcleo central e a síndrome de King-Denborough, parecem estar associados à HM.[1,12,13]

As condutas recomendadas pelo *guideline* 2020 da Sociedade de Anestesiologia do Reino Unido estão apresentadas no Quadro 35.2 e devem ser adotadas tão logo haja a suspeita do desencadeamento da crise.[15]

Quadro 35.2 Condutas frente à hipertermia maligna.

1. Interromper a administração dos anestésicos inalatórios halogenados e a cirurgia, se possível. Não é necessária a troca do ventilador da anestesia.
2. Hiperventilar o paciente com alto fluxo de gás fresco (10 L/min) com fração inspirada de oxigênio (FiO_2) de 1.0.
3. Administrar terapia medicamentosa específica – iniciar dantrolene sódico precocemente enquanto a perfusão muscular ainda estiver presente. Uma dose intravenosa inicial de 2 a 3 mg/kg pode ser seguida por doses repetidas de 1 mg/kg até alcançadas as metas terapêuticas ($ETCO_2$ < 45 mmHg, ventilação-minuto normal e temperatura < 38,5°C).
4. Resfriamento agressivo para temperaturas que aumentam rapidamente e para temperaturas superiores a 39°C.
5. Tratar a acidose metabólica com bicarbonato de sódio (2 mEq/kg de dose inicial e titular conforme necessário).
6. Tratar a hipercalemia com cloreto ou gluconato de cálcio intravenoso, hiperventilação, bicarbonato de sódio, insulina e glicose 50%.
7. Tratar arritmias com antiarrítmicos-padrão e evitar verapamil ou diltiazem se tiver sido administrado dantrolene. Se houver suspeita de hipercalemia, não administrar lidocaína ou procainamida.
8. Manter o débito urinário com manitol ou furosemida superior a 2 mL/kg/h.

Fonte: Adaptado de Hopkins et al., 2021.[15]

Paciente com suspeita de ter desenvolvido quadro de HM deverá ser encaminhado para investigação diagnóstica em centro especializado (CEDHIMA – Centro de Estudo, Diagnóstico e Investigação de Hipertermia Maligna), para realização de biópsia muscular e teste da contratura muscular cafeína-halotano (padrão-ouro) e sequenciamento genético.

Intoxicação sistêmica relacionada a anestésicos locais (ISAL)

O risco de toxicidade do anestésico local (AL) é influenciado pela dose, pelo sítio de injeção e pela taxa de absorção. Entre os anestésicos locais mais utilizados, a bupivacaína é a que apresenta maior toxicidade, seguida da ropivacaína e da lidocaína.

Pacientes que evoluem para PCR com arritmias cardíacas induzidas por bupivacaína têm ressuscitação cardíaca extremamente difícil. As alterações neurológicas normalmente antecedem os sinais cardiovasculares. A intoxicação pela lidocaína, por sua vez, está mais relacionada à presença de sintomas neurológicos.

As doses tóxicas conhecidas podem sofrer alteração individual, sobretudo em idosos e pacientes com insuficiência hepática, cardíaca e renal, em que há aumento da fração livre do anestésico local e menor volume de distribuição.

A sintomatologia inclui desde gosto metálico na boca, zumbido no ouvido, hipotensão ortostática, disfasia, confusão mental, alargamento do QRS, contrações ventriculares prematuras, bradicardia, bloqueios atrioventriculares até diminuição da contratilidade cardíaca e PCR.[1,12,15]

A conduta frente à intoxicação por anestésico local é apresentada no Quadro 35.3.[12,15-18,22]

Quadro 35.3 Condutas frente à intoxicação por anestésico local.

1. Suspender a administração de AL.
2. Proteger as vias aéreas e garantir oxigenação e ventilação adequadas.
3. Para pacientes em PCR ou com arritmias refratárias, administrar emulsão lipídica. A dose em bólus é de 1,5 mL/kg de emulsão lipídica a 20% durante 2 a 3 minutos seguida de infusão contínua de 0,25 mL/kg/min em 20 minutos. Se não houver melhora clínica, a dose em bólus deve ser repetida e a infusão, aumentada para 0,5 mL/kg/min. A infusão deve ser continuada por pelo menos 10 minutos após a estabilidade hemodinâmica ser restaurada, mas interrompida dentro de 1 hora.
4. Realizar RCP imediata em caso de PCR e desfibrilação se taquicardia ou fibrilação ventricular.
5. Controlar as convulsões com diazepam, 0,1 a 0,2 mg/kg, por via intravenosa (IV) ou tiopental sódico, 1 a 2 mg/kg, por via IV.

É importante atentar para algumas particularidades na PCR em razão de ISAL recomendadas pela ASRA:

1. A dose de adrenalina deve ser reduzida para doses de 1 mcg/kg (10 a 100 mcg) em virtude do potencial efeito arritmogênico desse fármaco.
2. Evitar vasopressina, bloqueadores de canal de cálcio e betabloqueadores.
3. A amiodarona deve ser a primeira opção em casos de arritmias ventriculares, não sendo recomendado o uso de lidocaína e procainamida.

AL: anestésico local; PCR: parada cardiorrespiratória; RCP: ressuscitação cardiorrespiratória; ISAL: intoxicação sistêmica relacionada a anestésicos locais; ASRA: Sociedade Americana de Anestesia Regional.

Fonte: Adaptado de Artusio e Yao, 2009;[12] Hopkins et al., 2021;[15] Wolfe e Butterworth, 2011;[16] Luo et al., 2016;[17] Marwick et al., 2009[18] e Shaker et al., 2020.[22]

Anafilaxia

A anafilaxia pode ser responsável por colapso circulatório perioperatório e deve ser sempre lembrada como diagnóstico diferencial, apesar de apresentar incidência de 0,5 a 1:10.000 atos anestésicos.[19,20]

De acordo com a Classificação Ring e Messmer, a severidade da reação pode ser dividida em quatro graus. O 1º grau é caracterizado por sinais cutâneos como urticária e angioedema. O 2º grau, além dos sinais cutâneos, apresenta manifestações que não ameaçam a vida, como hipotensão, taquicardia e tosse. No 3º grau, iniciam-se sintomas mais graves que ameaçam a vida, como broncoespasmo, arritmias, taquicardia severa e colapso cardiovascular. Por fim, o 4º grau é o que evolui com PCR.[21]

De acordo com o estudo britânico prospectivo (National Audit Project – NAP 6), que registrou os casos graves de anafilaxia durante o ano de 2018 no Reino Unido, os principais responsáveis pelos eventos adversos foram os antibióticos (47%), agentes bloqueadores neuromusculares (sobretudo succinilcolina) (33%), clorexidina (9%) e corante azul patente (4,5%). Não observaram reação ao látex, pois naquele País todos os materiais são *latex-free*.[20]

As manifestações clínicas do estudo NAP 6 incluíram hipotensão (46%), broncoespasmo (particularmente em pacientes com obesidade mórbida e asma) (18%), taquicardia (9,8%), dessaturação (4,7%), bradicardia (3%) e redução/ausência traçado de capnografia (2,3%).

As reações ao látex costumam surgir mais tardiamente, após 30 minutos do início da intervenção cirúrgica. Os indivíduos suscetíveis são trabalhadores da indústria da borracha, profissionais da área de Saúde, artistas plásticos, entre outros profissionais que utilizam luvas de látex, além de crianças acometidas por doenças que requerem sondagens de repetição como espinha bífida e mielomeningocele. Esses pacientes, muitas vezes, relatam alergia a frutas como kiwi, abacaxi, abacate, banana etc.

As condutas preconizadas diante de choque anafilático estão apresentadas no Quadro 35.4.[1,3,12,22]

Quadro 35.4 Condutas terapêuticas em anafilaxia.

1. Interromper a exposição ao agente etiológico.
2. Interromper estímulo cirúrgico se possível.
3. Considerar abordagem precoce da via aérea em casos de edema labial ou presença de estridor laríngeo, caso o paciente não esteja intubado.
4. Reposição volêmica com solução cristaloide isotônica na dose de 20 mL/kg.
5. Administração de adrenalina conforme gravidade do quadro. A recomendação para a adrenalina frente a choque anafilático é para o uso intramuscular (500 mg a cada 5 minutos, no vasto lateral da coxa). Alternativamente, o uso endovenoso pode ser aventado em doses baixas de adrenalina, entre 10 e 20 mcg em bólus, nas reações de 2º grau e doses mais elevadas (100 a 200 mcg) nas reações de 3º grau. A dose de adrenalina pode ser repetida a cada 1 a 2 minutos até a estabilidade hemodinâmica. Em algumas situações, pode ser necessária a infusão contínua na taxa de 0,05 a 0,1 mcg/kg/min.
6. No 4º grau, em que se instala a PCR, o tratamento deve seguir os algoritmos do SAVC, com doses de adrenalina de 1 mg.
7. O tratamento de broncoespasmo pode incluir o uso de agonistas do receptor β_2 adrenérgico como salbutamol por via inalatória e nebulização com adrenalina. Casos refratários podem necessitar de uso desses agonistas por via endovenosa.
8. Considerar terapia adjuvante com vasopressina, corticosteroides e bloqueadores H1 e H2.

PCR: parada cardiorrespiratória; SAVC: Suporte Avançado de Vida Cardiovascular.

Fonte: Adaptado de Moitra et al., 2012;[1] Braz et al., 2020;[3] Artusio e Yaho, 2009[12] e Shaker et al., 2020.[22]

Bloqueio do neuroeixo com predomínio vagal

A anestesia do neuroeixo, quando relacionada à PCR, provavelmente ocorre por desbalanço autonômico com predomínio do tônus vagal e queda da pré-carga por vasodilatação. Os pacientes mais suscetíveis à ocorrência dessa complicação são estado físico ASA P1/P2, idade < 50 anos, frequência cardíaca < 60 bpm, prolongamento do intervalo PR, uso de betabloqueadores e bloqueio sensitivo acima de T6. Além disso, ocorre mais frequentemente em procedimentos envolvendo cimentação articular, manipulação do cordão espermático e de fratura de fêmur, hemorragia e rotura de membranas amnióticas, sobretudo durante modificação postural, retirada de torniquete, hemorragia e tração visceral.

O tratamento envolve administração de atropina precocemente e adrenalina de 0,01 a 0,1 mg/kg (até dose máxima de 1 mg). Felizmente, a PCR após anestesia do neuroeixo apresenta melhor desfecho quando comparada à PCR sob anestesia geral.[1,12]

Situações especiais relacionadas à cirurgia

Embolia aérea

É uma causa rara de PCR intraoperatória, contudo observa-se aumento do número de casos em decorrência de maior utilização de insuflação de gás em procedimentos minimamente invasivos.[23]

O risco é aumentado quando o sítio cirúrgico se localiza acima do átrio direito, especialmente em pacientes com pressão venosa central baixa. São exemplos de procedimentos em que a embolia aérea pode ocorrer: laparoscopia; procedimentos endobrônquicos com *laser*; punção ou remoção de cateter venoso central; histeroscopia; posição em prona em cirurgias de coluna ou sentado em cirurgias de fossa posterior; e infusão pressurizada de fluidos.

Um grande volume de gás pode bloquear o volume sistólico no átrio direito, diminuindo o débito cardíaco. Bolhas menores podem alojar-se nos pulmões, causando hipertensão pulmonar, insuficiência ventricular direita e edema pulmonar. Os êmbolos gasosos venosos também podem entrar na circulação arterial através de um defeito do septo atrial ou do forame oval patente, uma condição presente em 20% dos pacientes.[1,12]

Diante de um evento de PCR por embolia aérea, recomenda-se as medidas terapêuticas descritas no Quadro 35.5.[23,24]

Quadro 35.5 Condutas terapêuticas na embolia aérea.

1. Descontinuar o N_2O e aumentar FiO_2 para 1.0.
2. Identificar e ocluir o local de entrada de ar. A insuflação (no caso do CO_2) deve ser interrompida e o pneumoperitônio deve ser liberado imediatamente.
3. Sugere-se aumento na taxa e no volume da ventilação controlada com PEEP com a finalidade de minimizar a entrada do ar.
4. Se possível, o paciente deve ser colocado em decúbito lateral esquerdo inclinado em posição de Trendelenburg para evitar obstrução da via de saída pulmonar e insuficiência ventricular direita.
5. Aspirar o ar pelo cateter venoso central, caso este esteja disponível.

Fonte: Adaptado de Muth e Shank, 2000[23] e McCarthy et al., 2016.[24]

Situações especiais relacionadas ao paciente

Extremos de idade do paciente

Nas últimas décadas, observou-se aumento no número de pacientes idosos de alto risco submetidos a procedimentos anestésico-cirúrgicos. Esses pacientes apresentam maior risco de descompensação aguda das comorbidades durante o período perioperatório, apresentando estreitamento das curvas de autorregulação da circulação cerebral e coronariana. Dessa forma, deve-se atentar para a correta monitorização e a correção agressiva de episódios hipotensivos e que desencadeiam um desbalanço entre oferta e consumo de oxigênio aos tecidos, como anemia e taquicardia.[5,12]

Além disso, com o avanço da Neonatologia e da assistência ao parto, cada vez mais crianças e recém-nascidos com comorbidades apresentam patologias cirúrgicas com necessidade de correção.

Os principais fatores de risco para PCR perioperatória são neonatos e crianças menores de 1 ano de idade, com estado físico ASA P3 ou maior, cirurgia de emergência e anestesia geral.[25,26]

As principais causas de parada cardíaca atribuíveis à anestesia foram eventos respiratórios (71,5%) e eventos relacionados a medicamentos (28,5%) que, na maior parte dos casos, ocorreram durante a indução da anestesia.[27]

Pacientes em estado físico ASA PS 3

Pacientes classificados em estado físico ASA PS > 3 apresentam maior risco de PCR intraoperatória. A avaliação pré-anestésica permite que todas as comorbidades sejam conhecidas e mais bem compensadas previamente à intervenção proposta. Nesse contexto, o anestesiologista tem a possibilidade de providenciar tudo aquilo que for necessário para a melhor condução do paciente (reserva de vaga em UTI, reserva de hemocomponentes, monitorização avançada, interconsultas com outras especialidades, entre outras condutas).

Cuidados pós-parada cardiorrespiratória e prognóstico

A ressuscitação cardiopulmonar não se encerra após o retorno da circulação espontânea do paciente. Medidas devem ser adotadas, visando melhor prognóstico neurológico e estabilidade hemodinâmica (Figura 35.2). São elas:[4]

1. Solicitar eletrocardiograma (12 derivações) para diagnóstico de infarto agudo do miocárdio e reperfusão coronariana, se necessário;
2. Manter FiO_2 mínima necessária para $SatO_2$ 92% a 98%;
3. Manter níveis pressóricos (pressão arterial sistólica (PAS) > 90 mmHg e/ou pressão arterial média (PAM) > 65 mmHg);
4. Realizar gasometria arterial objetivando $PaCO_2$ entre 35 e 45 mmHg;
5. Solicitar glicemia, com alvo entre 150 e 180 mg/dL, evitando episódios de hipoglicemia;
6. Em caso de paciente comatoso, deve-se iniciar controle direcionado de temperatura (manter temperatura corporal entre 32 e 36°C por pelo menos 24 horas);
7. Pode ser necessária a sedação do paciente para controle dos tremores. Em casos extremos, a curarização do paciente pode ser necessária. No entanto, a grande maioria dos casos pode ser manejada apenas com sedação, por vezes com mais de um agente sedativo. Nesses casos, atenção deve ser dada pelo potencial risco de depressão miocárdica e piora da hipotensão;
8. Para averiguar a presença de convulsões, estado de mal convulsivo e de padrões que denotam mau prognóstico, recomenda-se o uso de eletroencefalograma (EEG) contínuo após a PCR.[4] Um padrão benigno no EEG entre 12 e 24 horas após a PCR parece estar fortemente associado a um resultado favorável, com maior especificidade após 72 horas (entre 86% e 95%).[28]

Além disso, no último *guideline* da AHA, sugere-se a realização de tomografia de crânio nas primeiras 24 horas após o evento, uma vez que a relação entre substância cinzenta e branca (RCB) se constitui de um bom fator prognóstico neurológico.[4] RCB < 1,14 é capaz de prever resultado neurológico ruim com uma sensibilidade de 13,3% (intervalo de confiança (IC) de 95% 3,8-30,7), mas especificidade de 100% (IC 95% 83,9-100).[29]

A avaliação pupilar, o exame de reflexos córneo palpebral e o potencial evocado somatossensorial (PESS N20) podem também contribuir com a determinação prognóstica após as primeiras 24 horas, com melhores resultados após 72 horas.[4]

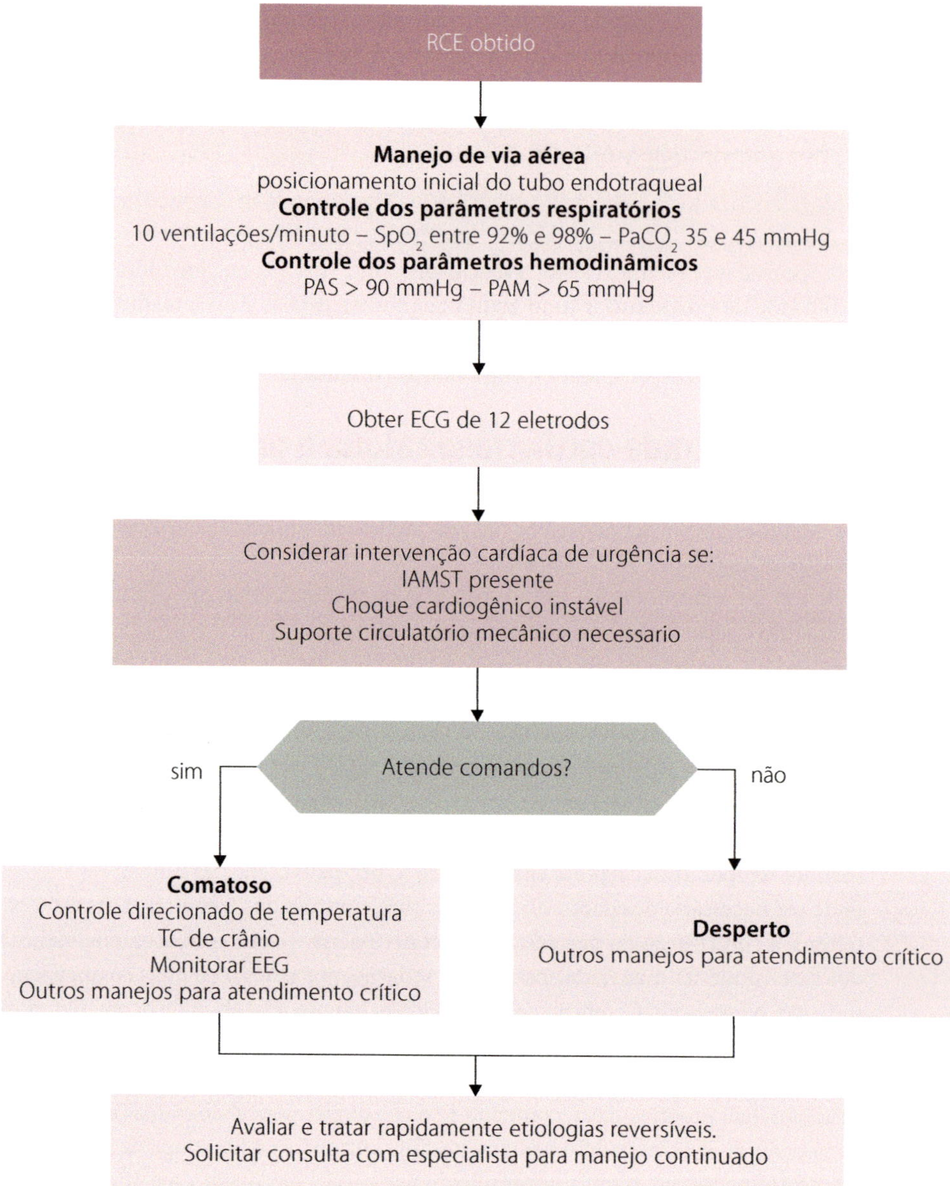

Figura 35.2 Protocolo de cuidados pós-reanimação.

RCE: retorno à circulação espontânea; PAS: pressão arterial sistólica; PAM: pressão arterial média; ECG: eletrocardiograma; IAMST: infarto agudo do miocárdio com supradesnivelamento de segmento ST; TC: tomografia computadorizada; EEG: eletroencefalograma.

Fonte: Adaptada de Panchal et al., 2020.[4]

Conclusão

A PCRI é um evento raro, com um espectro diferente de causas, cujo manejo pode exigir adaptações aos algoritmos tradicionais do SAVC.

A morbidade e mortalidade da PCR estão inversamente relacionadas ao tempo de restabelecimento da circulação espontânea, portanto é de vital importância que a equipe esteja preparada para conduzir as diversas situações de crise.

Diante do exposto, devem ser estabelecidas metas com finalidade de educação institucional, contemplando o desenvolvimento de habilidades humanas e na gestão e o gerenciamento dos recursos para minimizar erros, desenvolver a comunicação assertiva e criar um ambiente mais seguro.

Mensagens principais

- Estratificar risco e tomar medidas que impeçam a deterioração clínica é fundamental para evitar a PCR.
- Frente a um paciente vítima de PCR intraoperatória, sempre pensar nos 8Hs e 8Ts.
- Tratar a causa específica relacionada à PCR intraoperatória é fundamental, portanto o anestesiologista deve reconhecer as peculiaridades da hipertermia maligna, intoxicação por anestésico local e anafilaxia.
- Em paciente com hipertermia maligna, administrar o dantrolene e interromper a administração do agente desencadeante.
- Em paciente com intoxicação por anestésico local, administrar solução lipídica e utilizar doses menores de adrenalina durante a RCP.
- Não atrasar a administração de adrenalina no paciente com anafilaxia.

Bibliografia consultada

Artusio JF, Yao F-SF. Anestesiologia: abordagem orientada para o problema. São Paulo: Guanabara Koogan; 2009.

Gropper MA. Miller's anesthesia. 9th ed. Amsterdam: Elsevier; 2019.

Manica J. Anestesiologia. 4. ed. Porto Alegre: Artmed; 2017.

Panchal AR, Bartos JA, Cabañas JG, Donnino MW, Drennan IR, Hirsch KG, Kudenchuk PJ, Kurz MC, Lavonas EJ, Morley PT, O'Neil BJ, Peberdy MA, Rittenberger JC, Rodriguez AJ, Sawyer KN, Berg KM; Adult Basic and Advanced Life Support Writing Group. Part 3: Adult Basic and Advanced Life Support: 2020 American Heart Association Guidelines for Cardiopulmonary Resuscitation and Emergency Cardiovascular Care. Circulation. 2020 Oct 20;142(16_suppl_2):S366-S468. doi: 10.1161/CIR.0000000000000916. Epub 2020 Oct 21. PMID: 33081529.

Silva WV, Ferez D, Mattos SLL, Nunes RR, Lima LHN, Lima RM, editores. Suporte avançado de vida em anestesia. 2. ed. Rio de Janeiro: Sociedade Brasileira de Anestesiologia, 2018.

Referências bibliográficas

1. Moitra VK, Gabrielli A, Maccioli GA, O'Connor MF. Anesthesia advanced circulatory life support. Canadian Journal of Anaesthesia/Journal Canadien D'Anesthesie. 2012 Jun;59(6):586-603. doi: 10.1007/s12630-012-9699-3. PMID: 22528163; PMCID: PMC3345112.
2. Houseman BT, Bloomstone JA, Maccioli G. Intraoperative cardiac arrest. Anesthesiol Clin. 2020 Dec;38(4):859-73. doi: 10.1016/j.anclin.2020.08.011. Epub 2020 Oct 14. PMID: 33127032.
3. Braz LG, Morais AC, Sanchez R, Porto DSM, Pacchioni M, Serafim WDS et al. Epidemiologia de parada cardíaca e de mortalidade perioperatória no Brasil: revisão sistemática [Epidemiology of perioperative cardiac arrest and mortality in Brazil: a systematic review]. Braz J Anesthesiol. 2020 Mar-Apr;70(2):82-9. doi: 10.1016/j.bjan.2020.02.004. Epub 2020 May 12. PMID: 32475700; PMCID: PMC9373521.

4. Panchal AR, Bartos JA, Cabañas JG, Donnino MW, Drennan IR, Hirsch KG et al.; Adult Basic and Advanced Life Support Writing Group. Part 3: Adult basic and advanced life support: 2020 American Heart Association Guidelines for Cardiopulmonary Resuscitation and Emergency Cardiovascular Care. Circulation. 2020 Oct 20;142(16_suppl_2):S366-468. doi: 10.1161/CIR.0000000000000916. Epub 2020 Oct 21. PMID: 33081529.
5. Vane MF, do Prado Nuzzi RX, Aranha GF, da Luz VF, Sá Malbouisson LM, Gonzalez MM et al. Parada cardíaca perioperatória: uma análise evolutiva da incidência de parada cardíaca intraoperatória em centros terciários no Brasil [Perioperative cardiac arrest: an evolutionary analysis of the intra-operative cardiac arrest incidence in tertiary centers in Brazil]. Rev Bras Anestesiol. 2016 Mar-Apr;66(2):176-82. doi: 10.1016/j.bjan.2016.01.001. Epub 2016 Feb 2. PMID: 26847537.
6. Conselho Federal de Medicina. Resolução CFM n. 2.174/2017, de 14 de dezembro de 2017. Dispõe sobre a prática do ato anestésico e revoga a Resolução CFM n. 1.802/2006. Diário Oficial da União. 27 fev 2018;915(Seção I):82.
7. Silva WV, Ferez D, Mattos SLL, Nunes RR, Lima LHN, Lima RM, editores. Suporte avançado de vida em anestesia. 2. ed. Rio de Janeiro: Sociedade Brasileira de Anestesiologia; 2018.
8. Zuercher M, Ummenhofer W. Cardiac arrest during anesthesia. Curr Opin Crit Care. 2008 Jun;14(3):269-74. doi: 10.1097/MCC.0b013e3282f948cd. PMID: 18467885.
9. Ellis SJ, Newland MC, Simonson JA, Peters KR, Romberger DJ, Mercer DW et al. Anesthesia-related cardiac arrest. Anesthesiology. 2014 Apr;120(4):829-38. doi: 10.1097/ALN.0000000000000153. PMID: 24496124.
10. Paiva EF, Paxton JH, O'Neil BJ. The use of end-tidal carbon dioxide (ETCO2) measurement to guide management of cardiac arrest: a systematic review. Resuscitation. 2018;123:1-7. doi: 10.1016/j.resuscitation.2017.12.003.
11. Meaney PA, Bobrow BJ, Mancini ME, Christenson J, de Caen AR, Bhanji F et al.; CPR Quality Summit Investigators; the American Heart Association Emergency Cardiovascular Care Committee; the Council on Cardiopulmonary, Critical Care, Perioperative and Resuscitation. Cardiopulmonary resuscitation quality: [corrected] improving cardiac resuscitation outcomes both inside and outside the hospital: a consensus statement from the American Heart Association. Circulation. 2013 Jul 23;128(4):417-35. doi: 10.1161/CIR.0b013e31829d8654. Epub 2013 Jun 25. Erratum in: Circulation. 2013 Aug 20;128(8):e120. Erratum in: Circulation. 2013 Nov 12;128(20):e408. PMID: 23801105.
12. Artusio JF, Yao F-SF. Anestesiologia: abordagem orientada para o problema. São Paulo: Guanabara Koogan; 2009.
13. Larach MG, Brandom BW, Allen GC, Gronert GA, Lehman EB. Cardiac arrests and deaths associated with malignant hyperthermia in North America from 1987 to 2006. Anesthesiology. 2008 Apr 1;108(4):603-11.
14. Cully TR, Choi RH, Bjorksten AR, Stephenson DG, Murphy RM, Launikonis BS. Junctional membrane Ca2+ dynamics in human muscle fibers are altered by malignant hyperthermia causative RyR mutation. Proc Natl Acad Sci USA. 2018;115:8215.
15. Hopkins PM, Girard T, Dalay S, Jenkins B, Thacker A, Patteril M et al. Malignant hyperthermia 2020: Guideline from the Association of Anaesthetists. Anaesthesia. 2021;76:655.
16. Wolfe JW, Butterworth JF. Local anesthetic systemic toxicity: update on mechanisms and treatment. Curr Opin Anaesthesiol. 2011;24:561.
17. Luo M, Yun X, Chen C, Bao N, Feng X, Pan L et al. Giving priority to lipid administration can reduce lung injury caused by epinephrine in bupivacaine-induced cardiac depression. Reg Anesth Pain Med. 2016;41:469.
18. Marwick PC, Levin AI, Coetzee AR. Recurrence of cardiotoxicity after lipid rescue from bupivacaine-induced cardiac arrest. Anesth Analg. 2009;108:1344.
19. The National Institute of Academic Anaesthesia. NAP6 Report [Internet]. Disponível em: https://www.nationalauditprojects.org.uk/NAP6Report.
20. Chaiear N, Foulds I, Burge PS. Prevalence and risk factors for latex allergy. Occup Environ Med. 2000;57:501.

21. Mertes PM, Malinovsky JM, Jouffroy L, Working Group of the SFAR and SFA; Aberer W, Terreehorst I et al. Reducing the risk of anaphylaxis during anesthesia: 2011 updated guidelines for clinical practice. J Investig Allergol Clin Immunol. 2011;21(6):442-53.
22. Shaker MS, Wallace DV, Golden DBK, Oppenheimer J, Bernstein JA, Campbell RL et al. Anaphylaxis-a 2020 practice parameter update, systematic review, and Grading of Recommendations, Assessment, Development and Evaluation (GRADE) analysis. J Allergy Clin Immunol. 2020 145:1082.
23. Muth CM, Shank ES. Gas embolism. N Engl J Med. 2000;342:476.
24. McCarthy CJ, Behravesh S, Naidu SG, Oklu R. Air embolism: practical tips for prevention and treatment. J Clin Med. 2016 Oct 31;5(11):93. doi: 10.3390/jcm5110093. PMID: 27809224; PMCID: PMC5126790.
25. Gobbo Braz L, Braz JR, Módolo NS, do Nascimento P, Brushi BA, de Carvalho LR. Perioperative cardiac arrest and its mortality in children: a 9-year survey in a Brazilian tertiary teaching hospital. Paediatr Anaesth. 2006 Aug;16(8):860-6. doi: 10.1111/j.1460-9592.2006.01876.x. PMID: 16884469.
26. Braz LG, Braz DG, Cruz DS, Fernandes LA, Módolo NS, Braz JR. Mortality in anesthesia: a systematic review. Clinics (Sao Paulo). 2009;64(10):999-1006. doi: 10.1590/S1807-59322009001000011. PMID: 19841708; PMCID: PMC2763076.
27. Fielding-Singh V, Willingham MD, Fischer MA, Grogan T, Benharash P, Neelankavil JP. A population-based analysis of intraoperative cardiac arrest in the United States. Anesth Analg. 2020 Mar;130(3):627-34. doi: 10.1213/ANE.0000000000004477. PMID: 31651456.
28. Benghanem S, Pruvost-Robieux E, Bouchereau E, Gavaret M, Cariou A. Prognostication after cardiac arrest: how EEG and evoked potentials may improve the challenge. Ann Intensive Care. 2022 Dec 8;12(1):111. doi: 10.1186/s13613-022-01083-9. PMID: 36480063; PMCID: PMC9732180.
29. Kim SH, Choi SP, Park KN, Youn CS, Oh SH, Choi SM. Early brain computed tomography findings are associated with outcome in patients treated with therapeutic hypothermia after out-of-hospital cardiac arrest. Scand J Trauma Resusc Emerg Med. 2013 Jul 19;21:57. doi: 10.1186/1757-7241-21-57.

36 Indicações e Técnicas para Extubação na Sala Operatória

Pedro Ferro Lima Menezes
Itajiba Paternosti Sabbag
João Manoel Silva Júnior
Fernando Nardy Bellicieri

Introdução

A extubação endotraqueal está associada com significativo risco de complicações respiratórias. Alguns estudos mostram que esse risco pode ser até três vezes maior na extubação em relação à intubação.[1] Considera-se que a extubação pós-anestésica é uma mudança de situação controlada (sob anestesia) para não controlada (despertar). Alterações anatômicas e fisiológicas, agravadas pela pressão do tempo da extubação e outras restrições do ambiente cirúrgico, contribuem para uma situação que pode ser mais desafiadora para o anestesista do que a intubação endotraqueal.

Em 2012, a Sociedade de Via Aérea Difícil (DAS) desenvolveu um *guideline* para o manejo da extubação. Esse *guideline* focou em planejar uma estratégia de extubação antes do início da anestesia, classificar os pacientes em alto ou baixo risco de falha de extubação e discutir técnicas gerais para sua execução.[2]

Deve ser notado que a pandemia de covid-19 mostrou a importância que se deve dar ao conhecimento não somente da intubação, mas também da extubação orotraqueal. Em um esforço para reduzir a transmissão da covid-19 aos trabalhadores da área de Saúde, diversas barreiras foram criadas ou desenvolvidas técnicas de extubação para reduzir os aerossóis e a geração de gotículas, porém sem comprovar qual dessas técnicas seria a mais eficaz. Uma extubação de forma suave, entretanto, pode melhorar a prevenção primária reduzindo a tosse e a aerossolização do ambiente.

Apesar de existir evidência mostrando como a extubação ou o despertar anestésico podem ter complicações graves, ainda não há tanto interesse em estudos como se observa para o memento da intubação. Muitos *guidelines* internacionais estudam o processo de via aérea difícil e seu manejo, porém poucos discutem a extubação de forma detalhada.

Eventos adversos associados à extubação

A extubação pode desencadear efeitos adversos graves que podem ser divididos em três categorias maiores: respiratórios; traumáticos; e hemodinâmicos. Muitos desses eventos adversos podem resultar em depleção das reservas de oxigênio, resultando em hipóxia pós-operatória.[3] Os principais efeitos adversos estão listados no Quadro 36.1.

Quadro 36.1 Eventos adversos associados à extubação.

Tipo de evento	Exemplos
Irritação de vias aéreas	▪ Tosse ▪ Laringoespasmo ▪ Engasgo com o tubo endotraqueal
Alterações hemodinâmicas	▪ Arritmia ▪ Taqui/bradicardia ▪ Hipo/hipertensão ▪ Isquemia miocárdica
Via aérea/injúria de orofaringe	▪ Lesão de laringe/glote ▪ Lesão de nervos laríngeos ▪ Lesão de úvula/orofaringe ▪ Lesão de dentição
Comprometimento da ventilação	▪ Depressão respiratória ▪ Obstrução de vias aéreas ▪ Edema de vias aéreas ▪ Broncoaspiração ▪ Edema pulmonar ▪ Bloqueio neuromuscular residual
Estresse ao paciente	▪ Dor de garganta ▪ Rouquidão ▪ Despertar inesperado ▪ Transtorno de estresse pós-traumático
Complicação cirúrgica	▪ Sangramento ▪ Deiscência de ferida

Fonte: Adaptado de Wong et al., 2021.[3]

Respiratórios

Grande parte dos efeitos adversos respiratórios na extubação decorre de alterações dos reflexos laríngeos. Esses reflexos exagerados causam tosse, resistência ao tubo orotraqueal e laringoespasmo. Os efeitos adversos podem causar aumento da pressão arterial, ocular e intracraniana. Em alguns casos, os reflexos laríngeos podem ficar reduzidos por até 4 horas após a extubação, o que facilita a broncoaspiração pós-operatória e o desenvolvimento de pneumonia.[4]

A causa mais comum de redução da força muscular na laringe e na orofaringe com consequente reatividade pós-operatória reduzida é o bloqueio residual por relaxantes musculares ou anestésicos inalatórios. Em 2015, o sugamadex foi introduzido na prática diária e estudos recentes mostram redução de 30% do risco de complicações pulmonares, 47% do risco de pneumonia, 55% do risco de depressão respiratória, necessidade de reintubação ou de colocação de dispositivo não invasivo.[5]

Laringoespasmo

Já foi definido como a oclusão da glote consequente à ação reflexa dos músculos intrínsecos da laringe. Na maioria das vezes, ocorre após a retirada do tubo orotraqueal e é a causa mais comum de obstrução de via aérea superior no contexto da extubação. Pode ser precipitado também por irritação das cordas vocais por estímulos provenientes de secreção, sangue, oxigênio seco por influxo do ventilador de anestesia ou um corpo estranho externo, como tubo orotraqueal.

O laringoespasmo pode causar obstrução completa da via aérea com hipóxia e hipercarbia e, quando não tratado, pode resultar em edema pulmonar por pressão negativa e parada cardíaca por hipóxia.

Edema pulmonar por pressão negativa

Esse tipo de edema pulmonar ocorre por aumento da pressão negativa intratorácica após inspiração contra via aérea superior obstruída. A pressão gerada é transmitida aos capilares pulmonares e supera a pressão de equilíbrio hidrostático, o que causa extravasamento de líquido para o parênquima pulmonar e alvéolos. É mais comumente causado por obstrução de vias aéreas, em especial o laringoespasmo, porém qualquer outra causa de obstrução da via aérea pode ser a causa.

O uso de cânula de Guedel para evitar mordedura do tubo orotraqueal, ou queda da língua após a extubação, é uma estratégia útil para evitar essa complicação.

A desobstrução das vias aéreas superiores, ventilação não invasiva com pressão positiva, oxigênio suplementar e, se necessário, reintubação com ventilação mecânica são a base da terapia.[6]

Trauma

Uma difícil extubação pode causar trauma nas vias aéreas superiores e inferiores, podendo resultar em danos às cordas vocais e laringe. Aspiração excessiva da orofaringe pelo anestesiologista também é conhecida como uma causa importante de trauma, com lesão, inclusive, de aritenoides. Além disso, o trauma das vias aéreas superiores pode causar sangramento e edema, comprometendo a permeabilidade das vias aéreas e a oxigenação do paciente.

Trauma dentário é mais comumente relatado na intubação, porém até 20% dos traumas dentários podem ocorrer na extubação ou na sala de recuperação pós-anestésica.[7] O trauma de língua também é uma realidade, sendo mais comumente secundária à mordedura durante o despertar anestésico. A cânula de Guedel é um dos principais utensílios para se evitar mordedura e lesões de língua durante a extubação.

O estresse emocional resultante da consciência durante a extubação já foi descrito como potencialmente traumático para alguns pacientes. Essas situações podem gerar transtorno de estresse pós-traumático e fobia à anestesia.

Alterações hemodinâmicas

O ato da extubação, por si só, é fisiologicamente estressante ao organismo e causa aumento da pressão arterial e da frequência cardíaca. Enquanto nos pacientes sem comorbidades, existe boa tolerância às alterações hemodinâmicas da extubação, naqueles pacientes com doenças coexistentes pode haver resposta exagerada. É frequente o uso da atropina e do glicopirrolato para extubação, com aumento da frequência cardíaca e consequente aumento da demanda cardíaca, o que pode resultar em isquemia miocárdica.

Pacientes que foram submetidos à neurocirurgia são particularmente sensíveis aos distúrbios de autorregulação do fluxo sanguíneo cerebral, com a hipertensão podendo ser causa de hemorragia e herniação cerebral.

Técnicas para extubação suave

Extubação profunda

Uma extubação profunda se refere à remoção do tubo endotraqueal ou máscara laríngea enquanto o paciente estiver ainda anestesiado e seus reflexos não tiverem retornado. Apesar de não existirem indicações absolutas para esse tipo de extubação, ela é muito utilizada na anestesia pediátrica, neurocirurgias de adultos ou casos em que a tosse possa ocasionar maiores riscos de sangramento ou ruptura de suturas delicadas. Apesar de seus benefícios, a extubação profunda pode vir associada com um aumento no risco de broncoaspiração, laringoespasmo e perda do controle da via aérea se comparada à extubação acordado.

Em virtude do reduzido número de trabalhos com a temática "extubação profunda", os anestesiologistas se utilizam da própria prática para fazê-la no dia a dia.

Diante desses conhecimentos, como realizar uma extubação profunda? Algumas combinações de anestésicos em baixas doses no momento da extubação podem ajudar com o paciente ainda sob anestesia. Um estudo comparando extubação profunda com desflurano + remifentanil e um grupo-controle somente com desflurano mostrou um menor tempo de recuperação anestésica e menor risco de complicações respiratórias naqueles pacientes do grupo desflurano + remifentanil.[8]

Outro estudo fez uma comparação com três grupos de pacientes submetidos a cirurgias otológicas sob anestesia inalatória com sevoflurano, sendo que, no primeiro grupo, foram administrados sevoflurano e remifentanil 0,03 mcg/kg por 10 minutos antes da extubação; no segundo grupo, sevoflurano e dexmedetomidina 0,5 mcg/kg em uma infusão de 10 minutos; e, no terceiro grupo, sevoflurano e dexmedetomidina 0,7 mcg/kg em uma infusão de 10 minutos. Dos 75 pacientes do estudo, somente 1 deles apresentou laringoespasmo com dessaturação, porém nenhum precisou de reintubação. Todos os grupos apresentaram baixo índice de tosse à extubação. Tanto o grupo do remifentanil como o grupo da dexmedetomidina 0,7 mcg/kg apresentaram taxas semelhantes de um despertar suave após a extubação. Por esse estudo, notamos que a dexmedetomidina ainda é pouco utilizada para realizar extubação dos pacientes, apesar de bons resultados e acordar suave. Algumas razões para isso podem estar relacionadas com o custo da medicação e o atraso do despertar de alguns pacientes.[9]

Troca do tubo orotraqueal por máscara laríngea

As máscaras laríngeas (ML) são dispositivos supraglóticos que podem ser utilizados para extubação. A técnica de extubação com ML consiste na troca do tubo orotraqueal pelo dispositivo enquanto ainda em anestesia profunda. Após a troca, é realizada a extubação com o paciente acordado. O número de complicações respiratórias e de alterações hemodinâmicas quando utilizada a ML é menor em relação ao tubo orotraqueal.

Extubação "não toque"

A extubação "não toque" consiste em absolutamente nenhum estímulo no paciente até o completo despertar. Alguns estudos mostram que essa técnica pode reduzir o número de complicações respiratórias, com menor risco de tosse, excesso de secreção, rouquidão, mordedura do tubo e língua e reduzir surgimento de alterações de frequência cardíaca, pressão arterial sistólica (PAS) e diastólica (PAD).[10]

Medicações utilizadas para extubação segura

Muitas medicações podem ser utilizadas para atenuar os efeitos da intubação, como a lidocaína intravenosa, opioides de curta duração, esmolol, labetalol, anestésico local intratraqueal e dexmedetomidina, que também podem ser utilizadas na extubação. Entretanto, é difícil precisar as drogas mais utilizadas e sua dose em razão da variedade de definições do que seria uma "extubação segura" e da falta de estudos na área.

Lidocaína *intracuff*

O *cuff* do tubo endotraqueal foi visto como um potencial reservatório de anestésico local, como a lidocaína, para reduzir a incidência de dor de garganta pós-extubação. Já foi comprovado que a lidocaína se difunde pelo *cuff* do tubo endotraqueal. A alcalinização do anestésico local pode ocasionar um aumento da porção não ionizada, o que aumentaria a taxa de difusão, principalmente na mucosa que estiver em contato com o *cuff*. Quando a lidocaína é injetada neste, ela passará por uma membrana semipermeável, induzindo o efeito local do anestésico.

Lidocaína intravenosa

O uso profilático de lidocaína intravenosa é muito difundido entre os anestesistas com o objetivo de prevenção de tosse na extubação. Além da tosse reflexa à intubação, a lidocaína também pode reduzir a tosse secundária ao opioide. O mecanismo exato de como a lidocaína inibe a tosse ainda não é completamente compreendido. Muitos mecanismos foram propostos, incluindo bloqueio de fibras sensoriais tipo C da traqueia, redução da descarga elétrica de neurônios periféricos ou depressão seletiva da transmissão da dor no SNC. Apesar de essa medicação ser passível de uso de rotina, devem-se sempre pesar os riscos sobre os benefícios dessa prática por causa dos efeitos colaterais dos anestésicos locais.

Em razão disso, qual dose de lidocaína pode ser utilizada para supressão da tosse? A dose mais comumente utilizada na indução anestésica é 1 a 1,5mg/kg. Entretanto, não há consenso sobre a dose ideal utilizada para extubação dos pacientes. Alguns estudos avaliam que a dose de 0,5mg/kg a 2 mg/kg de lidocaína intravenosa reduz a tosse na extubação com NNT variando entre 8 (dose de 0,5 mg/kg) e 3 (dose de 2 mg/kg).[11]

Dexmedetomidina

A dexmedetomidina já é utilizada na prática da extubação nas UTI. Seu efeito ansiolítico e analgésico associado à ausência de depressão respiratória o torna uma opção atrativa à extubação. Entretanto, seus efeitos colaterais como bradicardia, hipotensão e hipertensão, associados a aumento do tempo de sedação, o tornam pouco utilizado no contexto de anestesia.

Seu uso pode ser realizado com uma infusão em 10 minutos de 0,5 mcg/kg ou 0,7 mcg/kg para extubação profunda, propiciando um despertar mais suave, aumento mais rápido da frequência respiratória aos níveis fisiológicos, redução do uso de analgésicos e redução de náuseas e vômitos pós-operatórios quando comparado ao uso de remifentanil na dose de 0,04 mcg/kg. Entretanto, doses de dexmedetomidina acima de 0,5 mcg/kg têm maior chance de sedação pós-operatória, com possível prolongamento de tempo na recuperação pós-anestésica.

Remifentanil

Remifentanil é um opioide de ação ultracurta tanto para início como para término do efeito, que pode ser utilizado para extubação suave dos pacientes. Essa medicação não é acumulada no corpo e é de fácil manejo das doses em infusão contínua. Em razão de sua rápida ação, apresenta a desvantagem de não promover analgesia pós-operatória e, se utilizado em doses altas, pode promover depressão respiratória e rigidez torácica enquanto houver infusão.

Já foi mostrado que o remifentanil durante o período periextubação pode suprimir de forma efetiva o estresse ao tubo e a tosse, além de trazer mais conforto durante a fase do despertar. O seu uso na dose de 0,2 mcg/kg/min reduz a incidência de efeitos adversos comparado com a dose de 0,3 mcg/kg/min e mostra-se eficaz em reduzir o estresse no processo de extubação após anestesia geral.

Opioides de longa duração

O fentanil e o sufentanil são opioides de duração prolongada que podem também ser utilizados para promover uma extubação suave. Quando utilizados no período periextubação, podem reduzir o estresse e o desconforto causados pelo tubo orotraqueal. Entretanto, o controle dos efeitos colaterais com esses opioides é mais difícil em relação ao remifentanil em virtude de suas longas meia-vidas de eliminação e meia-vida contextossensitiva. Essas medicações podem ter o efeito esperado na extubação, porém podem causar depressão respiratória e prolongar o tempo de despertar.

Outras drogas

Bloqueadores de canais de cálcio

Bloqueadores de canais de cálcio como diltiazem e verapamil podem ser utilizados para reduzir os efeitos hemodinâmicos durante o despertar da extubação. Alguns estudos já demonstraram que verapamil 0,05 mg/kg, verapamil 1 mg/kg ou diltiazem 0,2 mg/kg 2 minutos antes da extubação foram capazes de minorar o aumento da frequência cardíaca, da pressão arterial sistólica e da diastólica quando comparado com grupos-controle utilizando salina 0,9%.[12]

Metilprednisolona tópica e hipoclorito de benzidamina

A metilprednisolona assim como o hipoclorito de benzidamida, quando feitos de forma tópica no *cuff*, podem reduzir o risco de dor de garganta pós-operatória.

Manobras auxiliares para uma extubação segura

Algumas manobras podem ser associadas às medicações para extubação segura.

Pré-oxigenação a 100% para a extubação

A pré-oxigenação a 100% deve ser sempre considerada principalmente nos pacientes com preditores de via aérea difícil, com baixa reserva pulmonar ou que tiveram uma intubação orotraqueal difícil. Essa pré-oxigenação permite que o indivíduo tenha uma reserva de O_2 funcional para o caso de evoluir com obstrução de vias aéreas ou hipóxia não antecipada. Essa não deve ser uma prática de rotina, pois o O_2 a 100% pode aumentar o risco de atelectasias no pós-operatório. Entretanto, poucas evidências existem que confirmem que a atelectasia secundária à pré-oxigenação para extubação esteja relacionada diretamente com hipóxia pós-operatória.

Bloqueadores de mordida (*bite blocks*)

Durante o despertar, os pacientes podem evoluir com agitação e *delirium* e morder o tubo orotraqueal, impedindo a ventilação e podendo evoluir com edema de pressão negativa. Por isso, é importante o uso de objetos que evitem essa mordedura. Apesar de não existir literatura suficiente que estabeleça o melhor *bite block*, a cânula de Guedel é muito utilizada com essa função. Apesar disso, existem relatos de que, pelo fato de essa cânula ser de consistência rígida, pode ocorrer fratura dentária associada ao seu uso ou, se utilizado o tamanho inadequado, até casos de deglutição do dispositivo. A fratura dentária é realidade da cânula de Guedel, pois ela se posiciona entre os incisivos centrais, dentes de raízes únicas e com menor sustentação oral.

Monitorização contínua durante o transporte

A hipoxemia pós-operatória é um problema que envolve a anestesia, seja ela de pequeno, seja de grande porte, e pode não ser reconhecida até que se monitorize o paciente. Os pacientes são vulneráveis à hipoxemia durante o transporte da sala cirúrgica já que a depressão ventilatória pode ocorrer de forma secundária ao efeito residual dos anestésicos.

A utilização do oxímetro de pulso pode ajudar no diagnóstico de hipoxemia durante o transporte a recuperação pós-anestésica (RPA), sendo um importante aliado na segurança do paciente. Apesar de sua importância, tanto o oxímetro como a capnografia ainda não são utilizados de rotina no transporte de pacientes da sala cirúrgica para recuperação anestésica.

Suplementação de oxigênio durante o transporte

O risco de hipoxemia pós-operatória aumenta se estiver respirando em ar ambiente, mesmo que tenha sido realizada pré-oxigenação em sala antes da saída do transporte.

Um estudo realizado por Maity e colaboradores demonstrou que nenhum dos pacientes recentemente extubados que receberam oxigênio suplementar desenvolveu hipoxemia durante o transporte, enquanto aproximadamente 30% dos pacientes respirando ar ambiente apresentaram algum grau de hipoxemia.[13] Além disso, todos os pacientes que evoluíram com hipoxemia apresentaram resolução completa após suplementação com oxigênio (Quadro 36.2).

Quadro 36.2 Manobras auxiliares para uma extubação de sucesso.

Manobras	Descrição
Pré-oxigenação com 100% FiO_2	Otimizar a reserva funcional de oxigênio
Colocar *bite block* antes da extubação	Minimizar obstrução do tubo orotraqueal e lesão oral, de língua e dentária
Monitorização durante o transporte	Monitorizar com oxímetro e capnógrafo
Oferta de oxigênio suplementar durante o transporte	Prevenção de hipoxemia durante o transporte

Fonte: Desenvolvido pela autoria do capítulo.

Conclusão

A estratégia de extubação adequada requer cuidados que estão além do despertar após a anestesia. A extubação de forma inadvertida pode ocasionar danos graves aos pacientes e, por esse motivo, tanto como a intubação, o desenvolvimento dessa técnica é fundamental para mitigar possíveis problemas.

Mensagens principais

- Complicações no momento da extubação não são infrequentes e podem ter desfechos graves incluindo a parada cardíaca por hipoxemia.
- Planejar a extubação, assim como se planeja a intubação.
- A utilização de cânula de Guedel é útil no perioperatório à medida que previne a mordedura do tubo orotraqueal ou a obstrução da orofaringe pela língua, reduzindo o risco de edema pulmonar agudo por pressão negativa.
- A extubação em plano profundo pode ser útil em situações nas quais as repercussões da extubação acordado podem ser deletérias ao paciente.
- Uso de drogas como remifentanil e dexmedetomidina pode ser útil para garantir extubação suave.

Referências bibliográficas

1. Asai T, Koga K, Vaughan RS. Respiratory complications associated with tracheal intubation and extubation. Br J Anaesthesia. 1998;80:767-75.
2. Popat M, Mitchell V, Dravid R, Patel A, Swampillai C, Higgs A. Difficult Airway Society Guidelines for the management of tracheal extubation. Anaesthesia. 2012;67(3):318-40.
3. Wong TH, Weber G, Abramowicz AE. Smooth extubation and smooth emergence techniques: a narrative review. Anesthesiol Res Pract. 2021 Jan 15;2021:8883257. doi: 10.1155/2021/8883257. PMID: 33510786; PMCID: PMC7822686.
4. Burgess GE, Cooper JR, Marino RJ, Peuler MJ, Warriner RA. Laryngeal competence after tracheal extubation. Anesthesiology. 1979;51(1):73-7.
5. Kheterpal S, Vaughn MT, Dubovoy TZ. Sugammadex versus neostigmine for reversal of neuromuscular blockade and postoperative pulmonary complications (stronger): a multicenter matched cohort analysis. Anesthesiology. 2020;132(6):1371-81.
6. Silva LARS et al. Negative pressure pulmonary edema: report of case series and review of the literature. Revista Brasileira de Anestesiologia [online]. 2019;69(2):222-6.
7. Yasny S et al. Perioperative dental considerations for the anesthesiologist. Anesthesia & Analgesia. 2009;108(5):1564-73.
8. Raphael GR, Eduardo GA, Lara MMC, Natália FA, Walkíria WVB, Renato SG. Comparação da recuperação pós-anestésica entre remifentanil-propofol e remifentanil-desflurano guiada pela monitoração do Índice Bispectral®. Brazilian Journal of Anesthesiology. 2017;67(Issue 5):500-7. ISSN 0034-7094.
9. Fan Q, Hu C, Ye M. Dexmedetomidine for tracheal extubation in deeply anesthetized adult patients after otologic surgery: a comparison with remifentanil. BMC Anesthesiol. 2015;15:106.
10. Sheta S, Nada E, Abdelhalim A. Evaluation of "no touch" extubation technique on airway-related complications during emergence from general anesthesia. Saudi Journal of Anaesthesia. 2011;5(2):125-31.
11. Sara C, Alessandro P, Martin RT, Phil D. Intravenous lidocaine for the prevention of cough: systematic review and meta-analysis of randomized controlled trials. Anesthesia & Analgesia. 2019 Nov;129(Issue 5):1249-55. doi: 10.1213/ANE.0000000000003699.
12. Mikawa K, Nishina K, Maekawa N, Obara H. Attenuation of cardiovascular responses to tracheal extubation: verapamil versus diltiazem. Anesthesia and Analgesia. 1996;82(6):1205-10.
13. Maity A, Maulik S, Saha D, Sutradhar M, Swaika S, Choudhury B. Detection of hypoxia in the early postoperative period. Anesthesia: Essays and Researches. 2012;6(1):34-7.

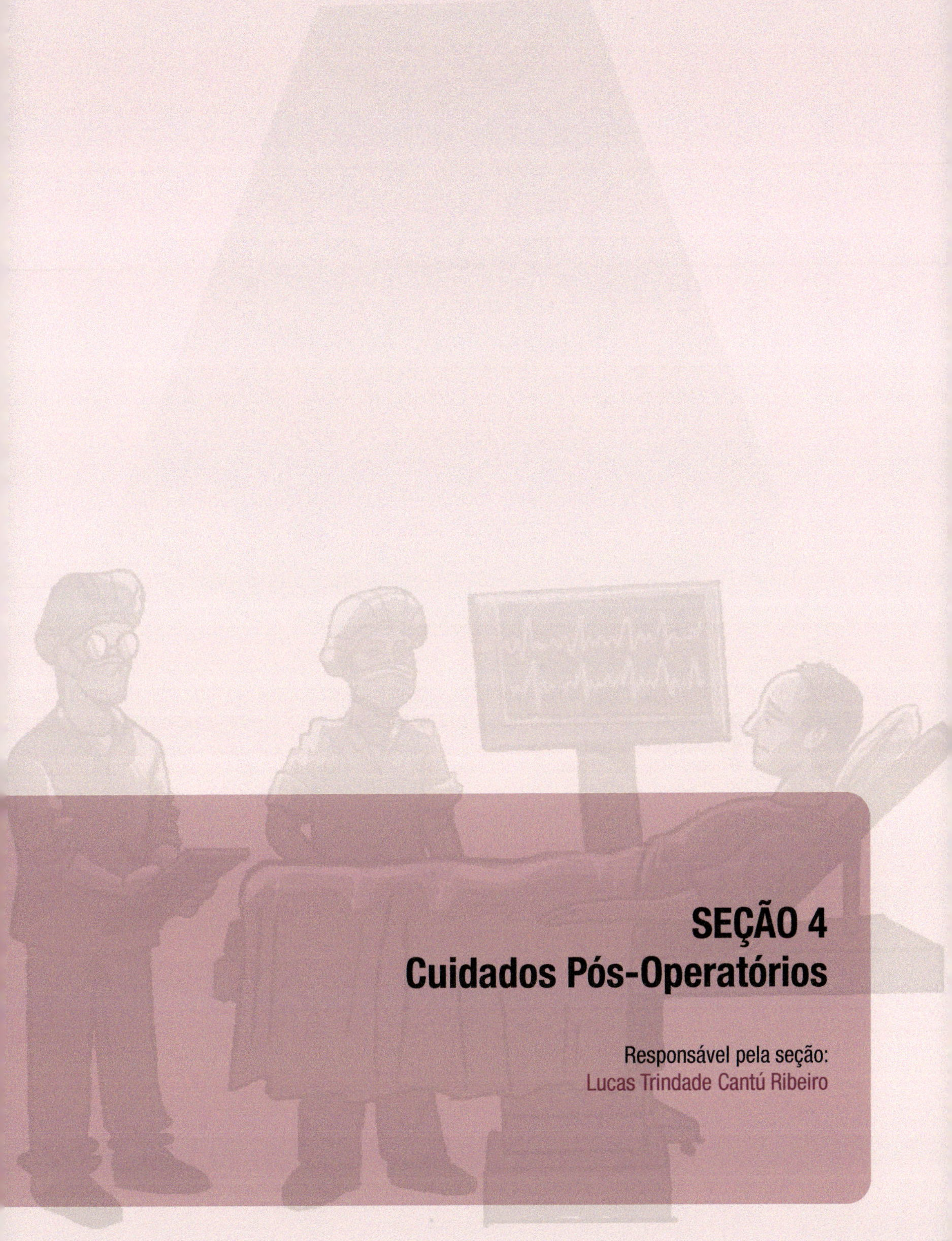

SEÇÃO 4
Cuidados Pós-Operatórios

Responsável pela seção:
Lucas Trindade Cantú Ribeiro

37 Admissão Pós-Operatória

Bárbara Vieira Carneiro
Niklas Söderberg Campos
Lucas Trindade Cantú Ribeiro

Introdução

Pacientes submetidos a procedimentos cirúrgicos de alto risco representam uma alta proporção de admissões de unidades de terapia intensiva (UTI). Os desfechos pós-operatórios são o resultado de uma interação complexa entre o tipo de cirurgia realizada, a condição prévia de saúde do paciente e eventos específicos tanto intra como pós-operatórios.[1]

Mudanças demográficas, como o envelhecimento populacional, vêm causando impactos negativos nos desfechos dos pacientes cirúrgicos. Estima-se que a população idosa requeira quatro vezes mais procedimentos cirúrgicos que o restante da população. Esse padrão reflete uma tendência para haver pacientes cada vez mais velhos e com uma carga mais alta de comorbidades.[2]

A taxa geral de mortalidade após uma cirurgia permanece baixa, em torno de 0,5%, conforme dados globais recentes. No entanto, taxas de complicação são altas, em torno de 16%, com um risco de mortalidade aumentado em até cinco vezes.[3]

Admissão em UTI tem sido o cuidado-padrão para diversos tipos de cirurgia por décadas. Entretanto, essas admissões, muitas vezes, são arbitrárias, decididas por prática local ou por disponibilidade de leitos e, com frequência, não é possível em países de baixa ou média renda. A necessidade de identificar adequadamente o paciente de alto risco, de criar estratégias para o pós-operatório e identificar de forma precoce a deterioração é fundamental tanto para otimizar desfechos como para alocar adequadamente os recursos que são limitados.[3,4]

Critérios de admissão

A decisão de admitir um paciente em UTI engloba muitos aspectos da prática clínica, os benefícios de o fazer são de difícil avaliação em virtude da falta de estudos controlados randomizados. As evidências são mais consistentes para pacientes mais graves ou que foram submetidos a cirurgias de emergência. Aqueles que requerem terapia renal substitutiva após a cirurgia, terapia inotrópica ou ventilação mecânica claramente necessitam do ambiente de terapia intensiva, muito embora poucos pacientes eletivos sejam candidatos a esse nível de suporte de vida, mesmo os de maior risco cirúrgico.

A admissão rotineira em UTI pode não ser benéfica e ainda pode trazer malefícios. Os riscos incluem atraso na mobilização do paciente, exposição a sedativos, *delirium* e infecções nosocomiais – podendo ocasionar atraso na recuperação e maior tempo de internação.[3,4]

No Brasil, o Conselho Federal de Medicina (CFM), por meio da Resolução n. 2.156/2016, estabelece critérios gerais para admissão e priorização de pacientes em UTI, com base em:

I) Diagnóstico e necessidade do paciente;
II) Serviços médicos disponíveis na instituição;
III) Priorização de acordo com a condição do paciente;
IV) Disponibilidade de leitos;
V) Potencial benéfico para o paciente com as intervenções terapêuticas e prognóstico.[5]

O mais recente *guideline* da SCCM (Society of Critical Care Medicine) recomenda, a fim de otimizar recursos e melhorar desfechos, que as admissões em terapia intensiva sejam guiadas por uma combinação de: I) necessidades do paciente que só podem ser alcançadas em UTI; II) experiência clínica; III) priorização de acordo com a condição do doente; IV) diagnóstico; V) disponibilidade de leito; VI) parâmetros objetivos, como frequência respiratória; VII) potencial benefício das intervenções e prognóstico.[6]

Identificar os pacientes de alto risco para óbito ou complicações e preveni-las é o maior desafio do cuidado perioperatório das próximas décadas. Estudos futuros deverão combinar dados epidemiológicos, avaliação funcional, biomarcadores e dados clínicos para a tomada de decisão antes de algum procedimento cirúrgico.[7]

Manejo do paciente cirúrgico em unidades intensivas

Seguindo a tendência de outras áreas da Medicina, a Medicina Intensiva, nos últimos anos, tem adotado políticas restritivas no que diz respeito a intervenções desnecessárias que possam colocar o paciente sob risco. As evidências atuais têm se esforçado em cumprir objetivos mais específicos, como a redução do tempo de uso de ventilação mecânica, controle de dor e prevenção de *delirium*.[8,9]

O Quadro 37.1 traz um resumo de recomendações gerais.[2]

Quadro 37.1 Recomendações gerais.

Manejo de fluidos: evitar hipovolemia e hidratação excessiva e realizar avaliação volêmica
Manejo hemodinâmico: ajustado conforme objetivos. Considerar monitorização invasiva em casos específicos
***Delirium*:** realizar detecção, prevenção e manejo adequados
Controle álgico: monitorizar a dor. Evitar uso excessivo de opioides, priorizando analgesia locorregional
Sedação: monitorizar sedação. Realizar suspensão diária, conforme protocolo
Complicações renais: evitar hipotensão, hipovolemia, hidratação em excesso e drogas nefrotóxicas
Complicações respiratórias: considerar analgesia regional, incentivando a funcionalidade respiratória. Evitar hiperóxia
Coagulação e sangramento: políticas transfusionais mais restritivas. Algoritmo de transfusão de acordo com tromboelastograma e tromboelastometria

(Continua)

Quadro 37.1 Recomendações gerais. (*Continuação*)

Ventilação mecânica: ajustar pressão positiva ao final da expiração (PEEP), volume corrente e *driving pressure*. Realizar testes diários de desmame ventilatório
Antibioticoterapia: cumprir protocolos de profilaxia cirúrgica. Tratamento precoce em casos de sepse/choque séptico
Mobilização: priorizar reabilitação precoce
Nutrição: considerar nutrição precoce
Trabalho multiprofissional: cuidados com a passagem de informação, *rounds* multidisciplinares, estabelecer objetivos e metas diárias, utilização de *checklists*
Humanização: flexibilização do horário de visitas. Presença e participação dos familiares
Cuidados paliativos: limitação do suporte de vida; incorporação de equipe de cuidados paliativos; registro e aceitação de diretivas antecipadas; doação de órgãos e tecidos
Gestão: avaliação e auditoria dos desfechos

Fonte: Adaptado de Martín Delgado e Gordo Vidal, 2019.[2]

Recomendações específicas

Avaliação neurológica

A avaliação do *status* neurológico do paciente crítico é fundamental no exame físico direcionado e, muito comumente, é o primeiro sistema a ser descrito na avaliação sistematizada do médico intensivista.

A sedoanalgesia adequada é especialmente importante para o paciente cirúrgico, promovendo controle álgico, facilitando procedimentos diagnósticos, otimizando o conforto e a tolerância do paciente à ventilação mecânica. O uso de sedativos deve ser individualizado para cada um. O objetivo final deve ser utilizar a menor dose possível de medicamentos para se atingir o nível de sedação desejado uma vez que o abuso dessas substâncias está diretamente relacionado a complicações como maior tempo de ventilação, *delirium* e polineuropatia do paciente crítico.

Existem diversas escalas utilizadas para mensurar o nível de consciência, sendo a mais utilizada a RASS – *Richmond Agitation Sedation Scale* – por possibilitar a avaliação de estados tanto hipo como hiperativos (Quadro 37.2).[10]

Quadro 37.2 Adaptação da escala RASS.

Escore	Classificação	Descrição
+4	Combativo	Violento, representando perigo aos cuidadores
+3	Muito agitado	Tenta remover dispositivos; agressivo
+2	Agitado	Movimentos não propositais e frequentes; assincrônicos com o ventilador mecânico
+1	Inquieto	Ansioso, mas sem movimentos vigorosos
0	Alerta e calmo	
–1	Sonolento	Sustenta contato visual/abertura ocular por mais de 10 segundos

(*Continua*)

Quadro 37.2 Adaptação da escala RASS. (*Continuação*)

Escore	Classificação	Descrição
–2	Sedação leve	Mantém contato por menos que 10 segundos ao estímulo sonoro
–3	Sedação moderada	Abertura ocular ao estímulo sonoro, mas sem contato visual
–4	Sedação profunda	Abertura ocular ao estímulo tátil
–5	Não desperta	Sem resposta ao estímulo sonoro ou tátil

Fonte: Adaptado de Marini e Dries, 2018.[10]

Avaliação hemodinâmica

O objetivo primário da avaliação hemodinâmica é conferir a adequação da função cardiopulmonar, da distribuição do fluxo sanguíneo e da entrega de oxigênio aos tecidos frente à demanda metabólica.

A obtenção de um exame físico que inclua as "três janelas da perfusão" – cérebro (alteração do estado mental); débito urinário e pele (tempo de enchimento capilar, presença de livedo reticular) pode guiar metas e facilitar o diagnóstico de um estado de choque.[11]

O uso da ultrassonografia à beira do leito é a modalidade de escolha para avaliação inicial do doente com choque indiferenciado. A ultrassonografia provê informações que podem guiar hipóteses diagnósticas, além de fornecer dados sobre fluidorresponsividade e permitir que as intervenções terapêuticas sejam reavaliadas.[12]

Os sistemas de monitorização hemodinâmica evoluíram após a introdução de dispositivos não invasivos e/ou minimamente invasivos, capazes de calcular volume sistólico e débito cardíaco utilizando análise de contorno da curva de pulso, gerando informações validadas como variação de pressão de pulso e variação de volume sistólico, que auxiliam a predizer resposta à pré-carga e infusão de fluidos.[11]

Fluidoterapia intravenosa constitui o agente de 1ª linha para o tratamento do paciente com colapso circulatório, e as soluções cristaloides são o fluido de escolha nessas situações.[13]

O objetivo da ressuscitação do paciente crítico é sempre a perfusão tecidual. Durante condições fisiológicas, a distribuição de fluxo sanguíneo se dá por um mecanismo de autorregulação. No entanto, para que esse mecanismo seja ativado, é necessário que haja pressão suficiente para que o sangue chegue ao leito capilar, e isso depende da pressão arterial médica. Com exceção daqueles pacientes com sangramento ativo, uma média pressórica de 65 mmHg (ou acima disso nos cronicamente hipertensos) é necessária para reestabelecer a perfusão adequada.[14]

Avaliação respiratória

A incidência de síndrome do desconforto respiratório agudo (SDRA) é baixa entre pacientes cirúrgicos – com incidência aproximada de 0,2%. Formas não SDRA de lesão pulmonar podem ocorrer no perioperatório e têm impacto direto no desfecho clínico do paciente. As complicações pulmonares mais comuns incluem necessidade de oxigênio suplementar; atelectasia; derrame pleural; pneumonia e necessidade de reintubação. A presença de qualquer uma dessas alterações eleva significativamente a mortalidade do paciente, além de se correlacionar a aumento do nível sérico de creatinina, aumento dos valores de lactato, maior taxa de infecção e maior tempo de ventilação mecânica.[15,16]

Estudos randomizados com pacientes submetidos a cirurgias abdominais de grande porte evidenciaram redução significativa de complicações pulmonares e extrapulmonares naqueles submetidos à estratégia de ventilação com volume corrente baixo (ventilação protetora) no intraoperatório.[17]

Com relação à pressão positiva no final da expiração (PEEP), uma metanálise publicada pelo estudo REPEAT, que envolveu 3.925 pacientes cirúrgicos, não observou diferença significativa na função pulmonar pós-operatória ou em complicações pulmonares e extrapulmonares entre os pacientes submetidos à baixa PEEP sem manobra de recrutamento em relação àqueles submetidos à PEEP mais alta e com manobras de recrutamento durante o ato cirúrgico.[18]

Avaliação renal

Em pacientes submetidos a cirurgias não cardíacas de grande porte, a incidência de lesão renal aguda (conforme critério RIFLE) chega a ser de 31,6%, com aumento significativo na mortalidade. Utilizando-se o sistema de classificação KDIGO, esses valores chegam a até 57%.

A lesão renal aguda está relacionada a aumento das taxas de mortalidade. Mesmo naqueles que recuperam completamente a função renal, o risco de óbito permanece elevado.

Especificamente em pacientes submetidos a cirurgias cardíacas, a sobrevida sofre diminuição proporcional ao grau da lesão renal aguda, seja utilizando o escore RIFLE, seja utilizando o KDIGO.[19]

O manejo precoce da lesão renal aguda pode minimizar seus impactos. Obstrução do trato urinário deve ser sempre excluída, e, em pacientes em pós-operatório de cirurgias abdominais, a hipertensão intra-abdominal deve ser considerada um fator causal. Outros exemplos de manejo incluem controle agressivo de sangramento, drenagem cirúrgica ou guiada por radiologia de foco séptico e descompressão abdominal. O papel de drogas nefrotóxicas como insulto inicial também deve ser considerado. Em particular importância ao paciente cirúrgico, estão os agentes hipotensores, os anti-inflamatórios não esteroidais, aminoglicosídeos e contraste radiológico. Sempre que possível, essas substâncias devem ser evitadas e, se usadas, devem ter seu nível sérico monitorizado.[20]

Avaliação gastrointestinal

Disfunção perioperatória do trato gastrointestinal não é limitada aos pacientes submetidos a cirurgias abdominais. Em muitos casos, a função gastrointestinal se recupera após a cirurgia, na medida em que ocorre melhora da inflamação, da perfusão, do edema de alça e da redução de sedoanalgesia.[21]

Náuseas e vômitos pós-operatórios (NVPO) têm uma etiologia complexa, incluindo fatores relacionados ao paciente, à cirurgia, ao ato anestésico e à inflamação. Diversas medicações têm sido associadas ao alívio dos sintomas – antagonistas 5-HT,[3] antagonistas dopaminérgicos, sedativos, corticosteroides, anti-histamínicos e anticolinérgicos, e nenhuma droga é claramente superior à outra.[22]

A ausência de ruídos hidroaéreos é um sinal subjetivo que por si só não traz o risco de consequências graves. Deve ser visto como um sinal de alerta para rastreio de outros sintomas do trato gastrointestinal. Não há necessidade de se adotarem condutas com base apenas na ausência dos ruídos. O uso da ultrassonografia pode auxiliar na avaliação da peristalse.[21]

Na UTI, o diagnóstico de gastroparesia se baseia comumente no volume residual gástrico (VRG) e na presença de vômito. Estudos recentes demonstram que, no paciente sob ventilação mecânica, mensurar ou não o volume residual gástrico não altera prevalência de pneumonia associada à ventilação, o que propiciou a recomendação de abandonar essa prática como rotina. No entanto, esses estudos foram realizados, em sua maioria, com pacientes não cirúrgicos, tendo excluído aqueles submetidos a cirurgias abdominais. Dessa forma, os respectivos resultados devem ser vistos com cautela, e não extrapolados a todos os pacientes em terapia intensiva.[21,23,24]

Sugere-se que, se já há uma sonda nasogástrica, a medida do volume residual gástrico deverá ser realizada pelo menos no pós-operatório precoce, enquanto a terapia nutricional enteral (TNE) não está estabelecida. Se o VRG for acima de 500 mL em 6 horas, a TNE poderá ser adiada, e devem-se considerar medidas para auxiliar no esvaziamento gástrico.[25]

O íleo paralítico constitui uma desordem da motilidade gástrica que se caracteriza por náusea, vômito e distensão, podendo ser autolimitada ou progressiva, evoluindo para complicações graves como distensão colônica. A paralisia intestinal pode ainda ser um sinal de uma patologia nova ou não resolvida do abdome – peritonite, isquemia – devendo sempre levantar a suspeita para que haja o diagnóstico e o tratamento imediatamente.[21]

Avaliação nutricional

O retorno precoce da dieta oral no pós-operatório já é claramente tido como segura, além de ser fundamental para otimizar os desfechos pós-cirúrgicos. A nutrição precoce (< 24 horas), mesmo nas cirurgias do trato gastrointestinal, é associada a menor taxa de complicação, de tempo de internação e de custos.

O tipo de suporte nutricional a ser ofertado no pós-operatório depende da capacidade do paciente em atingir as metas de caloria (25 a 30 kcal/kg/dia) e proteína (1,5 a 2 g/kg/dia), em conjunto com a tolerância à dieta oral. Naqueles pacientes com ingesta oral inferior a 50%, a terapia nutricional enteral deverá ser iniciada; e, para aqueles que não conseguem atingir as metas, mesmo sob terapia oral e enteral por mais que 7dias, a nutrição parenteral deve ser considerada.[26]

Dispositivos cirúrgicos comuns

Cateter venoso central

O cateter venoso central é comumente usado no paciente crítico para acesso venoso ou monitorização de pressão venosa central. É usualmente implantado via veias subclávia, jugular ou, mais raramente, via femoral. A ponta do cateter deve estar locada na veia cava superior, idealmente pouco acima do átrio direito. O posicionamento do cateter deve ser sempre conferido por radiografia de tórax, uma vez que o mau posicionamento do dispositivo é descrito em até 40% dos casos.[27]

Pneumotórax é a segunda complicação mais frequente após inserção de um cateter venoso central, ocorrendo em até 5% dos casos. Para monitorar essa complicação, uma radiografia de tórax deve ser obtida sempre após a tentativa de passagem de um cateter, tendo havido sucesso ou não.[27,28]

Perfuração vascular é uma complicação ameaçadora à vida. Achados radiográficos que indicam esse tipo de lesão incluem um trajeto incomum do cateter, derrame pleural indicando hemotórax ou alargamento mediastinal indicando um hematoma. O posicionamento extravascular de um cateter pode ser confirmado por meio da infusão de contraste antes de se obter uma radiografia.[28]

Dreno torácico

Drenos torácicos são utilizados para a drenagem da cavidade pleural por ar, sangue, pus ou linfa. O frasco em selo d'água conectado ao circuito de drenagem permite o movimento unidirecional de fluidos. O reservatório não deve ser trocado rotineiramente, a não ser que tenha atingido o seu limite, nem o dreno deve ser clampeado de maneira desnecessária.[29]

O mau posicionamento do dreno pode ser classificado como intrafissural, intraparenquimatoso ou subcutâneo. A suspeita inicial se baseia no mau funcionamento do dispositivo, e é confirmada por achados radiológicos.[30]

O tempo exato de retirada de um dreno é controverso. Em geral, o dispositivo é sacado quando cumpre seu objetivo ou quando apresenta mau funcionamento. No cenário pós-operatório, um dreno pode ser removido quando o seu débito não ultrapassa 450 mL em 24 horas. Para a remoção, o dreno deve ser retirado rapidamente ao fim da expiração, durante uma manobra de Valsalva, enquanto se coloca um curativo estéril no sítio de incisão. Após a sutura dessa região, pode-se utilizar um curativo oclusivo no local.[31]

Dreno mediastinal

Após uma cirurgia cardíaca, é esperado que haja algum grau de sangramento. Se não houver drenagem adequada, o sangue retido pode causar tamponamento cardíaco ou hemotórax. Dessa forma, um dreno pericárdico sempre é necessário para evacuar o mediastino.

Manobras utilizadas para manter a patência do dreno têm sua segurança e eficácia questionadas. A ordenha de um dreno mediastinal tem se mostrado ineficaz e, até mesmo, potencialmente danosa em estudos recentes.

O tempo para retirada de um dreno mediastinal também é controverso. Evidências sugerem que ele pode ser removido quando a secreção se torna macroscopicamente serosa.[32]

Cateter vesical

A retenção urinária pós-operatória é um achado frequente, mas a falta de uma definição consensual sobre o tema torna difíceis estudos nessa área. A retenção está associada a tempo prolongado de internação, incidência aumentada de infecção do trato urinário e possivelmente a disfunção vesical em longo prazo. A causa é comumente multifatorial e pode incluir idade, sexo masculino (como consequência da hipertrofia prostática benigna), diabetes *mellitus* e dor.

O uso prolongado de um cateter vesical de demora se correlaciona a maior tempo para o retorno da mobilização do paciente e aumenta a incidência de infecção urinária. Por isso, o dispositivo deve ser removido o mais precocemente possível.[33]

Profilaxias pertinentes

Tromboprofilaxia

Trombose venosa profunda (TVP) é uma causa evitável de morbimortalidade pós-operatória. Recomenda-se que todo paciente seja avaliado para os riscos de trombose e sangramento durante seu manejo perioperatório a fim de se traçar um plano ideal de profilaxia para TVP.

Diversos fatores devem ser levados em conta para a tomada decisão, incluindo o tipo de cirurgia, o perfil do paciente e suas comorbidades.

O tempo para início da tromboprofilaxia é assunto controverso. Estudos indicam que há redução da incidência de TVP sem aumento de sangramentos quando a profilaxia farmacológica é iniciada em até 72 horas após a cirurgia. Quando esse tempo é ultrapassado, ocorrem aumento do risco de trombose venosa profunda e suas consequências.

As recomendações atuais favorecem o uso de profilaxia mecânica e deambulação precoce para a maior parte dos pacientes cirúrgicos, com a possibilidade da adição de profilaxia química em 24 a 48 horas após o procedimento, caso haja segurança do ponto de vista de sangramentos.[34]

Lesão de mucosa gástrica

A profilaxia para úlcera de estresse é recomendada para pacientes sob ventilação mecânica, para aqueles com coagulopatia, traumatismo cranioencefálico ou com queimaduras graves. Os fármacos mais utilizados atualmente são os inibidores de bomba de próton.

O tempo de duração da profilaxia varia de acordo com o paciente, sendo, muitas vezes, mantida até a resolução da doença, pelo tempo de estadia no ambiente de terapia intensiva, ou por pelo menos 7 dias.

Atualmente, acredita-se que a nutrição enteral isolada ainda não é capaz de prevenir a lesão aguda de mucosa gástrica, sendo, muitas vezes, necessárias a associação com algum fármaco.[34]

Mensagens principais

- O cuidado perioperatório de qualidade exige uma visão global de todos os seus processos. A correta avaliação do paciente antes do procedimento cirúrgico, a otimização do seu estado de saúde e nutricional, o manejo anestésico adequado, a técnica cirúrgica correta no intraoperatório e a identificação daqueles pacientes de alto risco que são candidatos à admissão em UTI constituem o cenário ideal para que haja melhores resultados e desfechos positivos.
- Dentro da UTI, é fundamental uma avaliação sistematizada desde a admissão, compreendendo os principais fatores de risco e reconhecendo precocemente sinais de deterioração clínica. Prevenção de *delirium*, controle álgico, avaliação de dispositivos, profilaxias pertinentes e humanização do cuidado, com a presença constante e o envolvimento dos familiares, representam pilares imprescindíveis na atenção à saúde e no processo de recuperação do doente.
- Compreender essas medidas e aplicá-las na prática têm sido associadas com melhores desfechos e constituem boas práticas a serem seguidas.

Referências bibliográficas

1. Iken S. Perioperative management: vom OP auf die intensivstation. AINS – Anästhesiologie Intensivmedizin Notfallmedizin Schmerztherapie. 2021 Mar 16;56(3):174-85.
2. Martín Delgado MC, Gordo Vidal F. Medicina intensiva perioperatória. Med Intensiva. 2019 Oct;43(7):427-34.
3. Ghaffar S, Pearse RM, Gillies MA. ICU admission after surgery: who benefits? Curr Opin Crit Care. 2017 Oct;23(5):424-9.

4. White ST, Cardenas YR, Nates JL. What every intensivist should know about intensive care unit admission criteria. Rev Bras Ter Intensiva. 2017;29(4).
5. Conselho Federal de Medicina. Resolução n. 2.156, de 28 de outubro de 2016. Estabelece os critérios de admissão e alta em unidade de terapia intensiva. Diário Oficial da União. 2016.
6. Nates JL, Nunnally M, Kleinpell R, Blosser S, Goldner J, Birriel B et al. ICU admission, discharge, and triage guidelines. Crit Care Med. 2016 Aug;44(8):1553-602.
7. Gillies MA, Sander M, Shaw A, Wijeysundera DN, Myburgh J, Aldecoa C et al. Current research priorities in perioperative intensive care medicine. Intensive Care Med. 2017 Sep 8;43(9):1173-86.
8. Levy MM, Rapoport J, Lemeshow S, Chalfin DB, Phillips G, Danis M. Association between critical care physician management and patient mortality in the intensive care unit. Ann Intern Med. 2008 Jun 3;148(11):801.
9. González de Molina Ortiz FJ, Gordo Vidal F, García AE, Morrondo Valdeolmillos P, Fernández Ortega JF, Caballero López J et al. Recomendaciones de "no hacer" en el tratamiento de los pacientes críticos de los grupos de trabajo de la Sociedad Española de Medicina Intensiva, Crítica y Unidades Coronarias (SEMICYUC). Med Intensiva. 2018 Oct;42(7):425-43.
10. Marini JJ, Dries DJ. Critical care medicine: the essentials and more. 5th ed. Wolters Kluwer. 2018.
11. Gidwani H, Gómez H. The crashing patient: hemodynamic collapse. Curr Opin Crit Care. 2017 Dec;23(6):533-40.
12. Cecconi M, De Backer D, Antonelli M, Beale R, Bakker J, Hofer C et al. Consensus on circulatory shock and hemodynamic monitoring. Task Force of the European Society of Intensive Care Medicine. Intensive Care Med. 2014 Dec 13;40(12):1795-815.
13. Marik PE, Linde-Zwirble WT, Bittner EA, Sahatjian J, Hansell D. Fluid administration in severe sepsis and septic shock, patterns and outcomes: an analysis of a large national database. Intensive Care Med. 2017 May 27;43(5):625-32.
14. Vincent JL, De Backer D. Circulatory shock. New England Journal of Medicine. 2013 Oct 31;369(18):1726-34.
15. Fernandez-Bustamante A, Frendl G, Sprung J, Kor DJ, Subramaniam B, Martinez Ruiz R et al. Postoperative pulmonary complications, early mortality, and hospital stay following noncardiothoracic surgery. JAMA Surg. 2017 Feb 1;152(2):157.
16. Rady MY, Ryan T, Starr NJ. Early onset of acute pulmonary dysfunction after cardiovascular surgery. Crit Care Med. 1997 Nov;25(11):1831-9.
17. Severgnini P, Selmo G, Lanza C, Chiesa A, Frigerio A, Bacuzzi A et al. Protective mechanical ventilation during general anesthesia for open abdominal surgery improves postoperative pulmonary function. Anesthesiology. 2013 Jun 1;118(6):1307-21.
18. Campos NS, Bluth T, Hemmes SNT, Librero J, Pozo N, Ferrando C et al. Intraoperative positive end-expiratory pressure and postoperative pulmonary complications: a patient-level meta-analysis of three randomised clinical trials. Br J Anaesth. 2022 Jun;128(6):1040-51.
19. Thiele RH, Theodore DJ, Gan TJ. Outcome of organ dysfunction in the perioperative period. Anesth Analg. 2021 Aug 1;133(2):393-405.
20. Sykes E, Cosgrove JF. Acute renal failure and the critically ill surgical patient. The Annals of The Royal College of Surgeons of England. 2007 Jan;89(1):22-9.
21. Reintam Blaser A, Starkopf J, Moonen PJ, Malbrain MLNG, Oudemans-van Straaten HM. Perioperative gastrointestinal problems in the ICU. Anaesthesiol Intensive Ther. 2018;50(1):59-71. doi: 10.5603/AIT.a2017.0064. Epub 2017 Nov 20. Disponível em: https://pubmed.ncbi.nlm.nih.gov/29152709/.
22. Griffiths JD, Gyte GM, Paranjothy S, Brown HC, Broughton HK, Thomas J. Interventions for reducing nausea and vomiting at caesarean section. In: Griffiths JD, editor. Cochrane database of systematic reviews. Chichester, UK: John Wiley & Sons; 2009.
23. Rice TW. Gastric residual volume. JAMA. 2013 Jan 16;309(3):283.

24. Taylor BE, McClave SA, Martindale RG, Warren MM, Johnson DR, Braunschweig C et al. Guidelines for the provision and assessment of nutrition support therapy in the adult critically ill patient. Crit Care Med. 2016 Feb;44(2):390-438.
25. Reintam Blaser A, Starkopf J, Alhazzani W, Berger MM, Casaer MP, Deane AM et al. Early enteral nutrition in critically ill patients: ESICM clinical practice guidelines. Intensive Care Med. 2017 Mar 6;43(3):380-98.
26. Wischmeyer PE, Carli F, Evans DC, Guilbert S, Kozar R, Pryor A et al. American Society for Enhanced Recovery and Perioperative Quality Initiative Joint Consensus Statement on Nutrition Screening and Therapy Within a Surgical Enhanced Recovery Pathway. Anesth Analg. 2018 Jun;126(6):1883-95.
27. McLoud T. Thoracic radiology: the requisites. 2nd ed. Mosby Elsevier. 2010.
28. Godoy MCB, Leitman BS, de Groot PM, Vlahos I, Naidich DP. Chest radiography in the ICU: Part 2, Evaluation of cardiovascular lines and other devices. American Journal of Roentgenology. 2012 Mar;198(3):572-81.
29. Durai R, Hoque H, Davies TW. Managing a chest tube and drainage system. AORN J. 2010 Feb 8;91(2):275-83.
30. Mao M, Hughes R, Papadimos TJ, Stawicki SP. Complications of chest tubes. Curr Opin Pulm Med. 2015 Jul;21(4):376-86.
31. Porcel JM. Chest tube drainage of the pleural space: a concise review for pulmonologists. Tuberc Respir Dis (Seoul). 2018;81(2):106.
32. Engelman DT, Ben Ali W, Williams JB, Perrault LP, Reddy VS, Arora RC et al. Guidelines for perioperative care in cardiac surgery. JAMA Surg. 2019 Aug 1;154(8):755.
33. Batchelor TJP, Rasburn NJ, Abdelnour-Berchtold E, Brunelli A, Cerfolio RJ, Gonzalez M et al. Guidelines for enhanced recovery after lung surgery: recommendations of the Enhanced Recovery After Surgery (ERAS®) Society and the European Society of Thoracic Surgeons (ESTS). European Journal of Cardio-Thoracic Surgery. 2019 Jan 1;55(1):91-115.
34. Guillamondegui O, Gunter O, Bonadies J. Stress ulcer prophylaxis: practice management guideline. 2008.

38 Monitorização Pós-Operatória na Unidade de Terapia Intensiva

Marcelo Park
Augusto Cezar Marins Gomes
Henrique Trombini Pinesi
Lucas Trindade Cantú Ribeiro

Introdução

A incidência de complicações no pós-operatório (PO) é extremamente variada. Os fatores que causam essa variação podem ser originados pelo paciente (comorbidades, *status performance*, idade, limitação terapêutica etc.), pela cirurgia (tempo de duração, complicações, técnica anestésica, porte cirúrgico etc.) ou pela estrutura do sistema de Saúde (disponibilidade de leitos de unidade de terapia intensiva (UTI), tempo de espera para a cirurgia, transporte inadequado etc.). Ainda hoje, a indicação de UTI no pós-operatório é realizada de forma arbitrária, e a identificação dos pacientes ditos de alto risco cirúrgico se faz cada vez mais necessária. Independentemente do local em que o paciente se encontre, a identificação precoce da deterioração clínica é primordial no seu desfecho, e é nisso que a monitorização tem papel fundamental.[1]

Então, o essencial para uma boa monitorização pós-operatória é o conhecimento dos riscos do paciente que está sendo avaliado, dos riscos do procedimento e como aconteceu a dinâmica do transoperatório.

A seguir, tentaremos demonstrar de maneira prática e concisa (muitos detalhes de cada item serão discutidos em capítulos posteriores) os principais itens da monitorização pós-operatória em UTI (este capítulo não aborda a monitorização durante o ato anestésico).

Monitorização

Monitorização de sinais vitais invasiva ou não invasiva

- **Oximetria de pulso:** a oximetria de pulso contínua deve ser utilizada em todo paciente com cirurgia de alto risco. Em procedimentos não invasivos, mas que utilizem sedação, mesmo leve, a utilização do dispositivo identifica precocemente o paciente com risco de depressão respiratória, tornando factível a utilização de medidas simples para o controle de complicações leves como uma dessaturação resolvida com cateter nasal simples;[2]

- **Capnografia:** a capnografia mostra-se superior à oximetria de pulso na identificação de depressão respiratória pós-operatória, mas o impacto (redução de mortalidade, redução de reintubação etc.) dessa medida não é bem sabido.[2] De maneira arbitrária, recomendamos a utilização da capnografia em pacientes com alto risco de hipoventilação ou piora respiratória, exemplos: pacientes com asma ou doença pulmonar obstrutiva crônica (DPOC) graves; tromboendarterectomia da artéria pulmonar; transplante pulmonar; pacientes em vigência de hipertensão intracraniana etc.;[2]
- **Cardioscopia:** as arritmias, em especial a fibrilação atrial, são eventos muito comuns no pós-operatório. A identificação correta do ritmo cardíaco é essencial para definir e tratar arritmias com instabilidade hemodinâmica, alterações sistêmicas com repercussão eletrocardiográfica como a hiperpotassemia;[3]
- **Pressão arterial invasiva ou não invasiva:** a monitorização da pressão arterial deve ser realizada em todo PO de cirurgia de alto risco ou de grande porte. A hipotensão perioperatória está associada a piores desfechos clínicos como mortalidade e piora de função renal. A escolha entre o método invasivo e não invasivo deve levar em consideração fatores do paciente como dano à circulação arterial periférica, necessidade de coleta seriada de exames arteriais, ritmo cardíaco regular ou irregular, uso de vasopressores, procedimentos ou doenças com alto risco de instabilidade ou piora circulatória como PO de cirurgia cardíaca, pacientes em vigência de hipertensão intracraniana etc.[4]

O Quadro 38.1 sumariza os fatores que ajudam na escolha entre os métodos invasivo e não invasivo.

Quadro 38.1 Monitorização da pressão arterial no pós-operatório imediato – fatores que ajudam a escolher o método invasivo ou o não invasivo.

Fatores	Favorece a utilização do método não invasivo	Favorece a utilização do método invasivo
Ritmo irregular	×	✓
Necessidade de controle pressórico estrito	×	✓
Pacientes com hipertensão intracraniana	×	✓
Uso de vasopressores ou inotrópicos	×	✓
Doença arterial grave	✓	×
Necessidade de coleta frequente de exames arteriais (p. ex., paciente com hipoxemia grave ou cetoacidose diabética)	×	✓

Fonte: Desenvolvido pela autoria do capítulo.

- **Débito cardíaco:** recomendado em cirurgias de grande porte com previsão ou possibilidade de administração de reposição volêmica de grande monta, possibilidade ou previsão de mudanças intensas do débito cardíaco (clampeamentos aórticos ou da veia cava), alto risco de deterioração miocárdica, alto risco de disfunção de ventrículo direito e/ou piora de hipertensão pulmonar;
- **Débito urinário:** a oligúria no perioperatório é ainda um sinal de difícil interpretação. De maneira simples, a oligúria transitória no PO imediato deve ser entendida como

uma resposta fisiológica comum e a oligúria e/ou anúria persistentes como marcadores de pior prognóstico, mesmo sem elevação de creatinina.[5]

Classicamente, a oligúria é definida como um débito urinário menor que 0,5 mL/kg/hora (algumas coortes mostram um corte de 0,3 mL/kg/hora). A redução da diurese é comum, mesmo em pacientes com ressuscitação volêmica ou com débito cardíaco adequados, do que se pode inferir que outros fatores além desses são importantes na causa desse fenômeno.[6] A oligúria deve ser interpretada com cautela, o seu surgimento significa que a equipe assistente deve reavaliar se há fatores associados que podem ser tratados (necessidade de mais volume ou diurético, retirada de medicações nefrotóxicas, afastar obstrução ao fluxo urinário etc.) ou se a causa tem componentes não passíveis de correção no PO (hipotensão no intraoperatório, tempo de circulação extracorpórea prolongado etc.).[7] A consequência mais preocupante com uma reação excessiva à oligúria perioperatória é a sobrecarga volêmica, que também apresenta associação importante com piores desfechos.[8]

Do outro lado, a poliúria no PO tem sua instalação clássica nas manipulações hipofisárias, mas também pode ser encontrada em outras cirurgias (principalmente neurocirurgia, uso de manitol no intraoperatório, desobstruções do trato urinário). As consequências mais comuns da poliúria são hipernatremia, hipocalemia, hipomagnesemia que podem ser leves ou graves, hipovolemia, disfunção renal, hipotensão e morte;

- **Perfusão tecidual (tempo enchimento capilar):** o uso do tempo de enchimento capilar é bastante razoável como substituto da monitorização invasiva de débito cardíaco em pacientes de baixo risco e como substituto do lactato em pacientes candidatos à ressuscitação volêmica.[9] Além disso, a perfusão regional é um importante marcador em cirurgias vasculares, síndromes compartimentais periféricas, uso de dispositivos intra-arteriais (introdutores para cateterismos, cateteres de pressão arterial invasiva, balões intra-aórticos e outros dispositivos com inserção arterial);
- **Nível de consciência e sedação + déficits neurológicos:** o exame neurológico não pode ser substituído por neuromonitorização ou métodos de imagem, sendo ainda o padrão-ouro para a avaliação neurológica. Esta é indispensável na avaliação dos pacientes comatosos, juntamente da monitorização multimodal e da neuroimagem pertinente. A sistematização da avaliação de nível de consciência como o *Glasgow Coma Scale* e o *FOUR scale* são estratégias bem validadas na prática clínica, sua utilização não deve ser restrita aos pacientes ditos "neurológicos" (pós-acidente vascular encefálico (AVC) isquêmico ou hemorrágico, pós-operatório de neurocirurgia, trauma cranioencefálico etc.), mas todos os pacientes com risco de deterioração neurológica no PO, por exemplo, aqueles submetidos a circulação extracorpórea, manipulação carotídea, cirurgias de aorta torácica ou transição toracoabdominal.[10]

  Os déficits focais (sintomas motores, sensitivos, afasias, alterações de pares cranianos) são também classicamente monitorizados de maneira rigorosa nos pacientes submetidos à trombólise por AVC isquêmico como exemplo fundamental. O nível de consciência também deve ser monitorizado de forma rigorosa em vários perfis de pacientes com alto risco de déficit neurológico e que devem, portanto, ser avaliados seriadamente durante a estadia na UTI;[11]

- **Pressão intracraniana (PIC) e monitorização neurológica multimodal:** saber quais pacientes terão benefício da monitorização da PIC é de extrema importância. A monitorização parece estar associada a um melhor desfecho em pacientes com traumatismo cranioencefáico (TCE) grave. Nesses pacientes, uma PIC que não apresenta resposta às intervenções é sinal de aumento importante de mortalidade. Embora com evidência moderada/baixa, o uso de monitorização da PIC é classicamente indicado em pacientes com TCE e hemorragia subaracnóidea (HSA) graves e hemorragia intraparenquimatosa extensa, principalmente quando os exames de imagem mostram sinais de hipertensão intracraniana (HIC). De maneira arbitrária, no pós-operatório de pacientes com as lesões previamente descritas e intervenções cirúrgicas que tenham a probabilidade de desencadear hipertensão intracraniana, a monitorização da PIC pode ser recomendada.[10] Assim como a monitorização da PIC, os outros componentes possíveis da monitorização multimodal têm evidência baixa de benefício. As principais considerações de cada item estão resumidas no Quadro 38.2;

Quadro 38.2 Resumo dos componentes da monitorização multimodal.

Monitorização	Variável medida	Utilidade clínica	Prós/contras
Pressão intracraniana	PIC; PPC quando junto da pressão arterial invasiva	PPC ótima; drenagem liquórica quando factível Avaliação de complacência e reatividade cerebral	Prós: uso já bem estabelecido na prática diária Contras: invasivo
EEG contínuo	Crises epilépticas; padrão de ondas cerebrais	Manejo de CE; predição de isquemia cerebral em pacientes com HSA aneurismática	Prós: detecção e manejo das CE Contras: necessita de pessoal especializado
Microdiálise cerebral	Glicose, piruvato, lactato, glutamato, glicerol	Manejo do suporte energético cerebral Detecção de crise energética	Prós: mostra parâmetros que traduzem o acoplamento energético cerebral de consumo x oferta Contras: manejo que demanda tempo e recursos
Doppler transcraniano (DTC)	Velocidade de fluxo sanguíneo nos vasos cerebrais e índices correlatos	Detecção de vasoespasmo; guia indireto de HIC	Prós: não invasivo Contras: exige pessoal bem treinado
Oximetria tecidual cerebral	$PbtO_2$ (oxigenação tecidual cerebral)	Manejo da isquemia e da hipóxia cerebrais Identificação de PPC ótima	Prós: curva de aprendizado rápida Contras: invasivo

PIC: pressão intracraniana; PPC: pressão de perfusão cerebral; CE: crise epiléptica; HSA: hemorragia subaracnóidea; HIC: hipertensão intracraniana.
Fonte: Adaptado de Messerer et al., 2012.[10]

- **Nível de bloqueio neuromuscular:** a avaliação clínica mostra-se inferior à avaliação por meios quantitativos eletrônicos de monitorização do bloqueio neuromuscular, o mais conhecido destes dispositivos é o TOF (*train-of-four*). O bloqueio neuromuscular residual está associado com depressão respiratória pós-operatória, maior mortalidade, maior reintubação.[12,13]

A Sociedade Americana de Anestesiologia recomenda uma razão de TOF $\geq$ 0,9 antes da extubação em pacientes que utilizaram bloqueadores neuromusculares. Métodos quantitativos devem ser utilizados durante a anestesia, mas essa adequação para o cenário de UTI ainda não é bem-estabelecida. Sendo assim, métodos quantitativos (preferencialmente em relação aos qualitativos) de avaliação do bloqueio neuromuscular podem ser utilizados sobretudo em casos com necessidade de doses elevadas, nefropatas e/ou hepatopatas, previsão de uso prolongado de bloqueio (tétano grave, síndrome do desconforto respiratório agudo (SDRA) grave em ECMO);[14]

- **Temperatura:** a temperatura corporal é um item essencial do controle pós-operatório. Suas variações podem prejudicar a recuperação em pacientes neurológicos, piorar coagulação, aumentar gasto energético, indicar problemas secundários (infecções, disfunções hipotalâmicas/febre de origem central, síndromes de intoxicações e/ou de efeitos colaterais de medicamentos);[15]
- **Impedância elétrica pulmonar:** seu uso na prática clínica vem crescendo principalmente em centros especializados de terapia intensiva respiratória. Pacientes com potencial benefício são os transplantados pulmonares, em uso de ventilação mecânica pós-operatória com pulmões muito assimétricos funcionalmente, no pós-operatório de tromboendarterectomias pulmonares e os submetidos a esofagectomias;[12]
- **Débitos de drenos, sondas e cateteres:** a avaliação pós-operatória pela equipe de Saúde que está atendendo o paciente cirúrgico deve ter uma preocupação cuidadosa com os drenos, sondas e cateteres cirúrgicos. A avaliação de débito total e a velocidade de débito, características físicas como consistência, aspecto e coloração são muito importantes. Além disso, a avaliação deve conter checagem dos dispositivos em si, e não só do seu conteúdo. Fixação, posicionamento e checagem radiográfica também são de extrema importância;[16,17]
- **Pressão intra-abdominal:** considerar a avaliação dessa medida em pacientes com alto risco de síndrome compartimental abdominal (ressuscitação volêmica maciça, pancreatite aguda grave, cirurgia de *damage control* abdominal, aneurisma de aorta abdominal roto etc.) principalmente na presença de disfunção orgânica.[16,18]

Monitorização de exames laboratoriais

- **Marcadores inflamatórios:** é difícil encontrar pontos de corte que consigam descartar infecção precoce ou complicações tardias por meio da avaliação única. O que se mostra com acurácia melhor é o uso de valores seriados pré-operatórios e pós-operatórios de proteína C-reativa (PCR) e de procalcitonina. Sabe-se que o pico desses dois exames no pós-operatório, é em média, no 3º dia e que começam a decair no 4º dia. Valores pré-operatórios elevados devem ser considerados na determinação do risco de infecção, pois pacientes com valores mais elevados previamente tendem a manter a elevação após a cirurgia. Os marcadores inflamatórios tendem a ser mais altos em cirurgias gastrointestinais > oncológicas > torácicas > cardíacas;[19-21]
- **Troponina:** pacientes com alto risco cardiovascular devem ter a troponina medida por 2 a 3 dias no pós-operatório imediato. A elevação de troponina pode ser encontrada em

até 30% dos pacientes de alto risco cardiovascular. Além de possibilitar o descarte de uma complicação mais grave, como o infarto perioperatório, a presença de troponina elevada indica maior probabilidade de complicações e óbito;[22]

- **Creatinina e ureia:** avaliação diária em todo paciente com cirurgia de grande porte, uso de medicações nefrotóxicas, drogas vasoativas, intubação orotraqueal, procedimentos e traumas urogenitais e abdominais;
- **Eletrólitos:** as principais indicações para a coleta de eletrólitos estão associadas à necessidade de coleta de função renal. Há indicações de avaliações mais frequentes de eletrólitos, como o sódio nas intervenções hipofisárias e o cálcio nas intervenções envolvendo as paratireoides. É necessário reconhecimento do risco de alterações eletrolíticas relacionados aos medicamentos em uso (diuréticos, corticosteroides etc.) além dos relacionados ao procedimento em si;
- **Eletrocardiograma:** acompanha as indicações de troponina, além de casos com alto risco de alterações eletrocardiográficas como PO de implante percutâneo de válvula aórtica (TAVI), implantes de marca-passos, cardioversores desfibriladores implantáveis, ressincronizadores etc.;
- **Glicemia:** todo paciente deve ter controle glicêmico adequado. A glicemia controlada está associada à menor complicação infecciosa, menor mortalidade e menor tempo de internação. Pacientes que utilizam insulina, intervenções pancreáticas (p. ex., cirurgia, trauma ou transplante) e dialíticos devem ter avaliações mais frequentes da glicemia;
- **Níveis séricos de medicamentos:** é de suma importância saber que algumas medicações precisam ter controle estrito da sua concentração plasmática para melhores desfechos clínicos. Imunossupressores, antibióticos e antiepilépticos são alguns exemplos de medicações que podem necessitar de controle de nível sérico.

Monitorização de sintomas

- **Dor:** é imperativo que pacientes tenham controle de dor pós-operatória. Muitos casos se beneficiam de tratamento farmacológico multimodal e ou terapias não farmacológicas como o *biofeedback*. A avaliação constante e pormenorizada (localização, tipo, duração etc.) é a chave para controle satisfatório de dor no paciente cirúrgico;
- ***Delirium*:** a avaliação de *delirium* ajuda na correção de fatores associados ao fenômeno que, conjuntamente (fatores relacionados e o *delirium* em si), podem ser deletérios ao paciente;
- **Náuseas e vômitos:** o controle de náusea e vômitos é também imperativo. Cirurgias de abdome superior, esôfago, fossa posterior do cérebro, entre outras, estão associadas a náuseas e vômitos mais intensos e refratários. A avaliação constante e pormenorizada é a chave para o controle também desses sintomas;
- **Íleo paralítico:** não existe consenso sobre a definição de íleo paralítico ou íleo prolongado,[23] e seu mecanismo é multifatorial, sendo o uso racional de narcóticos um fator associado a menos tempo de íleo.[24] O uso precoce do trato gastrointestinal para alimentação como estratégia de diminuição do tempo de íleo também é ainda controverso.[25] Resta-nos, à beira do leito, estarmos alertas quanto a pacientes com cirurgias longas, com grande manipulação de alças, distúrbios eletrolíticos importantes, múltiplas disfunções orgânicas e aos mais idosos, para a distensão abdominal, vômitos e eliminação de flatos, que podem causar incômodos importantes e sequelas como aspiração. Atenção especial

deve ser dada à distensão abdominal de origem colônica que, por sua vez, se apresenta apenas com o aumento do volume abdominal e pode resultar em sofrimento de alças e em perpetuação de disfunções orgânicas ou no desenvolvimento destas. Nessas situações, o uso de neostigmina é associada a melhora da distensão, por vezes dramática;[26,27]

- **Disfonia e disfagia:** essas condições são mais frequentes em cirurgias cervicais, traqueais e esofágicas e raramente ocorrem por trauma de intubação ou por tempo de intubação.[28,29] Mas seu reconhecimento precoce e a fonoterapia podem ser associados a menos de tempo de disfagia;[29]
- **Dispneia:** sintoma que pode mostrar uma gama de alterações relacionadas ao PO, como sedação ou bloqueio neuromuscular residual, presença de atelectasias, embolia de pulmão e congestão. Sendo, portanto, uma queixa à qual se deve ficar atento;[12]
- **Boca seca:** sede e boca seca são sintomas frequentes no PO imediato que causam grande desconforto aos pacientes. Medidas simples como umidificação com água gelada nos lábios ou *sprays* com água fresca e mentol nos lábios são eficazes na redução dos sintomas, principalmente em pacientes ainda sob ventilação mecânica;[30]
- **Ansiedade/medo:** sintoma muito frequente e pouco abordado, pode estar relacionado à piora de vários fenômenos biológicos como taquicardia, taquipneia, íleo, náuseas e vômitos, hiporexia etc.;
- **Sintomas oftalmológicos:** podem ter relação direta com o procedimento como nas cirurgias neurológicas e oftalmológicas ou indireta como nas cirurgias de coluna ou outras com decúbito ventral em que a proteção ocular pode não ter sido adequada;
- **Parestesias:** importante sintoma a ser avaliado nos pacientes com manipulação de coluna vertebral e/ou medula, pacientes sob risco de síndromes compartimentais, risco de hipocalcemia etc.

Monitorização de eventos adversos/monitorização de reconciliação medicamentosa assertiva

- **Sangramentos pós-operatórios:** sangramentos são complicações temidas no PO. Eles podem ocorrer por problemas técnicos ou associados a desordens da coagulação. É necessário ter atenção ao uso prévio de anticoagulantes e para a necessidade de reintervenção cirúrgica. Deve-se ter em mente também, nesse momento, a possível necessidade da reanimação hemostática e a possibilidade de hipocalcemia, acidose, hipotermia e hemodiluição de hipofibrinogenemia;[15,17]
- **Monitorização do risco de tromboembolismo venoso:** o período pós-operatório traz consigo um risco elevado de tromboembolismo venoso, principalmente em cirurgias ortopédicas e oncológicas.[31,32] Em situações de risco alto de sangramento, a quimioprofilaxia deve ser postergada por 24 a 48 horas e se não houver sinais de sangramento iniciada. A profilaxia mecânica com compressores pneumáticos deve ser iniciada já no PO imediato;[33]
- **Depressão respiratória no pós-operatório imediato:** a depressão respiratória no PO pode ocorrer por resíduo da ação da anestesia ou da recirculação de drogas lipossolúveis, principalmente. Deve-se ter atenção a quedas na frequência respiratória, na saturação e $EtCO_2$ em pacientes intubados. Em pacientes no PO neurocirúrgico, uma atenção adicional deve ser dada ao risco de depressão respiratória secundária à manipulação propriamente dita;[10,11,14]

- **Reconciliação medicamentosa:** deve-se ter atenção especial a medicamentos de uso contínuo cuja suspensão pode ser maléfica ao paciente, como colírios para glaucoma, antiparkinsonianos, hormônios tireoidianos, corticosteroides e/ou outros imunossupressores, profilaxias antimicrobianas (pacientes imunossuprimidos) etc.;
- **Perda de dispositivos:** o período pós-operatório é composto por vários momentos de movimentação e transferências entre cama e maca. É um período em que a organização, a atenção e o cuidado com os dispositivos devem ser redobrados;
- **Anafilaxia previsível:** as reações anafiláticas no pós-operatório são bastante raras, e sua fisiopatologia ainda não está clara.[34,35] Mas reações a compostos cuja hipersensibilidade é sabida são evitáveis, e essa hipersensibilidade deve ser explorada na anamnese pré-operatória;
- **Complicações em feridas operatórias:** muitas complicações de feridas no PO são decorrentes de fatores técnicos, mas deiscências e infecções são associadas também à isquemia e hipóxia. Isso não justifica o uso de hiperóxia e excesso de fluidos, que, além de não melhorarem a incidência de deiscência, podem causar outras complicações.[36] Outro ponto de discussão é a profilaxia com antibióticos, que parece também ser associada à redução de infecções de incisão, quando utilizadas em ciclos curtos ou doses unitárias.[37] Outras medidas como banhos no pré-operatório e tempo de tricotomia ainda têm de ser mais bem exploradas.[38]

Mensagens principais

- O paciente de alto risco cirúrgico é, por sua natureza, um paciente complexo e com potencial alta morbimortalidade, entretanto nem sempre são fáceis a sua correta identificação e o seu manejo, pois isso não depende somente de itens de um protocolo de cuidado, mas também de conhecimento profundo a respeito do paciente, da cirurgia e das possíveis evoluções desse transoperatório.
- Outro ponto é que o cuidado é a essência do pós-operatório e baseia-se na abordagem de sintomas, na reavaliação sempre que necessária, muito além de controles laboratoriais e de sinais vitais, que devem ser avaliados e tratados de forma altamente racional para o paciente não sofrer com as possíveis falhas de uma linha de cuidado ou protocolo assistencial que não conseguiu atendê-lo de modo específico.

Referências bibliográficas

1. Ghaffar S, Pearse RM, Gillies MA. ICU admission after surgery. Curr Opin Crit Care. 2017 Oct;23(5):424-9.
2. Lam T, Nagappa M, Wong J, Singh M, Wong D, Chung F. Continuous pulse oximetry and capnography monitoring for postoperative respiratory depression and adverse events. Anesth Analg. 2017 Dec;125(6):2019-29.
3. Bosch NA, Cimini J, Walkey AJ. Atrial fibrillation in the ICU. Chest. 2018 Dec;154(6):1424-34.
4. Smischney NJ, Shaw AD, Stapelfeldt WH, Boero IJ, Chen Q, Stevens M et al. Postoperative hypotension in patients discharged to the intensive care unit after non-cardiac surgery is associated with adverse clinical outcomes. Crit Care. 2020 Dec 7;24(1):682.
5. Pang Z, Liang S, Xing M, Zhou N, Guo Q, Zou W. The correlation of intraoperative oliguria with acute kidney injury after noncardiac surgery: a systematic review and meta-analysis. International Journal of Surgery. 2023 Mar;109(3):449-57.

6. Pearse RM, Harrison DA, MacDonald N, Gillies MA, Blunt M, Ackland G et al. Effect of a perioperative, cardiac output-guided hemodynamic therapy algorithm on outcomes following major gastrointestinal surgery. JAMA. 2014 Jun 4;311(21):2181.
7. Myles PS, Bellomo R, Corcoran T, Forbes A, Peyton P, Story D et al. Restrictive versus liberal fluid therapy for major abdominal surgery. New England Journal of Medicine. 2018 Jun 14;378(24):2263-74.
8. Prowle JR, Forni LG, Bell M, Chew MS, Edwards M, Grams ME et al. Postoperative acute kidney injury in adult non-cardiac surgery: joint consensus report of the Acute Disease Quality Initiative and PeriOperative Quality Initiative. Nat Rev Nephrol. 2021 Sep 11;17(9):605-18.
9. Yamamoto M, Doi K, Hayase N, Asada T, Akamatsu N, Kaneko J et al. Pulse oximetry-based capillary refilling evaluation predicts postoperative outcomes in liver transplantation: a prospective observational cohort study. BMC Anesthesiol. 2020 Dec 29;20(1):251.
10. Messerer M, Daniel RT, Oddo M. Neuromonitoring after major neurosurgical procedures. Minerva Anestesiol. 2012 Jul;78(7):810-22.
11. Musick S, Alberico A. Neurologic assessment of the neurocritical care patient. Front Neurol. 2021 Mar 22;12.
12. Ball L, Sutherasan Y, Pelosi P. Monitoring respiration: what the clinician needs to know. Best Pract Res Clin Anaesthesiol. 2013 Jun;27(2):209-23.
13. Shetty RM, Bellini A, Wijayatilake DS, Hamilton MA, Jain R, Karanth S et al. BIS monitoring versus clinical assessment for sedation in mechanically ventilated adults in the intensive care unit and its impact on clinical outcomes and resource utilization. Cochrane Database of Systematic Reviews. 2018 Feb 21;2019(1).
14. Thilen SR, Weigel WA, Todd MM, Dutton RP, Lien CA, Grant SA et al. 2023 American Society of Anesthesiologists Practice Guidelines for monitoring and antagonism of neuromuscular blockade: a report by the American Society of Anesthesiologists Task Force on Neuromuscular Blockade. Anesthesiology. 2023 Jan 1;138(1):13-41.
15. Young CC, Sladen RN. Temperature monitoring. Int Anesthesiol Clin. 1996;34(3):149-74.
16. Aseni P, Orsenigo S, Storti E, Pulici M, Arlati S. Current concepts of perioperative monitoring in high-risk surgical patients: a review. Patient Saf Surg. 2019 Dec 23;13(1):32.
17. Samama CM. Postoperative bleeding and coagulation disorders. Curr Opin Crit Care. 2016 Aug;22(4):365-9.
18. Zampieri FG, Lone NI, Bagshaw SM. Admission to intensive care unit after major surgery. Intensive Care Med. 2023 Mar 22;ahead of print.
19. Meisner M, Tschaikowsky K, Hutzler A, Schüttler J, Schick C. Postoperative plasma concentrations of procalcitonin after different types of surgery. Intensive Care Med. 1998 Jul 27;24(7):680-4.
20. Cole DS, Watts A, Scott-Coombes D, Avades T. Clinical utility of peri-operative C-reactive protein testing in general surgery. The Annals of The Royal College of Surgeons of England. 2008 May;90(4):317-21.
21. Santonocito C, De Loecker I, Donadello K, Moussa MD, Markowicz S, Gullo A et al. C-reactive protein kinetics after major surgery. Anesth Analg. 2014 Sep;119(3):624-9.
22. Sharma V, Sessler DI, Hausenloy DJ. The role of routine postoperative troponin measurement in the diagnosis and management of myocardial injury after non-cardiac surgery. Anaesthesia. 2021 Jan 12;76(1):11-4.
23. Wells CI, Milne TGE, Seo SHB, Chapman SJ, Vather R, Bissett IP et al. Post-operative ileus: definitions, mechanisms and controversies. ANZ J Surg. 2022 Jan 22;92(1-2):62-8.
24. Jajja MR, Williams H, Mahmooth Z, Nadeem SO, Hashmi SS, Sarmiento JM. Narcotic sparing postoperative analgesic strategies after pancreatoduodenectomy: analysis of practice patterns for 1004 patients. HPB. 2022 Jul;24(7):1145-52.
25. MacVicar E, Cullen F, Kastora SL, Parnaby C, Mackay C, Ramsay G. A systematic review of the impact of post-operative oral fluid intake on ileus following elective colorectal surgery. International Journal of Surgery. 2022 Jul;103:106651.
26. Ponec RJ, Saunders MD, Kimmey MB. Neostigmine for the treatment of acute colonic pseudo-obstruction. New England Journal of Medicine. 1999 Jul 15;341(3):137-41.

27. van der Spoel J, Oudemans-van Straaten H, Stoutenbeek C, Bosman R, Zandstra D. Neostigmine resolves critical illness-related colonic ileus in intensive care patients with multiple organ failure: a prospective, double-blind, placebo-controlled trial. Intensive Care Med. 2001 May 12;27(5):822-7.
28. Lui CG, Bensoussan Y, Pei M, Rodman J, O'Dell K. Factors associated with dysphagia in patients under--going tracheal resection. JAMA Otolaryngology Head & Neck Surgery. 2023 Apr 27.
29. Benz C, Martella J, Hamwi B, Okereke I. Factors resulting in postoperative dysphagia following esophagectomy: a narrative review. J Thorac Dis. 2021 Jul;13(7):4511-8.
30. Puntillo K, Arai SR, Cooper BA, Stotts NA, Nelson JE. A randomized clinical trial of an intervention to relieve thirst and dry mouth in intensive care unit patients. Intensive Care Med. 2014 Sep 4;40(9):1295-302.
31. Wilson D, Cooke EA, McNally MA, Wilson HK, Yeates A, Mollan RAB. Changes in coagulability as measured by thrombelastography following surgery for proximal femoral fracture. Injury. 2001 Dec;32(10):765-70.
32. Kahn SR, Shivakumar S. What's new in VTE risk and prevention in orthopedic surgery. Res Pract Thromb Haemost. 2020 Mar;4(3):366-76.
33. Geerts WH, Bergqvist D, Pineo GF, Heit JA, Samama CM, Lassen MR et al. Prevention of venous thromboembolism. Chest. 2008 Jun;133(6):381S-453S.
34. Dewachter P, Savic L. Perioperative anaphylaxis: pathophysiology, clinical presentation and management. BJA. 2019 Oct;19(10):313-20.
35. Mali S. Anaphylaxis during the perioperative period. Anesth Essays Res. 2012;6(2):124.
36. Pryor KO, Fahey III TJ, Lien CA, Goldstein PA. Surgical site infection and the routine use of perioperative hyperoxia in a general surgical population. JAMA. 2004 Jan 7;291(1):79.
37. Bratzler DW, Dellinger EP, Olsen KM, Perl TM, Auwaerter PG, Bolon MK et al. Clinical practice guidelines for antimicrobial prophylaxis in surgery. Surg Infect (Larchmt). 2013 Feb;14(1):73-156.
38. Ploegmakers IBM, Olde Damink SWM, Breukink SO. Alternatives to antibiotics for prevention of surgical infection. British Journal of Surgery. 2017 Jan 25;104(2):e24-33.

39 Sedação e Analgesia na Unidade de Terapia Intensiva

Gabriela Paes Leme Lorecchio
Victor de Sá Guimarães Fleury Machado
Rafael Alves Franco
Lucas Trindade Cantú Ribeiro

Introdução

Sedação e analgesia em ambiente de terapia intensiva são assuntos extremamente relevantes e conhecer as recomendações e evidências atuais faz grande diferença no tratamento oferecido ao paciente crítico e a seus familiares.

Muitos pacientes internados em ambientes de terapia intensiva estão expostos a situações potencialmente causadoras de dor, ansiedade, medo e agitação. A dor é muito comum nesses ambientes por vários fatores, entre eles, imobilidade, realização de procedimentos, quebra do ciclo sono-vigília, ventilação mecânica, uso de dispositivos vasculares, monitorizações e outros. No entanto, muitas vezes, a avaliação da dor nesse ambiente é difícil ou é feita de maneira inadequada. O manejo da dor é complexo uma vez que os padrões de dor são individuais, surgem de diferentes fontes e os pacientes têm percepções subjetivas e tolerabilidade variável. A dor gera sofrimento, medo, ansiedade e, muitas vezes, não é comunicada, principalmente em pacientes em ventilação mecânica ou com disfunções neurológicas. É importante perceber que a incapacidade de se comunicar claramente não exclui a experiência de dor do paciente ou a necessidade de tratamento adequado da dor. Existem escalas comportamentais de dor validadas que ajudam na avalição da presença ou não de dor. A dor, muitas vezes, pode se manifestar como agitação psicomotora, alterando sinais vitais e prejudicando o tratamento proposto.[1]

Muitas vezes, os pacientes críticos apresentam agitação psicomotora que pode ou não estar relacionada à dor. Às vezes, a agitação psicomotora indica presença de *delirium*.[2]

O *delirium* é uma disfunção orgânica cerebral, uma alteração da cognição e da consciência, de início agudo ou subagudo. Ele é considerado fator de risco para hospitalização prolongada e mortalidade. *Delirium* é uma condição complexa que pode ser causada ou exacerbada por múltiplos fatores de risco, intrínsecos ou extrínsecos, como presença de patologias prévias do paciente, idade avançada, características da doença aguda. Já alguns fatores de risco são modificáveis e são esses que devem ser identificados precocemente para prevenir a instalação do *delirium*. São eles: uso de polifarmácia; transfusão sanguínea; uso de sedativos e psicoativos; distúrbios metabólicos; sepse; e fatores ambientais. Pacientes com vulnerabilidade aumentada por condições predisponentes podem desenvolver *delirium* com o menor dos fatores precipitantes. Existem alguns fatores que são independentes para o desenvolvimento do *delirium*: ventilação mecânica; valores altos de PCR; tempo prolongado de internação em unidade de terapia intensiva (UTI); ausência de iluminação natural; ausência de relógios; não utilização de óculos e/ou próteses auditivas; alteração dos padrões de sono e vigília; ausência de familiares.[2,3]

O tratamento da angústia relacionada à dor, à ansiedade e ao *delirium* deve se iniciar por medidas não farmacológicas. Elas incluem mobilização e reabilitação precoces, especialmente naqueles pacientes com estabilidade respiratória, neurológica e cardiovascular. O uso de drogas vasoativas ou de ventilação mecânica não impede a mobilização/reabilitação desde que haja relativa estabilidade clínica. É importante fornecer medidas para a melhor qualidade do sono, como a redução de ruídos, bem como a adoção de estratégias para permitir a orientação temporal-espacial e o ritmo circadiano, como a presença de relógios e da luz natural através de janelas. Deve-se minimizar a interrupção iatrogênica do sono (p. ex., a medida de dados vitais e a coleta de exames devem ser evitadas no período do sono, quando possível). A participação da família no cuidado é fundamental para reduzir o risco e a incidência de *delirium* e deve ser incentivada.[4]

Analgesia e sedação

A dor em pacientes críticos pode ser originada de várias situações, desde os cuidados rotineiros como troca de decúbito, coleta de exames, fisioterapia etc., até procedimentos invasivos e ventilação mecânica.

A sedação no ambiente de terapia intensiva está relacionada a várias condições como conforto, controle de ansiedade, otimização de ventilação mecânica, auxílio para realização de procedimentos invasivos, entre outros.[5]

Escalas para avaliação da dor

- Escala numérica da dor de 0 a 10 (END ou NRS - *numeric rating scale*);[4]
- Escala facial de dor (EFD ou FPT - *faces pain thermometer*) de 0 a 10;[4]
- Escala comportamental de cor em (BPS - *behavioral pain scale* ou BPS-NI) (Quadro 39.1);
- Ferramenta de observação da dor em cuidado crítico (CPOT - *critical-care pain observation tool*).

Quadro 39.1 ***Behavioral pain scale*** **(BPS).**

Item	Descrição	Escore
Expressão facial	Relaxada	1
	Parcialmente tensa (p. ex., abaixa a sobrancelha)	2
	Totalmente tensa (p. ex., fecha os olhos)	3
	Faz careta: presença de sulco perilabial, testa franzida e pálpebras ocluídas	4
Membros superiores	Sem movimento	1
	Com flexão parcial	2
	Com flexão total e flexão dos dedos	3
	Com retração permanente: totalmente contraído	4

(Continua)

Quadro 39.1 ***Behavioral pain scale*** **(BPS). (*Continuação*)**

Item	Descrição	Escore
Adaptação à ventilação mecânica	Tolera movimentos	1
	Tosse com movimentos	2
	Briga com o ventilador	3
	Incapaz de controlar a ventilação mecânica	4
Total		

Fonte: Adaptado de Assaoui et al., 2005.[20]

Escala de monitorização de sedação

- RASS – *Richmond agitation-sedation scale* (Quadro 39.2);
- SAS – *sedation agitation scale*;
- *Ramsay sedation scale.*

Quadro 39.2 ***Richmond agitation-sedation scale*** **(RASS).**

Escore	Termos	Descrição
+ 4	Combativo	Francamente combativo, violento, colocando a equipe de Saúde em perigo imediato
+ 3	Muito agitado	Agressivo, pode puxar tubos e cateteres
+ 2	Agitado	Movimentos não intencionais frequentes, briga com o respirador (se estiver em ventilação mecânica)
+ 1	Inquieto	Ansioso, inquieto, mas não agressivo
0	Alerta e calmo	
– 1	Torporoso	Não completamente alerta, mas mantém olhos abertos e contato ocular ao estímulo verbal por ≥ 10 segundos
– 2	Sedado leve	Acorda rapidamente e mantém contato ocular ao estímulo verbal por < 10 segundos
– 3	Sedado moderado	Movimento ou abertura dos olhos, mas sem contato ocular com o examinador
– 4	Sedado profundamente	Sem resposta ao estímulo verbal, mas tem movimentos ou abertura ocular ao estímulo tátil/físico
– 5	Coma	Sem resposta aos estímulos verbais ou exame físico

Fonte: Adaptado de Ely et al., 2003.[10]

Manejo da dor e do sofrimento em unidade de terapia intensiva

Analgésicos

1. **Analgésicos não opioides:** acetaminofeno, anti-inflamatórios não esteroidais, gabapentina, pregabalina, antiepilépticos;
2. **Analgésicos opioides:** fentanil, hidromorfona, morfina, remifentanil.

Sedativos

1. **Benzodiazepínicos:** diazepam, lorazepam, midazolam;
2. Propofol;
3. Alfa-2-agonistas (dexmedetomidina);
4. Tiopental;
5. Cetamina;
6. **Antipsicóticos:** haloperidol, quetiapina, ziprasidona, risperidona.

A escolha da medicação

Nenhum agente sedativo-analgésico é superior a outros agentes para justificar seu uso em todas as situações clínicas. A seleção de um agente deve ser individualizada de acordo com as características do paciente e a situação clínica. A etiologia do desconforto, a duração esperada da terapia, o estado clínico do paciente, as potenciais interações com outros medicamentos, a profundidade desejada da sedação e os fatores que modificam a farmacocinética são considerações importantes ao se selecionar um agente.[3] O agente farmacológico inicial apropriado para o manejo da agitação consequente ao sofrimento depende da causa do sofrimento:

- Para sofrimento por dispneia ou dor, os opioides são os agentes de escolha;
- Para sofrimento decorrente de *delirium*, os antipsicóticos não devem ser usados rotineiramente, mas podem ser usados em casos de sofrimento significativo como controle dos sintomas. Até o momento, não existem agentes que impeçam o *delirium*;
- Para agitação decorrente de estresse ou de ansiedade, a Society of Critical Care[3] Medicine endossa o uso de propofol em vez de benzodiazepínicos em pacientes após cirurgia cardíaca e propofol ou dexmedetomidina em vez de benzodiazepínicos em outros pacientes cirúrgicos e clínicos;

A terapia combinada é comum na UTI uma vez que muitos pacientes têm mais de uma causa de sofrimento. A lógica é que a agitação é, muitas vezes, multifatorial e cada causa potencial merece uma terapia direcionada.

Como exemplo, um benzodiazepínico associado a um opioide é apropriado para um paciente cuja agitação resulta de ansiedade e dor. Para pacientes intubados e ventilados mecanicamente e que não conseguem comunicar claramente a fonte da agitação, a analgesia deve ser sempre fornecida primeiro. Variáveis modificadoras farmacocinéticas (p. ex., idade, peso corporal, função renal e hepática) e a profundidade de sedação desejada também devem ser consideradas sempre que um agente sedativo-analgésico for selecionado.

O uso de lorazepam, midazolam, meperidina e morfina está associado a um maior risco de desenvolvimento de *delirium* em comparação com agentes como propofol, dexmedetomidina e fentanil. Níveis profundos de sedação estão mais relacionados ao desenvolvimento de *delirium* quando comparados à sedação leve. Medicamentos anticolinérgicos (difenidramina, prometazina e ciclobenzaprina) podem também precipitar o *delirium*. O uso de altas doses de corticosteroides também tem sido associado com o desenvolvimento de *delirium*.[7-8]

Dose inicial

A dose inicial de um agente sedativo-analgésico deve levar em conta o nível desejado de capacidade de sedação para tolerar a droga, incluindo o estado hemodinâmico e respiratório, bem como fatores que podem afetar o metabolismo da droga (idade do paciente, peso corporal, função renal, função hepática, interações medicamentosas, história de alcoolismo, história de abuso de drogas). Doses mais altas são apropriadas para sedação mais profunda e pacientes maiores, enquanto doses mais baixas são apropriadas para sedação mais leve, pacientes menores, pacientes com idade avançada, função renal diminuída ou função hepática diminuída. Pacientes com história de uso abusivo de álcool ou abuso de drogas ilícitas podem necessitar de doses mais altas de benzodiazepínicos ou de opioides, respectivamente, para alcançar determinado efeito.

A PADIS (Diretrizes de Prática Clínica para Prevenção e Manejo da Dor, Agitação/Sedação, *Delirium*, Imobilidade e Interrupção do Sono em Pacientes Adultos em UTI) endossa o uso inicial de dose intermitente em bólus e infusões contínuas com interrupção diária ou minimização da dose titulada para nível de sedação leve em pacientes que necessitam de sedação intermitente mais frequentemente do que a cada 2 horas.[21]

Meta de sedação

A meta ideal de sedação é que o paciente esteja acordado e confortável com o mínimo ou nenhum sofrimento (p. ex., 0 na escala RASS) embora alguns pacientes possam necessitar de um nível mais profundo de sedação para o manejo ideal. O objetivo da sedação deve ser determinado à beira do leito para cada paciente. As diretrizes do SCCM de 2018 afirmaram que um nível de RASS de -2 (anteriormente sugerido pelas diretrizes de 2013) é muito profundo e pode ocasionar sedação excessiva e recuperação lenta de muitos pacientes (p. ex., eliminando a oportunidade de fisioterapia diária).[3] Em contraste, uma proporção de pacientes criticamente enfermos e em ventilação mecânica requer um nível muito profundo de sedoanalgesia para controlar a agitação ou a dor. Uma abordagem centrada no paciente, avaliada pelo médico à beira do leito, é a melhor e deve ser usada para determinar o objetivo apropriado para a profundidade da sedação. Essa meta deve ser determinada antes do início ou do escalonamento das medicações sedativoanalgésicas, uma vez que esse é o alvo para o qual a terapia inicial é titulada.

A profundidade da meta de sedação deve ser frequentemente reavaliada e ajustada à medida que a necessidade de sedação do paciente se torna mais aparente. Alguns pacientes não necessitam de sedação, enquanto outros necessitam de sedação profunda para serem ventilados mecanicamente sem desconforto, agitação ou assincronia. A profundidade da sedação é tipicamente avaliada durante o início da sedação farmacológica usando-se critérios como movimento espontâneo e resposta a estímulos verbais e táteis.

Analgesia

A dor pode ser tratada na UTI com analgésicos opioides e analgésicos não opioides. A escolha do agente deve ser direcionada à etiologia da dor, mas, em geral, os opioides são frequentemente administrados para o controle da dor em pacientes com ventilação mecânica.[1-3]

Analgésicos opioides

O sulfato de morfina, o fentanil e a hidromorfona são os opioides intravenosos mais comumente usados para tratar a dor em pacientes críticos. Opioides orais, como a oxycodona, a metadona e a morfina, também são administrados a pacientes em que a administração oral ou enteral é preferida. O remifentanil também é uma opção; suas vantagens incluem início de ação rápido e eliminação imediata, independentemente da função hepática e renal, embora haja debate quanto ao risco aumentado de tolerância.

Todos os opioides induzem tolerância e têm propriedades analgésicas e sedativas semelhantes quando administrados em doses equianalgésicas. Os agentes específicos diferem em seu início de ação, duração, efeitos colaterais relacionados à histamina e risco de intoxicação em caso de insuficiência orgânica.

Numerosos medicamentos comumente usados na UTI têm potencial para interagir com opioides. Depressores do sistema nervoso central (SNC) e respiratórios (p. ex., benzodiazepínicos) potencializam o efeito depressor do SNC e respiratório dos opioides, enquanto estimulantes do SNC (p. ex., metilfenidato) diminuem o efeito depressor do SNC dos opioides. Outras interações medicamentosas estão relacionadas ao metabolismo dos opioides via CYP3A4; entre os quais, podem ser citados os antifúngicos azóis (p. ex., fluconazol, itraconazol, posaconazol, cetoconazol, voriconazol) e os macrolídeos e antibióticos relacionados (p. ex., claritromicina, eritromicina, telitromicina) podem prolongar a atividade do fentanil inibindo o CYP3A4. As rifamicinas (p. ex., rifampicina, rifabutina) podem diminuir a concentração sérica e os efeitos dos opioides (Tabela 39.1).

Os opioides alfentanil e sufentanil geralmente não são usados em pacientes críticos, pois não oferecem vantagens e podem ser mais caros. Os analgésicos agonistas-antagonistas opioides de ação prolongada também não são usados com muita frequência, pois são de ação prolongada e podem não produzir analgesia suficiente em razão de efeitos de teto. Essa classe de agentes inclui a buprenorfina, o butorfanol, dezocina, nalbufina e pentazocina.

Analgésicos não opioides

O acetaminofeno (oral ou intravenoso), os agentes anti-inflamatórios não esteroides e a cetamina intravenosa podem ser usados como alternativas ou aditivos aos opioides para o controle da dor não neuropática na UTI. Além disso, eles podem ser usados como agentes poupadores de opioides para reduzir ou eliminar a necessidade de opioides em pacientes adultos na UTI. Gabapentina, pregabalina e/ou carbamazepina enterais, além de opioides intravenosos, podem ser usados para tratar a dor neuropática em pacientes adultos na UTI.

Adjuvantes farmacológicos

Uma abordagem de "analgesia multimodal" tem sido usada no cenário perioperatório para reduzir o uso de opioides e otimizar a analgesia e a reabilitação pós-operatória. Analgésicos não opioides como acetaminofeno, nefopam, cetamina, lidocaína, agentes neuropáticos e anti-inflamatórios não esteroidais (AINE) foram avaliados em adultos internados em UTI com o objetivo de poupar o uso de opioides e melhorar a eficácia analgésica. Além dos opioides, essas alternativas de analgésicos não opioides podem ser combinadas com anestésicos regionais e intervenções não farmacológicas para reduzir a dor. A dose, a duração e a eficácia farmacológica precisam ser avaliadas quando as estratégias multimodais estão sendo avaliadas.

- **Acetaminofeno:** uso de paracetamol como adjuvante de um opioide para diminuir a intensidade da dor e o consumo de opioides para o manejo da dor em adultos críticos;
- **Nefopam:** um analgésico não opioide que exerce seu efeito inibindo a recaptura de dopamina, noradrenalina e serotonina nos espaços espinhal e supraespinhal. Uma dose de 20 mg tem efeito analgésico comparável a 6 mg de morfina intravenosa (IV). Ao contrário de AINE não seletivos para ciclo-oxigenase (COX) -1, o nefopam não tem efeitos prejudiciais na hemostasia, na mucosa gástrica ou na função renal; ao contrário

Tabela 39.1 Ações farmacológicas dos analgésicos opioides.

Opioides (rota)	Equianalgésico (dose)	Início	Eliminação (meia-vida)	Dosagem intermitente	Taxa de infusão intravenosa	Efeito colateral e outras informações
Morfina (IV)	10 mg	5 a 10 minutos	3 a 4 horas	2 a 4 mg a cada 1 a 2 horas	2 a 30 mg/h	Acúmulo em pacientes com disfunção hepática
Hidromorfona (IV)	1,5 mg	5 a 15 minutos	2 a 3 horas	0,2 a 0,6 mg a cada 1 a 2 horas	0,5 a 3 mg/h	Acúmulo em pacientes com disfunção renal e hepática
Fentanil (IV)	100 µg	1 a 2 minutos	2 a 4 horas	0,35 a 0,5 µg a cada 0,5 a 1 hora	0,7 a 10 µg/kg/h	Acúmulo em pacientes com disfunção renal e hepática, liberação de histamina
Remifentanil (IV)		1 a 3 minutos	3 a 10 minutos		Dose de ataque: 1,5 µg/kg Dose de manutenção: 0,5 a 15 µg/kg/h	Disponível independentemente do fígado e disfunção renal

IV: intravenoso.

Fonte: Adaptada de Seo et al., 2022.[21]

do paracetamol, não tem efeitos prejudiciais sobre a função hepática e, ao contrário dos opioides, não tem efeitos prejudiciais na vigilância, no controle ventilatório e na motilidade intestinal. No entanto, o uso do nefopam pode estar associado com taquicardia, glaucoma, convulsões e *delirium*. Apesar disso, o nefopam pode ser uma alternativa segura e eficaz ou analgésico adjuvante para pacientes de UTI;

- **Cetamina:** usar cetamina em baixa dose (uma dose de 0,5 mg/kg em bólus, seguida de infusão de 1 a 2 μg/kg/min) como adjuvante da terapia com opioides quando se busca reduzir o consumo de opióides em adultos pós-cirúrgicos admitidos na UTI. A cetamina, em virtude de suas propriedades bloqueadoras do receptor N-metil-D--aspartato (NMDA) e do potencial para reduzir o risco de hiperalgesia com opioide, foi avaliada em adultos em pós-operatório como uma estratégia para melhorar o alívio da dor e como poupador de opioide.

Outros

Outros agentes podem ser usados como estratégia de manejo da dor em UTI. Para dor neuropática, os fármacos mais utilizados são a gabapentina, a carbamazepina e a pregabalina.

Como opções alternativas, existe a PCA (analgesia controlada pelo paciente), que se refere a um sistema em que um analgésico é administrado de acordo com a necessidade do paciente, por ele próprio. Esse sistema mostra uma concentração estável do medicamento, analgesia de alta qualidade, menos sedação, consumo reduzido de opioides e baixa incidência de complicações respiratórias em comparação com outras estratégias de administração de opioides. Outra opção são os adesivos transdérmicos de fentanil, úteis para analgesia de longo prazo em pacientes hemodinamicamente estáveis. A ação varia de acordo com a permeabilidade, temperatura corporal, perfusão tecidual e espessura da pele. A concentração sanguínea máxima difere significativamente entre os pacientes. Como um adesivo de fentanil leva de 12 a 24 horas para atingir a eficácia máxima, ele não é recomendado para o controle rápido da dor. Além disso, leva um tempo semelhante para que o efeito do medicamento desapareça após a remoção do adesivo (Tabela 39.2).

Tabela 39.2 Ações farmacológicas de analgésicos não opioides.

Não opioides (via)	Meia-vida de eliminação	Via metabólica	Dosagem intermitente	Efeito colateral
Paracetamol (IV)	2 horas	Glucuronidação, sulfonação	650 mg IV a cada 4 horas – 1.000 mg IV a cada 6 horas; dose máxima ≤ 4 g/dia	Contraindicação em disfunção hepática
Cetamina (IV)	2 a 3 horas	N-desmetilação	Dose de ataque: 0,1 a 0,5 mg/kg IV seguida de 0,05 a 0,4 mg/kg/h	Alucinações, outros distúrbios psicológicos
Cetorolaco (IM/IV)	2,4 a 8,6 horas	Hidroxilação, conjugação/excreção renal	30 mg IM/IV, depois 15 a 30 mg IM/IV a cada 6 horas até 5 dias; dose máxima: 120 mg/dia por 5 dias	Toxicidade renal, sangramento gastrointestinal

(*Continua*)

Tabela 39.2 Ações farmacológicas de analgésicos não opioides. (*Continuação*)

Não opioides (via)	Meia-vida de eliminação	Via metabólica	Dosagem intermitente	Efeito colateral
Ibuprofeno (IV)	2,2 a 2,4 horas	Oxidação	400 a 800 mg IV a cada 6 horas, infundido por mais 30 min; dose máxima: 3,2 g/dia	Toxicidade renal, sangramento gastrointestinal
Gabapentina (PO)	5 a 7 horas	Excreção renal	Dose inicial: 100 mg PO 3 vezes ao dia; dose de manutenção: 900 a 3.600 mg/dia em 3 doses divididas	Sedação, confusão, tontura, ataxia; ajustar a dosagem em pacientes com insuficiência renal
Carbamazepina (PO)	Inicial: 25 a 65 horas Então: 12 a 17 horas	Oxidação	Dose inicial: 50 a 100 mg VO 2 vezes ao dia; dose de manutenção: 100 a 200 mg a cada 4 a 6 horas; dose máxima: 1.200 mg/dia	Nistagmo, diplopia, tontura, letargia

IV: intravenoso; IM: intramuscular; PO: por si.

Fonte: Adaptada de Seo et al., 2022.[21]

Sedação

A escolha do agente sedativo depende de inúmeros fatores. Conhecer a farmacocinética e a farmacodinâmica dos agentes possibilita o entendimento do comportamento do fármaco e constitui a base para a escolha da sedação em pacientes críticos. É importante entender alguns conceitos básicos para manejar sedação em UTI. Primeiramente, deve-se definir o objetivo da sedação (ansiólise ou sedação mínima, sedação leve ou consciente, sedação profunda ou hipnose e anestesia geral).

Uso do BIS, índice bispectral

A monitorização do BIS é uma abordagem razoável para avaliar a profundidade da sedação em pacientes internados em UTI que recebem níveis profundos de sedação ou de paralisia neuromuscular; funciona como um instrumento a mais na avaliação da sedação dos pacientes críticos, porém não deve substituir a avaliação clínica da sedação no manejo rotineiro de pacientes internados em UTI.

Muitos médicos acreditam que a terapia combinada usando diferentes tipos de sedativos é a melhor. A lógica é que a agitação é, muitas vezes, multifatorial e cada causa potencial merece uma terapia direcionada.

Benzodiazepínicos

Midazolam e lorazepam são os benzodiazepínicos mais adequados para sedação na UTI, pois podem ser administrados por infusão intermitente ou contínua e têm uma duração de efeito relativamente curta. O diazepam IV é usado com menos frequência para sedar pacientes na UTI. Ele pode ser administrado por infusão intermitente, mas não por infusão contínua.

Os benzodiazepínicos se ligam a receptores específicos no complexo receptor do ácido gama-aminobutírico (GABA). A ansiólise é alcançada em doses baixas. Doses mais altas estão associadas com sedação, relaxamento muscular, amnésia anterógrada, efeitos anticonvulsivantes e depressão respiratória e cardiovascular. A coadministração com um analgésico opioide pode potencializar a depressão respiratória e cardiovascular. Os benzodiazepínicos são igualmente eficazes quando administrados em doses equipotentes, mas diferem em potência, rapidez de ação e duração do efeito.

A potência de um benzodiazepínico é determinada pela sua afinidade de ligação ao receptor GABA. O lorazepam tem a maior afinidade de ligação e a maior potência. O midazolam e o diazepam têm afinidades de ligação e potências progressivamente menores.

A rapidez de ação de um benzodiazepínico está relacionada à rapidez com que ele atravessa a barreira hematoencefálica. O midazolam e o diazepam atravessam facilmente a barreira hematoencefálica porque são altamente lipofílicos. O midazolam tem início de ação de 2 a 5 minutos após a infusão intravenosa, e o diazepam tem início de ação quase imediato. O lorazepam é menos lipofílico e, portanto, tem um início de ação mais lento, de 5 a 20 minutos.

A duração do efeito logo após o início de infusões intermitentes difere da duração do efeito após doses repetidas. Inicialmente, os benzodiazepínicos lipofílicos têm uma duração curta do efeito porque há uma rápida redistribuição do SNC para tecidos periféricos. No entanto, com doses repetidas, todos os benzodiazepínicos se acumulam no tecido adiposo. Isso aumenta a duração do efeito porque há mais fármaco que precisa ser mobilizado para eliminação, especialmente se uma dose cumulativa grande foi administrada. Os pacientes com obesidade podem armazenar mais fármaco do que os pacientes magros e têm maior risco de efeitos prolongados dos benzodiazepínicos. A duração do efeito de um fármaco também é influenciada pela presença de metabólitos ativos, fatores do paciente (p. ex., idade, peso corporal, função hepática, função renal), interações medicamentosas e mecanismo de metabolismo.

O midazolam tem uma duração curta de efeito (2 a 4 horas) quando administrado a curto prazo (< 48 horas) por infusão intermitente em um paciente com função hepática intacta porque tem uma depuração hepática rápida e uma redistribuição rápida para tecidos periféricos.

O metabólito ativo é mais provável de se acumular em pacientes com função hepática ou renal comprometida ou que estejam recebendo medicamentos que inibem o metabolismo do CYP3A4 (p. ex., fluconazol, antibióticos macrolídeos, amiodarona, metronidazol).

O lorazepam é uma boa escolha para sedação a longo prazo, pois apresenta baixo risco de interações medicamentosas e seu metabolismo não forma metabólitos ativos.

A tolerância (a necessidade de uma dose aumentada para alcançar o mesmo efeito com a administração contínua) se estabelece com todos os benzodiazepínicos. Isso pode refletir alterações no volume de distribuição ou na densidade, na afinidade de ligação e/ou na ocupação do receptor de benzodiazepínico.

Os principais efeitos adversos dos benzodiazepínicos são depressão respiratória e cardiovascular e são dose-dependentes. O excesso de sedação resultante da acumulação do fármaco nos tecidos adiposos também pode ocorrer farmacocineticamente, isso é mais provável entre pacientes que são sedados com benzodiazepínicos por mais de 48 horas ou em infusões contínuas. Os benzodiazepínicos, particularmente as infusões contínuas, podem aumentar o risco de *delirium* em pacientes críticos. O *delirium* parece ser mais comum entre aqueles que recebem sedação profunda (mesmo que por curto período), são mais velhos ou têm demência. Os pacientes podem, raramente, ter uma reação paradoxal aos benzodiazepínicos. Isso é caracterizado por agitação, inquietação. Aumentar a dose pode piorar a agitação. A conduta mais adequada é interromper o benzodiazepínico e sedar o paciente com um sedativo alternativo. O flumazenil tem sido relatado como capaz de reverter a reação paradoxal (Tabela 39.3).

Tabela 39.3 Parâmetros farmacocinéticos e regimes de dosagens para sedativos em terapia intensiva.

Sedativo	Início	Meia-vida de eliminação	Metabólito ativo	Dosagem intermitente	Taxa de infusão intravenosa
Midazolam	2 a 5 minutos	3 a 11 horas	Sim (sedação prolongada, especialmente com insuficiência renal)	0,01 a 0,05 mg/kg em vários minutos	0,02 a 0,1 mg/kg/h
Lorazepam	10 a 40 minutos	8 a 15 horas	Nenhum	0,02 a 0,04 mg/kg (≤ 2 mg)	0,02 a 0,06 mg/kg a cada 2 a 6 horas prn ou 0,01 a 0,1 mg/kg/h (≤ 10 mg/h)
Diazepam	2 a 5 minutos	20 a 120 horas	Sim (sedação prolongada)	5 a 10 mg	0,03 a 0,1 mg/kg a cada 0,5 a 6 horas/semana
Propofol	1 a 2 minutos	Uso de curto prazo: 3 a 12 horas Uso de longo prazo: 50 ± 18,6 horas	Nenhum	5 μg/kg/min durante 5 minutos	5 a 50 μg/kg/min
Dexmedetomidina	5 a 10 minutos	1,8 a 3,1 horas	Nenhum	1 μg/kg/min durante 10 minutos	0,2 a 0,7 μg/kg/h

prn: do latim *pro re nata*.

Fonte: Adaptada de Seo et al., 2022.[21]

Dexmedetomidina (precedex)

A dexmedetomidina é um agonista alfa-2 seletivo de ação central com efeitos ansiolíticos, sedativos e alguns efeitos analgésicos. Ela é indicada para sedação inicial de pacientes em ventilação mecânica por até 24 horas. A justificativa para o limite de 24 horas é que o uso prolongado pode aumentar o risco de efeitos de retirada (p. ex., hipertensão), embora esses efeitos não tenham sido consistentemente encontrados em estudos. É atrativa para pacientes com *delirium*, especialmente para pacientes agitados em ventilação mecânica,[12] porque mantém o drive respiratório, podendo ser usado mesmo após a extubação.

Em pacientes com *delirium* hiperativo, a associação de dexmedetomidina ao tratamento convencional é associada à extubação mais rápida. Deve ser iniciada em infusão contínua, a 0,5 mg/kg/hora e titulada até sedação ideal, com dose máxima de 1,4 mg/kg/hora.

A transição da dexmedetomidina para clonidina oral pode ser uma maneira segura e econômica de continuar a sedação com um agonista alfa-2-agonista de ação central em pacientes hemodinamicamente estáveis e com trato gastrointestinal funcional.[13]

A dose de manutenção usual da dexmedetomidina é de 0,2 a 1,5 μg/kg/hora, com aumentos de dose não mais frequentes do que a cada 30 minutos. Doses > 1,5 μg/kg/hora não parecem acrescentar eficácia clínica à dexmedetomidina. A variabilidade na resposta do paciente à dexmedetomidina pode ser decorrente de características do paciente ainda não identificadas, da farmacocinética e de polimorfismos genéticos. Não há diretrizes específicas para modificar a dose em adultos mais velhos ou pacientes com comprometimento renal ou hepático. É prudente começar com a dose mais baixa da faixa posológica e titulá-la lentamente com base na resposta do paciente. Possíveis eventos adversos durante a sedação com dexmedetomidina incluem hipotensão, hipertensão, náusea, bradicardia e fibrilação atrial. A hipotensão pode ser mais comum durante a escalada rápida da dose. A interrupção abrupta deve ser evitada, pois a administração prolongada pode produzir sintomas de abstinência. Portanto, após a interrupção da dexmedetomidina, os pacientes devem ser monitorados quanto a sintomas de abstinência. Embora a dexmedetomidina seja metabolizada por glicuronidação e citocromo P450, não foram identificadas interações medicamentosas clinicamente importantes mediadas pelo citocromo P450. Medicamentos que diminuem a pressão arterial sistêmica podem aumentar o efeito hipotensivo da dexmedetomidina, enquanto medicamentos que aumentam a pressão arterial sistêmica podem aumentar o efeito hipertensivo da dexmedetomidina.

Cetamina

A cetamina é um agente anestésico intravenoso com propriedades analgésicas e broncodilatadoras. Ela atua bloqueando de maneira não competitiva os receptores de glutamato N-metil-D-aspartato (NMDA). A cetamina é conhecida por produzir uma "anestesia dissociativa" em que os pacientes permanecem conscientes com reflexos do tronco cerebral intactos. Ela estimula o sistema nervoso simpático, preservando ou aumentando a pressão arterial, o que a torna útil em pacientes com choque ou hipotensão. A cetamina é ocasionalmente utilizada *off-label* na UTI para sedação/analgesia de procedimentos, agitação extrema e como um adjunto à analgesia opioide. O início da ação da cetamina intravenosa é rápido, geralmente dentro de 1 minuto, com uma duração de ação de 10 a 15 minutos. É metabolizada no fígado e eliminada pelos rins. Os efeitos psicoativos da cetamina, como alucinações vívidas, confusão e delírio, limitam seu uso. É contraindicada em pacientes com hipersensibilidade conhecida e naqueles com risco de elevação significativa da pressão arterial. As reações adversas incluem salivação excessiva e depressão respiratória e cardíaca.

Antipsicóticos

O haloperidol é um antipsicótico comumente usado na UTI para o tratamento de *delirium*. Pode ser administrado por via IV, tem efeitos sedativos leves e efeitos depressores cardiorrespiratórios relativamente baixos. No entanto, não há evidências publicadas que apoiem uma redução na duração da ventilação mecânica ou de *delirium* com o uso de haloperidol na UTI. Antipsicóticos atípicos como quetiapina, olanzapina, risperidona e ziprasidona também têm sido usados para tratar *delirium* em pacientes adultos de UTI. Os efeitos adversos do haloperidol incluem reações distônicas agudas, parkinsonismo, discinesia tardia, acatisia e síndrome maligna dos neurolépticos. Idosos com demência tratados com antipsicóticos têm um risco aumentado de morte relacionada a doenças cardiovasculares ou infecções. O haloperidol interage com várias drogas comumente usadas na UTI, e deve-se ter cautela ao combiná-lo com medicamentos que potencializam o efeito de prolongamento do QTc ou que têm efeitos depressores no SNC.

Os antipsicóticos são classificados em dois grupos:

- Típicos ou de 1ª geração;
- Atípicos ou de 2ª geração.

Haloperidol, um bloqueador do receptor D2 da dopamina cuja dose a ser utilizada não é bem-estabelecida. Porém, sabe-se que dosagem acima de 20 mg/dia está relacionada a maior risco de efeitos adversos.

No estudo HOPE-ICU, 142 pacientes em ventilação mecânica foram randomizados para receber haloperidol 2,5 mg endovenoso a cada 8 horas ou placebo; não houve diferença na prevalência ou duração do *delirium*.[17]

O estudo *The REDUCE Randomized Clinical Trial*[18] mostrou que, em pacientes críticos, com alto risco para o desenvolvimento de *delirium*, o uso profilático de haloperidol comparado ao de placebo não mostrou diferenças quanto à mortalidade em 28 dias, nem quanto à duração da ventilação mecânica, ao tempo de internação hospitalar ou em UTI.

Os antipiscóticos atípicos mais comuns são representados pela risperidona, olanzapina, quetiapina[19] e ziprasidona. Seu mecanismo de ação é similar ao do haloperidol, mas apresentam, além do efeito antidopaminérgico, ação sobre outros vários neurotransmissores incluindo norepinefrina, serotonina, histamina e acetilcolina·

A risperidona é útil para o tratamento de *delirium*, especialmente em pacientes com sintomas depressivos maiores. Apresenta metabolismo renal e hepático e, em pacientes com insuficiência desses órgãos, necessita de ajuste da dose. A dose inicial é de 0,25 mg a 0,5 mg a cada 12 horas, com dose máxima de 2 mg a cada 12 horas.

A olanzapina e a quetiapina apresentam maior efeito sedativo, além de poderem cursar com hipotensão ortostática e constipação intestinal. A olanzapina tem dose inicial de 2,5 mg a 5 mg, em dose única, especialmente à noite, com dose máxima de 20 mg/dia.

Em um estudo recente, randomizado, duplo-cego, pacientes com insuficiência respiratória aguda ou em choque com diagnostico de *delirium* hipoativo ou hiperativo receberam haloperidol endovenoso até dose máxima de 20 mg/dia, ziprasidona até dose máxima de 40 mg/dia ou placebo. Não houve alteração na duração do *delirium* entre os pacientes que usaram haloperidol e ziprasidona *versus* placebo. Outros desfechos como mortalidade, tempo de internação na UTI e tempo de internação hospitalar foram semelhantes entre os grupos.

Propofol

O propofol é administrado para anestesia geral e sedação. Tem efeitos sedativos, indutores do sono, ansiolíticos, perda de memória, antieméticos e anticonvulsivantes. Ele não tem efeito analgésico. Pode reduzir o fluxo sanguíneo cerebral e o metabolismo cerebral. Também pode reduzir a pressão intracraniana de forma mais eficaz do que o fentanil em casos de lesão cerebral grave. É usado como sedativo em pacientes com pressão intracraniana elevada. Em virtude de sua alta solubilidade em gordura, o propofol pode atravessar rapidamente a barreira hematoencefálica, ocasionando um rápido efeito sedativo. Seu efeito sedativo é perdido rapidamente após interrupção do uso em virtude de sua rápida redistribuição e alta depuração hepática e extra-hepática. No entanto, há relatos mostrando que o despertar é retardado após 12 horas da infusão. O propofol pode induzir bradicardia, depressão respiratória e hipotensão dose-dependente em decorrência da vasodilatação sistêmica, principalmente quando usado em pacientes com insuficiência respiratória preexistente e instabilidade cardiovascular.

O uso prolongado ou em altas doses pode causar hipertrigliceridemia uma vez que os carreadores da medicação são triglicerídeos de cadeia longa (valor calórico de 1,1 kcal/mL).

Existe risco de síndrome de infusão de propofol (PRIS) que se caracteriza por acidose metabólica, hipertrigliceridemia, hipotensão, arritmias, insuficiência renal aguda, hipercalemia, rabdomiólise e disfunção hepática. Em adultos, a PRIS está relacionada à administração de altas doses superiores a 70 µg/kg/min. Para prevenir PRIS, recomenda-se substituir o propofol por outros sedativos por 24 horas a cada 5 dias. O propofol não se mistura bem com outros medicamentos, sendo assim, recomenda-se via endovenosa exclusiva.

Barbitúricos

Os barbitúricos produzem sedação ao se ligarem ao complexo do receptor de ácido gama-aminobutírico (GABA) através de um receptor diferente dos benzodiazepínicos. Eles comumente causam hipotensão e podem produzir depressão cardiovascular e respiratória profunda. Como resultado, o uso de barbitúricos deve ser limitado a pacientes que não toleram ou respondem a outros agentes. Outras características indesejáveis dos barbitúricos incluem meias-vidas de eliminação prolongadas, indução do sistema de enzimas citocromo p-450, e acúmulo de medicamentos em disfunção renal e hepática.

Mensagens principais

- O uso de sedação e analgesia em ambiente de terapia intensiva precisa ser uma prática multidisciplinar, com base em evidências, com uso de monitorização frequente.
- A escolha dos fármacos e das doses precisa se basear em metas terapêuticas e ser feita de maneira individualizada.

Referências bibliográficas

1. Sedative-analgesic medications in critically ill adults: selection, initiation, maintenance, and withdrawal. UpToDate. 2023.
2. Sedative-analgesic medications in critically ill adults: properties, dose regimens, and adverse effects. UpToDate. 2023.
3. Devlin JW, Skrobik Y, Gélinas C, Needham DM, Slooter AJC, Pandharipande PP et al. Clinical practice guidelines for the prevention and management of pain, agitation/sedation, delirium, immobility, and sleep disruption in adult patients in the ICU. Critical Care Medicine. 2018;46(9):e825-73. doi: 10.1097/ccm.0000000000003299.
4. Barr J, Fraser GL, Puntillo K et al. American College of Critical Care Medicine: clinical practice guidelines for the management of pain, agitation, and delirium in adult patients in the intensive care unit. Crit Care Med. 2013;41:263-306.
5. Brummel NE, Vasilevskis EE. et al. Implementing delirium screening in the ICU: secrets to success. Crit Care Med. 2013;41:2196-208.
6. Hayhurst CJ, Pandharipande PP et al. Intensive care unit delirium: a review of diagnosis, prevention, and treatment. Anesthesiology. 2016;125(6):1229-41.

7. Pandharipande PP, Ely EW, Arora RC et al. The intensive care delirium research agenda: a multinational, interprofessional perspective. Intensive Care Med. 2017;43:1329-39.
8. Garpestad E, Devlin, JW. Polypharmacy and delirium in critically ill older adults: recognition and prevention. Clin Geriatr Med. 2017;33(2):189-203.
9. Rengel, KF, Pandharipande PP et al. Postoperative delirium. La Presse Médicale. 2018;47(4):e53-64.
10. Ely EW, Truman B et al. Monitoring sedation status over time in ICU patients: reliability and validity of the Richmond Agitation-Sedation Scale (RASS). JAMA. 2003;289(22):2983-91.
11. Marcantonio ER. Delirium in hospitalized older adults. The New England Journal of Medicine. 2017;377(15):1456-66.
12. Lewis K, Alshamsi F, Carayannopoulos KL et al. Dexmedetomidine vs other sedatives in critically ill mechanically ventilated adults: a systematic review and meta-analysis of randomized trials. Intensive Care Med. 2022;48:811.
13. Nelson S, Muzyk AJ, Bucklin MH et al. Defining the role of dexmedetomidine in the prevention of delirium in the intensive care unit. Biomed Res Int. 2015;635737.
14. Reade MC, Eastwood GM, Bellomo R et al. Effect of dexmedetomidine added to standard care on ventilator-free time in patients with agitated delirium: a randomized clinical trial. JAMA. 2016;315:1460-8.
15. Mo Y, Yam FK. Rational use of second-generation antipsychotics for the treatment of ICU delirium: a neuropharmacological approach. J Pharm Pract. 2017;30(1):121-9.
16. Girard TD et al. Haloperidol and ziprasidone for treatment of delirium in critical illness. The New England Journal of Medicine. 2018;379(26):2506-16.
17. Page VJ, Ely EW et al. Effect of intravenous haloperidol on the duration of delirium and coma in critically ill patients (HOPE-ICU): a randomized, double-blind, placebo-controlled trial. Lancet Respir Med. 2013;1:515-23.
18. van den Boorgard M, Slooter AJC et al. Effect of prophylactic haloperidol on survival among critically ill adults at high risk for delirium: the REDUCE randomized clinical trial. JAMA. 2018;319:680-90.
19. Devlin JW, Roberts RJ et al. Efficacy and safety of quetiapine in critically ill patients with delirium: a prospective, multicenter, randomized, double-blind, placebo-controlled pilot study. Crit Care Med. 2010;38:419-27.
20. Assaoui Y, Zeggwagh AA, Zekraoui A, Abidi K, Abouqal R. Validation of a behavioral pain scale in critically ill, sedated, and mechanically ventilated patients. Anesthesia & Analgesia. 2005;101(5):1470-6.
21. Seo Y, Lee H-J, Ha EJ, Ha TS. 2021 KSCCM clinical practice guidelines for pain, agitation, delirium, immobility, and sleep disturbance in the intensive care unit. Acute and Critical Care. 2022 Feb;37(1):1-25. doi: https://doi.org/10.4266/acc.2022.00094.

40 Indicações e Técnicas para Extubação na Unidade de Terapia Intensiva

Marcelo Ticianelli de Carvalho
João Victor Brum
Lucas Trindade Cantú Ribeiro

Introdução

A extubação orotraqueal representa um momento crítico na rotina de toda unidade de terapia intensiva (UTI) e o período prévio à extubação, conhecido como "desmame ventilatório" (período de transição em que a respiração estará totalmente dependente do ventilador e haverá uma ventilação espontânea com parâmetros mínimos), ditará o desfecho da extubação. A insuficiência respiratória pulmonar aguda (IRPa) pós-extubação ocorre em torno de 10% a 20% dos pacientes que atingiram todos os critérios de desmame e passaram no teste de respiração espontânea,[1-2] sendo necessário a reintubação, um fator complicador, e, assim, caracterizando a falha na extubação. O tempo que caracteriza falha da extubação tem grande variação na literatura, variando de 48 horas[3-5] a 72 horas[6-9] ou 1 semana,[9-10] parte dessa variação no tempo deriva do uso da ventilação não invasiva (VNI) no período pós-remoção do tubo. Os motivos da reintubação podem ser por distúrbios do aparelho respiratório (aspiração, tosse ineficaz ou obstrução das vias aéreas), distúrbios do desmame ventilatório (falência respiratória, insuficiência cardíaca congestiva, síndrome coronariana aguda, novo quadro séptico ou disfunção neurológica) ou complicações cirúrgicas (sangramento e deiscência de anastomoses).[12] A falha na extubação resulta em aumento da mortalidade de 25% a 50%, aumenta o tempo de ventilação mecânica, eleva o risco de pneumonia associado à ventilação mecânica e prolonga o período de permanência na UTI e no hospital.[13-16]

Os pacientes de alto risco devem ser reconhecidos para se traçar um plano terapêutico de suporte adequado para melhorar o desfecho.

As terapias disponíveis para manejo dos pacientes pós-extubação são o cateter nasal de oxigênio (CNO), terapia muito usada para corrigir a hipoxemia pós-extubação, causa frequente de falha de extubação,[17-18] ventilação mecânica não invasiva (VNI) e cateter nasal de alto fluxo (CAF). O CNO tem um efeito mínimo nos principais mecanismos fisiopatológicos que podem causar insuficiência (atelectasia, carga de trabalho elevada e diminuição dos músculos respiratórios).

Alterações fisiopatológicas relacionadas à extubação

A extubação e a passagem da ventilação mecânica com pressão positiva para a respiração não assistida geram alterações fisiológicas no estado das vias aéreas, na ventilação nas aéreas pulmonares, na hemodinâmica e na função neuromuscular.

Mudanças nas vias aéreas

A obstrução das vias aéreas superiores é uma causa comum de falha de extubação que acomete entre 2% e 16% dos pacientes, sendo necessário, por vezes, intubação.[19] O motivo mais usual de falha pós-extubação é o edema de laringe; por isso, recomenda-se o teste do vazamento quantitativo antes da extubação nos pacientes sob risco (mulher, tubo de tamanho inapropriado, reintubação, pressão de *cuff* elevada). Este será considerado positivo quando o valor do volume vazado (diferença do volume expiratório do *cuff* insuflado em relação ao *cuff* desinsuflado) for de 130 mL ou se o volume expiratório for menor que 12% do volume inspiratório. Com o teste positivo, deve-se prosseguir com a administração de metilprednisona 20 mg, 4 horas antes da extubação.

Outras causas da falha na extubação seriam laringoespamos e secreção brônquica.

O resultado final na obstrução das vias aéreas seria o aumento no esforço respiratório, culminando em um desequilíbrio na capacidade respiratória de suprimir a demanda e, assim, aumentando a pressão parcial de gás carbônico ($PaCo_2$), redução na pressão parcial de oxigênio (PaO_2), ativação da musculatura acessória, respiração paradoxal e aumento no índice *rapid shallow breathing* ou, na tradução livre, "respiração rápida e superficial", sendo a razão entre a frequência respiratória e o volume corrente (FR/VC), em que índices elevados resultam de uma FR elevada e baixo VC.

Ventilação pulmonar

A interrupção na ventilação mecânica gera uma redução nas áreas ventiladas pulmonares, diminuindo a complacência pulmonar, gerando um desequilíbrio entre as ventiladas/perfundidas e, assim, surge o efeito *shunt*.[20] A redução nas áreas ventiladas gera atelectasias, transudação alveolar e edema.

Na respiração espontânea, há redução na pressão expiratória final transpulmonar, reduzindo os valores pulmonares abaixo do necessário para manter os alvéolos instáveis abertos, o que gera colapso alveolar e atelectasias.[20]

A atelectasia produz áreas pulmonares heterogêneas resultando em pressões transpulmonares regionais elevadas, o que provoca injúria pulmonar, edema e desconforto respiratório.

O *shunt* intrapulmonar nas áreas com atelectasias resulta em vasoconstricção pulmonar e, assim, aumento da resistência pulmonar e da sobrecarga no ventrículo direito.

A pressão negativa gerada pela respiração espontânea do doente, a depender do esforço, aumenta a pressão transventricular do VE e a pós-carga.

A pressão transdiafragmática (diferença de pressão entre a pressão abdominal e a pressão torácica) aumenta na respiração espontânea, resultando em compressão das vísceras abdominais e vasos, aumentado o retorno venoso e aumento da pré-carga do ventrículo direito.

A extubação pode resultar em estímulo dos receptores das vias aéreas resultando em aumento da atividade simpática e, assim, hipertensão, taquicardia e taquiarritmias.[21]

O resultado final na mudança na ventilação pulmonar seriam sobrecarga ventricular direita (pré-carga aumentada pelo retorno venoso e pelo aumento no esforço respiratório), culminando em um desequilíbrio na capacidade respiratória de suprimir a demanda e, dessa forma, aumentando a pressão parcial de gás carbônico ($PaCo_2$), redução na pressão parcial de oxigênio (PaO_2), ativação da musculatura acessória, respiração paradoxal e aumento no índice *rapid shallow breathing* ou na tradução livre "respiração rápida e superficial" sendo a razão entre a frequência respiratória e volume corrente (FR/VC) em que índices elevados resultam de uma FR elevada e baixos VC.

Neuromuscular

Na respiração espontânea, a ativação neuromuscular tem de gerar um trabalho capaz de vencer a resistência imposta pelo sistema respiratório e, dessa forma, suprir a demanda metabólica e manter a troca gasosa adequada. Na assistência ventilatória, há atrofia do músculo diafragmático e um suporte ventilatório inadequado pode gerar processo inflamatório muscular e agravar a perda além do esperado pela ventilação.

Teste ideal no desmame ventilatório

O teste ideal de desmame ventilatório tem como objetivo prever a tolerância da respiração desassistida, ou seja, reduz-se a assistência ventilatória fornecida ao ventilador a pouca ou nenhuma, podendo variar de 30 a 120 minutos, havendo três formas de empregá-la: tubo T (fornece apenas oxigênio suplementar); pressão positiva contínua em vias aéreas (CPAP) (fornece oxigênio suplementar e pressão positiva expiratória final (PEEP)); e pressão de suporte (fornece oxigênio suplementar, pressão inspiratória e pode ter ou não PEEP).

No manejo do tempo, estudo randomizado controlado comparou grupo com pressão de suporte (PS) 30 minutos e um grupo com tubo T por 2 horas, o grupo da PS apresentou maiores taxas de sucesso de extubação como menores taxas de mortalidade hospitalar em 90 dias.[24]

Na escolha do teste, a sensibilidade e a especificidade em predizer a extubação bem-sucedida são difíceis de avaliar e dependentes da técnica empregada. A taxa de falha de extubação (ou seja, a taxa de resultados de testes falso-positivos para prever uma extubação bem-sucedida: pacientes que toleram o teste, mas precisam de reintubação) é de cerca de 15%, o que torna a especificidade do teste para prever a extubação bem-sucedida de 85%. Por outro lado, a proporção de pacientes capazes de tolerar a extubação apesar de falhar no teste de desmame (ou seja, resultados de testes falso-negativos, usados para determinar a sensibilidade) é difícil de avaliar porque, por razões éticas óbvias, os pacientes que falham em um teste de desmame, em geral, não são extubados. Atualmente, recomenda-se o teste com pressão de suporte, em detrimento dos outros dois, pela sua maior sensibilidade em detectar pessoas aptas a passarem no teste.

Uma vez escolhidos o teste e o tempo, é necessário manter a monitorização dos parâmetros sugestivos de falha, os quais podem ser divididos em sinais vitais (FC > 140 bpm ou aumento de 20% do valor basal; FR > 35 ou < 6 irpm; pressão sistólica >180 ou < 90 mmHg; SpO_2 < 90%) e sinais clínicos (agitação ou sonolência; sudorese; aumento do esforços respiratório; cianose; arritmias), lembrando que um único parâmetro isolado alterado não deve ser usado para interromper o teste, e sim a combinação deles. Nos pacientes que falharam, deve-se retornar para uma assistência ventilatória totalmente assistida e buscar a causa etiológica da falha, corrigindo-a e esperando 24 horas para novo teste após correção do fator causal, exceção pode ser feita nos pacientes com doença pulmonar obstrutiva crônica (DPOC) exacerbada e/ou com hipercapnia que, apesar de falharem no teste, podem prosseguir com a extubação desde que aplicada estratégia ventilatória facilitada.

Pacientes elegíveis ao teste de respiração espontânea

Serão considerados elegíveis os pacientes que tiveram a causa da insuficiência respiratória corrigida total ou parcialmente e apresentarem:

1. Tosse adequada;
2. Sem excesso da secreção traqueobrônquica;
3. Estabilidade hemodinâmica (FC ≤ 140 bpm, PAS 90 a 160 mmHg e/ou mínima dose de vasopressor);
4. Oxigenação adequada (SpO > 90% com FiO_2 ≤ 50%, P/F > 150 e PEEP ≤ 8);
5. Função pulmonar adequada (FR ≤ 35 irpm/min e ISRSB < 105);
6. Nível neurológico adequado para obedecer a comandos e proteger as vias aéreas, sem sedação ou com doses mínimas de sedação.

Dica prática é relembrar a regra mnemônica do "MOVE" (*status* **m**ental; **o**xigenação; **v**entilação e **e**xpectoração).

No período pré-extubação, deve-se deixar o paciente descansar a noite inteira com o máximo de suporte ventilatório evitando-se a fadiga, observar a diurese e objetivar um balanço hídrico negativo e/ou zerado dependendo do *status* volêmico, evitar hipertermia assim como dor, constipação intestinal e retenção urinária por elevarem a demanda de oxigênio e poderem submeter esses doentes a um maior esforço respiratório, o que resultará em fadiga e falha.

Estratégias ventilatórias adotadas para proteção no período pós-extubação

A extubação planejada é um momento crucial cujo tempo é determinado pela resolução da causa da insuficiência renal aguda (IRA) e um teste de respiração espontânea bem-sucedida; apesar disso, é possível haver falha e necessidade de reintubação. A reintubação é associada a maior risco de desfecho desfavorável, ocasionando a ventilação mecânica prolongada, maior risco de pneumonia associada à ventilação mecânica, maior permanência na UTI e no hospital, além de aumento da mortalidade.

O objetivo da estratégia ventilatória seria aumentar a taxa de sucesso.

Três estratégias de suporte ventilatório podem ser utilizadas após extubação:

1. **Facilitadora:** permite uma extubação precoce em pacientes selecionados que falharam na respiração espontânea com o objetivo de reduzir a duração da ventilação invasiva e suas complicações associadas (p. ex., seriam os pacientes DPOC e com hipercapnia). A VNI é a única terapia de suporte respiratório que tem sido utilizada como estratégia facilitadora após a extubação em doentes com DPOC ou com hipercapnia. Eles mostraram que a pressão de suporte da ventilação, entregue durante a ventilação invasiva (antes da extubação) e durante a VNI (após extubação), produz os mesmos efeitos em termos de troca gasosa, redução do esforço diafragmático e mecânica respiratória, reduzindo a sensação de dispneia durante a VNI;
2. **Preventiva:** a Sociedade de Cirurgia Torácica endossa o uso de BIPAP, do inglês *bilevel positive airway pressure* (ventilação com pressão positiva em duas vias aéreas) para prevenir insuficiência respiratória aguda (IRA) pós-extubação em pacientes com mais de 65 anos de idade, ou que possuam doenças cardiovasculares ou respiratórias.

Para pacientes que têm dificuldade em se adaptar ao BIPAP, o CNAF (Cateter Nasal de Alto Fluxo) surge como uma alternativa promissora, destacando-se pela facilidade de uso e ajustes intuitivos, sem a necessidade de extensa experiência por parte do operador. No pós-operatório, tanto a Ventilação Não Invasiva (VNI) preventiva quanto o CPAP têm mostrado benefícios em melhorar os volumes pulmonares e otimizar as trocas gasosas, o que pode diminuir as complicações pulmonares, a incidência de reintubações e o período de internação. Contudo, são necessários mais dados sobre a aplicação do CNAF em pacientes submetidos a cirurgias abdominais ou cardíacas;

3. **Terapêutica:** evitar a reintubação em pacientes com IRA pós-extubação, sejam eles clínicos, sejam cirúrgicos.

Nos pacientes em pós-operatório, recomenda-se o uso de BIPAP nos pacientes com IRA em pós-operatório com objetivo terapêutico. A VNI terapêutica e o CPAP no pós-operatório, em comparação com terapia convencional de oxigênio (TCO), geram melhora da atelectasia e das trocas gasosas e podem diminuir reintubações, mortalidade, tempo de internação na UTI e complicações.

A seguir, fluxograma de manejo ventilatório no período pós-extubação (Figura 40.1).

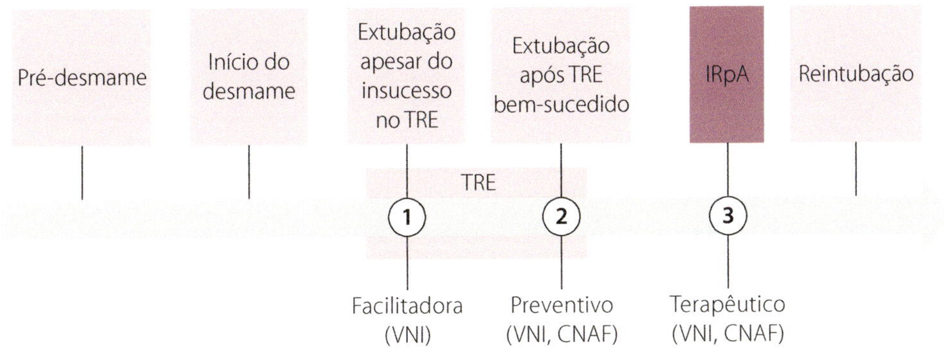

Figura 40.1 Estratégias de suporte ventilatório após extubação.
CNAF: cateter nasal de alto fluxo; IRpA: insuficiência respiratória aguda; TRE: teste de respiração espontânea; VNI: ventilação não invasiva.
Fonte: Desenvolvida pela autoria do capítulo.

Vários tipos de estudos forneceram estimativas indiretas e imperfeitas da taxa de falso-negativos. Entre os pacientes que se autoextubam em um momento em que não atendem aos critérios de desmame, apenas 40% a 60% necessitam de reintubação. Em um estudo relativamente pequeno, 68% dos pacientes que falharam em um teste com tubo T passaram em um teste de pressão de suporte baixo e foram, então, extubados com sucesso, sugerindo uma alta taxa de falso-negativo com o teste do tubo T dos testes de desmame imediatamente antes da extubação disponíveis.[22]

Na prática clínica, a determinação da falha do teste T-piece é parcialmente subjetiva, com muitos médicos sendo um pouco tendenciosos em relação à superestimação da dependência do ventilador.[23]

Cabello e colaboradores compararam o teste da respiração espontânea em uma peça T e o teste de pressão de suporte baixa (7 cm H_2O) com ou sem PEEP em pacientes com insuficiência cardíaca e desmame ventilatório difícil.[24] O esforço do paciente foi menor durante o teste com pressão de suporte baixa do que durante o teste com tubo T e diminuiu ainda mais quando a PEEP foi adicionada à PS. Um ponto importante no estudo de Cabello e colaboradores é que a maioria dos pacientes obteve sucesso no teste de PS, embora todos os pacientes tenham falhado no teste com tubo T. A PS foi inicialmente introduzida para reduzir o trabalho imposto pelo circuito/válvula do ventilador e pelo tubo endotraqueal,[25] que, desde então, diminuiu consideravelmente em paralelo com as melhorias tecnológicas.

Mensagens principais

As principais mensagens deste capítulo podem ser resumidas em três pontos-chave:

- A ventilação não invasiva (VNI) é uma estratégia eficaz pós-extubação, especialmente em pacientes com DPOC e hipercapnia, pois mantém os efeitos benéficos da ventilação mecânica, como a troca gasosa e a redução do esforço respiratório.
- Estratégias preventivas são cruciais para reduzir a incidência de insuficiência respiratória aguda pós-extubação, sendo os grupos de maior risco aqueles com mais de 65 anos ou com doenças cardiovasculares e respiratórias.
- A falha na extubação está associada a um aumento significativo na mortalidade e no tempo de ventilação mecânica, ressaltando a importância de um plano terapêutico e de suporte adequados para melhorar os resultados em pacientes de alto risco.

Referências bibliográficas

1. Boles JM, Bion J, Connors A et al. Weaning from mechanical ventilation. Eur Respir J. 2007;29:1033-56.
2. Esteban A, Frutos-Vivar F, Muriel A et al. Evolution of mortality over time in patients receiving mechanical ventilation. Am J Respir Crit Care Med. 2013;188:220-30.
3. Esteban A, Alía I, Gordo F, Fernández R, Solsona JF, Vallverdú I et al.; The Spanish Lung Failure Collaborative Group. Extubation outcome after spontaneous breathing trials with T-tube or pressure support ventilation. Am J Respir Crit Care Med. 1997;156:459-65.
4. Esteban A, Alía I, Tobin MJ, Gil A, Gordo F, Vallverdú I et al.; Spanish Lung Failure Collaborative Group. Effect of spontaneous breathing trial duration on outcome of attempts to discontinue mechanical ventilation. Am J Respir Crit Care Med. 1999;159:512-8.
5. Vallverdú I, Calaf N, Subirana M, Net A, Benito S, Mancebo J. Clinical characteristics, respiratory functional parameters, and outcome of a two-hour T-piece trial in patients weaning from mechanical ventilation. Am J Respir Crit Care Med. 1998;158:1855-62.
6. Epstein SK, Ciubotaru RL, Wong JB. Effect of failed extubation on the outcome of mechanical ventilation. Chest. 1997;112:186-92.
7. Epstein SK, Ciubotaru RL. Independent effects of etiology of failure and time to reintubation on outcome for patients failing extubation. Am J Respir Crit Care Med. 1998;158:489-93.
8. Thille AW, Harrois A, Schortgen F, Brun-Buisson C, Brochard L. Outcomes of extubation failure in medical intensive care unit patients. Crit Care Med. 2011;39:2612-8.
9. Frutos-Vivar F, Ferguson ND, Esteban A, Epstein SK, Arabi Y, Apezteguía C et al. Risk factors for extubation failure in patients following a successful spontaneous breathing trial. Chest. 2006;130:1664-71.
10. Demling RH, Read T, Lind LJ, Flanagan HL. Incidence and morbidity of extubation failure in surgical intensive care patients. Crit Care Med. 1988;16:573-7.

11. Girault C, Bubenheim M, Abroug F, Diehl JL, Elatrous S, Beuret P et al. Non-invasive ventilation and weaning in chronic hypercapnic respiratory failure patients: a randomized multicenter trial. Am J Respir Crit Care Med. 2011;184:672-9.
12. Thille AW, Richard JC, Brochard L. The decision to extubate in the intensive care unit. Am J Respir Crit Care Med. 2013;187:1294-302.
13. Epstein SK, Ciubotaru RL, Wong JB. Effect of failed extubation on the outcome of mechanical ventilation. Chest. 1997;112:186-92.
14. Esteban A, Alia I, Gordo F et al.; The Spanish Lung Failure Collaborative Group. Extubation outcome after spontaneous breathing trials with T-tube or pressure support ventilation. Am J Respir Crit Med. 1997;156(2 pt 1):459-65.
15. Frutos-Vivar F, Esteban A, Apezteguia C et al. Outcome of reintubated patients after scheduled extubation. J Crit Care. 2011;26:502-9.
16. Thille AW, Harrois A, Schortgen F, Brun-Buisson C, Brochard L. Outcomes of extubation failure in medical intensive care unit patients. Crit Care Med. 2011;39:2612-8.
17. Esteban A, Frutos-Vivar F, Ferguson ND et al. Noninvasive positive-pressure ventilation for respiratory failure after extubation. N Engl J Med. 2004;350:2452-60.
18. Maggiore SM, Idone FA, Vaschetto R et al. Nasal high-flow versus Venturi mask oxygen therapy after extubation. Effects on oxygenation, comfort, and clinical outcome. Am J Respir Crit Care Med. 2014 Aug 1;190(3):282-8.
19. Jaber S, Chanques G, Matecki S et al. Post-extubation stridor in intensive care unit patients. Risk factors evaluation and importance of the cuff-leak test. Intensive Care Med. 2003;29:69-74.
20. Mauri T, Grasselli G, Jaber S. Respiratory support after extubation: noninvasive ventilation or high-flow nasal cannula, as appropriate. Ann Intensive Care. 2017;7:52.
21. Hamaya Y, Dohi S. Differences in cardiovascular response to airway stimulation at different sites and blockade of the responses by lidocaine. Anesthesiology. 2000;93:95-103.
22. Ezingeard E, Diconne E, Guyomarc'h S, Venet C, Page D, Gery P et al. Weaning from mechanical ventilation with pressure support in patients failing a T-tube trial of spontaneous breathing. Intensive Care Med. 2006;32:165-9.
23. Stroetz RW, Hubmayr RD. Tidal volume maintenance during weaning with pressure support. Am J Respir Crit Care Med. 1995;152:1034-40.
24. Cabello B, Thille AW, Roche-Campo F, Brochard L, Gómez FJ, Mancebo J. Physiological comparison of three spontaneous breathing trials in difficult-to-wean patients. Intensive Care Med. 2010;36:1171-9.
25. Subira C, Hernandez G, Vazquez A et al. Effect of pressure support vs T-piece ventilation strategies during spontaneous breathing trials on successful extubation among patients receiving mechanical ventilation: a randomized clinical trial. JAMA. 2019;321:2175-82.

41 Critérios para Alta da Unidade de Terapia Intensiva em Pós-Operatório de Cirurgia Cardíaca

Carla David Soffiatti
Arthur Cicupira Rodrigues de Assis
Ludhmila Abrahão Hajjar
Lucas Trindade Cantú Ribeiro

Alta da unidade de terapia intensiva e suas nuances

A alta da unidade de terapia intensiva (UTI) encerra o período de cuidados intensivos e, portanto, precisa ser definida por rigorosos critérios, que devem ser reavaliados e atualizados periodicamente de acordo com as evidências científicas, cultura local, *compliance* institucional e desejos do paciente e seus familiares. Além disso, é um potencial fator prognóstico para o paciente e um marcador da qualidade do serviço hospitalar a partir da confirmação ou prorrogação da permanência prevista do paciente em terapia intensiva. Por sua vez, a readmissão do paciente em UTI, especialmente nas primeiras 48 horas após a alta, também é um indicador da qualidade do hospital. A alta da UTI, a continuidade do cuidado após a alta e a taxa de readmissão em UTI nas primeiras 48 horas são alguns dos itens considerados na força-tarefa para segurança e qualidade no atendimento ao paciente crítico promovida pela European Society of Intensive Care Medicine[1] e pelo American College of Critical Care Medicine.[2]

A terapia intensiva hospitalar reduz mortalidade em pacientes em estado crítico.[3] Simchen e colaboradores demonstraram, em estudo prospectivo observacional, que, em análise ajustada para idade e severidade do estado clínico do paciente, a sobrevida em 3 dias dos pacientes admitidos em terapia intensiva é superior à daqueles admitidos em qualquer outra área hospitalar, mas após esse período, não há diferença em mortalidade.[4] Dessa forma, os pacientes triados para internação em UTI precisam ter seu acesso ao tratamento intensivo garantido dentro dessa "janela de oportunidade", levando-se em consideração uma combinação de fatores que podem variar desde critérios clínicos bem definidos à disponibilidade dos recursos demandados.

Os pacientes admitidos na UTI devem ser constantemente reavaliados a fim de se identificarem aqueles que não mais necessitam de cuidados intensivos. É papel do médico, em conjunto com equipe multidisciplinar, detectar o momento oportuno para a alta, fortalecer a continuidade do cuidado em ambiente fora da UTI e minimizar as potenciais desvantagens de aspectos não individuais do paciente a partir do alinhamento às regras estabelecidas com a equipe de gerenciamento da instituição. Uma das mais fortes evidências de recomendação de alta da UTI é quando o paciente não apresenta mais o critério para sua na UTI ou quando apresenta critérios que possibilitam que ele seja assistido em unidade hospitalar de menor complexidade. A decisão se torna difícil na ausência de critérios claros e objetivos que indiquem quais pacientes se beneficiarão da manutenção de cuidados intensivos. Por diversas vezes, fatores institucionais podem interferir na determinação das altas, acentuando a heterogeneidade do processo.

O American College of Critical Care Medicine sugere que o processo de avaliação de alta da unidade de terapia intensiva se baseie em quatro grandes categorias:

1. A eficácia da alta;
2. O momento da alta;
3. Os fatores de risco para readmissão em UTI;
4. As limitações das unidades de menor complexidade.

O efeito do momento da alta da UTI foi estudado em termos de mortalidade e taxa de readmissão e sabe-se que a alta no período noturno é fator de risco independente para mortalidade e readmissão em UTI (5 - 244/245//247/248/250) possivelmente relacionado à perda na qualidade da assistência aos pacientes em trocas de turno hospitalar e do acionamento do código de atendimento do time de resposta rápida, associado a menor oferta de leitos de terapia intensiva disponíveis no período noturno. Em contrapartida, altas dadas aos fins de semana não impactaram em mortalidade ou readmissão na UTI.[5]

O descalonamento dos cuidados com o paciente é individualizado e leva em consideração critérios clínicos associados à disponibilidade do cuidado hospitalar entre as instituições. Alguns pacientes estarão mais dependentes de cuidados enquanto outros estarão aptos para seguir em unidades de transição dentro do hospital. Não existem dados suficientes em literatura para se compararem os cuidados entre essas unidades em virtude da grande heterogeneidade dos pacientes que recebem alta da UTI, as limitações das unidades de menor complexidade e da instalação hospitalar ofertada. A escassez de dados pode não refletir a ineficácia da unidade de cuidado hospitalar, mas sim uma grande lacuna na pesquisa clínica para validar a eficácia.

Não é pequena a porcentagem de pacientes assistidos em terapia intensiva que demandam cuidados hospitalares prolongados. Inúmeras tentativas foram feitas para desenvolver um sistema de pontuação que indique, no início da permanência na UTI, se o indivíduo se qualificará para transferência a hospitais de retaguarda onde podem receber suporte semelhante ao da UTI, incluindo administração de drogas vasoativas e ventilação mecânica. Essa retaguarda pode diminuir significativamente o tempo de permanência na UTI e no hospital, ao mesmo tempo em que posiciona o paciente para receber cuidados efetivos contínuos.

Embora as limitações de saída e gargalos produzidos em o processo de alta na UTI sejam comuns na prática diária, esse problema não recebeu atenção suficiente no passado. Levin e colaboradores relataram que, entre 856 tentativas de alta de 703 pacientes durante um período de 16 meses, 18% (153 tentativas) das altas não puderam ser concluídas em até 24 horas.[6] Quarenta e seis por cento das falhas na alta estavam associadas à falta de leitos de baixa complexidade nas enfermarias ou à falta de acordo com as equipes assistentes fora da UTI.

As recomendações do American College of Critical Care Medicine sugerem a formação de uma equipe de consulta da UTI a fim de facilitar as altas da unidade, acompanhar os pacientes transferidos desta para outros andares de menor complexidade, reconhecer os pacientes que evoluem com deterioração clínica e orientar a equipe de enfermaria no manejo desses pacientes e até identificar aqueles que necessitam verdadeiramente de tratamento intensivo. Dessa forma, garante-se o cuidado contínuo e integrado ao paciente, facilitando o seguimento clínico hospitalar, reduzindo as taxas de readmissão em terapia intensiva e até agilizando a transferência para a UTI quando indicada.

Ferramentas auxiliares para a tomada de decisão da alta da unidade de terapia intensiva

Sabe-se que a readmissão em leito de terapia intensiva com menos de 48 horas da alta é indicador de qualidade do serviço hospitalar. As principais causas de readmissão descritas em literatura são por disfunção ventilatória com necessidade de suporte de oxigênio suplementar, choque cardiogênico, sepse e alteração de nível de consciência.[7-9] A identificação precoce dos pacientes em maior risco de readmissão propicia melhor avaliação clínica antes da alta da UTI e, para isso, são usados escores de risco como SOFA, SAPS II e TISS que foram validados na correlação com mortalidade após alta da UTI.[10-12]

O TISS (*Therapeutic Intervention Scoring System*) (Tabela 41.1) foi desenvolvido com base na dependência do paciente aos cuidados intensivos, contendo atividades da Enfermagem, suportes ventilatório, cardiovascular, renal e metabólico e em intervenções específicas, com pontuação que varia de 0 a 76 pontos. Pacientes com TISS inferior a 20 podem ser considerados clinicamente estáveis e que requerem observação profilática, sendo candidatos à alta da UTI no mesmo dia.[13,14]

Tabela 41.1 Protocolo da avaliação das intervenções terapêuticas baseado no simplificado TISS 28.

Atividades básicas	Pontos
Monitorização padrão (sinais vitais horários, balanço hídrico, cálculos)	5
Laboratório (exames bioquímicos e microbiológicos)	1
Medicação única (intravenosa ou intramuscular ou oral ou por sonda)	2
+ de uma medicação intravenosa	3
Cuidados de rotina (troca de roupa ou mudança de decúbito)	1
Cuidados frequentes com troca de roupa/com ferida extensa	1
Dreno (cuidados com drenos)	3
Suporte neurológico	
PIC (monitorização da pressão intracraniana)	4
Suporte ventilatório	
Ventilação mecânica	5
Suporte ventilatório suplementar (ventilação espontânea em tubo traqueal)	2
Cuidados com via aéreas artificial (tubo ou tráqueo)	1
Físio ou inalação ou aspiração traqueal	1
Suporte cardiovascular	
Drogas vasoativa unica	3
Drogas vasoativas multiplas	4
Reposição volêmica (+ 3 L/m²/dia)	4
Cateter arterial periférico	5

(Continua)

Tabela 41.1 Protocolo da avaliação das intervenções terapêuticas baseado no simplificado TISS 28. (*Continuação*)

Atividades básicas	Pontos
Suporte cardiovascular	
Swan Ganz (cateter em artéria pulmonar/átrio esquerdo)	8
PVC (pressão venosa central)	2
Reanimação cardiopulmonar pós-PCR nas últimas 24 horas	3
Suporte renal	
Diálise peritoneal ou hemodiálise ou técnicas dialíticas	3
Controle de volume de diurese (com sonda vesical)	2
Diurético (furosemida + 0,5 mg/kg/dose)	3
Suporte metabólico	
Tratamento para alcalose/acidose metabólica	4
Nutrição parental	3
Dieta enteral	2
Intervenções específicas	
Sismples = tubo traqueal/marcapasso/broncoscopia/balão intra aortico/balão Blachmore/cardioversão/EDA/cirúrgia de emergência (24 horas)/lavagem gástrica	3
Múltipla = + de uma acima	5
Cirurgia ou procedimento diagnóstico externa	5

Fonte: Adaptada de Miranda, 1996.

O SAPS II – *Simplified Acute Physiology Score* – (Tabela 41.2) foi desenvolvido e validado no início dos anos 1990 na tentativa de se criar um método capaz de predizer mortalidade hospitalar de pacientes clínicos e cirúrgicos com base em uma grande amostra multicêntrica de pacientes, porém da qual foram excluídos pacientes com coronariopatia aguda ou em pós-operatório de cirurgia cardíaca.[15] É um escore seguro para avaliar a eficácia das medidas gerais empregadas em UTI, com uma relativa heterogeneidade de pacientes e diagnósticos, em termos de mortalidade.

Tabela 41.2 Critérios para avaliação do *Simplified Acute Physiology Score* (SAPS) *II*.

Variável				Valor (escore)
Frequência cardíaca (BPM)			< 40 (11)	40 a 69 (2)
Pressão arterial sistólica (mmHg)			< 70 (13)	70 a 99 (5)
Temperatura				
PaO_2/FiO_2 (%)	< 100 (11)	100 a 199 (9)	> 200 (6)	
Débito urinário		< 500 (11)	> 500 (4)	
Ureia sérica				
Leucócitos (× $10^3/mm^3$)				< 1 (12)

(*Continua*)

Tabela 41.2 Critérios para avaliação do *Simplified Acute Physiology Score* (SAPS) *II*. (*Continuação*)

Variável				Valor (escore)
Potássio (mmol/L)				< 3 (3)
Sódio (mmol/L)				< 125 (5)
HCO_3^- (mmol/L)			< 15 (6)	15 a 19 (3)
Bilirrubina				
Escala de Glasgow	< 6 (26)	6 a 8 (13)	9 a 10 (7)	11 a 13 (5)
Idade (escore) < 40 (0) 40 a 59 (7) 60 a 69 (12) 70 a 74 (15) 75 a 79 (16) > 80 (18)	**Doença crônica** Câncer metastático (9) Câncer hematológico (10) AIDS (17)			

Fonte: Adaptada de Le Gall J, Lemeshow S, Saulnier F. 1993.[15]

O escore SOFA – *Sequential Organ Failure Assessment Score* – (Tabela 41.3) foi desenvolvido no início dos anos 1990 na tentativa de predizer uma sequência de complicações associadas em pacientes críticos e rapidamente foi validado para avaliar a morbidade associada a doenças críticas em nível populacional. Com base em seis diferentes escores, pontuados de 0 a 4, refletindo a piora progressiva da disfunção orgânica para cada sistema: respiratório; cardiovascular; hepático; hematológico; renal; e neurológico.[16] Após sua validação inicial, análises prospectivas da utilidade do escore foram realizadas em 16 países, como a conduzida por Moreno e colaboradores e que demonstrou uma correlação entre o aumento da pontuação e a mortalidade dentro da UTI,[17] assim como teve um bom desempenho como critério discriminador da sobrevida na alta da UTI.

Tabela 41.3 Critérios para avaliação do escore *Sequential Organ Failure Assessment* (SOFA).

Sistema ou órgão e medida	Escore SOFA				
	0	1	2	3	4
Respiratório					
PaO_2/FiO_2 (mmHg)	≥ 400	300 a 399	200 a 299	100 a 199 com suporte respiratório	< 100 com suporte respiratório
Coagulação					
Plaquetas, x 10^3/µL	≥ 150	100 a 149	50 a 99	20 a 49	< 20
Fígado					
Bilirrubina, µmol/L (mg/dL)	< 20 (1,2)	20 a 32 (1,2 a 1,9)	33 a 101 (2 a 5,9)	102 a 204 (6 a 11,9)	> 204 (12)

(*Continua*)

Tabela 41.3 Critérios para avaliação do escore *Sequential Organ Failure Assessment* (SOFA). (*Continuação*)

Sistema ou órgão e medida	Escore SOFA				
	0	1	2	3	4
Circulatório					
Pressão arterial média, mmHg	≥ 70	< 70	Dose baixa de dopamina ou qualquer dose de dobutamina	Dose baixa-média de noradrenalina ou adrenalina, dose média de dopamina	Dose alta de noradrenalina, adrenalina ou dopamina
Sistema nervoso central					
Escala de coma de Glasgow	15	13 a 14	10 a 12	6 a 9	< 6
Renal					
Creatinina, µmol/L (mg/dL)	< 100 (1,2)	110 a 170 (1,2 a 1,9)	171 a 299 (2 a 3,4)	300 a 440 (3,5 a 4,9)	> 440 (5)
Débito urinário, mL/dia	–	–	–	< 500	< 200

A recomendação se aplica a pacientes com uma infecção e escore SOFA ≥ 2.
PaO_2: pressão parcial de oxigênio (arterial); FiO_2: fração de oxigênio inspirado.
Fonte: Adaptada de Vincent et al., 1996.[18]

Pós-operatório em cirurgia cardíaca e permanência na unidade de terapia intensiva

Há um axioma entre os profissionais intensivistas que afirma: "todo intensivista tem que sair de sua residência com o desejo de dar alta". Essa heurística faz o intensivista, ao examinar seus pacientes, sempre refletir sobre quais problemas impedem a saída daquele indivíduo do ambiente de cuidados intensivos e, por consequência, atue energicamente para melhorá-los, permitindo que o próximo colega continue a mesma reflexão, com o objetivo de transformar a rotina em uma cascata de melhoria contínua até a resolução daqueles fatores previamente impeditivos.

Quando se trata de pacientes em pós-operatório imediato de cirurgia cardíaca, essa reflexão rapidamente direciona o intensivista a monitorizar e tratar as consequências de um procedimento agressivo e que podem gerar repercussões hemodinâmicas agudas e potencialmente fatais, como hipovolemias (não apenas de etiologia hemorrágica), componente distributivo (especialmente vasoplegia), complicações obstrutivas (p. ex., tamponamento cardíaco) ou cardiogênicas (infarto agudo do miocárdio).

O trauma cirúrgico, especialmente quando associado à circulação extracorpórea (CEC), pode acarretar hipovolemia relativa (em decorrência de vasodilatação desproporcional desencadeada pelo estado inflamatório) e hipovolemia absoluta (consequente à perda de conteúdo vascular para o interstício secundária ao aumento da permeabilidade da parede do vaso).

A hipoperfusão coronariana e os insultos isquêmicos ocasionados pelo procedimento cirúrgico e uso da CEC também podem predispor à ocorrência de arritmias e disfunção sistólica e diastólica, que merecem atenção imediata. Todas essas alterações podem ocorrer nas primeiras 24 horas após a cirurgia, com pico por volta de 6 horas após e, portanto, torna-se imperativa a atenção para essas possíveis complicações, não sendo, muitas veze,s segura a liberação da alta da UTI nesse período de 24 horas após o procedimento.[19]

O protocolo denominado *Enhanced Recovery After Surgery* (ERAS) foi iniciado na década de 1990 por um grupo de cirurgiões da Europa e vem sendo atualizado ao longo dos anos com uma abordagem multimodal e multidisciplinar e direcionado para diversos tipos de cirurgia. Esse protocolo trouxe mudanças importantes ao manejo perioperatório, como ingerir líquidos claros e/ou ricos em carboidratos 2 a 4 horas antes da cirurgia (em vez do jejum noturno), abordagens minimamente invasivas (em vez de grandes incisões), buscar a euvolemia mais do que administração de grandes volumes de fluidos intravenosos, remover precocemente drenos e tubos, promover mobilização precoce e reiniciar dieta assim que possível (inclusive no mesmo dia da cirurgia). Essas e outras orientações reduziram em 30% a 50% a permanência do paciente no hospital.[20] Especificamente para cirurgia cardíaca, desde 2017, profissionais de diversas áreas se uniram para o estabelecimento da diretriz *Enhanced Recovery After Cardiac Surgery* (ERACS), publicada em 2019,[21] que auxilia na elaboração de protocolos institucionais de grandes centros no Brasil. A utilização de agentes antifibrinolíticos como ácido tranexâmico durante cirurgias com CEC, a administração de antibióticos profiláticos previamente à cirurgia (tanto intranasal tópico como via intravenosa), a fixação rígida do esterno (especialmente em pacientes obesos), a manutenção da patência de drenos torácicos, a vigilância rigorosa da glicemia e da volemia, além de uma estratégia para extubação em até 6 horas após a cirurgia, são recomendações presentes nesse protocolo que incrementam o cuidado e potencializam a determinação da alta da UTI mais precoce e segura.

Mejia e colaboradores realizaram estudo prospectivo que comparou pacientes que receberam cuidados padronizados pela instituição onde foram realizados e pacientes que receberam cuidados com base em conceitos do ERAS –visar alta hospitalar segura de pacientes em pós-operatório de cirurgia cardíaca com permanência mais curta em UTI e alta hospitalar em até 72 horas. Análise multivariada ajustada para parâmetros como idade, sexo, escore STS, função ventricular esquerda e creatinina evidenciou menor tempo de estadia na UTI daqueles pacientes que foram submetidos ao protocolo ERAS. A fibrilação atrial no período pós-operatório e a disfunção renal foram os eventos mais associados à permanência hospitalar superior a 5 dias nessa amostra analisada.[22]

Mensagem principal

- Apesar de não haver preditores e orientações infalíveis no seguimento pós-operatório de pacientes submetidos à cirurgia cardíaca para evolução mais rápida e segura até a alta da UTI perante a incerteza inerente à seara médica e a grande variação de características individuais dos pacientes e da técnica cirúrgica utilizada, é presença marcante nos estudos a ideia de que o cuidado multiprofissional e a ação coordenada e treinada de toda a equipe de cuidados intensivos são fundamentais para a adequada recuperação do paciente e em um menor tempo possível.

Referências bibliográficas

1. Rhodes A, Moreno R, Azoulay E et al. Prospectively defined indicators to improve the safety and quality of care for critically ill patients: a report from the Task Force on Safety and Quality of the European Society of Intensive Care Medicine (ESICM). Intensive Care Med. 2012;38:598-605.
2. Nates J, Nunnally M, Kleinpell R, Blosser S, Goldner J, Birriel B et al. ICU admission, discharge, and triage guidelines: a framework to enhance clinical operations, development of institutional policies, and further research. Critical Care Medicine. 2016 Aug;44(8):1553-602.
3. Apichino G, Corbella D, Minelli C et al. Reasons for refusal of admission to intensive care and impact on mortality. Intensive Care Med. 2010;36:1772-9.
4. Simchen E, Sprung CL, Galai N et al. Survival of critically ill patients hospitalized in and out of intensive care units under paucity of intensive care unit beds. Crit Care Med. 2004;32:1654-61.
5. Duke GJ, Green JV, Briedis JH. Night-shift discharge from intensive care unit increases the mortality-risk of ICU survivors. Anaesth Intensive Care. 2004;32:697-701.
6. Levin PD, Worner TM, Sviri S. et al. Intensive care outflow limitation: frequency, etiology, and impact. J Crit Care. 2003;18:206-11.
7. Makris N, Dulhunty JM, Paratz JD et al. Unplanned early readmission to the intensive care unit: a case-control study of patient, intensive care and ward-related factors. Anaesth Intensive Care. 2010;38:723-31.
8. Brown SE, Ratcliffe SJ, Kahn JM et al. The epidemiology of intensive care unit readmissions in the United States. Am J Respir Crit Care Med. 2012;185:955-64.
9. Timmers TK, Verhofstad MH, Moons KG et al. Patients' characteristics associated with readmission to a surgical intensive care unit. Am J Crit Care. 2012;21:e120-8.
10. Lai JI, Lin HY, Lai YC et al. Readmission to the intensive care unit: a population-based approach. J Formos Med Assoc. 2012;111:504-9.
11. Litmathe J, Kurt M, Feindt P et al. Predictors and outcome of ICU readmission after cardiac surgery. Thorac Cardiovasc Surg. 2009;57:391-4.
12. Park HP, Lee HN, Lee JH et al. The discharge revised acute physiology and chronic health evaluation score as a predictor of readmission after discharge from surgical intensive care unit. In: 40th Critical Care Congress of the Society of Critical Care Medicine. San Diego, CA. Critical Care Medicine. 2010;38:A145.
13. Elias ACGP et al. Aplicação do sistema de pontuação de intervenções terapêuticas (TISS 28) em unidade de terapia intensiva para avaliação da gravidade do paciente. Rev Latino-Am Enfermagem. 2006;14(3).
14. Beck DH, McQuillan P, Smith GB et al. Waiting for the break of dawn? The effects of discharge time, discharge TISS scores and discharge facility on hospital mortality after intensive care. Intensive Care Med. 2002;28:1287-93.
15. Le Gall J, Lemeshow S, Saulnier F. A new Simplified Acute Physiology Score (SAPS II) based on a European/North American multicenter study. JAMA. 1993;270(24):2957-63.
16. Lambden S, Laterre PF, Levy MM et al. The SOFA score: development, utility and challenges of accurate assessment in clinical trials. Crit Care. 2019;23:374.
17. Moreno R, Vincent JL, Matos R, Mendonca A, Cantraine F, Thijs L et al. The use of maximum SOFA score to quantify organ dysfunction/failure in intensive care: results of a prospective, multicentre study. Working Group on Sepsis related Problems of the ESICM. Intensive Care Med. 1999;25(7):686-96.
18. Vincent JL, Moreno R, Takala J, Willatts S, Mendonca A, Bruining H. The SOFA (Sepsis-related Organ Failure Assessment) score to describe organ dysfunction/failure. On behalf of the Working Group on Sepsis-Related Problems of the European Society of Intensive Care Medicine. Intensive Care Med. 1996;22(7):707-10.
19. Bojar MR. Cardiopulmonary bypass: manual of perioperative care in adult cardiac surgery. 5th ed. 2011.
20. Ljungqvist O et al. Enhanced recovery after surgery: a review. JAMA Surg. 2017;152(3):292-8.
21. Engelman DT et al. Guidelines for perioperative care in cardiac surgery: enhanced recovery after surgery society recommendations. JAMA Surg. 2019;154(8):755-66.
22. Mejia OAV et al. Safe and effective protocol for discharge 3 days after cardiac surgery. Scientific Reports: Nature. 2021;11:8979.

42 Hipoxemia Pós-Operatória

José Leônidas Alves Junior
Natália Fernandes da Silva
Lucas Trindade Cantú Ribeiro

Introdução

A hipoxemia pós-operatória é uma condição clínica comum causada principalmente por hipoventilação, atelectasia, alteração da ventilação-perfusão e congestão pulmonar. O impacto da hipoxemia depende da sua causa, mas tende a aumentar a mortalidade e o tempo de internação, sendo fundamental ficar atento aos fatores de risco, haja vista a possibilidade de profilaxia, de diagnóstico e de intervenção precoce.[1,2]

A prevalência de hipoxemia no pós-operatório dependerá de fatores relacionados ao paciente, à cirurgia e aos cuidados profiláticos adotados pela equipe multiprofissional. A estimativa varia de 3% a 65% dependendo dos fatores mencionados e da definição de hipoxemia, geralmente definida como saturação periférica de oxigênio (SpO_2) < 93% em ar ambiente ou relação $PaO_2/FiO_2 < 300$.[3-5]

Etiologia e fatores de risco

As etiologias da hipoxemia pós-operatória incluem dor (restrição ao movimento respiratório), comprometimento hemodinâmico e drogas anestésicas, podendo ocasionar hipoventilação, atelectasias, congestão pulmonar e alteração da ventilação-perfusão (V/Q). A hipoxemia por distúrbio V/Q pode ser secundária a pneumonia, broncoaspiração e tromboembolismo pulmonar, em especial após cirurgias ortopédicas de quadril e joelho.

Os fatores de risco para hipoxemia pós-operatória podem ser categorizados como relacionados ao paciente ou à cirurgia.[1]

Fatores de risco relacionados ao paciente: ASA IV; tabagismo (>10 anos-maço); idade > 65 anos; síndrome da apneia-hipopneia obstrutiva do sono (SAHOS); índice de massa corpórea > 30 kg/m^2; e comorbidade pulmonar ou cardíaca.

Fatores relacionados à cirurgia: procedimento intratorácico ou abdominal alto; tempo de cirurgia > 3 horas; sangramento aumentado; balanço hídrico muito positivo (em cirurgias torácicas quando > 4 L); excesso de infusão de cristaloides; múltiplos procedimentos em mesmo tempo cirúrgico; necessidade de altas doses de sedativos, analgésicos ou bloqueadores musculares.

O escore ARISCAT (*Assessed respiratory Risk In Surgical patients in CATalonia*) para avaliação de risco de complicações pulmonares engloba alguns dos fatores descritos; no entanto, ele não é específico para predição de hipoxemia. Quando esse escore é ≥ 26, considera-se como risco moderado para complicações pulmonares.[6]

Profilaxia

As estratégias para reduzir o risco de complicações pulmonares começam na avaliação pré-operatória. Na tentativa de prevenir o surgimento dessas complicações, o planejamento individualizado, o diagnóstico e o tratamento precoce são fundamentais para reduzir a mortalidade.

Estratégias pré-operatórias

A cessação do tabagismo antes da cirurgia eletiva pode gerar melhores resultados na cicatrização de feridas e na recuperação pulmonar.[7,8] Alguns estudos recomendam a cessação pelo menos 8 semanas antes do procedimento, contudo foi observado benefício a cada semana de abstinência. Mesmo que a cessação ocorra poucos dias antes do procedimento, há uma redução de complicações gerais, devendo ser encorajada independentemente do tempo previsto para a abordagem cirúrgica.[7,9,10]

Os pacientes com asma e doença pulmonar obstrutiva crônica devem ter seu tratamento otimizado com o objetivo de atingir a melhor condição clínica possível. Deve-se orientar o paciente a manter a medicação inalatória inclusive no dia do procedimento. Em caso de exacerbação aguda ou infecção ativa do trato respiratório, além do tratamento habitual com corticosteroide e do uso de antibiótico se necessário, é recomendado o adiamento da cirurgia eletiva por pelo menos 30 dias ou pelo tempo que for preciso para que o paciente retorne ao seu estado basal.[11]

Algumas medidas podem reduzir o risco de broncoespasmo na indução anestésica dos pacientes asmáticos ou com hiper-reatividade brônquica que serão submetidos à intubação endotraqueal. Pode-se fazer uso de corticosteroide sistêmico via oral 3 a 5 dias antes do procedimento. Além disso, sugere-se, imediatamente antes do procedimento, realizar corticosteroide endovenoso e inalação com beta-2 de curta duração e anticolinérgico.[12,13]

Pacientes que serão submetidos à cirurgia pulmonar, cardíaca ou em abdome superior têm risco moderado a alto de complicações pulmonares. Instituir a fisioterapia respiratória antes do procedimento é fundamental para reduzir esses riscos. Esse treino da musculatura respiratória inclui exercícios aeróbicos, treinamento respiratório e da musculatura inspiratória. Manobras de expansão pulmonar como tosse, espirometria de incentivo e respirações profundas voluntárias são estratégias que podem ser utilizadas.[11]

Estratégias intraoperatórias

A anestesia provoca mudanças na mecânica respiratória e os distúrbios na relação ventilação-perfusão podem ocorrer nos pacientes em ventilação espontânea ou mecânica. Logo após a indução anestésica, há uma redução da capacidade residual funcional e de deslocamento cefálico do diafragma. Estima-se que até 90% dos pacientes submetidos à anestesia podem evoluir com atelectasia.[14]

A principal complicação da atelectasia intraoperatória é a hipoxemia pós-operatória, por isso são importantes medidas preventivas que incluem:

- Procedimentos mais breves, se possível com duração menor que 3 horas;
- Dar preferência para anestesias ou bloqueios regionais em relação à geral quando ambas forem seguras e apropriadas para determinado procedimento;
- Sempre que possível utilizar bloqueadores neuromusculares de curta duração;
- Evitar a administração excessiva de volume e soro de manutenção no pós-operatório, em especial nos pacientes com suspeita de disfunção diastólica ou oligossintomáticos. O excesso de fluídos no paciente em vigência da resposta endócrino metabólica sistêmica associada ao trauma cirúrgico está associado a complicações como congestão pulmonar, maior dificuldade para extubação, infecção de sítio operatório e íleo prolongado.[13]

Estratégias pós-operatórias

A partir da avaliação pré-operatória criteriosa, é possível identificar fatores de risco para complicações pulmonares pós-operatórias (CPP) e, a partir daí, definir uma estratégia de cuidados segura e eficaz. Por exemplo, a decisão de realizar os primeiros cuidados pós-operatórios em unidade de terapia intensiva deve ser tomada de acordo com essa avaliação. É importante deixar claro que, apesar da imensa literatura existente sobre o tema, a qualidade da evidência é baixa e não permite identificar condutas definitivas.[15]

Analgesia adequada reduz CPP principalmente por permitir deambulação precoce e que o paciente consiga respirar profundamente, reduzindo o risco de novas áreas de atelectasia. Essa recomendação é particularmente importante para cirurgias torácicas e abdome superior. Uma estratégia de analgesia multimodal, que envolva diversos agentes farmacológicos (de preferência, que não se baseiem em opioides) associados a técnicas de anestesia regional, é fundamental no manejo da dor perioperatória.[14]

O uso de opioides deve ser evitado sempre que possível em razão de seu potencial efeito depressor do sistema respiratório. Nos casos de dor leve, recomenda-se o uso de analgésicos simples (dipirona ou paracetamol) e anti-inflamatórios não hormonais. Já nos casos de dor moderada a intensa, o uso de antagonistas do receptor NMDA (quetamina) é capaz de reduzir a necessidade de opioide. Em cirurgias com anestesia regional, a manutenção de cateteres epidurais para analgesia local é recomendada.[13]

Deve-se evitar sedação e analgesia profundas nos pacientes que estiverem em ventilação mecânica invasiva e incluir imediatamente em protocolos de desmame ventilatório. É fundamental retirar o paciente da ventilação mecânica em condições ideais o mais breve possível. Os conceitos ligados ao desmame de ventilação mecânica são igualmente válidos no período pós-operatório.[1]

Estratégias para expansão pulmonar (respiração profunda e espirometria de incentivo) devem ser instituídas como forma de prevenção e tratamento de atelectasias, mobilização de secreções e restauração dos volumes pulmonares. A espirometria de incentivo envolve respiração profunda facilitada por um dispositivo mecânico simples para fornecer *feedback* visual.

Abordagem terapêutica

O tratamento da hipoxemia deve ter como principal alvo o mecanismo fisiopatológico, de tal forma que a simples administração de oxigênio por cânula nasal de baixo fluxo dificilmente reverterá o problema, no entanto o seu uso na impossibilidade de outras estratégias pode garantir maior tempo para a recuperação espontânea.[16]

A abordagem multiprofissional, envolvendo equipe médica (clínica, cirúrgica, anestésica), Fisioterapia, Enfermagem, Farmácia e Fisioterapia tem importante papel no tratamento da hipoxemia, podendo otimizar os resultados quando em sintonia com objetivos bem determinados.

Ventilação não invasiva (VNI) com pressão positiva

O uso de suporte ventilatório não invasivo (através de cateter nasal de alto fluxo ou ventilação não invasiva – (pressão positiva contínua em vias aéreas (CPAP) ou pressão positiva em dois níveis nas vias aéreas (BiPAP)) pode reduzir a taxa de reintubação em pacientes que desenvolvem insuficiência respiratória no pós-operatório. O impacto da VNI para prevenção e tratamento de insuficiência respiratória no pós-operatório vem crescendo nos últimos anos, principalmente em portadores de doença pulmonar obstrutiva crônica (DPOC), síndrome da apneia obstrutiva do sono e insuficiência cardíaca.[17,18]

A VNI tem papel claro na melhora da hipoventilação, de atelectasias e de congestão pulmonar, com ou sem aporte adicional de oxigênio. Mesmo em cirurgias abdominais, apesar do potencial efeito deletério da aerofagia, a VNI tem se mostrado uma ferramenta terapêutica capaz de reduzir a taxa de reintubação e o tempo de UTI, seja no tratamento, seja na profilaxia da hipoxemia.[1,17]

Outras abordagens

A cânula nasal de alto fluxo (CNAF) foi bastante difundida durante a pandemia de covid-19 e vem se mostrando uma boa ferramenta em pacientes pós-extubação além do potencial em pacientes que não toleram a VNI.[5]

Pacientes com hipoxemia grave, $PaO_2/FiO_2 < 200$ sob ventilação mecânica invasiva devem ser avaliados quanto à possibilidade de síndrome da angústia respiratória aguda (ou síndromes correlatas como a TRALI – *transfusion-related acute lung injury*) ou embolia pulmonar, os tratamentos dessas condições fogem do escopo deste capítulo.

No contexto multiprofissional, exercícios respiratórios com a fisioterapia devem ser encorajados apesar da baixa evidência científica; a Enfermagem deve ficar atenta aos sinais de dor para administração precoce das medicações analgésicas; a discussão junto à farmácia deve ser focada em poupar opioide sempre que possível pelo efeito colateral de depressão respiratória; a nutrição deve ficar atenta não só à aceitação mas também aos sinais de constipação que pode restringir ainda mais a caixa torácica.

Mensagem principal

- A hipoxemia pós-operatória é uma complicação comum de forma que a avaliação pré-operatória deve ter especial atenção quanto aos fatores de risco relacionados ao paciente e à cirurgia. Isso proporcionará antever os mecanismos mais prováveis de hipoxemia, não só para tentar evitar, mas também para que o tratamento, se necessário, já seja instituído de forma rápida e eficaz (Figura 42.1).

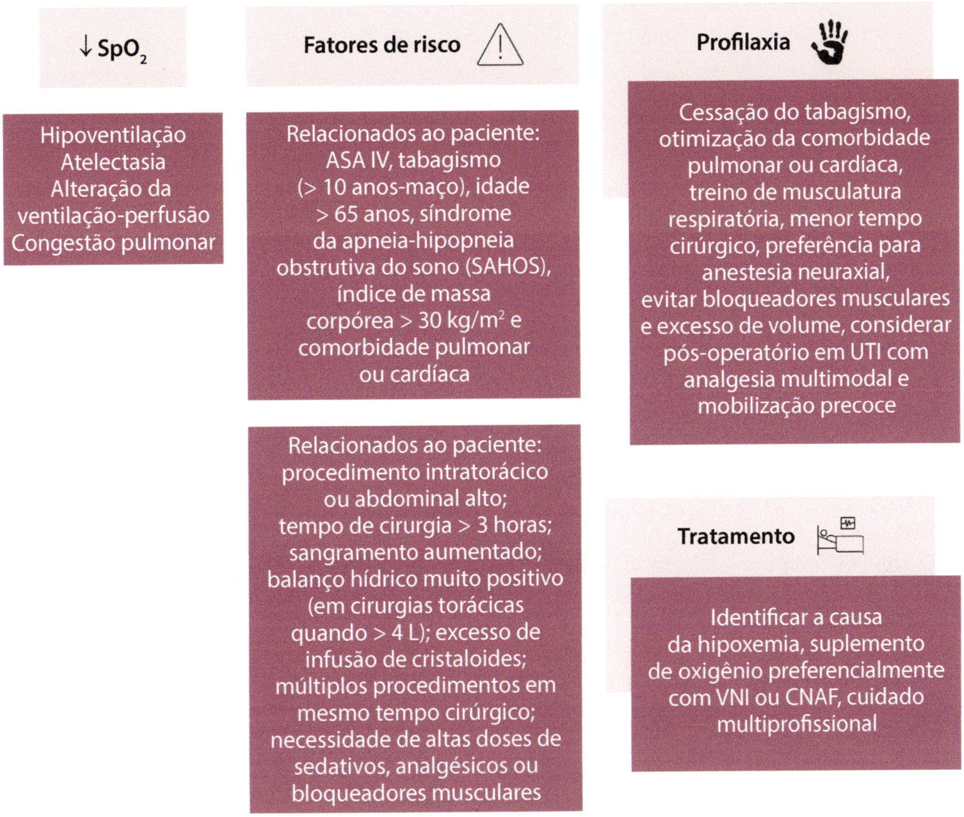
↓ SpO_2
Hipoventilação
Atelectasia
Alteração da ventilação-perfusão
Congestão pulmonar
Fatores de risco
Relacionados ao paciente: ASA IV, tabagismo (> 10 anos-maço), idade > 65 anos, síndrome da apneia-hipopneia obstrutiva do sono (SAHOS), índice de massa corpórea > 30 kg/m² e comorbidade pulmonar ou cardíaca
Relacionados ao paciente: procedimento intratorácico ou abdominal alto; tempo de cirurgia > 3 horas; sangramento aumentado; balanço hídrico muito positivo (em cirurgias torácicas quando > 4 L); excesso de infusão de cristaloides; múltiplos procedimentos em mesmo tempo cirúrgico; necessidade de altas doses de sedativos, analgésicos ou bloqueadores musculares
Profilaxia
Cessação do tabagismo, otimização da comorbidade pulmonar ou cardíaca, treino de musculatura respiratória, menor tempo cirúrgico, preferência para anestesia neuraxial, evitar bloqueadores musculares e excesso de volume, considerar pós-operatório em UTI com analgesia multimodal e mobilização precoce
Tratamento
Identificar a causa da hipoxemia, suplemento de oxigênio preferencialmente com VNI ou CNAF, cuidado multiprofissional

Figura 42.1 Resumo da hipoxemia pós-operatória com fatores de risco, profilaxia e tratamento.
Fonte: Desenvolvida pela autoria do capítulo.

Referências bibliográficas

1. Liu K, Scott JB, Jing G, Li J. Management of postoperative hypoxemia. Respir Care. 2021;66(7):1136-49.
2. Fernandez-Bustamante A, Frendl G, Sprung J, Kor DJ, Subramaniam B, Martinez Ruiz R et al. Postoperative pulmonary complications, early mortality, and hospital stay following noncardiothoracic surgery: a multicenter study by the Perioperative Research Network Investigators. JAMA Surgery. 2017;152(2):157-66.
3. Arozullah AM, Daley J, Henderson WG, Khuri SF. Multifactorial risk index for predicting postoperative respiratory failure in men after major noncardiac surgery. The National Veterans Administration Surgical Quality Improvement Program. Annals of surgery. 2000;232(2):242-53.
4. Bartels K, Kaizer A, Jameson L, Bullard K, Dingmann C, Fernandez-Bustamante A. Hypoxemia within the first 3 postoperative days is associated with increased 1-year postoperative mortality after adjusting for perioperative opioids and other confounders. Anesth Analg. 2020;131(2):555-63.
5. Chaudhuri D, Granton D, Wang DX, Burns KEA, Helviz Y, Einav S et al. High-flow nasal cannula in the immediate postoperative period: a systematic review and meta-analysis. Chest. 2020;158(5):1934-46.
6. Canet J, Gallart L, Gomar C, Paluzie G, Valles J, Castillo J et al. Prediction of postoperative pulmonary complications in a population-based surgical cohort. Anesthesiology. 2010;113(6):1338-50.

7. Mills E, Eyawo O, Lockhart I, Kelly S, Wu P, Ebbert JO. Smoking cessation reduces postoperative complications: a systematic review and meta-analysis. The American Journal of Medicine. 2011;124(2):144-54.e8.
8. Turan A, Koyuncu O, Egan C, You J, Ruetzler K, Sessler DI et al. Effect of various durations of smoking cessation on postoperative outcomes: a retrospective cohort analysis. Eur J Anaesthesiol. 2018;35(4):256-65.
9. Thomsen T, Tonnesen H, Moller AM. Effect of preoperative smoking cessation interventions on postoperative complications and smoking cessation. Br J Surg. 2009;96(5):451-61.
10. Wong J, An D, Urman RD, Warner DO, Tonnesen H, Raveendran R et al. Society for Perioperative Assessment and Quality Improvement (SPAQI) Consensus statement on perioperative smoking cessation. Anesth Analg. 2020;131(3):955-68.
11. Carli F, Scheede-Bergdahl C. Prehabilitation to enhance perioperative care. Anesthesiol Clin. 2015;33(1):17-33.
12. Bayable SD, Melesse DY, Lema GF, Ahmed SA. Perioperative management of patients with asthma during elective surgery: a systematic review. Ann Med Surg (Lond). 2021;70:102874.
13. Degani-Costa LH, Faresin SM, dos Reis Falcao LF. Preoperative evaluation of the patient with pulmonary disease. Braz J Anesthesiol. 2014;64(1):22-34.
14. Hedenstierna G, Edmark L. The effects of anesthesia and muscle paralysis on the respiratory system. Intensive Care Medicine. 2005;31(10):1327-35.
15. Odor PM, Bampoe S, Gilhooly D, Creagh-Brown B, Moonesinghe SR. Perioperative interventions for prevention of postoperative pulmonary complications: systematic review and meta-analysis. BMJ. 2020;368:m540.
16. Elfeky A, Chen YF, Grove A, Hooper A, Wilson A, Couper K et al. Perioperative oxygen therapy: a protocol for an overview of systematic reviews and meta-analyses. Syst Rev. 2022;11(1):140.
17. Osadnik CR, Tee VS, Carson-Chahhoud KV, Picot J, Wedzicha JA, Smith BJ. Non-invasive ventilation for the management of acute hypercapnic respiratory failure due to exacerbation of chronic obstructive pulmonary disease. Cochrane Database Syst Rev. 2017;7(7):CD004104.
18. Leone M, Einav S, Chiumello D, Constantin JM, De Robertis E, De Abreu MG et al. Noninvasive respiratory support in the hypoxaemic peri-operative/periprocedural patient: a joint ESA/ESICM guideline. Intensive Care Medicine. 2020;46(4):697-713.

43 Terapia Hemodinâmica Pós-Operatória

Carla David Soffiatti
Glaylton Silva Santos
Francisco Monteiro de Almeida Magalhães
Ludhmila Abrahão Hajjar
Lucas Trindade Cantú Ribeiro

Introdução

As intervenções cirúrgicas são estratégias terapêuticas amplamente utilizada para diversas afecções, com uma estimativa de 310 milhões de procedimentos cirúrgicos realizados mundialmente a cada ano.[1] Enquanto falhas técnicas e complicações anestésicas serem pouco prevalentes, complicações pós-operatórias são bem mais frequentes.[2]

Atualmente, as complicações pós-operatórias são a terceira causa de morte em todo o mundo, após as doenças cardiovasculares e o câncer.[3] A maior parte dos óbitos e complicações ocorre nos pacientes denominados de alto risco cirúrgico; entre os quais, destacam-se os pacientes submetidos à cirurgia cardíaca.[3] Infecções hospitalares são uma complicação frequente nesses grupos facilitadas pelas alterações fisiopatológicas e inflamatórias decorrentes da injúria tecidual causada principalmente nos procedimentos de grande porte.

Nos últimos anos, algumas estratégias se mostraram capazes de reduzir complicações no pós-operatório de cirurgia cardíaca. Entre elas, citam-se avanços nas técnicas de cardioproteção e na circulação extracorpórea, na estratégia restritiva de transfusão, na ventilação protetora e no uso dos enxertos arteriais.[3,4] A monitorização do débito cardíaco para orientar a reposição de fluido intravenoso e o uso de drogas inotrópicas como parte de um algoritmo de terapia hemodinâmica perioperatória podem reduzir complicações pós-operatórias por otimizar a perfusão e a oxigenação tecidual e mediar as vias inflamatórias.[2] Embora não reduza o desfecho combinado de mortalidade em 30 dias em comparação com o tratamento convencional, metanálise recente demonstrou que a terapia hemodinâmica perioperatória guiada pela monitorização contínua do débito cardíaco está associada à redução nas taxas de complicações como infecções hospitalares e tempo de hospitalização.[2]

Estudos recentes e metanálises confirmam o benefício da terapia hemodinâmica guiada por metas na melhora dos desfechos especialmente em pós-operatório de cirurgia abdominal.[4] Estudos hemodinâmicos em cirurgia cardíaca foram publicados nos últimos 10 anos, confirmando o benefício da adequação hemodinâmica com base em metas preestabelecidas, especialmente em pacientes submetidos à cirurgia de revascularização miocárdica.[4,5]

Destacadamente, a terapia hemodinâmica guiada por metas no perioperatória é um dos grandes avanços recentes que modificaram a história natural do paciente cirúrgico de alto risco.[5] A terapia hemodinâmica guiada por metas utiliza tipicamente um instrumento de monitorização que avalia de forma contínua a performance cardiovascular e, por intermédio de um número de instruções protocoladas, fluidos, fármacos vasoativos e hemoderivados são utilizados para otimizar metas como débito cardíaco, volume sistólico, entre outras, com o objetivo de adequar a oferta de oxigênio aos tecidos. O papel central dessa estratégia não se determina pela presença do monitor hemodinâmico, mas pela forma como as informações trazidas pelo monitor promovem otimização do cuidado perioperatório.

Racional da monitorização hemodinâmica no cenário perioperatório

Tanto a magnitude como a duração do débito de oxigênio (O_2) no intraoperatório e no pós-operatório imediato estão correlacionadas à falência orgânica e ao óbito. O manejo hemodinâmico deficitário pode ocasionar hipoperfusão tecidual, diretamente relacionada a desfechos pós-operatórios piores. O manejo eficaz de fluidos e a titulação de drogas vasoativas são essenciais para manter a oferta adequada de oxigênio e evitar a sobrecarga hídrica.[6] Para tanto, é imprescindível o uso de ferramentas que corroborem a avaliação clínica para a adequada avaliação do *status* hemodinâmico do paciente cirúrgico de alto risco, uma vez que mudanças no índice cardíaco (IC) não são refletidas por alterações na frequência cardíaca (FC) e pressão arterial (PA) durante cirurgia, como já demonstrado por Schoemaker e colaboradores.[7]

Técnicas de monitorização hemodinâmica podem identificar de maneira objetiva a insuficiência cardiovascular e orientar de forma personalizada terapias hemodinâmicas quando associadas ao exame clínico para avaliar a adequação da perfusão. A monitorização hemodinâmica eficaz para atingir esses objetivos pode ser associada a melhores resultados em pacientes cirúrgicos. Ainda assim, nenhum dispositivo de monitorização hemodinâmica melhorará isoladamente os resultados a menos que seja associado a um tratamento adequado e eficaz.[6]

De maneira resumida, a monitorização hemodinâmica no paciente cirúrgico de alto risco está indicada no intuito de:

a) Otimizar a oferta de oxigênio aos órgãos e tecidos;
b) Prevenir choque;
c) Avaliar o grau de cada componente da falência hemodinâmica para selecionar a opção terapêutica mais apropriada;
d) Avaliar a resposta ao tratamento;
e) Aplicação da terapia hemodinâmica perioperatória para melhorar desfechos.

Pacientes hemodinamicamente instáveis, antes ou durante a cirurgia, especialmente em procedimentos de emergência; pacientes com comorbidades ou idosos; e aqueles submetidos a cirurgias de grande porte se beneficiarão da monitorização hemodinâmica.[8]

A monitorização eletrocardiográfica deve ser igualmente utilizada no cenário perioperatório por ser efetiva em identificar arritmias cardíacas e alterações dinâmicas no segmento ST sugestivas de injúria miocárdica aguda. Da mesma forma, a monitorização da saturação de oxigênio por meio da oximetria de pulso (SpO_2) é universalmente utilizada nos transportes de emergência, unidades de terapia intensiva (UTI) e durante procedimentos cirúrgicos e pós-operatório imediato. Como os efeitos da hipóxia intraoperatória são devastadores e em razão do fato de tanto a anestesia como as manipulações cirúrgicas poderem alterar a função cardiovascular, a monitorização rigorosa da pressão arterial (PA), da frequência cardíaca (FC) e da SpO_2 é mandatória durante a cirurgia.[7]

Débito cardíaco (DC), marcadores de perfusão tecidual e variáveis dinâmicas de pré-carga devem ser constantemente monitorizados em pacientes submetidos a cirurgias de grande porte ou nos pacientes cirúrgicos de alto risco pela maior probabilidade de desenvolverem síndrome da resposta inflamatória sistêmica associada à hipotensão, hipóxia tecidual, translocação bacteriana, aumento do risco de infecção e falência orgânica.[9-11]

A redução do fluxo sanguíneo resulta em hipoperfusão e, consequentemente, em comprometimento da resposta imunológica da mucosa e na ruptura da barreira intestinal. Manejo hemodinâmico personalizado visando a otimização da IC e da oferta de oxigênio pode, portanto, limitar os danos da barreira intestinal. Além disso, a adequada oferta de O_2 tecidual promove reposta imunológica competente e favorece a cicatrização dos tecidos, uma vez que a ação de macrófagos alveolares e de leucócitos depende da pressão tecidual de oxigênio adequada. Portanto, a oferta apropriada de O_2 no cenário perioperatório é essencial para evitar complicações pós-operatórias, especialmente nos pacientes cirúrgicos de alto risco, os quais apresentam uma alta demanda por O_2.

Apesar de se correlacionar à hipotensão intraoperatória com lesão renal aguda e injúria miocárdica pós-operatória, ainda não se demonstrou se essa relação é causal. Em uma subanálise do estudo POISE-II , a hipotensão que foi identificada em até 4 dias do pós-operatório associou-se ao desfecho de infarto agudo do miocárdio em até 30 dias.[12] No mesmo estudo, o alvo de pressão arterial média (PAM) intraoperatória com base nos níveis pressóricos avaliados no pré-operatório reduziu a inflamação sistêmica pós-operatória e a falência orgânica em pacientes submetidos à cirurgia de grande porte não cardíaca.

Os algoritmos de terapia guiada por metas (TGM) com base em monitorização hemodinâmica visam melhorar a oferta global de oxigênio (DO_2) por meio de metas de desfechos hemodinâmicos titulando fluidos, inotrópicos e vasopressores para isso. O estudo OPTIMISE objetivou a otimização do DC em cirurgias de grande porte não cardíacas usando métodos de monitorização de DC não calibrados que, apesar de não terem demonstrado isoladamente uma redução significativa de complicações pós-operatórias e de mortalidade, quando incluídos em uma metanálise demonstraram redução de complicações com significância estatística (risco relativo 0.77; IC 95%;0.71-0.83).[2] O estudo subsequente FEDORA, que incluiu pacientes de baixo a moderado risco cirúrgico submetidos a procedimentos eletivos não cardíacos de grande porte, randomizados para TGM objetivando metas de PAM e DC, também demonstrou uma redução significativa em desfechos de complicações pós-operatórias.[2,13] Não obstante o OPTIMISE tenha usado um algoritmo de monitorização com base apenas no DC, o estudo FEDORA usou um algoritmo de combinação entre PAM e DC. Embora outros estudos não confirmaram o benefício da TGM perioperatória, recente metanálise usando diferentes dispositivos e diferentes variáveis como metas demonstrou benefício da TGM em desfechos após cirurgia abdominal de grande porte e cirurgia cardíaca.[5,14,15] Um grande estudo subsequente sobre o tema está em andamento (FLO-ELA, ISRCTN14729158).

Ensaios clínicos prévios em TGM perioperatórias objetivaram diretamente a maximização do volume sistólico (VS), utilizando variáveis dinâmicas como pré-carga para otimizar o DC ou variáveis fixas com base em dados populacionais como alvo hemodinâmico. No entanto, variáveis hemodinâmicas usadas como alvos, incluindo-se o DC, são bastante heterogêneas.[16] Por isso, a estratégia de monitorização precisa e individualizada tende a ser mais benéfica para melhorar os desfechos nos pacientes de alto risco cirúrgico.

O DC, que é um produto do VS e FC, é o primeiro determinante da oferta tecidual de O_2. A monitorização do DC perioperatória é recomendada nos pacientes cirúrgicos de alto risco[17] e diferentes métodos foram desenvolvidos e validados. A monitorização do DC pode ser avaliada por meio de dispositivos invasivos, minimamente invasivos ou até não invasivos (Quadro 43.1).

Quadro 43.1 Monitores de DC invasivos, minimamente invasivos ou até não invasivos.

Técnica	Dispositivos	Características	Calibração
Invasivo			
Artéria pulmonar Termodiluição	Cateter de artéria pulmonar	Intermitente Monitorização do DC	Não
Termodiluição transpulmonar	PiCCO (Pulsion Medical System, Munique, Alemanha) VolumeView (Edwards Lifesciences, Irvine, Califórnia, Estados Unidos)	Intermitente Operador-dependente	Sim
Diluição de lítio	LiDCOplus	Intermitente Operador-dependente	Sim
Minimamente invasivo			
Análise de onda de pulso	FloTrac (Edwards Lifesciences, Irvine, California, EUA) PulsioFlex/ProAQT (Pulsion Medical Systems, Munique, Alemanha) MostCare (Vytech, Padova, Itália) LiDCOrapid (LiDCO Ltd, Cambridge, Reino Unido)	Necessita de cateter arterial Contínuo Operador-dependente	Opcional
Doppler esofágico	Cardio-Q (Delter Medical Ltd, Sussex, Reino Unido)	Contínuo Operador-dependente	Não

(Continua)

Quadro 43.1 Monitores de DC invasivos, minimamente invasivos ou até não invasivos. (*Continuação*)

Técnica	Dispositivos	Características	Calibração
Não invasivo			
Análise de onda de pulso	ClearSight (Edwards Lifesciences, Irvine, Califórnia, Estados Unidos) NICCI (Getinge, Gothenburg, Suécia)	Fotopletismografia digital Contínuo Operador-independente	Não
Bioimpedância	Niccomo (Imedex, Chanteloup-en-Brie, França) Physioflow (Manatec Biomedical; Macheren, França) ECOM (Conmed Corp, Nova York, Estados Unidos)	Contínuo Operador-independente	Não
Biorreatância	NICOM (Cheetah Medical Ltd, Berkshire, Reino Unido)	Contínuo Operador-independente	Não
Tempo de trânsito da onda do pulso	esCCO (Nihon Kohden, Tokyo, Japão)	Contínuo Operador-independente	Opcional
Reinalação parcial de CO_2	NICO (Novametrix Medical Systems, Wallingford, Connecticut, Estados Unidos)	Contínuo Operador-independente	Não

Fonte: Desenvolvido pela autoria do capítulo.

A escolha do melhor método individualmente para o paciente cirúrgico de alto risco pode ser desafiadora. A escolha do dispositivo depende da proposta cirúrgica, das características individuais do paciente, validação clínica do método, acurácia, reprodutibilidade e habilidade de promover variáveis hemodinâmicas adicionais, como parâmetros de pré-carga.[18-20]

Para pacientes com alto risco de sangramento ou naqueles de alto risco cirúrgico submetidos a cirurgias não cardíacas de grande porte, especialmente procedimentos complexos e de duração prolongada, está indicada a monitorização arterial invasiva – com monitorização do DC por dispositivos não calibrado –, associada ao ecodoppplercardiograma transesofágico ou à monitorização do DC por termodiluição transpulmonar nos pacientes mais graves ou naqueles que se apresentam com síndrome de angustia respiratória aguda ou em iminente risco de falência ventilatória. Já para pacientes de baixo risco cirúrgico, devem ser usados monitores não invasivos, como os dispositivos de monitorização de DC com base na análise de onda de pulso ou bioimpedância.[21] Ecocardiograma à beira do leito é usualmente utilizado para o diagnóstico de choque, além da avaliação da volemia e da função ventricular. A Figura 43.1 demonstra uma proposta de algoritmo de monitorização hemodinâmica no cenário perioperatório.

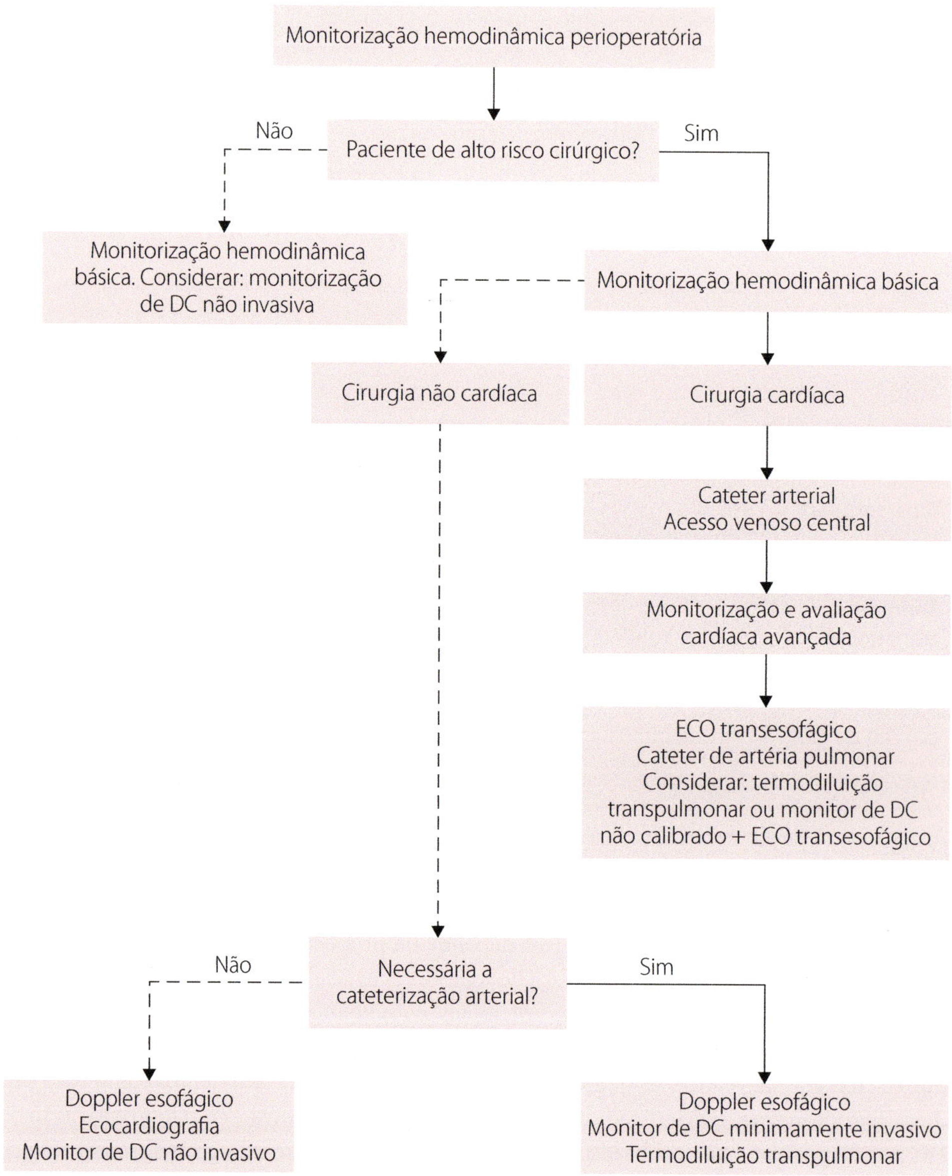

Figura 43.1 Monitorização hemodinâmica no ambiente perioperatório.
Fonte: Desenvolvida pela autoria do capítulo.

Apesar do alto nível de evidência de benefício da terapia hemodinâmica guiada por metas, raramente é adotada de forma rotineira na prática clínica perioperatória. Grande parte dos clínicos baseiam suas intervenções em critérios subjetivos em vez de algoritmos de otimização estruturados que usam monitorização hemodinâmica avançada.[3,22,23] Para aumentar a aplicabilidade da TGM na prática clínica, Saugel e colaboradores[24] desenvolveram o mnemônico dos "5Ts" que descreve os conceitos da terapia hemodinâmica guiada por metas perioperatórias (Quadro 43.2).

Quadro 43.2 "5Ts" da terapia hemodinâmica guiada por metas perioperatórias.

População-alvo (*target population*)	Pacientes de alto risco cirúrgico
Tempo de intervenção (*timing of the intervention*)	Iniciar precocemente (no pré-operatório)
Tipo de intervenção (*type of intervention*)	Combinar fluidos, vasopressores e inotrópicos
Variável-alvo (*target variable*)	Variáveis hemodinâmicas estática e dinâmica-alvo
Valor-alvo (*target value*)	Valores-alvo personalizados

Fonte: Adaptado de Saugel B, Kouz K, Scheeren TWL, 2019.[24]

Alguns autores definiram o manejo hemodinâmico personalizado com base no conceito de Medicina de precisão, que pode ser aplicável no cenário perioperatório.[19] O manejo hemodinâmico personalizado deve ser definido como a objetivação de valores normais de variáveis hemodinâmicas, ajustados por informações de biometria e adaptadas para a situação clínica do paciente de alto risco cirúrgico submetido a procedimentos de grande porte.

Parâmetros hemodinâmicos individualizados com base na avaliação funcional pré-operatória e na fluidoresponsividade podem ser utilizados no centro cirúrgico visando a otimização do DC e da oferta global de O_2 para os tecidos.[19] Os valores de variáveis basais pós-indução para um paciente cirúrgico de alto risco são usados como alvos para o período intraoperatório e pós-operatório usando tecnologias de monitorização hemodinâmica minimamente invasiva. Mesmo no pré-operatório, com monitores hemodinâmicos não invasivos, dados normais individualizados podem ser usados como alvos no perioperatório.[19]

A Figura 43.2 demonstra um algoritmo de monitorização em que o objetivo principal deve ser a otimização do fluxo, mas variáveis dinâmicas de pré-carga podem também ser incluídas para a avaliação de fluidorresponsividade.

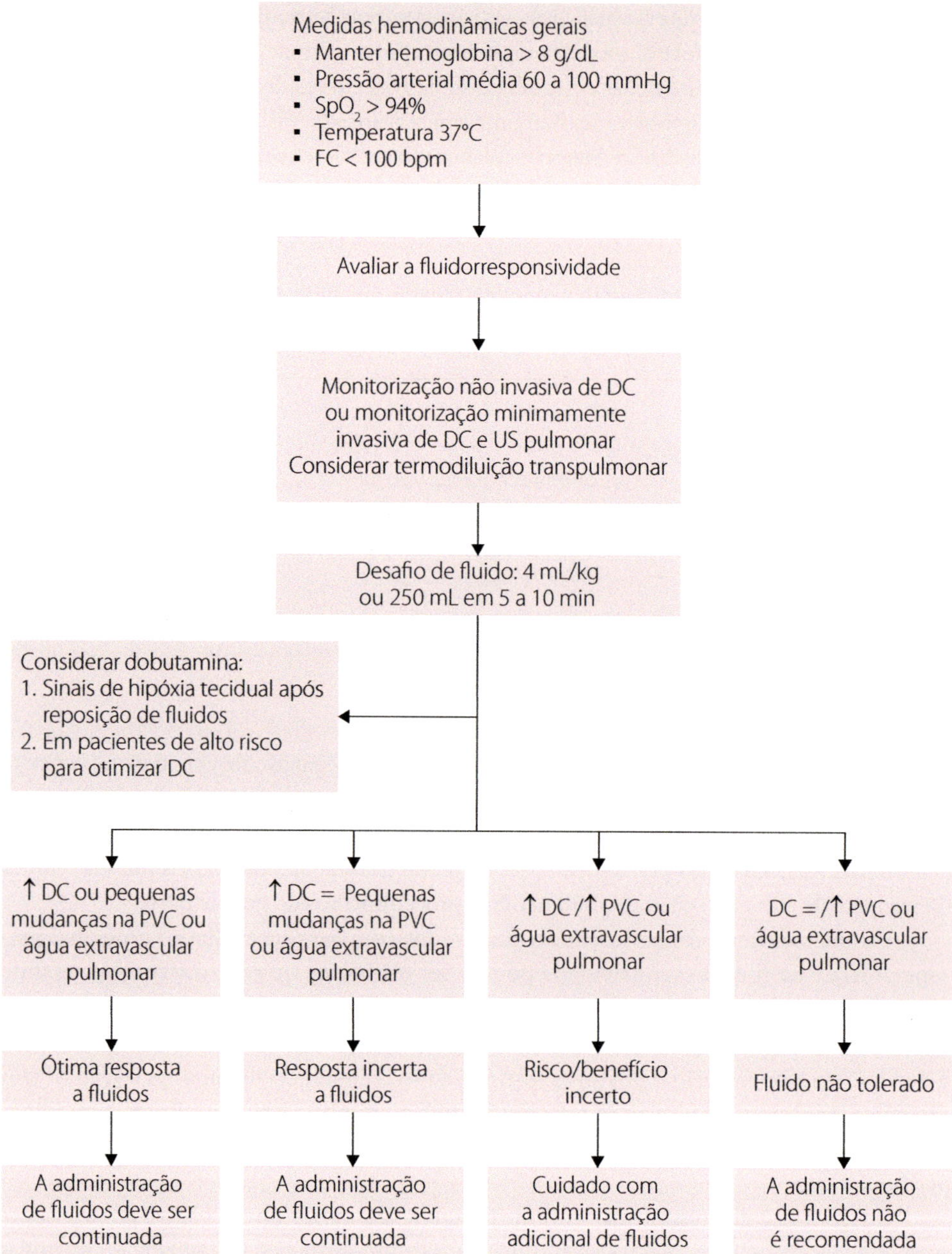

Figura 43.2 Algoritmo proposto para otimização hemodinâmica e fluidorresponsividade guiada por metas no contexto perioperatório.

DC: débito cardíaco; PVC: pressão venosa central; US: ultrassonografia; FC: frequência cardíaca.

Fonte: Adaptada de Saugel B, Cecconi M, Wagner JY, Reuter DA, 2015.[19]

Mensagens principais

- A monitorização hemodinâmica perioperatória é essencial para os pacientes de alto risco cirúrgico. Todos os pacientes que serão submetidos a procedimentos cirúrgicos devem ter ao menos pressão arterial, frequência cardíaca e SpO_2 continuamente monitorizadas. Entretanto, aqueles com alto risco cirúrgico merecem ser monitorizados com métodos mais avançados a fim de alcançarem melhor compreensão da fisiologia cardiovascular e melhores desfechos pós-operatórios.
- Pacientes submetidos à cirurgia cardíaca devem ser monitorizados com um cateter de artéria pulmonar associado ao ecodopplercardiograma transesofágico. Em algumas situações, métodos de termodiluição transpulmonar ou monitores de DC não invasivos podem ser associados ao ecodopplercardiograma transesofágico nesse cenário. Por sua vez, pacientes cirúrgicos de alto risco submetidos a cirurgias não cardíaca, mas de grande porte, devem ser monitorizados no período perioperatório com métodos minimamente invasivos ou eventualmente não invasivos.
- Independentemente do método, a monitorização hemodinâmica deve sempre ser associada a protocolos de tratamento e um algoritmo terapêutico personalizado e guiado por metas deve ser desenvolvido para cada paciente nos diferentes cenários cirúrgicos, visando sempre otimizar a oferta global de O_2, prevenindo a disóxia tecidual e consequente falência orgânica.

Referências bibliográficas

1. Weiser TG, Haynes AB, Molina G et al. Estimate of the global volume of surgery in 2012: an assessment supporting improved health outcomes. Lancet. 2015;385:S11.
2. Edwards MR, Forbes G, MacDonald N et al. Optimisation of Perioperative Cardiovascular Management to Improve Surgical Outcome II (OPTIMISE II) trial: study protocol for a multicentre international trial of cardiac output-guided fluid therapy with low-dose inotrope infusion compared with usual care in patients undergoing major elective gastrointestinal surgery. BMJ Open. 2019;9:e023455.
3. Pearse RM et al. Mortality after surgery in Europe: a 7 day cohort study. The Lancet. 2012;380(9847):1059-65.
4. Roques F, Nashef AS, Michel P, Gauducheau E, de Vicentis C, Baudet E et al. Risk factors and outcome in European cardiac surgery: analysis of the EuroScore multinational database of 19030 patients. Eur J Cardiothorac Surg. 1999;15(6):816-22; discussion 22-3.
5. Osawa EA et al. Effect of perioperative goal-directed hemodynamic resuscitation therapy on outcomes following cardiac surgery: a randomized clinical trial and systematic review. Critical Care Medicine. 2016;44(4):724-33.
6. Pinsky MR, Cecconi M, Chew MS et al. Effective hemodynamic monitoring. Crit Care. 2022;26:294.
7. Shoemaker WC, Wo CC, Thangathurai D et al. Hemodynamic patterns of survivors and nonsurvivors during high risk elective surgical operations. World J Surg. 1999;23:1264-70; discussion 70-1.
8. Gerent ARM, Almeida JP, Fominskiy E et al. Effect of postoperative goal directed therapy in cancer patients undergoing high-risk surgery: a randomized clinical trial and meta-analysis. Crit Care. 2018;22:133.
9. Jonsson K, Jensen JA, Goodson WH et al. Tissue oxygenation, anemia, and perfusion in relation to wound healing in surgical patients. Ann Surg. 1991;214:605-13.
10. Govinda R, Kasuya Y, Bala E et al. Early postoperative subcutaneous tissue oxygen predicts surgical site infection. Anesth Analg. 2010;111:946-52.
11. Holland J, Carey M, Hughes N et al. Intraoperative splanchnic hypoperfusion, increased intestinal permeability, down-regulation of monocyte class II major histocompatibility complex expression, exaggerated acute phase response, and sepsis. Am J Surg. 2005;190:393-400.

12. Sessler DI, Meyhoff CS, Zimmerman NM et al. Period-dependent associations between hypotension during and for four days after noncardiac surgery and a composite of myocardial infarction and death: a substudy of the POISE-2 Trial. Anesthesiology. 2018;128:317-27.
13. Calvo-Vecino JM, Ripolle's-Melchor J, Mythen MG et al. Effect of goal-directed haemodynamic therapy on postoperative complications in low-moderate risk surgical patients: a multicentre randomised controlled trial (FEDORA trial). Br J Anaesth. 2018;120:734-44.
14. Sun Y, Chai F, Pan C et al. Effect of perioperative goal-directed hemodynamic therapy on postoperative recovery following major abdominal surgery: a systematic review and meta-analysis of randomized controlled trials. Crit Care. 2017;21:141.
15. Jessen MK, Vallentin MF, Holmberg MJ et al. Goal-directed haemodynamic therapy during general anaesthesia for noncardiac surgery: a systematic review and meta-analysis. Br J Anaesth. 2022;128:416-33.
16. Arya VK, Al-Moustadi W, Dutta V. Cardiac output monitoring: invasive and noninvasive. Curr Opin Crit Care. 2022;28:340-47.
17. Saugel B, Vincent JL, Wagner JY. Personalized hemodynamic management. Curr Opin Crit Care. 2017;23:334-41.
18. Alhashemi JA, Cecconi M, Hofer CK. Cardiac output monitoring: an integrative perspective. Crit Care. 2011;15:214.
19. Saugel B, Cecconi M, Wagner JY, Reuter DA. Noninvasive continuous cardiac output monitoring in perioperative and intensive care medicine. Br J Anaesth. 2015;114:562-75.
20. Thiele RH, Bartels K, Gan TJ. Cardiac output monitoring: a contemporary assessment and review. Crit Care Med. 2015;43:177-85.
21. Saugel B, Kouz K, Scheeren TWL et al. Cardiac output estimation using pulse wave analysis-physiology, algorithms, and technologies: a narrative review. Br J Anaesth. 2021;126:67-76.
22. Cannesson M, Pestel G, Ricks C et al. Hemodynamic monitoring and management in patients undergoing high risk surgery: a survey among North American and European anesthesiologists. Crit Care. 2011;15:R197.
23. Dahmani S, Laudenbach V. Neurotoxicity of anaesthetics on developing brain: a relevant question or just a "bias"? Anaesth Crit Care Pain Med. 2019;38:329-30.
24. Saugel B, Kouz K, Scheeren TWL. The '5 Ts' of perioperative goal-directed haemodynamic therapy. Br J Anaesth. 2019;123:103-7.
25. Quintão VC, Jreige Junior A, Rizk SI, Hajjar LA. Haemodynamic monitoring in the perioperative setting. Curr Opin Crit Care. 2023 Jun 1;29(3):268-74.

44 Choque Vasoplégico no Pós-Operatório

Renata Moreira da Silva Corrêa de Oliveira
Luciana Leal do Rego
Bruno Soares da Silva Rangel
Lucas Trindade Cantú Ribeiro

Introdução

O choque vasoplégico é um distúrbio hemodinâmico caracterizado por resistência vascular sistêmica (RVS) reduzida, com consequente hipotensão arterial e diminuição da perfusão orgânica, na presença de débito cardíaco normal ou aumentado, e decorre da desregulação da homeostase vascular, mediada por mecanismos inflamatórios.[1,2] A RVS, matematicamente, se define pela razão da diferença entre a pressão arterial média (PAM) e a pressão venosa central (PVC) pelo débito cardíaco (DC), sendo RVS = (PAM – PVC) / DC, e seu diagnóstico pode ser inferido clinicamente antes mesmo dessas medidas de monitorização.

A síndrome vasoplégica (SV) pode ocorrer em diversos cenários clínicos e cirúrgicos em que há importante liberação de mediadores inflamatórios que ocasionem vasodilatação de forma sistêmica, sendo a infecção sua principal causa (sepse e choque séptico), além de outras condições, como insuficiência adrenal, insuficiência hepática, queimaduras, politraumas, pancreatite grave, pós-circulação extracorpórea (CEC) e pós-operatório de grandes cirurgias. Cirurgias cardíacas e transplantes hepáticos são as mais relacionadas.[1,3-5] A vasoplegia da sepse tem sido o protótipo desse modelo de choque e, a partir disso, pode-se extrapolar seu tratamento e muitos dos mecanismos relacionados às demais etiologias.

Trata-se uma condição relacionada à alta morbimortalidade, sendo associada a internações hospitalares prolongadas, maiores taxas de infecções e tempos de internação em unidade de terapia intensiva (UTI) e ventilação mecânica.[1]

Na cirurgia cardíaca, é uma complicação hemodinâmica relativamente comum, com incidência de 5% a 50%[1] e caracteriza-se pela presença da hipoperfusão tecidual na ausência de redução do débito cardíaco, excluindo-se outros diagnósticos como sepse, uso de medicações vasodilatadoras ou complicações diretamente relacionadas ao procedimento que se manifestam de forma similar, como o tamponamento cardíaco, as hemorragias e as disfunções da contratilidade miocárdica.[5] Postula-se estar relacionada à exposição à membrana de CEC, mas há poucos dados científicos que comprovem essa associação.[6] Nas cirurgias não cardíacas, é uma condição pouco relatada, estando relacionada a fatores como grandes traumas cirúrgicos, tempo operatório prolongado, politransfusão, isquemia de trato gastrointestinal e lesões de reperfusão. Além disso, diversos fatores de risco relacionados ao paciente e ao tipo de procedimento têm sido estudados como possíveis fatores predisponentes.

Fisiopatologia

Em situações fisiológicas, a resistência vascular sistêmica é determinada por alterações no diâmetro arteriolar e no tônus vascular, que variam essencialmente por causa do fluxo do cálcio entre o intracelular e o extracelular na túnica média do músculo liso. A contração do músculo liso arteriolar ocorre mediante o aumento na concentração citosólica do cálcio em virtude da liberação do cálcio armazenado no retículo sarcoplasmático e do influxo do cálcio extracelular através de canais iônicos de troca, ocasionando a ativação do filamento miosina-actina. Quando há queda no cálcio citosólico em virtude da reabsorção desse íon pelo retículo sarcoplasmático ou da expulsão do potássio ou de cálcio intracelulares pelos canais iônicos, ocorre a hiperpolarização celular que culminará com o relaxamento do músculo arteriolar e sua consequente vasodilatação.[5]

Esse processo de movimentação do íon cálcio é regulado por mecanismos intrínsecos e extrínsecos. Os reguladores intrínsecos principais são as secreções endoteliais como óxido nítrico (NO), prostaciclinas (vasodilatadores) e a endotelina (vasoconstritor), os metabólitos vasoativos (peróxido de hidrogênio na acidose e metabólitos de indução da hipóxia – vasoconstritores) e os agentes autacoides, como a serotonina (podendo ser vasodilatadora ou constritora) e tromboxano A2 (vasoconstritor). Já a regulação extrínseca é determinada pelo controle neural simpático e pela concentração dos hormônios vasoativos, que incluem adrenalina, angiotensina II e vasopressina (vasoconstritores).[5] Assim, o equilíbrio entre essas substâncias regularão o fluxo de cálcio na célula e, em última análise, o tônus arteriolar.

No estado pós-operatório, a baixa resistência vascular sistêmica é explicada pela liberação de citocinas pró-inflamatórias em razão da resposta endocrinometabólica ao trauma cirúrgico, causando a desregulação da homeostase arteriolar e pode acontecer em um espectro que varia desde a hipotensão assintomática ao choque propriamente dito. O choque vasoplégico se caracteriza clinicamente pela hipotensão grave e persistente, com pouca ou nenhuma resposta à expansão volêmica, além de marcante resistência às catecolaminas.[7]

A variação da ocorrência da síndrome vasoplégica nos diferentes tipos de cirurgia e pacientes sugere que haja fatores individuais e relacionados aos diferentes procedimentos e indivíduos que influenciem em sua predisposição.

Cirurgia cardíaca

No caso específico da cirurgia cardíaca, a combinação do grande trauma cirúrgico com o uso de circulação extracorpórea (CEC) induz alterações na permeabilidade vascular e ativação do sistema complemento, desencadeando uma síndrome de resposta inflamatória sistêmica exacerbada. Como consequência, maior ativação de mecanismos vasodilatadores, causando a hipotensão que caracteriza esse quadro, tanto no momento da CEC como após a sua suspensão.[8]

A exposição dos hemocomponentes às superfícies do circuito de circulação extracorpórea, a hemólise, o trauma cirúrgico e a isquemia de órgãos promovem, ainda, ativação do complemento e a liberação de mediadores pró-inflamatórios como interleucinas e fator de necrose tumoral. Nesse cenário, destaca-se a interleucina 6 (IL-6), que tem potente efeito inibitório na contração vascular. A tempestade de citocinas pode aumentar a expressão da enzima óxido nítrico sintase induzível (iNOS) em células musculares lisas vasculares endoteliais. A ativação da iNOS exacerba a produção de óxido nítrico (NO) a partir da L-arginina, o que resulta em vasodilatação.[8] Após a suspensão da CEC, ocorre reperfusão sistêmica com produção de radicais livres de oxigênio e amplificação da inflamação inicialmente gerada, corroborando o *status* de vasodilatação patológica, com redução da responsividade aos vasoconstrictores.[2,5]

Maior tempo de CEC ou pinçamento aórtico, tamanhos e tipos de circuitos utilizados, reabordagens cirúrgicas, cirurgias combinadas, temperaturas centrais mais elevadas durante o *bypass*[1,2,8] e condições próprias do paciente, como uso de anti-hipertensivos (sobretudo inibidores da enzima de conversão da angiotensina (IECA)) no pré-operatório, disfunção miocárdica prévia ou número maior de comorbidades, estão associados a sua maior incidência.[1,2]

Aproximadamente metade dos pacientes submetidos à revascularização miocárdica necessitará de aminas vasoativas no pós-operatório em razão de esse quadro de vasoplegia e doses em rápida ascensão são associadas a maior morbimortalidade.[1]

O reconhecimento precoce dessa complicação bem como sua pronta ação terapêutica são fundamentais na prevenção da hipoperfusão tecidual e consequente disfunção orgânica. Nesse sentido, cada vez mais estão sendo estudados fatores de risco e preditores específicos para essa condição.

Transplante hepático

Entre outras condições cirúrgicas relacionadas ao choque vasoplégico, destaca-se o transplante hepático. Trata-se de uma complicação grave em pacientes com doença hepática terminal, sobretudo nos pacientes transplantados no peri e pós-transplante, apresentando mecanismo multifatorial.

Há três principais mecanismos envolvidos relacionados à doença de base. A vasodilatação esplâncnica relacionada à cirrose tem como consequência a vasodilatação sistêmica. Estudos mostram que os hepatopatas têm redução na produção da vasopressina endógena, o que também acentua o efeito de vasodilatação e, além disso, há a desregulação da ação do óxido nítrico no tônus vascular, todos esses fatores contribuindo para a redução da resistência vascular sistêmica.[9]

Fatores predisponentes

Fatores relacionados ao paciente

Várias condições têm sido relacionadas ao aumento da incidência de choque vasoplégico no pós-operatório, sobretudo de cirurgias cardíacas, sejam elas relacionados ao paciente, à terapia medicamentosa pré-cirúrgica ou ao tipo de cirurgia.

No que diz respeito às condições relacionadas ao paciente, destacam-se o sexo masculino, idade avançada, infarto agudo do miocárdio recente (na semana que antecede a cirurgia), altos níveis de tiroxina, anemia, insuficiência cardíaca com fração de ejeção reduzida (ICFER) e alto risco para complicações cardiovasculares perioperatórias (avaliado pelo *Euro Score*).[2,4,10,11]

Inúmeros estudos têm destacado a ICFER como fator de risco independente para choque vasoplégico,[11-13] estando relacionada a maior chance de inflamação sistêmica grave após a CEC, confirmada por níveis circulantes elevados de IL-6.[13,14]

A disfunção renal pré-operatória ganha destaque como importante fator de risco, possivelmente pela relação com níveis elevados de citocinas pró-inflamatórias e disfunção endotelial nesses pacientes.[15] Em metanálise publicada por Victor Dayan e colaboradores[7] que incluiu 10 estudos, com mais de 30 mil pacientes, a insuficiência renal pré-operatória foi o fator de risco independente mais significativo para o choque vasoplégico.

Fatores relacionados ao tratamento perioperatório

Não somente a anemia, mas também a transfusão de hemocomponentes no perioperatório aumenta o risco de vasoplegia após procedimentos cirúrgicos uma vez que exacerba a liberação de mediadores inflamatórios bem como a resposta inflamatória à cirurgia. Em estudo com 26 mil pacientes submetidos à cirurgia cardíaca e CEC, foi verificada a associação positiva de transfusão de concentrado de hemácias com choque vasoplégico, de maneira dose-dependente, assim como a de plasma fresco congelado e plaquetas.[16]

O uso perioperatório de IECA tem sido relatado como fator de risco independente para o SV após CEC em alguns estudos observacionais[17] e prospectivos,[12] o que é corroborado pelos resultados de uma recente metanálise de dez estudos observacionais de caso-controle.[7] Os IECA reduzem os níveis de um potente vasoconstrictor endógeno, a angiotensina II, e elevam a bradicinina, importante vasodilatador. A bradicinina é, ainda, inativada nos pulmões, excluída durante a CEC, fato que aumentaria ainda mais os níveis de bradicinina circulantes, predispondo à maiores complicações pós cirúrgicas.[16]

O momento exato de descontinuação dessa classe de drogas no pré-operatório ainda é controverso. Embora a maioria dos estudos recomende a suspensão de 12 a 24 horas antes da cirurgia, os pacientes que fazem uso contínuo ainda apresentam níveis elevados nos tecidos mesmo após a suspensão, o que pode ocasionar diminuição da RVS no pós-operatório.[18,19]

Outro fator relevante a ser discutido no perioperatório é o uso de diuréticos envolvidos com a redução de pré-carga cardíaca, de redução da estimulação de barorreceptores atriais e de distúrbios hidroeletrolíticos como hiponatremia, que atenua a resposta da arginina à vasopressina.[15]

Byrne e colaboradores demonstraram que o uso pré-operatório de heparina intravenosa e suporte inotrópico são fatores de risco independentes para o desenvolvimento de vasoplegia.[13]

O uso de betabloqueador é associado à redução da incidência de choque vasoplégico no pós-operatório. A justificativa para esse achado é a prevenção da estimulação crônica do sistema simpático, melhorando a sensibilidade dos receptores adrenérgicos e reduzindo o risco de vasoplegia.[15]

O choque vasoplégico pós-operatório é associado a maior tempo de internação em UTI e hospitalar, mas sem diferenças na mortalidade pós-operatória precoce.[15] Nesse cenário, um grande número de estudos tem sido publicado na literatura com o objetivo de identificar precocemente os fatores de risco para, dessa forma, prevenir essa condição e definir melhores estratégias de tratamento.

Diagnóstico

A suspeição do choque vasoplégico se dará pela observação de parâmetros clínicos, hemodinâmicos e laboratoriais que apontem para o choque, na ausência de quadro séptico relacionado, sobretudo nas primeiras 24 horas do pós-operatório.

Clinicamente, deve-se atentar para os sinais clínicos de hipoperfusão tecidual e para disfunção orgânica, como redução do débito urinário, hiperlactatemia, lentificação do enchimento capilar periférico, rebaixamento do nível de consciência, hipotensão e taquicardia. Laboratorialmente, a baixa saturação venosa central (< 70%), a hiperlactatemia (> 2 vezes o limite da normalidade)[20] e a diferença venosa-arterial na pressão parcial de dióxido de carbono (*gap* de CO_2 > 4)[20] corroborarão com o estado de choque.

No contexto de pós-operatório, na presença do choque refratário, na ressuscitação volêmica com necessidade de uso de aminas vasoativas, deve-se aventar esse hipótese e, sempre que possível, buscar a monitorização invasiva por intemédia de linha venosa central e arterial, acoplada a monitor por método calibrável de aferição do débito cardíaco (p. ex., calibração por termodiluição) ou, até mesmo, monitorização por meio da pressão de oclusão da artéria pulmonar (cateter de Swan-Ganz) para melhor compreensão do estado hemodinâmico do paciente, o que possibilita o direcionamento do tratamento do choque.

A monitorização hemodinâmica poderá apontar resistência vascular sistêmica reduzida (< 800 dinas s/cm^5) e índice cardíaco normal ou elevado (> 2,2 L/min/m^2), caracterizando o choque distributivo.[1]

Vale destacar novamente a necessidade de se excluírem os demais diagnósticos diferenciais como complicações pós-operatórias a exemplo de choque hemorrágico, tamponamento cardíaco, sepse ou disfunção miocárdica. O POCUS à beira do leito, sobretudo a ecocardiografia, tem papel importante nesse momento e não deve ser negligenciado.

Tratamento

O manejo do choque vasoplégico se inicia com a sua prevenção no pré-operatório mediante adequada avaliação do risco cirúrgico-anestésico; suspensão de medicamentos com efeito vasodilatador em tempo adequado para a cirurgia; reversão de disfunções orgânicas e desnutrição que possam resultar em um maior risco; melhora funcional do paciente; e reconhecimento de drogas que possam induzir vasodilatação em cada paciente por anafilaxia, de acordo com a história prévia de cada indivíduo.

Após o choque vasoplégico ser diagnosticado no intra ou pós-operatório, deve-se buscar causas passíveis de reversão por tratamento específico, como nos casos de anafilaxia, sendo recomendado o uso de adrenalina 0,01 mg/kg (dose máxima de 0,5 mg) intramuscular em dose única. Nos casos em que há diagnóstico de sepse ou choque séptico, a antibioticoterapia deve ser iniciada precocemente, guiada por culturas sempre que possível, com necessidade de avaliação quanto à indicação de reabordagem cirúrgica e/ou à drenagem do sítio infectado.

A escolha do antibiótico adequado deve considerar o sítio da infecção, o uso prévio de antibióticos pelo paciente e o perfil de colonização de cada instituição.

As diretrizes atuais para o tratamento farmacológico da vasoplegia descrevem tratamentos que não atuam na neutralização do mecanismo fisiopatológico envolvido, que seria a inibição da cascata inflamatória que culmina com a ação na desregulação do tônus arteriolar. Portanto, os tratamentos se baseiam no reestabelecimento da resistência vascular sistêmica e na correção da hipovolemia relativa por meio da ressuscitação volêmica. Vale ressaltar que tanto as aminas vasoativas como a hidratação venosa têm efeitos deletérios, devendo ser utilizadas com cautela e com base nas medições hemodinâmicas.[21]

Ressuscitação volêmica

Tem por objetivo garantir a perfusão e a oxigenação dos tecidos mediante a manutenção do débito cardíaco e da pressão de perfusão. Tendo em vista que, no perioperatório, pode haver perdas hídricas causando depleção volêmica ou a hipovolemia relativa, por vasodilatação, a ressuscitação volêmica otimiza a pré-carga.

Recomenda-se que o volume infundido seja guiado por indicadores de perfusão e fluidorresponsividade, sejam eles obtidos no exame físico, exames complementares ou na monitorização invasiva, uma vez que há conhecido efeito deletério da sobrecarga de fluidos e suas complicações no paciente crítico. Esse assunto será abordado de forma pormenorizada nos Capítulos 28 e 29 deste livro.

Vasopressores

Catecolaminas

Atuam causando vasoconstricção pela ação agonista alfa-adrenérgica (algumas delas também em receptores beta-1), nos receptores do músculo liso arteriolar, variando em potência vasoconstritora e em seus efeitos adversos, destacando-se os efeitos arritmogênico e o aumento de consumo miocárdico de oxigênio.

Entre elas, a noradrenalina é a medicação mais relevante desse grupo, considerada tradicionalmente o tratamento de 1ª linha no choque vasoplégico, pelo seu extenso conhecimento extrapolado do que foi estudado sobre o tratamento do choque séptico.

A epinefrina age também como agonista beta-arteriolar, tendo, portanto, efeito mais potente na vasoconstrição, mas também mais efeitos adversos como taquicardias e arritmias, o que é especialmente deletério, sobretudo no pós-operatório de cirurgias cardíacas. Fenilefrina e dopamina também são outras medicações da classe com maior risco de complicações arritmogênicas do que a noradrenalina.

Portanto, entre as catecolaminas, a noradrenalina permanece a medicação de escolha por ser mais bem tolerada e de potente ação vasoconstritora.

Vasopressina

Trata-se de um análogo sintético do hormônio antidiurético (ADH) que age de forma seletiva nos receptores V1 do músculo liso arteriolar causando vasoconstrição, além de ter ação moduladora sobre a produção de óxido nítrico e modular a resposta adrenérgica ao trauma.

A vasopressina tem efeito neutro sobre o consumo miocárdico de oxigênio, não se relacionando com aumento de frequência cardíaca ou incidência de isquemia miocárdica. Além disso, postula-se que haja efeitos cardioprotetores e nefroprotetores nesses pacientes. Portanto, vem se destacando como um agente alternativo de perfil muito favorável para o tratamento do choque vasoplégico de forma isolada ou associada de forma precoce à noradrenalina, principalmente em cenários em que se torna necessário o uso do primeiro agente vasopressor em doses progressivamente maiores.[22] Em geral, a associação de vasopressina é recomendada quando a dose de noradrenalina se encontra na faixa de 0,25 a 0,5 µg/kg/min.

O ensaio clínico randomizado VANCS, de Hajjar e colaboradores, foi o primeiro estudo prospectivo, randomizado e duplo-cego a avaliar a eficácia da administração de vasopressina precoce *versus* noradrenalina como droga isolada no manejo de choque vasoplégico após cirurgia cardíaca. O grupo que recebeu vasopressina apresentou menores taxas de insuficiência renal aguda, terapia de substituição renal (TSR) e fibrilação atrial, menor duração da terapia vasopressora e inotrópica, bem como menor tempo de permanência hospitalar e em UTI, quando comparada à noradrenalina, porém sem alteração na mortalidade.[22] Esse estudo reforçou a vasopressina como medicação de extrema relevância no tratamento do choque vasoplégico no contexto do pós-operatório de cirurgia cardíaca.

Outras medicações

Corticosteroides

Estudos com corticosteroides no tratamento da vasoplegia têm demonstrado que a administração dessas drogas restaura a responsividade vascular aos vasopressores mediante a inibição da cascata de ácido araquidônico. Além dos seus efeitos anti-inflamatórios, reduzindo a expressão de citocinas inflamatórias, iNOS e da COX 2, há o aumento da síntese de catecolaminas, expressão e sensibilidade dos adrenorreceptores a essas drogas.[2,23]

Em ensaio clínico que buscou avaliar os benefícios e riscos dose-dependentes do uso dessas drogas, a profilaxia com baixas doses de corticosteroides durante a cirurgia cardíaca gerou benefícios significativos, sem aumentar os riscos de complicações. Em estudo prospectivo, duplo-cego e randomizado comparando a eficácia de duas doses baixas de metilprednisolona (5 e 10 mg/kg) para atenuar a síndrome da resposta inflamatória sistêmica (SIRS) induzida pela CEC, verificou-se que a dose maior foi suficiente para reduzir de maneira significativa a SIRS pós-operatória.[24]

Porém, outros autores defendem que, além de não trazerem benefícios, os corticosteroides agregam malefícios ao serem responsáveis por diversos efeitos adversos. Dois importantes ensaios randomizados controlados não demonstraram benefício no uso dos corticosteroides e evidenciaram maior incidência de infarto agudo do miocárdio.[25,26] Assim, as diretrizes não recomendam o seu uso rotineiro no contexto da cirurgia cardíaca.

Portanto, não há consenso quanto ao seu uso no choque vasoplégico, mas seu uso deve ser ponderado como adjuvante no tratamento do choque, sobretudo nos casos de uso de doses mais altas de drogas vasoativas e no choque refratário.

Angiotensina II (AT II)

Em condições fisiológicas, a hipotensão provoca a ativação do sistema renina-angiotensina-aldosterona (SRAA). A renina cliva o angiotensinogênio em angiotensina I (AT I), que é convertida a ATII pela ECA. No caso de cirurgias cardíacas, diversas são as causas que ocasionam disponibilidade reduzida dessa enzima, o que contribui para o quadro vasoplégico, entre elas: a eliminação da circulação pulmonar pela CEC reduz a produção endógena de ECA; o uso de IECA no pré-operatório; e o aumento da disponibilidade de bradicinina, um potente vasodilatador que é degradado pela ECA.[8,27]

Todos esses mecanismos geram deficiência de AT II, fato que parece estar associado a maior necessidade de vasopressores e piores desfechos clínicos, além de estar relacionado a uma resposta mais favorável à administração exógena de AT II.[27]

A AT II atua aumentando a resistência vascular, aumentando a secreção de vasopressina pela hipófise anterior e aldosterona no córtex adrenal, todos mecanismos que objetivam o aumento da pressão arterial e o restabelecimento da hemodinâmica no pós-operatório.

A administração de AT II parece favorecer a sobrevida em pacientes com maior gravidade e em uso de TRS. No entanto, certamente, muitas questões a respeito do uso da AII na prática clínica ainda permanecem sem resposta.[8]

Entre os potenciais efeitos adversos conhecidos, destaca-se a ocorrência de tromboembolismo pulmonar, fato que justifica a limitação de seu uso em pacientes com risco de eventos tromboembólicos.

Azul de metileno

O azul de metileno vem sendo estudado como uma opção terapêutica para os não respondedores às catecolaminas e como agente poupador de dose de inotrópicos.

No choque vasoplégico, níveis elevados de óxido nítrico e a elevação da guanilil ciclase são responsáveis pela vasodilatação marcante do quadro. O azul de metileno é uma substância solúvel em água que tem a capacidade de inibir o NO, reduzir a formação de sintetase NO induzível e impedir o efeito da guanililciclase na musculatura lisa vascular, evitando a vasodilatação.[28]

Em metanálise recente com 15 estudos e mais de 800 pacientes, Zhao e colaboradores verificaram que a administração de azul de metileno associada a vasopressores reduziu de maneira significativa a mortalidade, bem como promoveu maiores valores de pressão arterial, menor incidência de insuficiência renal e menores níveis de lactato sérico, sem a ocorrência de efeitos colaterais graves.[28]

Kofler e colaboradores, em estudo de coorte retrospectiva com mais de mil pacientes, avaliaram o uso precoce de azul de metileno em pacientes com choque vasoplégico intraoperatório em cirurgia cardíaca com CEC. Foram comparadas a terapia vasopressora padrão e a associação do azul de metileno à vasopressina e à noradrenalina, e o estudo constatou que a intervenção foi responsável pelo aumento da pressão arterial, reduzindo a necessidade de vasopressores na 1ª hora do pós-operatório e a quantidade utilizada. O grupo tratado com azul de metileno apresentou maiores níveis de creatinina nos 3 dias seguintes ao pós-operatório, sem aumentar incidência de TSR. A sobrevida em 90 dias não diferiu de maneira significativa entre os grupos.[29]

O azul de metileno é um potente inibidor das monoaminaoxidases (IMAO) e tem o potencial de causar síndrome serotoninérgica quando combinado a outros agentes IMAO ou a inibidores da recaptação de serotonina e deve ser utilizado com cautela, sobretudo nessa população. A dose recomendada é extrapolada da utilizada na meta-hemoglobinemia (1 a

2 mg/kg/dose), mas sua toxicidade ainda é fator limitante para seu uso. Não houve estudo na população com choque validando sua dose. Portanto, estudos adicionais devem ser realizados para reforçar seu uso no contexto de choque vasoplégico.[30]

Hidroxicobalamina

A hidroxicobalamina (HXC) quando utilizada no tratamento da intoxicação por cianeto, tem como efeito adverso a elevação dos níveis pressóricos, por mecanismos desconhecidos, podendo estar relacionada à atenuação dos efeitos vasodilatadores do NO e com poucos efeitos colaterais relatados. Acredita-se que haja eficácia no seu uso sinérgico com azul de metileno. A dose utilizada nos estudos em questão foi de 5 g. Porém, esses efeitos benéficos são demonstrados apenas em relatos de casos e séries, ainda se carecendo de ensaios clínicos randomizados para embasar esses achados.[31,32]

A HXC não é recomendada formalmente para o manejo do SV. Até o momento, apenas estudos pequenos demonstraram seu uso em pacientes com transplante hepático, tanto no intraoperatório como no pós-operatório.

Combinação de ácido ascórbico, tiamina e corticosteroides

Essas três medicações parecem ter efeito sinérgico benéfico no tratamento do choque vasoplégico. O ácido ascórbico parece ter ação na sensibilização do efeito das catecolaminas nos vasos e na redução da permeabilidade vascular, a tiamina é utilizada para reduzir a hiperoxalúria, possível efeito adverso do ácido ascórbico, e o corticosteroide age aumentando a expressão de receptores adrenérgicos nos vasos. Estudos recentes mostraram benefícios na sepse de redução na dose de aminas vasoativas, tempo de internação e tempo de choque, mas estudos adicionais ainda são necessários para respaldar seu uso.[1]

Considerando-se o efeito vasodilatador da IL-6, alguns estudos conseguiram demonstrar o aumento em suas concentrações após a remoção de pinçamento aórtico em pacientes pós-cirurgia cardíaca.

Nesse sentido, o bloqueio ou inibição da IL-6 pode reduzir a vasoplegia pós-cirurgia cardíaca. O tocilizumabe, um anticorpo do receptor da IL-6, vem ganhando destaque no tratamento de pacientes com respostas imunes exacerbadas a doenças infecciosas.[33]

Cetamina

A IL-6 parece ser um bom marcador de ativação da cascata inflamatória e preditor de posterior disfunção orgânica. A cetamina, potente analgésico e amnésico, é conhecida por suas propriedades inibidoras dessa interleucina. Esse efeito, associado às suas propriedades anti-inflamatórias e simpatomiméticas, pode reduzir o risco de vasoplegia em cirurgias cardíacas de alto risco.[34]

Em estudo que avaliou níveis séricos de IL-6 em pacientes pós cirurgia de revascularização miocárdica, a adição de cetamina foi capaz de reduzir os níveis circulantes de IL-6 nos primeiros 7 dias do pós-operatório.[33] No entanto, as mínimas doses necessárias para alcançar esse efeito de forma clinicamente relevante ainda não são conhecidas, tornando-se necessário que mais estudos sejam realizados antes que seu uso seja recomendado de forma rotineira.

A seguir, sugestão de algoritmo para manejo do choque vasoplégico (Figura 44.1).[34]

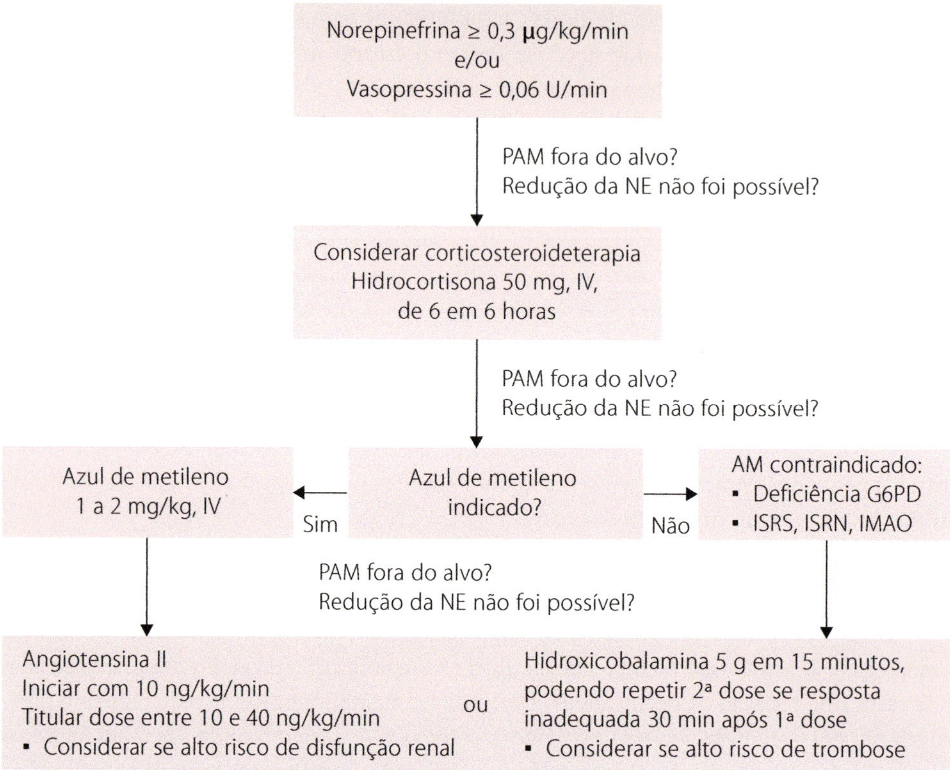

Figura 44.1 Algoritmo de manejo do choque vasoplégico.

AM: azul de metileno; G6PD: glicose-6-fosfato desidrogenase; IMAO: inibidor da monoamina oxidase; ISRS inibidores seletivos da recaptação de serotonina; NE: norepinefrina; PAM: pressão arterial média.

Fonte: Adaptada de Busse et al., 2020.[1]

Mensagens principais

- A síndrome vasoplégica pós-operatória não relacionada à sepse está associada a diversos mecanismos inflamatórios que causam perda do tônus vascular e redução da resistência vascular sistêmica, culminando com o choque e suas consequências, sendo condição associada à alta morbimortalidade.
- Está muito relacionada às cirurgias cardíacas, com presença em até metade dos casos.
- Sua compreensão e seu tratamento têm muita correlação com a literatura sobre o choque séptico, o modelo de choque distributivo mais comum.
- Ressalta-se a importância da monitorização hemodinâmica invasiva adequada desses pacientes para o direcionamento e a otimização terapêutica.
- Ressuscitação volêmica, catecolaminas e, mais recentemente, o destaque para o papel da vasopressina seguem como seus pilares terapêuticos.
- Novas drogas como o azul de metileno, angiotensina II e hidroxicobalamina vêm sendo estudadas como adjuvantes promissores.
- Novos estudos randomizados e de maior porte são necessários para se compreender o real papel das novas terapêuticas alternativas.

Referências bibliográficas

1. Busse LW, Barker N, Petersen C. Vasoplegic syndrome following cardiothoracic surgery: review of pathophysiology and update of treatment options. Critical Care. 2020;24:36.
2. Ltaief Z, Ben-Hamouda N, Rancati V et al. Vasoplegic syndrome after cardiopulmonary bypass in cardiovascular surgery: pathophysiology and management in critical care. Journal of Clinical Medicine. 2022;11(21):6407.
3. Umeki A, Yamamoto T. Analysis of systemic vascular resistance after cardiac surgery: a retrospective cohort study. Journal of Thoracic Disease. 2022;14(11):4341-51.
4. Chan JL, Kobashigawa JA, Aintablian TL et al. Characterizing predictors and severity of vasoplegia syndrome after heart transplantation. The Annals of Thoracic Surgery. 2018;105(3):770-7.
5. Lambden S, Creagh-Brown BC, Hunt Julie et al. Definitions and pathophysiology of vasoplegic shock. Critical Care. 2018;22(1):174.
6. Sun X, Zhang L, Hill PC et al. Is incidence of postoperative vasoplegic syndrome different between off-pump and on-pump coronary artery bypass grafting surgery? European Journal of Cardio-Thoracic Surgery. 2008;34(4):820-5.
7. Dayan V, Cal R, Giangrossi F. Risk factors for vasoplegia after cardiac surgery: a meta-analysis. Interactive Cardiovascular and Thoracic Surgery. 2019;28(6):838-44.
8. Papazisi O, Palmen M, Danser AHJ. The use of angiotensin II for the treatment of post-cardiopulmonary bypass vasoplegia. Cardiovascular Drugs and Therapy. 2022;36(4):739-48.
9. Weinberg D, Running K, Kalarickal PL et al. Use of intravenous hydroxocobalamin for vasoplegic syndrome in simultaneous liver-kidney transplant: a case report. Transplantation Proceedings. 2021;53(4):1300-2.
10. Omar S, Zedan A, Nugent K. Cardiac vasoplegia syndrome: pathophysiology, risk factors and treatment. The American Journal of the Medical Sciences. 2015;349(1):80-8.
11. Van Vessem ME, Palmen M, Couperus LE et al. Incidence and predictors of vasoplegia after heart failure surgery. European Journal of Cardio-Thoracic Surgery: Official Journal of the European Association for Cardio-Thoracic Surgery. 2017;51(3):532-8.
12. Argenziano M, Chen JM, Choudhri AF et al. Management of vasodilatory shock after cardiac surgery: identification of predisposing factors and use of a novel pressor agent. The Journal of Thoracic and Cardiovascular Surgery. 1998;116(6):973-80.
13. Byrne JG, Leacche M, Paul S et al. Risk factors and outcomes for "vasoplegia syndrome" following cardiac transplantation. European Journal of Cardio-Thoracic Surgery: Official Journal of the European Association for Cardio-Thoracic Surgery. 2004;25(3):327-32.
14. Prondzinsky R, Knüpfer A, Loppnow H et al. Surgical trauma affects the proinflammatory status after cardiac surgery to a higher degree than cardiopulmonary bypass. The Journal of Thoracic and Cardiovascular Surgery. 2005;129(4):760-6.
15. Tsiouris A, Wilson L, Haddadin AS et al. Risk assessment and outcomes of vasoplegia after cardiac surgery. General Thoracic and Cardiovascular Surgery. 2017;65(10):557-65.
16. Alfirevic A, Xu M, Johnston D et al. Transfusion increases the risk for vasoplegia after cardiac operations. The Annals of Thoracic Surgery. 2011;92(3):812-9.
17. Raja SG, Fida N. Should angiotensin converting enzyme inhibitors/angiotensin II receptor antagonists be omitted before cardiac surgery to avoid postoperative vasodilation? Interactive CardioVascular and Thoracic Surgery. 2008;7(3):470-5.
18. Patarroyo M, Simbaqueba C, Shrestha K et al. Pre-operative risk factors and clinical outcomes associated with vasoplegia in recipients of orthotopic heart transplantation in the contemporary era. The Journal of Heart and Lung Transplantation: The Official Publication of the International Society for Heart Transplantation. 2012;31(3):282-7.
19. Roshanov PS, Rochwerg B, Patel A et al. Withholding versus continuing angiotensin-converting enzyme inhibitors or angiotensin II receptor blockers before noncardiac surgery: an analysis of the vascular events in noncardiac surgery patients cohort evaluation prospective cohort. Anesthesiology. 2017;126(1):16-27.

20. Ltaief Z, Schneider AG, Liaudet L. Pathophysiology and clinical implications of the veno-arterial PCO2 gap. Critical Care (London, England). 2021;25(1):318.
21. Levy B, Fritz C, Tahon E et al. Vasoplegia treatments: the past, the present, and the future. Critical Care. 2018;22:52.
22. Hajjar L, Roquim A, Kalil Filho R et al. Vasopressin versus norepinephrine infusion in patients with vasoplegic shock after cardiac surgery. Critical Care. 2009;13(1):P185.
23. Sakaue M, Hoffman BB. Glucocorticoids induce transcription and expression of the alpha 1B adrenergic receptor gene in DTT1 MF-2 smooth muscle cells. The Journal of Clinical Investigation. 1991;88(2):385-9.
24. Bourbon A, Vionnet M, Leprince P et al. The effect of methylprednisolone treatment on the cardiopulmonary bypass-induced systemic inflammatory response. European Journal of Cardio-Thoracic Surgery: Official Journal of the European Association for Cardio-Thoracic Surgery. 2004;26(5):932-8.
25. Dieleman JM, Nierich AP, Rosseel PM et al. Intraoperative high-dose dexamethasone for cardiac surgery: a randomized controlled trial. JAMA. 2012;308(17):1761-7.
26. Whitlock RP, Devereaux PJ, Teoh KH et al. Methylprednisolone in patients undergoing cardiopulmonary bypass (SIRS): a randomised, double-blind, placebo-controlled trial. Lancet (London, England). 2015;386(10000):1243-53.
27. Khanna A, English SW, Wang XS et al. Angiotensin II for the Treatment of Vasodilatory Shock. The New England Journal of Medicine. 2017;377(5):419-30.
28. Zhao C-C, Zhai Y-J, Hu Z-J et al. Efficacy and safety of methylene blue in patients with vasodilatory shock: a systematic review and meta-analysis. Frontiers in Medicine. 2022;9:950596.
29. Kofler O, Simbeck M, Tomasi R et al. Early use of methylene blue in vasoplegic syndrome: a 10-year propensity score-matched cohort study. Journal of Clinical Medicine. 2022;11(4):1121.
30. Oz M, Isaev D, Lorke DE et al. Methylene blue inhibits function of the 5-HT transporter. British Journal of Pharmacology. 2012;166(1):168-76.
31. Cai Y, Mack A, Ladlie BL et al. The use of intravenous hydroxocobalamin as a rescue in methylene blue--resistant vasoplegic syndrome in cardiac surgery. Annals of Cardiac Anaesthesia. 2017;20(4):462-4.
32. Roderique JD, Vandyck K, Holman B et al. The use of high-dose hydroxocobalamin for vasoplegic syndrome. The Annals of Thoracic Surgery. 2014;97(5):1785-6.
33. Roytblat L, Talmor D, Rachinsky M et al. Ketamine attenuates the interleukin-6 response after cardiopulmonary bypass. Anesthesia and Analgesia. 1998;87(2):266-71.
34. Ortoleva JP. Ketamine, interleukin-6, and vasoplegia: is prevention the best medicine? Annals of Cardiac Anaesthesia. 2023;26(1):114-6.

45 Choque Cardiogênico

Paulo Caied
Dayenne Hianaê de Paula Souza
Ludhmila Abrahão Hajjar
Lucas Trindade Cantú Ribeiro

Introdução

O choque cardiogênico é causado por redução importante da função miocárdica e do débito cardíaco, resultando em hipóxia, hipoperfusão e lesão orgânica tecidual. O início pode ser lento ou rápido, sendo clinicamente marcado por hipotensão refratária à ressuscitação volêmica, com sinais de hipoperfusão tecidual e necessidade de terapia farmacológica ou assistência mecânica.[1]

Os critérios clínicos para definição de choque cardiogênico não são uniformes entre os estudos e as diretrizes já publicados. Os estudos SHOCK e IABP-SHOCK II definem como critérios a pressão arterial sistólica (PAS) < 90 mmHg por mais de 30 minutos, uso de terapia farmacológica ou suporte mecânico para manutenção de PAS ≥ 90 mmHg (Tabela 45.1). Entre as evidências de hipoperfusão orgânica, são tipicamente incluídos a redução do débito urinário (DU) < 30 mL/h, extremidades frias, alteração do nível neurológico, acidose metabólica e lactato sérico > 2,2 mmol/L. Entre os critérios hemodinâmicos, incluem-se o índice cardíaco (IC) < 2,2 L/min/m^2 e a pressão de oclusão de artéria pulmonar > 15 mmHg (POAP).[2,3]

Uma PAS < 90 mmHg refratária à expansão volêmica mais evidência clínica e laboratorial de hipoperfusão tecidual e lesão de órgão-alvo na suspeita de disfunção cardíaca definem o diagnóstico de choque cardiogênico.[4] Entretanto, é importante ressaltar que a hipoperfusão pode estar presente mesmo na ausência de hipotensão em razão dos mecanismos de vasoconstrição compensatória.[5]

A incidência de choque cardiogênico no período pós-operatório é de 1% a 2% dentro de 30 dias e de 4% a 6% dentro de 1 ano no grupo de pacientes com doença arterial coronariana, doença arterial periférica e em maiores de 65 anos submetidos à cirurgia não cardíaca. A presença de insuficiência cardíaca previamente diagnosticada e sobrecarga volêmica durante o perioperatório são também fatores de risco associados a essa condição.[6]

O infarto agudo do miocárdio (IAM) é a principal causa de choque cardiogênico, sendo mais comum nas primeiras 72 horas de pós-operatório, podendo se manifestar clinicamente com insuficiência cardíaca aguda ou edema agudo de pulmão, mesmo na ausência de dor torácica. Deve ser diagnosticado com eletrocardiograma (ECG), coletas seriadas de troponina e o ecocardiograma demonstrando novas alterações da contratilidade segmentar.

Tromboembolismo pulmonar, arritmias, balanço hídrico persistentemente positivo, insuficiência renal e infecções são também causas conhecidas de choque cardiogênico.[7]

Tabela 45.1 Critérios clínicos para definição de choque cardiogênico dos estudos e diretrizes já publicados.

SHOCK Trial (1999)	IABP SHOCK II (2012)	ESC Guidelines (2021)
▪ PAS < 90 mmHg por mais de 30 minutos ou uso de terapia farmacológica para manutenção de PAS > 90 mmHg ▪ Evidência de hipoperfusão orgânica (DU < 30 mL/h ou extremidades frias) ▪ Critérios hemodinâmicos: IC < 2,2 L/min/m² e POAP > 15 mmHg	▪ PAM < 70 mmHg ou PAS < 100 mmHg apesar de adequada ressuscitação volêmica (ao menos 1 L de cristaloides ou 0,5 L de coloides) ▪ Evidência de lesão de órgão-alvo (DU < 0,5 mL/kg por 1 hora ou lactato > 2 mmol/L)	▪ Sinais clínicos de hipoperfusão tecidual (redução do DU, extremidades frias, confusão mental, pressão de pulso estreita) ▪ Marcadores bioquímicos de hipoperfusão (aumento de creatinina, acidose metabólica e aumento de lactato sérico)

PAS: pressão arterial sistólica; PAM: pressão arterial média; DU: débito urinário; POAP: pressão de oclusão de artéria pulmonar.

Fonte: Adaptada de van Diepen S et al., 2017;[1] Hochman JS et al., 1999[2] e Esc Guidelines, 2021.[21]

Fenótipos hemodinâmicos

As medidas hemodinâmicas invasivas são úteis na caracterização dos fenótipos hemodinâmicos. O perfil frio e molhado é o mais comumente visto em pacientes com infarto do miocárdio e choque cardiogênico, quase dois terços dos casos são caracterizados por baixo índice cardíaco (IC), elevada resistência vascular sistêmica (RVS) e alta pressão de oclusão de artéria pulmonar (PAOP) (Quadro 45.1).

Análises complementares do SHOCK *trial* identificaram e expandiram os espectros hemodinâmicos de apresentação dos fenótipos. A característica comum entre todos é o baixo IC, mas com variação ampla entre os demais parâmetros como pressão venosa central (PVC), POAP, RVS.[8]

Quadro 45.1 Classificação dos tipos de choque cardiogênico baseada em perfusão e congestão.

		CONGESTÃO	
PERFUSÃO		Sim	Não
	frio	Choque cardiogênico clássico: baixo IC e elevadas PAOP e RVS	Choque cardiogênico euvolêmico: baixo IC, elevada RVS e POAP normal
	quente	Choque misto: baixo IC, elevada PAOP e normal ou baixa RVS	Choque vasoplégico (não cardiogênico): alto IC, baixa RVS e PAOP

IC: índice cardíaco; PAOP: pressão de oclusão de artéria pulmonar; RVS: resistência vascular sistêmica.

Exames laboratoriais e exames não invasivos

A troponina quando apresenta curva de elevação e queda seguindo padrão isquêmico é achado consistente com síndrome coronariana aguda (SCA). Uma divergência entre o grau de disfunção segmentar ao exame de imagem e a troponina elevada pode estar presente no contexto de miocárdio hibernante ou atordoado. O nível de elevação dos marcadores de necrose miocárdica dá uma ideia da extensão da lesão miocárdica.

Os peptídeos natriuréticos se elevam de forma significativa no contexto da IC descompensada e estão associados ao aumento de mortalidade nos pacientes pós-IAM e com choque cardiogênico.

O baixo débito cardíaco resulta em baixa entrega periférica de oxigênio. O lactato é produzido a partir do metabolismo celular intermediário da glicose, altos níveis séricos são indicadores inespecíficos de estresse metabólico e hipóxia tecidual, entretanto não se associam à mortalidade no choque cardiogênico. Gasometria arterial permite a avaliação dos gases respiratórios e do metabolismo ácido-básico, ajudando na correção dos distúrbios de ventilação. Na presença de função renal preservada, o excesso de base negativo (BE) é decorrente de hipoperfusão tecidual e metabolismo anaeróbico.

Um desbalanço entre a oferta e o consumo periférico de oxigênio resultou em baixa oxigenação central mista ($SVcO_2$), cuja amostra é idealmente obtida pela coleta de sangue pela via distal de um cateter de artéria pulmonar. Medidas seriadas de lactato arterial e da $SVcO_2$ são úteis na avaliação da resposta terapêutica às medidas de tratamento realizadas.

A hipoperfusão dos rins e do fígado causam alterações de função renal com elevação de ureia e creatinina. O comprometimento da função hepática se apresenta com elevação de aspartato aminotransferase (ALT), alanina aminotransferase (AST), bilirrubinas e lactato desidrogenase (LDH), frequentemente acompanhado de aumento do tempo de protrombina (TP).[9]

O Quadro 45.2 ilustra o regime recomendado de monitoramento laboratorial para pacientes em estado de choque cardiogênico.

Quadro 45.2 Monitoramento laboratorial no manejo do choque cardiogênico.

Exames laboratoriais	Frequência	Comentários
Hemograma completo	A cada 12 a 24 horas	Solicitar mais frequentemente se alto risco de sangramento
Eletrólitos	A cada 6 a 12 horas	Avaliar distúrbios da função renal e guiar reposição eletrolítica
Função renal	A cada 12 a 24 horas	Marcadores de perfusão e função renal
Função hepática	Diária	Marcadores de hepatopatia congestiva e hipoperfusão
Lactato	A cada 4 a 6 horas	*Clearance* de lactato é marcador de melhora de hipoperfusão e a manutenção de lactato elevado é marcador de maior mortalidade
Provas de coagulação	A depender do esquema de anticoagulação	Uso de terapia circulatória mecânica frequentemente necessita de controle de terapia antitrombótica

Fonte: Desenvolvido pela autoria do capítulo.

A radiografia de tórax, apesar de suas limitações, pode demonstrar aumento de área cardíaca, avaliação da congestão pulmonar, além de sugerir outras etiologias para o choque como síndromes aórticas, derrame pericárdico, pneumotórax, derrame pleural e embolia pulmonar. É também importante na verificação dos dispositivos para checar a posição do tubo orotraqueal, cateter venoso central, dispositivos de assistência circulatória e marcapasso quando presentes.

O ECG de 12 derivações é ferramenta fundamental para diagnóstico de IAM com supradesnivelamento do segmento ST e pode também ter achados compatíveis com miocardite, embolia pulmonar, distúrbios eletrolíticos e de intoxicação por drogas.

O ecocardiograma transtorácico deve ser realizado e fornece dados da função sistólica, dados hemodinâmicos, exclui complicações mecânicas, ajuda nas decisões medicamentosas e de terapias mecânicas.

Pacientes na vigência de choque cardiogênicos devem ser avaliados com ECG, radiografia de tórax e ecocardiograma seriados e de forma frequente.

A rotina laboratorial deve contemplar hemograma completo, dosagem de eletrólitos, creatinina, ureia, testes de função hepática, gasometrias, lactato arterial e troponina seriada.[1]

Monitorização hemodinâmica

Atualmente, sistemas de monitorização hemodinâmica não invasiva e minimamente invasiva, que necessitam apenas de punção de uma linha arterial e um cateter venoso central, fornecem, com a análise baseada no contorno da onda de pulso arterial, parâmetros como DC, IC, RVS, variação da pressão de pulso (VPP) e variação do volume sistólico (VVS). O VVS normalmente é de 10% a 15% quando em ventilação mecânica controlada. Valores < 12% indicam paciente mais à direita na curva de Frank-Starling, portanto não responsivos a volume.

O cateter de artéria pulmonar (Swan-Ganz) com um balonete distal introduzido por punção venosa e guiado até a artéria pulmonar foi introduzido na prática clínica na década de 1970, entretanto seu uso na literatura é controverso. Deve ser considerado em casos de choque cardiogênico de moderada a importante gravidade e de difícil manejo.[10]

O Quadro 45.3 sintetiza os parâmetros segundo os sistemas de monitorização hemodinâmica.

Quadro 45.3 Parâmetros segundo os sistemas de monitorização hemodinâmica.

Parâmetro monitorização	Frequência	Racional/comentário
Telemetria, oximetria de pulso, frequência respiratória	Contínua	Alta incidência de arritmias, falha respiratória e edema agudo de pulmão
Pressão arterial invasiva	Contínua	Manter de 12 até 24 h após a interrupção de drogas vasoativas
Pressão venosa central (PVC)	Contínua	Tendência evolutiva da PVC pode fornecer informações sobre o estado volêmico do paciente
Saturação venosa central de oxigênio	A cada 4 horas	Monitoram indiretamente a direção do débito cardíaco
Cateter de artéria pulmonar (Swan Ganz) Monitor hemodinâmico não invasivo	Contínua	Instalação precoce em pacientes não responsivos à terapia inicial e em situações de incerteza diagnóstica

Fonte: Desenvolvido pela autoria do capítulo.

Tratamento

O choque cardiogênico necessita de intervenção imediata visando reverter e impedir a deterioração orgânica secundária à hipoperfusão tecidual pelo estado de baixo débito cardíaco, objetivando restaurar os parâmetros cardiovasculares e manter perfusão tecidual satisfatória. A pressão arterial média-alvo (PAM) deve ser individualizada no tratamento, o risco de hipoperfusão com PAM mais baixa deve ser balanceado com o impacto deletério do uso de drogas vasoativas na demanda miocárdica por oxigênio, isquemia e arritmias associadas aos alvos de PAM mais elevadas.[11]

A Tabela 45.2 traz uma visão geral das drogas vasoativas mais comumente usadas no tratamento do choque cardiogênico.

Tabela 45.2 Visão geral das drogas vasoativas mais usadas no tratamento do choque cardiogênico.

Medicação	Dose	Receptores	Efeitos hemodinâmicos
Vasopressores			
Noradrenalina	0,01 a 0,5 µg/kg/min	α ++++ β 1 + + β 2 +	Aumento de resistência vascular sistêmica e débito cardíaco
Vasopressina	0,02 a 0,06 UI/min	V1 na musculatura vascular lisa	Aumento de resistência vascular sistêmica, sem incremento na resistência vascular pulmonar
Adrenalina	0,01 a 0,5 µg/kg/min	α ++++ β 1 ++++ β 2 ++++	Aumento de resistência vascular sistêmica e débito cardíaco
Dopamina	Beta: 2,5 a 5 µg/kg/min	α - β 1 + β 2 - Dopa +++	Aumenta o débito cardíaco e frequência cardíaca
	Alfa: 5 a 15 µg/kg/min	α +++ β 1 ++ β 2 + Dopa ++	Aumento de resistência vascular sistêmica e débito cardíaco
Fenilefrina	0,1 a 10 µg/kg/min	α ++++	Aumento de resistência vascular sistêmica
Inotrópicos			
Dobutamina	2,5 a 20 µg/kg/min	β 1 ++++ β 2 ++ α +	Aumento do débito cardíaco, redução da resistência vascular sistêmica e pulmonar
Milrinone	0,375 a 0,75 µg/kg/min	Inibidor PD-3	Aumento do débito cardíaco, redução da resistência vascular sistêmica e pulmonar
Levosimendan	0,05 a 0,2 µg/kg/min	Sensibilização de miofilamento de cálcio	Aumento do débito cardíaco, redução da resistência vascular sistêmica e pulmonar

(Continua)

Tabela 45.2 Visão geral das drogas vasoativas mais usadas no tratamento do choque cardiogênico. (*Continuação*)

Vasodilatadores			
Droga	**Mecanismo**	**Dose**	**Efeito**
Nitroglicerina	Liberação de óxido nítrico (NO), aumentando GMPc na musculatura vascular	Iniciar 10 a 20 µg/kg e aumentar até 200 mcg/min	Redução da pressão arterial e resistência vascular sistêmica. Aumento do débito cardíaco e da frequência cardíaca
Nitroprussiato de sódio	Liberação de NO aumentando GMPc na musculatura vascular	Iniciar 0,5 µg/kg/min, aumentando até 10 µg/kg/min	Redução mais acentuada da resistência vascular sistêmica e da pressão arterial, com maior incremento do débito cardíaco

Fonte: Desenvolvida pela autoria do capítulo.

Não está bem definido, na literatura, qual o melhor vasopressor a ser iniciado no choque cardiogênico. Habitualmente, o uso de noradrenalina está associado a menor incidência de arritmias e pode ser a droga de primeira escolha em muitos pacientes. A vasopressina comumente é a segunda droga de escolha. O estudo SOAP-II demonstrou maior incidência de taquiarritmias e aumento de mortalidade quando a dopamina foi a primeira droga de escolha.[12]

A suplementação com oxigênio está indicada e objetiva manter a saturação de hemoglobina acima de 92%. Entretanto, cautela na administração deve ser tomada já que a hiperóxia pode causar vasoconstrição e redução do débito cardíaco.

A ventilação mecânica em paciente com choque cardiogênico tem prevalência na literatura, variando de 78% a 88%, sendo, muitas vezes, necessária no manejo da hipoxemia aguda, proteção de via aérea, desconforto respiratório, instabilidade hemodinâmica e elétrica.

Modos de ventilação não invasiva (VNI) têm papel importante no manejo de edema agudo de pulmão e insuficiência respiratória, melhorando a dispneia e a hipoxemia.[13]

A decisão pela intubação do paciente deve seguir critério clínico-padrão, levando-se em consideração a preparação para possível deterioração hemodinâmica associada com sedação, efeito vagal da intubação orotraqueal e ventilação com pressão positiva. Não existem dados em literatura que corroborem a escolha de algum melhor modo ventilatório. Os ajustes na ventilação devem visar prevenir a hipoxemia, a hiperóxia, minimizar o esforço ventilatório do paciente, evitar dissincronias ventilatórias e otimizar a hemodinâmica.[14]

A terapia de substituição renal (TSR) para o tratamento de insuficiência renal aguda (IRA) é indicada em aproximadamente 20% de pacientes com choque cardiogênico. A indicação de TSR durante a internação está associada a uma maior mortalidade e aumenta as chances de terapia dialítica de longo prazo.

Modos de dialise intermitente são mal tolerados nesse perfil de paciente e modos de hemodiálise contínua são mais adequados e tolerados.[15] A indicação da TSR pode se basear em diretrizes específicas, KDIGO (*Kidney Disease Improving Global Outcomes*), e pode ser considerado com KDIGO estágio 2 ou na vigência de urgência dialítica.

Tratamento específico do infarto agudo do miocárdio

A principal causa de choque cardiogênico é o IAM. Nesse cenário, é fundamental a terapia reperfusão do miocárdio por angioplastia ou revascularização cirúrgica. A terapia fibrinolítica deve ser considerada em pacientes que não podem ser tratados com a abordagem invasiva em tempo apropriado (< 120 minutos) para a abertura da artéria culpada. O paciente, mesmo que apresente critérios de reperfusão no ECG, deve ser encaminhado para realização de cateterismo o mais precocemente possível.

O estudo SHOCK evidenciou aumento de sobrevida de 13% em pacientes de até 75 anos, que se encontravam até 36 horas do início do IAM e até 18 horas do início do choque e que foram submetidos à terapia reperfusão miocárdica.

O melhor método de revascularização deve ser individualizado. Quando factível, a angioplastia primária deve ser o método de escolha e o sítio da punção radial deve ser o preferido. A cirurgia mostrou melhor resultado em pacientes com complicações mecânicas (insuficiência mitral aguda, comunicação interventricular e rotura de parede livre do VE).

O uso de terapia de antiagregação plaquetária deve seguir as diretrizes específicas de IAM. O uso de ácido acetilsalicílico (AAS) pode ser iniciado antes do cateterismo e a administração do segundo antiplaquetário deve ser reservada para após a realização do cateterismo e descartada a possibilidade terapia cirúrgica. Se indicada terapia com anticoagulação, é preferível o uso contínuo de heparina não fracionada intravenosa conforme protocolo em virtude de seu manejo e controle mais previsível da anticoagulação.

Os betabloqueadores (BB) e os bloqueadores do sistema renina-angiotensina-aldosterona (BRA) não devem ser utilizados em pacientes com choque cardiogênico, pois aumentam a mortalidade se introduzidos de forma precoce. A introdução de BB pode ser considerada em pacientes euvolêmicos, que toleraram a suspensão de drogas vasoativas a pelo menos mais de 24 horas e a introdução de BRA quando o paciente estiver sem vasopressores por mais de 24 horas, com função renal estável, próxima ao basal e com risco de hipercalemia induzida pela medicação controlado.[16]

A introdução de estatina de forma precoce em pacientes com choque cardiogênico por IAM e submetidos à terapia de revascularização foi associada a um menor risco de morte em 30 dias, sendo, assim, indicada no tratamento inicial desses pacientes.

Para uma visão detalhada das etapas de intervenção no manejo do choque cardiogênico, veja a Figura 45.1, que delineia o *continuum* do tratamento desde a ressuscitação inicial até as opções de recuperação avançada.

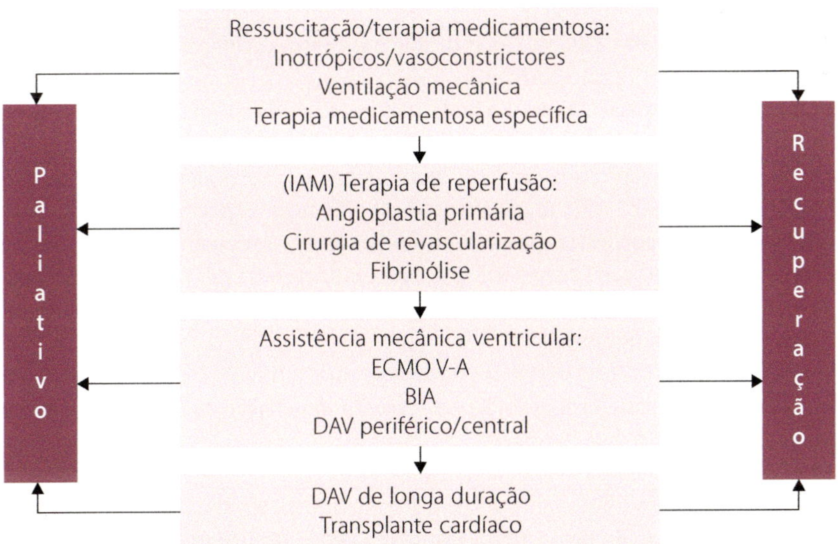

Figura 45.1 Estratégias de intervenção no tratamento do choque cardiogênico.

IAM: infarto agudo do miocárdio: ECMO V-A: membrana de circulação extracorpórea venoarterial; BIA: balão intra-aórtico; DAV: dispositivo de assistência ventricular.

Suporte circulatório mecânico

Os dispositivos de assistência ventricular (DAV) são classificados de acordo com sua durabilidade (curta ou longa permanência), tipo de assistência oferecida (ventricular esquerda, ventricular direita ou biventricular), modo de implante (paracorpóreo ou totalmente implantável) e mecanismo propulsor (pulsátil ou contínuo). Os DAV de fluxo contínuo são preferíveis para uso de longo prazo em razão da maior durabilidade e menor incidência de eventos embólicos.

Os DAV têm papel importante no tratamento de pacientes com choque cardiogênico refratário e com progressão de múltiplas disfunções orgânicas apesar do uso de inotrópicos e de terapia específica. Podem ser usados como ponte para recuperação, quando o dispositivo pode ser removido após a melhora da contratilidade cardíaca. Ponte para ponte, quando dispositivos de curta permanência são utilizados até a estabilização clínica para posterior implante de DAV de longa duração. Ponte para decisão, visando uma melhor avaliação de viabilidade neurológica e do grau de múltiplas disfunções orgânicas para posterior candidatura a transplante cardíaco ou implante de DAV de longa duração.[18]

O balão intra-aórtico (BIA) é o dispositivo de assistência mais disponível e mais utilizado na prática. Por meio de uma punção arterial via femoral (7-9 F), um balão de contra pulsação é posicionado na aorta torácica descendente, distal ao ramo da artéria subclávia esquerda. O BIA é sincronizado ao ciclo cardíaco (ECG ou curva de pulso) e atua desinsulflando durante a sístole, o que reduz a pós-carga e aumenta o débito cardíaco (até 0,5 L/min), e insuflando durante na diástole, causando ganho da pressão diastólica e melhora da perfusão coronariana. As indicações clássicas são o choque cardiogênico por IAM, comunicação interventricular (CIV), insuficiência mitral aguda, uso profilático em angioplastias de alto risco e após circulação extracorpórea em pacientes com disfunção ventricular esquerda severa.

A membrana de oxigenação extracorpórea (ECMO) na última década vem apresentando aumento gradual em sua utilização no choque cardiogênico. Registro da ELSO (*extracorporeal life support organization*) mostrou que 56% sobreviveram à decanulação e 41% sobreviveram após alta hospitalar quando a ECMO foi indicada por causas cardíacas e, em patologias potencialmente reversíveis como miocardites, os resultados podem ser até melhores.

Canulações venoarterial (V-A) são preferidas em casos de choque cardiogênico associado à disfunção respiratória grave, enquanto a canulação venovenosa (V-V) deve ser preferida em casos de insuficiência respiratória isolada, sem disfunção ventricular. São contraindicações relativas à instalação de ECMO: idade avançada (> 75 anos); expectativa de vida menor que 1 ano; doença arterial periférica grave; contraindicações à anticoagulação; doença hepática avançada; e dano neurológico irreversível. Entre as complicações mais comuns, estão a isquemia distal de membro, tromboembolismo venoso, acidente vascular cerebral, hemólise, infecção, insuficiência aórtica e sangramento.

A implantação de ECMO periférica pode ocasionar aumento de pós-carga e redução do esvaziamento do ventrículo esquerdo; nesses casos, a associação com BIA pode melhorar o trabalho ventricular e o débito cardíaco.[19]

Entre os dispositivos de assistência ventricular mecânica de inserção percutânea, também se encontram disponíveis o Tandemheart (*Cardiac assist inc*), bomba centrífuga capaz de gerar débito de 4 L/min com a cânula de *inflow* posicionada no átrio esquerdo por meio de punção transeptal e a cânula de *outflow* na artéria femoral; e o Impella (Abiomed), bomba axial de introdução retrograda no ventrículo esquerdo via artéria femoral, capaz de gerar débito entre 2,5 e 5 L/min.

A Centrimag (St. Jude) é um DAV que pode ser utilizado para dar assistência univentricular e biventricular. A canulação central é feita por esternotomia e o dispositivo é formado por rotor magneticamente levitado capaz de gerar débito de até 8 a 10 L por minuto. Na assistência ventricular esquerda, o *inflow* posicionado no ventrículo esquerdo (acesso via átrio esquerdo ou ponta do ventrículo esquerdo) e *outflow* em aorta ascendente. Na assistência ventricular direita, o *inflow* é posicionado no átrio direito e *outflow*, na artéria pulmonar.[20]

O transplante cardíaco e os dispositivos de longa permanência ficam reservados aos pacientes com choque cardiogênico refratário e insuficiência cardíaca avançada com persistência de sintomas limitantes apesar de tratamento medicamentoso otimizado. A indicação dessas terapias de destino deverá ser realizada por equipe multidisciplinar e especializada levando em consideração as indicações e contraindicações encontradas nas diretrizes específicas aos tratamentos.

Mensagens principais

- Choque cardiogênico é uma condição crítica causada pela insuficiência da função miocárdica, resultando em hipoperfusão e hipóxia tecidual que pode evoluir rapidamente e requer intervenção imediata.
- As estratégias de manejo incluem ressuscitação e terapia medicamentosa com inotrópicos e vasoconstritores, terapia de reperfusão em casos de infarto do miocárdio e, para casos refratários, dispositivos de assistência ventricular como ECMO V-A.
- A escolha do tratamento é guiada pela identificação do fenótipo hemodinâmico do paciente, e a monitorização hemodinâmica e laboratorial são essenciais para a avaliação contínua da resposta ao tratamento.

Referências bibliográficas

1. van Diepen S, Katz JN, Albert NM, Henry TD, Jacobs AK, Kapur NK et al. Contemporary management of cardiogenic shock: a scientific statement from the American Heart Association. Circulation. 2017;136:e232-68.
2. Hochman JS, Sleeper LA, Webb JG, Sanborn TA, White HD, Talley JD et al. Early revascularization in acute myocardial infarction complicated by cardiogenic shock. SHOCK Investigators. Should we emergently revascularize occluded coronaries for cardiogenic shock. N Engl J Med. 1999;341:625-34.
3. Thiele H, Zeymer U, Neumann F-J, Ferenc M, Olbrich H-G, Hausleiter J et al. Intraaortic balloon support for myocardial infarction with cardiogenic shock. N Engl J Med. 2012;367:1287-96.
4. Bellumkonda L, Gul B, Masri SC. Evolving concepts in diagnosis and management of cardiogenic shock. Am J Cardiol. 2018;122:1104-10.
5. Chioncel O, Mebazaa A, Harjola VP, Coats AJ; ESC Heart Failure Long-Term Registry Investigators. Clinical phenotypes and outcome of patients hospitalized for acute heart failure: the ESC Heart Failure Long-Term Registry. Eur J Heart Fail. 2017;19:1242-54.
6. Sazgary L, Puelacher C, Lurati Buse G, Glarner N, Lampart A, Bolliger D et al. Incidence of major adverse cardiac events following non-cardiac surgery. Eur Heart J Acute Cardiovasc Care. 2020;10:550-8.
7. Gualandro DM, Yu PC, Caramelli B, Marques AC, Calderaro D, Fornari LS et al. 3ª Diretriz de avaliação cardiovascular perioperatória da Sociedade Brasileira de Cardiologia. Arq Bras Cardiol. 2017;109(3Supl.1):1-104.
8. Wood LDH. The pathophysiology of the circulation in critical illness. In: Hall JB, Schmidt GA, Wood LDH editors. Principles of critical care. 3rd ed. New York, NY: McGraw-Hill Medical Publishing; 2005. p. 231-48.
9. Shah NR, Bieniarz MC, Basra SS, Paisley RD, Loyalka P, Gregoric ID et al. Serum biomarkers in severe refractory cardiogenic shock. JACC Heart Fail. 2013;1:200-6

10. The ESCAPE Investigators; ESCAPE Study Coordinators. Evaluation study of congestive heart failure and pulmonary artery catheterization effectiveness: the ESCAPE Trial. JAMA. 2005;294(13):1625-33.
11. Petersen JW, Felker GM. Inotropes in the management of acute hear failure. Crit Care Med. 2008;36(suppl):S106-11.
12. de Backer D, Biston P, Devriendt J, Madl, Vincent JL; SOAP II Investigators. Comparison of dopamine and norepinephrine in the treatment of shock. N Engl J Med. 2010;362:779-89.
13. Gray A, Goodacre S, Newby DE, Masson M; Trialists. Noninvasive ventilation in acute cardiogenic pulmonary edema. N Engl J Med. 2008;359:142-51.
14. Sepehrvand N, Ezekowitz JA. Oxygen therapy in patients with acute heart failure: friend or foe? JACC Heart Fail. 2016;4:783-90.
15. Lauridsen MD, Gammelager H, Schmidt M. Acute kidney injury treated with renal replacement therapy and 5-year mortality after myocardial infarction-related cardiogenic shock: a nationwide population--based cohort study. Crit Care. 2015;19:452.
16. van Diepen S, Reynolds HR, Stebbins Alexander JH. Incidence and outcomes associated with early heart failure pharmacotherapy in patients with ongoing cardiogenic shock. Crit Care Med. 2014;42:281-8.
17. Sim DS, Jeong MH, Cho KH, Ahn Y, Kim YJ et al.; Korea Acute Myocardial Infarction Registry (KAMIR) Investigators. Effect of early statin treatment in patients with cardiogenic shock complicating acute myocardial infarction. Korean Circ J. 2013 Feb;43(2):100-9.
18. Kirklin JK, Naftel DC, Stevenson LW, Kormos RL, Pagani FD, Miller MA et al. INTERMACS database for durable devices for circulatory support: first annual report. J Heart Lung Transplant. 2008;27:1065.
19. Extracorporeal Life Support Organization. ECLS Registry report. [acesso em 20 ago 2016]. Disponível em: https://www.elso.org/Registry/Statistics/InternationalSummary.aspx.
20. Ayub-Ferreira SM, Souza Neto JD, Almeida DR, Biselli B, Avila MS, Colafranceschi AS et al. Diretriz de assistência circulatória mecânica da Sociedade Brasileira de Cardiologia. Arq Bras Cardiol. 2016;107(2Supl.2):1-33.

46 Injúria Miocárdica e Infarto Agudo do Miocárdio

Cristina Salvadori Bittar
Rafael Yuji Melo
Isabela Bispo Santos da Silva Costa
Lucas Trindade Cantú Ribeiro

Introdução

Estima-se que mais de 300 milhões de cirurgias não cardíacas sejam realizadas anualmente ao redor do mundo. Embora tenham o potencial de melhorar a qualidade de vida e aumentar a expectativa de vida de um paciente, as cirurgias também podem precipitar complicações perioperatórias.

Nas últimas décadas, ocorreram melhorias na estratificação de risco perioperatório, avanços na técnica cirúrgica e anestésica, além de esforços contínuos para melhoria no cuidado perioperatório cardiovascular do paciente. Ao mesmo tempo, a mudança demográfica está resultando em um número crescente de pacientes cirúrgicos com risco cardiovascular elevado, com idade média avançada e maior prevalência de fatores de risco cardiovasculares.

Os eventos cardiovasculares perioperatórios, incluindo injúria miocárdica e infarto agudo do miocárdio (IAM), estão entre as principais causas de morbidade e mortalidade após cirurgia não cardíaca. A mortalidade perioperatória em pacientes acima de 45 anos é estimada entre 1% e 2%, sendo metade dessas mortes atribuíveis a complicações cardiovasculares.[1]

Biomarcadores cardíacos indicativos de dano miocárdico, como a troponina, estão frequentemente elevados após cirúrgicas não cardíacas, sendo recomendada de rotina a dosagem de seus níveis em pacientes de risco elevado. Para pacientes[2] com 65 anos de idade ou[3] 45 anos com doença aterosclerótica estabelecida (doença arterial coronariana, doença arterial periférica ou ataque isquêmico transitório/acidente vascular cerebral), recomenda-se a obtenção de uma troponina basal pré-operatória e medidas seriadas até 72 horas após o procedimento cirúrgico.

A maioria dos pacientes com IAM perioperatório não experimentará sintomas isquêmicos em razão da anestesia, da sedação ou do uso de medicamentos analgésicos. No entanto, mesmo elevações clinicamente silenciosas de biomarcadores estão associadas a mortalidade e complicações cardiovasculares.

Com base nessa importância prognóstica, uma entidade clínica foi atualmente reconhecida: a lesão miocárdica após cirurgia não cardíaca (MINS, do inglês *myocardial injury after non-cardiac surgery*), reconhecidamente um preditor independente de mortalidade em 30 dias após um procedimento cirúrgico.

A lesão miocárdica após cirurgia não cardíaca também aumenta o risco de o paciente ser acometido por lesão/infarto do miocárdio recorrente, insuficiência cardíaca e arritmias graves em 30 dias e 18 meses após a cirurgia.

MINS inclui infarto do miocárdio e injúria miocárdica isquêmica, que não preenchem critérios pela 4ª Definição Universal de Infarto Agudo do Miocárdio, definido por lesão miocárdica com aumento de troponina acima do percentil 99, associado a pelo menos uma das seguintes condições:

- Sintomas de isquemia miocárdica aguda;
- Novas alterações eletrocardiográficas isquêmicas;
- Desenvolvimento de ondas Q patológicas;
- Exames de imagem com evidência de perda de miocárdio viável ou nova alteração segmentar consistente com etiologia isquêmica;
- Evidência angiográfica de trombose coronariana em cateterismo cardíaco ou autópsia.[2]

O IAM pode ser classificado em diferentes tipos, com base nas diferenças patológicas, clínicas e prognósticas:

- **Tipo 1:** causado por doença arterial coronariana aterotrombótica e geralmente precipitado por instabilização de placa aterosclerótica (ruptura ou erosão);
- **Tipo 2:** ocasionado por desbalanço na oferta e demanda de oxigênio ao miocárdio;
- **Tipo 3:** morte súbita cardíaca, com apresentação altamente sugestiva de evento isquêmico agudo (clínica ou eletrocardiográfica), mesmo sem dados de biomarcadores disponíveis;
- **Tipo 4a:** relacionado a intervenção coronária percutânea (com elevação de troponina 5 vezes acima do percentil 99, definido de forma arbitrária, associado a evidência de isquemia miocárdica);
- **Tipo 4b:** trombose de *stent* documentado por angiografia ou autópsia;
- **Tipo 4c:** reestenose focal ou difusa de *stent* ou após angioplastia com balão evidenciada por angiografia, na ausência de outra lesão culpada ou identificação de trombos;
- **Tipo 5:** relacionado a cirurgia de revascularização do miocárdio (com elevação de troponina 10 vezes acima do percentil 99, definido de forma arbitrária, associado a evidência de isquemia miocárdica).

Definições

A MINS é definida por pelo menos uma concentração de troponina pós-operatória que excede o limite superior de referência do percentil 99 como resultado de um mecanismo isquêmico (seja por desbalanço na oferta e demanda ou secundário a instabilização de placa aterosclerótica), com padrão de elevação e queda indicativos de lesão aguda do miocárdio. Ocorre tipicamente nos primeiros 30 dias e normalmente dentro das primeiras 72 horas após a cirurgia.

A lesão miocárdica perioperatória que tem uma causa não isquêmica não deve ser classificada como MINS (p. ex., insuficiência cardíaca aguda, sepse, embolia pulmonar, entre outras).

Sintomas clínicos e alterações eletrocardiográficas não são necessários para estabelecer um diagnóstico de MINS, que inclui infarto do miocárdio e injúria isquêmica do miocárdio.[3]

Quando são utilizadas medições seriadas de troponina T ultrassensível (Tn Us), um aumento absoluto de 5 ng/L acima do valor anterior foi associado a um risco aumentado de mortalidade em 30 dias. Adicionalmente, um pico pós-operatório de hsTnT > 20 ng/L foi associado a > 3% de mortalidade em 30 dias. Valores acima de 65 bn/L tiveram relação com mortalidade independente de variação.[4]

No caso de pacientes com elevações nos valores de troponina desde o pré-operatório, considera-se lesão miocárdica quando há um aumento ou queda > 20% nas concentrações de troponina, conforme proposto na Definição Universal de Infarto, com base na opinião de especialistas.

Epidemiologia e fatores de risco

A lesão miocárdica após cirurgia não cardíaca é um evento muito comum. No estudo multicêntrico VISION, dos 21.842 pacientes com idade acima de 45 anos submetidos a cirurgias não cardíacas e que tiveram medições seriadas de troponina, 18% desenvolveram MINS.

A maioria dos diagnósticos de MINS são feitos nos primeiros 3 dias após a cirurgia, sendo que quase 90% ocorrem até o 2º dia de pós-operatório e < 1% após o 3º dia de pós-operatório.

Importante ressaltar que o tipo de troponina utilizada afeta diretamente a incidência de MINS, sendo mais frequente com as troponinas ultrassensíveis.

Da mesma maneira, a incidência também varia conforme o subtipo da cirurgia, ocorrendo com mais frequência nos procedimentos vasculares (19%), seguidos pelos ortopédicos (12%) e torácicos (9%).

Os pacientes com MINS são mais frequentemente homens, apresentam idade mais avançada e fatores de risco cardiovasculares (hipertensão, doença arterial coronariana, IAM prévio, insuficiência cardíaca e doença renal crônica). A mortalidade pós-operatória foi maior entre os pacientes com MINS do que entre aqueles sem MINS, tanto no período da internação hospitalar como 1 ano após a cirurgia.[5]

De acordo com estudo de coorte prospectivo com mais de 15 mil pacientes, foram identificados como preditores da ocorrência de MINS:

- Idade acima de 75 anos;
- Sexo masculino;
- Fibrilação atrial atual;
- Diabetes *mellitus*;
- Hipertensão arterial;
- Insuficiência cardíaca congestiva;
- Doença arterial coronariana;
- Doença arterial periférica;
- Acidente vascular cerebral;
- Doença renal crônica (*clearance* de creatinina < 60);
- Cirurgias de urgência e emergência.[6]

A dosagem sérica pré-operatória de biomarcadores como o NT-proBNP também pode auxiliar a identificar indivíduos com maior risco de desenvolver MINS em associação com os escores de risco clínicos. Portanto, estaria indicada sua dosagem em pacientes com idade de 45 anos ou mais ou com doença cardiovascular importante. Subanálise do estudo VISION demonstrou que o NT-proBNP pré-operatório está fortemente associado a morte vascular e MINS dentro de 30 dias após cirurgia não cardíaca, sendo mais frequente quanto maior a dosagem do biomarcador.[7]

Em um estudo prospectivo, entre pacientes que tinham estratificação coronariana não invasiva por angiotomografia de coronárias pré-operatória e que tiveram um infarto do miocárdio perioperatório, 31% eram portadores de doença obstrutiva extensa, 41% de doença obstrutiva, 24% de doença não obstrutiva e 4% apresentavam achados normais. Foram considerados os resultados como achados normais, não obstrutiva (estenose < 50%), obstrutiva (um ou dois vasos com estenose 50%) ou obstrutiva extensa (estenose 50% em dois vasos, incluindo artéria descendente anterior proximal, acometimento triarterial ou tronco de coronária esquerda).[8]

Etiologia

Por definição, a MINS tem origem isquêmica. Muitos fatores podem contribuir para elevações de troponina após cirurgia não cardíaca (Figura 46.1):

- A anestesia e o trauma cirúrgico podem causar surtos de catecolaminas, cortisol e citocinas inflamatórias;
- A taquicardia diminui o tempo de diástole e aumenta o estresse da parede miocárdica e o consumo de oxigênio;
- Episódios de hipertensão aumentam a pós-carga ventricular esquerda e a demanda de oxigênio;
- Hipotensão arterial ou bradicardia podem levar a hipoperfusão coronariana no contexto de aterosclerose coronária fixa;
- Anemia e hipoxemias graves reduzem a oferta de oxigênio;
- Aumentos no estresse de cisalhamento da parede arterial podem desestabilizar lesões coronarianas preexistentes e provocar ruptura ou erosão da placa;
- A ativação plaquetária aumentada e a hipercoagulabilidade contribuem para um ambiente pró-trombótico;
- Inflamação vascular, disfunção endotelial e a microvasculatura também podem contribuir para injúria miocárdica.

Em combinação, essas alterações fisiopatológicas promovem o aumento do risco cardiovascular no período perioperatório.[9,10]

O infarto/injúria perioperatório, portanto, não é uma doença homogênea, mas uma síndrome heterogênea com múltiplas etiologias subjacentes, incluindo mecanismos de infarto agudo do miocárdio dos tipos 1 e 2. Foi observado, em um trabalho, taxas de 6,5% relacionadas a infarto tipo 1 e 71,7% ao tipo 2, sendo as restantes atribuídas a outras causas (não cardíacas, taquiarritmias e insuficiência cardíaca aguda).[11]

Apresentação clínica

A maioria dos pacientes com IAM perioperatório não experimentará sintomas isquêmicos em razão de anestesia, sedação ou uso de medicamentos analgésicos.

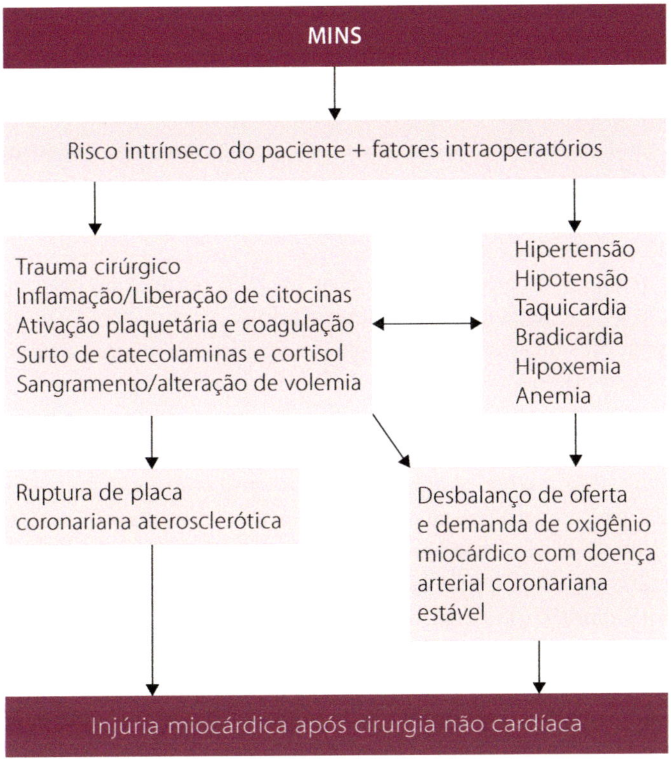

Figura 46.1 **Etiologia da *myocardial injury after non-cardiac surgery* (MINS).**
Fonte: Adaptada de Ruetzler et al., 2021.[2]

Em estudo unicêntrico com mais de 2 mil pacientes de alto risco cardiovascular e que tiveram MINS, 82% não apresentaram sintomas isquêmicos, sendo que dor torácica típica esteve presente em apenas 6%. Achados eletrocardiográficos sugestivos de isquemia miocárdica, especialmente infradesnivelamento do segmento ST e inversão aguda de onda T, foram observados em apenas 24% dos eletrocardiogramas realizados. Apenas 30% preencheram critérios para infarto de acordo com a 4ª Definição Universal de Infarto Agudo do Miocárdio.[12]

Portanto, os sintomas clínicos estarão frequentemente ausentes no perioperatório e as alterações eletrocardiográficas podem ocorrer de maneira transitória, tornando a medição seriada de troponina uma ferramenta fundamental para a identificação com segurança de MINS.

Existe um amplo consenso de que a triagem de troponina é indicada para pacientes de risco intermediário a alto. Permanece incerto quais pacientes de baixo risco necessitam adotar essa vigilância.

Cuidados pré-operatórios e intraoperatórios

Atualmente não há nenhuma terapia medicamentosa segura ou eficaz para prevenção de infarto do miocárdio perioperatório.

O estudo randomizado POISE avaliou o uso de betabloqueadores *versus* placebo para prevenção cardiovascular no contexto pré-operatório, demonstrando redução da incidência de infarto não fatal no grupo em uso dos betabloqueadores, entretanto com aumento significativo do risco de acidente vascular cerebral e aumento da mortalidade geral.

O estudo randomizado POISE-2 avaliou o uso de aspirina ou placebo e simultaneamente clonidina ou placebo no mesmo contexto, não havendo diferença entre os grupos na prevenção de infarto e morte, ocorrendo mais eventos de bradicardia e hipotensão no grupo clonidina e sangramento no grupo em uso de aspirina.

Portanto, nenhum medicamento deve ser iniciado no período pré-operatório com o intuito de reduzir a incidência de IAM perioperatório.

Pacientes em prevenção secundária, que já se encontram em uso de aspirina e estatina, devem manter o uso das medicações no período perioperatório segundo as diretrizes atuais, exceto em procedimentos com elevado risco de sangramento.

O controle hemodinâmico intraoperatório adequado é fundamental na redução do risco de lesão miocárdica. Mesmo breves períodos de hipotensão intraoperatória estão associados a lesão miocárdica, lesão renal e mortalidade. Pressão arterial média < 65 mmHg e diminuição relativa de cerca de 30% da linha de base estão ambas associadas a injúria miocárdica, sendo a gravidade e a duração da hipotensão os principais determinantes. Monitorização intraoperatória contínua (incluindo o uso de cateteres arteriais e monitorização hemodinâmica invasiva) reduz a frequência e a gravidade dos episódios de hipotensão.

A lesão miocárdica perioperatória não ocorre de maneira aleatória, estando amplamente relacionada aos fatores de risco clínicos preexistentes dos pacientes, sendo esses preditores mais fortes que a hipotensão intraoperatória. Entretanto, ao contrário das características basais dos pacientes, a pressão arterial pode ser amplamente controlada.

A taquicardia aumenta a demanda miocárdica de oxigênio e prejudica o tempo de enchimento diastólico, podendo estar relacionada ao surgimento de MINS, embora contribua consideravelmente em menor proporção que a hipotensão.[13]

Cuidados pós-operatórios

Embora os riscos cardiovasculares em curto e longo prazo dos pacientes que desenvolvem MINS estejam bem estabelecidos, o manejo ideal desses pacientes ainda não está bem definido, podendo ser adaptado à causa suspeita da lesão miocárdica.

No período pós-operatório, são fundamentais a detecção e a correção precoces de hipotensão arterial, taquicardia, hipóxia, sangramento e dor, fatores que podem promover um desequilíbrio na oferta e na demanda de oxigênio do miocárdio.

Para todos os pacientes, são fortemente recomendados: cessação do tabagismo, aconselhamento dietético e nutricional, reabilitação cardiovascular e controle dos fatores de risco cardiovasculares, incluindo hipertensão, diabetes e dislipidemia.

Pacientes com MINS parecem se beneficiar de terapia com aspirina e estatina. Em subanálise do estudo POISE com pacientes que tiveram infarto do miocárdio perioperatório, o uso de aspirina e estatina reduziu o risco de morte em 30 dias. Esses dados são consistentes com os benefícios dessas medicações na prevenção secundária após IAM espontâneo.

Os pacientes com MINS que preenchem critérios de acordo com a Definição Universal de Infarto devem receber terapia medicamentosa e estratificação coronariana semelhantes às do infarto espontâneo, conforme as diretrizes atuais. Isso inclui terapia antiplaquetária dupla (aspirina + inibidor P2Y12), estatinas de alta potência, inibidores da enzima conversora de angiotensina e betabloqueadores.[14]

O papel da estratificação coronariana em pacientes com MINS permanece incerto, com as decisões devendo ser tomadas de modo individualizado. A dosagem de troponina e o eletrocardiograma devem ser feitos de maneira seriada rotineiramente. O ecocardiograma transtorácico deve ser realizado para análise estrutural e da função ventricular, além de identificar alterações segmentares na contratilidade ventricular e auxiliar na identificação de diagnósticos diferenciais. Na ausência de uma explicação alternativa para uma elevação pós-operatória de troponina, testes não invasivos funcionais (cintilografia miocárdica, ecocardiograma e ressonância magnética com estresse) ou anatômicos (angiotomografia de coronárias) podem ser realizados para auxiliar a identificar pacientes que possam se beneficiar de revascularização coronariana.

O cateterismo cardíaco pode ser considerado para pacientes com MINS com critérios de alto risco, sendo o momento ideal para sua realização de acordo o contexto clínico (presença de isquemia persistente e/ou insuficiência cardíaca, instabilidade hemodinâmica, risco de sangramento inerentes ao procedimento cirúrgico recente).

Dentre os pacientes que sofreram infarto do miocárdio perioperatório e que necessitaram de revascularização, a intervenção coronariana percutânea destaca-se como o método preferencial. No entanto, o manejo dessa intervenção imediatamente após uma cirurgia apresenta o desafio de balancear os riscos trombóticos com os hemorrágicos. Portanto, é prudente limitar o encaminhamento para revascularização apenas àqueles pacientes nos quais o benefício líquido seja evidente.[15]

Para uma compreensão detalhada das etapas de avaliação e intervenção diante de um MINS, a Figura 46.2 ilustra o algoritmo de abordagem diagnóstica e terapêutica recomendada.

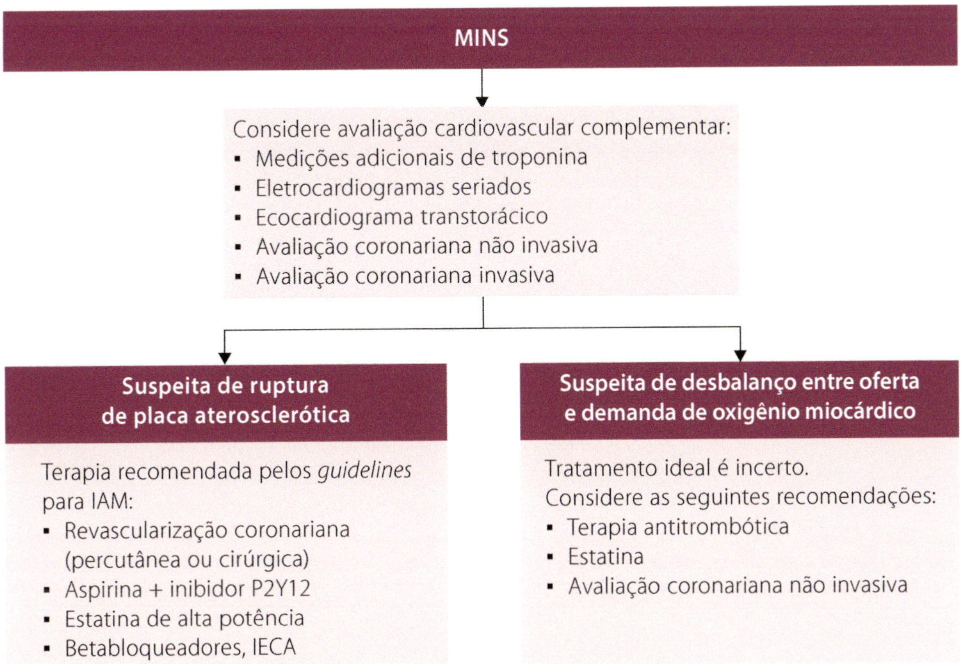

Figura 46.2 Abordagem diagnóstica e terapêutica no MINS.
IECA: inibidor da enzima conversora de angiotensina.
Fonte: Adaptada de Ruetzler et al., 2021.[2]

Mensagens principais

- A lesão miocárdica após cirurgia não cardíaca (MINS, do inglês *myocardial injury after non-cardiac surgery*) é reconhecidamente um marcador de eventos cardiovasculares futuros.
- A dosagem seriada de troponina em pacientes com fatores de risco cardiovasculares, nas primeiras 72 horas após o procedimento cirúrgico, é passo fundamental para identificação dos pacientes que desenvolvem MINS.
- O reconhecimento e a padronização diagnóstica de MINS melhorarão os resultados pós-operatórios após cirurgia não cardíaca.
- Investigações adicionais para determinar mecanismos específicos de MINS são necessárias para desenvolver terapias direcionadas.

Referências bibliográficas

1. Smilowitz NR et al. Perioperative major adverse cardiovascular and cerebrovascular events associated with noncardiac surgery. JAMA Cardiol. 2017.
2. Ruetzler K et al. Diagnosis and management of patients with myocardial injury after noncardiac surgery. Circulation. 2021.
3. Thygesen K et al. Fourth universal definition of myocardial infarction. European Heart Journal. 2018.
4. Devereaux P et al.; Writing Committee for the VISION Study Investigators. Association of postoperative high-sensitivity troponin levels with myocardial injury and 30-day mortality among patients undergoing noncardiac surgery. JAMA. 2017.
5. Smilowitz N et al. Myocardial injury after non-cardiac surgery: a systematic review and meta-analysis. Cardio Rev. 2019.
6. Botto F et al. Myocardial injury after noncardiac surgery: a large, international, prospective cohort study establishing diagnostic criteria, characteristics, predictors, and 30-day outcomes. Anesthesiology. 2014.
7. Duceppe E et al. Preoperative N-Terminal Pro–B-Type Natriuretic peptide and cardiovascular events after noncardiac surgery. Ann Intern Med. 2019.
8. Sheth T et al. Prognostic capabilities of coronary computed tomographic angiography before non-cardiac surgery: prospective cohort study. BMJ. 2015.
9. Verbree-Willemsen L et al. Causes and prevention of postoperative myocardial injury. European Journal of Preventive Cardiology. 2019.
10. Devereaux P et al. Cardiac complications in patients undergoing major noncardiac surgery. The New England Journal of Medicine. 2015.
11. Puelacher C et al. Etiology of peri-operative myocardial infarction/injury after noncardiac surgery and associated outcome. Journal of The American College of Cardiology. 2020.
12. Puelacher C et al. Perioperative myocardial injury after noncardiac surgery. Circulation. 2018.
13. Ruetzler K et al. Myocardial injury after noncardiac surgery: preoperative, intraoperative, and postoperative aspects, implications, and directions. International Anesthesia Research Society. 2020.
14. Devereaux P et al. Myocardial injury after non-cardiac surgery: diagnosis and management. European Heart Journal. 2020.
15. Smilowitza N et al. Perioperative acute myocardial infarction associated with non-cardiac surgery. European Heart Journal. 2017.

47 Arritmias

Rodrigo Melo Kulchetscki
Wilder Dias Pacheco
Maurício Ibrahim Scanavacca
Lucas Trindade Cantú Ribeiro

Introdução

O contexto pós-operatório (PO) é pró-arrítmico. Uma variedade de agentes estressores provenientes do trauma cirúrgico, incluindo aumento da inflamação, disfunção endócrina e modulação do sistema nervoso autonômico, atuam em conjunto para criar um ambiente propício para a ocorrência de vários tipos de arritmias.[1]

O evento arrítmico pode ser registrado desde o período pós-operatório imediato até a alta hospitalar. A monitorização prolongada no PO favorece a detecção de arritmias; e diferenciar entre aquelas clinicamente relevantes e aquelas sem significado clínico é a primeira etapa do manejo.

A ocorrência de alguns tipos de arritmias no PO aumenta o tempo de internação e pode inclusive aumentar a mortalidade. Uma metanálise de trabalhos a respeito do tema mostrou que a ocorrência de fibrilação atrial (FA) no PO de cirurgias não cardíacas aumentou o risco de acidente vascular encefálico (AVC) em 3 vezes, de infarto agudo do miocárdio (IAM) em 4 vezes, além de risco 3 vezes maior de morte em 30 dias.[2]

O pleno entendimento do risco arrítmico no PO é essencial, já que intervenções, seja no pré-operatório, no intraoperatório e, em especial, no pós-operatório, podem mitigar esses riscos.

Epidemiologia

A incidência de arritmias em pós-operatórios é difícil de avaliar, dada a heterogeneidade no tipo de monitorização realizada e no critério levado em conta na definição de "arritmia" nas diferentes publicações. Identificar pelo menos uma extrassístole atrial ou ventricular é um achado quase universal. Estudos com indivíduos saudáveis de meia-idade identificou prevalência próxima a 50% de pelo menos uma extrassístole ventricular durante monitorização por 24 horas.[3,4] A prevalência é ainda maior em pacientes com doença cardíaca estrutural,[5] em que um substrato de base favorece o surgimento de arritmias sob influência de exacerbadores comuns no meio pós-operatório.

De modo geral, encontram-se arritmias supraventriculares de maneira mais frequente do que as ventriculares. As arritmias não sustentadas são mais frequentes que as sustentadas.

Nas cirurgias cardiotorácicas, a incidência de qualquer arritmia varia de 10% a 40%, enquanto nas cirurgias não cardiotorácicas fica em torno de 4% a 20%.[12] Dependendo do tipo de casuística e do procedimento proposto, no entanto, a incidência de arritmias pode ser maior ou menor. Utilizando-se o protótipo daquela que é a arritmia de maior impacto clínico, a FA, a incidência pode variar de 1,5% a 14,8% em cirurgias não cardíacas a até 50% em pós-operatórios de cirurgias cardíacas valvares (Tabela 47.1).[6]

Tabela 47.1 Incidência de fibrilação atrial no pós-operatório de diversos procedimentos cirúrgicos.

Tipo de cirurgia	Incidência
Valvares	40% a 50%
Cirurgia de revascularização do miocárdio	30%
Cirurgias não cardiotorácicas de emergência	1,5% a 12,2%
Ortopédicas	1,6% a 9,8%
Abdominais	2,1% a 12,2%
Vasculares de aneurisma roto da aorta abdominal	6,7% a 11,1%
Neurocirurgia	7,7%
Trauma grave	4,3% a 14,8%
Queimados	3,2%

Fonte: Adaptada de Frendl et al., 2014.[6]

Arritmias ventriculares, por sua vez, são menos frequentes. Um registro unicêntrico norte-americano em um serviço de alto volume de cirurgias cardíacas identificou arritmias ventriculares em 1,7% dos pacientes, os quais eram mais velhos, apresentavam mais comorbidades e menor fração de ejeção do ventrículo esquerdo (FEVE) em comparação com os que não apresentaram arritmias ventriculares.[7]

Bradiarritmias também são frequentes, em especial no PO imediato, ainda na recuperação anestésica, em vista de efeito residual de sedativos. Em cirurgias cardíacas, no entanto, em decorrência de manipulação e eventual lesão no sistema de condução cardíaco, pode-se detectar bradicardias clinicamente relevantes, desde disfunção do nó sinusal até bloqueio atrioventricular total; eventualmente, um marcapasso, seja ele temporário ou definitivo, pode ser necessário. Numa casuísta, bradiarritmias ocorreram em 5,25% de pacientes em PO de cirurgia cardíaca.[8]

Classificação das arritmias no pós-operatório

Vários tipos diferentes de arritmias podem ocorrer no PO. Utilizar uma classificação dos diferentes tipos possíveis ajuda a compreender os mecanismos envolvidos, a relevância clínica e o tratamento necessário. Pode-se classificar as arritmias: 1) conforme a frequência cardíaca, em taquiarritmias ou bradiarritmias; 2) conforme o local de origem no coração, como em supraventriculares ou ventriculares; 3) quanto ao tempo de duração, como em arritmias sustentadas ou não sustentadas; 4) quanto à estabilidade clínica na apresentação, como em estáveis ou instáveis; 5) quanto à presença de sintomas, como em arritmias sintomáticas ou assintomáticas; e 6) quanto à origem temporal, como em agudas ou crônicas.

É importante saber classificar o tipo de arritmia que o paciente apresenta no cenário PO. Tanto as arritmias supraventriculares quanto as ventriculares são relevantes e podem trazer prejuízo ao paciente; porém, do ponto de vista terapêutico, as arritmias são: mais relevantes quando são sustentadas, instáveis, sintomáticas e agudas; e menos relevantes quando são autolimitadas, assintomáticas e quando sua existência prévia já é sabida, ou seja, são crônicas.

Status pró-arrítmico conforme o tipo de cirurgia

Existe maior incidência de arritmias supraventriculares em pacientes submetidos a cirurgias torácicas e/ou cardíacas em comparação a cirurgias abdominais (Tabela 47.1). Presume-se que a manipulação do átrio esquerdo, ou próxima a ele, predispõe à inflamação/pericardite e, portanto, à arritmia supraventricular (em especial a FA).

Além disso, percebe-se maior incidência de arritmias, em especial supraventriculares, em pacientes cujo *status* inflamatório é maior. Existe uma correlação entre o valor de pico da proteína C-reativa (PCR) com o pico da incidência de FA no PO de cirurgia cardíaca.[9] Cirurgias de emergência ou cirurgias contaminadas, ou em que exista alguma complicação infecciosa, aumentam a chance do aparecimento de arritmias,[10,11] característica que faz com que todo paciente com arritmia no PO mereça uma avaliação cuidadosa para excluir complicações cirúrgicas ou infecciosas em curso.

Entre as cirurgias não cardiotorácicas, existe menor incidência de arritmias em geral nas cirurgias ortopédicas e oftálmicas que nas cirurgias abdominais ou vasculares.[10]

Bradiarritmias podem ser mais frequentes em cirurgias cardíacas valvares ou miectomia septal. Outros tipos de cirurgias também podem cursar com bradicardias. Pausas prolongadas podem ocorrer em praticamente qualquer tipo de cirurgia, secundárias a um reflexo vagal cardioinibitório, com destaque para: cirurgias oftalmológicas e faciais, em razão do reflexo oculocardíaco/trigeminocardíaco; cirurgias vasculares de carótida, pela ativação de barorreceptores do bulbo carotídeo; cirurgias obstétricas e proctológicas, pela ativação de nervos esplâncnicos da pelve; e cirurgias laparoscópicas, por estímulo ao plexo celíaco.[12]

Na verdade, o ambiente cirúrgico traz um cenário propício à ocorrência de reflexos vasovagais: jejum prolongado, desidratação, medo e ansiedade são rotina. O ato anestésico também pode contribuir; existem vários relatos de bradicardia e assistolia reflexa durante laringoscopia, ou secundária a anestesia locorregional, em especial anestesia espinhal acima de T4 a T6.

Arritmias supraventriculares no pós-operatório

O tipo de arritmia supraventricular mais comum no PO é a taquicardia sinusal. Dor, hipovolemia por sangramento, *status* inflamatório pelo trauma cirúrgico e uso de substâncias vasoativas são agentes contribuintes pela elevada incidência de taquicardia sinusal na população cirúrgica. O tratamento da taquicardia sinusal varia conforme a causa primária; portanto, é importante saber diferenciar essa arritmia de outras taquicardias paroxísticas supraventriculares (TPSV), cujo tratamento é específico.

Extrassístoles supraventriculares também são frequentes, em especial no PO de cirurgias cardiotorácicas, e seu manejo envolve identificar o *trigger* e corrigi-lo. Eventualmente, para os casos de extrassístoles supraventriculares frequentes e sintomáticas, a terapia antiarrítmica, com betabloqueadores e/ou amiodarona, pode ser uma opção.

O achado eletrocardiográfico típico das TPSV é a presença de um intervalo QRS estreito. As TPSV que ocorrem de maneira sustentada podem ser divididas didaticamente em dois grandes grupos: 1) aquelas com intervalo RR regular: a taquicardia por reentrada nodal (TRN), a taquicardia por reentrada atrioventricular (TRAV), a taquicardia atrial (TA), a taquicardia juncional (TJ) e o *flutter* atrial com condução AV fixa; e 2) aquelas com intervalo RR irregular: FA, *flutter* atrial com condução AV variável e TA com condução AV variável.

O manejo das TPSV segue o fluxograma sugerido pelo Advanced Cardiac Life Support (ACLS), da American Heart Association (AHA),[13] e envolve inicialmente identificar o *status* hemodinâmico relacionado à arritmia; no PO, a tolerabilidade às TPSV é menor que no cenário ambulatorial. Se houver instabilidade hemodinâmica, a conduta é a cardioversão elétrica sincronizada (50 a 100 joules), sendo possível o uso de adenosina como tentativa de reversão, dada sua elevada eficácia, no entanto apenas se a instabilidade permitir o preparo e a administração da medicação.

Nos pacientes estáveis, o ideal é registrar no ECG a arritmia em questão. Adenosina é a opção de escolha e, idealmente, deve-se registrar o eletrocardiograma durante a sua infusão; em caso da não reversão, o registro permite diferenciar o tipo exato de arritmia em questão. Os betabloqueadores, os bloqueadores do canal de cálcio e a amiodarona são opções para a reversão aguda da arritmia caso a adenosina não seja eficaz.

Dentre as TPSV específicas do perioperatório, o destaque vai para a TJ, achado frequente, especialmente no PO de cirurgias cardíacas congênitas, em geral nas primeiras 24 horas, mas que aparece também em outros cenários de PO, com incidência de 5% a 27%, dependendo da casuística.[14] Acomete com mais frequência pacientes com tempo maior de circulação extracorpórea e naqueles em uso de inotrópicos. O tratamento envolve correção de DHE, redução na dose de inotrópicos, bloqueio simpático, por exemplo com aumento da sedação e eventualmente antiarrítmicos, sendo a amiodarona a opção de escolha na maioria dos serviços.[14]

Em caso de arritmias com intervalo QRS irregular, a FA vai ser o diagnóstico mais frequente; em caso de dúvida do diagnóstico exato do subtipo de arritmia, seu manejo pode ser feito, sem prejuízo, assumindo-se se tratar de FA.

Fibrilação atrial no pós-operatório

A FA é a arritmia sustentada mais comum no Brasil e no mundo, com prevalência de 3% na população geral e um risco estimado, ao longo da vida, de 22% a 26%. A incidência aumenta com a idade, tornando-se mais prevalente à medida que a expectativa de vida da população aumenta, trazendo grande impacto na qualidade de vida dos indivíduos, com aumento de eventos cerebrovasculares e, inclusive, mortalidade.[15]

A fibrilação atrial pós-operatória (FAPO) é comum após cirurgias cardíacas e não cardíacas, ocorrendo com mais frequência na 1ª semana do pós-operatório.[15] A complicação mais comum após as cirurgias cardíacas é a FA, que ocorre em 20% a 40% dos pacientes, variando conforme o tipo de cirurgia realizada: nas valvares, a incidência é de 40% a 50%; já nas cirurgias de revascularização do miocárdio, é de aproximadamente 30%.[16] A ocorrência da FAPO após cirurgias não cardiotorácicas de emergência é menor, na faixa de 1,5% a 12,2%, variando também conforme o tipo de cirurgia, técnica, patologias subjacentes, população e intensidade da monitorização cardíaca no PO, já que, em algumas ocasiões, a FA é assintomática e diagnosticada apenas mediante o eletrocardiograma no pós-operatório (ver Tabela 47.1).

A literatura aponta que o aumento da idade está diretamente relacionado à presença de FAPO. Alterações degenerativas, remodelamento estrutural e anormalidade de condução dos átrios em decorrência do processo de envelhecimento tornam os átrios vulneráveis e mais suscetíveis a arritmias. Outro fator correlacionado com a FAPO foram as cirurgias de emergência que, em um paciente com substrato arritmogênico, associado a um gatilho (no caso, o estresse cirúrgico aumentado do procedimento de emergência), precipitam a FA[15] (Figura 47.1).

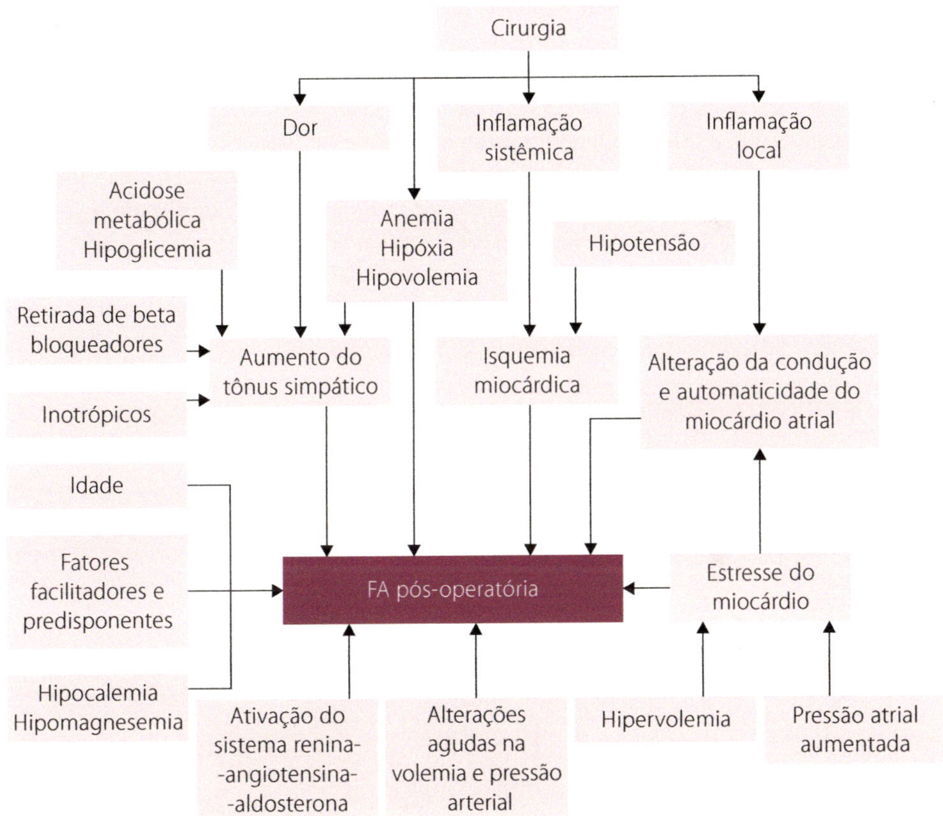

Figura 47.1 Fisiopatologia da fibrilação atrial (FA) pós-operatória.
Fonte: Adaptada de Boriani et al., 2019.[1]

Diversos outros fatores de risco, como tabagismo, miocardiopatia isquêmica, malignidade, perda sanguínea e doença pulmonar obstrutiva crônica, mostraram resultados positivos ou neutros para maior risco de FAPO.[15]

A FAPO tem grande impacto em mortalidade e complicações pós-operatórias. Em diversos estudos, após cirurgia cardíaca, está associada a maior tempo de internação, mortalidade e acidentes vasculares cerebrais.[16]

Em curto prazo, está associada a internações hospitalares prolongadas e eventos tromboembólicos mais frequentes. Já o aumento de mortalidade e da incidência de acidente vascular cerebral pode se dar tanto em curto como em longo prazo (estudos demonstram a possibilidade de AVC isquêmico em até 10 anos após a intervenção cirúrgica). Outro fato que poderia explicar a incidência do AVC são as recorrências. Uma metanálise sugere que a FAPO reaparece em até 25% dos pacientes dentro de 4 a 6 semanas após a alta hospitalar, embora o ritmo sinusal seja restaurado antes da alta.[16] As suposições históricas de que a FAPO é autolimitada e benigna vêm sendo, portanto, contestadas por novas evidências demonstrando altas taxas de recorrência, aumento de mortalidade e do AVC tanto em curto como em longo prazo.

Tratamento

Existem dados limitados sobre o manejo ideal de pacientes gravemente enfermos ou em pós-operatórios que desenvolveram fibrilação atrial. Em sua maioria, as condutas são extrapoladas de pacientes com FA não gravemente enfermos e, portanto, as informações obtidas podem não ser aplicadas em sua totalidade à particularidade do PO.[1]

De modo geral, o primeiro questionamento que deve ser feito é: em razão da fibrilação atrial, o paciente está estável ou instável hemodinamicamente? Se instável, a cardioversão elétrica sincronizada deve ser realizada (CVES). Se estável, poderá ser realizado o controle de ritmo ou frequência, com os diversos arsenais medicamentosos disponíveis, como amiodarona, betabloqueador (BB) e bloqueador dos canais de cálcio (BCC). Concomitantemente, os gatilhos, fatores de risco, fatores precipitantes e desencadeantes devem ser identificados e tratados (Figura 47.2).

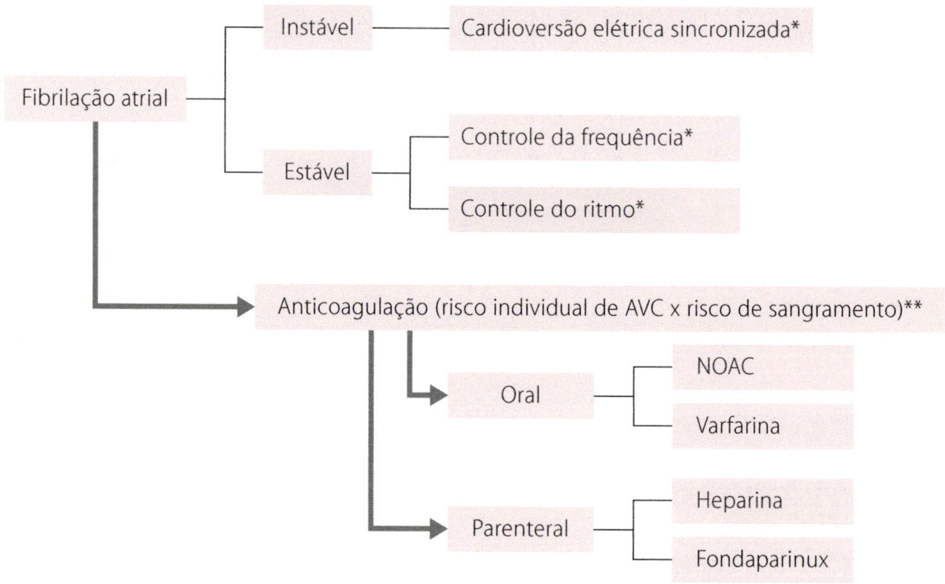

Figura 47.2 Manejo da fibrilação atrial pós-operatória.

* Sempre atuar nos fatores de risco modificáveis, precipitantes e desencadeantes.

** Em casos específicos, pode-se lançar mão da oclusão do apêndice atrial esquerdo.

AVC: acidente vascular cerebral; NOAC: novos anticoagulantes orais.

Fonte: Adaptada de Boriani et al., 2019.[1]

Uma vez documentada a FA, a tromboprofilaxia deve ser considerada, pesando-se o risco individual de AVC *versus* o risco de sangramento. Será avaliada, assim, a indicação de anticoagulação: parenteral, com heparina/fondaparinux; ou oral, com novos anticoagulantes orais (NOAC)/varfarina. Em casos extremamente selecionados de altíssimo risco de sangramento, estratégias como a oclusão mecânica do apêndice atrial esquerdo podem ser aventadas. Reavaliações periódicas são necessárias para ajustes medicamentosos, assim como vigilância para eventos arrítmicos, trombóticos e de sangramentos.

Paciente instável

Pacientes que se apresentam com instabilidade hemodinâmica decorrente da fibrilação atrial – isto é: 1) choque cardiogênico ou hipotensão (PAS < 90 mmHg); 2) isquemia miocárdica (dor no peito ou alteração no eletrocardiograma); 3) insuficiência cardíaca ou edema pulmonar; e 4) rebaixamento do nível de consciência ou síncope – devem prontamente receber a CVES. Uma sugestão prática é a realização de 3 tentativas de CVES com alta carga e, em caso de insucesso, realizar amiodarona 300 mg endovenosa de ataque em 10 a 20 minutos e repetir o choque, seguido da manutenção de 900 mg em 24 horas – o uso de amiodarona EV aumenta a taxa de sucesso da CVES. Caso ocorra parada cardiorrespiratória (PCR), seguir protocolo de PCR conforme ACLS.

Na preparação da cardioversão, os pacientes conscientes devem receber a sedação e a analgesia adequadas, em geral em doses menores que no cenário eletivo, dado o contexto inflamatório no PO. Conforme discutido anteriormente, o pré-tratamento com amiodarona, sotalol ou propafenona pode facilitar a cardioversão e reduzir as recorrências imediatas, mas a experiência com o uso desses medicamentos é limitada a pacientes críticos, excluindo-se a amiodarona. O posicionamento das pás em posição anteroposterior, com onda bifásica e choque em 200J, é a orientação sugerida. Posição anteroposterior e onda bifásica fornecem maior sucesso do que o posicionamento laterolateral. Além disso, no cenário do PO, em que uma alta impedância à corrente elétrica é antecipada (em razão dos drenos torácicos e dos curativos), maior energia de choque inicial é justificada.[1]

Paciente estável

Segundo estudo realizado por Halvorsen em 2022, enquanto o paciente estiver estável, a escolha entre o controle do ritmo e o controle da frequência (FC) deve basear-se nos sintomas, pois não houve diferença no controle do ritmo em comparação ao controle da FC no que se refere a número de dias de internação e taxas de complicações em 60 dias.[17] Entretanto, a conclusão, nesse estudo, é questionável, pois o acompanhamento foi curto e não foram avaliados os sintomas e a qualidade de vida, critérios importantes para o tratamento da arritmia.

O controle rigoroso da frequência cardíaca também não foi superior ao controle brando em uma população não selecionada com FA e naqueles com insuficiência cardíaca.[1] Portanto, as decisões de tratamento em pacientes com FA hemodinamicamente estável no pós-operatório devem ter por base os sintomas do paciente e a decisão informada e compartilhada, entre médico e paciente.[17] Como a FA pós-operatória costuma ser autolimitada, a cardioversão não emergencial pode não ser necessária. Se realizada em pacientes com FA ≥ 48 horas, a cardioversão deve seguir os princípios da tromboprofilaxia pericardioversão (ou seja, pode ser realizada somente após exclusão da trombose atrial esquerda por ecocardiograma transesofágico ou adiada por 3 semanas de terapia com ACO).[17]

O controle adequado da frequência ventricular e o manejo das condições subjacentes podem ser uma abordagem inicial prudente, enquanto a cardioversão farmacológica pode ser tentada se os sintomas persistirem apesar do controle adequado da frequência ou se o controle satisfatório da frequência não for alcançado.[1]

O **controle da frequência cardíaca** pode ser realizado por diversos medicamentos:

- **Betabloqueadores:** se tolerados e não contraindicados, são particularmente eficazes para o controle da frequência no aumento do tônus simpático (o esmolol de ação curta costuma ser preferido no paciente crítico);
- **Bloqueadores dos canais de cálcio (BCC):** (diltiazem ou verapamil) se tolerados e não contraindicados, podem ser considerados para controle da frequência em pacientes intolerantes aos betabloqueadores;
- **Amiodarona:** pode ser usada como terapia de primeira linha em pacientes com insuficiência cardíaca. É eficaz no controle do ritmo (e pode fornecer um bom controle da frequência até a cardioversão). É um agente útil quando betabloqueadores ou bloqueadores de cálcio são contraindicados;
- **Digoxina:** pode ser usada como terapia de terceira linha. Geralmente é ineficaz em condições adrenérgicas elevadas, como cirurgia;[17]
- **Magnésio endovenoso:** pode aumentar o sucesso da cardioversão em pacientes nos quais a amiodarona foi ineficaz.

O **controle do ritmo**, por sua vez, mediante a cardioversão farmacológica da FA de início recente, pode ser feito com:

- **Propafenona:** desde que o paciente não tenha contraindicações, como hipertrofia significativa do VE e disfunção sistólica do VE. O uso da propafenona resulta em restauração rápida (3 a 5 horas) e segura do ritmo sinusal em mais de 50% dos pacientes;
- **Amiodarona endovenosa:** tem efeito limitado e retardado, mas pode diminuir a frequência cardíaca em 12 horas.[17]

Em geral, a cardioversão sincronizada da FA durante a doença crítica não é bem-sucedida, o que pode ser um marcador adicional de mau prognóstico. As taxas de sucesso relatadas são muito baixas (de 30% a 37%), apesar de várias tentativas, e as recorrências são frequentes.[1]

O manejo agudo do *flutter* atrial é amplamente semelhante ao manejo da FA. No entanto, o controle ideal da frequência ventricular pode ser mais difícil e a cardioversão sincronizada tende a exigir energias mais baixas em comparação com a FA.[1] O controle da frequência cardíaca é até uma abordagem inicial em paciente com *flutter* atrial. Os medicamentos que retardam a condução atrioventricular (digoxina, betabloqueadores ou BCC não di-hidropiridínicos) geralmente são menos eficazes do que na FA. A amiodarona pode ser uma alternativa utilizada para controlar a frequência, principalmente na IC ou em pacientes gravemente comprometidos. Em pacientes com alta frequência ventricular, a cardioversão elétrica é frequentemente necessária.[17]

Anticoagulação

Uma vez documentada a FA, a tromboprofilaxia deve ser considerada, independentemente do planejamento da estratégia de controle da frequência ou do ritmo. A própria doença crítica pode estar associada a um risco aumentado de tromboembolismo e/ou sangramento, e os acidentes vasculares cerebrais, em pacientes clinicamente doentes, estão associados a maior mortalidade intra-hospitalar e resultados menos favoráveis em comparação com os acidentes vasculares cerebrais na comunidade.[1]

A prevenção de AVC relacionado à FA em pacientes gravemente enfermos ou pós-operatórios pode ser desafiadora, em razão de trombocitopenia concomitante, mau funcionamento frequente de múltiplos órgãos, interação concomitante com anticoagulantes, dispositivos invasivos e múltiplos procedimentos invasivos não programados que podem aumentar substancialmente o risco de sangramento.[1]

Para o início da anticoagulação, deve-se levar em conta o *status* pós-reversão de ritmo (a tendência geral é anticoagular por pelo menos 4 semanas após reversão de ritmo na FA) e avaliar o risco individual de AVC, por meio do escore CHA2DS2VASC. O risco de sangramento após a cirurgia também é importante, em especial nos primeiros dias de PO. Pode-se extrapolar o uso do escore HASBLED para sinalizar os pacientes de alto risco de sangramento; nesse caso, não para contraindicar a anticoagulação, mas para estabelecer um acompanhamento mais regular, assim como abordar os fatores de risco de sangramento modificáveis, minimizando sangramentos.[1]

Para a anticoagulação pós-alta hospitalar, existe associação positiva de eventos tromboembólicos em longo prazo na FAPO, tanto no PO de cirurgia cardíaca quanto no de não cardíaca, e a associação parecer ser mais forte no segundo cenário. Existe uma falta de estudos randomizados de grande porte para guiar a conduta nesses casos, portanto uma decisão compartilhada com o paciente é a melhor conduta.

Pacientes de baixo risco de AVC (CHA2DS2VASC 0 em homens e 1 em mulheres) não precisariam de terapia antitrombótica de longo prazo para prevenção de AVC, mas esses pacientes seriam raros na área de cuidados intensivos. Em pacientes de alto risco (CHA2DS2VASC $\geq$ 1 em homens e $\geq$ 2 em mulheres), por sua vez, considera-se a transição do anticoagulante parenteral para oral antes da alta, sejam antagonistas da vitamina K (em especial em pacientes com próteses valvares mecânicas ou estenose mitral moderada a importante) ou NOAC, sendo indicado seu uso prolongado.[1] Estudos randomizados com número ainda pequeno de participantes mostram segurança e custo-eficácia da estratégia com NOAC *versus* antagonistas de vitamina K.[1,22-23]

Arritmias ventriculares no pós-operatório

A incidência de arritmias ventriculares no PO é menor em comparação com a das supraventriculares, conforme discutido anteriormente. Existem quatro grandes tipos de arritmias ventriculares no PO (Figura 47.3). Extrassístoles ventriculares (EV) são o tipo mais frequente. Arritmias sustentadas, como taquicardia ventricular (TV) sustentada, habitualmente se correlacionam a diagnósticos de gravidade e/ou intercorrências no PO.

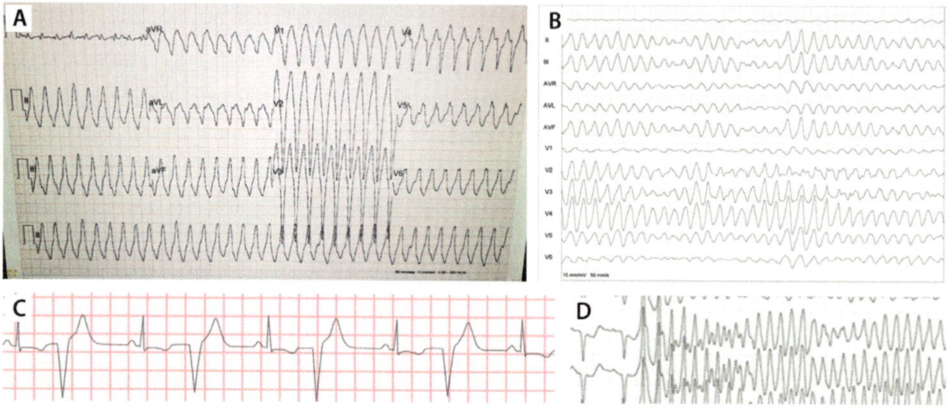

Figura 47.3 Tipos de arritmias ventriculares possíveis no pós-operatório.
A: TV monomórfica sustentada; B: fibrilação ventricular; C: extrassístoles ventriculares frequentes; D: TV polimórfica tipo *Torsades de pointes.*
Fonte: Elaborada pela autoria do capítulo.

No caso das EV, sejam elas isoladas ou em salvas, boa parte das vezes o paciente já apresenta algum fator predisponente (p. ex., a presença de alguma doença cardíaca estrutural, ou até mesmo extrassístoles idiopáticas), o que, no cenário pós-operatório, faz aumentar a sua incidência. Entre os fatores exacerbadores, estão:

- Hipocalemia (talvez o fator mais frequente);
- Hipomagnesemia;
- Hipocalcemia e hipercalcemia;
- Acidose (metabólica ou respiratória);
- Estresse adrenérgico (p. ex., por substâncias vasoativas simpaticomiméticas);
- Isquemia aguda;
- Insuficiência cardíaca descompensada.

O tratamento das EV implica identificar o fator exacerbador e corrigi-lo. Valores de potássio sérico > 4,5 se correlacionam a menor incidência de arritmias ventriculares em pacientes com cardiopatia estrutural.[18] Em pacientes em que se suspeita de isquemia aguda (dor torácica, curva de troponina, alteração do segmento ST/onda T ou alteração segmentar no ecocardiograma), a terapia anti-isquêmica com betabloqueadores, bloqueadores do canal de cálcio e/ou intervenção coronariana percutânea pode ser necessária. O tratamento direcionado, com o uso de antiarrítmicos, por exemplo, raramente é indicado, ficando reservado aos casos de EV frequentes sintomáticas e/ou que estejam gerando alguma repercussão hemodinâmica.

Arritmias ventriculares sustentadas, por sua vez, costumam gerar repercussões clínicas em qualquer contexto, em especial no PO. Do ponto de vista prático, pode-se dividi-las em dois grandes grupos: TV monomórfica; ou TV polimórfica/fibrilação ventricular (FV). Dependendo da forma de apresentação, alguns diagnósticos se tornam mais ou menos prováveis.

Independentemente do subtipo específico da apresentação, a primeira etapa do tratamento é identificar o grau de estabilidade hemodinâmica associada à arritmia. O tratamento agudo nesses casos é o mesmo recomendado pelo ACLS, da AHA.[13] Após a estabilização/reversão do ritmo, uma avaliação secundária quanto à causa do evento deve ser realizada.

Na maioria dos pacientes que apresentam TV monomórfica, já existe cardiopatia estrutural, com cicatriz miocárdica, cujo contexto pós-operatório desencadeou um evento. Boa parte desses pacientes inclusive já possui um cardiodesfibrilador implantável (CDI), por indicação para prevenção primária ou secundária de arritmias ventriculares. Uma porcentagem pequena deles são vítimas de infarto agudo do miocárdio (IAM), portanto é importante checar o segmento ST no ECG pós-reversão, bem como seriar marcadores de necrose miocárdica, ecocardiograma e eventualmente estratificação coronariana invasiva.

Por sua vez, em pacientes que se apresentam com TV polimórfica e/ou FV, assim como nos casos de TV monomórfica, é importante excluir fatores exacerbadores/*triggers* que justifiquem a apresentação. Com uma frequência maior que nos casos de TV monomórfica, identifica-se um fator causal claro, em especial: 1) prolongamento do intervalo QT; e 2) isquemia aguda.

No contexto do PO, o prolongamento do intervalo QT é comum.[19] Várias medicações de uso habitual no perioperatório podem se associar a um prolongamento do intervalo QT, incluindo agentes anestésicos (isoflurano), opioides (metadona), analgésicos (cetorolaco), antibióticos (cefoxitina, ampicilina com sulbactam), substâncias vasoativas (epinefrina, efedrina), entre outros. Aferir o intervalo QT no eletrocardiograma e corrigi-lo para a frequência cardíaca (a fórmula de Bazzett é a mais usada) detecta o problema e direciona o tratamento. Evitar substâncias que prolonguem o intervalo QT (inclusive alguns antiarrítmicos como a amiodarona), corrigir distúrbios eletrolíticos e ácidos-básicos e aumentar a FC nos casos em que exista bradicardia importante é a base do tratamento. O uso de sulfato de magnésio é uma opção descrita na TV polimórfica por QT longo (*Torsades de pointes*).

Um IAM também pode se apresentar com FV e morte súbita. Especialmente em pacientes com doença arterial coronariana, mas também naqueles com fatores de risco cardiovasculares, isquemia aguda pode ser a causa da arritmia ventricular, sendo o diagnóstico e havendo necessidade de eventual intervenção de urgência nesses casos. No contexto de PO de cirurgia cardíaca, oclusão aguda de um enxerto vascular importante numa cirurgia de revascularização miocárdica pode ser causa de FV.

Bradiarritmias no pós-operatório

Assim como as taquicardias, bradicardias também podem ocorrer no período pós-operatório. Múltiplos fatores contribuem para a queda da FC no PO: 1) uso pré-operatório de agentes cronotrópicos negativos (betabloqueadores, bloqueadores dos canais de cálcio não di-hidropiridínicos); 2) procedimentos anestésicos (anestesia neuraxial ao nível de T1 a T4) ou cirúrgicos, com possibilidade de reflexo vagal cardioinibitório (p. ex., cirurgia de carótidas) ou lesão direta do sistema de condução cardíaco (cirurgias cardíacas de troca valvar, miectomia septal, entre outras); 3) uso de agentes com atividade colinérgica, como os reversores de bloqueio neuromuscular (sugammadex, neostigmina); 4) analgesia com opioides; 5) controle de *delirium* no PO com dexmedetomidina; 6) propensão a reflexos vagais por jejum, desidratação, entre outros.

A primeira etapa do tratamento de um paciente com bradicardia é identificar se esta é responsável por alguma disfunção orgânica. Pacientes em recuperação pós-anestésica, ainda sob efeito residual de sedativos, com frequência se apresentam bradicárdicos na monitorização, porém sem repercussão clínica. A maioria das bradicardias instáveis ocorrem com FC menor que 40 bpm; no entanto, até 24% de homens jovens saudáveis apresentam FC menor que 40 bpm no sono.[20]

Quando a bradicardia não gera repercussão hemodinâmica, em geral a conduta expectante é a escolha. A maioria das bradiarritmias no PO são transitórias e autorresolutivas, sendo necessário evitar uso de agentes agravantes: sedação ou analgesia excessiva, betabloqueadores, entre outros.

Em caso de instabilidade, novamente a conduta sugerida é seguir o protocolo do ACLS[13] e administrar atropina 0,5 a 1 mg, EV, em *bolus*, sendo possível em seguida o uso de agentes cronotrópicos positivos (dopamina ou epinefrina) ou marca-passo provisório transcutâneo ou transvenoso.

Após estabilização e resolução de fatores estressores, cabe avaliação secundária quanto à indicação de suporte cronotrópico com marca-passo definitivo. Em PO de cirurgias cardíacas que evoluíram com bloqueio atrioventricular (BAV) avançado ou BAV total (BAVT), habitualmente se recomenda aguardar 5 dias antes de indicar o implante, dada a chance de reversão do bloqueio no ínterim.[21]

Prevenção de arritmias no pós-operatório

A melhor prevenção para arritmias no PO é uma avaliação detalhada no pré-operatório. Os cuidados necessários não são diferentes dos que são preconizados para o paciente cirúrgico de maneira geral. É sugerida a compensação de comorbidades, em especial cardiológicas, e uma estratificação do risco arrítmico, identificando os pacientes de maior risco, sugerindo-se um plano de ação para o cirurgião e o anestesista. Cuidados como a manutenção de medicações antiarrítmicas de uso prévio, a investigação e o tratamento de isquemia miocárdica quando bem indicados, a compensação da função tireoidiana e a manutenção dos eletrólitos na faixa de normalidade são importantes.

No intraoperatório, evitar uso de medicações pró-arrítmicas ou variações hemodinâmicas importantes também contribui para reduzir o risco cardiovascular.

No pós-operatório, cuidado em ambiente equipado e com equipe treinada, desmame de vasopressores/inotrópicos de maneira rápida, retirada de dispositivos e identificação e tratamento rápido de complicações reduzem o risco arrítmico do paciente.

No caso da FAPO, várias intervenções específicas foram estudadas para a prevenção de arritmias no PO, algumas com resultados positivos e outros neutros. Dentre os estudados, pode-se citar: betabloqueadores, amiodarona, estatinas, magnésio, inibidores do sistema renina-angiotensina-aldosterona (IECA), ácidos graxos ômega-3 poli-insaturados, esteroides e colchicina. Com relação a procedimentos, algumas intervenções no intraoperatório de cirurgias cardíacas foram estudadas, como a estimulação biatrial e pericardiotomia posterior:[1,17]

- **Betabloqueadores:** estão associados a redução da incidência de FA pós-operatória, mas não de eventos adversos importantes, como morte, acidente vascular cerebral ou lesão renal aguda. É importante ressaltar que, em um grande estudo, o metoprolol perioperatório foi associado a um risco aumentado de mortalidade.[24] Os betabloqueadores pós-operatórios reduziram a incidência de FA pós-operatória, mas a amiodarona (usada no pré-operatório ou no pós-operatório) foi superior aos betabloqueadores e associada a menor tempo de internação.[25-27] Em uma metanálise de ensaios randomizados, agentes betabloqueadores profiláticos reduziram a incidência de FAPO após revascularização cirúgica do miocárdio de 32,8% para 20%.[28] Um estudo semelhante relatou uma redução de 59% na incidência de FAPO após cirurgia cardíaca com landiolol, um betabloqueador de curta duração.[29] O carvedilol foi mais eficaz do que o metoprolol na redução da incidência de FAPO em pacientes submetidos à CABG, de acordo com outra metanálise;[30]

- **Amiodarona:** oral ou endovenosa foi tão eficaz na redução da FA pós-operatória quanto os betabloqueadores, considerando-se que sua combinação foi melhor do que os betabloqueadores sozinhos. Doses cumulativas mais baixas de amiodarona (3.000 mg) pode ser eficaz, com menos eventos adversos;[31]
- **Magnésio:** diminuiu a FA de início recente e a permanência na UTI após cirurgia não cardíaca;[32]
- **Estatinas:** resultados distintos. Diminui o risco de FAPO e o tempo de internação em pacientes submetidos à cirurgia cardíaca, mas um estudo mais recente com rosuvastatina falhou em confirmar esses resultados. Apesar dos achados positivos em várias metanálises, um estudo prospectivo controlado de uso de estatina pré-operatória para a prevenção de FA pós-operatória foi negativo;[33-34]
- **Inibidores do sistema renina-angiotensina-aldosterona (IECA):** demonstraram diminuição da incidência de FAPO após cirurgia cardíaca;[34]
- **Ácidos graxos ômega-3 poli-insaturados:** resultados frustos por considerável heterogeneidade clínica e estatística;[35]
- **Esteroides:** embora reduzam o risco de FAPO com menor tempo de permanência na UTI e hospitalização, também aumentam o risco de hipotensão em pacientes submetidos a cirurgia cardíaca;[36]
- **Colchicina:** ainda existem evidências conflitantes sobre os efeitos preventivos da colchicina na FAPO, apesar de haver menor incidência de síndrome pós-pericardiotomia e de as taxas mais altas de eventos adversos reduzirem seus benefícios potenciais;[37-38]
- **Estimulação biatrial:** o efeito profilático da estimulação biatrial (*Overdrive*) pós-operatória não ganhou uso generalizado;
- **Pericardiotomia posterior:** preveniu com eficácia a FAPO em pacientes submetidos a revascularização miocárdica. Betabloqueadores, sotalol, amiodarona, magnésio e estimulação atrial reduziram a incidência de FAPO após cirurgia cardíaca em uma metanálise semelhante, embora apenas amiodarona e estimulação tenham reduzido significativamente o tempo de internação e a amiodarona sozinha tenha reduzido significativamente a taxa de AVC.[39-40]

Mensagens principais

- Arritmias cardíacas no pós-operatório são frequentes, e sua ocorrência pode piorar os desfechos do paciente cirúrgico.
- A primeira etapa do tratamento das arritmias é identificar aquelas que merecem tratamento direcionado.
- Taquiarritmias ou bradiarritmias sustentadas podem contribuir para piora hemodinâmica de pacientes, frequentemente com *status* hemodinâmico limítrofe do PO, e seu tratamento inclui identificar o grau de instabilidade atribuída à arritmia, com intervenção aguda nos pacientes instáveis ou manejo medicamentoso/conservador nos estáveis.
- Na avaliação secundária, decisão quanto a necessidade de terapia antiarrítmica, anticoagulação e/ou implante de dispositivos deve ser tomada.
- É papel da equipe assistencial prover todas as medidas necessárias para a prevenção, o diagnóstico e o tratamento ágil do paciente cirúrgico portador de arritmias no PO, a fim de melhorar o seu prognóstico intra-hospitalar e extra-hospitalar.

Referências bibliográficas

1. Boriani G, Fauchier L, Aguinaga L, Beattie JM, Blomstrom Lundqvist C, Cohen A et al.; ESC Scientific Document Group. European Heart Rhythm Association (EHRA) Consensus document on management of arrhythmias and cardiac electronic devices in the critically ill and post-surgery patient, endorsed by Heart Rhythm Society (HRS), Asia Pacific Heart Rhythm Society (APHRS), Cardiac Arrhythmia Society of Southern Africa (CASSA), and Latin American Heart Rhythm Society (LAHRS). Europace. 2019;21(1):7-8.
2. AlTurki A, Marafi M, Proietti R, Cardinale D, Blackwell R, Dorian P et al. Major adverse cardiovascular events associated with postoperative atrial fibrillation after noncardiac surgery: a systematic review and meta-analysis. Circ Arrhythm Electrophysiol. 2020 Jan;13(1):e007437.
3. Brodsky M, Wu D, Denes P, Kanakis C, Rosen KM. Arrhythmias documented by 24 hour continuous electrocardiographic monitoring in 50 male medical students without apparent heart disease. Am J Cardiol. 1977 Mar;39(3):390-5.
4. Sobotka PA, Mayer JH, Bauernfeind RA, Kanakis C Jr, Rosen KM. Arrhythmias documented by 24-hour continuous ambulatory electrocardiographic monitoring in young women without apparent heart disease. Am Heart J. 1981 Jun;101(6):753-9.
5. Heintz KM, Hollenberg SM. Perioperative cardiac issues: postoperative arrhythmias. Surg Clin North Am. 2005 Dec;85(6):1103-14,viii.
6. Frendl G, Sodickson AC, Chung MK, Waldo AL, Gersh BJ, Tisdale JE et al. 2014 AATS Guidelines for the prevention and management of perioperative atrial fibrillation and flutter for thoracic surgical procedures. J Thorac Cardiovasc Surg. 2014;148:e153-93.
7. El-Chami MF, Sawaya FJ, Kilgo P, Stein W 4th, Halkos M, Thourani V et al. Ventricular arrhythmia after cardiac surgery: incidence, predictors, and outcomes. J Am Coll Cardiol. 2012 Dec 25;60(25):2664-71. doi: 10.1016/j.jacc.2012.08.1011.
8. Udzik J, Sienkiewicz S, Biskupski A, Szylińska A, Kowalska Z, Biskupski P. Cardiac complications following cardiac surgery procedures. J Clin Med. 2020 Oct 18;9(10):3347.
9. Bruins P, te Velthuis H, Yazdanbakhsh AP, Jansen PG, van Hardevelt FW, de Beaumont EM et al. Activation of the complement system during and after cardiopulmonary bypass surgery: postsurgery activation involves C-reactive protein and is associated with postoperative arrhythmia. Circulation. 1997;96:3542-8.
10. Walsh SR, Tang T, Wijewardena C, Yarham SI, Boyle JR, Gaunt ME. Postoperative arrhythmias in general surgical patients. Ann R Coll Surg Engl. 2007 Mar;89(2):91-5.
11. Goldman L. Supraventricular tachyarrhythmias in hospitalized adults after surgery: clinical correlates in patients over 40 years of age after major noncardiac surgery. Chest. 1978 Apr;73(4):450-4.
12. Dabbous AS, Baissari MC, Nehme PW, Esso JJ, Abu Leila AM. Perioperative reflex bradycardia and cardiac arrest. Middle East J Anaesthesiol. 2014 Feb;22(4):353-60
13. Panchal AR, Bartos JA, Cabañas JG et al. Part 3: Adult basic and advanced life support: 2020 American Heart Association Guidelines for cardiopulmonary resuscitation and emergency cardiovascular care. Circulation. 2020;142:S366.
14. Tharakan JA, Sukulal K. Post cardiac surgery junctional ectopic tachycardia: a 'Hit and Run' tachyarrhythmia as yet unchecked. Ann Pediatr Cardiol. 2014 Jan;7(1):25-8.
15. Bjerrum E, Wahlstroem KL, Gögenur I, Burcharth J, Ekeloef S. Postoperative atrial fibrillation following emergency noncardiothoracic surgery: a systematic review. European Journal of Anaesthesiology. 2020;37(8):671-9.
16. Eikelboom R, Sanjanwala R, Le ML, Yamashita MH, Arora RC. Postoperative atrial fibrillation after cardiac surgery: a systematic review and meta-analysis. The Annals of Thoracic Surgery. 2021;111(2):544-54.
17. Halvorsen S. 2022 ESC Guidelines on cardiovascular assessment and management of patients undergoing non-cardiac surgery. Eur Heart J. 2022 Oct;43(39):3826-924.
18. Macdonald JE, Struthers AD. What is the optimal serum potassium level in cardiovascular patients? J Am Coll Cardiol. 2004 Jan 21;43(2):155-61.

19. Nagele P, Pal S, Brown F, Blood J, Miller JP, Johnston J. Postoperative QT interval prolongation in patients undergoing noncardiac surgery under general anesthesia. Anesthesiology. 2012 Aug;117(2):321-8.
20. Adlakha A, Shepard JW Jr. Cardiac arrhythmias during normal sleep and in obstructive sleep apnea syndrome. Sleep Med Rev. 1998 Feb;2(1):45-60.
21. Glikson M, Nielsen JC, Kronborg MB, Michowitz Y, Auricchio A, Barbash IM et al. 2021 ESC Guidelines on cardiac pacing and cardiac resynchronization therapy. Europace. 2022 Jan 4;24(1):71-164.
22. Pereira MP, Lima EG, Pitta FG et al. Rivaroxaban versus warfarin in postoperativa atrial fibrillation: cost effectiveness analysis in a single-center, randomized, and prospective trial. J Thorac Cardiovasc Surg. 2023. Article in press.
23. Naik KD, Whitson BA, McLaughlin EM, Matre NB, Rozycki AJ. Safety of apixaban and rivaroxaban compared to warfarin after cardiac surgery. J Card Surg. 2022;37:4740-7.
24. Poise Study Group, Devereaux PJ, Yang H, Yusuf S, Guyatt G, Leslie K, et al. Effects of extended-release metoprolol succinate in patients undergoing non-cardiac surgery (POISE trial): a randomised controlled trial. Lancet 2008;371:1839-1847.
25. Burgess DC, Kilborn MJ, Keech AC. Interventions for prevention of postoperative atrial fibrillation and its complications after cardiac surgery: a meta-analysis. Eur Heart J 2006;27:2846-57.
26. Chatterjee S, Sardar P, Mukherjee D, Lichstein E, Aikat S. Timing and route of amiodarone for prevention of postoperative atrial fibrillation after cardiac surgery: a network regression meta-analysis. Pacing Clin Electrophysiol 2013;36:1017-23.
27. Zhu J, Wang C, Gao D, Zhang C, Zhang Y, Lu Y et al. Meta-analysis of amiodarone versus beta-blocker as a prophylactic therapy against atrial fibrillation following cardiac surgery. Intern Med J 2012;42:1078-87.
28. Khan MF, Wendel CS, Movahed MR. Prevention of post–coronary artery bypass grafting (CABG) atrial fibrillation: efficacy of prophylactic beta-blockers in the modern era. Ann Noninvasive Electrocardiol 2013;18:58-68.
29. Li L, Ai Q, Lin L, Ge P, Yang C, Zhang L. Efficacy and safety of landiolol for prevention of atrial fibrillation after cardiac surgery: a meta-analysis of randomized controlled trials. Int J Clin Exp Med 2015;8:10265–73.
30. DiNicolantonio JJ, Beavers CJ, Menezes AR, Lavie CJ, O'Keefe JH, Meier P et al. Meta-analysis comparing carvedilol versus metoprolol for the prevention of postoperative atrial fibrillation following coronary artery bypass grafting. Am J Cardiol 2014;113:565-9.
31. Gillinov AM, Bagiella E, Moskowitz AJ, Raiten JM, Groh MA, Bowdish ME et al. Rate control versus rhythm control for atrial fibrillation after cardiac surgery. N Engl J Med 2016;374:1911-21.
32. Fairley JL, Zhang L, Glassford NJ, Bellomo R. Magnesium status and magnesium therapy in cardiac surgery: a systematic review and meta-analysis focusing on arrhythmia prevention. J Crit Care 2017;42:69-77.
33. Yuan X, Du J, Liu Q, Zhang L. Defining the role of perioperative statin treatment in patients after cardiac surgery: a meta-analysis and systematic review of 20 randomized controlled trials. Int J Cardiol 2017;228:958-66.
34. Zheng Z, Jayaram R, Jiang L, Emberson J, Zhao Y, Li Q et al. Perioperative rosuvastatin in cardiac surgery. N Engl J Med 2016;374:1744-53.
35. Langlois PL, Hardy G, Manzanares W. Omega-3 polyunsaturated fatty acids in cardiac surgery patients: an updated systematic review and meta-analysis. Clin Nutr 2017;36:737-46.
36. Gholipour Baradari A, Emami Zeydi A, Ghafari R, Aarabi M, Jafari M. A doubleblind randomized clinical trial comparing different doses of magnesium in cardioplegic solution for prevention of atrial fibrillation after coronary artery bypass graft surgery. Cardiovasc Ther 2016;34:276–82.
37. Wang M-X, Deng X-L, Mu B-Y, Cheng Y-J, Chen Y-J, Wang Q et al. Effect of colchicine in prevention of pericardial effusion and atrial fibrillation: a metaanalysis. Intern Emerg Med 2016;11:867-76.
38. Salih M, Smer A, Charnigo R, Ayan M, Darrat YH, Traina M et al. Colchicine for prevention of post-cardiac procedure atrial fibrillation: meta-analysis of randomized controlled trials. Int J Cardiol 2017;243:258-62.
39. Arsenault KA, Yusuf AM, Crystal E, Healey JS, Morillo CA, Nair GM et al. Interventions for preventing post-operative atrial fibrillation in patients undergoing heart surgery. Cochrane Database Syst Rev 2013;CD003611. doi:10.1002/ 14651858.CD003611.pub3.
40. Burgess DC, Kilborn MJ, Keech AC. Interventions for prevention of postoperative atrial fibrillation and its complications after cardiac surgery: a meta-analysis. Eur Heart J 2006;27:2846-57.

48 Infecção Pós-Operatória

Maria Luísa do Nascimento Moura
Marília Bordignon Antônio
Lucas Trindade Cantú Ribeiro

Introdução

A infecção pós-operatória, também denominada "infecção de sítio cirúrgico" (ISC), permanece uma grande causa de morbidade e mortalidade nos ambientes de saúde. É definida como uma infeção que acontece no sítio de incisão ou em locais adjacentes, por período que se segue em até 30 dias após o procedimento cirúrgico, 90 dias quando há implantação de próteses ou em até 2 anos a depender do agente etiológico (p. ex., micobactéria de crescimento lento).[1]

A despeito de avanços na prevenção e controle das infecções relacionadas à assistência em saúde (IRAS), a ISC é a terceira IRAS mais incidente e poderia ser prevenida em mais da metade dos casos.[2]

Epidemiologia

A ISC pode ser responsável por cerca de 20% do total de infecções hospitalares e pode prolongar o tempo de internação em cerca de 7 a 10 dias.[1,3] Com um aumento de 2 a 11 vezes o risco de óbito, a ISC também acarreta aumento expressivo dos custos da internação.[3]

No caso do Brasil, os indicadores epidemiológicos de notificação compulsória são reportados de acordo com o sítio: implante mamário; parto cirúrgico (cesariana); artroplastia de joelho primária; artroplastia total de quadril primária; cirurgia cardíaca; e cirurgia neurológica. Nesse sentido, a incidência nacional de infecção de sítio cirúrgico variou de 0,91% a 3,9% no ano de 2021 de acordo com a Agência Nacional de Vigilância Sanitária (Anvisa),[4] sendo o maior número associado a infeções cardíacas. Esses valores correspondem aos observados em dados americanos, com uma incidência de ISC de 0,5% a 3% em pacientes que se submeteram a algum procedimento.[3]

Classificação das cirurgias

A classificação dos procedimentos cirúrgicos tem como objetivo principal auxiliar no processo de diagnóstico e atuar em medidas de prevenção de acordo com os índices de IRAS obtidos.

Inicialmente, classificamos o tipo de cirurgia de acordo com o local onde o paciente é submetido ao procedimento cirúrgico, seja em ambiente intra-hospitalar (permanência em serviço de saúde superior a 24 horas), seja ambulatorial. Eles são classificados também conforme a via de acesso e método:

- **Cirurgia convencional:** é feita pelo menos uma incisão excluindo-se desbridamentos cirúrgicos, episiotomia e biópsias que não contemplem vísceras ou cavidades;
- **Cirurgia endoscópica:** uso da via endoscópica, com manipulação de cavidade ou víscera através da mucosa, ou seja, cirurgias transvaginais e cirurgias transnasais;
- **Cirurgia endovascular:** acesso percutâneo, por via endovascular, usualmente com inserção de prótese (exceto *stents*).

Além disso, classificam-se os tipos de cirurgias de acordo com o seu potencial de contaminação como limpas, potencialmente contaminadas, contaminadas e infectadas.

- **Limpas:** usualmente costumam ser cirurgias eletivas, em que não há sinal inflamatório/infeccioso, com fechamento primário da incisão e sem envolvimento dos tratos respiratório (TR), gastrointestinal (TGI) ou geniturinário (TGU); por exemplo, herniorrafia;
- **Potencialmente contaminadas:** cirurgias em que há manipulação de cavidades, seja trato gastrointestinal, respiratório ou genital; por exemplo, gastrectomia;
- **Contaminadas:** feridas traumáticas recentes, manipulação de via biliar ou geniturinária com sinais de infecção prévia, contaminação grosseira durante procedimento em trato gastrointestinal; por exemplo, fratura exposta recente (menos do que 4 horas);
- **Infectadas:** presença de secreção purulenta, presença de corpo estranho, tecidos desvitalizados, contaminação fecal; por exemplo, perfurado.

O risco de infecção varia de acordo com a classificação do potencial de contaminação da cirurgia, conforme descrito no Quadro 48.1.

Quadro 48.1 Risco de infecção de sítio cirúrgico de acordo com potencial de contaminação.

Potencial de contaminação	Descrição	Taxa de infecção de sítio cirúrgico
Limpa	▪ Sem inflamação ▪ Sem invasão do TR, TGI ou TGU	1% a 2%
Potencialmente contaminada	▪ Invasão do TGI, TGU ou TR em condições controladas ▪ Sem contaminação não usual	3% a 11%
Contaminada	▪ Cirurgias abertas acidentalmente ▪ Quebra de técnica estéril ▪ Feridas abertas, mas sem secreção purulenta	10% a 17%
Infectada	▪ Tecido desvitalizado, infecção preexistente ▪ Corpo estranho ▪ Contaminação fecal	> 27%

TR: trato respiratório; TGI: trato gastrointestinal; TGU: trato geniturinário.
Fonte: Adaptado de NHSN, 2023.[5]

Agentes etiológicos

Os micro-organismos mais frequentes causadores das ISC estão principalmente associados à flora inicial do paciente.[2] Com a quebra de barreira pela incisão e impossibilidade de erradicar os agentes da pele, os colonizantes *Staphylococcus aureus* (*S. aureus*) e *Staphylococcus* coagulase-negativos apresentam-se como os principais agentes etiológicos das ISC, sobretudo em cirurgias limpas.

Já em cirurgias abdominais, existe maior concentração de enterobactérias e *Enterococcus* spp. No caso de bactérias Gram-negativas não fermentadoras, a incidência vem aumentando e está diretamente relacionada com o tempo de internação do indivíduo. Assim como *Pseudomonas* spp. e *Acinetobacter* spp. apresentam-se com aumento de casos, a incidência de fungos também vem crescendo, como *Candida albicans* e *Candida tropicalis*, especialmente diante de pacientes imunodeprimidos. No caso de micobactérias de crescimento lento, a presença de implantes costuma ser um fator de risco adicional ao desenvolvimento desse tipo de infecção.

Fatores de risco

Os fatores de risco para ISC podem estar associados às características dos pacientes, à virulência do patógeno e ao próprio procedimento.

Em relação a fatores de risco relacionados ao paciente, destacam-se idade avançada, tabagismo, diabetes *mellitus*, desnutrição, obesidade, radioterapia prévia no local do procedimento e uso de imunossupressores.[6-9]

A colonização por *Staphylococcus aureus* também é um fator de risco conhecido para infecção de sítio cirúrgico por esse agente; estudos em cirurgias limpas sugerem que a descolonização de pacientes colonizados pode ser efetiva para a redução de taxas de infecção de sítio cirúrgico.[10-11]

Fatores de risco inerentes aos procedimentos incluem sua duração, técnica operatória, presença de espaço morto, escovação da equipe cirúrgica e fatores ambientais, como a esterilização de equipamentos.

Para avaliação de risco perioperatório, existem *scores* tradicionais de avaliação como o National Nosocomial Infection Surveillance System (NNISS).[12] No entanto, apesar de reconhecidos internacionalmente, esses sistemas não comportam alguns fatores de risco no seu cálculo que podem dificultar a estratificação de cirurgias específicas. Devido a isso, novos escores têm surgido, como o *Infection Risk Index in Cardiac Surgery* e *Surgical Site Infection Risk Score*.[13-14]

Diagnóstico

O diagnóstico de ISC sempre deve ser suspeitado em pacientes com sinais sugestivos de infecção (febre, calafrios, sudorese) que tenham sido submetidos a procedimentos cirúrgicos nos últimos 30 ou 90 dias (esse último no caso de colocação de implantes ou próteses). Outros sinais clínicos associados podem ser eritema, dor localizada na incisão, febre persistente, deiscência de ferida operatória, descarga purulenta ou dificuldade de cicatrização.

Quando há suspeita de infecção de sítio cirúrgico, os curativos devem ser removidos para se fazer melhor avaliação da ferida. A presença de hematomas, de isquemia ou de necrose eleva o risco de infecção de ferida. Se houver presença de descarga purulenta, deve-se coletar cultura de forma asséptica na tentativa de se fazer diagnóstico etiológico. Para diagnóstico de infecções profundas, podem ser necessários exames de imagem do sítio operatório, como tomografia e ultrassonografia.[15]

A ISC pode ser classificada de acordo com a localização anatômica da infecção em incisional superficial, incisional profunda ou de órgão alvo/cavidade (Figura 48.1).[1]

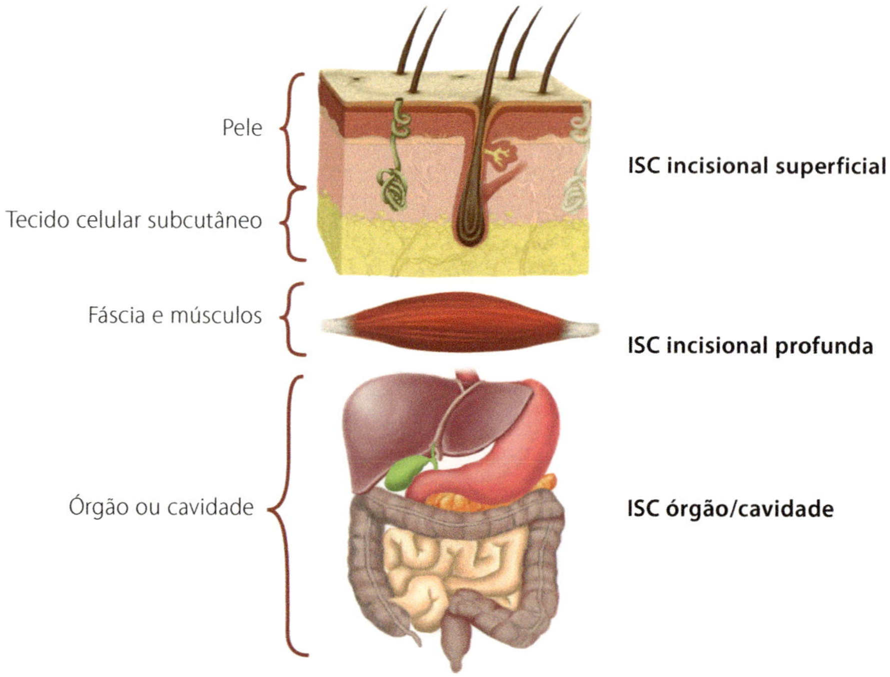

Figura 48.1 Classificação da infecção de sítio cirúrgico (ISC).
Fonte: Adaptada de Anvisa, 2017.[16]

Infecção de sítio cirúrgico superficial

A ISC superficial é definida como aquela que ocorre em até 30 dias após o procedimento cirúrgico (sendo o 1º dia a data do procedimento) e envolve apenas pele e tecido subcutâneo. Apresenta pelo menos um dos seguintes critérios:

- Drenagem purulenta da incisão superficial;
- Cultura positiva de secreção ou tecido da incisão superficial, obtido assepticamente (culturas de *swab* não são válidas);
- A incisão é deliberadamente aberta pelo cirurgião na vigência de dor, aumento de sensibilidade, hiperemia, edema ou calor local.

Infecção de sítio cirúrgico incisional profunda

A ISC incisional profunda ocorre nos 30 primeiros dias após a cirurgia ou até 90 dias após o procedimento se houver colocação de implante. Envolve fáscias ou músculos e apresenta pelo menos um dos seguintes critérios:

- Drenagem purulenta da incisão profunda, mas não originada de órgão/cavidade;
- Deiscência espontânea profunda ou incisão aberta pelo cirurgião e cultura positiva ou não realizada, quando o paciente apresentar pelo menos um dos seguintes sinais e sintomas: febre, dor ou tumefação localizada;

- Abscesso ou outra evidência de infecção envolvendo tecidos profundos, detectado durante exame clínico, anatomopatológico ou de imagem.

Infecção de sítio cirúrgico de órgão/cavidade

Ocorre nos primeiros 30 dias após a cirurgia ou até 90 dias, se houver colocação de implantes, envolve qualquer órgão ou cavidade que tenha sido aberta ou manipulada durante a cirurgia e apresenta pelo menos um dos seguintes critérios:

- Cultura positiva de secreção ou tecido do órgão/cavidade obtido assepticamente (culturas de *swabs* não são consideradas válidas);
- Presença de abscesso ou outra evidência de que a infecção envolve os planos profundos da ferida identificada em reoperação, exame clínico, anatomopatológico ou de imagem;
- Diagnóstico de infecção de órgão/cavidade pelo médico assistente.

Diagnóstico diferencial

Os principais diagnósticos diferenciais incluem infecções de pele e partes moles não relacionadas ao procedimento cirúrgico, como celulite, que deve ser tratada da mesma forma que a infecção de sítio cirúrgico superficial. Fasciite necrosante também deve ser descartada rapidamente em caso de suspeita de infecção de pele e partes moles que ocorre de forma agressiva e com envolvimento vascular do membro acometido.

No paciente com febre sem outros sinais localizatórios de infecção, uma vez descartada infecção de sítio cirúrgico por meio de exame clínico e de imagem, devem ser investigados outros diagnósticos, como doenças virais ou infecção em outro sítio, como respiratório e urinário.

Tratamento

O tratamento de ISC deve ser direcionado para o sítio acometido, visto que cada região apresenta uma microbiota característica. Em infecções superficiais, deve ser realizada cobertura para agentes colonizantes de pele, como *S. aureus* e *Staphylococcus* coagulase-negativos.

A remoção de implantes ou próteses pode ser necessária para controle de foco, especialmente em cirurgias com mais de 30 dias, nas quais se considera que já houve formação de biofilme que pode dificultar o tratamento isolado com antimicrobianos. O controle de foco, como drenagem de coleções e abscessos, é essencial para o sucesso da terapia. Frequentemente, o desbridamento cirúrgico é necessário para obtenção de melhor penetração dos antimicrobianos.

No caso de pacientes sépticos, deve-se iniciar tratamento empírico durante a investigação do foco infeccioso e identificação do agente etiológico. Em pacientes clinicamente estáveis, deve-se considerar investigação etiológica antes do início do antimicrobiano (coleta de hemoculturas, culturas de sítio operatório) para melhor direcionamento de tratamento.

A duração do tratamento também é variável, podendo-se considerar 5 a 7 dias para infecções superficiais até 6 semanas para infecções com acometimento ósseo ou articulares, bem como infecções de implantes ou próteses. Na maioria dos casos, o tempo de tratamento deve ser definido pela resposta clínica e laboratorial do paciente considerando-se controle de foco adequado (melhora da febre, melhora da leucocitose e de marcadores inflamatórios, diminuição de débito de drenos etc.).

Em virtude de as infecções de sítio cirúrgico serem consideradas hospitalares, é essencial que se conheça o perfil epidemiológico dos agentes causadores dessa patologia no serviço onde o procedimento foi realizado. O conhecimento da epidemiologia permite a realização da terapia empírica adequada até que se tenha identificação da etiologia da infecção. O Quadro 48.2 descreve esquemas terapêuticos sugeridos para tratamento de ISC de acordo com o local acometido.

Quadro 48.2 **Esquemas sugeridos de terapia antimicrobiana empírica em casos de ISC de acordo com o sítio acometido*.**

Sítio de infecção	Terapia empírica sugerida
Sistema nervoso central	Vancomicina + meropenem
Trato respiratório superior	Amoxicilina/clavulanato
Trato respiratório inferior	Piperacilina/tazobactam
Abdominal	Piperacilina/tazobactam
Trato urinário	Cefepime
Osteoarticular	Vancomicina + ciprofloxacina
Pele e partes moles	Vancomicina

* A terapia empírica sempre deve ser orientada de acordo com o perfil epidemiológico de cada serviço de Saúde.
Fonte: Adaptado de NHSN, 2023.[5]

Prevenção

Dada a importância da ISC nos serviços de Saúde, pacotes de medidas para sua prevenção devem ser implementados de forma prioritária. Como medidas básicas recomendadas para todos os serviços de Saúde, incluem-se: banho pré-operatório; escovação cirúrgica; paramentação adequada da equipe cirúrgica; antissepsia da pele com produto alcoólico; antibioticoprofilaxia; tricotomia somente quando recomendado; controle glicêmico; normotermia; e educação de pacientes e familiares.

No pós-operatório, o curativo deve ser realizado de forma estéril pela equipe médica ou enfermeiro especializado e mantido íntegro nas primeiras 24 a 48 horas; o curativo deve ser removido apenas se sujidade, se estiver solto ou úmido.[16]

Outras medidas como diminuição da circulação de número de pessoas na sala cirúrgica, controle ambiental e processo rigoroso de esterilização do instrumental cirúrgico também devem ser seguidas.

A investigação e tratamento de focos infecciosos no intraoperatório também é medida fundamental para a prevenção de ISC. Infecções de pele e partes moles devem ser tratadas antes do procedimento; urocultura deve ser solicitada em pacientes sintomáticos, com infecção urinária de repetição, incontinência urinária, prostatismo e imunodeprimidos.[16]

Banho pré-operatório

O banho pré-operatório com água e sabão é recomendado para todos os pacientes na noite anterior ou na manhã do procedimento cirúrgico. A indicação com banho com agente antisséptico (como clorexidina 2%) é controversa e está reservada a situações especiais, como cirurgias de grande porte, com uso de implantes ou situações de surto.

Escovação cirúrgica

A escovação da equipe cirúrgica tem o objetivo de eliminar a microbiota transitória e reduzir a microbiota residente da pele, proporcionando efeito residual. Deve ser realizada com produto antisséptico degermante (clorexidina 2% ou PVPI) ou produtos à base de álcool designados para esse fim. A escovação com produto degermante deve durar de 3 a 5 minutos para o primeiro procedimento do dia e 2 a 3 minutos para os procedimentos subsequentes. No caso do uso de produto alcoólico, a escovação tem duração de 2 a 3 minutos.

Paramentação

A paramentação cirúrgica consiste em antissepsia cirúrgica das mãos, utilização de aventais e luvas esterilizadas, além de gorro e máscara, essa última devendo cobrir nariz e boca. A equipe cirúrgica deve remover todos os adornos antes de entrar em procedimento.

Antibioticoprofilaxia

A antibioticoprofilaxia cirúrgica tem o objetivo de agir na microbiota permanente da pele, que não é eliminada pela antissepsia. O antimicrobiano administrado deve ter seus níveis tissulares máximos no intraoperatório, devendo ser mantido por curto período no pós-operatório (até 24 horas).

A droga escolhida deve levar em conta o sítio operatório, sendo as cefalosporinas de 1ª e 2ª gerações (cefazolina, cefuroxima) indicadas para a maioria dos casos pela sua ação em micro-organismos presentes na pele. Para cirurgias do trato gastrointestinal, é recomendada uma cefalosporina de 2ª geração com bom espectro de ação para bactérias anaeróbias, como a cefoxitina.

Os estudos mais recentes demonstram que o melhor momento para administração de antimicrobiano é em até 60 minutos antes do procedimento cirúrgico, sendo esse benefício reduzido quando a droga é administrada após a incisão.[17] A necessidade de readministração do antimicrobiano depende da meia-vida da droga, sendo indicada em cirurgias prolongadas e com grande volume de perda sanguínea. Para cefalosporinas de 1ª geração como a cefazolina, a readministração é indicada a cada 4 horas de procedimento.

A necessidade de mudança de esquema antimicrobiano para profilaxia em pacientes sabidamente colonizados é controversa, sendo dependente do sítio operatório e do impacto da colonização pelo micro-organismo em questão. Em pacientes sabidamente colonizados por *Staphylococcus aureus* resistente à meticilina (MRSA), a maioria dos *guidelines* recomenda a adição de vancomicina ao esquema antimicrobiano profilático.[18]

Tricotomia

A tricotomia deve ser realizada somente se necessária e, quando sim, deve ser realizada imediatamente antes da cirurgia. A utilização de lâminas está contraindicada pelo risco de microlesões cutâneas que podem aumentar o risco de infecção.

Controle metabólico

Os principais aspectos de controle metabólico no intraoperatório constituem o controle glicêmico e a normotermia. Recomenda-se manutenção da glicemia abaixo de 180 mg/dL até 24 horas após o final da anestesia. A hemoglobina glicada deve se manter abaixo de 7% em todo o perioperatório.

Quanto à temperatura, recomenda-se manter a temperatura corpórea acima de 35,5ºC no período perioperatório, visto que a hipotermia tem sido relacionada a maior taxa de complicações.[16]

Abordagens especiais

Em cirurgias cardíacas e cirurgias ortopédicas com implante, está indicada a investigação de portadores nasais de *S. aureus*, dado o maior risco de ISC por esse agente que esses pacientes apresentam.[19] O esquema mais utilizado para descolonização e preconizado pela maioria dos *guidelines* é composto por mupirocina intranasal e banho de clorexidina duas vezes ao dia durante 5 dias.

Em serviços com dificuldade de realização da pesquisa de colonização por *S. aureus* em pacientes submetidos à cirurgia cardíaca ou ortopédica com implante, pode-se optar pela descolonização universal de pacientes submetidos a esses procedimentos.[20]

Mensagens principais

- A infecção de sítio cirúrgico representa quase 20% de todas as IRAS, acarretando aumento de morbidade, tempo de permanência e mortalidade de pacientes submetidos a procedimentos cirúrgicos.
- Os principais fatores de risco associados à ISC são idade avançada, tabagismo, diabetes *mellitus*, desnutrição, obesidade, radioterapia prévia no local do procedimento e uso de imunossupressores.
- O diagnóstico envolve a realização de investigação clínica, laboratorial e de imagem do sítio operatório e deve ser sempre buscado em pacientes submetidos a procedimentos nos últimos 30 a 90 dias.
- O tratamento depende da epidemiologia hospitalar do serviço de origem do procedimento e pode variar de acordo com o sítio acometido; o desbridamento cirúrgico é frequentemente necessário para controle do foco infeccioso.
- As medidas de prevenção devem ser tratadas de forma prioritária e constituem uma série de práticas que devem ser adotadas no pré-operatório, intraoperatório e pós-operatório.

Referências bibliográficas

1. Brasil. Ministério da Saúde. Agência Nacional de Vigilância Sanitária. Nota Técnica GVIMS/GGTES/DIRE3/ANVISA nº 03/2023. Critérios diagnósticos das infecções relacionadas à assistência à saúde (IRAS) de notificação nacional obrigatória para o ano de 2023. Brasília: ANVISA; 2023 [acesso em 16 set 2023]. Disponível em: https://www.gov.br/anvisa/pt-br/centraisdeconteudo/publicacoes/servicosdesaude/notas-tecnicas/notas-tecnicas-vigentes/nota-tecnica-gvims-ggtes-dire3-anvisa-no-03-2023-criterios-diagnosticos-das-infeccoes-relacionadas-a-assistencia-a-saude-iras-de-notificacao-nacional-obrigatoria-para-o-ano-de-2023.
2. Governo do Estado de São Paulo. Secretaria de Estado da Saúde. Infecção em sítio cirúrgico. Projeto estadual de prevenção de infecção cirúrgica – PROVITAE. São Paulo: Secretaria de Estado da Saúde, [s.d., acesso em 3 jul 2023]. Disponível em: https://www.saude.sp.gov.br/resources/cve-centro-de-vigilancia-epidemiologica/areas-de-vigilancia/infeccao-hospitalar/provitae/provitae_infeccao.pdf.
3. National Healthcare Safety Network. Surgical site infection event (SSI). 2023 [acesso em 6 jul 2023]. Disponível em: https://www.cdc.gov/nhsn/pdfs/pscmanual/9pscssicurrent.pdf.
4. Brasil. Agência Nacional de Vigilância Sanitária. Brasília. ANVISA; 2021. Boletins de Segurança do Paciente e Qualidade em Serviços de Saúde [acesso em 24 ago 2023].

Disponível em: https://www.gov.br/anvisa/pt-br/centraisdeconteudo/publicacoes/servicosdesaude/boletins-e-relatorios-das-notificacoes-de-iras-e-outros-eventos-adversos-1/boletins-e-relatorios-das-notificacoes-de-iras-e-outros-eventos-adversos.

5. National Healthcare Safety Network. Surgical Site Infection Event. Procedure-associated module. 2023 Jan [acesso em 16 set 2023]. Disponível em: https://www.cdc.gov/nhsn/pdfs/pscmanual/9pscssicurrent.pdf.
6. Kaye KS, Schmit K, Pieper C, Sloane R, Caughlan KF et al. The effect of increasing age on the risk of surgical site infection. J Infect Dis. 2005 Apr 1;191(7):1056-62. doi: 10.1086/428626. Epub 2005 Feb 24. PMID: 15747239.
7. Bamgbade OA, Rutter TW, Nafiu OO, Dorje P. Postoperative complications in obese and nonobese patients. World J Surg. 2007 Mar;31(3):556-60; discussion 561. doi: 10.1007/s00268-006-0305-0. PMID: 16957821.
8. Myles PS, Iacono GA, Hunt JO, Fletcher H, Morris J, McIlroy D, Fritschi L. Risk of respiratory complications and wound infection in patients undergoing ambulatory surgery: smokers versus nonsmokers. Anesthesiology. 2002 Oct;97(4):842-7. doi: 10.1097/00000542-200210000-00015. PMID: 12357149.
9. Busti AJ, Hooper JS, Amaya CJ, Kazi S. Effects of perioperative antiinflammatory and immunomodulating therapy on surgical wound healing. Pharmacotherapy. 2005 Nov;25(11):1566-91. doi: 10.1592/phco.2005.25.11.1566. PMID: 16232020.
10. Perl TM, Cullen JJ, Wenzel RP, Zimmerman MB, Pfaller MA, Sheppard D et al.; Mupirocin and the Risk of Staphylococcus Aureus Study Team. Intranasal mupirocin to prevent postoperative Staphylococcus aureus infections. N Engl J Med. 2002 Jun 13;346(24):1871-7. doi: 10.1056/NEJMoa003069. PMID: 12063371.
11. Pop-Vicas A, Safdar N. Pre-operative decolonization as a strategy to reduce surgical site infection. Curr Infect Dis Rep. 2019 Aug 31;21(10):35. doi: 10.1007/s11908-019-0692-7. PMID: 31473886.
12. Emori TG, Culver DH, Horan TC, Jarvis WR, White JW, Olson DR et al. National nosocomial infections surveillance system (NNIS): description of surveillance methods. Am J Infect Control. 1991 Feb;19(1):19-35.
13. van Walraven C, Musselman R. The surgical site infection risk score (SSIRS): a model to predict the risk of surgical site infections. PLoS One. 2013;8(6):e67167.
14. Bustamante-Munguira J, Herrera-Gómez F, Ruiz-Álvarez M, Figuerola-Tejerina A, Hernández-Aceituno A. A new surgical site infection risk score: infection risk index in cardiac surgery. J Clin Med. 2019 Apr 09;8(4).
15. Zabaglo M, Sharman T. Postoperative wound infection. [Updated 2023 Jul 3]. In: StatPearls [Internet]. Treasure Island (FL): StatPearls Publishing; 2023 Jan [acesso em 16 set 2023]. Disponível em: https://www.ncbi.nlm.nih.gov/books/NBK560533/.
16. Brasil. Agência Nacional de Vigilância Sanitária. Medidas de prevenção de infecção relacionada à assistência à saúde. Brasília: ANVISA; 2017 [acesso em 17 set 2023]. Disponível em: https://www.gov.br/anvisa/pt-br/centraisdeconteudo/publicacoes/servicosdesaude/publicacoes/caderno-4-medidas-de-prevencao-de-infeccao-relacionada-a-assistencia-a-saude.pdf/view.
17. Classen DC, Evans RS, Pestotnik SL, Horn SD, Menlove RL, Burke JP. The timing of prophylactic administration of antibiotics and the risk of surgical-wound infection. N Engl J Med. 1992 Jan 30;326(5):281-6. doi: 10.1056/NEJM199201303260501. PMID: 1728731.
18. Bratzler DW, Dellinger EP, Olsen KM, Perl TM, Auwaerter PG, Bolon MK et al; American Society of Health-System Pharmacists; Infectious Disease Society of America; Surgical Infection Society; Society for Healthcare Epidemiology of America. Clinical practice guidelines for antimicrobial prophylaxis in surgery. Am J Health Syst Pharm. 2013 Feb 1;70(3):195-283. doi: 10.2146/ajhp120568. PMID: 23327981.
19. Kalmeijer MD, van Nieuwland-Bollen E, Bogaers-Hofman D, de Baere GA. Nasal carriage of Staphylococcus aureus is a major risk factor for surgical-site infections in orthopedic surgery. Infect Control Hosp Epidemiol. 2000 May;21(5):319-23. doi: 10.1086/501763. PMID: 10823564.
20. Lee BY, Tsui BY, Bailey RR, Smith KJ, Muder RR et al. Should vascular surgery patients be screened preoperatively for methicillin-resistant Staphylococcus aureus? Infect Control Hosp Epidemiol. 2009 Dec;30(12):1158-65. doi: 10.1086/648087. PMID: 19852665; PMCID: PMC3393849.

49 Sepse do Pós-Operatório

Bianca Leal de Almeida
Laína Bubach Carvalho
Larissa Nunes de Almeida Gouveia
Esper Georges Kallás
Lucas Trindade Cantú Ribeiro

Definição

Sepse é uma síndrome clínica que pode resultar de quadro infeccioso grave, ocorre após insulto infeccioso com uma resposta inflamatória em cascata, um estado pró-inflamatório que pode ocorrer em pacientes clínicos e cirúrgicos. O ato cirúrgico em si pode ser considerado fator de risco para a sepse como também fatores relacionados ao prognóstico, visto o trauma cirúrgico ser também um grande gatilho para exacerbação de resposta imune.

A sepse se instala como uma cascata inflamatória após exposição a um patógeno, que desencadeia resposta imune. Essa cascata é desencadeada pela capacidade das bactérias de se ligarem aos receptores de CD14 na superfície dos monócitos e, assim, transmitirem um sinal via *Toll-Like* receptores e, então, induzirem uma resposta pró-inflamatória com liberação de citocinas pró-inflamatórias e fator de necrose tumoral, gerando, dessa forma, uma onda pró--inflamatória em nosso organismo. A fisiopatologia da sepse é multifacetada e envolve uma interação complexa de respostas inflamatórias, imunológicas e de coagulação. A ativação de receptores *Toll-like* (TLR) e outros receptores de reconhecimento de padrões moleculares associados a patógenos (PAMP) iniciam a resposta imune. Isso desencadeia a liberação de citocinas pró-inflamatórias, como interleucina-1 (IL-1), IL-6 e fator de necrose tumoral alfa (TNF-α), contribuindo para a inflamação sistêmica. Simultaneamente, ocorre uma resposta anti-inflamatória, caracterizada pela liberação de citocinas anti-inflamatórias como a IL-10. Essa desregulação imunológica pode prejudicar a capacidade do corpo de eliminar a infecção de forma eficaz, acarretando um ciclo de manutenção do patógeno e estado pró-inflamatório que pode gerar disfunção orgânica e, assim, gerar desfechos desfavoráveis.

Essa desregulação imunológica pode promover um estado de mau funcionamento da resposta imune, fatores genéticos explicam a grande variação na resposta individual a sepse, alguns genes parecem estar diretamente relacionados a essa resposta, seja ela mais exacerbada ou não, os genes para TNF-α e TNF-β, antagonista do receptor de IL-1, proteína de choque térmico, IL-6, IL-10 e CD3δ foram bem estudados e correlacionadas à resposta imune na sepse. A combinação da expressão de TNF, IL-1β e CD3δ demonstrou ter especificidade e sensibilidade de 90% e 85%, respectivamente, para prevenção de sepse pós-operatória com um valor preditivo negativo estimado de 98%. Anormalidades de coagulação também são uma marca registrada da sepse. O equilíbrio entre os fatores pró-coagulantes e anticoagulantes é perturbado, resultando em trombose microvascular e coagulação intravascular disseminada (CID). Isso pode causar isquemia tecidual, disfunção orgânica e potencial falência de múltiplos órgãos.

Visto todo esse perfil de gravidade, compreendemos que o diagnóstico precoce é umas das chaves para alcançar sucesso terapêutico e uma das tarefas mais difíceis no diagnóstico diferencial dos pacientes com sepse é diferenciar entre infecção e síndrome da resposta inflamatória sistêmica (SIRS) não infecciosa. SIRS pode ser desencadeada por uma variedade de doenças infecciosas e não infecciosas, incluindo trauma cirúrgico e muitas outras condições. A distinção entre SIRS causada por etiologia não infecciosa e a sepse é um dilema complexo, os processos são frequentemente semelhantes em sua apresentação clínica e dispõem de fatores de risco em comum, como no caso dos pacientes cirúrgicos, pois o ato cirúrgico em si pode ser fator de risco para ambos. Para decisões de manejo clínico como início da antibioticoterapia, a distinção entre SIRS e sepse é muito importante, a capacidade de se iniciar um tratamento oportuno e específico é otimizado pelo diagnóstico precoce e estratificação da gravidade. Na prática clínica, pela dificuldade de diferenciação entre os dois fenômenos e a alta taxa de letalidade associada à sepse, sempre que houver a suspeita clínica de sepse, o manejo desse paciente deve contemplar a sepse como etiologia e dirigir o tratamento. A Figura 49.1 descreve a diferenciação entre SIRS, sepse e infecção.

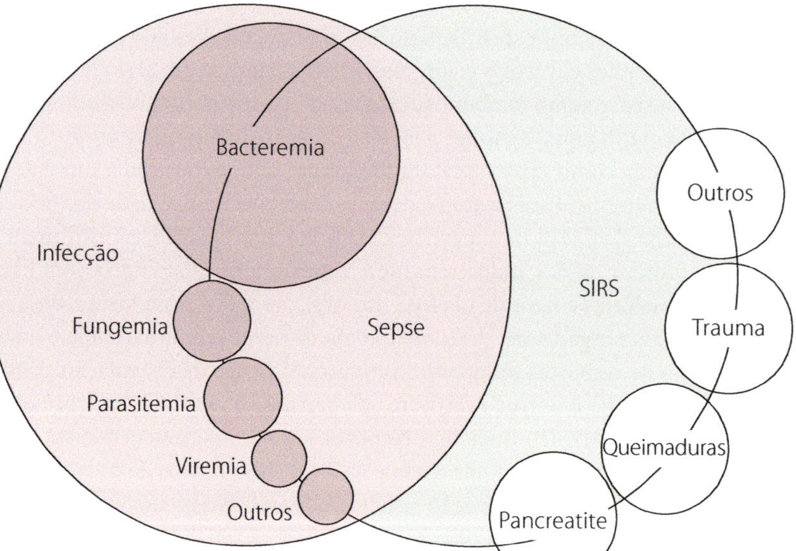

Figura 49.1 Relação entre síndrome da resposta inflamatória sistêmica (SIRS), sepse e infecção.
Fonte: MacFie, 2013.[6]

Epidemiologia

Embora a verdadeira incidência da sepse na população geral seja desconhecida, estimativas conservadoras indicam que a sepse é uma das principais causas de mortalidade em todo o mundo e a principal causa de morte em unidades de terapia intensiva (UTI). Acredita-se que

30% a 33% dos pacientes com sepse são cirúrgicos, cerca de 1% a 2% dos pacientes submetidos a cirurgias eletivas desenvolveram sepse no pós-operatório e cerca de 1,6% apresentam choque séptico. A indecência de sepse após cirurgias não eletivas é discretamente mais elevada com cerca de 4,24%, entre os 2,28% com sepse grave.

Em relação à letalidade, esta pode ter a influência da complexibilidade do procedimento, em pacientes submetidos à cirurgia geral, a letalidade em 30 dias foi de 5,4% para sepse, 33,7% para choque séptico, há relatos na literatura de letalidade de 23,9% a 29,8% em cirurgias não eletivas e até 79% para pacientes com sepse no pós-operatório de cirurgia cardíaca. As taxas notificadas de sepse pós-operatória variam entre os países participantes da Organização para a Cooperação e Desenvolvimento Econômico (OECD), de 0,2% a 1,7%; a média é de 0,61% (Drösler et al., 2009). Três países (Bélgica, Portugal e Estados Unidos) apresentaram taxas acentuadamente mais altas de sepse que os demais.

Fatores de risco

Fatores demográficos que podem predispor à sepse incluem idade avançada, sexo masculino, menor renda familiar e tratamento em um hospital não vinculado ao ensino. Fatores relacionados a tratamento cirúrgicos ou doenças de base como baixo *status* nutricional, imunossupressão antes da cirurgia, uso de corticosteroides, cirurgias de emergência e necessidade de múltiplas abordagens, diabetes, doenças hepáticas e cardiovasculares. Fatores de redução do estresse cirúrgico parecem estar relacionados a melhores desfechos tanto cirúrgicos como inflamatórios e incluem tempo cirúrgico, porte do procedimento cirúrgico, hemorragias, transfusões no intraoperatório e até mesmo potencial de contaminação do procedimento.

O risco infeccioso é diretamente proporcional a fatores relacionados ao potencial de contaminação e à microbiota e inversamente proporcional à competência do mecanismo de defesa do hospedeiro. As infecções nosocomiais mais comuns em pacientes cirúrgicos são: infecção de sítio cirúrgico; infecção urinária geralmente associada ao uso de sondagem vesical; infecções relacionadas e dispositivos vasculares, em especial as infecções relacionadas ao cateter venoso central. As infecções relacionadas ao leito ou à incisão cirúrgica se instalam cerca de 30 dias após procedimento cirúrgico quando não há próteses ou 90 dias com prótese, sendo uma das principais causas de sepse no pós-operatório, somando-se às demais citadas anteriormente.

O potencial de contaminação cirúrgico também pode ser considerado um fator predisponente, pois cirurgias com maior contaminação tendem a apresentar maior risco infeccioso.

Assim, a prevenção dessas possíveis etiologias é de suma importância, a possível retirada precoce dos dispositivos invasivos deve ser estimulada sempre que possível, bem como o cumprimento de protocolos institucionais relacionados à prevenção de infecção de sítio cirúrgico que englobam desde um bom preparo de pele, antibiótico profilático adequado até o bom controle glicêmico no pós-operatório, entre outros fatores, assim como a importância de uma boa técnica cirúrgica, para a minimização do dano tecidual e a redução do risco de contaminação bacteriana perioperatória.

Em suma, a prevenção da sepse pós-operatória contempla técnicas cirúrgicas cuidadosas, procedimentos estéreis e uso adequado de antibióticos quando necessário, bem como o reconhecimento de fatores de risco dos pacientes e do procedimento e mitigá-los ao máximo. É essencial que os profissionais de Saúde monitorem de perto os pacientes após a cirurgia em busca de quaisquer sinais de infecção ou sepse.

Diagnóstico

A sepse é um processo com elevada morbimortalidade, sendo imprescindível sua rápida suspeição para a instituição de medidas adequadas. No período pós-operatório, o paciente está suscetível ao desenvolvimento da sepse em razão de diversas quebras de barreiras. Portanto, é fundamental investigá-la diante da mínima suspeição e iniciar o tratamento empírico até que sejam descartadas outras etiologias ou identificado o respectivo foco.

A primeira etapa para o diagnóstico de sepse é a avaliação clínica do paciente. Realizar a anamnese completa com dados sobre o procedimento, as invasões instituídas e as profilaxias cirúrgicas, além do intervalo de tempo após o procedimento. Esses dados são importantes para investigar o foco infeccioso, além de possíveis diagnósticos diferenciais. No exame físico, deve-se atentar à hipertermia ou hipotermia. Níveis pressóricos e a frequência cardíaca alterados, atrelados a sinais de má perfusão arterial (oligúria, rebaixamento do nível de consciência, confusão mental, desconforto respiratório, extremidades frias ou cianóticas, tempo de enchimento capilar lentificado) também podem ser sinais precoces de sepse.

Não existe um exame ou critério clínico considerado padrão-ouro para o diagnóstico de sepse, entretanto existem ferramentas de *screening* que auxiliam no diagnóstico precoce da sepse. São escalas que utilizam dados vitais e dados objetivos, assim como alguns exames laboratoriais que sinalizam provável disfunção orgânica. Essas ferramentas podem ser utilizadas para pacientes internados, tanto em enfermarias e UTI como em pacientes no pronto-socorro. Podemos citar as seguintes escalas de critérios:

- **SIRS:** síndrome da resposta inflamatória sistêmica;
- **qSOFA:** *Quick Sequential Organ Failure Score*;
- **SOFA:** *Sequential Organ Failure Assessment*;
- **NEWS:** *National Early Warning Score*;
- **MEWS:** *Modified Early Warning Score*.

No ano de 2021, o *Surviving Sepsis Campaign* atualizou o *International Guidelines for Management of Sepsis and Septic Shock* 2021. Contrariando o que foi orientado no anterior de 2016, o qSOFA não deve ser utilizado como ferramenta única de *screening* para sepse ou choque séptico, pois, apesar de ser uma escala considerada específica, sua sensibilidade não é adequada para rastreio.

Alguns marcadores laboratoriais, como o lactato ou a procalcitonina, podem ser utilizados em conjunto para auxiliar no diagnóstico de origem infecciosa da sepse. A coleta de lactato tem um nível fraco de evidência. Ele não é específico ou sensível o suficiente para descartar sepse. Porém, o lactato elevado sugere fortemente o diagnóstico de sepse. Já a procalcitonina em conjunto com as alterações clínicas pode ajudar no diagnóstico das infecções bacterianas graves que provocam o quadro séptico, mas também apresenta baixas especificidade e sensibilidade para sepse em doentes críticos.

Os possíveis focos infecciosos associados à sepse no pós-operatório, geralmente serão associados à assistência à saúde e a invasões (infecções de cateteres venosos e arteriais), infecções respiratórias (associadas à broncoaspiração e ventilação mecânica), infecções urinárias (associadas ou não a dispositivos de sondagem), assim como infecções de sítio cirúrgico e materiais utilizados, como cateteres de duplo J ou síntese ortopédicas.

Devem ser coletadas culturas das invasões presentes, como hemoculturas tanto periféricas como de cateteres centrais, secreção traqueal e urocultura, associada à urina tipo I. Nos pacientes com drenos, não se deve coletar cultura da extremidade do dispositivo, pois a coleta refletirá a contaminação do ambiente externo e não necessariamente o agente associado ao processo infeccioso.

No pós-operatório, é fundamental excluir infecção de sítio cirúrgico como foco da sepse. Para isso, devemos utilizar exames de imagens que sejam pertinentes ao sítio cirúrgico, estabilidade hemodinâmica e ventilatória do paciente. Na maioria das vezes, serão necessários exames com contrastação, como tomografia computadorizada ou ressonância magnética, para que possam ser identificadas coleções e fístulas. Nas neurocirurgias, a coleta de líquido cefalorraquiano (LCR) deve ser realizada para descartar a infecção desse foco. A Figura 49.2 descreve o fluxograma para investigação de sepse no pós-operatório.

ANAMNESE

- Submetido a procedimento cirúrgico?
- Há quanto tempo?
- Cirurgia potencialmente contaminada?
- Invasões?
- Politrauma?
- Risco de tromboembolismo?
- Profilaxia antimicrobiana adequada?
- Risco de fístulas ou descencia de anastomoses?
- Presença de febre?
- Presença de oligúria ou anúria?

EXAME FÍSICO

- Temperatura (hipotermia ou hipertermia)
- Frequência cardíaca
- Pressão arterial
- Perfusão periférica
- *Status* neurológico
- Aspecto da ferida operatória

EXAMES LABORATORIAIS

- Hemograma
- Função renal
- Marcadores de lesão hepática
- Lactato
- Procalcitonina
- Culturas (sangue, urina, secreção traqueal)

EXAMES COMPLEMENTARES PARA IDENTIFICAR O FOCO

- Tomografia computadorizada (com contraste se possível)
- Ultrassonografia
- Ressonância magnética (infecções ortopédicas)
- LCR em pós-operatório de SNC

Figura 49.2 Fluxograma para iniciar investigação na suspeita de sepse no pós-operatório.
LCR: líquido cefalorraquiano; SNC: sistema nervoso central.
Fonte: Desenvolvida pela autoria do capítulo.

Os sinais e sintomas da sepse não são específicos, o que dificulta o diagnóstico clínico da SIRS em uma única primeira avaliação, portanto é essencial sempre reavaliar a etiologia do processo inflamatório. No período pós-operatório, o indivíduo está suscetível a apresentar SIRS por diversas etiologias não infecciosas, portanto é necessário investigar diagnósticos diferenciais que também podem ocorrer nesse período. Mais que um terço dos pacientes com suspeita inicial de sepse, na verdade, apresenta outro diagnóstico diferencial.

A resposta endócrina, metabólica e imunológica ao trauma é uma frequente causa de SIRS no pós-operatório em consequência dos insultos inflamatórios que ocorrem nas cirurgias. A Tabela 49.1 descreve as diversas escalas diagnósticas para avaliação de sepse.

Tabela 49.1 Escalas diagnósticas para *screening* de sepse.

SIRS (síndrome da resposta inflamatória sistêmica)
02 ou mais dos critérios abaixo
Temperatura < 36°C ou > 38°C
Frequência cardiaca > 90 bpm
Frequência respiratória > 20 ipm ou $PaCO_2$ < 32 mmHg
Leucograma < 4.000 cél/mm³ ou > 12.000 cél/mm³ ou > 10% de formas imaturas

SOFA (*Sequential Organ Failure Assessment Score*)		
Avaliação inicial e progressiva de disfunções orgânicas em pacientes com quadros infecciosos e estimar a mortalidade		
Parâmetros fisiológicos	**0**	**1**
PaO_2/FiO_2	< 400 mmHg	400 a 300 mmHg
Plaquetas	> 150.000/mm³	150.000 a 100.000/mm³
Bilirrubina total	< 1,2 mg/dL	1,2 a 1,9 mg/dL
Pressão arterial média ou uso de droga vasoativa	sem hipotensão	< 70 mmHg
Creatinina sérica	< 1,2 mg/dL	1,2 a 1,9 mg/dL
Escala de Coma de Glasgow	GCS 15	GCS 13 a 14

0 a 1 ponto = 0,0 % de mortalidade
2 a 3 pontos = 6,4% de mortalidade
4 a 5 pontos = 20,2% de mortalidade
6 a 7 pontos = 21,5% de mortalidade
8 a 9 pontos = 33,3% de mortalidade
10 a 11 pontos = 50% de mortalidade
12 a 14 pontos = 95,2% de mortalidade
> 14 pontos ≥ 95,2% de mortalidade

É frequente se observar esse fenômeno em cirurgias extensas e complexas. Em cirurgias associadas a politraumas, queimaduras extensas, limpeza cirúrgica de focos infecciosos, é frequente esse fenômeno e trata-se de um dos principais diagnósticos diferenciais nesse período. Farmacodermias são processos inflamatórios que podem ser exuberantes e ocorrer no pós-operatório, visto o uso de substâncias nesse período (antibioticoprofilaxias, analgésicos e anestésicos) provocando a SIRS, mas sem uma etiologia infecciosa. Fenômenos tromboembólicos e isquêmicos também podem apresentar sintomas da síndrome. Em cirurgias abdominais, pode se instalar pancreatite importante, que também pode desencadear uma resposta inflamatória sistêmica.

qSOFA
02 ou mais dos critérios abaixo
Frequência respiratória ≥ 22 ipm
Alteração do *status* mental
Pressão arterial sistólica ≤ 100 mmHg

	2	**3**	**4**
	300 a 200 mmHg	200 a 100 mmHg em ventilação mecânica	< 100 mmHg em ventilação mecânica
	< 200 mmHg SEM ventilação mecânica		
	100.000 a 50.000/mm³	50.000 a 20.000/mm³	< 20.000/mm³
	2 a 5,9 mg/dL	6 a 11,9 mg/dL	≥ 12 mg/dL
	dopamina ≤ 5 mcg/kg/min ou	dopamina > 5 mcg/kg/min ou	dopamina > 15 mcg/kg/min ou
	dobutamina qualquer dose	epinefrina ≤ 0,1 mcg/kg/min ou	epinefrina > 0,1 mcg/kg/min ou
		noraepinefrina ≤ 0,1 mcg/kg/min	noraepinefrina > 0,1 mcg/kg/min
	2 a 3,4 mg/dL	3,5 a 4,9 mg/dL	> 5 mg/dL
	GCS 10 a 12	GCS 6 a 9	GCS < 6

(*Continua*)

Tabela 49.1 Escalas diagnósticas para *screening* de sepse. (*Continuação*)

NEWS (*National Early Warning Score*)				
Não deve ser utilizado em < 16 anos ou gestantes				
Parâmetros fisiológicos	**3**	**2**	**1**	
Frequência respiratória	≤ 8 ipm		9 a 11 ipm	
Saturação de oxigênio	≤ 91%	92% a 93%	94% a 95%	
Uso de O_2 suplementar		sim		
Temperatura	≤ 35°C		35,1 a 36°C	
Pressão arterial sistólica	≤ 90 mmHg	91 a 100 mmHg	101 a 110 mmHg	
Frequência cardíaca	≤ 40 bppm		41 a 50 bpm	
Nível consciência				

0 a 4 pontos = baixo risco de sepse

5 a 6 pontos = risco moderado de sepse

7 a 10 pontos = alto risco de sepse

MEWS (*Modified Early Warning Scores*)				
Parâmetros fisiológicos	**3**	**2**	**1**	
Pressão arterial sistólica	< 70 mmHg	70 a 80 mmHg	81 a 100 mmHg	
Frequência cardíaca		< 40 bpm	40 a 50 bpm	
Frequência respiratória		< 9 ipm		
Temperatura	< 35°C		35 a 38,4°C	
Nível de consciência				

0 pontos = reavaliação em 24 horas

1 ponto = reavaliação em 8 a 12 horas

2 pontos = reavaliação em 4 a 8 horas

3 a 4 pontos = reavaliação em 1 a 4 horas

> 4 pontos = avaliação médica imediata

Fonte: Subbe CP, Kruger M, Rutherford P, Gemmel L, 2001.[18]

	0	1	2	3
	12 a 20 ipm		21 a 24 ipm	≥ 25 ipm
	96%			
	não			
	36,1°C a 38°C	38,1°C a 39°C	≥ 39°C	
	111 a 219 mmHg		≥ 220 mmHg	
	51 a 90 bpm	91 a 110 bpm	111 a 130 bpm	≥ 131 bpm
	Alerta			Resposta ao estímulo verbal
				Resposta ao estímulo doloroso
				Inconsciente

	0	1	2	3
	101 a 199 mmHg		≥ 200 mmHg	
	51 a 100 bpm	101 a 110 bpm	111 a 129 bpm	≥ 130 bpm
	9 a 14 ipm	15 a 20 ipm	21 a 29 ipm	≥ 30 ipm
		≥ 38,5°C		
	Alerta	Resposta ao estímulo verbal	Resposta ao estímulo doloroso	Inconsciente

Manejo

Apesar de os quadros de sepse no pós-operatório requererem algumas medidas específicas decorrentes do procedimento cirúrgico ao qual o paciente foi submetido, principalmente a investigação de foco relacionado à manipulação cirúrgica e o controle do foco se necessário, o manejo inicial após o diagnóstico clínico seguirá as orientações gerais propostas em todos os quadros de sepse. Portanto, na 1ª hora pós-diagnóstico da sepse, deve-se coletar de exames laboratoriais, entre eles, lactato e dois pares de hemocultura (aeróbica e anaeróbica) de dois sítios diferentes, realizar expansão volêmica com cristaloide 30 mL/kg e iniciar-se antibioticoterapia.

A escolha do melhor esquema antimicrobiano empírico deve ser de acordo com a microbiota do serviço onde o paciente estava internado e/ou realizou procedimento uma vez que se sabendo dessas informações, maior será a chance de cobertura do(s) agente(s) associado(s) ao processo infeccioso. De todo modo, os agentes que devem ser considerados na cobertura empírica são MRSA, enterobactérias e em algumas situações Gram-negativos não fermentadores. No contexto de foco intra-abdominal, deve-se considerar também a cobertura para *Candidas sp.* e *Enterococcus sp.* resistente à vancomicina caso uso prévio de ceftriaxona. Além disso, vale destacar que dados da literatura alertam sobre alguns fatores de risco que se mostraram estatisticamente significativos associados independentemente à ocorrência de agentes multidrogarresistentes, são eles: terapia antimicrobiana anterior administrada dentro de 7 dias antes da operação; presença de doença cardiovascular grave; contagem de glóbulos brancos < 4.000/mL ou > 12.000/mL; infecção intra-abdominal adquirida em um ambiente de saúde e controle inadequado da fonte.

Em pacientes estáveis, sem critérios de sepse, a orientação é que a introdução de antimicrobianos aconteça após punção ou limpeza cirúrgica com coletas de culturas do intraoperatório de limpeza do foco para melhor direcionamento da terapia antimicrobiana, entretanto, nos quadros que os pacientes estão sépticos, o tratamento antimicrobiano deve ser iniciado ainda na 1ª hora após o diagnóstico da sepse, na sequência de apenas coletas de dois pares de hemoculturas, e o controle do foco deve ser feito tão logo possível.

Na sepse pós-cirúrgica, é importante destacar que, além das infecções relacionados à assistência à saúde (IRAS) mais frequentes como infecção de corrente sanguínea relacionada a cateter, pneumonia nosocomial, pneumonia relacionada à ventilação mecânica e infecção urinária relacionada a dispositivo, é fundamental investigar rapidamente os focos possíveis relacionados ao procedimento cirúrgico ao qual o paciente foi submetido. Essa investigação ativa e precoce quanto ao foco infeccioso se justifica pela urgência do controle de foco em quadros sépticos. O manejo clínico dessas IRAS citadas segue as mesmas orientações de pacientes não cirúrgicos.

Nas situações em que o sítio da infecção responsável pela sepse é identificado, se este estiver associado à manipulação cirúrgica recente, é imprescindível avaliar se há indicação de abordagem invasiva para controle desse foco, por exemplo, drenagem de coleções profundas, correção de deiscência de anastomoses ou, ainda, desbridamento de tecidos desvitalizados. O atraso dessa investigação impactará diretamente na velocidade de abordagem e, por consequência, no controle da infecção.

Quando esse foco decorre de complicações cirúrgicas intra-abdominais, as infecções podem ser categorizadas em não complicadas ou complicadas. Nas infecções intra-abdominais (IIAB), não complicadas, o processo infeccioso envolve apenas um único órgão e não acomete o peritônio; dessa forma, esses pacientes podem ser tratados com controle de fonte cirúrgica ou apenas com antibióticos. Por sua vez, nas IIAB complicadas o tratamento envolve controle de fonte e antibioticoterapia dado que o processo infeccioso se estende além do órgão e causa peritonite localizada ou até difusa. Se a investigação por imagem (tomografia ou ultrassom) elucidar coleções localizadas e passíveis de drenagem percutânea guiada por imagem, essa medida é considerada segura e eficaz.[1,4] Já nos casos de peritonite difusa, o cirurgião deverá avaliar a viabilidade da limpeza cirúrgica na urgência.

Após resultado de culturas disponíveis, é indicado ajuste do esquema antimicrobiano empírico para um esquema guiado pelo(s) antibiograma(s). Os tempos de tratamento variam muito conforme o sítio acometido, por exemplo, pele e partes moles, sistema nervoso central, intratorácicas intra-abdominais, próteses vasculares ou osteoarticulares, ou seja, dependerá da evolução clínica do paciente, como também do controle adequado da fonte e do sítio infectado dadas as diferentes penetrações e concentrações dos antimicrobianos. Por isso, durações mais longas podem ser necessárias até o controle adequado do foco. Para muitos casos, será necessária a realização de imagem de controle para garantir que o foco infeccioso foi completamente resolvido e os antimicrobianos possam ser suspensos.

É preciso ainda estar atento a possíveis falhas de tratamento, em pacientes com evidência clínica persistente ou recorrente de infecção após 4 a 5 dias de terapia adequada (abordagem do foco e antibioticoterapia dirigida), que mantenham alterações clínicas e laboratoriais de infecção não completamente controlada, como febre, leucocitose e persistência de marcadores inflamatórios (proteína C-reativa, procalcitonina) elevados ou em elevação, vale considerar nova investigação diagnóstica apropriada. Isso deve incluir tomografia computadorizada ou ultrassonografia a depender do sítio acometido. Fontes extrassítios cirúrgicos e condições inflamatórias também devem ser investigadas.

Mensagens principais

- A sepse é uma resposta inflamatória desregulada a uma infecção, com alta mortalidade no pós-operatório.
- O diagnóstico precoce e a intervenção imediata são cruciais para reduzir a mortalidade.
- Diversos fatores aumentam o risco de sepse no pós-operatório.
- A prevenção envolve medidas como técnicas cirúrgicas cuidadosas, controle da glicemia, profilaxia antitrombótica e controle de IRAS.
- O manejo inclui resolução da fonte de infecção, suporte hemodinâmico, ventilatório e glicêmico, terapia antimicrobiana e terapia de suporte.

Referências bibliográficas

1. Siloşi CA, Siloşi I, Pădureanu V, Bogdan M, Mogoantă SŞ, Ciurea ME et al. Sepsis and identification of reliable biomarkers for postoperative period prognosis. Rom J Morphol Embryol. 2018;59(1):77-91. PMID: 29940615.
2. Jeschke MG. The importance of sepsis in surgical patients. Surgery. 2023 Aug;174(2):398-9. doi: 10.1016/j.surg.2023.04.036. Epub 2023 Jun 8. PMID: 37301610.
3. Fried E, Weissman C, Sprung C. Postoperative sepsis. Curr Opin Crit Care. 2011 Aug;17(4):396-401. doi: 10.1097/MCC.0b013e328348bee2. PMID: 21677580.
4. Fried E, Weissman C, Sprung C. Postoperative sepsis. Current Opinion in Critical Care. August 2011 Aug;17(4):396-401. doi: 10.1097/MCC.0b013e328348bee2.

5. Moore LJ, Moore FA, Todd SR, Jones SL, Turner KL, Bass BL. Sepsis in general surgery: the 2005-2007 National Surgical Quality Improvement Program Perspective. Arch Surg. 2010;145(7):695-700. doi: 10.1001/archsurg.2010.107.
6. MacFie J. Surgical sepsis. Br J Surg. 2013 Jun;100(Suppl 6):S36-9. doi: 10.1002/bjs.9155. PMID: 23804055.
7. Agency for Healthcare Research and Quality (AHRQ); Organização para a Cooperação e Desenvolvimento Econômico (OECD); Safety Improvement for Patients in Europe (SIMPATIE). Taxa de sepse pós-operatória. Disponível em: https://proqualis.fiocruz.br/indicadores/taxa-de-sepse-p%C3%B3s-operat%C3%B3ria.
8. Singer M, Deutschman CS, Seymour CW et al. The third international consensus definitions for sepsis and septic shock (Sepsis-3). JAMA. 2016;315(8):801-10. doi: 10.1001/jama.2016.0287.
9. Evans L et al. Surviving sepsis campaign: international guidelines for management of sepsis and septic shock 2021. Critical Care Medicine. 2021 Nov;49(11):e1063-143. doi: 10.1097/CCM.0000000000005337.
10. Warttig S, Alderson P, Evans DJ et al. Automated monitoring compared to standard care for the early detection of sepsis in critically ill patients. Cochrane Database Syst Rev. 2018;6:CD012404.
11. Schorr C, Odden A, Evans L, Escobar GJ, Gandhi S et al. Implementation of a multicenter performance improvement program for early detection and treatment of severe sepsis in general medical-surgical wards. J Hosp Med. 2016 Nov;11(Suppl 1):S32-9. doi: 10.1002/jhm.2656. PMID: 27805796.
12. Roney JK, Whitley BE, Maples JC, Futrell LS, Stunkard KA, Long JD. Modified early warning scoring (MEWS): evaluating the evidence for tool inclusion of sepsis screening criteria and impact on mortality and failure to rescue. J Clin Nurs. 2015 Dec;24(23-24):3343-54. doi: 10.1111/jocn.12952. Epub 2015 Aug 12.
13. Sartelli M, Chichom-Mefire A, Labricciosa FM, Hardcastle T, Abu-Zidan FM, Adesunkanmi AK et al. The management of intra-abdominal infections from a global perspective: 2017 WSES guidelines for management of intra-abdominal infections. World J Emerg Surg. 2017 Jul 10;12:29.
14. Ho VP, Kaafarani H, Rattan R, Namias N, Evans H, Zakrison TL. Sepsis 2019: what surgeons need to know. Surg Infect (Larchmt). 2020 Apr;21(3):195-204.
15. Rhodes A, Evans LE, Alhazzani W, Levy MM, Antonelli M, Ferrer R et al. Surviving sepsis campaign: international guidelines for management of sepsis and septic shock: 2016. Crit Care Med. 2017 Mar;45(3):486-552.
16. Solomkin JS, Mazuski JE, Bradley JS, Rodvold KA, Goldstein EJC, Baron EJ et al. Diagnosis and management of complicated intra-abdominal infection in adults and children: guidelines by the Surgical Infection Society and the Infectious Diseases Society of America. Clin Infect Dis. 2010 Jan 15;50(2):133-64.
17. Labricciosa FM, Sartelli M, Abbo LM, Barbadoro P, Ansaloni L, Coccolini F et al. Epidemiology and risk factors for isolation of multi-drug-resistant organisms in patients with complicated intra-abdominal infections. Surg Infect (Larchmt). 2018 Apr;19(3):264-72.
18. Subbe CP, Kruger M, Rutherford P, Gemmel L. Validation of a modified Early Warning Score in medical admissions. Qjm. Oct 2001;94(10):521-6. doi:10.1093/qjmed/94.10.521.

50 Injúria Renal Aguda em Pós-Operatório

Thiago Gomes Romano
Luiza Liza de Assis
Vinicius de Oliveira
Lucas Trindade Cantú Ribeiro

Introdução

Injúria renal aguda (IRA) no pós-operatório é uma complicação comum de grandes cirurgias e associa-se a uma significativa morbimortalidade.[1] É um fator de risco para sepse, anemia, coagulopatia e necessidade de ventilação mecânica nesse período.[2] Além disso, a IRA se associa a maior tempo de internação, admissão em terapia intensiva, maior necessidade de clínicas de transição ou de cuidados domiciliares na alta e maiores taxas de readmissão em 30 dias.[1]

Desfechos adversos a longo prazo dessa condição também são observados, incluindo doença renal crônica (DRC),[1] mesmo em casos de aparente recuperação da função renal na alta hospitalar, uma queda da taxa de filtração glomerular a médio ou longo prazo pode ser observada quando comparada aos níveis pré-operatórios.[3]

A incidência de IRA no ambiente hospitalar e em doentes críticos é de 2% a 18% e de 22% a 57% respectivamente.[4-6] Cerca de 30% a 40% de todas as causas de IRA ocorrem no período pós-operatório e a incidência de IRA no perioperatório varia entre 18% e 47%.[1]

A ocorrência de IRA também varia consideravelmente dependendo do porte da cirurgia e da urgência, sendo mais comum em pacientes submetidos à cirurgia cardíaca, particularmente quando a circulação extracorpórea (CEC) é utilizada. O acometimento nessa população é de 1 a cada 5 pacientes e 2% deles necessitam de terapia renal substitutiva (TRS), com uma mortalidade de 60%.[1] Além disso, o tipo de cirurgia cardíaca é importante. Um estudo recente demonstrou que pacientes submetidos a cirurgias na aorta têm maiores riscos de necessitar de TRS, com maiores taxas de recuperação da função renal. Adicionalmente, pacientes submetidos a cirurgias valvares que necessitam de TRS têm maiores taxas de mortalidade.[7]

Cirurgias vasculares também apresentam maiores riscos de IRA, com uma incidência que pode variar entre 20% e 70%, conforme o procedimento realizado. Procedimentos endovasculares oferecem menores riscos, possivelmente em virtude da redução da injúria isquemia-reperfusão e da menor instabilidade hemodinâmica com essa técnica. Entretanto, esse pode ser um viés, pois em casos emergenciais e tecnicamente mais complexos há maior probabilidade de indicação de cirurgia aberta.[1]

A incidência de IRA, no *bypass* gástrico, é estimada em 8,5%, sendo o índice de massa corpórea (IMC), hiperlipidemia e o uso de inibidores de enzima conversora de angiotensina (IECA) e de bloqueadores do receptor da angiotensina (BRA) fatores de risco independente nesses pacientes.[8] No transplante hepático, a incidência chega a 50%, sendo que 17% dos pacientes podem necessitar de TRS.[1]

Frente à complexidade dos dados descritos, sabe-se que reconhecer e evitar os fatores de risco são pontos essenciais para minimizar essa importante complicação, cujo tratamento se baseia predominantemente em medidas de suporte.[1]

Definição

A primeira tentativa de uniformização dos critérios diagnósticos da IRA teve início em 2004 com a proposta RIFLE; até então, a literatura médica trazia mais de 30 definições diferentes.

A partir dessa iniciativa, estudos trouxeram o conceito de que mesmo pequenas alterações nos valores de creatinina sérica estão associadas a aumento de mortalidade e de tempo de internação hospitalar. Assim, essas discretas alterações deveriam ser contempladas nos critérios diagnósticos.

Em 2007, após consenso de diversas sociedades internacionais, o sistema *Acute Kidney Injury Network* (AKIN) incluiu a ideia de que elevações de creatinina sérica em 0,3 mg/dL fariam parte da definição diagnóstica. Mais recentemente, a proposta do *Kidney Disease Improving Global Outcomes* (KDIGO) faz uma fusão de critérios utilizados pelos sistemas RIFLE e AKIN.

A proposta KDIGO é justamente a mais aceita para definição de IRA, definida, portanto, pela elevação nos valores de creatinina sérica em 0,3 mg/dL, ou mais, dentro de 48 horas, ou elevação dos níveis séricos em pelo menos 50% do valor de creatinina de referência nos últimos 7 dias, ou um volume urinário menor que 0,5 mL/kg de peso por hora durante 6 horas consecutivas. O estadiamento da severidade da IRA é dado pelos valores presentes na Tabela 50.1.

Tabela 50.1 Estadiamento da injúria renal aguda.

Estágio	Creatinina sérica	Volume urinário
1	1,5 a 1,9 vezes a creatinina basal OU elevação ≥ 0,3 mg/dL	< 0,5 mL/kg/h por 6 a 12 horas
2	2 a 2,9 vezes a creatinina basal	< 0,5 mL/kg/h por ≥ 12 horas
3	3 vezes a creatinina basal OU aumento na creatinina sérica para ≥ 4 mg/dL OU início de TRS* OU nos pacientes menores de 18 anos, queda do RFG* para < 35 mL/min/1,73 m²	< 0,3 mL/kg/h por ≥ 24 horas OU anúria ≥ 12 horas

RFG: ritmo de filtração glomerular; TRS: terapia renal substitutiva.

Fonte: Adaptada de KDIGO Clinical practice guideline for acute kidney injury.[40]

Mais recentemente, a IRA no pós-operatório foi definida pelo consenso do grupo Acute Disease Quality Initiative and Perioperative Quality Initiative (ADQI) quando os critérios de IRA estão presentes nos 7 primeiros dias pós-intervenção.[1]

Entretanto, algumas evidências sugerem que mesmo um aumento na creatinina que não preencha critérios para definição do KDIGO já está associado a maior risco de mortalidade e maior tempo de internação hospitalar em pacientes submetidos à cirurgia. Além disso, o uso da creatinina no pós-operatório reúne alguns fatores de confusão: a creatinina basal nem sempre está disponível; a IRA pode estar previamente estabelecida em pacientes com cirurgias de emergência; mudanças no *status* volêmico do paciente, frequentes em paciente em pós-operatório pela administração de fluídos, podem mascarar o aumento da creatinina; e o decréscimo da produção de creatinina também pode ocorrer após a cirurgia, decorrente do menor metabolismo muscular. Como consequência, pode haver uma queda da creatinina sérica, independentemente da taxa de filtração glomerular (TFG), o que mascara o diagnóstico e impede o respectivo manejo, além de piorar os desfechos.[1,3]

Nesse contexto, a oligúria também pode não ser sensível ou específica e ser uma resposta apropriada no contexto de hipovolemia e desidratação desses pacientes ou frente à ação do hormônio antidiurético (ADH) no contexto da dor, náuseas e da própria intervenção cirúrgica.[1,3]

Essas limitações reforçam a necessidade de explorar os novos biomarcadores. Mas, por ora, identificar pacientes que apresentem risco aumentado para IRA no pós-operatório pode ser a melhor maneira de aplicar os cuidados preventivos e um suporte terapêutico precoce.

Fisiopatologia

Assim como em outros cenários, a etiologia da IRA pós-operatória é sempre complexa e multifatorial.

A questão hemodinâmica é um dos pontos mais estudados. O rim tem um mecanismo de autorregulação no qual, frente à hipotensão, há estímulo do sistema nervoso simpático e liberação do hormônio antidiurético visando manutenção do ritmo de filtração glomerular (RFG); em situações mais extremas, a liberação de angiotensina II pode culminar com vasoconstrição intensa e redução do RFG, há evidência fisiológica que esses mecanismos funcionam numa faixa de regulação de pressão arterial médica (PAM) entre 60 e 80 mmHg.

Embora haja um racional segundo o qual a hipotensão arterial é o ponto principal de desenvolvimento de IRA pós-operatória, estudos atuais demonstram que, assim como na sepse, há um estado hiperdinâmico decorrente da resposta inflamatória sistêmica nesses doentes e que, paradoxalmente, ocorre manutenção do fluxo sanguíneo renal com o chamado "*shunt* intraglomerular" e lesão tubular secundária à resposta inflamatória sistêmica consequente ao trauma cirúrgico.

Os principais processos patológicos que envolvem a fisiopatologia da IRA no perioperatório podem ser subdivididos em pré-operatório, intraoperatório e pós-operatórios, conforme Figura 50.1.[1]

Fatores pré-operatórios	Fatores intraoperatórios	Fatores pós-operatórios
DRC preexistente Diabetes HAS Obesidade Insuficiência cardíaca Idade Sepse Desidratação Insuficiência hepática Síndrome do esmagamento Exposição a nefrotoxinas	Hipovolemia Isquemia renal Inflamação Aumento da pressão intra-abdominal Queda do débito cardíaco (pelo uso de anestésicos) Vasodilatação (pelo uso de anestésicos) Exposição à nefrotoxinas Embolia	Hipovolemia Isquemia renal Inflamação Aumento da pressão intra-abdominal Queda do débito cardíaco (pelo uso de anestésicos) Vasodilatação (pelo uso de anestésicos) Exposição a nefrotoxinas Embolia Obstrução urinária Injúria pulmonar Ventilação mecânica

↓

Menor fluxo renal e maior demanda de oxigênio

↓

IRA/DRC

Figura 50.1 Processos patológicos envolvidos na injúria renal aguda.
DRC: doença renal crônica; HAS: hipertensão arterial sistêmica; IRA: injúria renal aguda.
Fonte: Adaptada de Boyer et al., 2022.[1]

Como dito, outras situações agudas, a exemplo da sepse, podem complicar cirurgias emergenciais e colaboram para alteração da função renal. Drogas potencialmente nefrotóxicas, além de contraste iodado, são comuns no cenário pré e pós-operatório desses pacientes, com risco de nefrite intersticial e necrose tubular aguda.[1]

Anti-hipertensivos, particularmente IECA e BRA, são habitualmente suspensos 24 horas antes dos procedimentos em virtude do risco de hipotensão.[1] Entretanto, o estudo 36 STAR-surg concluiu que a suspensão do IECA ou do BRA não foi efetiva para prevenir a IRA no pós-operatório em pacientes submetidos a cirurgias. Sendo assim, considerando-se a ação cardioprotetora e renoprotetora dessas medicações, a análise da manutenção dessas medicações no perioperatório deve ser individualizada.[1,9]

Nas últimas décadas, os avanços de técnicas anestésicas e cirúrgicas permitem a realização de cirurgias em doentes com mais comorbidades, mas sabe-se que diabetes *mellitus*, insuficiência cardíaca congestiva, cirurgias de alto risco e o escore da American Society of Anesthesiologists (ASA) são fatores de risco conhecidos para o desenvolvimento de IRA nessa população.[10-12]

A abordagem anestésica também pode influenciar o desenvolvimento de IRA. A manutenção da euvolemia e da estabilidade hemodinâmica são pontos chaves para minimizar a IRA no pós-operatório. A hipotensão no intraoperatório se relaciona à ação vasodilatadora e venodilatadora de anestésicos gerais, associados à depleção volêmica pelo jejum pré-operatório, inflamação e perda sanguínea durante o intraoperatório.[1]

Com relação a fatores intrínsecos ao procedimento, sabe-se que as cirurgias de urgência, vasculares e cardíacas apresentam maior risco. Os demais mecanismos envolvidos na fisiopatologia da IRA na cirurgia cardíaca e vascular são listados a seguir:[1]

1. **Hemodinâmica:** CEC, diminuição do débito cardíaco, hipotensão, aumento da pressão venosa, alteração da pré-carga, anemia, hemólise, isquemia/reperfusão;
2. **Fatores mecânicos:** embolia, obstrução arterial, congestão venosa, hipertensão abdominal;
3. **Outros mecanismos:** neuro-hormonal, vasoconstrição, congestão venosa, toxicidade tubular;
4. **Inflamação:** inflamação, estresse oxidativo, ativação do sistema complemento, toxinas, contraste.

A CEC causa a IRA em razão do fluxo não pulsátil, por desencadear a cascata inflamatória secundária a interação com circuito, microembolias, hemólise com injúria direta renal pelo pigmento heme e injúria vascular. As cirurgias cardíacas sem necessidade de CEC parecem apresentar menor incidência de IRA; entretanto, os estudos ainda não demonstraram essa diferença quando se avaliam a necessidade de TRS e a mortalidade. Isso resulta de outros mecanismos envolvidos na IRA nesses pacientes. Portanto, *guidelines* atuais não recomendam que a CEC não seja realizada para prevenir AKI.[1]

Os procedimentos endovasculares são menos propensos à instabilidade hemodinâmica e injúria por isquemia-reperfusão; entretanto, eles requerem significativas quantidades de contraste iodado, o que pode ser um problema, em particular para pacientes com DRC prévia. Além disso, alguns procedimentos requerem inevitavelmente a manipulação da vasculatura renal. Adicionalmente, esses procedimentos ainda apresentam o risco de ateroembolismo. Alguns estudos sugerem que o acesso transradial, evitando a aorta descendente, possa resultar em menores taxas de IRA.[1]

Outro ponto é o potencial de desenvolvimento de hipertensão intra-abdominal, com consequente aumento da pressão intrarrenal, redução de perfusão renal e insulto isquêmico ao rim, mediada por diversos mecanismos que incluem hemorragia, grande necessidade de ressuscitação volêmica e de mecanismos iatrogênicos, como a insuflação peritoneal para cirurgia laparoscópica. As cirurgias laparoscópicas elevam temporariamente a pressão intra-abdominal com relatos de associação com oligúria intraoperatória; a despeito de normovolemia e normotensão, essa oligúria não parece estar associada ao desenvolvimento de IRA pós-operatória, porém há um racional de redução do tempo de pneumoperitônio em doentes com doença renal crônica.[1,13-15] Cirurgias intra-abdominais e pélvicas também podem ocasionar IRA por lesão urológica direta, com as maiores taxas sendo evidenciadas em cirurgias ginecológicas.[1]

Os fatores pós-operatórios incluem hipovolemia, menor débito cardíaco, ventilação mecânica e exposição a drogas nefrotóxicas. Portanto, nesse contexto, o uso de drogas nefrotóxicas (anti-inflamatórios não esteroidais (AINE), antibióticos com maior potencial nefrotóxico e diuréticos de alça) deve ser sempre considerado, levando-se em conta o efeito cumulativo.

Identificação dos pacientes de risco para desenvolvimento de injúria renal aguda no pós-operatório

Na prática clínica, a creatinina basal e o exame de urina devem ser realizados. Indivíduos com proteinúria documentada devem ter seu valor quantificado e, se necessário, devem ser avaliados por um nefrologista no pré-operatório.[1]

Os modelos preditores de risco são ferramentas atrativas para tentar estratificar pacientes que podem ser alvos de intervenção precoce ou de um manejo pós-operatório personalizado. Entretanto, os diversos modelos utilizam definições mais antigas de IRA ou são validados somente para especialidades cirúrgicas específicas. O trabalho com essas ferramentas continua com foco no envolvimento dos novos biomarcadores. A criação de um modelo robusto pode auxiliar no aconselhamento pré-operatório, na tomada de decisões, nos cuidados perioperatórios otimizados e no prognóstico a médio e longo-prazo.[1,3]

Kheterpal e colaboradores desenvolveram um escore de risco para pacientes submetidos a cirurgias não cardíacas (Quadro 50.1).

Quadro 50.1 Escore de risco para IRA em cirurgias não cardíacas.

Fatores de risco	
Idade maior ou igual a 56 anos Sexo masculino Insuficiência cardíaca aguda Ascite Hipertensão Cirurgia de emergência Cirurgia intraperitoneal Creatinina sérica maior ou igual a 1,2 mg/dL Diabetes	
Classificação	**Razão de risco (IC 95%)**
Classe I (0 a 2 fatores de risco)	
Classe II (3 fatores de risco)	3,1 (1,9 a 5,3)
Classe III (4 fatores de risco)	8,5 (5,3 a 13,7)
Classe IV (5 fatores de risco)	15,4 (9,4 a 25,2)
Classe VI (6 ou > fatores de risco)	46,2 (26,3 a 70,9)

IRA: injúria renal aguda; IC: intervalo de confiança.
Fonte: Adaptado de Kheterpal et al., 2009.[11]

Entretanto, a maior limitação do escore foi a definição de IRA no pós-operatório que se baseou em uma elevação da creatinina para níveis maiores que 2 mg/dL ou na necessidade de TRS nos primeiros 30 dias do pós-operatório, definições muito distantes das estabelecidas atualmente pelo KDIGO.[3]

A quantificação da reserva funcional renal (RFR), que é a medida da capacidade dos rins aumentarem a TFG pela combinação do recrutamento de néfrons e aumento do fluxo renal com hiperfiltração, tem sido utilizada no pré-operatório para avaliar a tolerância renal a possíveis perdas funcionais. Estima-se que a RFR possa aumentar a TFG em 30%. Essa determinação pode ser feita pela medida da TFG antes e após 1a 2 horas uma refeição proteica. Recentemente, esse teste foi utilizado em 110 pacientes que seriam submetidos à cirurgia cardíaca. Os pacientes que desenvolveram IRA tinham menor reserva funcional renal.[3]

Potencial dos novos biomarcadores

Dada a limitação da creatinina e do débito urinário para o diagnóstico de IRA no pós-operatório, esforços vêm sendo realizados na identificação de biomarcadores envolvidos na fisiopatologia do processo. A identificação precoce pode proporcionar uma janela de oportunidades de intervenção. Estudos sugerem que pacientes críticos que apresentam positividade dos biomarcadores, mas não preenchem os critérios de IRA, também apresentam um pior prognóstico.[1]

Muitos biomarcadores são recentemente descritos como indicativos de dano renal, mas seus usos clínicos ainda precisam de mais evidências: lipocalina associada à gelatinase dos neutrófilos (NGAL); o inibidor tecidual da metaloproteinase 2 (TIMP-2); e o fator de crescimento insulina proteína 7 (IGFBP7). O imunoensaio NephroCheck Ò, que utiliza a combinação desses dois marcadores de parada celular, TIMP-2 e IGFBP7, foi aprovado pela agência reguladora Food and Drug Administration (FDA), nos Estados Unidos, e, como consequência, vem sendo utilizado em diversos estudos.[1]

O uso combinado de outros biomarcadores também vem sendo estudado como NGAL e KIM-1 (*kidney injury molecule*-1). Igualmente, a combinação chitinase 3-like protein 1 com NGAL, que também vem apresentando resultados promissores em predizer IRA estágios 2 e 3.[1]

A maior parte dos biomarcadores reflete a injúria tubular ou o seu estresse causado pelo insulto. Entretanto, estudos vêm sendo realizados para avaliar a positividade dos biomarcadores no pré-operatório, objetivando identificar pacientes com maior risco de IRA. Com esse intuito, Urinary dickkopf-3 (DKK3), um biomarcador do estresse tubular renal crônico, que se associa à fibrose e à progressão de DRC, tem sido estudado no pré-operatório de pacientes candidatos à cirurgia cardíaca. Igualmente, o *soluble urokinase plasminogen activator receptor* (suPAR), a forma circulante da *glycosyl-phosphatidylinositol membrane protein*, é normalmente expresso em baixos níveis, mas, quando elevados, são um forte preditor de queda progressiva da função glomerular e proteinúria. O papel do N-terminal pro-BNP (NT-proBNP) tem sido examinado para estratificação do risco de IRA pós-operatória, refletindo o papel da insuficiência cardíaca no risco de IRA.[1] O ST2 (*suppression of tumorigenicity*-2) também surge como um potencial biomarcador de predizer a IRA no pré-operatório de pacientes que serão submetidos à cirurgia cardíaca.[3]

Entretanto, o custo e a disponibilidade ainda são importantes barreiras para seu uso. Os estudos são complexos e custosos e exigem um longo seguimento, tudo isso, inevitavelmente, limita o progresso dessa área.

Abordagem hemodinâmica e medidas de nefroproteção

O manejo se inicia com a identificação dos fatores de risco para a otimização dos cuidados, avaliação das técnicas cirúrgicas a serem utilizadas e para definição da unidade adequada aos cuidados pós-operatórios.

Nos casos de IRA, os cuidados devem ser feitos como sugerido nos últimos *guidelines*. O *bundle* de cuidados do KDIGO para IRA pode ser aplicado nos cuidados pós-operatórios desse paciente e consiste em medidas de suporte e em evitar drogas nefrotóxicas, mas um ponto de atenção, que não conta no *bundle*, é que causas pós-renais também devem ser excluídas.[1] Essas medidas são listadas a seguir:

1. Descontinuar todos os agentes nefrotóxicos (quando possível);
2. Assegurar a volemia e a pressão adequadas;
3. Considerar parâmetros de monitorização adequados para a situação;
4. Monitorizar a creatinina sérica e o volume urinário;
5. Evitar hiperglicemia;
6. Considerar alternativas ao uso de contraste iodado.

Aqui, elas estão divididas em abordagem hemodinâmica e medidas de nefroproteção, entendendo-se essa última como medida que se pode adotar para evitar dano renal secundário a drogas e/ou contraste iodado.

Abordagem hemodinâmica

A monitorização hemodinâmica, nesse cenário, é de suma importância, não se consegue ter a real condição de perfusão tecidual; portanto, usam-se marcadores macro-hemodinâmicos e laboratoriais que, juntos, guiam aos alvos terapêuticos desses doentes.

O manuseio hemodinâmico perioperatório tem impacto em redução de IRA,[16] estudo conduzido em mais de 30 mil doentes submetidos à cirurgia não cardíaca demonstrou que a manutenção de pressão arterial média (PAM) menor que 55 mmHg é associada à IRA,[17,18] e o tempo de exposição à hipotensão intraoperatória tem impacto não apenas na função renal, mas também no desenvolvimento de outras disfunções orgânicas.[19]

Pacientes hipertensos crônicos apresentam uma curva de autorregulação desviada à direita, o que gera uma recomendação, com substrato fisiológico, de se manter uma PAM acima de 70 mmHg nesses doentes.[20]

Quando se fala em otimização hemodinâmica, vale lembrar que manutenção da volemia, uso de vasoconstritores e inotrópicos são pontos importantes assim como analgesia e sedação adequadas.

Nos doentes de alto risco, a terapia guiada por metas ou, do inglês *goal directed therapy* (GDT), é uma ferramenta para o estabelecimento de alvos claros com impacto em seu desfecho,[21] assim como em IRA,[22] evitando-se os efeitos indesejáveis da sobrecarga volêmica como acidose, edema tecidual e coagulopatia, mas também proporcionando oferta de oxigênio tecidual adequada.

Existem diversos protocolos de GDT, entre eles o publicado por Pearse e colaboradores[23] em pacientes submetidos à cirurgia abdominal, seguindo os parâmetros:

- Valor de hemoglobina acima de 8 g/dL;
- Saturação de hemoglobina > 94%;
- Temperatura corpórea abaixo de 37°C;
- Reposição de volume com base em variáveis dinâmicas como a variação de volume sistólico > 10%.

A monitorização do ritmo de diurese no intraoperatório, que é um parâmetro classicamente utilizado, deve ser feita e objetivada a um ritmo de 0,5 a 1,5 mL/kg/hora e, embora seja um parâmetro globalmente consagrado, há estudos recentes que demonstram a falta de correlação entre oligúria intraoperatória e desenvolvimento de IRA.[11,24]

A hidratação perioperatória, como demonstrado, é de suma importância na prevenção de IRA, cabe, nesse tópico, a discussão sobre qual tipo de fluido utilizar. Alguns estudos fisiológicos demonstraram a ideia segundo a qual a expansão volêmica com solução salina teria, mediante efeito do cloro, potencial de vasoconstrição arteriolar intrarrenal e agravar a perfusão do órgão, o que propiciou estudos clínicos a compararem o efeito de soluções ricas em cloro às denominadas "soluções balanceadas". Um dos maiores estudos abordando essa questão foi realizado por Zampieri e colaboradores, com cerca de 60% de pacientes cirúrgicos, demonstrando que não houve impacto em desenvolvimento de IRA pelos critérios KDIGO, descritos anteriormente neste capítulo, assim como não houve diferença em mortalidade entre os dois grupos.[25]

Esse efeito neutro não pode ser atribuído aos denominados "amidos sintéticos", do inglês *hydroxyethyl starch* (HES), como demonstrado por Myburgh e colaboradores em estudo com 7 mil pacientes, em que o uso de HES foi associado a maior necessidade de terapia renal substitutiva, achados estes também publicados por Perner e colaboradores a respeito de doentes com sepse.[26] O racional fisiológico para esses achados é o desenvolvimento da denominada "nefrose osmótica", na qual se instala um edema intersticial intrarrenal com potencial de prejuízo à filtração glomerular, esses achados também trazem a preocupação do uso de albumina hiperoncótica (20% ou 25%) como fluido para expansão volêmica, Schortgen e colaboradores demonstraram aumento de eventos associados à IRA, assim como sugestão de aumento de risco de mortalidade.[27]

Medidas de nefroproteção

Umas das intervenções perioperatórias com potencial de dano à função renal é denominada "injúria renal aguda induzida por contraste iodado". A descrição de nefropatia por contraste (NC) foi, pela primeira vez, feita em 1954 por Bartels e colaboradores;[28] nos anos 1980, consolidou-se como uma causa importante de IRA no ambiente hospitalar principalmente relacionada a procedimentos de intervenção coronariana. Porém, nas últimas décadas, com o desenvolvimento de contrastes iodados com menor osmolaridade e melhor identificação dos fatores de risco dos doentes, questiona-se o real papel da NC no desenvolvimento de IRA.[29]

Independentemente da questão da melhor qualidade dos contrastes iodados, há uma superestimativa da incidência de NC por questões da metodologia dos primeiros estudos realizados no tema, evidências atuais apontam para um risco não expressivo naqueles com ritmo de filtração glomerular (RFG) acima de 60 mL/min/1,73 m^2, o risco fica mais claro naqueles doentes com RFG abaixo de 30 mL/min/1,73 m^2; quanto àqueles doentes com RFG entre 30 e 59 mL/min/1,73 m^2, há uma dúvida sobre o risco pós-exposição. O principal fator de risco para NC é a função renal pré-exame e Davenport e colaboradores demonstraram que o *clearance* de creatinina calculado a partir de seu nível sérico é o principal determinante.[30]

O risco de desenvolvimento de NC não deve ser uma contraindicação ao uso de contrastes iodados; sempre, o quadro clínico do doente e o custo-benefício da indicação devem ser levados em conta e, se esses agentes forem realmente necessários, defende-se o uso de hidratação antes da realização do exame, uso de contrastes iso-osmolares ou hiposmolares e técnicas que minimizem a exposição a altos volumes de contraste, medidas como administração de N-acetilcisteína, diurético ou hemodiálise preemptiva não apresentam evidência científica.[31,32] O Quadro 50.2 traz as recomendações para profilaxia naqueles doentes de alto risco de NC.[33]

Geralmente a NC é uma entidade autolimitada, com início da lesão renal após 24 horas do uso do contraste, pico em 4 dias e duração de 7 a 10 dias.

Quadro 50.2 Recomendações para profilaxia de NC em doentes de alto risco.

Hidratação	Tipo de contraste	Suspensão de metformina	Terapia renal substitutiva
Solução bicarbonatada com 154 mmol/L em glicose a 5%: 3 mL/kg na hora que antecede o exame e 1 mL/kg/hora nas 6 horas pós-uso do contraste OU solução salina 0,9%: 1 mL/kg/hora 6 horas antes e 1 mL/kg/hora 6 horas depois do uso	Uso de contraste iso-osmolar ou hiposmolar Uso de menor volume possível, respeitando-se o protocolo institucional para não comprometer a qualidade do exame e ocasionar exposições repetidas Evitar o uso de doses repetidas com intervalos menores que 24 horas	Suspensão antes do exame naqueles doentes com RFG < 30 mL/min/1,73 m² Retorno após 48 horas caso RFG estável	Não há necessidade de realização de diálise após administração de contraste, salvo se houver sobrecarga volêmica pós-exame

Fonte: Adaptado de van der Molen et al., 2018.[33]

A escolha dos analgésicos deve ser realizada objetivando evitar o uso de AINE em pacientes com maior risco de IRA. Em casos de suspensão do IECA ou do BRA, sua reintrodução deve ser considerada quando não exista a evidência de IRA, como uma decisão individualizada, mas dadas as cardioproteção e nefroproteção dessas medicações, sua reconciliação deve ser assegurada.

Como discutido, atenção deve ser dada à possibilidade de etiologia pós-renal associada com a realização de exames de imagem e de tratamento específicos se indicados.

Terapia renal substitutiva

Permanecem abertos par investigação a melhor modalidade (intermitente *versus* contínua *versus* técnicas híbridas), prescrição, momento para iniciar e descontinuar a TRS.

Os critérios de urgência dialítica (hipervolemia não responsiva a diuréticos, uremia, hipercalemia e acidose metabólica severa) estão distantes de serem os critérios ideais para início da terapia. A maior parte dos estudos que avalia esse *timing* de início utiliza os termos "diálise precoce" ou "diálise preemptiva *versus* diálise tardia ou padrão".[34] Em relação ao período pós-operatório, a maior parte dos estudos foi feita com pacientes submetidos à cirurgia cardíaca e ficam claras as diferentes definições utilizadas nos estudos.

Liu e colaboradores fizeram uma revisão sistemática de nove estudos retrospectivos e dois estudos clínicos randomizados controlados sobre melhor *timing* para início da TRS em pacientes em pós-operatório de cirurgia cardíaca. A mortalidade e o tempo de internação foram menores no grupo com diálise precoce. Uma ressalva do próprio autor foi a heterogeneidade dos estudos incluídos.[35]

Os benefícios potenciais do início precoce são atribuídos a um rápido controle metabólico e prevenção ou manejo mais efetivo da hipervolemia. Além disso, alguns dados sugerem que o início da TRS precoce pode prevenir o dano renal e de outros órgãos que a acidemia severa, a uremia, a hipervolemia e a inflamação podem acarretar, traduzindo-se em potencial melhora da sobrevida e da recuperação da função renal. A contra-argumentação se baseia no fato de que muitos pacientes submetidos à TRS precoce já apresentariam uma melhora da função renal com o tratamento conservador, sem os riscos associados à TRS.

Mais voltado a pacientes críticos, mas com grande parte dos pacientes em pós-operatório, o ensaio clínico unicêntrico ELAIN (*the Early or deLAyed Initiation of RRT trial*) selecionou 231 pacientes com IRA KDIGO 2 ou 3 e elevação do NGAL. Os pacientes foram randomizados para estratégia precoce (IRA KDIGO 2 com início de TRS entre 8 e 12 horas após o diagnóstico) ou estratégia tardia (IRA KDIGO 3 por mais de 12 horas). O estudo evidenciou uma mortalidade reduzida em pacientes submetidos à estratégia precoce (39,3% no grupo precoce e 54,7% no grupo tardio; P = 0,03). Os autores discutem que grande parte desses benefícios possa a ser justificada pela filtração de mediadores inflamatórios tendo em vista que o acúmulo de fluídos não foi diferente entre os grupos.[36]

Inesperadamente, um grande ensaio multicêntrico, conduzido por Gaudry e colaboradores, randomizou 620 pacientes com IRA KDIGO 3 também em dois grupos: diálise precoce (início de TRS imediatamente) *versus* grupo tardio (início de TRS se pelo menos umas das indicações – hipercalemia severa, acidose metabólica, edema pulmonar, ureia maior que 112mg/dL ou oligúria – por mais de 72 horas após a randomização). Esse estudo não demonstrou menor mortalidade no grupo com início de TRS precoce (58,5% no grupo submetido à diálise precoce e 49,7% no grupo submetido à diálise mais tardiamente; P = 0,79). Novamente, diferentes definições dificultam a comparação entre os estudos.[37]

Mais recentemente, o estudo STARRT-AKI, um ensaio clínico multicêntrico que incluiu 2.927 pacientes (35% eram pacientes cirúrgicos) também randomizou os pacientes selecionados para estratégia precoce *versus* estratégia-padrão.

Os critérios de elegibilidade incluíram pacientes com IRA KDIGO 2 e 3, mas, além disso, um julgamento clínico caso a caso que poderia excluir o paciente da amostra caso sugerisse urgência no início da terapia ou a necessidade de retardar a terapia. Após essa seleção, os pacientes com diálise precoce iniciaram a terapia em até 12 horas após definida a elegibilidade.

Os pacientes com a estratégia precoce não tiveram menor mortalidade em 90 dias quando comparados com pacientes submetidos à TRS com início-padrão. Uma porcentagem substancial dos pacientes alocados no grupo tardio não necessitou de TRS, assim como uma maior porcentagem de pacientes no grupo que iniciou a diálise precocemente permaneceu dependente de TRS após 90 dias e apresentou eventos adversos, sugerindo que efeitos adversos como hipotensão possam comprometer a função renal.[38]

O *guideline* vigente KDIGO sugere o início emergencial quando existem hipervolemia, distúrbios eletrolíticos e ácido-básicos com risco de morte, mas todas as outras potenciais indicações devem ser consideradas levando-se em conta o contexto clínico do paciente em vez de um marcador isolado. O ADQI também sugere que a decisão de iniciar, manter e descontinuar a terapia deve ser individualizada. A modalidade e a prescrição devem ser personalizadas para a demanda do paciente e a capacidade do serviço.[39,40] Mas KDIGO sugere o uso de terapia renal substitutiva contínua de preferência para pacientes instáveis hemodinamicamente (nível de evidência 2B).[40]

Mensagens principais

- Injúria renal aguda no período perioperatório é associada a maior morbimortalidade e a custos hospitalares.
- Identificação dos riscos pré-operatórios e, a partir deles, medidas de nefroproteção devem ser incorporadas na prática clínica de profissionais que cuidam desses doentes.
- Otimização hemodinâmica, evitando hipotensão no período perioperatório, tem impacto no desfecho renal dessa população.
- Não há evidência sobre o uso de soluções balanceadas em relação à solução salina, porém o uso de amidos sintéticos e albumina hiperoncótica devem ser evitadas.
- Evitar exposição a drogas nefrotóxicas e a contraste iodado e, caso necessário, ajustar as doses ou adotar medidas de nefroproteção são boas práticas.
- A indicação de terapia renal substitutiva deve levar em conta a condição clínica do doente incluindo a curva de evolução do doente e repercussões da disfunção renal, e não apenas o tempo de instalação da IRA ou seu estadiamento.

Referências bibliográficas

1. Boyer N, Eldridge J, Prowle JR, Forni LG. Postoperative AKI. Clin J Am Soc Nephrol. 2022;17(10):1535-45.
2. Bihorac A, Yavas S, Subbiah S, Hobson CE, Schold JD, Gabrielli A et al. Long-term risk of mortality and acute kidney injury during hospitalization after major surgery. Ann Surg. 2009;249(5):851-8.
3. Romagnoli S, Ricci Z, Ronco C. Perioperative acute kidney injury: prevention, early recognition, and supportive measures. Nephron. 2018;140(2):105-10.
4. Hoste EA, Bagshaw SM, Bellomo R, Cely CM, Colman R, Cruz DN et al. Epidemiology of acute kidney injury in critically ill patients: the multinational AKI-EPI study. Intensive Care Med. 2015;41(8):1411-23.
5. Lewington AJ, Cerda J, Mehta RL. Raising awareness of acute kidney injury: a global perspective of a silent killer. Kidney Int. 2013;84(3):457-67.
6. Nash K, Hafeez A, Hou S. Hospital-acquired renal insufficiency. Am J Kidney Dis. 2002;39(5):930-6.
7. Chen JJ, Chang CH, Wu VC, Chang SH, Hung KC, Chu PH et al. Long-term outcomes of acute kidney injury after different types of cardiac surgeries: a population-based study. J Am Heart Assoc. 2021;10(9):e019718.
8. Thakar CV, Kharat V, Blanck S, Leonard AC. Acute kidney injury after gastric bypass surgery. Clin J Am Soc Nephrol. 2007;2(3):426-30.
9. STARSurg Collaborative. Prognostic model to predict postoperative acute kidney injury in patients undergoing major gastrointestinal surgery based on a national prospective observational cohort study. BJS Open. 2018;2(6):400-10.
10. Biteker M, Dayan A, Tekkesin AI, Can MM, Tayci I, Ilhan E et al. Incidence, risk factors, and outcomes of perioperative acute kidney injury in noncardiac and nonvascular surgery. Am J Surg. 2014;207(1):53-9.
11. Kheterpal S, Tremper KK, Heung M, Rosenberg AL, Englesbe M, Shanks AM et al. Development and validation of an acute kidney injury risk index for patients undergoing general surgery: results from a national data set. Anesthesiology. 2009;110(3):505-15.
12. Kim M, Brady JE, Li G. Variations in the risk of acute kidney injury across intraabdominal surgery procedures. Anesth Analg. 2014;119(5):1121-32.
13. Gomez Dammeier BH, Karanik E, Gluer S, Jesch NK, Kubler J, Latta K et al. Anuria during pneumoperitoneum in infants and children: a prospective study. J Pediatr Surg. 2005;40(9):1454-8.
14. Nguyen NT, Perez RV, Fleming N, Rivers R, Wolfe BM. Effect of prolonged pneumoperitoneum on intraoperative urine output during laparoscopic gastric bypass. J Am Coll Surg. 2002;195(4):476-83.
15. Nishio S, Takeda H, Yokoyama M. Changes in urinary output during laparoscopic adrenalectomy. BJU Int. 1999;83(9):944-7.

16. Brienza N, Giglio MT, Marucci M, Fiore T. Does perioperative hemodynamic optimization protect renal function in surgical patients? A meta-analytic study. Crit Care Med. 2009;37(6):2079-90.
17. Sun LY, Wijeysundera DN, Tait GA, Beattie WS. Association of intraoperative hypotension with acute kidney injury after elective noncardiac surgery. Anesthesiology. 2015;123(3):515-23.
18. Walsh M, Devereaux PJ, Garg AX, Kurz A, Turan A, Rodseth RN et al. Relationship between intraoperative mean arterial pressure and clinical outcomes after noncardiac surgery: toward an empirical definition of hypotension. Anesthesiology. 2013;119(3):507-15.
19. Wesselink EM, Kappen TH, Torn HM, Slooter AJC, van Klei WA. Intraoperative hypotension and the risk of postoperative adverse outcomes: a systematic review. Br J Anaesth. 2018;121(4):706-21.
20. Ichai C, Vinsonneau C, Souweine B, Armando F, Canet E, Clec'h C et al. Acute kidney injury in the perioperative period and in intensive care units (excluding renal replacement therapies). Anaesth Crit Care Pain Med. 2016;35(2):151-65.
21. Giglio M, Manca F, Dalfino L, Brienza N. Perioperative hemodynamic goal-directed therapy and mortality: a systematic review and meta-analysis with meta-regression. Minerva Anestesiol. 2016;82(11):1199-213.
22. Chong MA, Wang Y, Berbenetz NM, McConachie I. Does goal-directed haemodynamic and fluid therapy improve peri-operative outcomes?: a systematic review and meta-analysis. Eur J Anaesthesiol. 2018;35(7):469-83.
23. Pearse RM, Harrison DA, MacDonald N, Gillies MA, Blunt M, Ackland G et al. Effect of a perioperative, cardiac output-guided hemodynamic therapy algorithm on outcomes following major gastrointestinal surgery: a randomized clinical trial and systematic review. JAMA. 2014;311(21):2181-90.
24. Olsson J, Svensen CH, Hahn RG. The volume kinetics of acetated Ringer's solution during laparoscopic cholecystectomy. Anesth Analg. 2004;99(6):1854-60.
25. Zampieri FG, Machado FR, Biondi RS, Freitas FGR, Veiga VC, Figueiredo RC et al. Effect of intravenous fluid treatment with a balanced solution vs 0.9% saline solution on mortality in critically ill patients: the BaSICS Randomized Clinical Trial. JAMA. 2021;326(9):1-12.
26. Perner A, Haase N, Guttormsen AB, Tenhunen J, Klemenzson G, Aneman A et al. Hydroxyethyl starch 130/0.42 versus Ringer's acetate in severe sepsis. N Engl J Med. 2012;367(2):124-34.
27. Schortgen F, Girou E, Deye N, Brochard L, Group CS. The risk associated with hyperoncotic colloids in patients with shock. Intensive Care Med. 2008;34(12):2157-68.
28. Bartels ED, Brun GC, Gammeltoft A, Gjorup PA. Acute anuria following intravenous pyelography in a patient with myelomatosis. Acta Med Scand. 1954;150(4):297-302.
29. Rudnick MR, Leonberg-Yoo AK, Litt HI, Cohen RM, Hilton S, Reese PP. The controversy of contrast--induced nephropathy with intravenous contrast: what is the risk? Am J Kidney Dis. 2020;75(1):105-13.
30. Davenport MS, Khalatbari S, Cohan RH, Ellis JH. Contrast medium-induced nephrotoxicity risk assessment in adult inpatients: a comparison of serum creatinine level- and estimated glomerular filtration rate-based screening methods. Radiology. 2013;269(1):92-100.
31. Cruz DN, Goh CY, Marenzi G, Corradi V, Ronco C, Perazella MA. Renal replacement therapies for prevention of radiocontrast-induced nephropathy: a systematic review. Am J Med. 2012;125(1):66-78e3.
32. Weisbord SD, Gallagher M, Jneid H, Garcia S, Cass A, Thwin SS et al. Outcomes after angiography with sodium bicarbonate and acetylcysteine. N Engl J Med. 2018;378(7):603-14.
33. van der Molen AJ, Reimer P, Dekkers IA, Bongartz G, Bellin MF, Bertolotto M et al. Post-contrast acute kidney injury. Part 2: risk stratification, role of hydration and other prophylactic measures, patients taking metformin and chronic dialysis patients: recommendations for updated ESUR Contrast Medium Safety Committee guidelines. Eur Radiol. 2018;28(7):2856-69.
34. Romagnoli S, Ricci Z, Ronco C. Therapy of acute kidney injury in the perioperative setting. Curr Opin Anaesthesiol. 2017;30(1):92-9.
35. Liu Y, Davari-Farid S, Arora P, Porhomayon J, Nader ND. Early versus late initiation of renal replacement therapy in critically ill patients with acute kidney injury after cardiac surgery: a systematic review and meta-analysis. J Cardiothorac Vasc Anesth. 2014;28(3):557-63.

36. Zarbock A, Kellum JA, Schmidt C, Van Aken H, Wempe C, Pavenstädt H et al. Effect of early vs delayed initiation of renal replacement therapy on mortality in critically ill patients with acute kidney injury: the ELAIN Randomized Clinical Trial. Jama. 2016;315(20):2190-9.
37. Gaudry S, Hajage D, Dreyfuss D. Initiation of renal-replacement therapy in the intensive care unit. N Engl J Med. 2016;375(19):1901-2.
38. Bagshaw SM, Wald R, Adhikari NKJ, Bellomo R, da Costa BR, Dreyfuss D et al. Timing of initiation of renal-replacement therapy in acute kidney injury. N Engl J Med. 2020;383(3):240-51.
39. Chawla LS, Bellomo R, Bihorac A, Goldstein SL, Siew ED, Bagshaw SM et al. Acute kidney disease and renal recovery: consensus report of the Acute Disease Quality Initiative (ADQI) 16 Workgroup. Nat Rev Nephrol. 2017;13(4):241-57.
40. Khwaja A. KDIGO clinical practice guidelines for acute kidney injury. Nephron Clin Pract. 2012;120(4):c179-84.

51 Distúrbios Metabólicos, Hidroeletrolíticos e Ácido-Básicos

Gustavo Carneiro Resstel
Thiago Gomes Romano
Lucas Trindade Cantú Ribeiro

Introdução

O volume de cirurgias realizadas no mundo tem crescido consideravelmente. Estima-se que mais de 312 milhões sejam realizadas por ano, em todo o globo. O aumento de cirurgias e sua correlação com o aumento da expectativa de vida são relatados pela literatura.[1]

Com o aumento da taxa de cirurgias efetuadas e a execução de cirurgias cada vez mais desafiadoras, mediante a evolução de conhecimentos e de materiais, há um aumento no fluxo de pacientes graves para manejo pós-cirúrgico.[2]

Frente a um paciente grave em seu período pós-operatório, deve-se lembrar que as células humanas são compostas de 65% a 95% por água. A todo momento ocorre a passagem de água e de solutos pela membrana dessas células e concentrações específicas de cada um deles são necessárias para que o metabolismo celular se efetive.[3]

Compreender o *status* de volume desse paciente é o ponto de partida para todas as decisões que necessitam ser tomadas. Embora calculemos as perdas sensíveis e insensíveis do paciente, geralmente os fluidos de reposição e manutenção são administrados sem se levarem em consideração as necessidades específicas do paciente.[3,4]

Um paciente idoso, por exemplo, é mais suscetível à desidratação e aos distúrbios hidroeletrolíticos, cujas causas multifatoriais vão desde a incapacidade física que restrinja o acesso à água até a polifarmácia e o uso de diuréticos. Um estudo realizado com pacientes submetidos à ressecção colorretal e à confecção de ileostomia mostrou que cerca de 43% dos casos de reinternação decorreram de desidratação.[5,6]

O desbalanço metabólico e hidroeletrolítico de um paciente afeta todos os sistemas do organismo. O corpo humano tem a capacidade de realizar ajustes para esse equilíbrio. No entanto, no período pós-estresse cirúrgico, esses mecanismos tendem a ser interrompidos. Nessa etapa, a recuperação desse paciente depende da restauração do equilíbrio metabólico e hidroeletrolítico. Assim, a correção de maneira adequada tende a atenuar essa resposta do organismo ao estresse sofrido, enquanto, se realizada de forma inadequada, pode exacerbar esses danos.[3]

Equilíbrio hidroeletrolítico

O desbalanço metabólico e hidroeletrolítico de um paciente afeta todos os sistemas. Cerca de 60% do peso corpóreo de um adulto é correspondente à água; contudo, esse valor estimado costuma ser maior em pessoas magras e menor em obesas.[7,8]

Esse volume de água é dividido em dois compartimentos: o intracelular, que corresponde a cerca de dois terços do volume de água; e o extracelular, com um terço desse volume. O balanço entre as composições entre o líquido intracelular e o líquido extracelular é mantido através da membrana celular, que é permeável à água e medeia a passagem de outras substâncias (Figura 51.1).[7,8]

O líquido extracelular é a soma do volume plasmático e do volume sanguíneo, além de um pequeno volume correspondente ao líquido sinovial, que se distribui pelas cavidades pericárdicas, pleural, peritoneal e sinovial.[7,8]

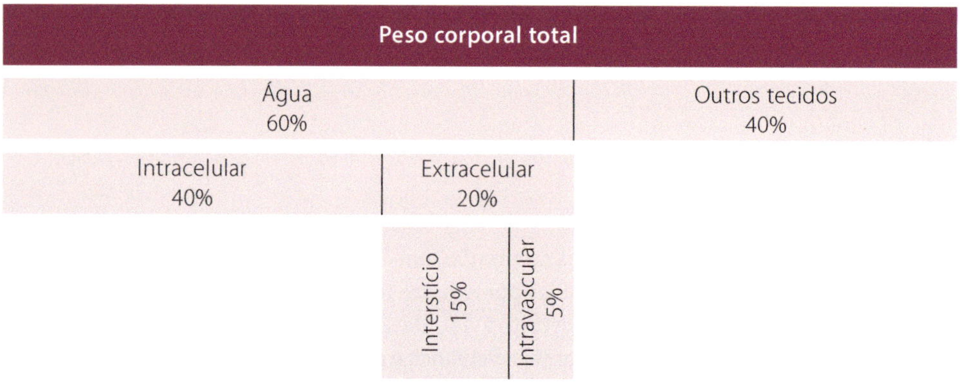

Figura 51.1 Relação dos compartimentos fluidos e o peso corporal.
Fonte: Adaptada de Harring et al., 2014.[9]

Ao se considerar esse livre trânsito de água entre os compartimentos conforme as alterações hidroeletrolíticas, deve-se considerar o peso corporal uma medida de grande importância. Alterações agudas refletirão aumentos ou diminuições na água total do organismo.[7,8,10]

Além da distribuição da água para esses compartimentos, pode ocorrer a perda de líquidos para um terceiro espaço, na forma de edema. Essa perda é muito comum em pacientes cirúrgicos, como na peritonite generalizada, úlcera péptica perfurada, obstrução intestinal ou em cirurgias de grande porte com uma grande área de dissecção.[10]

A distribuição dos eletrólitos entre os compartimentos está representada na Tabela 51.1.

Tabela 51.1 Distribuição dos eletrólitos nos compartimentos aquosos (mEq/L).

Cátions	Intravascular	Intersticial	Intracelular
Na+	143	147	14
K+	5	4	140
Ca+	5	2	5
Mg++	2	2	25
Total	**155**	**155**	**184**

(Continua)

Tabela 51.1 Distribuição dos eletrólitos nos compartimentos aquosos (mEq/L). (*Continuação*)

Ânions	Intravascular	Intersticial	Intracelular
Bicarbonato	27	30	10
Cloretos	104	114	25
Fosfato	2	2	80
Sulfato	1	2	20
Ácidos orgânicos	5	6	0
Proteínas	16	1	49
Total	**155**	**155**	**184**

Fonte: Adaptada de Ceneviva et al., 2008.[10]

Balanço de água

Um adulto recebe e elimina aproximadamente 1.500 a 2.500 mL de água em 1 dia. A ingesta é regulada por sensações como a sede ou apetite específico. A urina é a principal via de perda de água, contudo outras situações como suor em excesso, febre, vômitos e diarreia podem ser grandes fontes de perda de água.[8,10]

Considerando-se o paciente grave após ser submetido a um procedimento cirúrgico, deve-se ter especial atenção ao íleo adinâmico. Essa condição bloqueia a absorção intestinal e ocasiona a perda de líquido isotônico pela estase de secreções digestivas. Essas secreções podem ser eliminadas por vômitos ou por sondas de que o paciente faça uso.[10]

Estima-se que cerca de 30% dos pacientes cirúrgicos desenvolvam complicações relacionadas a distúrbios de fluidos e eletrólitos. Muitos dos pacientes apresentam uma desidratação pré-operatória em razão de jejum prolongado ou mesmo pelo preparo para alguns procedimentos que envolva o uso de laxantes, enemas e diuréticos.[11]

O paciente cirúrgico está sujeito a distúrbios eletrolíticos em cada fase do procedimento que, no período pré-operatório, podem decorrer de doenças de base; e, no intraoperatório, são mais comuns em procedimentos mais longos e requerem maior vigilância pelo anestesista. Após o término do procedimento, esses distúrbios estão condicionados à resposta do organismo ao trauma e ao tempo de hidratação endovenosa até que se retorne à dieta enteral.[10]

No manejo de um paciente grave em período pós-operatório, a administração de fluidos é um dos aspectos mais importantes. Um manejo adequado do balanço de água é responsável por manter uma perfusão adequada, sem causar complicações por sobrecarga ou depleção. Entre as principais complicações da sobrecarga de volume, estão a insuficiência respiratória, o aumento da demanda cardíaca e o edema periférico.[12,13]

O líquido pode ser realizado em bólus, em caso de ressuscitação; ou de forma contínua, caso o paciente tenha restrição para ingesta oral. No ajuste dessas necessidades, os sinais vitais e os exames físico e de imagem são de grande importância na avaliação do paciente.[12]

Distúrbios do metabolismo do sódio

O sódio é o principal íon do espaço extracelular e apresenta uma íntima relação com a água corporal. No paciente submetido à intervenção cirúrgica, a disfunção de órgãos, fluidoterapia e as intervenções adicionais em unidade de terapia intensiva (UTI) podem interferir nos mecanismos que mantêm a homeostase corporal de sódio e água.[14,15]

Num paciente hígido, os rins reabsorvem ou excretam a água para preservar a osmolalidade normal. Ao menos três mecanismos endócrinos estão envolvidos na regulação renal do sódio: cortisol, aldosterona e a vasopressina, também conhecida como "hormônio antidiurético" (ADH). Esses mecanismos e suas interrelações ativam ou inativam sistemas endócrinos para realizar a regulação de volume.[9,16]

O principal hormônio responsável por essa regulação é o ADH. Com esse sistema de homeostase, o ADH não é liberado quando ocorre a diminuição da osmolalidade plasmática. Dessa forma, a água é excretada livremente e a osmolalidade urinária diminui. Por outro lado, ocorre a liberação de ADH quando a osmolalidade plasmática aumenta, com a reabsorção de água no néfron e aumento da osmolalidade urinária.[9]

A retenção de água e sódio é a resposta mais evidente à anestesia e à cirurgia. Em geral, a tendência para a retenção de água está diretamente ligada à magnitude da cirurgia. Durante o ato operatório, as concentrações de ADH podem aumentar de 50 a 100 vezes e, habitualmente, ocorre uma queda logo após o término do procedimento, ou num período de 3 a 5 dias.[11]

No paciente cirúrgico grave, a ingestão de sódio é controlada em grande parte pela prescrição médica, incluindo a dieta e os medicamentos. Esse controle exige cuidado e atenção da prescrição do paciente. Um estudo realizado em três UTI cirúrgicas no Canadá, entre 2000 e 2006, incluiu mais de 8 mil pacientes com concentrações normais de sódio na admissão na UTI e demonstrou que a hiponatremia e a hipernatremia adquiridas em UTI são comuns, além de associadas a uma elevada mortalidade.[11,17]

Hiponatremia

A hiponatremia é definida como o valor de sódio sérico abaixo de 135 mEq/L. Sua forma severa se instala com valores de sódio sérico abaixo de 125 mEq/L. É um dos distúrbios hidroeletrolíticos mais comuns em pacientes hospitalizados e frequentemente associado a maior mortalidade.[9,15]

Os sintomas (Quadro 51.1) podem variar entre pacientes assintomáticos até sintomas graves como convulsões e coma. A gravidade dos sintomas está relacionada ao nível de hiponatremia e à velocidade com que o distúrbio se estabeleceu. A maioria desses pacientes apresenta alguma queixa neurológica e os sintomas habitualmente referidos são cefaleia, náusea, vômito, anorexia, câimbras musculares, letargia e confusão mental.[9]

Quadro 51.1 Diagnóstico diferencial de hiponatremia.

	Depleção de sódio (hiponatremia real)	Excesso de água (hiponatremia dilucional)
Ureia	Elevada	Normal
Hematócrito	Elevado	Normal ou baixo
Pressão arterial	Geralmente baixa	Normal
Pulso	Rápido	Normal
Pele	Fria, pastosa	Normal, úmida
Mucosas	Secas	Úmidas
Turgor cutâneo	Diminuído	Normal
Edema	Ausente	Pode estar presente
Urina	Pouca, concentrada	Normal ou poliúrica, diluída

Fonte: Adaptado de Évora et al., 1999.[7]

Pacientes com hiponatremia podem ser hipovolêmicos, euvolêmicos ou hipervolêmicos; o *status* determina as estratégias de tratamento: ressuscitação com fluidos *versus* restrição de fluidos. A classificação de hiponatremia e seus diagnósticos diferenciais estão representados na Figura 51.2.[9]

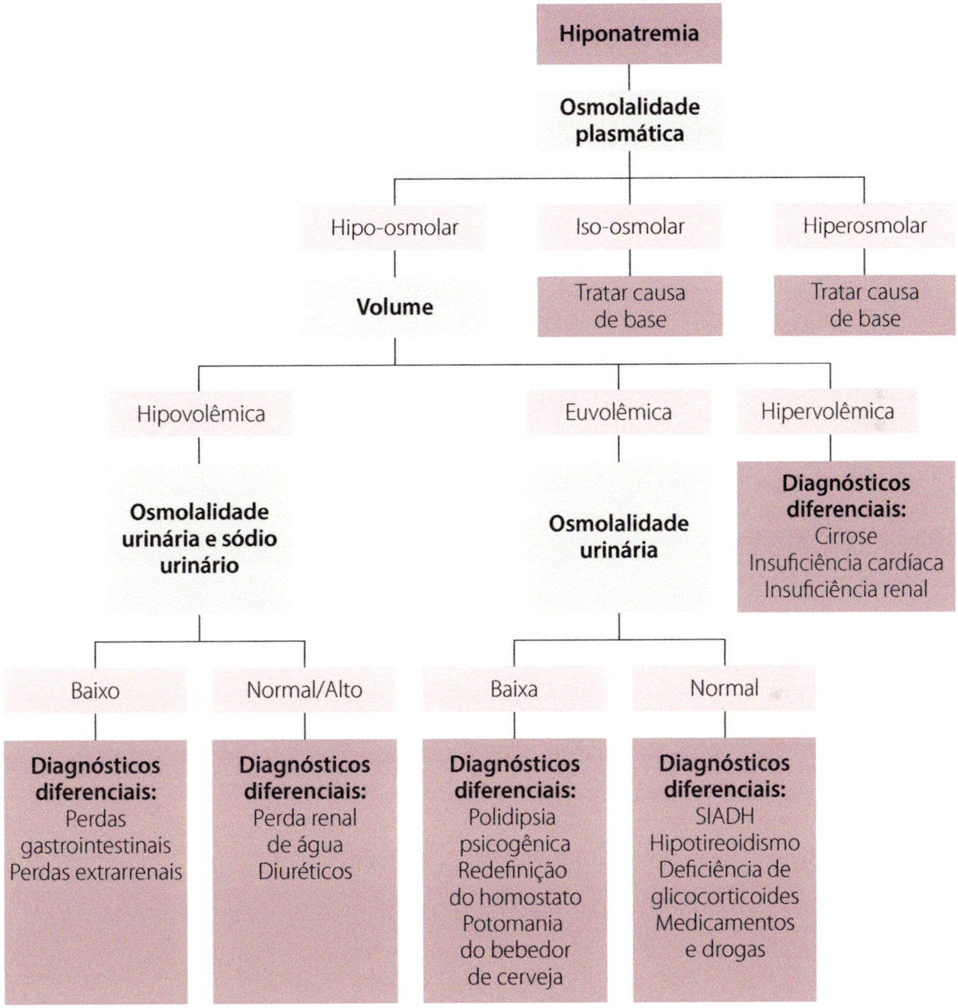

Figura 51.2 Diagnóstico diferencial de hiponatremia.
Fonte: Adaptada de Harring et al., 2014.[9]

A oferta apenas de solução glicosada ou de soluções hipotônicas no período pós-operatório imediato pode ocasionar a hiponatremia de diluição. Esta decorre da sobrecarga hídrica e quase sempre é resultado de uma inadequação terapêutica.[10]

Ao se confirmar a existência de uma hiponatremia pós-operatória que não existia previamente, deve-se tratar o paciente com solução salina isotônica ou hipertônica (Quadro 51.2). Isoladamente, a restrição hídrica não corrige a hiponatremia de forma adequada e pode causar complicações.[18]

Quadro 51.2 Tratamento da hiponatremia no pós-operatório.

Solução	Quando?
Salina isotônica	Se o paciente apresentar, além da hiponatremia, sinais de depleção de volume
Salina hipertônica	Sem sinais de depleção de volume

Fonte: Adaptado de Tejedor et al., 2011.[18]

A fórmula mais utilizada para calcular a quantidade e a velocidade da correção de sódio é a de Adrogué-Madias, que estima a variação em mEq/L de sódio sérico para cada litro da solução escolhida.

$$\Delta\ Na^+ = \frac{(Na^+ \text{ solução} + K^+ \text{ solução*}) - Na^+ \text{ sérico}}{\text{Água corporal total} + 1}$$

*Caso solução não contenha K^+, excli-se essa variável da fórmula

Água corporal total

crianças ou homens: 0,6 × peso

mulheres: 0,5 × peso

homem idoso: 0,5 × peso

mulher idosa: 0,45 × peso

A correção do sódio ($\Delta\ Na^+$) não deve ultrapassar 8 a 10 mEq/L em 24 horas, pois há o risco de desmielinização pontina.[19] A Tabela 51.2 descreve a concentração de Na^+ em diferentes soluções.

O uso de vaptans para correção da fase antiaquarética da cirurgia é uma alternativa para pacientes com longa permanência em salas de recuperação anestésica e balanços hídricos muito positivos que passem a apresentar hiponatremia.[18]

Tabela 51.2 Concentração de Na^+ em diferentes soluções.

Solução	Concentração de Na^+ (mEq/L)
NaCl 20%	3.400
NaCl 5%	855
NaCl 3%	514
NaCl 0,9%	154
Plasma	140
Ringer com lactato	130
NaCl 0,45%	77
Soro glicosado 5%	0

Fonte: Adaptada de Gomes e Pereira, 2021.[14]

Hipernatremia

A hipernatremia é definida como o nível sérico de sódio acima de 145 mEq/L e é menos frequente que a hiponatremia.[9] A hipernatremia grave se instala quando esse nível ultrapassa 160 mEq/L. Pode ser decorrente de uma perda exacerbada de água, proporcionalmente maior que de Na^+, administração excessiva de solutos e excesso de esteroides.[10]

Os sintomas são semelhantes aos de hiponatremia. Os pacientes apresentam sede, oligúria, mucosas secas e febre. Podem apresentar alterações neurológicas como letargia, tremor, confusão mental e inquietação. O exame neurológico pode evidenciar o aumento de tônus, rigidez nucal, mioclonia, coreia ou convulsões. Esses sintomas, assim como na hiponatremia, têm a gravidade relacionada ao nível de sódio e à proporção que o distúrbio se instaura, em consequência da velocidade com que ocorre a desidratação das células cerebrais.[9,10]

Os diagnósticos diferenciais para hipernatremia estão representados na Figura 51.3.

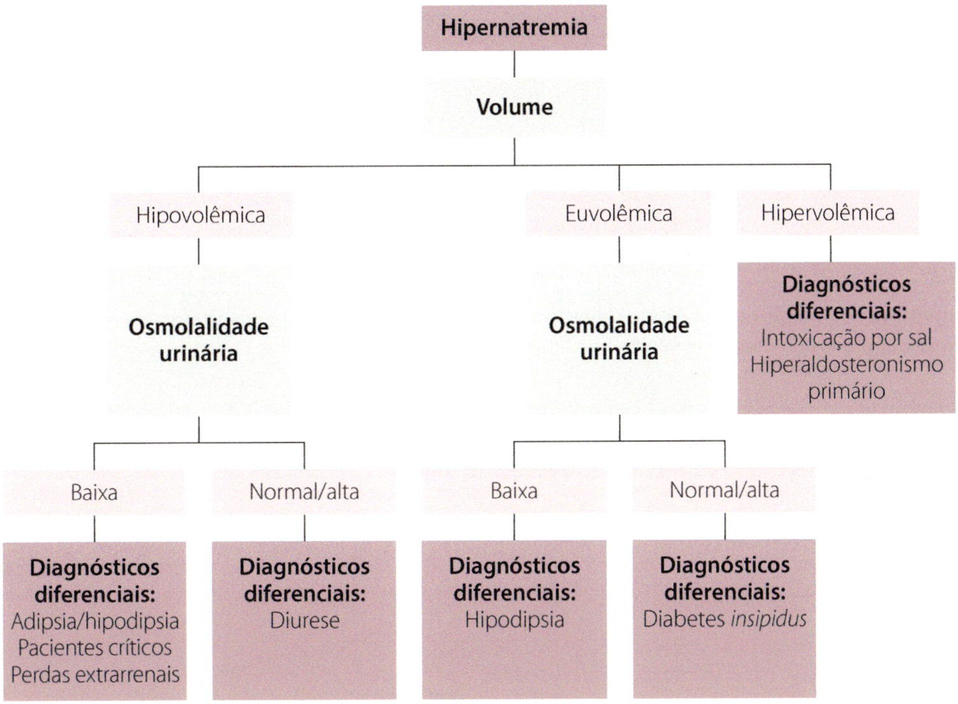

Figura 51.3 Diagnóstico diferencial de hipernatremia.
Fonte: Adaptada de Harring et al., 2014.[9]

O tratamento é voltado para a doença de base, com restrição temporária da entrada de Na+ e infusão de solução glicosada 5% ou NaCl 0,45%. O cálculo para essa correção é realizado pela equação de Adrogué-Madias ou pelo déficit de água livre. Administra-se metade do volume nas primeiras 8 a 12 horas. Assim como na hiponatremia, a reposição muito rápida também pode causar edema cerebral.[10]

$$\text{Déficit de água livre} = \frac{(Na^+ \text{ plasmático} - 140)}{140} \times \text{Água corporal total}$$

Distúrbios do metabolismo do potássio

O potássio é o segundo cátion mais abundante no corpo humano, sendo que 98% estão no espaço intracelular e apenas 2%, no extracelular. Sua concentração sérica normal varia entre 3,5 e 5 mEq/L.[20]

Sua regulação ocorre majoritariamente nos rins, com eliminação de potássio por ação da aldosterona ou por retenção de sódio nos túbulos renais, com consequente eliminação do potássio. Também desempenha um papel importante no equilíbrio ácido-básico, discutido mais à frente neste capítulo.[7]

Em pacientes hospitalizados, a hipocalemia é mais comum que a hipercalemia. Isso resulta do fato da maior perda de potássio por excreção renal, do uso de diuréticos ou da disfunção renal. Outra importante via de perda de potássio é o trato gastrointestinal, secundária a vômitos, diarreia ou ao preparo do cólon para exames de imagem ou para procedimentos.[21]

Analisando-se o paciente cirúrgico, os casos mais frequentes de distúrbios do metabolismo do potássio estão associados à obstrução intestinal, fístula enterocutânea, íleo paralítico, diarreia crônica, úlcera pilórica com obstrução e necessidade de uso de sonda gàstrica, inanição secundária ao câncer de esôfago.[22]

Hipocalemia

A hipocalemia se estabelece quando o nível sérico de potássio está abaixo de 3,5 mEq/L e é considerada moderada quando esse valor está entre 3 e 2,5 mEq/L e grave quando é inferior a 2,5 mEq/L ou se o paciente for sintomático.[10,20]

Os sinais e sintomas da hipocalemia incluem paralisia, náuseas, vômitos, constipação, fraqueza e insuficiência respiratória. A hipocalemia resulta também na hiperpolarização da membrana e na hipotonia da musculatura lisa e estriada, resultando em alterações nas funções muscular e cardiovascular.[10,13,20]

As complicações mais graves são relacionadas a alterações ecocardiográficas (ECG), arritmias cardíacas e parada cardiorrespiratória. As alterações do ECG incluem o infradesnivelamento do segmento ST, achatamento ou inversão de onda T e presenças de onda U.[13,20] A Figura 51.4 descreve a onda U no eletrocardiograma.

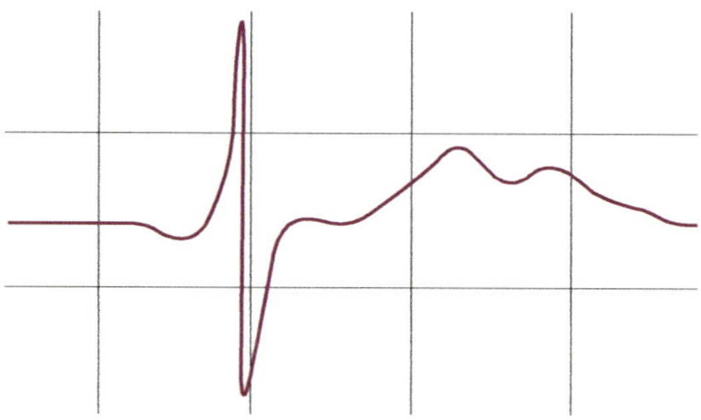

Figura 51.4 Representação da onda U no eletrocardiograma.
Fonte: Adaptada de Webster et al., 2002.[23]

O tratamento consiste na reposição de potássio realizada preferencialmente por via oral (KCl xarope ou drágeas) (Tabela 51.3). A reposição parenteral deve ficar reservada para casos de hipocalemia grave ou com alterações eletrocardiográficas. Sua reposição deve ser realizada de forma lenta, para não ocorrer hipercalemia. A velocidade de reposição parenteral não deve superar 30 a 40 mEq/hora.[10,13]

Tabela 51.3 Soluções para reposição de potássio.

Solução/drágea	Quantidade da solução/drágea	Quantidade de potássio
KCl 10%	1 ampola = 10 mL	13 mEq
KCl 15%	1 ampola = 10 mL	20 mEq
KCl 19,1%	1 ampola = 10 mL	25 mEq
KCl xarope	1 colher de sopa = 15 mL	12 mEq
KCl drágea	600 mg	8 mEq

Fonte: Adaptada de Gomes e Pereira, 2021.[24]

Hipercalemia

É definida como uma concentração sérica de potássio acima de 5 mEq/L e representa uma grave ameaça à vida quando apresenta valores acima de 6,5 mEq/L.[20]

Umas das causas mais frequentes de hipercalemia é a insuficiência renal. No contexto cirúrgico, lesões por esmagamento, grandes queimaduras e grandes traumatismos também são relacionados à hipercalemia.[10]

Os pacientes geralmente são assintomáticos até que a concentração sérica de potássio seja superior a 5,5 mEq/L. Assim como a hipocalemia, os sintomas estão relacionados às funções cardíaca e neuromuscular. Os sintomas incluem parestesias, paralisia flácida, arritmias e parada cardíaca. As alterações no ECG são: ondas T apiculadas; prolongamento do intervalo PR; QRS alargado; e depressão do segmento ST.[10,20]

Os objetivos de tratamento da hipercalemia são antagonizar os efeitos cardíacos do potássio, reverter os sintomas (se presentes) e retornar o potássio sérico ao normal, evitando a hipercorreção.[10] Todas as fontes de potássio exógeno devem ser descontinuadas, assim como diuréticos poupadores de potássio. O tratamento preferencial para casos graves é a hemodiálise, porém outras medidas também podem ser utilizadas (Tabela 51.4).[10,20]

Tabela 51.4 Opções para tratamento da hipercalemia.

Tratamento	Dose	Tempo para ação	Duração do efeito	Mecanismo de ação e efeitos
Gluconato de cálcio	1 a 2 g (EV)	1 a 2 minutos	10 a 30 minutos	Antagoniza anomalias da condução cardíaca
Bicarbonato de sódio	50 a 100 mEq (EV)	30 minutos	2 a 6 horas	Aumenta o pH sérico e redistribui o potássio nas células
Insulina regular + dextrose	10 UI + 25 g (EV)	15 a 45 minutos	2 a 6 horas	Redistribui o potássio nas células
Furosemida	20 a 40 mg (EV)	5 a 15 minutos	4 a 6 horas	Aumenta a excreção renal de potássio
Salbutamol	10 a 20 mg (NBZ)	30 minutos	1 a 2 horas	Estimula a bomba de sódio-potássio e redistribui o potássio nas células

EV: endovenoso; NBZ: nebulização.
Fonte: Adaptada de Kraft et al., 2005.[20]

Distúrbios do metabolismo do cálcio

O cálcio atua no metabolismo ósseo, na coagulação do sangue e na adesão plaquetária, nas atividades neuromusculares, nas funções secretoras endócrinas e exócrinas e na eletrofisiologia do coração. Sua concentração sérica é regulada pelo paratormônio (PTH), pela vitamina D e pela calcitonina.[20]

O cálcio ionizado é a forma ativa do cálcio, que representa cerca de 50% do cálcio total no sangue em condições normais. É regulado pelo sistema endócrino e é um indicador mais fidedigno do metabolismo do cálcio.[20]

Hipocalcemia

Um paciente com hipocalemia apresenta valores séricos de cálcio total menores que 8,6 mg/dL ou de cálcio ionizado menor que 1,1 mmol/L. O sintoma característico de uma hipocalcemia grave é a tetania, porém outros sintomas neuromusculares, do sistema nervoso central e cardiovasculares podem estar presentes mesmo em casos leves ou moderados.[3,20]

Embora possa estar relacionada ao pós-operatório de tireoidectomia total ou paratireoidectomia subtotal, a hipocalcemia ocorre com maior frequência cmsequentemente à fluidoterapia. A transfusão maciça de sangue armazenado preservado com citrato também é uma causa de hipocalcemia.[3,20]

O tratamento consiste em realizar a reposição de cálcio (Tabela 51.5). O cloreto de cálcio fornece três vezes mais cálcio elementar que uma quantidade equivalente de gluconato de cálcio. A hipocalcemia decorrente da transfusão de sangue com citrato pode ser tratada com a administração de 1,35 mEq de cálcio para cada 100 mL de sangue transfundido.[3,20]

Tabela 51.5 Opções para reposição de cálcio.

Sal de cálcio	Cálcio elementar (mEq/g)	Cálcio elementar (%)	Via
Cloreto de cálcio	13,6	27	EV
Gluconato de cálcio	4,56	9	EV ou oral
Acetato de cálcio	12,7	25	EV ou oral
Carbonato de cálcio	20	40	Oral
Citrato de cálcio	10,5	21	Oral

EV: endovenoso.
Fonte: Adaptada de Kraft et al., 2005.[20]

Hipercalcemia

As principais causas de hipercalcemia são o câncer e o hiperparatireoidismo primário. Entretanto, também pode estar presente ao longo do tratamento de pacientes críticos com imobilidade. Os sintomas mais frequentes são fadiga, anorexia e confusão mental. Casos graves podem causar manifestações cardíacas como bradicardia ou arritmias.[3,20]

O tratamento é realizado com a diluição do espaço plasmático, excreção urinária com diurético de alça ou hemodiálise para casos agudos graves. Casos leves respondem bem à hidratação, enquanto casos graves ou crise hipercalcêmica, com concentração sérica de cálcio total superior a 13 mg/dL, requerem tratamento imediato para evitar insuficiência renal aguda, coma ou morte.[3,20]

Distúrbios do metabolismo do magnésio

A concentração sérica normal de magnésio varia de 1,5 a 2,4 mg/dL. Sua homeostase é controlada principalmente pelos rins, mas o trato gastrointestinal e o PTH também exercem uma função importante na regulação. Outros fatores como a condição clínica do paciente e medicamentos, como os diuréticos de alça e a anfotericina B, afetam essa homeostase.[20]

Hipomagnesemia

A hipomagnesemia parece ser onipresente em pacientes graves. Suas causas incluem perdas gastrointestinais ou renais excessivas, cirurgias, trauma, sepse, queimaduras, transfusão de hemoderivados preservados com citrato; e certos medicamentos, como diuréticos, aminoglicosídeos, anfotericina B, cisplatina, digoxina e ciclosporina.[3,13,20]

Está associada a distúrbios concomitantes, como a hipocalemia e a hipocalcemia, e, por isso, é difícil definir sua sintomatologia. Em casos graves, pode causar arritmias, incluindo *torsades de pointes*, convulsões, coma e morte.[13]

A administração intravenosa é preferida em pacientes graves. A hipomagnesemia grave requer tratamento com até 1,5 mEq/kg. Doses inferiores a 6 g de sulfato de magnésio são infundidas durante 8 a 12 horas e doses maiores são administradas durante 24 horas. A hipomagnesemia leve pode ser tratada com reposição oral.[13]

Hipermagnesemia

A hipermagnesemia é rara fora da sala de parto, com exceção de pacientes com insuficiência renal que receberam uma dose inapropriada de magnésio. A hipermagnesemia leve costuma ser assintomática, enquanto a moderada pode apresentar sintomas como náuseas, vômitos, hipotensão, perda de reflexos tendinosos profundos, bradicardia e alterações no eletrocardiograma (ECG); entre elas, o aumento do intervalo PR e do QRS.[3,20]

O tratamento tem como base interromper a administração de magnésio exógeno. Em casos de hipermagnesemia grave ou sintomática, deve-se administrar cálcio para reversão dos efeitos cardiovasculares e neuromusculares. Antiácidos contendo magnésio e outros medicamentos contendo magnésio devem ser evitados em pacientes com insuficiência renal.[20]

Equilíbrio ácido-básico

A avaliação do equilíbrio ácido-básico é realizada rotineiramente em UTI e é considerada uma competência essencial ao médico. O diagnóstico de alterações desse equilíbrio é obtido por valores da gasometria sanguínea (Tabela 51.6) e o conhecimento dos princípios fisiopatológicos são suficientes para interpretá-los.[25]

Tabela 51.6 Valores de referência da gasometria sanguínea.

	Gasometria arterial	Gasometria venosa
pH	7,35 a 7,45	0,05 menor
PaO_2	80 a 100 mmHg	50% menor
$PaCO_2$	35 a 45 mmHg	6 mmHg maior
HCO_3^-	22 a 26 mEq/L	22 a 26 mEq/L
BE	-2 a +2 mEq/L	-3,9 a +1,0 mEq/L
Saturação O_2	93,5% a 98,1%	65% a 85%

Fonte: Adaptada de Furoni et al., 2010.[26]

No contexto do paciente cirúrgico, diferentes condições podem predispor aos distúrbios no equilíbrio ácido-básico (Figura 51.5). Entre essas condições, estão o jejum pré-operatório, os medicamentos usados na anestesia, perda sanguínea, reposição volêmica e o choque perioperatório.[27]

A produção de H^+ normalmente ocorre pelo metabolismo de proteínas, mas também pode ser pelo metabolismo de carboidratos e de gorduras. Já o metabolismo de ânions orgânicos, como o citrato e o acetato, gera HCO_3^- e remove H^+ do corpo.[25]

O componente metabólico da fisiologia ácido-básico é caracterizado, em sua abordagem tradicional, pelas concentrações plasmáticas de bicarbonato (HCO_3^-). Pode-se complementar essa análise com o uso do excesso de bases (BE). O ânion *gap* (AG) também tem contribuição diagnóstica, porém a hipoalbuminemia pode impedir sua utilidade.[27]

Os valores de pH considerados compatíveis com a vida estão entre 6,8 e 8. O equilíbrio do pH nesse intervalo exige do organismo o uso de uma série de mecanismos bioquímicos. Entre esses mecanismos, destaca-se o sistema tampão, responsável por minimizar as alterações do pH decorrentes da adição ou subtração de H^+. Além do sistema tampão, exercem atividade de regulação os componentes respiratório e renal.[26,28]

Os pulmões regulam a concentração de CO_2 sanguíneo por meio da sua eliminação ou retenção, esse controle é influenciado pelas concentrações de H^+ sobre o bulbo. Já o controle renal se faz pela excreção de urina ácida ou básica.[26]

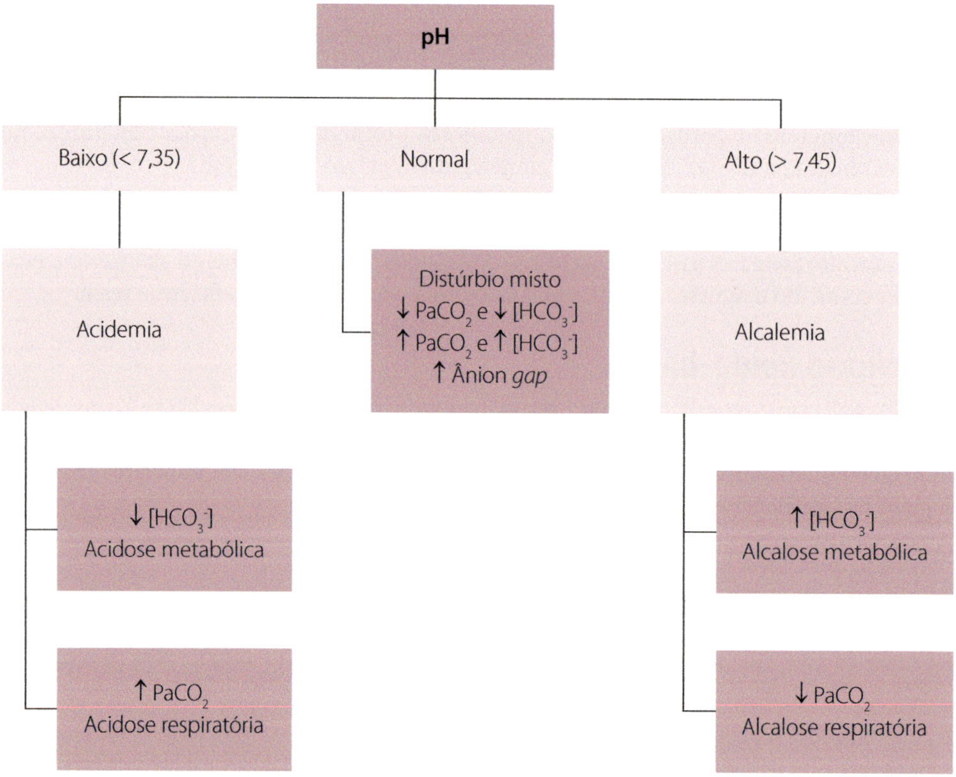

Figura 51.5 Distúrbios do equilíbrio ácido-básico.
Fonte: Adaptada de Carlotti, 2012.[25]

Acidose metabólica

A acidose metabólica é o distúrbio ácido-básico mais frequentemente encontrado em pacientes cirúrgicos internados em UTI. Para realizar sua estratificação, é necessário analisar o AG, com correção para a concentração de albumina em casos de hipoalbuminemia.[27]

A acidose com AG elevado é causada por administração exógena, produção endógena ou falha na excreção renal de ácidos. Já a acidose com AG normal é frequentemente observada no pós-operatório. É denominada "hiperclorêmica" e está associado à expansão do volume intravascular com soluções com alto teor de Cl^-. Em casos menos frequentes, é resultado da perda de HCO_3- no rim ou no trato gastrointestinal, por fístulas biliopancreáticas e diarreia. A classificação e as principais causas de acidose metabólica estão representadas no Quadro 51.3.[27]

Quadro 51.3 Classificação e causas de acidose metabólica.

AG normal (acidose hiperclorêmica)	AG aumentado
Perda de bicarbonato	**Produção aumentada de ácidos**
Diarreia Drenagem do TGI ou pâncreas Nefrostomia Diuréticos inibidores da anidrase carbônica	Acidose lática Cetoacidose Ânions não quantificados
Alterações tubulares	**Toxinas**
Acidose tubular renal Insuficiência renal leve Hipoaldosteronismo hiporreninêmico Insuficiência adrenal	Metanol Etilenoglicol Ácido piroglutâmico Salicilatos
Uso de cloreto	**Falência renal**
Soluções ricas em Cl^- Cloreto de amônio Cloridratos	

Fonte: Adaptado de Masevicius e Dubin, 2023.[27]

O quadro clínico está ligado às causas e à gravidade da acidose. Manifesta-se por respiração de Kussmaul, arritmias cardíacas, diminuição da contratilidade cardíaca, íleo paralítico com consequente distensão abdominal e vasodilatação arterial e vasoconstrição venosa, com aumento do retorno venoso e do volume sanguíneo central.[25,27]

Tratar a causa base da acidose metabólica é o primeiro passo para a sua reversão. O uso de bicarbonato de sódio, apesar de controverso, é adotado em casos graves.[25]

Alcalose metabólica

A alcalose metabólica é definida como pH acima de 7,45, por um excesso de bases no organismo, ou seja, uma elevação de HCO_3- ou do *base excess* (BE). É seguida de hiperventilação ou hipercapnia, que ocorrem minutos após, na tentativa de compensação respiratória do distúrbio.[25,27]

No período perioperatório, estima-se que 50% dos pacientes desenvolvam alcalose metabólica, como um distúrbio misto ou único. A desidratação ou mesmo uma hipovolemia consequente do jejum ou preparo intestinal são causas frequentes de alcalose metabólica.[27]

Outras causas importantes são ligadas à perda maior que 1 L/dia de Cl^- através de sondas gástricas e fístulas enterocutâneas. Como já discutimos neste capítulo, a hipocalemia é uma etiologia de alcalose metabólica pela perda renal de H^+ e consequente reabsorção de HCO_3^-. As principais causas de alcalose metabólica estão representadas no Quadro 51.4.[27]

Quadro 51.4 Causas de alcalose metabólica.

Perda de cloreto (Cl^-)
Digestiva Perda de conteúdo gástrico Perda nas fezes ▪ Cloridorreia congênita ▪ Adenoma viloso **Renal** Diuréticos de alça e tiazídicos Síndromes de Bartter e Gitelman Pós-hipercapnia **Pele** Fibrose cística
Estados que apresentam ou simulam hiperatividade mineralocorticoide
Hiperaldosteronismo primário Síndrome de Cushing Excesso aparente de mineralocorticoides ▪ Excesso primário de desoxicorticosterona: deficiência de 11β e 17α-hidroxilase ▪ Medicamentos: ácido glicirrízico, carbenoxolona Síndrome de Bartter Hiperaldosteronismo secundário ▪ Hipertensão acelerada e maligna ▪ Estados edematosos
Uso de álcalis
Soluções contendo bicarbonato, citrato, acetato e lactato de sódio Síndrome leite-alcalina Combinação de antiácidos não absorvíveis e resinas de troca catiônica
Hipocalemia grave
Outros
Uso de altas doses de betalactâmicos Hipoalbuminemia

Fonte: Adaptado de Masevicius e Dubin, 2023.[27]

As manifestações clínicas envolvem uma disfunção do sistema nervoso central, com diminuição do *drive* respiratório, vasoconstrição e hipóxia, além de alterações do nível de consciência, podendo chegar ao coma. O tratamento também é direcionado à causa da alcalose.[25,27]

Acidose respiratória

Caracterizada por um aumento da $PaCO_2$ e queda do pH por aumento da concentração de H^+ e eliminação insuficiente de CO_2, a acidose respiratória é uma alteração frequentemente encontrada no período pós-operatório. Entre as etiologias da acidose respiratória, a hipoventilação parece ser a via comum para a sua ocorrência.[25,27]

No paciente em pós-operatório, é importante considerar lesões nervosas diretas; entre elas, a do nervo frênico. Sua compensação é feita pelo aumento de reabsorção do HCO_3- filtrado no rim. O tratamento consiste na melhora da ventilação do paciente, com uso de ventilação mecânica, se necessário, bem como o tratamento da causa base da hipoventilação.[25,27,29]

Alcalose respiratória

A alcalose respiratória ocorre, de maneira inversa à acidose respiratória, pela diminuição da $PaCO_2$ e da concentração de H^+ por uma eliminação excessiva de CO_2 nos pulmões. Assim como na acidose, pode ter várias causas, porém a hiperventilação é a via comum para sua ocorrência.[25,29]

No paciente em pós-operatório, a hiperventilação é comumente causada pela dor, ansiedade do paciente, agitação ou abstinência de opioides. Em alguns casos, pode ser decorrente de um comprometimento respiratório primário ou compensação por acidose metabólica.[25,29]

A compensação renal é mais rápida do que na acidose respiratória, porém espera-se que leve até 24 horas para que atinja o seu efeito. O tratamento, assim como na acidose, consiste no ajuste da respiração, com controle da hiperventilação. Pode-se usar sedativos, se necessário, com cautela para não ocasionar uma hipoventilação. Ademais, deve-se tratar a causa base dessa hiperventilação.[29]

Mensagens principais

- Compreender o volume de água e eletrólitos é crucial no pós-operatório.
- Os distúrbios hidroeletrolíticos são comuns no pós-operatório, com 30% dos pacientes cirúrgicos desenvolvendo complicações relacionadas a esses distúrbios.
- O manejo adequado da água é essencial para evitar complicações.
- Distúrbios do sódio exigem atenção especial. A hiponatremia (sódio baixo) é comum e pode ser leve, moderada ou grave. O tratamento depende do volume corporal e da causa da hiponatremia.
- Distúrbios do potássio também são frequentes no pós-operatório. Os sintomas podem ser graves, afetando funções musculares, cardíacas e nervosas.
- A compreensão dos distúrbios metabólicos, hidroeletrolíticos e ácido-básicos é essencial para o cuidado pós-operatório.
- O monitoramento rigoroso, a avaliação individualizada e o tratamento adequado são fundamentais para a recuperação do paciente.

Referências bibliográficas

1. Canet E, Bellomo R. Perioperative renal protection. Current Opinion in Critical Care. 2018;24(6):568-74.
2. Weiser TG et al. Estimate of the global volume of surgery in 2012: an assessment supporting improved health outcomes. The Lancet. 2015;385:S11.

3. Piper GL, Kaplan LJ. Fluid and electrolyte management for the surgical patient. Surgical Clinics. 2012;92(2):189-205.
4. Wang AS et al. The impact of IV electrolyte replacement on the fluid balance of critically ill surgical patients. The American Surgeon. 2019;85(10):1171-4.
5. El-Sharkawy AM et al. The pathophysiology of fluid and electrolyte balance in the older adult surgical patient. Clinical Nutrition. 2014;33(1):6-13.
6. Messaris E et al. Dehydration is the most common indication for readmission after diverting ileostomy creation. Diseases of the Colon & Rectum. 2012;55(2):175-80.
7. Évora PRB et al. Distúrbios do equilíbrio hidroeletrolítico e do equilíbrio acidobásico: uma revisão prática. Medicina (Ribeirão Preto). 1999;32(4):451-69.
8. Silva GF, Vattimo MFF. Distúrbios hidroeletrolíticos no paciente crítico. Enfermagem em UTI: cuidando do paciente crítico. 2010.
9. Harring TR, Deal NS, Kuo DC. Disorders of sodium and water balance. Emergency Medicine Clinics. 2014;32(2):379-401.
10. Ceneviva R et al. Equilíbrio hidroeletrolítico e hidratação no paciente cirúrgico. Medicina (Ribeirão Preto). 2008;41(3):287-300.
11. Hashem R, Weissman C. Renal dysfunction and fluid and electrolyte disturbances. Current Opinion in Critical Care. 2011;17(4):390-5.
12. Moritz ML, Ayus JC. Maintenance intravenous fluids in acutely ill patients. New England Journal of Medicine. 2015;373(14):1350-60.
13. Lee JW. Fluid and electrolyte disturbances in critically ill patients. Electrolytes & Blood Pressure: E & BP. 2010;8(2):72.
14. Gomes EB, Pereira HCP. Distúrbios do sódio. VITTALLE: Revista de Ciências da Saúde. 2021;33(1):219-31.
15. Overgaard-Steensen C, Ring T. Disorders of sodium and water balance. In: Critical Care Nephrology. Elsevier; 2019. p. 328-38.e3.
16. Moore FD. Regulation of the serum sodium concentration: origin and treatment of tonicity disorders in surgery. The American Journal of Surgery. 1962;103(3):302-8.
17. Stelfox HT et al. The epidemiology of intensive care unit-acquired hyponatraemia and hypernatraemia in medical-surgical intensive care units. Critical Care. 2008;12:1-8.
18. Tejedor A, Alexandru S, Bravo MT. Hiponatremia posquirúrgica. Nefrología. 2011;2(6):35-47.
19. Adrogué HJ, Madias NE. Hyponatremia. New England Journal of Medicine. 2000;342(21):1581-9.
20. Kraft MD et al. Treatment of electrolyte disorders in adult patients in the intensive care unit. American Journal of Health-System Pharmacy. 2005;62(16):1663-82.
21. Hainsworth AJ, Gatenby PA. Oral potassium supplementation in surgical patients. International Journal of Surgery. 2008;6(4):287-8.
22. Evans EI. Potassium deficiency in surgical patients: its recognition and management. Annals of Surgery. 1950;131(6):945.
23. Webster A, Brady W, Morris F. Recognising signs of danger: ECG changes resulting from an abnormal serum potassium concentration. Emergency Medicine Journal. 2002;19(1):74-7.
24. Gomes EB, Pereira HCP. Distúrbios do potássio. VITTALLE: Revista de Ciências da Saúde. 2021;33(1):232-50.
25. Carlotti APCP. Abordagem clínica dos distúrbios do equilíbrio ácido-base. Medicina (Ribeirão Preto). 2012;45(2):244-62.
26. Furoni RM et al. Distúrbios do equilíbrio ácido-básico. Revista da Faculdade de Ciências Médicas de Sorocaba. 2010;12(1):5-12.
27. Masevicius FD, Dubin A. Acid-base abnormalities in surgical patients admitted to intensive care unit. In: The high-risk surgical patient. Cham: Springer International Publishing; 2023. p. 77-93.
28. Évora PRB, Garcia LV. Equilíbrio ácido-base. Medicina (Ribeirão Preto). 2008;41(3):301-11.
29. Sava J, Beyene R. Acid-base disorders. Surgical Critical Care Therapy: a Clinically Oriented Practical Approach. 2018:489-500.

52 Sangramento, Anemia e *Patient Blood Management* no Pós-Operatório

Juliana Jardim Bartocci
Rodolpho Augusto de Moura Pedro
Lucas Trindade Cantú Ribeiro

Introdução

O pós-operatório do paciente cirúrgico de alto risco constitui um relevante desafio na tentativa de reequilibrar a homeostase desafiada no centro cirúrgico. Nessa fase, o foco do intensivista deve estar não apenas em minimizar os impactos operatórios, mas também em identificar e corrigir precocemente possíveis desarranjos fisiológicos. Entre as possíveis causas de deterioração clínica pós-cirúrgica, destacamos neste capítulo, o sangramento, descrevendo suas implicações agudas, o impacto prognóstico da anemia e o manejo transfusional no cenário em questão (*Patient Blood Management*– (PBM)).

O sangramento pós-cirúrgico nos desafia diariamente a mapear o limite entre a perda sanguínea esperada e a perda sanguínea patológica, uma fronteira nem sempre delineada de forma matemática, sendo o limiar frequentemente diferente a depender do tipo de cirurgia e do paciente a ela submetido. Os gatilhos classicamente descritos para mensuração do sangramento são emprestados da classificação de choque hemorrágico estudados no trauma (Tabela 52.1); entretanto, sinais como taquicardia e hipotensão no ambiente pós=cirúrgico são comuns e nem sempre decorrentes da perda hematimétrica.

Outra importante dúvida a ser respondida à beira do leito é a causa primária do sangramento. Essa diferenciação nem sempre é evidente, embora carregue em si grande impacto na definição do manejo, uma vez que sangramentos de causa clínica (coagulopatias) usualmente serão tratados com hemoderivados, hemocomponentes e/ou correção da causa base, enquanto os sangramentos de causa mecânica frequentemente serão abordados com novo procedimento cirúrgico.

O manejo transfusional desses pacientes também é tema controverso, visto que os possíveis benefícios no aumento da oferta de oxigênio (DO_2) podem ser contrabalanceados por efeitos colaterais (congestão, piora respiratória, infecções, reações alérgicas entre outros). Assim, a busca pelo *trigger* ideal, a partir do qual os benefícios da hemoterapia superam seus riscos, é tema de amplo debate científico e também aqui será explorada.

Fisiopatologia

O sangramento cirúrgico se inicia após o trauma tecidual, essa agressão provoca lesão do endotélio e consequente exposição do fator tecidual, desencadeando a tentativa de supressão do sangramento local por meio da ativação do fator VII em processo semelhante à clássica via extrínseca da coagulação. Atualmente, sabe-se que o processo de coagulação pode envolver diversas vias/ativadores que constituem o atual conceito de modelo celular da coagulação. Ao fim do ato operatório, a hemostasia realizada pelo cirurgião objetiva a interrupção mecânica de quaisquer sangramentos relevantes, mas pequenos focos podem permanecer ativos, com fluxos diminutos, a serem resolvidos pela ação do sistema de coagulação do paciente. Nesse processo, alguns atores serão extremamente relevantes para a contenção organizada desse sangramento, entre eles destacam-se:

- **Fatores de coagulação:** fundamentais no início da formação do coágulo (fases de iniciação e amplificação);
- **Plaquetas:** participando de todo o processo da formação do trombo;
- **Fibrinogênio:** essencial para a propagação do trombo em formação;
- **Fibrinolíticos:** agentes responsáveis pela estabilização do trombo formado.

O equilíbrio fino desses atores é primordial ao sucesso do controle hemorrágico, sendo a disfunção qualitativa ou quantitativa destes implicada em coagulopatias que podem perpetuar ou intensificar o fluxo hemorrágico. Outros fatores contribuintes à disfunção dos mecanismos de controle da coagulação são os níveis séricos de cálcio, a temperatura e o pH sanguíneo. O cálcio é cofator presente em diversas etapas da coagulação, sendo, inclusive, descrito como fator IV nos modelos clássicos de coagulação.

A temperatura tem importante impacto na função plaquetária da qual é descrita uma redução de até 10% para cada grau Celsius de temperatura perdida. Reforçamos, aqui, sobre o paciente admitido do centro cirúrgico, em especial aqueles submetidos às cirurgias mais longas, que a hipotermia pode estar presente, intensificando o sangramento pós-operatório. A hipotermia no centro cirúrgico guarda relação com o fato de que esses pacientes, com frequência, são submetidos a procedimentos longos em salas frias, ocasionalmente em contato direto com macas de metal, recebendo infusão, venosa ou diretamente em cavidades, de fluidos em temperatura ambiente enquanto parte dos mecanismos de controle térmico (tremores) são inutilizados por bloqueios neuromusculares.

Outro ator já citado é o pH sérico, uma vez que a atividade enzimática funciona de forma ótima em ambientes controlados e dentro de níveis específicos de pH. A queda do pH ocasionará uma redução da atividade de proteases envolvidas no processo de coagulação, servindo como barreira ao seu bom funcionamento. A chegada do doente cirúrgico à UTI pode vir acompanhada tanto de acidemia por distúrbios respiratórios, por ajuste inadequado da ventilação pulmonar mecânica ou hipoventilação induzida por sedativos, como de distúrbios metabólicos especialmente em cenários de choque e hipoperfusão. Vale salientar que a própria hemorragia, quando relevante e/ou persistente, pode reproduzir o cenário metabólico citado iniciando um efeito cíclico em "bola de neve".

Outro importante fator até agora não mencionado consiste na reologia sanguínea. Esse termo é utilizado para descrever o fluxo dos componentes sanguíneos em si. Usualmente, as hemácias (componente eritrocitário) ocupam uma região mais central na circunferência do vaso, empurrando à periferia componentes como as plaquetas e os fatores de coagulação. Essa disposição é essencial para manter próximos à região do endotélio que será lesado os fatores responsáveis por conter o sangramento inicialmente. Fatores como anemia ou hemodiluição podem alterar essa disposição diminuindo sua eficiência. O intensivista deve levar em conta que, na presença de sangramento relevante com indução de choque, a reposição volêmica com fluidos, especialmente quando em excesso, pode atuar em oposição ao controle hemorrágico. O impacto da anemia, nesse cenário, também deve ser levado em consideração, e, atualmente, muito se discute a proporção ideal na reposição dos diferentes hemocomponentes e hemoderivados no choque hemorrágico.

O sangramento em si desafia a homeostase não só pela perda volêmica e hipotensão, mas principalmente por uma súbita redução na disponibilidade da hemoglobina responsável pela entrega de oxigênio aos tecidos. A atual definição de choque não se baseia em níveis pressóricos, mas sim em uma oferta inadequada de oxigênio para atender as demandas teciduais. Essa oferta de oxigênio aos tecidos (DO_2) deve suprir o consumo lá realizado (VO_2), sendo esse último maior em situações de estresse como o pós-operatório. Nesse contexto, garantir uma oferta mínima de oxigênio por meio do aumento de seu carreador (hemoglobina) parece uma saída óbvia para a resolução do choque e a garantia do metabolismo aeróbio; entretanto, outros fatores podem ser tão ou mais essenciais, como o débito cardíaco (quantidade de vezes em que esse conteúdo de oxigênio será distribuído no tempo), a saturação da hemoglobina e a quantidade de oxigênio dissolvida no sangue, elementos estes que compõem a fórmula de DO_2:

$$DO_2: DC \times CaO_2$$

$$DC: Vs \times Fc$$

$$CaO_2: (1{,}36 \times \{Hb\} \times SaO_2) + (0{,}003 \times PaO_2)$$

DO_2: oferta de oxigênio; DC: débito cardíaco; CaO_2: conteúdo arterial de oxigênio; Vs: volume sistólico; Fc: frequência cardíaca; Hb: hemoglobina; SaO_2: saturação arterial de oxigênio; PaO_2: pressão arterial de oxigênio.

Partindo da fisiologia aqui exposta, diversos ensaios randomizados objetivaram avaliar a melhoria do choque otimizando os elementos da fórmula apresentada em comparação ao cuidado usual. Quando avaliado especificamente o impacto da otimização da hemoglobina *versus* transfusão restritiva, essa otimização se mostrou frequentemente neutra ou deletéria. A explicação para isso provavelmente reside no outro componente da equação, a demanda tecidual de O_2 (VO_2). Entende-se que, uma vez que a DO_2 atingir o ponto em que seja insuficiente para cobrir a demanda de VO_2, o choque se instalará, ponto este denominado "DO_2 crítica". Assim, um paciente pode manter uma entrega de oxigênio adequada com diferentes níveis hematimétricos, a depender da demanda tecidual, mas uma otimização muito além do mínimo necessário (DO_2 crítica) pode não ser impactante o suficiente para garantir um melhor desfecho, mas pode ser suficiente para induzir danos colaterais. Outro ponto importante é que crescem as evidências de que, em momentos de choque, o VO_2 tecidual pode se manter relativamente baixo por hibernação mitocondrial, uma parada adaptativa do gasto celular frente ao desarranjo múltiplo de sistemas, resultando em disfunção orgânica, não pela falta de combustível, mas pela parada do maquinário.

Embora complexos, os conceitos apresentados no parágrafo anterior têm como foco demonstrar que a hemoglobina é importante na oferta de oxigênio tecidual, e que valores muito baixos tendem a induzir choque por oferta insuficiente de oxigênio, mas que valores além do necessário não parecem suficientes para melhoria do desfecho clínico. Essa frase invoca o importante questionamento sobre qual seria esse nível a ser buscado, questão essa a ser destrinchada na posterior seção sobre PBM. A busca por evitar esse desbalanço entre oferta e demanda toma por base o conceito de que o choque produzido pelo desbalanço resulta em hipoperfusão com metabolismo anaeróbio e consequente produção de ácidos e radicais livres, além de padrões moleculares associados ao dano (DAMP), que resultarão em estado de resposta inflamatória sistêmica e disfunção orgânica.

Por fim, cabe ressaltar que a perda volêmica induzida pelo sangramento, associada à redução no transporte de oxigênio, poderá resultar em manifestações hemodinâmicas com taquicardia compensatória e, até mesmo, hipotensão. A classificação de choque hemorrágico descrita no trauma (Tabela 52.1) é frequentemente generalizada para o cenário cirúrgico, embora tanto no trauma como no ato operatório existam outros cofatores com capacidade para induzir ou agravar esses achados.

Tabela 52.1 **Classificação do choque hemorrágico.**

Classe do choque	Perda sanguínea - mL (%)	Frequência cardíaca (bpm)	Pressão arterial	Pressão de pulso	Frequência respiratória (ciclos/min)	Nível de consciência
I	< 750 (15)	< 100	Normal	Normal	14 a 20	Leve ansiedade
II	750 a 1.500 (15 a 30)	100 a 120	Normal	Reduzida	20 a 30	Moderada ansiedade
III	1.500 a 2.000 (30 a 40)	120 a 140	Reduzida	Reduzida	30 a 40	Ansioso/confuso
IV	> 2.000 (40)	> 140	Reduzida	Reduzida	> 35	Confuso/letárgico

Fonte: Adaptada de ATLS Subcommittee American College of Surgeons Committee on Trauma and International ATLS Working Group, 2018.[14]

Etiologia

O choque hemorrágico é descrito na literatura como resultante de diversas possíveis causas (trauma, sangramento digestivo, hemorragia puerperal, ruptura vascular, entre outras). Entretanto, no ambiente da admissão e de cuidado intensivo de um paciente no pós-operatório de uma cirurgia de alto risco, o modelo mental do intensivista deve buscar, em um momento inicial, realizar uma pré-diferenciação, entre as várias possíveis causas, em dois grandes grupos: sangramentos mecânicos; ou sangramentos por coagulopatia.

O termo "sangramento mecânico" é utilizado para descrever sangramentos em que sua origem e perpetuação tenham como causa a ruptura mecânica de um vaso sanguíneo, provocando, assim, perda por extravasamento, evento que, quando relevante, implicará terapia também mecânica (hemostasia local com rafia do vaso, eletrocoagulação, injeção de fármacos como adrenalina ou esclerosantes, embolização por radiointervenção etc.).

Já o sangramento por coagulopatia guarda como causa principal o desarranjo no sistema de coagulação, provavelmente por deficiência em um ou múltiplos passos da formação e estabilização do trombo. Embora aqui exista um grande número de possíveis subcausas, didaticamente reforçamos quatro grandes indutores de sangramento: deficiência ou inativação de fatores de coagulação; deficiência ou disfunção de fibrinogênio; deficiência ou disfunção plaquetária; e um aumento da lise do coágulo por hiperfibrinólise (Figura 52.1).

Há de se reforçar que, embora didaticamente a divisão entre mecânico e coagulopatia, além da categorização da coagulopatia em quatro principais causas, seja tentadora, a realidade no ambiente de terapia intensiva é nebulosa e frequentemente essas etiologias coexistem em diferentes graus e correlacionam-se à diferentes possíveis fatores (drogas, hemodiluição, acidose, hipocalcemia e outros).

De forma simplificada, a topografia do sangramento no pós-operatório é primordialmente oriunda do sítio cirúrgico, sendo possível sua identificação por meio da queda hematimétrica e/ou da visualização do sangramento pelo dreno abdominal ou exames de imagem. Sangramentos de pequena monta, especialmente de coloração alaranjada (sero-hemático) e de hematócrito inferior a 50% do sérico, em especial quando não há alteração hemodinâmica, são usualmente considerados condizentes com a evolução natural do pós-operatório, não necessitando de terapias invasivas específicas. Já sangramentos de aspecto rutilante, em grande quantidade (> 100 a 150 mL/hora), persistente (> 3 a 4 horas), em especial quando há instabilidade hemodinâmica, apontam para necessidade de correção rápida das possíveis causas. Nesse momento, diferenciar coagulopatias das causas mecânicas se faz essencial para definir como esse sangramento será tratado.

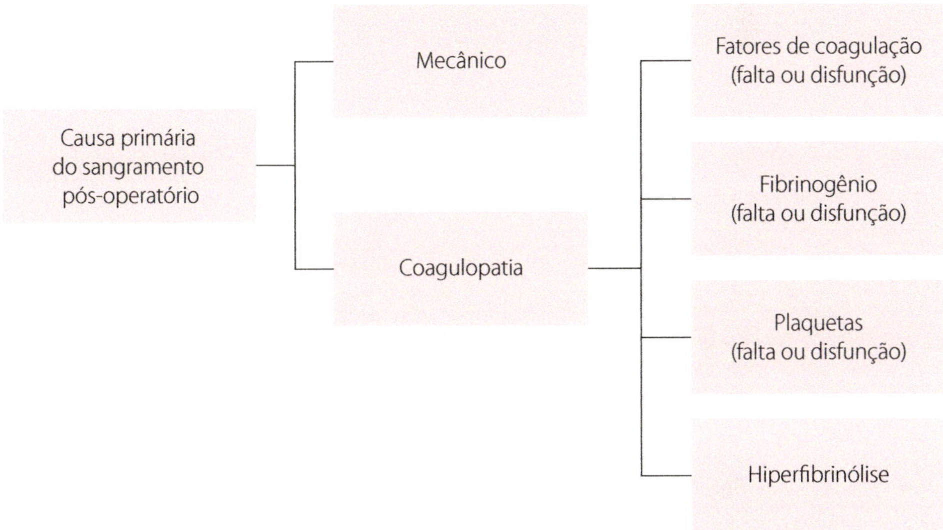

Figura 52.1 Classificação das principais etiologias de sangramento pós-operatório.
Fonte: ATLS Subcommittee American College of Surgeons Committee on Trauma and International ATLS Working Group, 2018.[14]

Diagnósticos

Conforme já explanado, o paciente cirúrgico de alto risco apresenta uma gama de possibilidades etiológicas para a origem de seu sangramento. Entre os diversos graus de sangramento que o paciente em pós-operatório de alto risco pode apresentar, o choque hemorrágico é sem dúvida o mais preocupante, com necessidade de condução rápida e assertiva. Na Tabela 52.1, vê-se a classificação dos tipos de choques hemorrágicos, fundada basicamente em perda sanguínea estimada e sinais de instabilidade hemodinâmica. Segundo a Sociedade Internacional de Trombose e Hemostasia, a definição de sangramento maior consiste em sangramentos fatais, sangramentos em órgãos críticos, ou aqueles com queda de hemoglobina acima de 2 g/dL ou com necessidade de transfusão de dois ou mais concentrados de hemácias.

Outras definições descritas na literatura envolvem definição de hemorragia ativa maior como sangramentos que promovem uma frequência cardíaca superior a 110 batimentos/minuto e/ou pressão arterial sistólica inferior a 90 mmHg[1] ou aumento maior do que 20% da frequência cardíaca basal; ou referente ao percentual de perda sanguínea – perda de 40% ou mais do volume sanguíneo total, na seguinte quantidade: 4 L em 24 horas OU 2 L em 3 horas OU sangramentos maior ou igual do que 150 mL/minuto.

Diante do sangramento pós-operatório, é importante lançar mão de métodos diagnósticos que auxiliam na distinção entre coagulopatias, sangramento de origem mecânica ou ambos. O raciocínio diagnóstico deve considerar ainda a gama de possibilidades intrínsecas ao paciente crítico (Figura 52.2). Na avaliação inicial diagnóstica e terapêutica de todo tipo de sangramento, devem-se mensurar e corrigir pré-requisitos básicos para uma hemostasia adequada:

- pH > 7,3;
- Temperatura > 36°C;
- Cálcio – cálcio ionizado sérico > 1,1 mmol/L;
- Hematócrito > 25%.

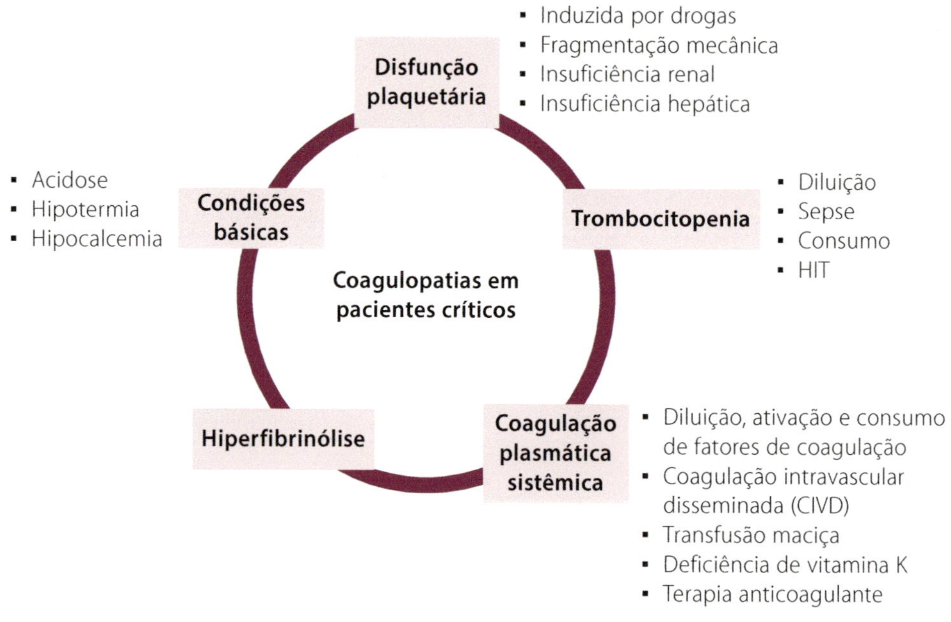

Figura 52.2 Coagulopatias em pacientes críticos.
Fonte: Adaptada de Meybohm P, Zacharowski K, Weber CF, 2013.[15]

Após descartar como etiologia a insuficiência desses preceitos básicos, segue-se a busca com exames complementares da coagulação. Deve-se considerar uma triagem básica, ágil e acurada. Exames como hemograma, TTPa, TP, fibrinogênio, gasometria arterial/venosa, lactato, cálcio e potássio devem ser solicitados. Se houver disponibilidade, exames *point of care,* como tromboelastometria, e testes de agregação plaquetária podem ser de grande utilidade, ambos de resultados imediatos, permitindo auxiliar no diagnóstico e no tratamento da hemorragia.

Quando se solicitam testes convencionais e amplamente difundidos para avaliação de coagulação, como tempo de protrombina/RNI e tempo de tromboplastina parcial ativada, deve-se ter em mente primeiramente que eles não foram desenvolvidos para orientar ou prever hemorragias, mas sim para monitorizar terapias com anticoagulantes, avaliando apenas a geração de trombina – fatores pró-coagulantes. Esses são exames realizados no plasma (não levam em consideração a interação dos fatores da coagulação com as plaquetas, os elementos celulares do sangue e o endotélio vascular), são realizados a 37°C (desconsiderando a influência da hipotermia), o que não permite uma avaliação adequada da coagulação *in vivo*, e apenas se alteram quando os fatores de coagulação apresentam *déficit* maior que 50%.

A ausência de trombomodulina, expressa pelas células endoteliais, responsável pela ativação da via da proteína C, inibidor natural da coagulação, é outro limitante conhecido dos testes convencionais. Dessa forma, enfatiza-se que essa avaliação considera apenas a geração de trombina determinada pelos fatores pró-coagulantes, sendo incapaz de demonstrar o equilíbrio hemostático entre os fatores ativadores e inibidores da coagulação.[8,9]

Em cenários complexos como hemorragia no trauma, pós-parto, hepatopatias, pós-operatórios e dengue, testes viscoelásticos do sangue tornaram-se fundamentais para diagnóstico e manejo de hemorragias graves. A tromboelastometria rotacional (ROTEM®) expressa a hemostasia *in vivo*, à beira do leito, considerando os pontos aqui expostos, não comtemplados pelos exames convencionais.

A tromboelastografia (TEG®) foi descrita pela primeira vez em 1948, na Alemanha. Trata-se de um método laboratorial que demonstra as alterações viscoelásticas do sangue por meio de uma representação gráfica durante o processo de formação do coágulo. A tromboelastografia (TEG®) e/ou a tromboelastometria rotacional (ROTEM®), utilizam sangue total, demonstrando as interações entre as diferentes células do sangue e suas características bioquímicas e podem ser realizadas na temperatura do paciente. Esses testes viscoelásticos permitem a rápida detecção da coagulopatia e orientam a terapia de forma individualizada, alvo dirigido com drogas hemostáticas específicas.

As indicações e vantagens do exame consistem em:

- Entender as possíveis causas de hemorragia;
- Funcionar com estratégia transfusional guiada;
- Racionalizar terapia transfusional;
- Ser preditor de risco de sangramento;
- Identificar estados de hipercoagulabilidade;
- Oferecer praticidade – *point of care;*
- Ter reprodutibilidade;
- Apresentar custo-efetividade.

Dos conceitos básicos para interpretação da curva da tromboelastometria, deve-se considerar:

- **CT (*clotting time*):** início da formação da tromboplastina com a formação das primeiras fibrinas;
- **CFT (*clot formation time*):** cinética da formação da trombina, polimerização da fibrina, estabilização do coágulo (plaqueta, fibrinogênio e fatores de coagulação);
- **Ângulo alfa:** estado de coagulabilidade do doente;
- **MCF (*maximum clot firmness*):** amplitude máxima do gráfico (plaqueta, fibrinogênio e fator VII) – qualidade do coágulo;

- **A5-A30:** MCF nesses tempos;
- **ML (*maximum lysis*):** redução da formação do coágulo após MC.[13]

Nessas avaliações, existem algumas curvas que permitem visualizar separadamente e com maior rapidez alguns processos da coagulação:

- INTEM
  - Via ativada pelo ácido elágico;
  - Avalia fatores XII, XI, VIII, X, V, II, I e von Willebrand;
  - É ideal para avaliar pacientes em uso de heparina não fracionada.
- HEPTEM
  - Ativação como a do INTEM;
  - Conta com ação de reagente heparinase, que inativa a heparina *in vitro,* que ajuda a diferenciar se o prolongamento de CT no Intem é efeito de heparina, inibidores ou deficiência de fatores de coagulação.
- EXTEM
  - Ativação pela tromboplastina ou fator tecidual;
  - Mais sensível à fibrinólise;
  - Avalia tempo de protrombina (II, VII, IX, X).
- FIBTEM
  - Ativação como a do EXTEM;
  - Tem como reagente a citocalasina D, que inibe a função plaquetária, ajudando a distinguir entre trombocitopenia ou hipofibrinogenemia.
- APTEM
  - Ativação como a do EXTEM;
  - Tem como reagente a aprotinina, responsável pela inibição da fibrinólise, servindo para confirmar hiperfibrinólise na curva.

Sobre as limitações do método, deve-se considerar que ele não é sensível ao efeito dos antiagregantes, não consegue avaliar deficiência do fator de von Willebrand, não é adequado para avaliação dos anticoagulantes orais.

A partir dos conceitos aqui apresentados, utilizam-se os testes viscoelásticos para diferenciar as principais causas da coagulopatia e individualizar o tratamento (Figura 52.3).

Sangramento

Quando se fala desse tema, devem-se compreender sua gravidade e complexidade. Foram estimadas 1,9 milhão de mortes por ano no mundo associadas à hemorragia e ao choque hemorrágico. A mediana de tempo desde seu início até o óbito é de 2 horas. Os eventos hemorrágicos não fatais resultam em necessidade de terapias adicionais, prolongamento do tempo de internação e uso de agentes hemostáticos. Um dos ponto-chaves do tratamento bem-sucedido é o tempo de ação, sendo a preocupação com o tema tão grande que diversos programas internacionais foram desenvolvidos.

Em 2013, foi lançada a campanha europeia *STOP the Bleed Campaign*, uma iniciativa internacional para reduzir a morbidade e a mortalidade associadas às hemorragias traumáticas. A campanha visa apoiar as medidas de ressuscitação hemostática, fornecendo diretrizes

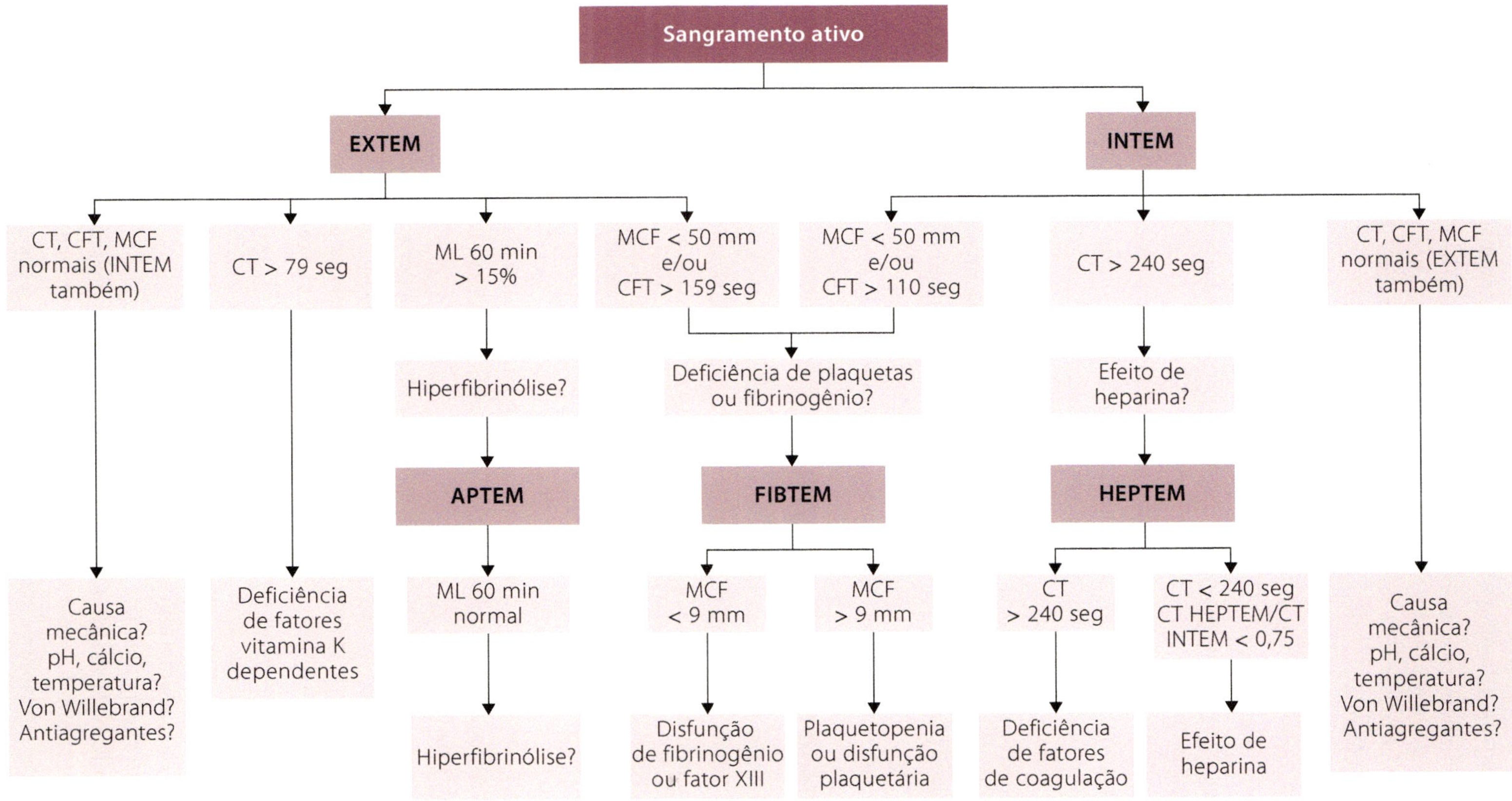

Figura 52.3 Fluxograma do sangramento ativo.

CT: *clotting time*; CFT: *clot formation time*; MCF: *maximum clot firmness*; ML: *maximum lysis*.

Fonte: Adaptada de Crochemore et al., 2017.[12]

de prática clínica para garantir o reconhecimento precoce e o tratamento de sangramento e coagulopatia no trauma. A sigla STOP significa "**p**rocurar (**s**earch) pacientes com risco de sangramento/coagulopatia, **t**ratar (**t**reat) o sangramento/coagulopatia assim que se desenvolverem, **o**bservar (**o**bserve) a resposta às intervenções e **p**revenir (**p**revent) sangramento secundário/coagulopatia".

O objetivo diante do sangramento deve ser interrompê-lo da forma mais rápida e eficaz possível, sem aumentar o risco de trombose. Para isso, deve-se considerar manejo precoce da coagulopatia, a oferta dos produtos adequados em tempo hábil, de acordo com a etiologia do sangramento, a manutenção da perfusão adequada e a minimização da resposta inflamatória.

Por causa da gravidade, a celeridade no manejo é essencial para sucesso no atendimento do choque hemorrágico, cabendo à instituição considerar protocolar essa linha de cuidado, considerando discussões de casos, trazendo conceitos com base em evidências, adaptando-os para uso local, e envolvendo o corpo clínico multiprofissional. Ao longo do processo, deve-se identificar lacunas entre evidências e práticas antes da implementação, revelando potenciais barreiras à mudança e consolidando um sistema de educação continuada. Todo esse processo deve ser manejado por liderança clínica competente, incluindo líderes de opinião locais, como parte de um programa. A partir desse conceito de atendimento padronizado, rápido, eficaz e com base em evidências, objetiva-se um programa maior – PBM.

Patient Blood Management (PBM)

PBM é a aplicação oportuna de conceitos médicos e cirúrgicos que se baseiam em evidências científicas atuais, projetados para manter a concentração de hemoglobina (Hb), otimizar a hemostasia e minimizar a perda de sangue em um esforço para melhorar o resultado do paciente.

O termo *patient blood management* se popularizou nos últimos anos como a representação de uma série de estratégias médicas e cirúrgicas que visam conservar e otimizar o sangue do paciente, o que, por sua vez, ajuda a evitar ou a reduzir a necessidade de transfusão alogênica. A abordagem é centrada no paciente e busca melhorar os resultados clínicos, evitando a exposição desnecessária dos pacientes aos componentes do sangue. Esse programa consiste em três pilares (Quadro 52.1).

Considerando-se que o foco deste capítulo é o manejo pós-operatório do paciente de alto risco e, ainda, os preceitos do PBM aqui descritos, deve-se observar:

- **Primeiro pilar:** manejar a anemia tratando, assim que possível, a deficiência de ferro. Nesse pilar, também se considera rever medicações e potenciais interações que venham a potencializar o risco de sangramento. Na UTI, a anemia pós-operatória é mais comum do que a pré-operatória e pode acometer até 80% a 90% dos pacientes. Entre as etiologias, estão evidentes a perda cirúrgica, bloqueio da eritropoiese pela inflamação e anemia prévia;
- **Segundo pilar:** minimizar a perda sanguínea no pós-operatório, otimizando e reduzindo coletas de sangue. O paciente, frequentemente, encontra-se em ambiente de terapia intensiva com coletas de sangue frequentes e, por vezes desnecessárias, podendo repercutir em piora da anemia ou dificuldade de sua recuperação. Aqui também a

Quadro 52.1 Pilares do *patient blood management*.

Pilares PBM	PRIMEIRO PILAR Otimizar nível de hemoglobina	SEGUNDO PILAR Minimizar perda sanguínea	TERCEIRO PILAR Manejar anemia
Pré-operatório	▪ Detectar e tratar anemia e deficiência de ferro ▪ Tratar causas subjacentes ▪ Otimizar hemoglobina ▪ Cessar medicações	▪ Considerar risco de sangramento/ minimizar, manejar e tratar sangramento ▪ Minimizar coleta sanguínea ▪ Planejar procedimento	▪ Checar história de sangramento do paciente e desenvolver plano de manejo ▪ Estimar tolerância do paciente a perda sanguínea ▪ Otimizar função cardiopulmonar
Intraoperatório	▪ Cirurgia de tempo com otimização da eritropoiese e massa de glóbulos vermelhos	▪ Hemostasia meticulosa/ técnicas anestésicas e cirúrgicas ▪ *Cell saver* ▪ Evitar coagulopatia ▪ Aquecimento do paciente ▪ Agentes farmacológicos	▪ Otimizar função cardiopulmonar ▪ Otimizar ventilação e oxigenação ▪ Estratégias restritivas de transfusão
Pós-operatório	▪ Manejar a anemia e a deficiência de ferro ▪ Manejar medicações e potenciais interações	▪ Monitorizar e manejar o sangramento pós-operatório ▪ Manter paciente aquecido ▪ Minimizar coleta sanguínea ▪ Atenção para interações medicamentosas e eventos adversos ▪ Tratar infecções prontamente	▪ Maximizar oferta de O_2 ▪ Minimizar consumo de O_2 ▪ Tratar infecções prontamente ▪ Tolerância à anemia ▪ Estratégias restritivas de transfusão

Fonte: Franchini M, Marano G, Veropalumbo E, Masiello F, Pati I, Candura F et al., 2019.[9]

preocupação é manter o paciente aquecido, evitando hipotermia, que piora o cenário para manutenção de coagulação adequada. Nesse pilar, deve-se considerar manejar o sangramento agudo no pós-operatório de forma protocolar, com diagnóstico etiológico preciso e com tratamento adequado rapidamente;

- **Terceiro pilar:** manejar a oferta e a demanda de O_2, considerando-se individualizar e compreender a tolerância daquele paciente à anemia, tratar prontamente quadros infecciosos que possam aumentar o consumo de O_2, além do uso de estratégias restritivas de transfusão. Para uso do gatilho restritivo, vale ressaltar que a resposta do paciente à anemia é individual, sendo indicado considerar efeitos hemodinâmicos, reserva fisiológica cardíaca, pulmonar e função renal. Pacientes com anemia crônica causada por insuficiência renal crônica ou com sangramento crônico geralmente se adaptam fisiologicamente a níveis baixos de hemoglobina. Deve-se observar possíveis impactos no débito cardíaco, na perfusão e na frequência cardíaca em casos de hemoglobina igual ou inferior a 7 a 8 g/dL. A decisão de transfundir deve ser individualizada e não baseada apenas no número de hemoglobina, mas também na velocidade da perda, nos sinais clínicos, no volume intravascular e na tolerância à anemia. Na maioria dos cenários clínicos, uma estratégia restritiva de transfusão de hemácias é custo-efetiva, reduz o risco de eventos adversos específicos da transfusão sem resultar em dano.

Considerando-se os preceitos do PBM como um plano de gerenciamento do sangue do paciente, alguns pontos devem ser ressaltados:

- Ver o sangue do paciente como um recurso natural valioso e único que deve ser conservado e manejado adequadamente;
- Reconhecer que o sangue doado altruisticamente é um recurso valioso, único e caro que é mantido sob custódia e que só será usado como terapia quando houver evidência de benefício potencialmente superior aos possíveis danos;
- Considerar alternativas de transfusão e garantir que produtos de qualidade estejam disponíveis de maneira oportuna e segura;
- Ponderar os riscos envolvidos frente ao possível benefício, explicando-os ao paciente/familiares.

Guia transfusional

Um guia transfusional com base em evidências é o fundamento para a boa prática da medicina transfusional. Ele deve ser redigido por uma equipe multidisciplinar, envolvendo diversos setores e equipes, sendo posteriormente implementado pelo Comitê Transfusional com possível auxílio do Comitê de Educação e Treinamento Hospitalar.

Em hospitais com disponibilidade de testes viscoelásticos, quando possível, a transfusão de plaquetas, fibrinogênio, plasma fresco congelado e outros produtos deve ser individualizada.

Já nos serviços sem a disponibilidade desses exames, sugere-se como gatilhos transfusionais diante do sangramento agudo grave:

- Fibrinogênio > 150 mg/dL;
- Plaquetas > 50.000/μL;
- INR < 1,7.

Os valores de INR devem ser interpretados com cautela na população com disfunção hepática, visto que, nesse subgrupo, seu alargamento guarda mais relação com a disfunção desse órgão do que com o equilíbrio hemostático do paciente, sendo a busca por sua correção frequentemente acompanhada de elevação da pressão portal e risco de ruptura de varizes esofágicas.

O gatilho transfusional para concentrado de hemácias é classicamente descrito como hemoglobina < 7 g/dL. Esse valor é oriundo de uma série de trabalhos que compararam o manejo transfusional liberal (usualmente com *trigger* de 9 g/dL) *versus* o manejo restritivo (7 g/dL). Cabe a ressalva de que, em pacientes com coronariopatia aguda, o *trigger* restritivo ainda é controverso por causa da possível redução da DO_2 em contexto de isquemia.

Apesar da necessidade de individualização terapêutica já explicitada, sugerem-se como guia inicial as seguintes doses terapêuticas:

- **Plasma fresco congelado:** 10 a 15 mL/kg;
- **Crioprecipitado:** 1 unidade para cada 10 kg de peso corporal. Cada unidade aumentará o fibrinogênio sérico em 5 a 10 mg/dL em adultos de peso médio;
- **Plaquetas:** dose recomendada de 1 unidade de concentrado de plaquetas para cada 10 kg de peso corporal. A aférese de plaquetas contém uma dose equivalente a 6 a 7 unidades de concentrado de plaquetas;
- **Concentrado de fibrinogênio:** 25 a 50 mg/kg ou conforme fibtem (0 a 3 mm: 6g; 4 a 6 mm: 3 a 4 g);
- **Complexo pró-trombínico:** a dose se baseia no peso corporal até 100 kg e no valor de INR, sendo sugerido ajustar a dose conforme a tabela de bula. Para pacientes com peso superior a 100 kg, a dose única máxima (UI de fator IX), portanto não deve ultrapassar 2.500 UI de um INR de 2 a 3,9, 3.500 UI de INR de 4 a 6 e 5.000 UI de INR > 6;
- **Ácido tranexâmico:** a maioria dos estudos em sangramento agudo sugere uma dose de 1 g, endovenosa, em 30 minutos. Algumas referências orientam uma segunda dose após 8 horas ou, até mesmo, manter de horário em casos de persistência da hiperfibrinólise.

Mensagens principais

- Sangramento pós-operatório requer diferenciação rápida entre sangramento mecânico e coagulopatia.
- O diagnóstico inclui exames básicos e triagem (hemograma, TTPa, TP, fibrinogênio). Testes viscoelásticos (ROTEM®) oferecem vantagens sobre exames convencionais, permitindo diagnóstico rápido e terapia direcionada.
- Interpretação dos resultados dos testes viscoelásticos destaca início da coagulação (CT), formação e estabilização do coágulo (CFT), coagulabilidade (Ângulo alfa), qualidade do coágulo (MCF) e redução da formação do coágulo após MCF (ML).
- Testes específicos como INTEM, HEPTEM, EXTEM, FIBTEM e APTEM fornecem *insights* detalhados.
- Tratamento requer ação rápida, com programas como STOP the Bleed visando reduzir morbidade e mortalidade.
- *Patient Blood Management* (PBM) é crucial, oferecendo abordagem individualizada para otimizar uso de hemocomponentes.
- Diagnóstico preciso e tratamento individualizado são essenciais para enfrentar o desafio do sangramento pós-operatório.

Referências bibliográficas

1. Kozek-Langenecker SA. Coagulation and transfusion in the postoperative bleeding patient. Curr Opin Crit Care. 2014 Aug;20(4):460-6. doi: 10.1097/MCC.0000000000000109. PMID: 24933407.

2. Cannon JW. Hemorrhagic shock. N Engl J Med. 2018 Jan 5;378(4):370-9. doi: 10.1056/NEJMra1705649. PMID: 29365303.
3. Berger JS. Bleeding outcomes after noncardiac surgery: are we POISEd to do better? N Engl J Med. 2022 May 26;386(21):2052-3. doi: 10.1056/NEJMe2204599. PMID: 35613026.
4. Hunt BJ. Bleeding and coagulopathies in critical care. N Engl J Med. 2014 May 29;370(22):2153. doi: 10.1056/NEJMc1403768. PMID: 24869733.
5. Hoffman M, Monroe DM 3rd. A cell-based model of hemostasis. Thromb Haemost. 2001 Jun;85(6):958-65. PMID: 11434702.
6. Rampal T, Jhanji S, Pearse RM. Using oxygen delivery targets to optimize resuscitation in critically ill patients. Curr Opin Crit Care. 2010 Jun;16(3):244-9. doi: 10.1097/MCC.0b013e328338a929. PMID: 20305554.
7. Schulman S, Kearon C; Subcommittee on Control of Anticoagulation of the Scientific and Standardization Committee of the International Society on Thrombosis and Haemostasis. Definition of major bleeding in clinical investigations of antihemostatic medicinal products in non-surgical patients. J Thromb Haemost. 2005 Apr;3(4):692-4. doi: 10.1111/j.1538-7836.2005.01204.x. PMID: 15842354.
8. East of England Trauma Network; East of England Regional Transfusion Committee. Norfolk and Norwich University Hospitals – NHS Foundation Trust. Guideline for the management of massive blood loss in adults (MBL), 2021.
9. Franchini M, Marano G, Veropalumbo E, Masiello F, Pati I, Candura F et al. Patient Blood Management: a revolutionary approach to transfusion medicine. Blood Transfus. 2019 May;17(3):191-5. doi: 10.2450/2019.0109-19. PMID: 31246561; PMCID: PMC6596379.
10. Jaures M, Pigatti NMMN, Rodrigues RR, Fernandes FP, Guerra JCC. Manejo de sangramento após implantação do Código Hemorrágico (Código H) no Hospital Israelita Albert Einstein, São Paulo, Brasil. Einstein (São Paulo). 2020;18:eAO5032. doi: https://doi.org/10.31744/einstein_journal/2020AO5032.
11. Gaunt C, Woolley T. Management of haemorrhage in major trauma. BJA Education. 2014;14(6):251-5.
12. Crochemore T, Piza FMT, Rodrigues RR, Guerra JCC, Ferraz LJR, Corrêa TD. A nova era da tromboelastometria. Einstein (São Paulo). Jun 2017;15(3):1-6. doi: https://doi.org/10.1590/S1679-45082017MD3130.
13. Tanaka KA, Bolliger D, Vadlamudi R, Nimmo A. Rotational thromboelastometry (ROTEM)-based coagulation management in cardiac surgery and major trauma. J Cardiothorac Vasc Anesth. Dec 2012;26(6):1083-93. doi:10.1053/j.jvca.2012.06.015.
14. ATLS Subcommittee American College of Surgeons Committee on Trauma and International ATLS Working Group Advanced Trauma life Support (ATLS) 10th ed. Chicago: American College of Surgeons; 2018.
15. Meybohm P, Zacharowski K, Weber CF. Point-of-care coagulation management in intensive care medicine. Crit Care. Mar 19 2013;17(2):218. doi:10.1186/cc12527.

53 Tromboembolismo Venoso

Eduardo Magalhães Rego
Raphael Costa Bandeira de Melo
Abel da Costa Neto
Cássio Lins Gil de Farias
Lucas Trindade Cantú Ribeiro

Introdução

O tromboembolismo venoso (TEV) é uma complicação frequente no pós-operatório, envolvendo tanto a trombose venosa profunda (TVP) como o tromboembolismo pulmonar (TEP). É uma das principais causas de morbimortalidade nesse cenário, sendo sua relevância ainda maior por ser uma complicação passível de prevenção, com estratégias bem validadas para reduzir sua ocorrência e protocolos de tratamento bem definidos quando essa complicação ocorre. Neste capítulo, serão revisados a prevenção e o tratamento de acordo com os últimos consensos.[1-4]

Prevenção de tromboembolismo venoso

O primeiro e mais importante passo é justamente prevenir a ocorrência dessa complicação. A avaliação de risco cirúrgico de TEV deve ser feita sempre que possível no pré-operatório. Os pacientes devem ser estratificados com base em fatores de risco associados com o procedimento e com o paciente. Essa estimativa do risco trombótico associado ao procedimento é feita tradicionalmente pelo Modelo de Avaliação de Risco de Caprini Modificado (Caprini), classificando os pacientes em muito baixo, baixo, moderado ou de alto risco trombótico, sendo a conduta definida a partir dessa classificação. O Quadro 53.1 mostra esses fatores, devendo os pontos serem somados para obtenção do risco final.

Quadro 53.1 Modelo de avaliação de risco de Caprini modificado.

Pontuação	Fator
1 ponto	▪ Idade 41 a 60 anos ▪ Cirurgia pequena ▪ IMC > 25 kg/m^2 ▪ Edema de membros inferiores ▪ Varizes ▪ Gravidez ou puerpério ▪ Histórico de aborto recorrente ou inexplicado ▪ Contraceptivo oral ou reposição hormonal ▪ Sepse (< 1 mês) ▪ Pneumopatia, incluindo pneumonia (< 1 mês) ▪ Função pulmonar anormal ▪ Infarto prévio (< 1 mês) ▪ Insuficiência cardíaca ▪ Doença inflamatória intestinal ▪ Repouso relativo
2 pontos	▪ Idade 61 a 74 anos ▪ Artroscopia ▪ Cirurgia aberta de grande porte (> 45 min) ▪ Cirurgia laparoscópica (> 45 min) ▪ Malignidade ▪ Restrito ao leito (> 72 horas) ▪ Engessamento de membros ▪ Acesso venoso central
3 pontos	▪ Idade ≥ 75 anos ▪ Histórico de TEV ▪ História familiar de TEV ▪ Fator V Leiden ▪ Mutação da protrombina 20210A ▪ Anticoagulante lúpico ▪ Anticorpos anticardiolipina ▪ Hiper-homocisteinemia ▪ Trombocitopenia induzida por heparina ▪ Outra trombofilia congênita ou adquirida
5 pontos	▪ AVC (< 1 mês) ▪ Artroplastia eletiva ▪ Fratura de perna, pelve ou quadril ▪ Lesão medular (< 1 mês)

Pontuação	Categoria	Risco de TEV
0	Muito baixo risco	< 0,5%
1 a 2	Baixo risco	1,5%
3 a 4	Moderado risco	3%
≥ 5	Alto risco	6%

TEV: tromboembolismo venoso; IMC: índice de massa corporal; AVC: acidente vascular cerebral.

Fonte: Adaptado de Lobastov et al., 2016.[8]

Existem três estratégias de prevenção que podem ser adotadas de acordo com o risco trombótico: deambulação precoce; tromboprofilaxia mecânica; e tromboprofilaxia farmacológica. Nos pacientes de muito baixo risco de trombose, pode ser utilizada apenas a deambulação precoce. Nos pacientes de baixo risco, recomenda-se a tromboprofilaxia mecânica ou a tromboprofilaxia farmacológica. Finalmente, naqueles de moderado ou alto risco, a tromboprofilaxia farmacológica é a escolha. A Figura 53.1 esquematiza as estratégias de tromboprofilaxia, entretanto, deve-se lembrar que, apesar de reduzir o risco de trombose, a tromboprofilaxia adequada não o anula completamente.

Há duas formas de realizar a tromboprofilaxia mecânica: as meias elásticas de compressão gradual; e o compressor pneumático intermitente, sendo essa última a opção de escolha sempre que disponível.

A profilaxia farmacológica é mais frequentemente realizada com a heparina de baixo peso molecular (HBPM), em particular a enoxaparina. Nos pacientes com disfunção renal, utiliza-se a heparina não fracionada (HNF). Em geral, a preferência pela primeira resulta da facilidade posológica (em geral, 1 vez/dia) e do menor risco de trombocitopenia induzida por heparina (HIT). Em casos especiais, pode-se considerar o uso de fondaparinux como profilaxia. Em geral, não se recomendam os anticoagulantes orais diretos (DOACs) como profilaxia no cenário do paciente cirúrgico, porém podem ser considerados no paciente clínico. Os principais argumentos para não os utilizar são que essas medicações apresentam diversas interações medicamentosas e, no caso de necessidade de reabordagem ou sangramento, os agentes de reversão ainda não estão amplamente disponíveis.

Para os pacientes nos quais a tromboprofilaxia farmacológica esteja indicada e o risco de sangramento seja baixo, o ideal é iniciar logo antes da cirurgia, idealmente 12 horas antes no caso da tromboprofilaxia com HBPM (mais comumente utilizada). Naqueles pacientes de alto risco hemorrágico intraoperatório, a profilaxia farmacológica pode ser iniciada no pós-operatório assim que seja considerado seguro (idealmente em até 72 horas).

Uma vez iniciada, o ideal é manter a tromboprofilaxia farmacológica até o paciente estar deambulando sem dificuldades. Em algumas situações específicas, pode ser interessante estender a profilaxia por 10 a 14 dias. Uma dessas situações, cada vez mais frequente, é no paciente com malignidade. Nessa situação, os DOAC são uma boa alternativa após alta hospitalar. No paciente ortopédico, o tempo de profilaxia total é mais bem validado, sendo em geral mantido por 35 dias.

Em geral, utiliza-se a dose de enoxaparina 40 mg/dia. Quando o *clearance* de creatinina for menor que 30 mL/min, deve-se dar preferência para a HNF. A dose em pacientes com extremo de peso não é bem conhecida, sendo o ideal se guiar pela atividade do anti-Xa, porém esse teste nem sempre está prontamente disponível. Em pacientes com índice de massa corporal (IMC) ≥ 40 kg/m^2, existe a tendência em se aumentar a dose diária entre 30% e 50% (60 mg/dia). Em alguns casos, em especial no cenário de cirurgia bariátrica e com pacientes acima de 140 kg, há a tendência de se utilizar a dose de 40 mg, de 12 em 12 horas, com base em estudos pequenos.

As categorias de risco podem ser modificadas de acordo com fatores individuais e com o risco de sangramento. Nos pacientes de moderado ou alto risco trombótico, porém que apresentem alto risco hemorrágico, a estratégia deve ser a tromboprofilaxia mecânica, seguida do início da farmacológica assim que possível. É importante ressaltar que os filtros de veia cava inferior profiláticos não são recomendados, mesmo em pacientes de alto risco trombótico e com contraindicação à utilização da tromboprofilaxia farmacológica.

A profilaxia combinada (mecânica + farmacológica), apesar de bastante utilizada, deve ser reservada aos pacientes de maior risco trombótico, uma vez que não há uma boa evidência de que essa associação da tromboprofilaxia mecânica contribua para reduzir o risco trombótico nos pacientes já em uso de tromboprofilaxia farmacológica.

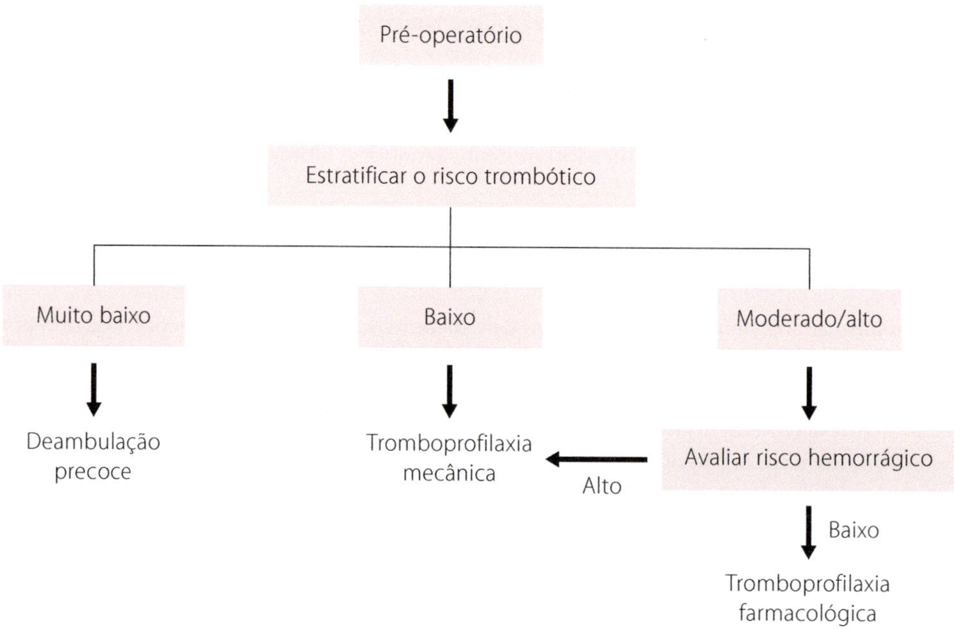

Figura 53.1 **Fluxograma de tromboprofilaxia.**
Fonte: Desenvolvida pela autoria do capítulo.

Os sangramentos menores associados com a profilaxia de trombose são relativamente comuns, porém não é comum haver sangramentos maiores (aqueles com quedas maiores ou iguais a 2 g/dL de hemoglobina ou com necessidade transfusional de duas ou mais unidades) (Tabela 53.1).

Tabela 53.1 **Estimativa da taxa de sangramento associado a tromboprofilaxia em diferentes cirurgias.**

Cirurgia	Taxa de sangramento
Geral/Abdominal	1%
Bariátrica	< 1%
Plástica	0,5 a 1,8%
Vascular	0,3 a 1,8%
Torácica	1%
Cardíaca	5%
Neurocirurgia	0,5 a 1,5%
Trauma	3,4 a 4,7%

Fonte: Adaptada de Gould et al.; American College of Chest Physicians, 2012.[4]

Os fatores individuais de cada paciente também devem ser considerados, como: sangramento prévio; sangramento ativo; coagulopatia; ou trombocitopenia. Deve-se ainda considerar, em caso de ocorrência de sangramento, a potencial gravidade desse sangramento (p. ex., neurocirurgia, plástica com enxerto ou oftalmológica).

Outra situação relevante é a profilaxia nos pacientes já previamente anticoagulados. Naqueles pacientes com evento trombótico recente, o ideal é sempre atrasar os procedimentos cirúrgicos que não são de urgência para após o 3º mês de tratamento. Nos pacientes anticoagulados de maneira perene ou que necessitam ser submetidos à cirurgia de urgência, a anticoagulação deve ser mantida no pré-operatório, sendo realizada ponte com heparinas na internação e suspensa apenas no dia anterior, de acordo com cada medicação (última dose cerca de 24 horas antes no caso da enoxaparina e 12 horas antes no caso da HNF).

Tratamento

A despeito das estratégias adequadas de prevenção, essa complicação ainda pode ocorrer. Uma vez que ela aconteça, é necessário suspeitar e indicar o tratamento assim que possível. A alta suspeição é fundamental: é necessário pensar em tromboembolismo venoso para que o diagnóstico possa ser feito.

Trombose venosa profunda

A trombose venosa profunda é extremamente comum durante a internação dos pacientes, especialmente em UTI, com alguns estudos demonstrando incidências de até 80%. Essa incidência vem aumentando com o uso mais disseminado dos cateteres venosos centrais e, principalmente, do cateter venoso central de inserção periférica (PICC). O diagnóstico deve ser sempre suspeitado na presença de edema assimétrico, vermelhidão ou dor em membros, embora esses sintomas não sejam patognomônicos. Na suspeita clínica, o diagnóstico deve ser confirmado com ultrassonografia (USG) com Doppler venoso, que apresenta altas sensibilidade e especificidade para o diagnóstico (> 85% de sensibilidade e > 95% de especificidade). O *screening* de pacientes assintomáticos aumenta o diagnóstico, porém não há uma evidência que altere desfechos de morbimortalidade, especialmente nas tromboses de membros superiores e distal de membros inferiores, em que a embolização é bem menos frequente.

Uma vez feito o diagnóstico, é importante diferenciar a TVP proximal da distal. A TVP proximal é representada pelo acometimento das veias poplítea, femoral ou ilíaca e alcança taxas maiores de embolização, sendo preferível a anticoagulação, principalmente no início. A anticoagulação de eventos crônicos é questionável, sem uma evidência clara na literatura. No caso da TVP distal, a abordagem tem de ser individualizada entre aqueles pacientes com maior risco de embolização e aqueles com menor risco de embolização. Em geral, a tendência é anticoagular os pacientes sintomáticos ou com fatores de risco mantidos (e não transitórios) para a perpetuação da trombose, como neoplasia ou imobilidade. Outros fatores a serem considerados são a proximidade do trombo com veias proximais, a elevação do dímero D, múltiplos eventos, presença de trombofilia e TEV prévio. Nos pacientes de baixo risco de embolização, é possível a conduta expectante, mantendo a dose profilática e repetindo a USG em 5 a 7 dias para afastar progressão da trombose.

Os cateteres venosos são um fator de risco importante para TEV e estão relacionados à alta incidência de tromboses superficiais, que geralmente se resolvem de forma espontânea com a retirada do cateter. Entretanto, alguns pacientes podem apresentar extensão para veias profundas e necessitar de anticoagulação. A evidência de anticoagulação nesses casos é derivada principalmente da experiência com tromboses de membros inferiores, mas sabemos que a incidência de embolia é menor nos membros superiores, portanto uma boa parte dos pacientes com TVP de membros superiores pode ser apenas observada e o cateter pode ser preservado se a trombose for pouco sintomática e o cateter estiver funcionante. No caso de tromboses extensas ou muito sintomáticas, a anticoagulação pode ser feita por um curto período.

Nas tromboses de alto risco e muito extensas, especialmente quando há a presença de alteração de coloração dos membros (flegmasia), a trombólise mecânica pode ser indicada, sendo indicada avaliação do cirurgião vascular.

A anticoagulação pode ser feita com diversos agentes: HBPM; HNF; fondaparinux; ou DOAC. Para os pacientes com insuficiência renal ou instáveis, a escolha inicial é por HNF. Na ausência de disfunção renal ou instabilidade e durante a internação, a preferência é pela HBPM na dose de 1 mg/kg 12/12 horas. Ajustes podem ser necessários, guiados pela atividade anti-Xa, particularmente nos extremos de peso ou em pacientes com função renal limítrofe.

Os pacientes com TVP também devem ser triados para risco hemorrágico. Naqueles com alto risco hemorrágico e alto risco embólico que tenham contraindicação para anticoagulação, deve-se avaliar a indicação do filtro de veia cava inferior (FVCI), apesar de a evidência para seu uso ser questionável.

Os pacientes com diagnóstico de TEV e que necessitarem de anticoagulação durante a internação devem ser anticoagulados por pelo menos 3 meses para reduzir a chance de recorrência. Essa anticoagulação ambulatorial é realizada principalmente com os DOAC, que apresentem maior facilidade de uso quando comparados à varfarina. São eles as medicações de escolha de acordo com os últimos consensos, embora se deva ter atenção para possíveis interações medicamentosas e para pacientes com disfunção renal.

Tromboembolismo pulmonar

No caso da embolia pulmonar, dado o seu maior risco de complicações graves, o tratamento deve idealmente ser instituído assim que o diagnóstico for suspeitado. A apresentação clínica é variável, podendo ser difícil de diagnosticar em pacientes mais graves, principalmente naqueles sob ventilação mecânica ou sedação. Os principais sintomas são dor torácica de início súbito, dispneia, tosse e taquicardia, além dos sintomas de TVP que pode estar associada. O dímero D não é muito útil no paciente internado ou cirúrgico, já que tende a ser elevado por outras causas. O exame ideal para a confirmação diagnóstica é a angiotomografia de tórax e, uma vez confirmado o diagnóstico, o tromboembolismo pulmonar deve ser estratificado por escores prognósticos como o sPESI (*simplified Pulmonary Embolism Score Index*). O tratamento precoce com anticoagulação plena visa não apenas tratar o evento, mas também reduzir a recorrência dessa condição, dado que sua recorrência precoce está associada a aumento da mortalidade.

A anticoagulação é feita com os mesmos agentes e seguindo, em geral, as mesmas regras para TVP. Não há uma clara evidência de superioridade entre HNF e HBPM, porém a HNF é, em geral, a escolha nos pacientes com insuficiência renal e pode ser preferível nos casos de instabilidade ou com possibilidade de necessitar de rápida reversão. Nos demais casos, a tendência é preferir a HBPM pela sua facilidade posológica.

A trombólise química é considerada apenas nos pacientes de alto risco, em geral com repercussão cardíaca e instabilidade hemodinâmica, porém é contraindicada na maior parte dos casos cirúrgicos. Para os pacientes hemodinamicamente estáveis, não é recomendada a trombólise (mesmo quando não há contraindicações).

Nos pacientes com alto risco hemorrágico, é necessário individualizar a conduta. Na presença de embolia pulmonar e de contraindicação à anticoagulação, a utilização do filtro de veia cava inferior deve ser considerada.

Assim como na TVP, todos os pacientes devem ser anticoagulados por um mínimo de 3 meses, e alguns pacientes necessitam que a anticoagulação seja estendida por até 6 meses ou mais. Em geral, a transição para anticoagulação oral é feita mais próximo da alta hospitalar, tendo em vista as características dos DOAC já mencionadas acima (interação medicamentosa e agentes de reversão pouco acessíveis).

Sangramento

Sangramentos maiores decorrentes de tromboprofilaxia farmacológica são raros. Já as complicações hemorrágicas decorrentes do tratamento do TEV são bem comuns. No caso do paciente com complicação hemorrágica, deve-se afastar outras coagulopatias associadas, sendo necessário monitorar a contagem plaquetária, o coagulograma e o fibrinogênio (que pode ser consumido em estados de coagulação intravascular disseminada, por exemplo). Como já mencionado, nos pacientes que apresentam alto risco hemorrágico ou sangramento ativo, a anticoagulação deve ser suspensa. Em geral, a suspensão é o suficiente para o controle do sangramento, porém a reversão da anticoagulação com protamina no caso de HNF ou HBPM é possível naqueles casos de sangramento com maior gravidade. Os agentes de reversão para anticoagulação de DOAC existem, porém devem ser usados com cautela no cenário de tratamento, considerando que podem agravar as complicações trombóticas (Tabela 53.2).

Os casos que apresentam complicações hemorrágicas durante tratamento de trombose são complexos e devem ser idealmente manejados por uma equipe multidisciplinar, com experiência em anticoagulação.

Tabela 53.2 Reversão de anticoagulantes.

Anticoagulante	Reversão
Enoxaparina	Protamina 1 mg/1 mg se < 8 horas de uso ou 0,5 mg/1 mg se > 8 horas
Heparina não fracionada	Protamina 1 mg/100 UI em infusão lenta (20 a 30 min)
Rivaroxabana Apixabana Edoxabana	Andexanet alfa Se indisponível: complexo protrombínico (2.000 UI ou 50 UI/kg)
Dabigatrana	Idarucizumab 5 g

Fonte: Desenvolvida pela autoria do capítulo.

Mensagens principais

- TEV é uma complicação frequente nos pacientes internados, principalmente nos pacientes cirúrgicos e com necessidade de terapia intensiva.
- O primeiro e mais importante passo para a redução da morbimortalidade associada ao TEV no perioperatório é a profilaxia adequada.
- Os pacientes devem ser estratificados de acordo com os fatores de risco associados ao paciente e ao procedimento. Esse risco deve ser pesado com o risco hemorrágico para que seja definida a melhor conduta de tromboprofilaxia.
- O diagnóstico de TEV deve sempre ser lembrado no paciente cirúrgico, sendo fundamentais o diagnóstico e o início de tratamento precoce.
- Os pacientes que apresentam complicações hemorrágicas durante o tratamento de TEV representam uma situação clínica complexa que deve, idealmente, ser manejada por uma equipe multidisciplinar.

Referências bibliográficas

1. Anderson DR, Morgano GP, Bennett C, Dentali F, Francis CW, Garcia DA et al. American Society of Hematology 2019 Guidelines for management of venous thromboembolism: prevention of venous thromboembolism in surgical hospitalized patients. Blood Adv. 2019;3(23):3898.
2. Neumann I, Izcovich A, Aguilar R, Basantes GL, Casais P, Colorio CC et al. American Society of Hematology, ABHH, ACHO, Grupo CAHT, Grupo CLAHT, SAH, SBHH, SHU, SOCHIHEM, SOMETH, Sociedad Panameña de Hematología, Sociedad Peruana de Hematología, and SVH 2022 Guidelines for prevention of venous thromboembolism in surgical and medical patients and long-distance travelers in Latin America. Blood Adv. 2022;6(12):3636.
3. Falck-Ytter Y, Francis CW, Johanson NA, Curley C, Dahl OE, Schulman S et al.; American College of Chest Physicians. Prevention of VTE in orthopedic surgery patients: antithrombotic therapy and prevention of thrombosis, 9th ed: American College of Chest Physicians Evidence-based clinical practice guidelines. Chest. 2012;141(2 Suppl):e278S.
4. Gould MK, Garcia DA, Wren SM, Karanicolas PJ, Arcelus JI et al.; American College of Chest Physicians. Prevention of VTE in nonorthopedic surgical patients: antithrombotic therapy and prevention of thrombosis, 9th ed: American College of Chest Physicians Evidence-based clinical practice guidelines. Chest. 2012 Feb;141(2 Suppl):e227S-77S.
5. Nicolaides AN, Fareed J, Kakkar AK, Comerota AJ, Goldhaber SZ, Hull R et al. Prevention and treatment of venous thromboembolism: International Consensus Statement. Int Angiol. 2013 Apr;32(2):111-260.
6. Afshari A, Ageno W, Ahmed A, Duranteau J, Faraoni D, Kozek-Langenecker S et al.; ESA VTE Guidelines Task Force. European Guidelines on perioperative venous thromboembolism prophylaxis: executive summary. Eur J Anaesthesiol. 2018;35(2):77.
7. Spyropoulos AC, Douketis JD. How I treat anticoagulated patients undergoing an elective procedure or surgery. Blood. 2012 Oct;120(15):2954-62. Epub 2012 Aug 28.
8. Lobastov K, Barinov V, Schastlivtsev I, Laberko L, Rodoman G, Boyarintsev V. Validation of the Caprini risk assessment model for venous thromboembolism in high-risk surgical patients in the background of standard prophylaxis. J Vasc Surg Venous Lymphat Disord. 2016;4(2):153.
9. Ramanathan R, Lee N, Duane TM, Gu Z, Nguyen N, Potter T et al. Correlation of venous thromboembolism prophylaxis and electronic medical record alerts with incidence among surgical patients. Surgery. 2016;160(5):1202.
10. Leonardi MJ. The rate of bleeding complications after pharmacologic deep venous thrombosis prophylaxis. Archives of Surgery. 2006;141(8):790.

54 Manejo dos Distúrbios da Glicemia no Intraoperatório e no Pós-Operatório

Victor César Menezes de Souza
Fernando de Quadros Iorra
Priscilla Cukier Kaczemorska
Lucas Trindade Cantú Ribeiro

Introdução

O diabetes e a hiperglicemia de estresse são condições prevalentes no ambiente intra-hospitalar e estão associados a maior risco de desfechos desfavoráveis no perioperatório.

A prevalência de pacientes portadores de diabetes submetidos à cirurgia é alta. Em uma coorte englobando 40.836 pacientes operados entre 2010 e 2012, submetidos a cirurgias gerais, bariátricas, vasculares ou de coluna, a prevalência daqueles com diabetes foi de 19%. Entre toda a população avaliada, apenas 47% tiveram a glicemia verificada no perioperatório e, destes, 18% apresentavam hiperglicemia. Para os portadores de diabetes que tiveram a glicemia verificada, a prevalência de hiperglicemia foi de 40%, enquanto para aqueles sem o diagnóstico prévio, a taxa de hiperglicemia chegou a 6%.[1]

Em pacientes cirúrgicos, o aumento do risco perioperatório está relacionado a infecções de feridas operatórias, pneumonia, insuficiência renal, maior tempo de hospitalização e admissão em unidades de terapia intensiva (UTI).[2]

Os mecanismos responsáveis pela piora de desfechos relacionados à hiperglicemia não são completamente elucidados, mas estudos correlacionam hiperglicemia com aumento de produção de radicais livres, mediadores inflamatórios e ácidos graxos livres, resultando em dano celular, vascular e disfunção do sistema imune.[3,4] Além disso, a hiperglicemia grave proporciona uma diurese osmótica, com consequente hipovolemia, predispondo à lesão renal aguda.

Vários trabalhos demonstram que o controle da hiperglicemia reduz morbimortalidade em pacientes cirúrgicos, principalmente em cirurgias cardíacas.[5-7] Definir metas e conhecer as melhores estratégias para controle glicêmico no período perioperatório é importante para que as complicações sejam minimizadas.

Esses aspectos serão discutidos neste capítulo.

Alterações metabólicas relacionadas ao estresse cirúrgico

A presença de hiperglicemia no período perioperatório ocorre em 20% a 40% dos pacientes submetidos a cirurgias gerais e, aproximadamente, em 80% dos submetidos a cirurgias cardíacas.[8] A grande maioria dos pacientes que manifestam hiperglicemia no período perioperatório já é portadora de diabetes *mellitus*; no entanto, 12% a 30% não apresentam esse diagnóstico, configurando estado de hiperglicemia relacionada ao estresse. A dosagem de hemoglobina glicada (A1c) durante a internação auxilia na distinção entre aqueles com hiperglicemia de estresse e os previamente diabéticos sem diagnóstico conhecido; portanto, conforme as diretrizes, A1c ≥ 6,5% sugere a presença de diabetes prévio.

O estresse cirúrgico aumenta a secreção de hormônios contrarreguladores como catecolaminas, cortisol e glucagon, e a liberação de citocinas inflamatórias, como fator de necrose tumoral alfa (TNF-α), interleucina (IL) 6 e interleucina-1-beta (IL-1β). O cortisol eleva ainda a produção hepática de glicose, estimula o catabolismo e induz gliconeogênese.[9] Esses fatores provocam diminuição da síntese e translocação de GLUT-4, aumentando a resistência periférica à insulina, bem como interferem na secreção pancreática de insulina, culminando em hiperglicemia.

A duração e o tipo de cirurgia também influenciam no grau de estresse metabólico; cirurgias mais longas e nas regiões torácica ou abdominal geram, frequentemente, hiperglicemia mais intensa do que cirurgias periféricas. Além disso, o tipo de anestesia também influencia, de modo que a anestesia geral provoca maior grau de hiperglicemia e alguns anestésicos inalatórios estão relacionados ao aumento da glicogenólise hepática e à diminuição da secreção de insulina.[10,11]

Grande parte dos pacientes com hiperglicemia relacionada ao estresse torna-se normoglicêmica assim que o agravo se resolve; porém, 30% a 60% dos pacientes mantêm algum tipo de disglicemia, incluindo diabetes, após a alta hospitalar.

Metas de controle glicêmico e influência sobre desfechos

Para a adequada triagem dos pacientes internados, em programação de procedimentos cirúrgicos, é importante que sempre se realize, na admissão hospitalar, e independentemente do diagnóstico prévio de diabetes, um teste de glicemia capilar aleatória. Para pacientes com glicemia capilar > 140 mg/dL, ou com diagnóstico prévio de diabetes, sugerem-se realização da dosagem de A1c e a manutenção da monitorização glicêmica até a alta. Para pacientes com glicemia capilar < 140 mg/dL, mas com fatores de risco para hiperglicemia (p. ex., uso de glicocorticosteroides, piora do *status* clínico, uso de droga vasoativa, nutrição enteral ou parenteral, falência hepática e pancreática), a monitorização glicêmica deve ser mantida, pelo menos nas primeiras 24 horas de internação (se duas medidas > 140 mg/dL, também devem ter a A1c dosada e a glicemia, acompanhada). Se a glicemia da admissão for < 140 mg/dL em pacientes sem nenhum fator de risco, não é mandatório manter a monitorização, a menos que se tornem sujeitos a algum fator de risco para hiperglicemia.

Período intraoperatório

A meta glicêmica no intraoperatório depende da duração e do tipo da cirurgia, além do tipo de anestesia. As recomendações variam conforme as diferentes sociedades médicas, sendo frequente a orientação de manter a glicemia intraoperatória < 180 mg/dL. Os alvos terapêuticos propostos por alguns dos principais consensos estão sumarizados no Quadro 54.1.

Quadro 54.1 Recomendações de algumas sociedades para manejo glicêmico perioperatório.

Sociedade	Recomendação de controle glicêmico perioperatório
The Society for Ambulatory Anesthesia (SAMBA)[36]	Manter glicemia < 180 mg/dL
American Association of Clinical Endocrinologists (AACE)/American Diabetes Association (ADA)[37]	Manter glicemia entre 140 e 180 mg/dL para maioria dos pacientes críticos e não críticos Metas como 110 a 140 mg/dL podem ser apropriadas para pacientes selecionados, na ausência de hipoglicemias
The Society of Critical Care Medicine (SCCM)[38]	Iniciar tratamento quando glicemia > 150 mg/dL, manter valores abaixo de 180 mg/dL
Society of Thoracic Surgeons (STS)[39]	Manter glicemia < 180 mg/dL durante cirurgia e pelo menos por 24 horas após cirurgia cardíaca. Preferência para uso de insulina EV
American College of Physicians (ACP)[40]	Manter glicemia entre 140 e 200 mg/dL. Evitar alvo inferior a 140 mg/dL
The Joint British Diabetes Society[41]	Iniciar insulina no perioperatório se glicemia > 180 mg/dL. Objetivar alvo de 108 a 180 mg/dL, mas valores até 216 mg/dL são aceitáveis
The Canadian Diabetes Association[42]	No intraoperatório de cirurgia cardíaca, almejar glicemia entre 100 e 200 mg/dL Para cirurgias de pequeno e médio porte, manter a glicemia entre 90 e 180 mg/dL
Sociedade Brasileira de Diabetes (SBD)[43]	Manter glicemia entre 100 e 180 mg/dL no período perioperatório

Fonte: Adaptado de: Joshi et al.; Society for Ambulatory Anesthesia, 2010;[36] Moghissi et al.; American Association of Clinical Endocrinologists; American Diabetes Association, 2009;[37] Jacobi et al., 2012;[38] Lazar et al., 2009;[39] Qaseem et al., 2014;[40] The Joint British Diabetes Society, 2016;[41] Diabetes Canada Clinical, 2018[42] e Sociedade Brasileira de Diabetes, 2019-2020.[43]

Gandhi[12] demonstrou que a cada incremento de glicemia em 20 mg/dL acima de 100 mg/dL, houve aumento em 30% de ocorrência de eventos adversos, incluindo complicações renais, pulmonares e morte, em um grupo de pacientes submetidos à cirurgia cardíaca. Outro estudo com pacientes que passaram por cirurgia de revascularização do miocárdio detectou taxa de complicações de 13% nos pacientes com glicemia < 200 mg/dL *versus* 36% naqueles com glicemia > 200 mg/dL e 63% quando acima de 250 mg/dL.[13]

Em contrapartida, outro estudo de Gandhi[14] em cirurgia cardíaca, que comparou de forma randomizada o uso de insulina endovenosa (EV) buscando uma meta de glicemia entre 80 e 100 mg/dL com seu uso apenas se glicemia > 200 mg/dL, revelou maior número de mortes e de acidentes vasculares cerebrais (AVC) no grupo submetido a tratamento intensivo (esse grupo obteve concentrações médias de glicose significativamente menores no intraoperatório, 114 *versus* 157 mg/dL). Ainda nesse contexto, uma metanálise[15] de cinco estudos randomizados que incluiu 760 pacientes submetidos à cirurgia cardíaca mostrou diminuição de infecção, porém não de mortalidade no grupo submetido a tratamento intensivo *versus* convencional. A definição de tratamento intensivo variou entre os ensaios clínicos incluídos, com intervalos entre 80 a 130, 70 a 110, 80 a 100 e 126 a 200 mg/dL.

Período pós-operatório

Vários estudos englobando pacientes submetidos à cirurgia cardíaca e geral, além de pacientes críticos, demonstraram clara associação entre hiperglicemia (> 180 mg/dL) e desfechos indesejáveis, incluindo infecção de sítio cirúrgico, menor tempo de cicatrização de ferida e aumento do tempo de internação.[16] Portanto, é importante definir metas a fim de melhorar desfechos e minimizar complicações.

Kwon e colaboradores demonstraram relação entre grau de controle glicêmico e infecção de ferida cirúrgica, sendo que aqueles com glicemia < 130 mg/dL tiveram as menores taxas de infecção de ferida cirúrgica independentemente do tipo de cirurgia e da presença de diabetes.[19] Outro estudo também correlacionou níveis glicêmicos abaixo de 140 mg/dL com menor taxa de infecção de sítio cirúrgico, exceto em cirurgias vasculares.[20] Porém, o estudo de Kotagal, que tinha como objetivo glicemia < 125 mg/dL, não demonstrou melhora de desfechos, exceto nos pacientes previamente não portadores de diabetes.[1]

A maioria dos trabalhos realizados em diversos tipos de cirurgia, principalmente cardíaca, não encontrou benefício significativo de controle glicêmico mais agressivo (80 a 120 mg/dL) quando comparados a controles convencionais (glicemia < 180 mg/dL), exceto em pacientes sem diabetes prévio.[17,18,21-23] Entre as teorias que poderiam explicar esses resultados, há a de que a exposição à hiperglicemia de maneira crônica nos pacientes diabéticos promoveria maior adaptação a ela.

À semelhança do que é proposto no controle glicêmico intraoperatório, a maioria das sociedades que se posicionam sobre o assunto assume que é preciso intervir quando os pacientes apresentam glicemia > 180 mg/dL, tendo como objetivo manter a glicemia entre 140 e 180 mg/dL, ou, como no mais recentemente *guideline* da Endocrine Society, publicado em 2022, entre 100 e 180 mg/dL.[35]

Ferramentas de monitorização glicêmica

As principais opções no nosso meio para monitorização glicêmica incluem a dosagem sérica de glicose, análise por meio de gasometria e a glicemia capilar. Apesar de a dosagem sérica em laboratório ser a mais acurada, nem sempre ela é prontamente disponível. Já a glicemia capilar e a monitorização contínua intersticial são de mais fácil realização, porém deve-se ter em mente que elas podem não ser precisas no contexto de pacientes críticos.

O uso de monitorização intersticial glicêmica contínua (CGM) tem cada vez mais ganhado espaço no ambiente intra-hospitalar, embora a experiência ainda seja pequena. Resultados de pequenos estudos em pacientes com diabetes tipo 2 sugerem que o CGM pode ser usado com sucesso para melhorar o controle glicêmico intra-hospitalar, na terapia intensiva ou fora dela.[28,29] Além da possibilidade de leitura contínua, esses dispositivos fornecem tendências que podem ajudar a antever episódios de hipoglicemia ou hiperglicemia. Todavia, deve haver atenção à precisão das suas medições, especialmente na presença de distúrbios agudos (p. ex., hipoxemia, vasoconstrição, desidratação grave e mudanças rápidas nas concentrações de glicose) ou interferência química na leitura da glicose intersticial (como ácido acetilsalicílico (AAS) ou altas doses de acetaminofeno).[31,32]

Manejo glicêmico

O tratamento da hiperglicemia aguda em pacientes cirúrgicos se baseia fundamentalmente no uso de insulinas. Há diferentes tipos de insulinas disponíveis, e o entendimento das características farmacocinéticas de cada uma é muito importante para seu uso correto.

A insulina de ação rápida (insulina regular), quando administrada por via subcutânea (SC), tem início de ação em 30 minutos, com pico em 2 a 4 horas e duração de 5 a 7 horas; as insulinas análogas de ação rápida e ultrarrápida (lispro, glulisina, asparte e fiasp) têm início de ação em 5 a 15 minutos, pico de ação em 1 hora a 1,5 hora e perduram até 4 horas.

Já para o uso EV, a insulina regular tem um início de ação bastante rápido e meia-vida inferior a 15 minutos. Nessa situação, seu comportamento torna-se muito similar ao de uma insulina análoga de ação rápida, não tendo essa última nenhuma vantagem adicional na via EV.

Manejo glicêmico intraoperatório

A hiperglicemia (valores > 180 mg/dL) pode ser tratada com insulina de ação rápida SC ou EV, dependendo principalmente do tempo de cirurgia.

Pacientes submetidos a cirurgias ambulatoriais, pouco invasivas, com tempo de duração menor que 4 horas, sem instabilidade hemodinâmica, devem receber preferencialmente insulina rápida ou ultrarrápida por via SC. Quando utilizada essa via, deve-se monitorar a glicemia no máximo a cada 2 horas durante a cirurgia. Deve-se considerar também o tempo de insulina ativa e, assim, evitar múltiplas doses de insulina SC em intervalo de tempo inferior a 3 horas, quando utilizada insulina análoga de ação rápida; e inferior a 4 horas, no caso da insulina regular.

Dados comparando o uso de insulina SC e EV no intraoperatório são escassos. Insulina EV deve ser usada em pacientes submetidos a procedimentos com provável instabilidade hemodinâmica, cirurgias prolongadas (duração > 4 horas), risco importante de edema cerebral ou mudanças de temperatura corporal que influenciarão na absorção de insulina subcutânea.

Como a meia-vida da insulina por via EV é inferior a 15 minutos, seu uso acaba sendo mais seguro do que por via SC. Um protocolo ideal para uso de insulina EV deve ser flexível e contemplar a dinâmica do controle glicêmico, levando em conta não só o valor da glicemia atual, mas também o anterior e a velocidade de mudança. A monitorização glicêmica deve ser frequente (idealmente a cada hora) para evitar o risco de hipoglicemia.

A prática costumeira de abordagem reativa com base nos níveis de glicemia, o denominado *sliding scale*, em que as glicemias são medidas em horários fixos (a cada 6 ou 4 horas) e não são sincronizadas com a alimentação, é desaconselhada.[35]

A dose de insulina necessária para correção de valores de glicemia > 180 mg/dL deve ser avaliada conforme a sensibilidade de insulina de cada paciente, utilizando-se o cálculo de subtração entre a glicemia medida e a meta glicêmica (140 mg/dL), dividida pelo fator de sensibilidade de insulina (FSI). O FSI significa o quanto 1 UI de insulina de ação rápida reduzirá a glicemia.

O cálculo do FSI pode ser estabelecido dividindo-se 1.800 pela dose total de insulina (rápida + basal) utilizada pelo paciente ambulatorialmente; se esse dado não for obtido ou o paciente não usar insulina, pode-se utilizar, no início, um fator de sensibilidade de 50. Ou seja, com fator de sensibilidade de insulina igual a 50, assume-se que 1 UI de insulina reduzirá a glicemia em 50 mg/dL.[33,34]

Exemplo: paciente com diabetes *mellitus* tipo 2 (DM2) em uso de insulina NPH 15 UI manhã + 15 UI noite, além de insulina regular 5 UI antes das três principais refeições (café, almoço e jantar). A sua dose total de insulina é 45 UI/dia. Para se obter o FSI, divide-se 1.800/45, cujo resultado é 40 (ou seja, para esse paciente, estima-se que 1 UI de insulina reduzirá a glicemia em 40 mg/dL). Assim, se o paciente apresentar um valor de glicemia intraoperatório de 260 mg/dL, e o alvo glicêmico for 140 mg/dL, subtraem-se –140 de 260, sendo o delta de glicemia que se almeja reduzir 120 mg/dL. Aplicando-se o FSI, 120/40 = 3. Pelo cálculo, será necessário administrar 3 UI de insulina para a correção da hiperglicemia.

Alguns fatores podem aumentar a sensibilidade à insulina, como baixo peso, idade avançada e insuficiência renal; já outros fatores podem reduzir essa sensibilidade como o uso de corticosteroide e a obesidade. Dessa forma, deve-se adequar e ajustar o fator de sensibilidade também conforme o quadro clínico.

O uso de protocolos eletrônicos para ajuste da velocidade de infusão de insulina, em geral, mostra-se melhor que o de protocolos em papel, por ser de mais fáceis compreensão e execução, minimizando erros no cálculo da dose. No entanto, o mais importante para o correto uso da bomba de infusão é o treinamento da equipe. Alguns protocolos, por via eletrônica, como o sistema *Glucommander* e *EndoTool System*, são disponíveis fora do Brasil.[26] No País, o aplicativo InsulinAPP desenvolveu uma calculadora de doses de insulina EV de fácil uso que contempla também a transição de insulina para o uso SC (https://www.insulinapp-uti.com.br/basico/indexInsulinAPPBasic_PT.html).[25]

Manejo glicêmico no pós-operatório

Pós-operatório sem necessidade de unidade de terapia intensiva

Na recuperação pós-anestésica, a monitorização glicêmica deve ser mantida em todos os pacientes portadores de diabetes e naqueles que fizeram uso de insulina no intraoperatório, com frequência de aferição a cada 2 horas até que estejam despertos.

Se o pós-operatório não necessitar de UTI, a via de escolha para aplicação de insulina permanece a SC. Enquanto a dieta não for retomada, mantém-se o esquema de correção com insulina rápida, a cada 6 horas se uso de insulina regular ou a cada 4 horas se uso de insulina análoga de ação rápida. Caso não haja uma previsão de reintrodução precoce da dieta, considera-se a associação de soro glicosado 5%. Uma vez que o paciente seja capaz de tolerar alimentos, um regime basal bólus ou basal *plus* de insulina pode ser iniciado. O esquema basal bólus consiste em usar uma insulina basal associada à insulina de ação prandial em doses fixas (podendo a insulina rápida ser acrescida de dose de correção). Já o esquema basal *plus* baseia-se em doses fixas apenas de insulina basal, sendo a insulina rápida utilizada somente para correções.

A dose de insulina a ser usada no pós-operatório deve ser em torno de 0,2 UI/kg/dia; para pacientes mais sensíveis à insulina, pode-se usar inicialmente a dose de 0,1 UI/kg/dia e, para aqueles mais resistentes, submetidos à cirurgia cardíaca ou em uso de corticosteroide, pode-se iniciar com a dose de 0,3 UI/kg/dia. O modo como se distribuirá essa insulina durante o dia depende de qual tipo de insulina será usado e da aceitação oral. Pacientes com baixa ingesta oral devem receber essa dose em forma apenas de insulina basal, mais dose de correção, em esquema basal *plus*; porém, aqueles com boa aceitação oral, devem receber metade da dose em forma de insulina basal e o restante em forma de insulina prandial. Caso se use insulina basal análoga como glargina ou degludeca, a aplicação é única e diária. Quando usada insulina NPH, deve-se dividi-la em duas a três aplicações diárias; já a detemir deve ser dividida em duas aplicações diárias. A dose prandial deve ser dividida em três partes iguais: café; almoço; e jantar.

Nos pacientes com uso prévio de insulina, a prescrição deve levar em consideração as doses de uso ambulatorial, mas as necessidades de insulina são sensíveis à ingestão alimentar reduzida e, portanto, pode ser necessário reduzir a dose ambulatorial usual para prevenir a hipoglicemia. O uso exclusivo de dose de correção de insulina, sem insulina basal, não é adequado nesse cenário. Como frequentemente no pós-operatório a ingestão oral é menor, é interessante usar o esquema basal *plus* que contempla manter insulina de ação lenta basal, associada à insulina de ação rápida ou ultrarrápida para corrigir valores fora da meta, sempre com ajustes diários da dose de insulina total, conforme a evolução dos valores. O controle glicêmico com esse esquema basal bólus ocasiona menos complicações perioperatórias, com menor taxa de infecção, principalmente cirúrgicas e menor risco de insuficiência renal.[27]

O ajuste das doses de insulina deve ser diário a depender de hiperglicemia ou hipoglicemia. Caso o paciente apresente glicemia > 140 mg/dL em jejum, a dose de insulina basal deve ser aumentada em 10% a 20%, até alcançar o alvo. Pacientes com hipoglicemia devem ter sua dose reduzida em 10% a 20%. O InsulinAPP (http://www.insulinapp.com.br) é um aplicativo que facilita a prescrição hospitalar de insulina e manejo do controle glicêmico.[25] Sugere-se incluir o especialista no manejo dos pacientes com necessidade de altas doses de insulina e com importante variabilidade glicêmica.

O uso de antidiabéticos orais ou de outros antidiabéticos que não insulina, em geral, é desaconselhado para pacientes internados em razão da falta de dados sobre segurança e eficácia. A demora do tempo de ação dessas medicações desencoraja seu uso. Além disso, o emprego de secretagogos de insulina, nessa população, aumenta o risco de hipoglicemia em pacientes com baixa ingesta oral ou com a realização de jejum não programado, por exemplo. Mais recentemente, alguns estudos utilizando análogos de GLP-1 e inibidores de DPP-4 no ambiente hospitalar têm demonstrado segurança e alguma eficácia.[24] Já para procedimentos menores, com previsão de alta no mesmo dia, quando a dieta for liberada, podem ser reintroduzidas as medicações ambulatoriais.

Nos pacientes que receberam insulina EV no intraoperatório e que não farão pós-operatório em UTI, a prescrição deve ser ajustada para transição para insulina subcutânea, levando-se em conta a quantidade de insulina utilizada no intraoperatório. A forma de fazer essa transição está detalhada mais à frente no texto.

Pós-operatório com necessidade de unidade de terapia intensiva

Aqueles pacientes que receberam insulina EV no intraoperatório e farão o pós-operatório em UTI devem manter a insulinoterapia EV e a monitorização glicêmica a cada 1 a 2 horas. A insulina EV só deve ser suspensa e passada para insulina SC em pacientes que estiverem estáveis dos pontos de vista hemodinâmico e clínico, sem uso de drogas vasoativas e que não apresentem edema periférico importante, pois, caso contrário, a insulina SC não será homogeneamente absorvida. Também é importante que a dieta já esteja restabelecida, e com boa tolerância.

Essa etapa de transição requer atenção tendo em vista que a interrupção precoce da bomba de infusão, sem adequada prescrição de insulina subcutânea antes de sua interrupção, frequentemente resulta em hiperglicemia. Pacientes com DM1 nunca devem ficar sem insulina basal, pois correm o risco de cetoacidose diabética.

Na transição de insulina EV para insulina SC, deve-se adotar 80% da dose de insulina utilizada por via EV nas últimas 24 horas e dividi-la em esquema basal bólus ou basal *plus*. Para prevenir a hiperglicemia após a suspensão da insulina EV, visto que sua meia-vida é muito curta, a dose basal de insulina precisa ser aplicada pelo menos 2 horas antes de desligar a insulina EV.

Pacientes sem histórico de diabetes (HbA1c inferior a 6,5%) que necessitaram infusão de insulina EV em doses baixas (≤ 2 U/hora) podem, eventualmente, não precisar manter uma insulina basal no pós-operatório. Ainda assim, a monitorização da glicemia deve ser realizada e a insulina de correção pode ser necessária. A Figura 54.1 esquematiza o manejo de glicemia no intraoperatório e pós-operatório.

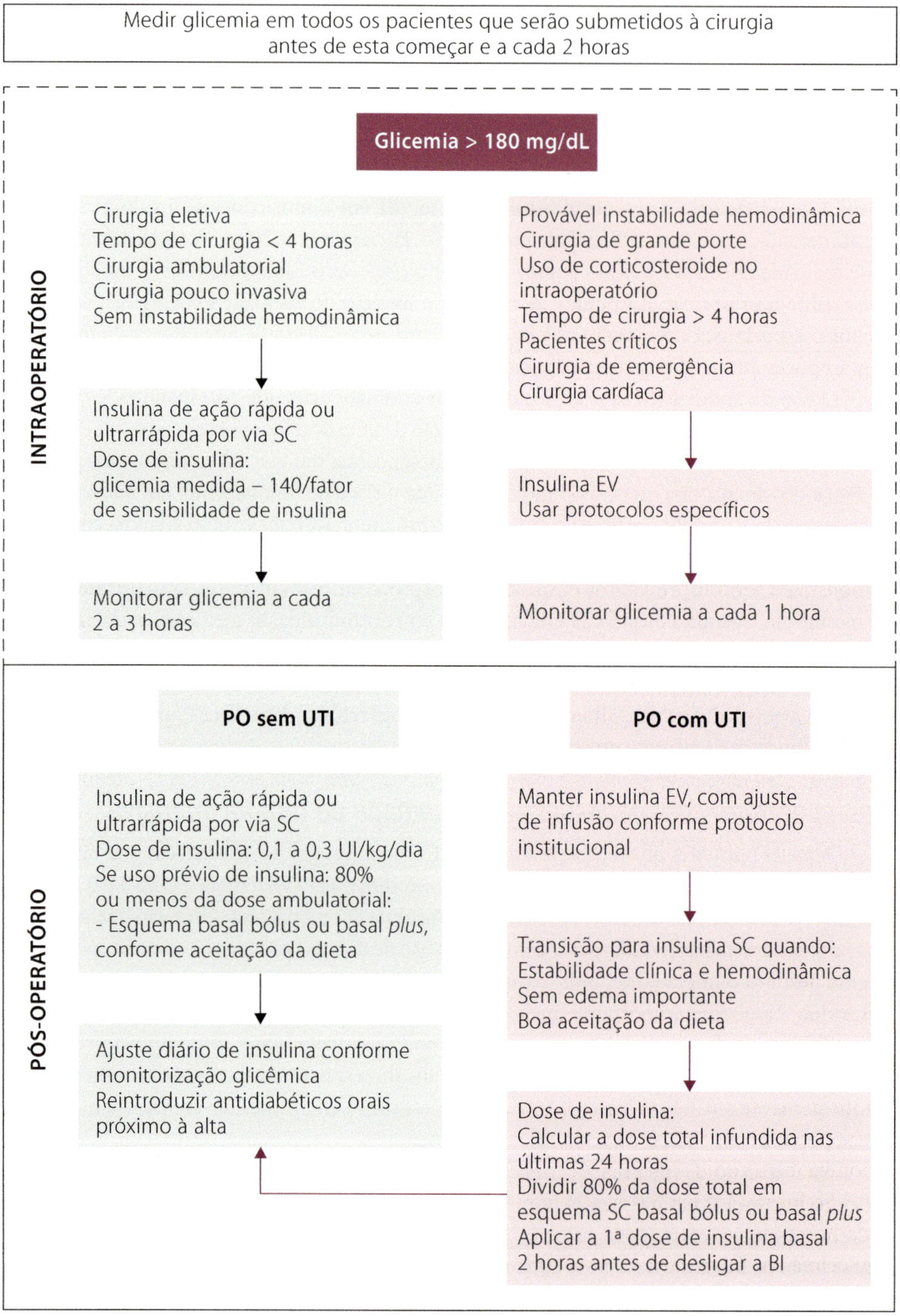

Figura 54.1 Esquema para manejo de glicemia no intraoperatório e pós-operatório.
SC: (via) subcutânea; EV: endovenosa; BI: bomba de insulina.
Fonte: Desenvolvida pela autoria do capítulo.

Situações especiais

Hipoglicemia

A hipoglicemia é o evento mais grave associado ao uso de insulina, e sua ocorrência está relacionada a aumento de morbimortalidade, principalmente pelo maior risco de arritmia.[17] Ela é definida como qualquer glicemia abaixo de 70 mg/dL, sendo classificada em nível 1 (69 a 54 mg/dL), nível 2 (< 54 mg/dL) e nível 3 (quando o paciente necessita de ajuda de terceiros para reconhecer e tratar).

Evitar controle glicêmico muito rigoroso além de realizar monitorização glicêmica frequente, sobretudo no contexto de anestesia, em que os sinais de hipoglicemia são mais difíceis de serem reconhecidos, é fundamental para reduzir sua incidência.

Pacientes que estejam recebendo dieta por via oral (VO) devem preferencialmente corrigir hipoglicemia com 15 g de carboidrato simples por VO (o que equivale a uma colher de sopa cheia de açúcar, diluída em um copo de água), devendo ser feita nova medida após 15 minutos, caso mantenha valor < 70 mg/dL, repetir a correção com mais 15 g de carboidrato simples oral até atingir valores acima de 70 mg/dL. No caso de pacientes em jejum ou com redução do sensório, o tratamento deve ser feito por via EV, com o uso de 30 mL de glicose a 50% e nova monitorização glicêmica em 5 minutos para avaliar resposta; se não houver recuperação da hipoglicemia, deve-se repetir a glicose EV até que haja recuperação. O uso de glucagon por via SC ou intramuscular (IM) pode ser usado em pacientes inconscientes e sem acesso EV.

Por se tratar de uma condição de alto risco, é importante que se busque identificar e corrigir causas que possam estar relacionadas, especialmente após um primeiro episódio de hipoglicemia. Entre esses fatores, destacam-se possíveis erros na dose de insulina administrada, empilhamento de doses ao se desconsiderar o tempo de insulina ativa, prescrição inadequada de outros medicamentos hipoglicemiantes e falta de congruência entre a dieta e as aplicações de insulina, muitas vezes relacionada a uma interrupção inesperada da nutrição. Além disso, a hipoglicemia iatrogênica pode ocorrer por uma redução repentina da dose de glicocorticosteroide e atraso/falta de verificações de glicose no sangue.[30]

Uso de bomba de insulina subcutânea

Cada vez mais pacientes fazem uso ambulatorial de bomba de insulina, na maioria pacientes com DM1, porém alguns portadores de DM2. Essa é uma realidade frequente em países como Estados Unidos, mas também no Brasil o número de pacientes usuários dessa ferramenta vem aumentando. Pacientes que fazem uso de bomba de insulina SC devem mantê-la no pré-operatório, incluindo o dia da cirurgia. A manutenção da bomba de insulina no intraoperatório e pós-operatório dependerá da familiaridade da equipe médica em manusear a bomba, bem como da interferência da bomba com o campo cirúrgico.[35]

Se for possível seu uso, deve-se manter a dose de insulina basal e a monitorização a cada hora; caso o paciente apresente glicemia < 110 mg/dL, desliga-se a bomba e repete-se a glicemia em 1 hora. Caso apresente valores de glicemia > 180 mg/dL, deve-se fazer dose de correção de insulina. Esse manejo deve ser feito até que o próprio paciente esteja apto a controlar a bomba.

Caso não seja possível manter a bomba de insulina, recomenda-se substituí-la por insulina EV na mesma velocidade de infusão feita pela bomba de insulina SC e recolocar a bomba subcutânea quando o paciente estiver apto a manejá-la novamente. Caso não seja possível uso de insulina EV, o paciente deve receber dose de insulina basal com NPH ou análogo de insulina com efeito lento e doses de correção com insulina de ação rápida. O auxílio de especialistas, enquanto o próprio paciente não estiver apto a fazer seu automanejo, deve ser solicitado.

Mensagens principais

- A ocorrência de hiperglicemia em pacientes com ou sem o diagnóstico de diabetes submetidos a procedimentos cirúrgicos é frequente e está associada a piora de desfechos, incluindo infecções, tempo de permanência hospitalar e admissão em UTI.
- Existem diversos protocolos de controle glicêmico perioperatório disponíveis na literatura. Embora o julgamento clínico deva ser usado para avaliar alterações específicas, via de regra admite-se que valores de glicose no sangue acima de 180 mg/dL devam ser tratados, sendo o esquema de insulinas definido com base no tipo de cirurgia proposta/realizada e outras características individuais.
- Para pacientes que tenham necessitado de terapia com insulina EV, especial atenção deve ser dada ao momento de transição para insulina SC. Essa modificação deve ser considerada quando o paciente estiver clinicamente estável e levar em consideração a dose de insulina que vinha sendo infundida.
- Promover o manejo cuidadoso da glicose no período perioperatório é de fundamental importância, podendo-se, assim, reduzir complicações cirúrgicas, bem como morbidade e mortalidade do paciente cirúrgico.

Referências bibliográficas

1. Kotagal M, Symons RG, Hirsch IB, Umpierrez GE, Dellinger EP, Farrokhi ET et al. Perioperative hyperglycemia and risk of adverse events among patients with and without diabetes. Ann Surg. 2015;261(1):97-103.
2. Ban KA, Minei JP, Laronga C, Harbrecht BG, Jensen EH, Fry DE et al. American College of Surgeons and Surgical Infection Society: surgical site infection guidelines, 2016 Update. J Am Coll Surg. 2017;224(1):59-74.
3. Pandolfi A, Giaccari A, Cilli C, Alberta MM, Morviducci L, De Filippis EA et al. Acute hyperglycemia and acute hyperinsulinemia decrease plasma fibrinolytic activity and increase plasminogen activator inhibitor type 1 in the rat. Acta Diabetol. 2001;38(2):71-6.
4. Gresele P, Guglielmini G, De Angelis M, Ciferri S, Ciofetta M, Falcinelli E et al. Acute, short-term hyperglycemia enhances shear stress-induced platelet activation in patients with type II diabetes mellitus. J Am Coll Cardiol. 2003;41(6):1013-20.
5. Umpierrez GE, Smiley D, Zisman A, Prieto LM, Palacio A, Ceron M et al. Randomized study of basal-bolus insulin therapy in the inpatient management of patients with type 2 diabetes (RABBIT 2 trial). Diabetes Care. 2007;30(9):2181-6.
6. Duggan EW, Carlson K, Umpierrez GE. Perioperative hyperglycemia management: an update. Anesthesiology. 2017;126(3):547-60.
7. Furnary AP, Gao G, Grunkemeier GL, Wu Y, Zerr KJ, Bookin SO et al. Continuous insulin infusion reduces mortality in patients with diabetes undergoing coronary artery bypass grafting. J Thorac Cardiovasc Surg. 2003;125(5):1007-21.
8. van den Berghe G, Wouters P, Weekers F, Verwaest C, Bruyninckx F, Schetz M et al. Intensive insulin therapy in critically ill patients. N Engl J Med. 2001;345(19):1359-67.
9. Esposito K, Nappo F, Marfella R, Giugliano G, Giugliano F, Ciotola M et al. Inflammatory cytokine concentrations are acutely increased by hyperglycemia in humans: role of oxidative stress. Circulation. 2002;106(16):2067-72.

10. Han HS, Kang SB. Relations between long-term glycemic control and postoperative wound and infectious complications after total knee arthroplasty in type 2 diabetics. Clin Orthop Surg. 2013;5(2):118-23.
11. Dronge AS, Perkal MF, Kancir S, Concato J, Aslan M, Rosenthal RA. Long-term glycemic control and postoperative infectious complications. Arch Surg. 2006;141(4):375-80; discussion 80.
12. Gandhi GY, Nuttall GA, Abel MD, Mullany CJ, Schaff HV, Williams BA et al. Intraoperative hyperglycemia and perioperative outcomes in cardiac surgery patients. Mayo Clin Proc. 2005;80(7):862-6.
13. Fish LH, Weaver TW, Moore AL, Steel LG. Value of postoperative blood glucose in predicting complications and length of stay after coronary artery bypass grafting. Am J Cardiol. 2003;92(1):74-6.
14. Gandhi GY, Nuttall GA, Abel MD, Mullany CJ, Schaff HV, O'Brien PC et al. Intensive intraoperative insulin therapy versus conventional glucose management during cardiac surgery: a randomized trial. Ann Intern Med. 2007;146(4):233-43.
15. Hua J, Chen G, Li H, Fu S, Zhang LM, Scott M et al. Intensive intraoperative insulin therapy versus conventional insulin therapy during cardiac surgery: a meta-analysis. J Cardiothorac Vasc Anesth. 2012;26(5):829-34.
16. Frisch A, Chandra P, Smiley D, Peng L, Rizzo M, Gatcliffe C et al. Prevalence and clinical outcome of hyperglycemia in the perioperative period in noncardiac surgery. Diabetes Care. 2010;33(8):1783-8.
17. Bláha J, Mráz M, Kopecký P, Stříteský M, Lipš M, Matias M et al. Perioperative tight glucose control reduces postoperative adverse events in nondiabetic cardiac surgery patients. J Clin Endocrinol Metab. 2015;100(8):3081-9.
18. Umpierrez G, Cardona S, Pasquel F, Jacobs S, Peng L, Unigwe M et al. Randomized controlled trial of intensive versus conservative glucose control in patients undergoing coronary artery bypass graft surgery: GLUCO-CABG trial. Diabetes Care. 2015;38(9):1665-72.
19. Kwon S, Thompson R, Dellinger P, Yanez D, Farrohki E, Flum D. Importance of perioperative glycemic control in general surgery: a report from the Surgical Care and Outcomes Assessment Program. Ann Surg. 2013;257(1):8-14.
20. Ata A, Lee J, Bestle SL, Desemone J, Stain SC. Postoperative hyperglycemia and surgical site infection in general surgery patients. Arch Surg. 2010;145(9):858-64.
21. Desai SP, Henry LL, Holmes SD, Hunt SL, Martin CT, Hebsur S et al. Strict versus liberal target range for perioperative glucose in patients undergoing coronary artery bypass grafting: a prospective randomized controlled trial. J Thorac Cardiovasc Surg. 2012;143(2):318-25.
22. Pezzella AT, Holmes SD, Pritchard G, Speir AM, Ad N. Impact of perioperative glycemic control strategy on patient survival after coronary bypass surgery. Ann Thorac Surg. 2014;98(4):1281-5.
23. Lazar HL, McDonnell MM, Chipkin S, Fitzgerald C, Bliss C, Cabral H. Effects of aggressive versus moderate glycemic control on clinical outcomes in diabetic coronary artery bypass graft patients. Ann Surg. 2011;254(3):458-63; discussion 63-4.
24. Umpierrez GE, Gianchandani R, Smiley D, Jacobs S, Wesorick DH, Newton C et al. Safety and efficacy of sitagliptin therapy for the inpatient management of general medicine and surgery patients with type 2 diabetes: a pilot, randomized, controlled study. Diabetes Care. 2013;36(11):3430-5.
25. Toyoshima MT, de Souza AB, Admoni SN, Cukier P, Lottenberg SA, Latronico AC et al. New digital tool to facilitate subcutaneous insulin therapy orders: an inpatient insulin dose calculator. Diabetol Metab Syndr. 2015;7:114.
26. Davidson PC, Steed RD, Bode BW. Glucommander: a computer-directed intravenous insulin system shown to be safe, simple, and effective in 120,618 h of operation. Diabetes Care. 2005;28(10):2418-23.
27. Umpierrez GE, Smiley D, Jacobs S, Peng L, Temponi A, Mulligan P et al. Randomized study of basal-bolus insulin therapy in the inpatient management of patients with type 2 diabetes undergoing general surgery (RABBIT 2 surgery). Diabetes Care. 2011;34(2):256-61.
28. Finfer S, Wernerman J, Preiser JC, Cass T, Desaive T, Hovorka R et al. Clinical review: consensus recommendations on measurement of blood glucose and reporting glycemic control in critically ill adults. Crit Care. 2013;17(3):229.
29. Klonoff DC, Ahn D, Drincic A. Continuous glucose monitoring: a review of the technology and clinical use. Diabetes Res Clin Pract. 2017;133:178-92.

30. Umpierrez G, Korytkowski M. Diabetic emergencies: ketoacidosis, hyperglycaemic hyperosmolar state and hypoglycaemia. Nat Rev Endocrinol. 2016 Apr;12(4):222-32. doi: 10.1038/nrendo.2016.15. Epub 2016 Feb 19. PMID: 26893262.
31. Reutrakul S, Genco M, Salinas H et al. Feasibility of inpatient continuous glucose monitoring during the Covid-19 pandemic: early experience. Diabetes Care. 2020;43:e137-8.
32. Agarwal S, Mathew J, Davis GM et al. Continuous glucose monitoring in the intensive care unit during the Covid-19 pandemic. Diabetes Care. 2020; published online Dec 23. doi: https://doi.org/10.2337/dc20-2219.
33. King AB. Reassessment of insulin dosing guidelines in continuous subcutaneous insulin infusion treated type 1 diabetes. Curr Diab Rep. 2014 Jun;14(6):503. doi: 10.1007/s11892-014-0503-3. PMID: 24792068.
34. King AB, Kuroda A, Matsuhisa M, Hobbs T. A review of insulin-dosing formulas for continuous subcutaneous insulin infusion (CSII) for adults with type 1 diabetes. Curr Diab Rep. 2016 Sep;16(9):83. doi: 10.1007/s11892-016-0772-0. PMID: 27457238; PMCID: PMC4960276.
35. Korytkowski MT, Muniyappa R, Umpierrez GE et al. Management of hyperglycemia in hospitalized adult patients in non-critical care settings: an endocrine society clinical practice guideline. The Journal of Clinical Endocrinology & Metabolism. 2022 Aug;107(Issue 8):2101-8.
36. Joshi GP, Chung F, Vann MA, Ahmad S, Gan TJ, Goulson DT et al.; Society for Ambulatory Anesthesia. Society for Ambulatory Anesthesia Consensus statement on perioperative blood glucose management in diabetic patients undergoing ambulatory surgery. Anesth Analg. 2010 Dec;111(6):1378-87. doi: 10.1213/ANE.0b013e3181f9c288. Epub 2010 Oct 1. PMID: 20889933.
37. Moghissi ES, Korytkowski MT, DiNardo M, Einhorn D, Hellman R, Hirsch IB et al.; American Association of Clinical Endocrinologists; American Diabetes Association. American Association of Clinical Endocrinologists and American Diabetes Association Consensus statement on inpatient glycemic control. Diabetes Care. 2009 Jun;32(6):1119-31. doi: 10.2337/dc09-9029. Epub 2009 May 8. PMID: 19429873; PMCID: PMC2681039.
38. Jacobi J, Bircher N, Krinsley J, Agus M, Braithwaite SS, Deutschman C et al. Guidelines for the use of an insulin infusion for the management of hyperglycemia in critically ill patients. Crit Care Med. 2012 Dec;40(12):3251-76. doi: 10.1097/CCM.0b013e3182653269. PMID: 23164767.
39. Lazar HL, McDonnell M, Chipkin SR, Furnary AP, Engelman RM, Sadhu AR et al. The Society of Thoracic Surgeons Practice guideline series: blood glucose management during adult cardiac surgery. Ann Thorac Surg. 2009;87(2):663–669.
40. Qaseem A, Chou R, Humphrey LL et al. Inpatient glycemic control: best practice advice from the Clinical Guidelines Committee of the American College of Physicians. American Journal of Medical Quality. 2014;29(2):95-8. doi:10.1177/1062860613489339.
41. The Joint British Diabetes Society. Management of adults with diabetes undergoing surgery and elective procedures: improving standards. 2016 Mar.
42. Diabetes Canada Clinical Practice Guidelines Expert Committee. Diabetes Canada 2018 Clinical Practice Guidelines for the Prevention and Management of Diabetes in Canada. Can J Diabetes. 2018;42(Suppl 1):S1-S325.
43. Sociedade Brasileira de Diabetes. Diretrizes 2019-2020.

55 Terapia Nutricional no Pós-Operatório

Liane Brescovici Nunes de Matos
Victor de Sá Guimarães Fleury Machado
Antonio Luiz Macedo
Lucas Trindade Cantú Ribeiro

Introdução

A cirurgia pode ser considerada um trauma para o organismo, resultando em alterações inflamatórias e metabólicas agudas. Ocorrem alterações hormonais, endocrinológicas e imunológicas, mesmo em intervenções consideradas minimamente invasivas como videolaparoscopia e cirurgia robótica.

A resposta ao estresse induzida pela cirurgia é muito semelhante àquela desencadeada por lesões traumáticas. A duração da resposta ao estresse, no entanto, varia de acordo com a gravidade da lesão (cirúrgica ou traumática). Esse espectro de lesões e de insultos varia de pequenas lacerações ou cirurgias minimamente invasivas a insultos graves como lesões politraumáticas extensas e queimaduras. Em cirurgias de grande porte, essas alterações podem ser mais intensas e prolongadas, produzindo complicações diversas no pós-operatório (PO).[1,2]

Após um trauma cirúrgico ou acidental, o sistema nervoso ativa a resposta ao estresse enviando impulsos do local lesionado para o hipotálamo. O hipotálamo dispara o comando para a liberação de hormônios de estresse agudo: cortisol; glucagon; catecolaminas; e uma série de citocinas inflamatórias, que também exacerbam a resposta de estresse à cirurgia. Além disso, há o aumento da secreção dos hormônios da hipófise anterior – corticotrofina ou hormônio adenocorticotrófico (ACTH) e hormônio do crescimento (GH). O processo inflamatório agudo resulta em hipermetabolismo e hipercatabolismo, ocasionando perda de massa muscular, hiperglicemia, função imunológica prejudicada, pior cicatrização de feridas e disfunção de órgãos. Daí a importância de protocolos multimodais perioperatórios e de pré-habilitação que visam preparar o paciente para enfrentar a jornada cirúrgica, desde o pré-operatório, com estratificação do risco nutricional e intervenção assertiva (Figura 55.1). [1,2]

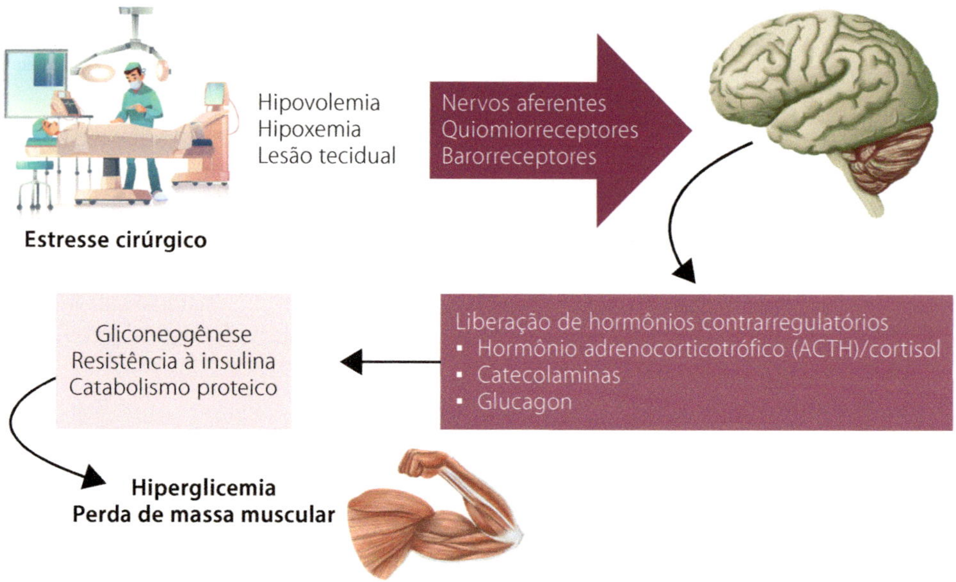

Figura 55.1 Resposta metabólica ao trauma cirúrgico.
Fonte: Desenvolvida pela autoria do capítulo.

Triagem e avaliação nutricional

Espera-se que todos os pacientes submetidos a cirurgias de grande porte sejam avaliados por equipe multiprofissional em regime ambulatorial e recebam orientações quanto ao preparo nutricional pré-operatório e pré-habilitação se pertinente. São considerados pacientes de risco elevado, os pacientes desnutridos que serão submetidos a cirurgias de grande porte ou oncológicas e pela definição da Sociedade Europeia de Nutrição Clínica e Metabolismo (ESPEN), mediante os critérios de PONS (*Perioperative Quality Initiative*), os pacientes triados com perda de peso não intencional maior que 10% a 15% do peso em 6 meses, indice de massa corpórea (IMC) menor que 18,5 kg/m^2, albumina pré-operatória menor que 3 g/dL e triagem de risco nutricional positiva *Nutritional Risk Secreening* (NRS-2002) maior que 5 pontos ou Avaliação Subjetiva Global Grau C. Esses pacientes têm indicação formal de preparo pré-operatório com suplementos orais ou dieta enteral imunomoduladora, aconselhamento dietético, mesmo que isso atrase a cirurgia.[1-4]

Todos os pacientes internados no hospital que serão submetidos a cirurgias deverão ser submetidos à triagem de risco nutricional em 24 a 48 horas da admissão. As ferramentas mais utilizadas são: *Nutritional Risk Secreening* (NRS-2002); Avaliação Subjetiva Global versão reduzida; e Mini Avaliação Nutricional (MNA). A triagem tem como objetivo identificar os pacientes em risco nutricional para uma intervenção nutricional adequada.[3-5]

Pacientes com triagem positiva de risco nutricional devem ser submetidos à avalição nutricional completa. Esta consiste em um conjunto de métodos clínicos, laboratoriais e de imagem para avaliação do paciente, auxilia nos ajustes pormenorizados da terapia nutricional e acompanhamento seriado do paciente. O Quadro 55.1 descreve alguns exames clínicos e laboratoriais utilizados na prática clínica.[4,5]

Recomenda-se que a avaliação nutricional utilizada deve contemplar anamnese, relato de perda de peso não intencional ou diminuição do desempenho físico antes da admissão hospitalar, exame físico e, se possível, avaliação da composição corporal e força muscular. Para avalição de força muscular, pode-se utilizar, em pacientes colaborativos, o dinamômetro (força de preensão palmar) e teste de se sentar na e levantar-se desta. Também pode ser utilizada a escala de MRC *(Medical Research Council)*, geralmente empregada pelos fisioterapeutas.[5,6]

A perda muscular no doente cirúrgico está relacionada ao aumento da morbidade e à perda funcional a longo prazo. O uso de métodos de avaliação como ultrassonografia (USG) do reto femoral, tomografia computadorizada (TC) e bioimpedância elétrica pode contribuir para um acompanhamento mais preciso da perda de massa magra.[5,6]

Quadro 55.1 Métodos de avaliação nutricional.

Categoria	Exame	Comentário
Antropometria	▪ Porcentagem % de perda de peso (PP): $\% \text{ PP} = \frac{\text{peso atual (kg)} \times 100}{\text{peso habitual (kg)}}$	▪ Auxilia no diagnóstico de desnutrição; se o paciente perdeu mais de 10% do peso em 6 meses é considerado desnutrido grave
	▪ Índice de massa corporal	▪ Classifica primariamente os pacientes em eutróficos, desnutridos, sobrepeso ou obesos
	▪ Circunferências e pregas cutâneas	▪ Pouco utilizadas em virtude do risco de viés, por exemplo em pacientes edemaciados; a circunferência da panturrilha pode ser utilizada para triagem de sarcopenia, em especial associada ao SARC-F, o SARC-Calf
Exames bioquímicos	Albumina, pré-albumina, transferrina, proteína ligada ao retinol, balanço nitrogenado, índice creatinina-altura	Devem ser analisados com cautela no ambiente hospitalar. As proteínas de fase aguda como a albumina podem estar reduzidas denotando inflamação aguda, e não estado nutricional
Composição corporal	**Bioimpedância elétrica**	**Vantagens:** portátil, baixo custo, pode ser feito no paciente acamado. Mede ângulo de fase **Desvantagens:** estima a composição corporal de maneira indireta, pode sofrer interferência pelo estado de hidratação do paciente
	Tomografia computadorizada (Corte L3)	**Vantagens:** alta precisão, exame considerado padrão ouro, diferencia os tecidos **Desvantagens:** alto custo, exame de conveniência
	Ultrassonografia de quadríceps	**Vantagens:** portátil, baixo custo, pode ser feita no paciente acamado **Desvantagens:** não faz diagnóstico de sarcopenia, compara o paciente a ele mesmo

Fonte: Adaptado de Castro et al., 2018;[4] Toledo et al., 2018[5] e Ceniccola et al., 2019.[6]

Retorno da nutrição no pós-operatório

A reintrodução da alimentação no pós-operatório é muito importante e deve ser feita o mais breve possível. Não é necessário aguardar um repouso intestinal ou a presença de ruídos hidroaéreos. Existem evidências científicas de que, no PO, é seguro reintroduzir a alimentação, mesmo que haja anastomoses no trato gastrointestinal. Essa prática não aumenta o risco de deiscência de anastomose, fístulas ou outras complicações, além de reduzir o tempo de íleo e proporciona um rápido reestabelecimento do trânsito intestinal com eliminação de flatos e fezes.[4,7]

Berkelmans e colaboradores, em um estudo randomizado recente com 132 pacientes submetidos à esofagectomia minimamente invasiva, mostraram que a alimentação oral precoce é viável sem haver aumento de complicações pós-operatórias como fístulas e pneumonia.[8] Outro estudo em pacientes submetidos à laringectomia total com fechamento faríngeo primário também mostrou que o início da alimentação no 1º dia pós-operatório foi seguro.[9]

A reintrodução da alimentação oral ou enteral deve ocorrer o mais precoce possível, dentro das primeiras 24 horas de cirurgia, se o paciente estiver hemodinamicamente compensado. Pacientes submetidos à cirurgia geral de médio porte devem ter alimentação oral precoce.

Em pacientes submetidos a cirurgias do trato gastrointestinal inferior é segura a realimentação dentro das primeiras 24 horas do PO, com dieta líquida sem resíduos, com líquidos clarificados. Deve-se adicionar suplementos proteicos isolados ou em bebidas sem resíduos para aumentar o aporte proteico.[4,10,11] Alguns estudos também mostraram que a reintrodução dessa dieta de forma ultraprecoce, em até 4 horas após a cirurgia, foi associada à redução de complicações pós-operatórias, tempo de internação e mortalidade.[10,11]

Pacientes submetidos à cirurgia de cabeça e pescoço e trato gastrointestinal (TGI) alto, recomenda-se introdução de dieta enteral precoce, com sonda enteral passada pós-anastomose no intraoperatório, preferencialmente utilizando-se fórmula imunomoduladora. A nutrição enteral pode ser iniciada em baixa vazão, 10 a 20 mL/hora conforme tolerância intestinal, aumento progressivo do volume, objetivando-se atingir as metas nutricionais, em torno de 7 dias.[4]

Quanto às metas nutricionais, a ESPEN sugere que sejam atingidas pelo menos 25 kcal/kg e 1,5 g/kg de proteína na 1ª semana da cirurgia, devendo-se ajustar o peso para aquele ideal nos pacientes obesos. Em pacientes desnutridos que não estejam consumindo por via oral 50% das suas necessidades, deve-se considerar nutrição enteral precoce a fim de complementar as necessidades nutricionais.[4]

Todos os pacientes que tiveram recebido imunonutrição pré-operatória devem ter a suplementação com dieta ou suplemento imunomodulador por 5 a 7 dias no PO.[4] O Quadro 55.2 mostra os benefícios dos nutrientes imunomoduladores no PO.

Quadro 55.2 Benefícios dos imunonutrientes no PO.

Imunonutrientes utilizados em suplementos orais e dieta enteral imunomoduladora	Benefícios no paciente cirúrgico
Ácidos graxos ômega-3 Nucleotídeos Arginina	Melhora da resposta inflamatória Melhora da cicatrização Redução do risco de deiscência de anastomose Redução do tempo de internação em até 3 dias Redução de custos hospitalares

Fonte: Adaptado de Forsmo et al., 2016.[12]

Nutrição parenteral no pós-operatório

Para a prescrição da nutrição parenteral (NP), em pacientes desnutridos ou em risco nutricional, que não possam utilizar o trato gastrointestinal precocemente, está indicado o início de NP, o quanto antes possível. A nutrição suplementar pode ser iniciada após 7 dias da cirurgia, caso o paciente não atinja 50% das suas metas nutricionais por via oral ou enteral.[4]

A NP pode ser administrada por via central ou periférica, sempre em via do acesso exclusivo. Pode-se utilizar NP periférica em casos selecionados, quando a expectativa de permanência da NP seja de 10 a 14 dias no máximo e respeitando-se a osmolaridade máxima da solução de 900 mOsm. Deve-se monitorar o paciente com exames laboratoriais frequentes: eletrólitos e função renal diariamente; função hepática; bilirrubinas e triglicerídeos a cada 7 dias; além de controle rigoroso da glicemia capilar, dentro dos paramentos adequados para o paciente hospitalizado (na UTI entre 140 e 180 mg/dL).[4,13]

Quanto ao tipo de lipídio utilizado na NP, recomenda-se a utilização de emulsões lipídicas mistas, reduzindo-se o uso de óleo de soja. Diversos estudos e metanálises mostram que, em pacientes cirúrgicos, o uso de emulsões lipídicas balanceadas, contendo ômega-3, está associado a menor tempo de internação, menores complicações infecciosas, não infecciosas e a menor tempo de internação na UTI.[14-17]

Outro nutriente que pode ser adicionado à NP é a glutamina. Em pacientes cirúrgicos, pode-se utilizar glutamina por via endovenosa, associada à NP, no período perioperatório. Alguns estudos mostram que seu uso pode reduzir infecções e a permanência hospitalar. É importante lembrar que o uso de glutamina está contraindicado em pacientes com infecção, instabilidade hemodinâmica, disfunções orgânicas, em especial renal e hepática, conforme o estudo Redox (Figura 55.2).[18-21]

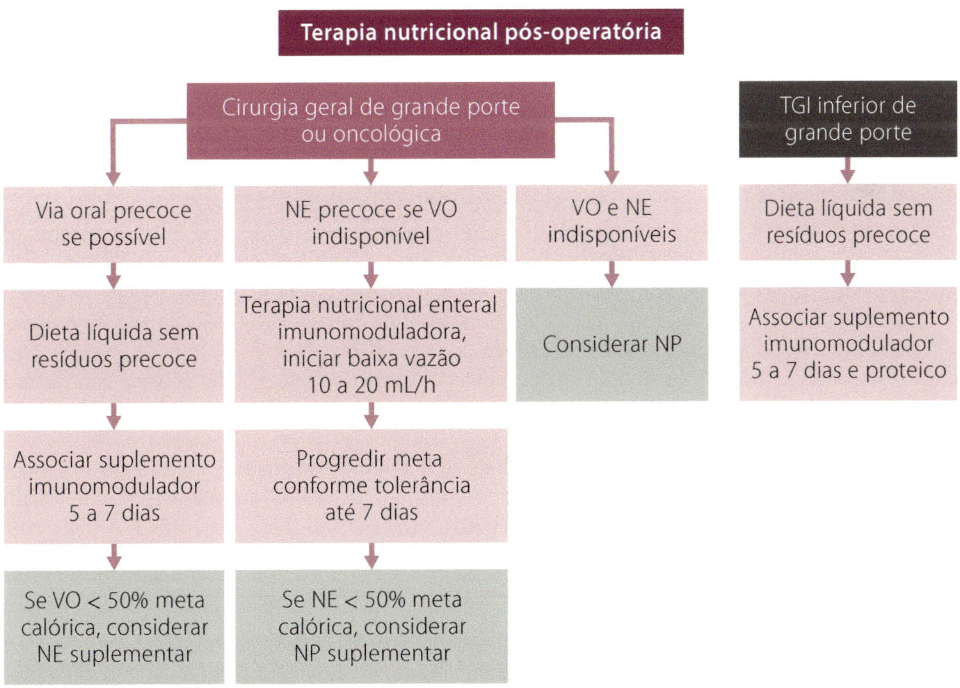

Figura 55.2 Terapia nutricional pós-operatória.

NE: nutrição enteral; NP: nutrição parenteral; TGI: trato gastrointestinal; VO: via oral.

Fonte: Desenvolvida pela autoria do capítulo.

Mensagem principal

- Pacientes que serão submetidos a cirurgias, em especial de grande porte e oncológicas, devem ser submetidos à avaliação perioperatória multiprofissional e receber preparo pré-operatório adequado. No pós-operatório, deve-se reiniciar a alimentação o quanto antes, visto os diversos benefícios da reintrodução alimentar precoce. Importante também fazer o acompanhamento do paciente na alta hospitalar, com orientação de suplementos nutricionais orais e dieta oral hiperproteica para os pacientes submetidos a cirurgias de grande porte por pelo menos 4 a 8 semanas e, se paciente desnutrido grave, por 3 a 6 meses.

Referências bibliográficas

1. Finnerty CC, Mabvuure NT, Ali A, Kozar RA, Herndon DN. The surgically induced stress response. JPEN J Parenter Enteral Nutr. 2013 Sep;37(5 Suppl):21S-9S.
2. Miller KR, Wischmeyer PE, Taylor B, McClave SA. An evidence-based approach to perioperative nutrition support in the elective surgery patient. JPEN J Parenter Enteral Nutr. 2013 Sep;37(5 Suppl):39S-50S.
3. Weimann A, Braga M, Carli F, Higashiguchi T, Hübner M, Klek S et al. ESPEN practical guideline: Clinical Nutrition in Surgery. Clin Nutr. 2021 Jul;40(7):4745-61.
4. Castro MG, Ribeiro PC, Souza IAO, Cunha HFR, Silva MHN, Rocha EEM et al.; Sociedade Brasileira de Nutrição Enteral e Parenteral. Diretriz brasileira de terapia nutricional no paciente grave. BRASPEN J. 2018;33(Supl 1):2-36.
5. Toledo DO, Pinto LM, Nogueira PBP. Indicação. In: Piovacari SMF, Toledo DO, Figueiredo EJA, editores. Equipe multiprofissional de terapia nutricional. Rio de Janeiro: Atheneu; 2018. p. 93-103.
6. Ceniccola GD, Castro MG, Piovacari SMF, Horie LM, Corrêa FG et al. Current technologies in body composition assessment: advantages and disadvantages. Nutrition. 2019 Jun;62:25-31.
7. de-Aguilar-Nascimento JE, Salomão AB, Waitzberg DL, Dock-Nascimento DB, Correa MITD, Campos ACL et al. ACERTO guidelines of perioperative nutritional interventions in elective general surgery. Rev Col Bras Cir. 2017 Nov-Dec;44(6):633-48. English, Portuguese.
8. Berkelmans GHK, Fransen LFC, Dolmans-Zwartjes ACP, Kouwenhoven EA, van Det MJ, Nilsson M et al. Direct oral feeding following minimally invasive esophagectomy (NUTRIENT II trial): an international, multicenter, open-label randomized controlled trial. Ann Surg. 2020 Jan;271(1):41-7.
9. Seven H, Calis AB, Turgut S. A randomized controlled trial of early oral feeding in laryngectomized patients. Laryngoscope. 2003;113:1076e9.
10. Gustafsson UO, Scott MJ, Hubner M, Nygren J, Demartines N, Francis N et al. Guidelines for perioperative care in elective colorectal surgery: Enhanced Recovery After Surgery (ERAS®) Society Recommendations: 2018. World J Surg. 2019 Mar;43(3):659-95.
11. Franco AC, Bicudo-Salomão A, Aguilar-Nascimento JE, Santos TB, Sohn RV. Ultra-early postoperative feeding and its impact on reducing endovenous fluids. Rev Col Bras Cir. 2020 Jun 15;47:e20202356. Portuguese, English.
12. Forsmo HM, Pfeffer F, Rasdal A, Sintonen H, Körner H, Erichsen C. Pre- and postoperative stoma education and guidance within an enhanced recovery after surgery (ERAS) programme reduces length of hospital stay in colorectal surgery. Int J Surg. 2016 Dec;36(Pt A):121-6.
13. Gonçalves RC, Matos LBN, Cunha HFR, Totti F, Kawagoe JY et al. Manual BRASPEN de competências relacionadas à dispensação e à administração de nutrição parenteral. BRASPEN J (São Paulo). 2019;34(3):217-32.
14. Pradelli L, Mayer K, Klek S, Omar Alsaleh AJ, Clark RAC, Rosenthal MD et al. ω-3 fatty-acid enriched parenteral nutrition in hospitalized patients: systematic review with meta-analysis and trial sequential analysis. JPEN J Parenter Enteral Nutr. 2020 Jan;44(1):44-57.
15. Manzanares W, Langlois PL, Dhaliwal R, Lemieux M, Heyland DK. Intravenous fish oil lipid emulsions in critically ill patients: an updated systematic review and meta-analysis. Crit Care. 2015 Apr 16;19(1):167.

16. Tian H, Yao X, Zeng R et al. Safety and efficacy of a new parenteral lipid emulsion (SMOF) for surgical patients: a systematic review and meta-analysis of randomized controlled trials. Nutr Rev. 2013;71:815-21.
17. Castro MG, Torrinhas RSMM, Waitzberg DL, Silva MLT, Aguilar-Nascimento JE, Alves JTM. Posicionamento BRASPEN sobre o uso clínico de ômega-3 via parenteral. BRASPEN J. 2022;37(2):119-38.
18. Wischmeyer PE. The glutamine debate in surgery and critical care. Curr Opin Crit Care. 2019 Aug;25(4):322-8.
19. Ziegler TR, May AK, Hebbar G, Easley KA, Griffith DP, Dave N et al. Efficacy and safety of glutamine--supplemented parenteral nutrition in surgical ICU patients: an American multicenter randomized controlled trial. Ann Surg. 2016 Apr;263(4):646-55.
20. Zheng YM, Li F, Zhang MM, Wu XT. Glutamine dipeptide for parenteral nutrition in abdominal surgery: a meta-analysis of randomized controlled trials. World J Gastroenterol. 2006 Dec 14;12(46):7537-41.
21. Heyland D, Muscedere J, Wischmeyer PE, Cook D, Jones G, Albert M et al.; Canadian Critical Care Trials Group. A randomized trial of glutamine and antioxidants in critically ill patients. N Engl J Med. 2013 Apr 18;368(16):1489-97.
22. Scott MJ, McEvoy MD, Gordon DB, Grant SA, Thacker JKM, Wu CLet al.; Perioperative Quality Initiative (POQI) I Workgroup. American Society for Enhanced Recovery (ASER) and Perioperative Quality Initiative (POQI) Joint consensus statement on optimal analgesia within an enhanced recovery pathway for colorectal surgery: Part 2 – From PACU to the transition home. Perioper Med (Lond). 2017 Apr 13;6:7.

56 Delirium

Tarso Adoni
Paula Fiuza Rodrigues de Medeiros Lacerda
Lucas Trindade Cantú Ribeiro

Introdução

O *delirium* representa uma síndrome neuropsiquiátrica caracterizada por uma alteração da atenção, do alerta e da cognição, de início agudo e curso flutuante. Há variada sinonímia: estado confusional agudo; encefalopatia; psicose orgânica; ou transtorno mental orgânico. Pode afetar pessoas de todas as idades, mas é mais prevalente em pacientes idosos, com taxas de ocorrência de até 50% em alguns grupos de pacientes hospitalizados. O *delirium* é um reconhecido importante problema de Saúde Pública por seu impacto negativo no desfecho dos pacientes. Está associado a complicações graves, como maior tempo de internação hospitalar, maior taxa de complicações pós-operatórias, maior risco de mortalidade e institucionalização após a alta hospitalar e declínio cognitivo a longo prazo. No contexto perioperatório, apresenta-se principalmente em paciente idosos e em cirurgias de grande porte.[1]

Conceito

A palavra *delirium* tem origem no termo em latim *delirare*, que significa "desviar-se da linha reta" ou "desviar-se do caminho". Essa raiz latina reflete a natureza do estado confusional agudo, no qual ocorre um desvio ou distúrbio do funcionamento normal das funções cognitivas. No contexto médico, o termo *delirium* foi usado primariamente pelo enciclopedista romano Aulo Cornélio Celso, por volta do século I a.C., em sua obra *De Medicina* (Sobre Medicina), em que descreveu o *delirium* como um estado de agitação mental e confusão, geralmente acompanhado por alucinações e alterações na consciência.[2]

De acordo com a 5ª edição do *Manual Diagnóstico e Estatístico de Transtornos Mentais* (DSM-5), o *delirium* é descrito como uma síndrome neuropsiquiátrica caracterizada por um distúrbio agudo e flutuante da consciência, atenção, cognição e percepção, conforme apresentado no Quadro 56.1. O DSM-5 explicita que o *delirium* pode ser causado por uma variedade de condições clínicas e pode ser um sinal de uma condição subjacente grave. Portanto, a avaliação cuidadosa dos fatores contribuintes e causas subjacentes é essencial para o diagnóstico e tratamento adequados do *delirium*.[3]

Quadro 56.1 Critérios diagnósticos de *delirium* pelo DSM-V.

A	Perturbação da atenção e da consciência
B	Transtorno de instalação aguda (horas a poucos dias), com mudança em relação aos níveis basais de consciência e atenção e com tendência à flutuação ao longo do dia
C	Comprometimento de pelos menos outro domínio cognitivo (atenção, memória, linguagem, funções visuoespaciais e funções visuoperceptivas)
D	Distúrbio não é mais bem explicado por outro transtorno neurocognitivo preexistente, estabelecidos ou em desenvolvimento e não ocorre em contexto de coma
E	Há evidências clínicas e de exames complementares de que o distúrbio é consequência direta de outra condição médica, intoxicação ou abstinência de substância, exposição à toxina ou de que ele resulte de múltiplas etiologias

Fonte: Adaptado de American Psychiatric Association, 2014.[3]

Epidemiologia e fatores de risco

O *delirium* é estudado principalmente em ambientes hospitalares, em decorrência da baixa prevalência em ambiente extra-hospitalar (1-2%) e, além disso, porque o seu aparecimento costuma fazer os pacientes serem levados aos serviços de Saúde. Cerca de 30% dos pacientes mais idosos (> 65 anos) apresentam *delirium* em algum momento durante a hospitalização, 8% a 17% já na admissão.[4] Entre os pacientes cirúrgicos mais idosos, o risco de *delirium* varia de 10% a mais de 50%, sendo as taxas mais altas associadas a pacientes considerados frágeis ou a procedimentos complexos, como cirurgia cardíaca (30% a 50%)[5] e cirurgias de correção de fratura de fêmur (50%).[1,2]

A prevalência é variável conforme as características individuais, local de atendimento e sensibilidade dos métodos de detecção. Estudos prospectivos com ferramentas de triagem e diagnóstico padronizadas demonstraram altas taxas de *delirium* em unidades de terapia intensiva (70%),[6] departamentos de emergência (10%)[7] e unidades de cuidados paliativos (42%).[8]

Delirium é mais prevalente em contexto de prejuízo funcional prévio, doenças neurológicas prévias, imobilidade, história de quedas, uso de substâncias e medicamentos psicoativos, baixa escolaridade e pacientes institucionalizados.[4,9] No contexto cirúrgico, os fatores de risco podem ser subdivididos em fatores predisponentes e fatores precipitantes, assim como em relação ao momento do curso perioperatório, conforme apresentado no Quadro 56.2.[5]

Quadro 56.2 Fatores de risco para *delirium* no perioperatório.

Pré-operatório	Intraoperatório	Pós-operatório
▪ Idade avançada (> 65 anos) ▪ Distúrbios neurológicos ▪ Comprometimento auditivo, visual e cognitivo prévio ▪ Doenças crônicas prévias ▪ Transtornos psiquiátricos	▪ Anestesia profunda ▪ Uso de meperidina e morfina ▪ Uso de anticolinérgicos ▪ Cirurgias de grande porte ▪ Tempo cirúrgico longo ▪ Distúrbios hidroeletrolíticos, ácido-básicos e glicêmicos	▪ Controle inadequado de dor ▪ Necessidade de ventilação mecânica ▪ Sedação profunda ▪ Uso de opioides, benzodiazepínicos e anticolinérgico

(*Continua*)

Quadro 56.2 Fatores de risco para *delirium* no perioperatório. (*Continuação*)

Pré-operatório	Intraoperatório	Pós-operatório
▪ Fragilidade ▪ Uso de benzodiazepínicos como pré-medicação ▪ Polifarmácia ▪ Quedas e traumas		▪ Exacerbação de doenças crônicas ▪ Uso de dispositivos invasivos ▪ Imobilização ▪ Constipação ▪ Jejum prolongado ▪ Distúrbios do sono ▪ Hipo e hipertermia ▪ Infecção

Fonte: Adaptado de Rengel et al., 2018.[5]

A demência é reconhecida como um fator de risco de muita relevância para o desenvolvimento de *delirium*, tanto em contextos de internação clínica como cirúrgica.[10] A identificação de *delirium* em pacientes com quadro demencial subjacente pode ser desafiadora inclusive pela presença de fatores confundidores e manifestações sobrepostas. A prevalência de *delirium* sobreposto à demência foi de 48,9% em metanálise de 81 estudos publicados em 2022, com prevalência mais alta nos subgrupos cirúrgicos.[10] O funcionamento cognitivo já comprometido, o prejuízo de adaptação a mudanças ambientais e fatores estressantes e a associação com outras comorbidades como doenças cardiovasculares, pulmonares e endócrinas são alguns dos fundamentos fisiopatológicos que fazem da demência um dos principais fatores de risco para *delirium*.[10,11]

Patogênese e fisiopatologia

O *delirium* é um distúrbio multifatorial e envolve uma complexa interação entre vulnerabilidade do paciente e fatores precipitantes. Compreende-se o *delirium* como comprometimento funcional das redes neurais atencionais do sistema reticular ativador ascendente (SARA) e da rede de modulação da atenção complexa frontoparietal dorsolateral.[1,4] Alterações nos sistemas de neurotransmissores como acetilcolina, dopamina, serotonina e ácido gama-aminobutírico (GABA) desempenham um papel importante nesse comprometimento funcional.[5] O contexto de respostas inflamatória sistêmica, com aumento de citocinas inflamatórias como interleucina-6 (IL-6) e fator de necrose tumoral alfa (TNF-α), além do estresse oxidativo com desequilíbrio da produção de espécies reativas de oxigênio e capacidade antioxidante, predispõe à disfunção da barreira hematoencefálica, hiperativação das células da micróglia e disfunção das redes neurais citadas.[12,13] Eventos cerebrovasculares subclínicos por flutuação hemodinâmica durante procedimentos cirúrgicos também podem estar associados a *delirium* pós-operatório.[13] É importante ressaltar que esses mecanismos não atuam isoladamente, mas interagem de forma complexa e variável entre pacientes vulneráveis com vários fatores predisponentes e exposição a insultos nocivos ou fatores precipitantes. Assim, em pacientes vulneráveis com múltiplos fatores predisponentes, como idosos e pacientes com demência, um insulto considerado leve e poucos fatores precipitantes podem ser suficientes para causar o *delirium*, por terem menor reserva cognitiva. Ao contrário, pela maior reserva cognitiva, em pacientes jovens e saudáveis, o *delirium* se desenvolverá provavelmente apenas após a exposição a uma série de insultos nocivos.[4]

Quadro clínico

A alteração aguda e flutuante dos níveis de atenção e consciência são as características-chave do *delirium*. Podem estar presentes também desorientação no tempo e espaço, alterações de percepção visual e auditiva (ilusões e alucinações), pensamento desorganizado, delírios mal-estruturados, alterações de sono (inversão do ciclo sono-vigília, sonolência diurna excessiva, insônia), agitação psicomotora, agressividade, apatia e alterações de linguagem. Os sintomas variam em intensidade, duração e padrão de apresentação e podem persistir por dias e até meses. Pelo curso flutuante, o quadro costuma classicamente piorar durante o entardecer e à noite.[14]

Alguns pacientes podem apresentar uma fase prodrômica, principalmente aqueles mais idosos, que inclui queixas de fadiga, distúrbios do sono, depressão, ansiedade, inquietação, irritabilidade e hipersensibilidade à luz e aos sons. Idosos podem apresentar alterações comportamentais agudas como única manifestação clínica do distúrbio subjacente. Além disso, é importante verificar o grau de funcionalidade do paciente antes do início dos sintomas com familiares, cuidadores e outros informantes, já que quadros demenciais prévios podem prejudicar a percepção e diferenciação do *delirium*.[14]

De acordo com o grau de agitação psicomotora, pode-se classificar o *delirium* em três subtipos: hiperativo; hipoativo; e misto. O estado hiperativo é caracterizado por agitação, inquietação e labilidade emocional. Corresponde a menos de 2% dos casos de *delirium*, porém é o mais facilmente percebido por profissionais e cuidadores. Já o estado hipoativo é caracterizado por menor responsividade, lentificação, apatia e sonolência e corresponde a cerca de 44% dos casos, sendo associado a diagnóstico mais tardio e a piores desfechos. Os estados mistos correspondem a 54% dos casos.[12]

Propedêutica e diagnóstico

A propedêutica diagnóstica do *delirium* envolve uma avaliação clínica detalhada para reconhecer o distúrbio, determinar a(s) causa(s) subjacente(s) e excluir outras condições médicas que possam estar contribuindo para a alteração do estado mental. Na avaliação clínica, os profissionais devem permanecer atentos em relação a mudanças no nível de consciência e avaliar o nível de atenção e conteúdo do pensamento durante entrevista com paciente e cuidadores, além de realizar pesquisa ativa de fatores de risco desencadeantes e predisponentes. Exame físico completo deve ser realizado para identificar sinais de condições médicas subjacentes que podem estar contribuindo para o *delirium*, como infecções, desidratação, disfunção hepática ou renal, problemas cardíacos, entre outros. Por vezes, a avaliação é dificultada por pacientes não colaborativos e confusos em decorrência do próprio quadro clínico, sendo necessário um exame direcionado de sinais vitais, grau de hidratação, verificação da pele e busca de potenciais focos infecciosos. A avaliação neurológica deve enfatizar o nível de consciência, o nível de atenção, pesquisa de sinais focais e informações que ajudem a diferenciar o *delirium* de outras condições, como demência preexistente.

O *Confusion Assessment Method for the Intensive Care Unit* (CAM-ICU), demonstrado no fluxograma a seguir (Figura 56.1), é um instrumento de avaliação clínica rápida e de fácil aplicação para reconhecimento de *delirium*, com sensibilidade de 94% a 100% e especificidade de 90% a 95%.[15,16] Em contexto de pós-operatório imediato, a sensibilidade é de 28% a 43% e especificidade de 98%.[1] O Miniexame do Estado Mental e a *Intensive Care Delirium Screening Checklist* (ICDSC) são outras ferramentas que podem ser utilizadas para avaliação de *delirium*.

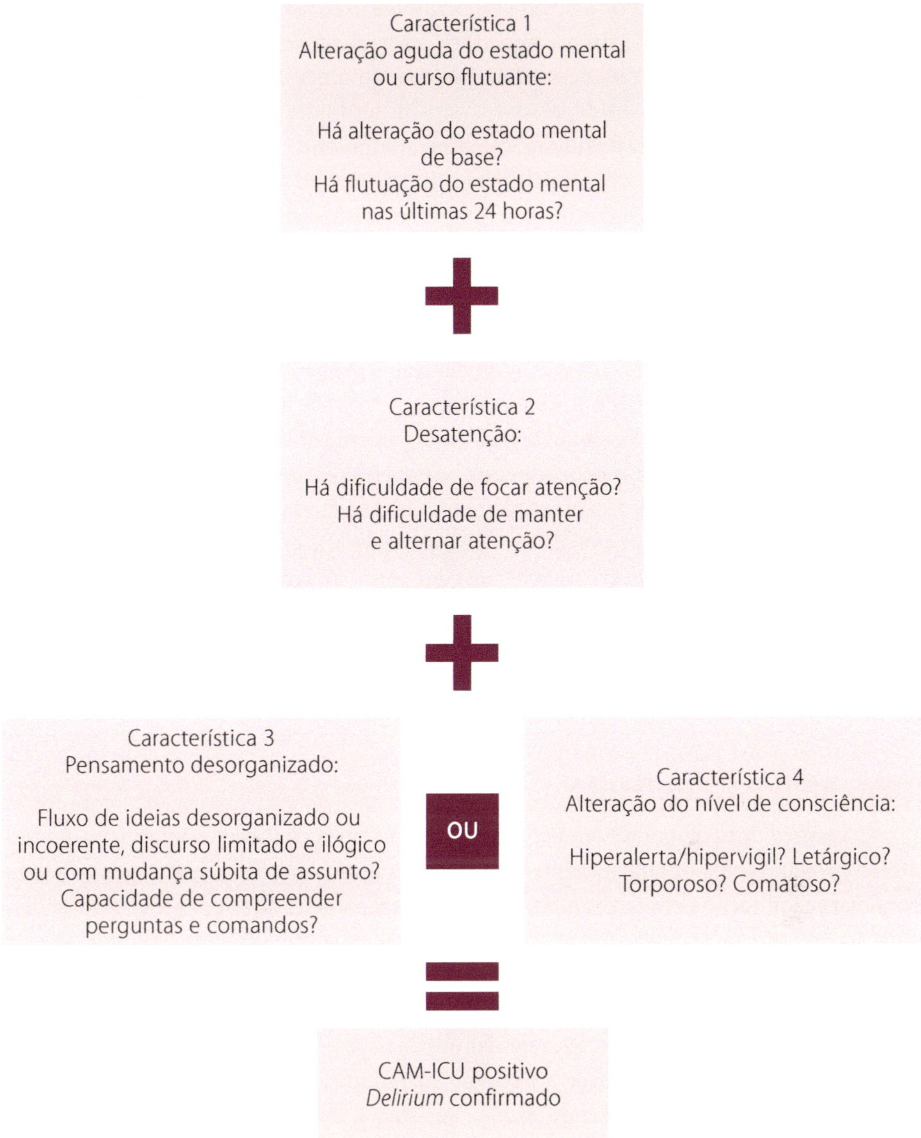

Figura 56.1 **Fluxograma *Confusion Assesment Method for Intensive Care* (CAM-ICU).**
Fonte: Adaptada de Ely et al., 2001.[15]

Sendo o *delirium* diagnosticado, o próximo passo é buscar a condição clínica precipitante em um paciente suscetível. A história clínica e o exame físico, associados a exames complementares apropriados, orientam essa investigação. É importante lembrar que uma doença neurológica aguda pode ser a causa do *delirium*. Estado confusional agudo desproporcional aos fatores predisponentes, sinais neurológicos focais, crise epiléptica, presença de afasia ou sinais de heminegligência, distúrbios do movimento e sinais de irritação meníngea podem levantar a suspeita de um estado confusional agudo de causa primariamente neurológica e necessidade de investigação apropriada (punção lombar, neuroimagem e eletroencefalograma).

Cerca de 30% dos casos de *delirium* são secundários à toxicidade medicamentosa. Por isso, na pesquisa de fatores de risco, é necessária a revisão criteriosa de medicações em uso, inclusive por outros familiares. Benzodiazepínicos, opioides, hipnóticos não benzodiazepínicos, fármacos anticrise, antidepressivos, anti-histamínicos, antipsicóticos, barbitúricos e alguns antibióticos como ceftazidima, cefepime, quinolona e carbapenêmicos são classes de medicamentos de alto risco para *delirium*. É importante avaliar início recente, ajuste de doses e interações medicamentosas, assim como abstinência em relação a fármacos e a outras substâncias.[12,17]

Diagnósticos diferenciais

Transtornos psiquiátricos e quadros demenciais são alguns dos principais diagnósticos diferenciais de *delirium*, distinguindo-se principalmente por não apresentarem instalação aguda ou curso flutuante. Entretanto, algumas condições podem ser desafios diagnósticos, até por poderem se apresentar de forma concomitante. *Status epilepticus* não convulsivo, por exemplo, é uma condição subdiagnosticada principalmente em pacientes idosos e deve ser considerada em pacientes com estado confusional sem outra causa determinada.

Além disso, síndromes cerebrais focais com afasia de compreensão, cegueira cortical associada à confabulação (síndrome de Anton) ou mutismo acinético em lesões bifrontais podem mimetizar *delirium*. Lesões cerebrovasculares isquêmicas e hemorrágicas e encefalopatias inflamatórias com acometimento multifocal de substância branca também podem se apresentar com encefalopatia mesmo sem sinais neurológicos focais.

Prevenção e tratamento

O manejo dos pacientes com *delirium* se baseia em reconhecer e intervir nos fatores de risco precipitantes potencialmente reversíveis, tratar condição clínica aguda de base, promover reabilitação e controlar alterações comportamentais de risco. Além disso, a identificação precoce de fatores de risco predisponentes permite medidas preventivas e alta suspeição para diagnóstico precoce de *delirium*. Há estratégias não farmacológicas e farmacológicas para o manejo.

A intervenção não farmacológica nos fatores de risco precipitantes envolve promoção da orientação temporoespacial, fornecendo relógio, calendários, abrindo as janelas, reorientando verbalmente os pacientes e mantendo rotina consistente, assim como estimulação cognitiva, com presença de cuidadores e visitas em horários diurnos. Manter pacientes com óculos e aparelhos auditivos proporciona melhor orientação aos pacientes. Promoção de ciclo sono-vigília fisiológico durante a internação, evitando estimulação e manipulação no período noturno, também é uma medida de prevenção e controle do *delirium*. Mobilização precoce deve ser incentivada o quanto antes, inclusive em pacientes cirúrgicos.[1] Lembrando sempre que familiares e cuidadores são participantes ativos do processo de prevenção e manejo do *delirium* e devem ser igualmente orientados.[17,18]

Quantos aos fatores predisponentes, manter hidratação e nutrição adequadas, controle hidroeletrolítico e prevenção de complicações intra-hospitalares como aspirações, lesões por pressão, tromboembolismo venoso e infecção urinária é essencial. No controle da dor, deve-se priorizar uso de fármacos não opioides, principalmente em pacientes idosos.[16] Assim como constipação e retenção urinária devem ser manejadas prontamente. É necessária revisão de medicações em uso quanto a indicações e doses, visando a suspensão de fármacos de alto risco, como benzodiazepínicos, e prevenção de interações medicamentosas.[17] Benzodiazepínicos estão associados a maior risco de *delirium* e não devem ser utilizados para controle de agitação. Devem ser reservados apenas para o contexto de abstinência alcoólica (*delirium tremens*), sendo a escolha o lorazepam com dose inicial 0,25 a 0,5 mg (dose máxima: 2 mg/dia); e *delirium* em paciente em fase terminal de vida para sedação paliativa.[17] Se *delirium* já instalado, a causa base deve ser identificada a partir da história clínica, exame físico e exame complementares adequados para tratamento precoce.

Medidas farmacológicas para prevenção do *delirium* ainda não apresentam evidências consistentes na literatura atual. Inibidores de acetilcolinesterase na prevenção e no tratamento do *delirium* em idosos podem ter algum benefício em pacientes com quadro demencial sobrepostos, como doença de Alzheimer e demência por corpos de Lewy, mas não há evidência suficiente que sustente seu uso de maneira generalizada. Outras medicações como gabapentina, agonistas melatoninérgicos e quetamina foram estudadas em contexto de prevenção de *delirium* pós-operatório, porém ainda sem evidências que recomendem o uso.[13,16,17] Suplementação de tiamina é recomendada a todo paciente com evidência de deficiência nutricional e etilismo, tendo em vista que a encefalopatia de Wernicke, apesar de infrequente, pode ser de difícil diferenciação do *delirium*.

Agitação e postura combativa trazem risco aos pacientes por meio de quedas e remoção inadvertida de dispositivos. O *delirium* hiperativo é menos comum em paciente idosos e seu manejo permanece um desafio. As medidas não farmacológicas são o pilar do manejo desses pacientes, mas medidas farmacológicas podem ser necessárias para controle da agitação perigosa e de sintomas psicóticos de delírio e alucinações. Nenhum fármaco está atualmente aprovado pela US Food and Drug Administration (FDA), então o uso é considerado *off-label*. Os antipsicóticos são os fármacos de escolha, sem aparente benefício na redução da duração e gravidade do *delirium* em ensaios clínicos.[16,17] Por isso, o risco-benefício de se prescreverem antipsicóticos devem ser sempre pesado com cautela, principalmente em razão de seus efeitos adversos como aumento do risco cardiovascular, sedação excessiva e efeitos extrapiramidais.[16] É recomendado iniciar na menor dose possível e aguardarem-se pelo menos 30 a 60 minutos para repetir a dose em caso de persistência dos sintomas e manter pelo menor tempo possível. O haloperidol é o fármaco de maior experiência clínica, com dose inicial de 0,25 a 0,5 mg intravenoso, podendo se repetir dose a cada 30 minutos sem se exceder a dose máxima de 3 a 5 mg/dia. Nos casos de *delirium* prolongado, pode-se manter antipsicóticos prescritos em horários mais críticos, como final da tarde e noite. O escalonamento de doses deve ser feito com cautela e mantido por pelo menos 48 horas para avaliação com dose efetiva e reduzirem-se as doses se sedação excessiva. Antipsicóticos atípicos têm menos efeitos colaterais e aparentam eficácia semelhante à do haloperidol em ensaios clínicos menores. Alguns exemplos são:

- **Quetiapina:** dose inicial 12,5 a 25 mg (dose máxima: 50 mg/dia);
- **Olanzapina:** dose inicial 2,5 a 5 mg (dose máxima: 20 mg/dia);
- **Risperidona:** dose inicial 0,25 a 0,5 mg (dose máxima: 3 mg/dia).

A restrição física deve ser utilizada somente em último caso, tendo ainda como alternativa a vigilância constante de um familiar orientado.[17]

Tratamento sintomático não é utilizado no *delirium* hipoativo. Há estudos com fármacos estimulantes como metilfenidato e modafinila, porém, em virtude da ausência de evidências sólidas e da presença do risco de precipitação de agitação e sintomas psicóticos, não há recomendação para uso.[18]

No contexto específico de perioperatório, é importante reforçar medidas de prevenção do *delirium* pós-operatório como evitar jejum prolongado de líquidos (> 6 horas); realizar anestesia com monitorização por eletroencefalograma (EEG) e index biespectral (BIS); controlar temperatura; objetivar estabilidade hemodinâmica durante todo o procedimento; infundir líquidos e hemocomponentes de forma cautelosa; objetivar sedação leve no pós-operatório; e manejar analgesia com abordagem multimodal incluindo bloqueios regionais. Há estudos com uso de dexametasona para prevenção de *delirium* após cirurgias de grande porte, como cirurgias cardíacas, porém ainda sem evidências que recomendem o uso.[5,13,19] A dexmedetomidina é um agonista de receptor alfa 2-adrenérgico altamente seletivo, que está associado a menor risco de *delirium* no pós-operatório em alguns estudos e também foi estudado como opção farmacológica para manejo de agitação em *delirium* hiperativo refratário a antipsicóticos em paciente com respiração espontânea.[20]

É importante destacar que o manejo do *delirium* deve ser individualizado para cada paciente, considerando a causa subjacente, a gravidade dos sintomas e as características específicas de cada caso. Uma equipe e a abordagem multidisciplinar, assim como participação ativa de familiares e cuidadores, permitem fornecer cuidados abrangentes e melhorar os resultados para os pacientes.

Prognóstico

Pacientes com *delirium* têm hospitalizações mais prolongadas, declínio funcional e cognitivo secundário, maior risco de complicações intra-hospitalares como quedas e lesão por pressão, além de maior taxa de mortalidade e maior risco de institucionalização.[9] *Delirium* hipoativo é o subtipo mais associado com internação prolongada, maior taxa de mortalidade e manejo mais difícil.[4,14] Considera-se *delirium* um marcador isolado de maior risco de mortalidade, em até duas vezes, sendo o tempo de duração do *delirium* também associado a maior mortalidade em 1 ano comparado a quadros com resolução mais rápida. Apesar de o estado confusional ser considerado uma condição reversível, está associado à disfunção cognitiva persistente em paciente mais idosos e mais frágeis, além de maior risco de outros distúrbios cognitivos futuros.[1,4,11,19] Além disso, em pacientes com quadro demencial de base, a evolução do declínio cognitivo chega a ser duas vezes mais rápida após episódio de *delirium*.[21]

Delirium em pacientes hospitalizados é uma condição frequente e impactante, exigindo uma abordagem multidisciplinar e individualizada. Em pacientes no período perioperatório, é uma complicação também muito comum. O reconhecimento precoce, a avaliação abrangente, o manejo adequado e, principalmente, a prevenção são essenciais para reduzir as complicações e melhorar os resultados clínicos e cirúrgicos dos pacientes. A implementação de estratégias não farmacológicas e o uso criterioso de medicamentos são componentes-chave para o cuidado de qualidade no contexto hospitalar e especialmente no cuidado perioperatório.

Mensagens principais

- *Delirium* é um estado de confusão mental de instalação aguda e flutuante, caracterizado por comprometimento da atenção, nível de consciência e cognição.
- É uma condição clínica frequente e de alto impacto para o paciente e para o sistema de saúde, principalmente em pacientes idosos e pacientes cirúrgicos.
- Principais fatores de risco associados são idade avançada (> 65 anos), presença de quadros demenciais, múltiplas comorbidades e uso de medicações e substâncias psicoativas.
- *Delirium* pode ser secundário a uma encefalopatia toxicometabólica, mas também pode ser produzido por causas neurológicas agudas.
- O diagnóstico de *delirium* se baseia em uma avaliação clínica cuidadosa, incluindo histórico dos sintomas, exame físico, avaliação cognitiva e exames complementares para identificar a causa subjacente.
- As medidas não farmacológicas são o pilar de prevenção e tratamento do *delirium*.
- Evitar benzodiazepínicos.
- Antipsicóticos são as medicações com melhores evidências para controle da agitação. A dexmedetomidina aparenta ser uma opção terapêutica para agitação refratária.
- A abordagem multidisciplinar e multimodal do *delirium* está associada a melhores desfechos.

Referências bibliográficas

1. Aldecoa C, Bettelli G, Bilotta F, Sanders RD, Audisio R, Borozdina A et al. European Society of Anaesthesiology Evidence-based and consensus-based guideline on postoperative delirium. European Journal of Anaesthesiology. 2017 Apr;34(4):192-214.
2. Francis J. Delirium in older patients. Journal of the American Geriatrics Society. 1992 Aug;40(8):829-38.
3. American Psychiatric Association. Manual diagnóstico e estatístico de transtornos mentais. 5. ed. Porto Alegre RS: Artmed; 2014.
4. Inouye SK, Westendorp RG, Saczynski JS. Delirium in elderly people. The Lancet. 2014 Mar;383(9920):911-22.
5. Rengel KF, Pandharipande PP, Hughes CG. Postoperative delirium. La Presse Médicale. 2018 Apr;47(4):e53-64.
6. McNicoll L, Pisani MA, Zhang Y, Ely EW, Siegel MD, Inouye SK. Delirium in the intensive care unit: occurrence and clinical course in older patients. Journal of the American Geriatrics Society. 2003 May;51(5):591-8.
7. Élie M, Rousseau F, Cole M, Primeau F, McCusker J, Bellavance F. Prevalence and detection of delirium in elderly emergency department patients. CMAJ. 2000 Oct 17;163(8):977-81.
8. Lawlor PG, Gagnon B, Mancini IL, Pereira JL, Hanson J, Suarez-Almazor ME et al. Occurrence, causes, and outcome of delirium in patients with advanced cancer: a prospective study. Arch Intern Med. 2000 Mar 27;160(6):786.
9. National Institute for Health and Care Excellence (NICE). Delirium: prevention, diagnosis and management in hospital and long-term care [Internet]. National Institute for Health and Care Excellence (NICE); 2010 July 28. Updated 2023 Jan 18. Disponível em: https://www.nice.org.uk/guidance/cg103.
10. Han QYC, Rodrigues NG, Klainin-Yobas P, Haugan G, Wu XV. Prevalence, risk factors, and impact of delirium on hospitalized older adults with dementia: a systematic review and meta-analysis. Journal of the American Medical Directors Association. 2022 Jan;23(1):23-32.e27.
11. Fick DM, Agostini JV, Inouye SK. Delirium superimposed on dementia: a systematic review. Journal of the American Geriatrics Society. 2002 Oct;50(10):1723-32.

12. Girard TD, Pandharipande PP, Ely EW. Delirium in the intensive care unit. Critical Care. 2008;12(Suppl 3):S3.
13. Jin Z, Hu J, Ma D. Postoperative delirium: perioperative assessment, risk reduction, and management. British Journal of Anaesthesia. 2020 Oct;125(4):492-504.
14. McCusker J, Cole M, Dendukuri N, Han L, Belzile É. The course of delirium in older medical inpatients: a prospective study. J Gen Intern Med. 2003 Sept;18(9):696-704.
15. Ely EW, Margolin R, Francis J, May L, Truman B, Dittus R et al. Evaluation of delirium in critically ill patients: validation of the Confusion Assessment Method for the Intensive Care Unit (CAM-ICU). Crit Care Med. 2001;29(7).
16. Barr J, Fraser GL, Puntillo K, Ely EW, Gélinas C, Dasta JF et al. Clinical practice guidelines for the management of pain, agitation, and delirium in adult patients in the intensive care unit. Critical Care Medicine. 2013 Jan;41(1):263-306.
17. Marcantonio ER. Delirium in hospitalized older adults. Solomon CG, organizator. N Engl J Med. 2017 Oct 12;377(15):1456-66.
18. American Geriatrics Society. American Geriatrics Society Clinical practice guideline for postoperative delirium in older adults. AGS Expert Panel on Postoperative Delirium in Older Adults. 2014.
19. Devlin JW, Skrobik Y, Gélinas C, Needham DM, Slooter AJC, Pandharipande PP et al. Clinical practice guidelines for the prevention and management of pain, agitation/sedation, delirium, immobility, and sleep disruption in adult patients in the ICU. Critical Care Medicine. 2018 Sept;46(9):e825-73.
20. Carrasco G, Baeza N, Cabré L, Portillo E, Gimeno G, Manzanedo D et al. Dexmedetomidine for the treatment of hyperactive delirium refractory to haloperidol in nonintubated ICU patients: a nonrandomized controlled trial. Critical Care Medicine. 2016 July;44(7):1295-306.
21. Fong TG, Jones RN, Marcantonio ER, Tommet D, Gross AL, Habtemariam D et al. Adverse outcomes after hospitalization and delirium in persons with Alzheimer disease. Ann Intern Med. 2012 June 19;156(12):848.

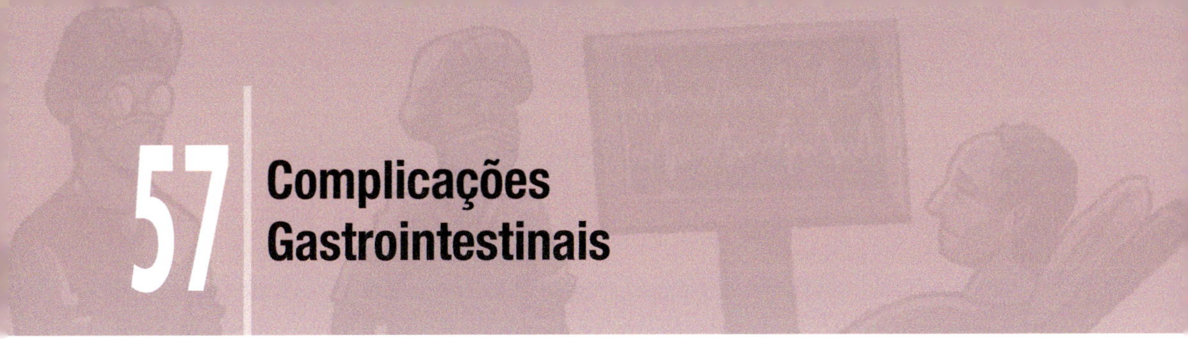

57 Complicações Gastrointestinais

Caroline de Freitas Cirenza
Arthur Youssif Mota Arabi
Rodrigo Ambar Pinto
Lucas Trindade Cantú Ribeiro

Introdução

Complicações pós-operatórias relacionadas às cirurgias do trato gastrointestinal são um grupo heterogêneo de condições, com incidência e morbimortalidade variadas. São motivo de preocupação não apenas para o cirurgião e equipe de cuidado, mas também para o sistema de Saúde como um todo. É mais comum que o paciente evolua para óbito por complicações cirúrgicas após a cirurgia nos primeiros 30 dias em comparação ao óbito transoperatório.[1] Assim, deve-se, ao máximo, aplicar medidas para preveni-las, porém sabe-se que, mesmo assim, as complicações ainda podem estar presentes, pois muitas vezes são inerentes ao procedimento cirúrgico em si. Nesses casos, deve-se procurar fazer o diagnóstico de forma precoce a fim de estabelecer o tratamento mais adequado possível. No contexto do paciente cirúrgico de alto risco, em razão das características intrínsecas do paciente que, por si só, já o tornam mais frágil, o tratamento rápido e preciso torna-se determinante.

Neste capítulo, abordamos as complicações gastrointestinais mais comuns e importantes com enfoque no diagnóstico e no tratamento.

Trato gastrointestinal alto

Náuseas e vômitos pós-operatórios

O quadro de náuseas e vômitos pós-operatórios (NVPO) é definido como aquele que se inicia nas primeiras 24 a 48 horas após a cirurgia.[2] Afeta entre 20% e 40% dos pacientes a depender do tipo de cirurgia e de anestesia e da presença de fatores de risco do paciente.[3] Além de ser uma condição extremamente desagradável, eleito um dos principais fatores para a insatisfação pós-operatória, pode ocasionar distúrbio hidroeletrolíticos, broncoaspiração, desidratação, ruptura esofágica, ansiedade e deiscência de ferida operatória e de parede abdominal. De acordo com os próprios pacientes, náuseas e vômitos são mais desagradáveis do que a própria dor.[4]

Atualmente, foca-se muito na profilaxia do quadro. Porém, mesmo com sua otimização e utilização de múltiplas abordagens, ainda não se alcançou a prevenção total. Assim, para pacientes com risco aumentado, a profilaxia não deve se limitar ao ato operatório, mas abranger também o pós-operatório.

Pode-se dividir os fatores de risco em três grupos: relacionados ao paciente; à anestesia; e à cirurgia (Quadro 57.1).[20] Fatores anestésicos incluem o uso de opioides, o tipo de anestesia e sua duração, entre outros; os cirúrgicos mencionam ainda a duração do procedimento e seu tipo (sendo cirurgias coloproctológicas um dos principais responsáveis por êmese). Os fatores relacionados ao paciente, por fim, contemplam o sexo feminino, os antecedentes de náuseas e vômitos pós-operatórios, não fumantes, menores que 50 anos e história de êmese induzida por movimento. Pacientes de baixo risco são aqueles que apresentam um ou nenhum fator de risco, não necessitando, em geral, de profilaxia medicamentosa. No entanto, caso o quadro apresente consequências importantes quando presente algum fator de risco, recomenda-se profilaxia em monoterapia. Já aqueles de moderado (dois fatores de risco) e alto risco (pelo menos três fatores de risco) se beneficiam do uso de duas ou três drogas, respectivamente.

Além de evitar os fatores de risco, garantir hidratação adequada perioperatória deve fazer parte do tratamento e da profilaxia, uma vez que tanto a desidratação como a hipervolemia podem induzir o quadro.[5]

Ademais, com o recente crescimento da utilização do protocolo *Enhanced Recovery After Surgery* (ERAS®), que preconiza alimentação e a deambulação precoces, o quadro de náuseas pode ser prevenido.

Várias são as classes de medicamentos passíveis de utilização. Antagonistas do receptor de 5-HT3 são a 1ª linha de profilaxia, podendo a ondansetrona ser administrada na dose de 4 ou 8 mg endovenosa (EV) e ser usada também para tratamento, sem efeitos colaterais importantes. Glicocorticosteroides, cujo maior representante é a dexametasona na dose de 4 a 12 mg EV, também podem ser usados em mono ou multiterapia na prevenção e no tratamento do quadro.

Droperidol, da classe das butirofenonas, age nos receptores de dopamina e é alternativa segura e com boa relação custo:benefício, apesar dos riscos de efeitos extrapiramidais e do potencial de prolongar o intervalo QT. Esse fármaco, porém, tem se provado insignificante,[6] principalmente se administrado em conjunto com um antagonista do receptor de 5-HT3.[7] A metoclopramida (gastrocinético e antagonista dopaminérgico) aparece como uma das principais drogas de escolha. Seus efeitos colaterais, sendo reações extrapiramidais o principal deles, são raros em doses baixas (5 a 10 mg), porém mais comuns em doses altas (como 0,5 a 1 mg/kg), sendo essa maior posologia mais comum em uso oncológico quimioterápico. A escopolamina (anticolinérgico) também é opção válida, apesar de apresentar efeitos colaterais desagradáveis como boca seca e tontura. O dimenidrinato (anti-histamínico) também apresenta efeitos indesejáveis como sedação, tontura e boca seca. O Quadro 57.2 mostra os principais efeitos colaterais de cada medicamento citado.[20]

Quando o paciente apresenta êmese nas 6 primeiras horas de pós-operatório a despeito de profilaxia, um antiemético de outra classe deve ser administrado. Caso 6 horas já tenham se passado, prefere-se a repetição do medicamento já em uso. Se mesmo assim não houver melhora, recomenda-se procurar por fatores como uso excessivo de opioides, sangramento para a cavidade abdominal ou para o íleo. Caso nenhuma profilaxia tenha sido feita, deve-se optar por tratamento medicamentoso com base nas drogas citadas.

Quadro 57.1 Fatores de risco para náuseas e vômitos pós-operatórios.

Categoria	Fatores de risco
Relacionadas ao paciente	▪ Sexo feminino ▪ < 50 anos ▪ Não tabagismo ▪ Antecedente NVPO ▪ Êmese induzida por movimento
Relacionadas à anestesia	▪ Longa duração NO (> 50%) ▪ Uso de opioides ▪ Dose elevada de neostigmina (> 3 mg) ▪ Agentes voláteis ▪ Anestesia geral
Relacionadas à cirurgia	▪ Longa duração ▪ Tipo: neuro, abdominal, ginecológica

NVPO: náuseas e vômitos pós-operatórios; NO: óxido nítrico.
Fonte: Adaptado de Elvir-Lazo et al., 2020.[20]

Quadro 57.2 Medicamentos mais utilizados para as náuseas e vômitos pós-operatórios e seus efeitos colaterais.

Grupo medicamentoso	Medicamento	Efeitos colaterais
Antagonista receptor 5-HT3	Ondansetrona	Cefaleia, constipação, rubor, mal-estar
Glicocorticoide	Dexametasona	Hipertensão, aumento da glicemia
Butirofenonas	Droperidol	Efeitos extrapiramidais, sedação, sonolência, alargamento do intervalo QT
Anti-histamínico	Dimenidrinato	Visão turva, boca seca, retenção urinária, tontura, insônia e do irritabilidade
Anticolinérgico	Escopolamina	Boca seca, disidrose, taquicardia, retenção urinária aguda, tontura, confusão
Antagonista Dopaminérgico	Metoclopramida	Sonolência, síndrome parkinsoniana (particularmente em crianças e adultos jovens), acatisia

Fonte: Adaptado de Elvir-Lazo et al., 2020.[20]

Colecistite aguda alitiásica

Colecistite alitiásica é uma condição de hipocinesia da vesícula biliar que resulta em estase da bile, provocando aumento da pressão dentro do órgão. Isso pode resultar em isquemia, necrose e até perfuração da vesícula biliar. Também pode ocasionar o crescimento de patógenos, propiciando quadros infecciosos. Sua origem exata ainda é incerta, porém se sabe que algumas condições, como longos períodos de jejum via oral, uso de nutrição parenteral periférica (NPP), períodos longos de internação em unidade de terapia intensiva (UTI), imunossupressão, pós-operatórios de cirurgias longas, presença de sepse e perda importante de peso são fatores de risco.[8]

O paciente cirúrgico de alto risco, muitas vezes, evolui com longos períodos de jejum, internação em UTI, uso de NPP e perda aguda de peso, sendo, assim, a colecistite alitiásica diagnóstico possível na evolução desses pacientes no pós-operatório.

Apesar de corresponder a apenas 5% a 10 % de todos os tipos de colecistites,[4] o conhecimento dessa condição se faz importante em virtude do risco de necrose e de perfuração, além de sepse e choque, maior do que nas colecistites calculosas. Os sintomas são semelhantes, com dor abdominal em quadrante superior direito, náuseas e vômitos e sinal de Murphy positivo; porém, muitas vezes, os pacientes não se encontram em condições de relatá-los. Assim, torna-se essencial suspeitar do diagnóstico no caso de febre ou de sepse de foco indeterminado em pacientes complexos sob regime de terapia intensiva.

O diagnóstico pode ser feito com ultrassonografia (USG) de abdome superior que mostra espessamento da parede da vesícula biliar com edema e líquido perivesicular, além de ausência de sinal de obstrução das vias biliares. A tomografia (TC) de abdome, apesar de menos indicada, pode ser utilizada também. Exames laboratoriais apresentam alterações inespecíficas, como hemograma com leucocitose e aumento da proteína C-reativa (PCR). Na dúvida diagnóstica, pode ser realizada colecistografia nuclear (HIDA), exame padrão-ouro para a patologia. A presença de fração de ejeção menor do que 35% é indicativa de hipocinesia da vesícula biliar, confirmando o quadro na ausência de sinais obstrutivos.[10]

Como diagnósticos diferenciais, deve-se pensar em colecistite aguda calculosa, colangite, pancreatite e hepatite.

A mortalidade da doença varia entre 30% e 50% na literatura, de acordo com a idade e a condição clínica do paciente.[10] Isso resulta de suas temidas complicações, como perfuração e gangrena da vesícula biliar. Assim, enfatiza-se a importância da suspeição diagnóstica e de o tratamento ser iniciado prontamente. A prioridade é a estabilização clínica do paciente com medidas clínicas e antibioticoterapia e, assim como nos casos de colecistite calculosa, o tratamento-padrão e definitivo é a colecistectomia videolaparoscópica. No entanto, pacientes instáveis ou com disfunções de órgãos que tornem a cirurgia arriscada podem ser tratados com colecistostomia (drenagem percutânea guiada da vesícula biliar). Esse tratamento alivia a pressão dentro do órgão, propiciando melhora do quadro clínico. Quando o paciente se encontra em condições clínicas favoráveis, a cirurgia deve ser programada para tratamento definitivo do quadro.

Trato gastrointestinal baixo

Íleo adinâmico pós-operatório

"Íleo adinâmico" é um termo usado para definir a condição de ausência ou diminuição da peristalse após cirurgias, que pode ser normal, prolongada ou patológica.

As cirurgias abdominais são acompanhadas de ativação da resposta imune e inflamatória, o que, junto com o um possível excesso de volume administrado e a manipulação de alças intestinais, pode resultar em íleo adinâmico. A condição é caracterizada por acúmulo de secreção no trato gastrointestinal, gerando náuseas, vômitos, distensão e desconforto abdominal, além de anorexia e parada de eliminação de gases e de fezes. Sua origem é multifatorial e muitos fatores de risco foram identificados, sendo eles: sexo masculino; idade avançada; hipoalbuminemia; cirurgias de longa duração; cirurgia abdominal prévia; presença de peritonite; distúrbios hidroeletrolíticos; intensa manipulação de alças intestinais (cirurgias de abdome baixo); uso agudo ou crônico de opioides; cirurgias de urgência e/ou abertas; e perda sanguínea importante. A maior parte desses fatores aumenta a resposta inflamatória, que, junto com edema, diminui a contratilidade intestinal. No entanto, o íleo pós-operatório pode ser encontrado mesmo em pacientes que não apresentem os fatores mencionados, podendo ser identificado mesmo em pacientes em pós-operatórios de cirurgias não abdominais.

Um dos desafios do quadro é saber quando considerá-lo normal e quando considerá-lo patológico ou prolongado. Não há consenso quanto ao número de dias para essa classificação, porém se discute ser normal uma duração entre 3 e 5 dias. Algum grau de íleo é esperado nos pós-operatórios, principalmente quando os fatores citados estão presentes.

O diagnóstico é feito clinicamente, no entanto é mandatório ter certeza que não há obstrução produzindo o quadro. Assim, uma investigação deve ser realizada quando, após a cirurgia, julga-se que a condição não está evoluindo como esperado. Brida pode se apresentar como diagnóstico diferencial, além de tumores, abscessos ou deiscências de anastomose. Essa investigação se dá por meio da TC de abdome com contraste EV.

Além de incômodo e frustrante para o paciente, a condição eleva o tempo de internação e, consequentemente, os custos para o hospital. Ademais, o paciente com quadro de vômitos pode evoluir com pneumonia aspirativa ou mesmo quadros de broncoaspiração mais graves, resultando em óbito.

Quando o quadro é considerado esperado, a condução baseia-se apenas em jejum via oral (VO), estimulação da deambulação, hidratação EV, correção de distúrbios hidroeletrolíticos e de outros fatores que possam estar envolvidos na manutenção do quadro (p. ex., infecção ou uso de opioides), além de sintomáticos.

O protocolo ERAS aventa a possibilidade do uso de goma de mascar desde o pós-operatório imediato, porém ainda há dúvidas na literatura sobre sua real eficiência.[9] Quando o paciente apresenta sinais de saída da condição, pode-se iniciar sua realimentação VO. O primeiro a recobrar suas funções é o intestino delgado (0a 24 horas), seguido do estômago (24 a 48 horas) e do intestino grosso (48 a 72 horas).[10] Assim, espera-se que, primeiro, percebam-se ruídos hidroaéreos, seguidos de sensação de fome e, por fim, eliminação de gases e de fezes. Sugere-se iniciar com dieta líquida e evoluir conforme a aceitação do paciente, cirurgia realizada e protocolo do hospital.

Porém, quando o quadro não tem resolução espontânea, condutas mais ativas devem ser adotadas. Para pacientes com quadro de vômitos exuberantes, recomenda-se, também, além das medidas aqui descritas, a passagem de sonda nasogástrica aberta para descompressão do estômago. Nesses casos, quando o jejum ultrapassa uma média de 5 a 7 dias, sem previsão rápida de retorno da alimentação VO, a avaliação da equipe da Nutrologia com início de NPP faz parte do tratamento. O alvimopan, antagonista do receptor periférico de u-opioides, é capaz de diminuir a duração do íleo ao melhorar a disfunção intestinal induzida por opioides sem afetar seu poder analgésico, sendo, assim, opção de tratamento medicamentoso.

Síndrome de Ogilvie

A síndrome de Ogilvie é definida como uma pseudo-obstrução colônica com dilatação de cólon podendo progredir até o reto, na ausência de fator obstrutivo ou de outra causa orgânica. A condição foi descrita em 1948[11] e sua fisiopatologia ainda não é totalmente compreendida, mas se acredita que seja fruto de uma desregulação autonômica dos sistemas simpático e parassimpáticos da inervação do órgão, ocasionando uma espécie de cólon adinâmico. A condição costuma acometer pacientes hospitalizados e debilitados, em pós-operatórios, em vítimas de trauma, na presença do uso de algumas medicações (como narcóticos, antiparkinsonianos, neurolépticos ou anticolinérgicos) e na ocorrência de infecções e distúrbios hidroeletrolíticos. Os sintomas são os mesmos de um quadro obstrutivo, com dilatação e dor abdominal, dificuldade de eliminar fezes e flatos e a presença de náuseas e vômitos. No entanto, costuma haver tolerância um pouco maior por parte do paciente, com deterioração clínica menos exuberante.

Para se realizar o diagnóstico, deve-se excluir os diagnósticos diferenciais de volvo e obstruções extrínsecas. A TC de abdome e pelve com contraste intravenoso confirma o diagnóstico com especificidade de 93% e sensibilidade de 96%.[12] Ela identifica dilatação proximal de cólon com exclusão de fator obstrutivo. A dilatação costuma se iniciar ao nível do ceco, podendo progredir por qualquer nível do cólon, até mesmo ao reto.[14]

O risco mais temido dessa patologia é a perfuração intestinal, que ocorre em 15% a 20% dos casos, com uma mortalidade elevada, de 40% a 50%.[13] O diâmetro máximo tolerável do ceco, porém, é motivo de debate, mas há consenso quanto ao aumento do risco de perfuração com o aumento do diâmetro do órgão. Muitos acreditam que diâmetros maiores que 9 cm não devam ser tolerados,[14] mas se encontram, na literatura, números maiores, como 12 cm.[15] O risco de isquemia intestinal também é motivo de preocupação. Assim, TC com pneumatose intestinal, líquido livre no abdome ou pneumoperitônio exigem conduta cirúrgica imediata. Como fatores de mau prognóstico, pode-se citar idade elevada e demora de mais de 6 dias para melhora da condição.[15]

Há uma gama de tratamentos, variando entre conduta expectante e cirúrgica, passando por modalidades farmacológicas e endoscópicas. Na ausência de complicações, o tratamento conservador deve ser instituído. Ele baseia-se em jejum, sonda nasogástrica (SNG) aberta, correção de distúrbios hidroeletrolíticos, hidratação adequada, estimular a deambulação do paciente se possível e pode-se, inclusive, considerar a passagem de sonda retal quando a dilatação tiver progressão consideravelmente distal. Deve-se avaliar, sempre, a presença de possíveis medicações envolvidas na sua causa e descontinuá-las quando possível. O sucesso do tratamento pode ser avaliado pela melhora clínica do paciente. Caso não se obtenha progresso em 72 horas, outras modalidades de tratamento devem ser tentadas. A neostigmina é um inibidor reversível da colinesterase que restaura a motilidade colônica ao reverter o bloqueio parassimpático, sendo a modalidade principal de tratamento a farmacológica. Também sua dose e posologia são motivos de debate, porém a forma mais usual de aplicação é 2 a 2,5 mg EV em 3 a 5 minutos, resultando em reversão do quadro em 20 a 30 minutos com taxa de 80% de sucesso,[16] podendo ser administradas mais duas doses se necessário. A recorrência com o uso da medicação é entre 17% e 38%. Contraindicações ao seu uso incluem retenção urinária, úlcera gastroduodenal, insuficiência renal, bradicardia, uso de betabloqueador, asma e síndrome coronariana aguda. O paciente deve ser monitorizado durante sua aplicação, uma vez que, em 10% dos casos, verificam-se efeitos colaterais como bradicardia, broncoespasmo e até instabilidade hemodinâmica. Pode-se encontrar também hipersalivação, cólica abdominal, náuseas e vômitos. Recomenda-se, portanto, aplicar a medicação apenas se houver disponibilidade de atropina, que age contrariamente às reações colinérgicas da neostigmina. Quando o tratamento medicamentoso falha, a colonoscopia descompressiva é a escolha desde que não haja indícios de perfuração colônica.

Ela pode ser realizada sem preparo de cólon e deve ser interrompida se sinais de isquemia do órgão, com indicação cirúrgica imediata. O sucesso da colonoscopia tem sido definido como uma diminuição de pelo menos 3 cm no diâmetro do cólon,[17] além de melhora clínica do paciente. A taxa de sucesso varia entre 61% e 95%[18] e o procedimento pode ser repetido caso o paciente mantenha-se clinicamente estável sem sinais de complicações. A cirurgia é tida como conduta de exceção se todas as alternativas anteriores falharem ou como conduta de urgência em casos de perfuração ou isquemia colônica.

Sangramento digestivo pós-operatório

A presença de sangue nas fezes nas primeiras evacuações após cirurgias coloproctológicas pode acontecer, assustando o paciente e, muitas vezes, a equipe de Saúde. Em geral, esses sangramentos são autolimitados, advindos das anastomoses e raramente exigem intervenções. Recomenda-se atentar à hidratação do paciente, seriar hemoglobina e acalmar o paciente. Na maioria das vezes, não há repercussão hemodinâmica e os níveis de hemoglobina não apresentam queda significativa. Se o quadro permanecer e o paciente encontrar-se estável, uma avaliação colonoscópica pode ser útil, podendo ser diagnóstica e terapêutica com uso de vasoconstritores locais, clipes ou cauterização. A necessidade de reabordagem cirúrgica nesses pacientes é rara e reservada para casos com consequências hemodinâmicas que tornem a procedimento endoscópico proibitivo ou para casos refratários.

Deiscências de anastomoses

As deiscências são uma das complicações mais temidas entre os cirurgiões, aumentando as taxas de mortalidade e morbidade das cirurgias e os custos diretos e indiretos do tratamento. Trata-se de uma descontinuidade da parede do órgão na altura da anastomose, criando uma comunicação entre os compartimentos intra e extraluminais. Sua apresentação clínica, ferramentas diagnósticas e condutas são específicas para cada tipo de anastomose do trato gastrointestinal. No entanto, pode-se citar, em linhas gerais, o modo como essa complicação se dá e as maneiras possíveis de conduzi-la.

Há alguns fatores de risco comuns para as fístulas e são eles a presença de radioterapia prévia, desnutrição (albumina < 3, transferrina < 220, índice de massa corporal (IMC) < 18, perda de peso aguda) ou obesidade, duração prolongada da cirurgia, história de tabagismo, o uso de antiinflamatórios (não) esteroidais, anemia, transfusão sanguínea perioperatória, presença de infecção ou de sepse e cirurgias de emergência.

Algumas anastomoses são de maior risco do que outras. No trato gastrointestinal alto, as esofágicas e pancreáticas são mais preocupantes. Já no trato gastrointestinal baixo, as anastomoses no nível de reto extraperitoneal (reto médio e baixo) são de risco elevado. O período mais arriscado para as deiscências é entre o 3º e 10º pós-operatórios.

O paciente pode apresentar, clinicamente, desde sintomas frustros até peritonite generalizada e choque a depender da velocidade em se realizar o diagnóstico e tratamento e também das características da deiscência em si. O líquido extravasado pode se manter localizado e bloqueado, restrito à região da deiscência. Nesses casos, é comum que o paciente apresente dor local, ou sinais sistêmicos brandos, como dor leve localizada, febre ou taquicardia. Já nos casos em que o conteúdo se dissipa, o paciente evolui com peritonite e sepse, apresentando dor abdominal intensa e generalizada, hipotensão, náuseas, anorexia e constipação.

O diagnóstico pode ser inferido de diferentes formas. Na presença de dreno, o diagnóstico costuma ser feito pela alteração de aspecto do dispositivo. No caso de drenos abdominais para cirurgias colorretais, o dreno apresenta-se com aspecto fecaloide. Já para anastomoses pós-esofagectomia e gastrectomia, o teste com azul de metileno pré-liberação de comida costuma ser realizado, com a constatação de deiscência ao se observar coloração azul no dreno.

Para aqueles pacientes sem dreno, diante de suspeição clínica, o diagnóstico se dá pela TC com contraste, com achados de líquido livre ou bloqueado próximo à anastomose.

Os exames laboratoriais podem ser úteis, mostrando aumento de PCR e leucocitose, principalmente com o passar do tempo. No entanto, vale ressaltar que o próprio *status* pós-operatório já ocasiona essas alterações, podendo ser fator de confusão. O uso da dosagem seriada de PCR no pós-operatório costuma ser alvo de debate, porém acredita-se que ela seja útil como valor preditivo negativo de complicações. Ela é um marcador bioquímico de inflamação, sintetizado no fígado pelos hepatócitos, com meia-vida de 19 horas, estando elevada em estados infecciosos ou pró-inflamatórios. Assim, em pós-operatórios, é fisiológico o seu aumento, com retorno ao valor normal a partir de 48 horas após o procedimento. Valores elevados, portanto, não são suficientes para diagnosticar uma complicação infecciosa ou deiscência de anastomose. No entanto, valores persistentemente altos podem levantar a suspeita e requerer a pesquisa de possíveis complicações. Por sua vez, valores persistentemente baixos ou em queda tendem a afastar essas complicações.[19]

Tratamento

O tratamento pode variar entre conservador com vigilância hospitalar associado a controle radiológico ou cirúrgico. De forma geral, quando o paciente se encontra sem sintomas importantes e com dreno bem locado, o tratamento pode ser expectante, com jejum via oral, antibioticoterapia, exames laboratoriais diários, controle rigoroso de sinais vitais e controle radiográfico. Já se o paciente encontra-se com sinais infecciosos presentes, peritonite ou instabilidade hemodinâmica, a conduta cirúrgica é adotada, aliada à antibioticoterapia. No intraoperatório, o objetivo é o controle da infecção, com lavagem da cavidade com soro fisiológico aquecido, locação de dreno(s) e ressecção do tecido afetado, podendo ser refeita a anastomose (em casos de condições locais e sistêmicas benignas) ou apenas derivação de trânsito com confecção de ostomia (conduta esta mais rápida e segura diante de pacientes clinicamente *borderline* ou com condições locais desfavoráveis).

No caso de anastomoses esofágicas, o vácuo endoscópico é uma modalidade terapêutica boa para pacientes hemodinamicamente estáveis. O vácuo é aplicado, o paciente mantido em jejum VO com nutrição, via sonda enteral alocada após a deiscência também via endoscopia, e NPP. O vácuo é, então, revisto em 7 a 10 dias e trocado, ou retirado, se cicatrização da fístula.

No caso de anastomoses colorretais, aquelas mais próximas à borda anal são consideradas de maior risco, por isso, muitas vezes, são acompanhadas de ileostomia de proteção. Diferentemente do que muitos acreditam, a ostomia não previne a ocorrência de deiscência, mas sim ajuda a tratá-la. Com o desvio do trânsito intestinal garantido, as consequências clínicas tendem a ser mais brandas, podendo o tratamento expectante ser uma opção, caso estabilidade do paciente, ausência de peritonite e deiscências pequenas. Para pacientes não derivados, a conduta costuma ser cirúrgica, podendo variar entre confecção de um estoma terminal ou ressutura da anastomose com ostomia profilática, também a depender das condições locais e sistêmicas.

Percebe-se que as deiscências são um grupo complexo de patologias, exigindo manejo cuidadoso. Assim, vale citar que se deve estar atento a medidas protetoras e preventivas. O preparo pré-operatório otimizado, com cessação (ou diminuição) do tabagismo e do abuso de álcool, suporte nutricional adequado personalizado e tratamento de anemia (preferencialmente com ferro, e não transfusão sanguínea) são essenciais. Ademais, cabe ao cirurgião buscar um segmento saudável e bem vascularizado de intestino para a realização da anastomose e confeccioná-lo sem tensão. Quanto ao pós-operatório, deve-se evitar hipotensão e tratar com rapidez infecções. Vale lembrar que mesmo com todos os passos otimizados, as deiscências de anastomoses ainda se encontrarão presentes, o que enfatiza a necessidade de suspeição clínica elevada para diagnóstico e início do tratamento rápidos (Figura 57.1).

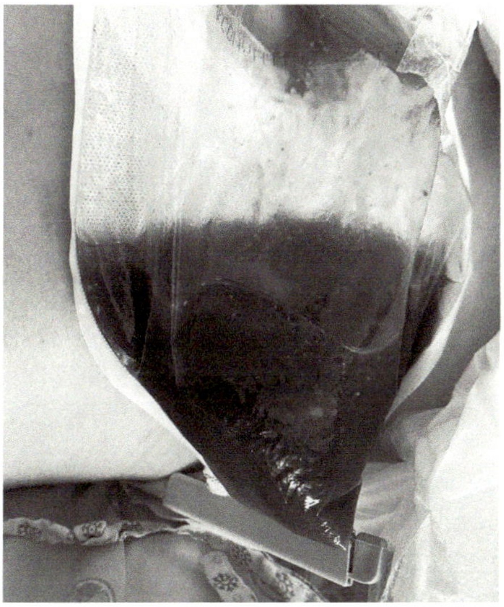

Figura 57.1 Dreno fecaloide – deiscência anastomose.
Fonte: Acervo da autoria do capítulo.

Pneumoperitônio

A presença de pneumoperitônio em exames de imagem pode provocar, muitas vezes, alarde dentro da equipe. No entanto, deve-se lembrar que, nos pacientes em pós-operatório, pode se tratar de pneumoperitônio residual. Assim, não se deve interpretar o exame isoladamente.

Primeiro, deve-se solicitar exames de imagem em pacientes em pós-operatórios com uma indicação concreta e objetiva. Uma cirurgia pode deixar algumas "sequelas", como líquidos intra-abdominais ou ar residual, os quais podem se tornar fatores de confusão na interpretação do quadro do doente.

Além disso, deve-se correlacionar o achado radiográfico à clínica do paciente. Na presença de ar em exames de imagem associado à distensão e à dor abdominal, o cirurgião responsável pelo caso deve ser imediatamente avisado, uma vez que essa combinação levanta suspeita importante de perfuração de vísceras ocas, o que, provavelmente, pedirá conduta operatória. A própria TC pode levantar a suspeita de abdome agudo perfurativo na presença de outros achados, como líquido livre abdominal ou presença de pneumoperitônio restrito à área adjacente à anastomose realizada. Deve-se lembrar, também, que algum grau de dor e de distensão abdominal é esperado em pós-operatórios recentes, principalmente nos pacientes em que houve intensa manipulação abdominal. Logo, percebe-se que a interpretação desses achados pode mesmo ser duvidosa, reforçando a importância da solicitação de exames de forma guiada.

Em casos de exames radiográficos seriados, espera-se que, com o passar dos dias, o pneumoperitônio diminua em volume até sumir; do contrário, deve gerar atenção especial.

Não existe um número exato de dias em que se espera que o ar seja reabsorvido por completo, porém é essencial se ter em mente que quanto mais distante da cirurgia, menor a chance da presença de gás como pneumoperitônio residual.

Coleções intra-abdominais

Coleções intra-abdominais podem ser encontradas no pós-operatório de maneira residual ou patológica.

Como resquício da manipulação cirúrgica de tecidos, de alguns sangramentos (sejam eles mínimos ou não) e da utilização de soro fisiológico no intraoperatório, algum acúmulo de líquido pode ser esperado nos pacientes em pós-operatório recente.

Em muitos casos, o paciente apresentará dreno abdominal e a coleção estará sendo contemplada por ele. Assim, pode-se acompanhar a evolução do aspecto e o volume do líquido no dreno. Esperam-se drenos com conteúdo claro, de volume diminuído com o passar dos dias. Nesses casos, a conduta é apenas expectante. No entanto, drenos que mudam de aspecto ou que apresentam aumento súbito e/ou importante de volume merecem atenção especial. Aqui, mais uma vez, o cirurgião responsável pelo caso deve ser prontamente notificado. Essas mudanças podem significar uma contaminação do líquido ou, ainda, a presença de deiscências. A parada súbita de drenagem também merece atenção, podendo significar que o dreno se deslocou ou entupiu, necessitando ser retirado ou lavado.

Quando, por sua vez, uma coleção foi detectada por exame de imagem e não há dreno contemplando-a, deve-se pensar que seja apenas líquido residual compatível ou não com pós-operatório. Assim, em pacientes assintomáticos e sem repercussões clínicas, a coleção pode ser tratada de maneira expectante, considerando-a achado de imagem. Quando o paciente apresenta sinais de que a coleção possa ser foco infeccioso, como leucocitose ou febre a esclarecer ou, ainda, sinais radiológicos, como septações ou presença de gás, a conduta deve ser ativa, sendo sua drenagem via radiologia intervencionista a primeira opção. Já se há suspeita de fístula, a conduta deve ser individualizada de caso para caso, podendo ser tanto expectante como operatória, sendo esta preferível quando há instabilidade ou consequências sistêmicas para o paciente. No caso de estabilidade hemodinâmica, com paciente assintomático, e a deiscência pequena, a conduta pode ser expectante, com exames de imagem seriados a fim de se avaliar sua evolução clínica e radiológica.

Mensagens principais

- O íleo pós-operatório é um quadro extremamente comum em cirurgias abdominais, podendo ser um desafio considerá-lo fisiológico ou patológico.
- A presença de náuseas e vômitos no pós-operatório merece profilaxia especial, uma vez que é altamente desconfortável para os pacientes, além de poder gerar distúrbios hidroeletrolíticos, broncoaspiração, desidratação, ruptura esofágica, ansiedade e deiscência de ferida operatória e de parede abdominal.
- A colecistite aguda alitiásica deve ser considerada no paciente cirúrgico de alto risco quando evolui com longos períodos de jejum, internação em UTI, uso de NPP e perda aguda de peso.
- O pneumoperitônio, apesar de ser uma entidade preocupante, no contexto do pós-operatório pode ser residual, no entanto, deve ser sempre interpretado com cuidado.
- A mudança abrupta do aspecto do dreno ou parada súbita de sua drenagem merece atenção especial e deve sempre ser comunicada ao cirurgião.

Referências bibliográficas

1. Gustafsson UO, Scott MJ, Hubner M, Nygren J, Demartines N, Francis N et al. Guidelines for perioperative care in elective colorectal surgery: enhanced recovery after surgery (ERAS®) society recommendations: 2018. World J Surg. 2019 Mar;43(3):659-95. doi: 10.1007/s00268-018-4844-y. PMID: 30426190.
2. Pierre S, Whelan R. Nausea and vomiting after surgery. Continuing Education in Anaesthesia Critical Care & Pain. 2013;13(1):28-32. Publisher Full Text.
3. Öbrink E, Jildenstål P, Oddby E et al. Post-operative nausea and vomiting: update on predicting the probability and ways to minimize its occurrence, with focus on ambulatory surgery. Int J Surg. 2015;15:100-6.
4. Pędziwiatr M, Mavrikis J, Witowski J, Adamos A, Major P et al. Current status of enhanced recovery after surgery (ERAS) protocol in gastrointestinal surgery. Med Oncol. 2018 May 9;35(6):95. doi: 10.1007/s12032-018-1153-0. PMID: 29744679; PMCID: PMC5943369.
5. Phillips C, Brookes CD, Rich J et al. Postoperative nausea and vomiting following orthognathic surgery. Int J Oral Maxillofac Surg. 2015;44(6):745-51.
6. White PF. Droperidol: a cost-effective antiemetic for over thirty years. Anesth Analg. 2002;95(4):789-90.
7. White PF. Prevention of postoperative nausea and vomiting: a multimodal solution to a persistent problem. N Engl J Med. 2004;350(24):2511-2.
8. Jones MW, Ferguson T. Acalculous cholecystitis. 2022 Sep 19. In: StatPearls [Internet]. Treasure Island (FL): StatPearls Publishing; 2022 Jan. PMID: 2908371.
9. Gustafsson UO, Scott MJ, Hubner M, Nygren J, Demartines N, Francis N et al. Guidelines for perioperative care in elective colorectal surgery: enhanced recovery after surgery (ERAS®) society recommendations: 2018. World J Surg. 2019 Mar;43(3):659-95. doi: 10.1007/s00268-018-4844-y. PMID: 30426190.
10. Gan TJ, Robinson SB, Odera GM et al. Impact of postsurgical opioid use and ileus on economic outcomes in gastrointestinal surgeries. Curr Med Res Opi. 2015.
11. Ogilvie H. Large-intestine colic due to sympathetic deprivation: a new clinical syndrome. Br Med J. 1948;2(4579):671-3.
12. Pereira P, Djeudji F, Leduc P, Fanget F, Barth X. Ogilvie's syndrome-acute colonic pseudo-obstruction. J Visc Surg. 2015 Apr;152(2):99-105. doi: 10.1016/j.jviscsurg.2015.02.004. Epub 2015 Mar 11. PMID: 25770746.
13. Nanni G, Garbini A, Luchetti P, Nanni G, Ronconi P, Castag-neto M. Ogilvie's syndrome (acute colonic pseudo-obstruction): review of the literature and report of four additional cases. DisColon Rectum. 1982;25(2):157-66.
14. Davis L, Lowman RM. An evaluation of cecal size in impending perforation of the cecum. Surg Gynecol Obstet. 1956;103(6):711-8.
15. Vanek VW, Al-Salti M. Acute pseudo-obstruction of the colon (Ogilvie's syndrome): an analysis of 400 cases. Dis Colon Rectum. 1986;29(3):203-10.
16. De Giorgio R, Knowles CH. Acute colonic pseudo-obstruction. Br J Surg. 2009;96(3):229-39.
17. Godfrey EM, Addley HC, Shaw AS. The use of computed tomography in the detection and characterisation of large bowel obstruction. N Z Med J. 2009;122(1305):57-73.
18. Soreide O, Bjerkeset T, Fossdal JE. Pseudo-obstruction of the colon (Ogilve's syndrome), a genuine clinical conditions? Review of the literature (1948-1975) and report of five cases. Dis Colon Rectum 1977;20(6):487-91.
19. Gordon A, Cross A, Foo E, Roberts R. C-reactive protein is a useful negative predictor of anastomotic leak in oesophago-gastric resection. ANZ J Surg. 2018;88:223-7.
20. Elvir-Lazo OL, White PF, Yumul R, Cruz Eng H. Management strategies for the treatment and prevention of postoperative/postdischarge nausea and vomiting: an updated review. F1000Res. 2020 Aug 13;9:F1000 Faculty Rev-983. doi: 10.12688/f1000research.21832.1. PMID: 32913634; PMCID: PMC7429924.

58 Manejo da Hipertensão Intra-Abdominal

André Roncon Dias
Bruna Queiroz Coelho
Lucas Trindade Cantú Ribeiro

Introdução

A hipertensão intra-abdominal (HIA) consiste em um estado patológico decorrente do aumento da pressão na cavidade peritoneal, podendo ocasionar má perfusão tecidual, disfunção múltipla de órgãos e óbito.[1,2] A HIA tem prevalência elevada em doentes críticos, variando de 28% a 71%[2-4] e seus efeitos deletérios não se limitam aos órgãos abdominais, podendo ter efeitos diretos e indiretos também em outros órgãos. Além disso, pequenos aumentos na pressão abdominal podem ter efeitos adversos severos em pacientes limítrofes.[5]

Definição

A cavidade abdominal é um espaço fechado, relativamente inexpansível e, portanto, susceptível a aumento de pressão.

A pressão intra-abdominal (PIA) normalmente varia de 0 a 5 mmHg e, em pacientes críticos, 5 a 7 mmHg. Há diversas maneiras de aferir a PIA, sendo a sondagem vesical o modo mais comum, em decorrência de sua simplicidade, confiabilidade e baixo custo. Para aferição da PIA, o paciente deve se encontrar em decúbito dorsal horizontal e com sonda vesical de três vias. A sonda é preenchida com 25 mL de solução salina para garantir a transferência da pressão hidrostática entre a parede da bexiga e o aparelho aferidor. Um sistema de torneiras com equipo de solução salina e um transdutor de pressão conectado a um monitor são utilizados. O nível zero deve ser a linha axilar média e a medida precisa ser feita com a bexiga vazia e ao fim da expiração. De acordo com a Sociedade Mundial de Síndrome Compartimental Abdominal (WSACS), a HIA é a medida sustentada da pressão intra-abdominal acima de 12 mmHg. Ela pode ser classificada em quatro graus (Tabela 58.1) e a medida acima de 20 mmHg é considerada síndrome compartimental abdominal (SCA). A SCA se associa à disfunção orgânica e a taxa de mortalidade nesses pacientes pode alcançar em torno de 47%.[6]

Tabela 58.1 Classificação da hipertensão intra-abdominal.

Grau	Pressão intra-abdominal
I	PIA entre 12 e 15 mmHg
II	PIA entre 16 e 20 mmHg
III	PIA entre 21 e 25 mmHg
IV	PIA acima de 25 mmHg

Fonte: Kirkpatrick et al.[7]

A IAH/SCA pode ser classificada como primária, quando está presente na associação com patologias abdominais ou pélvicas; ou como secundária, quando se associa a outras condições.[8]

A suspeita clínica de HIA/SCA deve ser aventada em pacientes críticos com fatores de risco e quando há distensão abdominal, oligúria progressiva e aumento progressivo da pressão das vias aéreas.

Etiologia

Entre os fatores de risco para HIA, destacam-se cirurgias abdominais, queimaduras com escaras circunferenciais, reduções de grandes hérnias abdominais, distensão de alças intestinais, ascite, pancreatite, infecção intra-abdominal, relação $Pa0_2/FiO_2 < 300$, índice de massa corporal (IMC) > 30, pressão positiva expiratória final (PEEP) >10 cmH_20, uso de vasopressores, cirrose e traumas graves.[2] Após cirurgias cardíacas, especificamente o tempo de perfusão, a fração de ejeção e o *Euroscore* são fatores de risco independentes para o desenvolvimento de SCA. Além disso, esses pacientes usualmente estão expostos a fatores como hipotermia, ressuscitação volêmica maciça ou politransfusão, que também são fatores relacionados a aumento da PIA. A reperfusão pós-circulação extracorpórea, com o aumento da permeabilidade endotelial, tem sido associada a complicações abdominais. Em estudos recentes, o balanço hídrico positivo e choque foram considerados fatores preditivos independentes para HIA.[9]

O Quadro 58.1 compila os fatores de risco.

Quadro 58.1 Fatores de risco.

Diminuição da complacência da parede abdominal
- Cirurgia abdominal
- Trauma
- Queimaduras
- Posição de prona

Aumento do conteúdo intraluminal
- Gastroparesia/distensão gástrica/íleo adinâmico
- Pseudo-obstruções colônicas
- Volvo

Aumento do conteúdo intracavitário
- Pancreatite aguda
- Hemo/pneumoperitônio ou coleções intra-abdominais

(Continua)

Quadro 58.1 Fatores de risco. (*Continuação*)

- Infecção/abscesso intra-abdominal
- Tumores abdominais ou retroperitoneais
- Laparoscopia com pressões de insuflação excessivas
- Disfunção hepática/cirrose com ascite
- Diálise peritoneal
- Ressuscitação volêmica
- Acidose
- Laparotomia para controle de danos
- Hipotermia
- Alto *score* SOFA
- Balanço hídrico positivo
- Politransfusão

Outros

- Idade
- Bacteremia
- Coagulopatia
- Obesidade
- Sepse
- Correção de grandes hérnias
- Ventilação mecânica
- PEEP >10

PEEP: pressão positiva expiratória final.
Fonte: Adaptado de Kirkpatrick et al.[7]

Fisiopatologia

A fisiopatologia exata da HIA ainda é pouco compreendida. A cavidade abdominal fica restrita por estruturas rígidas e outras de maior elasticidade. Aumentos de pressão são acomodados; porém, eventualmente, a capacidade de tolerar esse aumento é superada e o diafragma passa a ser deslocado cranialmente, restringindo a expansibilidade pulmonar. Ao se reduzir o volume pulmonar, a pré-carga é reduzida, bem como o débito cardíaco. O aumento da pressão abdominal, associado à pressão intratorácica elevada, reduz a capacidade ventricular, aumentando a pós-carga. O quadro geral é agravado se houver hipovolemia e a ressuscitação volêmica deve ser realizada nessa situação.[10] Há represamento de sangue no sistema venoso, aumentando o risco de edema e de trombose venosa profunda.

Nesse contexto, a capacidade vital pulmonar é reduzida, enquanto a capacidade residual se eleva e ocorrem picos pressóricos, além de maior *shunt* pulmonar e risco de falência respiratória. O fluxo sanguíneo alveolar se deteriora, passa a haver hipercapnia e hipoxemia.[11]

Em paralelo, a função renal se deteriora. Em decorrência da má perfusão arterial e da congestão venosa, o sistema renina-angiotensina-aldosterona aumenta o hormônio antidiurético, ocorre retenção de sódio, agravando os distúrbios. Eventualmente, pode haver necrose glomerular e insuficiência renal.[5,12-16]

O trato gastrointestinal também sofre com a redução do fluxo sanguíneo e a congestão venosa. Ocorre edema intestinal, o que agrava a HIA, má absorção, translocação bacteriana, acidose metabólica e liberação de citocinas e de radicais livres que agravam a disfunção orgânica múltipla. Também há disfunção hepática com alteração do metabolismo da glicose.[5,17,18] A pressão intracraniana se eleva com risco de edema cerebral e deterioração neurológica.[5]

Tratamento

O manejo dos pacientes com HIA visa reduzir a pressão intra-abdominal e deve-se introduzir medidas tão breve quanto for feito o diagnóstico de HIA/SCA, este por meio da medida da PIA.

A WSACS recomenda aumentar a complacência abdominal, reduzir o conteúdo intestinal intraluminal, corrigir a volemia e preservar órgãos vitais. Obviamente, a causa primária deve ser identificada e tratada.

Entre as medidas para melhorar a complacência abdominal, há: otimização da analgesia e suporte ventilatório; uso de bloqueadores neuromusculares; e, a depender do caso, paracentese de alívio ou drenagem percutânea de coleções.

Para aliviar o conteúdo intraluminal, sondas gástrica, vesical e retal devem estar abertas e, em casos extremos, pode-se utilizar neostigmine.

Enquanto o balanço hídrico positivo deve ser evitado, a volemia pode ser corrigida com coloides, solução hipertônica, diuréticos e até diálise. Distúrbios eletrolíticos devem ser reparados.

Nos casos extremos, a laparotomia com peritoneostomia melhora a função ventilatória e renal, bem como o índice cardíaco.[8] Nesses casos dramáticos, as alças devem ficar totalmente descomprimidas, protegidas com tela plástica ("Bogotá") ou, preferencialmente, com sistema de vácuo. Este evita retração musculofascial exagerada, facilitando o fechamento posterior.

Os algoritmos a seguir (Figuras 58.1 e 58.2) resumem o tratamento.

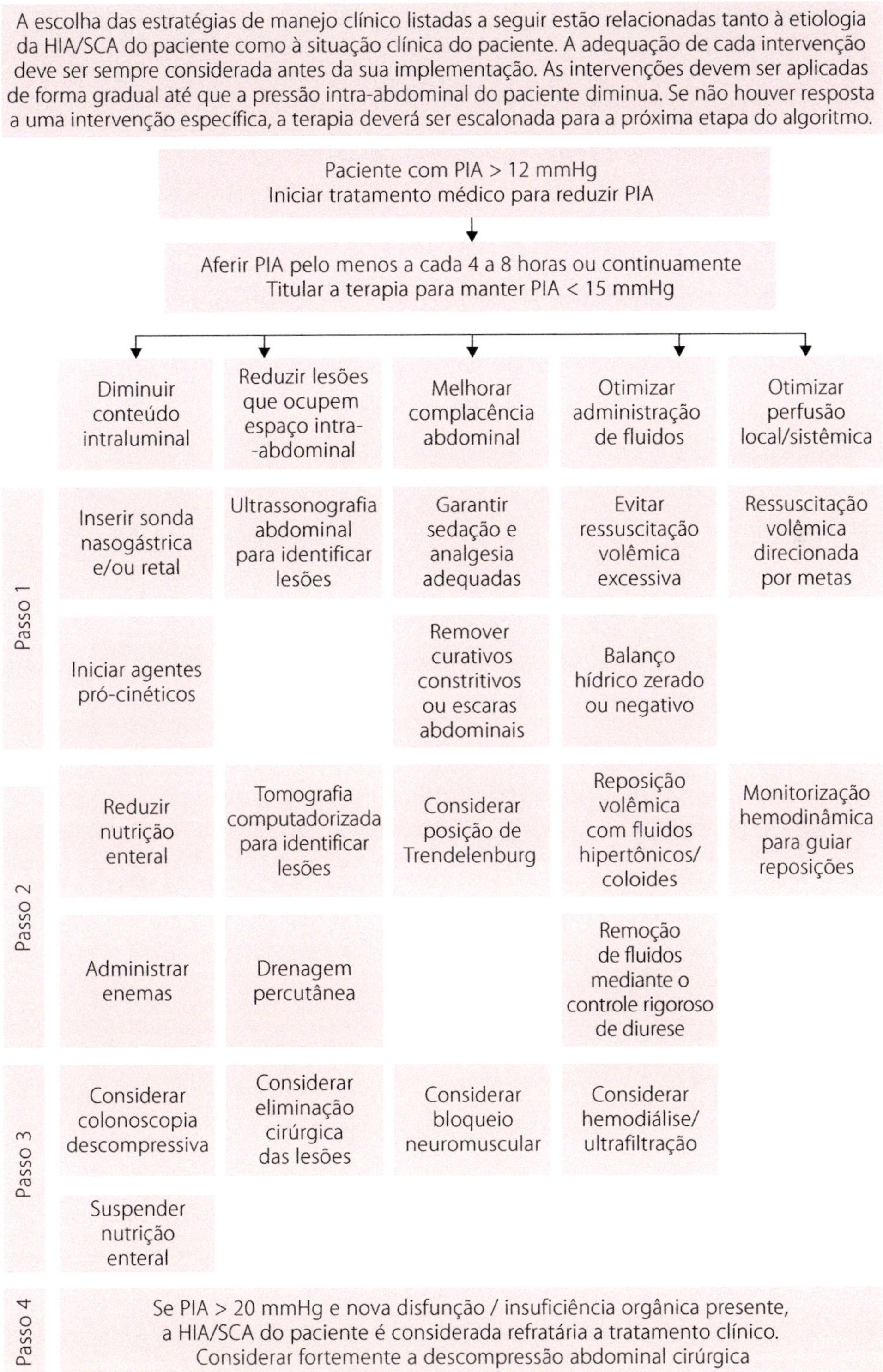

Figura 58.1 Tratamento da hipertensão intra-abdominal.
Fonte: Adaptada de Kirkpatrick et al.[7]

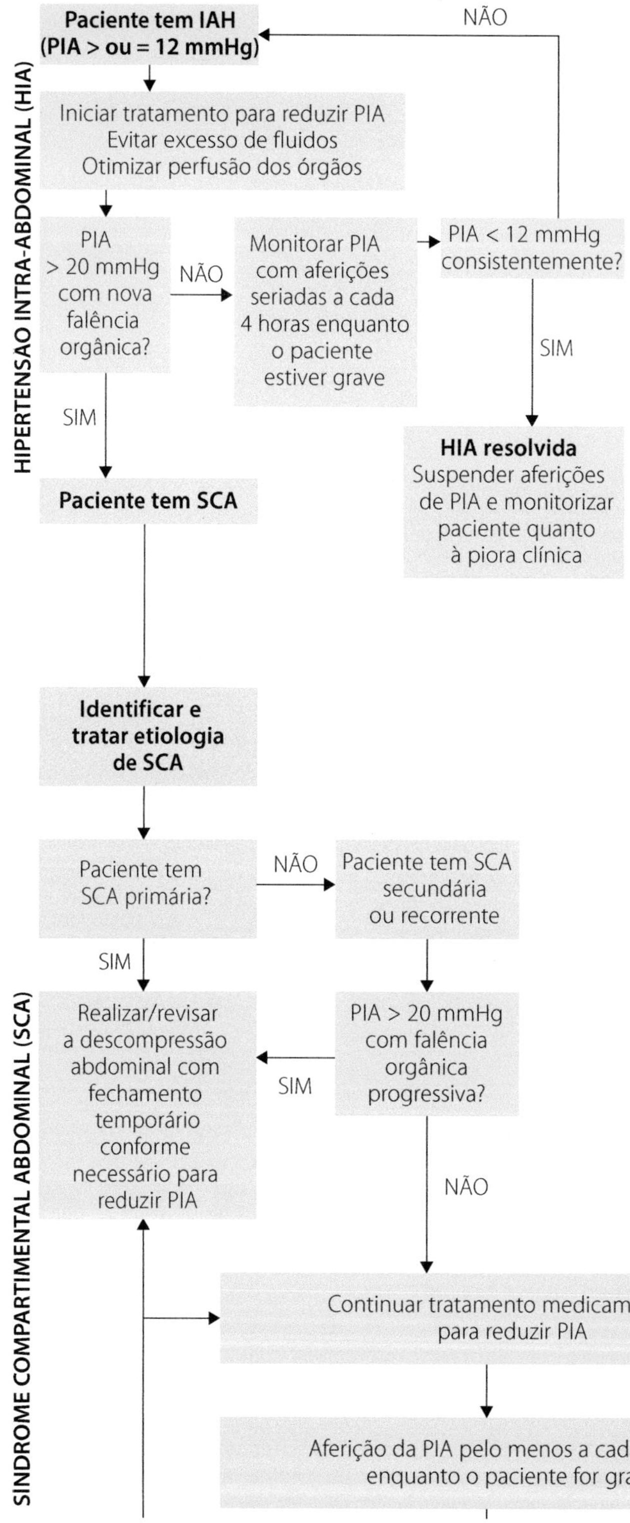

Opções de tratamento clínico para redução de PIA

1. Melhorar complacência abdominal

Sedação e analgesia
Evitar elevação de cabeceira > 30

2. Diminuir conteúdo intraluminal

Descompressão nasogástrica
Descompressão retal
Agentes pró-cinéticos

3. Eliminar coleções intra-abdominais

Paracentese
Drenagem percutânea

4. Balanço hídrico correto

Evitar reposição volêmica excessiva
Diuréticos
Soluções hipertônicas
Diálise

5. Suporte orgânico

Otimizar ventilação

DEFINIÇÕES

HIA – hipertensão intra-abdominal
SCA – síndrome compartimental abdominal
PIA – pressão intra-abdominal
SCA primária – associada a doença na região abdominal/pélvica que eventualmente requer intervenção cirúrgica ou radiointervencionista precoce
SCA secundária – resultante de condições não originadas da região abdominal
Recorrente – condição na qual a SCA se desenvolve novamente após tratamento cirúrgico ou tratamento clínico prévio de SCA (primária ou secundária)

(Continua)

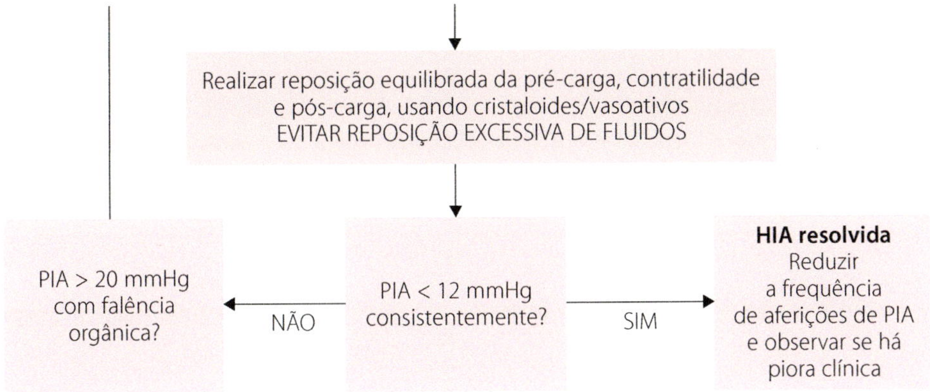

Figura 58.2 Manejo de hipertensão intra-abdominal (IAH)/síndrome compartimental abdominal (SCA).

Fonte: Adaptada de Kirkpatrick et al.[7]

Conclusão

O aumento da pressão intra-abdominal em pacientes críticos influencia negativamente o desfecho clínico. Deve haver alto grau de suspeição clínica da equipe multidisciplinar em pacientes sob risco de HIA/SCA. Estes devem ter a PIA monitorada e o tratamento deve ser instituído precocemente. A laparotomia é o último recurso do arsenal.

Estudos futuros devem ser direcionados a esclarecer melhor a etiologia da HIA/SCA, bem como para determinar os grupos sob maior risco, permitindo a implementação de protocolos claros de prevenção e rastreio.

Mensagens principais

- A pressão intra-abdominal (PIA) é considerada normal entre os valores de 0 a 5 mmHg, podendo chegar até 7 mmHg.
- A hipertensão intra-abdominal é um estado patológico, considerada quando PIA acima de 12 mmHg. E esta, quando associada a alguma falência orgânica, se denomina "síndrome compartimental abdominal (SCA).
- A maneira mais comum e difundida de aferição da PIA é realizada pela sondagem vesical de demora conectada a dispositivo específico para a aferição.
- Diversas são as etiologias da HIA, entre as mais comuns: cirurgias abdominais; grandes queimados; politransfundidos; e obstruções intestinais; e podem gerar repercussões em diversos sistemas, principalmente renal, cardíaco e pulmonar.
- O tratamento pode contemplar desde o manejo clínico com otimização de analgesia, sedação, pró-cinéticos, sondagem nasogástrica/retal, diálise, paracentese e evitar a expansão volêmica excessiva. Eventualmente, os pacientes apresentam a indicação de procedimentos radiointervencionistas para drenagens de coleções ou até manejo cirúrgico com cirurgias descompressivas.

Referências bibliográficas

1. Santa-Teresa P, Muñoz J, Montero I et al. Incidence and prognosis of intra-abdominal hypertension in critically ill medical patients: a prospective epidemiological study. Ann Intensive Care. Jul 5 2012;2 Suppl 1(Suppl 1):S3. doi:10.1186/2110-5820-2-s1-s3.
2. Smit M, Koopman B, Dieperink W et al. Intra-abdominal hypertension and abdominal compartment syndrome in patients admitted to the ICU. Ann Intensive Care. Oct 1 2020;10(1):130. doi:10.1186/s13613-020-00746-9.
3. Murtaza G, Pal KM, Jajja MR et al. Intra abdominal hypertension; incidence, prevalence and outcomes in a mixed intensive care unit: Prospective cohort study. Int J Surg. Jul 2015;19:67-71. doi:10.1016/j.ijsu.2015.05.014.
4. Reintam Blaser A, Regli A, De Keulenaer B et al. Incidence, Risk Factors, and Outcomes of Intra-Abdominal Hypertension in Critically Ill Patients-A Prospective Multicenter Study (IROI Study). Crit Care Med. Apr 2019;47(4):535-542. doi:10.1097/ccm.0000000000003623.
5. Łagosz P, Sokolski M, Biegus J et al. Elevated intra-abdominal pressure: A review of current knowledge. World J Clin Cases. Apr 6 2022;10(10):3005-3013. doi:10.12998/wjcc.v10.i10.3005.
6. Ramser M, Glauser PM, Glass TR et al. Abdominal Decompression after Cardiac Surgery: Outcome of 42 Patients with Abdominal Compartment Syndrome. World J Surg. Apr 2021;45(4):1242-1251. doi:10.1007/s00268-020-05917-0.
7. Kirkpatrick AW, Roberts DJ, De Waele J et al. Intra-abdominal hypertension and the abdominal compartment syndrome: updated consensus definitions and clinical practice guidelines from the World Society of the Abdominal Compartment Syndrome. Intensive Care Med. Jul 2013;39(7):1190-206. doi:10.1007/s00134-013-2906-z.
8. De Wolf A, Poelaert J, Herck I et al. Surgical decompression for abdominal compartment syndrome after emergency cardiac surgery. Ann Thorac Surg. Jun 2008;85(6):2133-5. doi:10.1016/j.athoracsur.2007.12.041.
9. Dalfino L, Tullo L, Donadio I et al. Intra-abdominal hypertension and acute renal failure in critically ill patients. Intensive Care Med. Apr 2008;34(4):707-13. doi:10.1007/s00134-007-0969-4
10. Ridings PC, Bloomfield GL, Blocher CR et al. Cardiopulmonary effects of raised intra-abdominal pressure before and after intravascular volume expansion. J Trauma. Dec 1995;39(6):1071-5. doi:10.1097/00005373-199512000-00010.
11. Obeid F, Saba A, Fath J et al. Increases in intra-abdominal pressure affect pulmonary compliance. Arch Surg. May 1995;130(5):544-7; discussion 547-8. doi:10.1001/archsurg.1995.01430050094016.
12. Mullens W, Abrahams Z, Skouri HN et al. Elevated intra-abdominal pressure in acute decompensated heart failure: a potential contributor to worsening renal function? J Am Coll Cardiol. Jan 22 2008;51(3):300-6. doi:10.1016/j.jacc.2007.09.043.
13. Le Roith D, Bark H, Nyska M et al. The effect of abdominal pressure on plasma antidiuretic hormone levels in the dog. J Surg Res. Jan 1982;32(1):65-9. doi:10.1016/0022-4804(82)90186-x.
14. Nguyen VQ, Gadiraju TV, Patel H, Park M, Le Jemtel TH, Jaiswal A. Intra-abdominal Hypertension: An Important Consideration for Diuretic Resistance in Acute Decompensated Heart Failure. Clin Cardiol. Jan 2016;39(1):37-40. doi:10.1002/clc.22489.
15. Mullens W, Damman K, Harjola VP et al. The use of diuretics in heart failure with congestion - a position statement from the Heart Failure Association of the European Society of Cardiology. Eur J Heart Fail. Feb 2019;21(2):137-155. doi:10.1002/ejhf.1369.
16. Harman PK, Kron IL, McLachlan HD et al. Elevated intra-abdominal pressure and renal function. Ann Surg. Nov 1982;196(5):594-7. doi:10.1097/00000658-198211000-00015.
17. Reintam A, Parm P, Kitus R et al. Gastrointestinal failure score in critically ill patients: a prospective observational study. Crit Care. 2008;12(4):R90. doi:10.1186/cc6958.
18. Lima R, Silva PL, Capelozzi VL et al. Early impact of abdominal compartment syndrome on liver, kidney and lung damage in a rodent model. Anaesthesiol Intensive Ther. 2017;49(2):130-138. doi:10.5603/AIT.a2017.0021.

59 Mobilização Precoce e Reabilitação

Linamara Rizzo Battistella
Elisangela Marinho Almeida
Lucas Trindade Cantú Ribeiro

Introdução

Os pacientes cirúrgicos, comumente, são expostos a períodos de redução de atividade e de exercícios físicos, incluindo redução de tarefas simples do cotidiano, com possibilidade de um grau maior de imobilismo nos períodos pré, peri e pós-operatório, além do risco de perda funcional decorrente da condição clínica que gerou a necessidade cirúrgica e/ou de comorbidades associadas que o paciente possa apresentar. Essa redução pode decorrer de uma perda de reserva funcional, mas também de questões socioculturais que, muitas vezes, ainda fazem os pacientes "se pouparem" de esforços, mesmo que mínimos, numa crença de que isso possa conservar sua energia, evitando que fique mais fraco, apesar de todo o conhecimento sobre os malefícios do imobilismo nessa e em outras populações. Toda essa tendência deve ser abordada e manejada com muita atenção, o mais cedo possível, já na avaliação pré-operatória, visando orientar e educar pacientes e familiares/cuidadores sobre seu comportamento e estilo de vida que terão impacto nos desfechos do procedimento cirúrgico e, depois deste, de sua recuperação.

Somados a isso, a prevenção, o reconhecimento precoce e a forma de conduzir complicações que eventualmente podem surgir no pós-operatório imediato visam reduzir a morbimortalidade, o tempo de internação e os custos hospitalares. Sabe-se que alterações fisiológicas pós-operatórias podem, via mediadores liberados,[1] resultar em aumento da fadiga, redução da massa corporal e declínio da função pulmonar, condições que podem ser potencializadas pelo repouso e imobilismo. Além disso, publicações já descrevem, há um bom tempo, os efeitos negativos da imobilização (risco de tromboembolismo, pneumonia, perda de massa muscular e descondicionamento físico),[2] reforçando a importância de se evitar o repouso prolongado após um procedimento cirúrgico.

A capacidade funcional também foi apontada como um dos indicadores de risco perioperatório.[3] O que sugere a importância da implementação de estratégias direcionadas para sua melhora antes, durante e após o procedimento.

Nesse contexto, a terapia de reabilitação é fundamental para se reestabelecerem as capacidades funcionais e independência dos pacientes e pode ser iniciada em qualquer momento, seja no período pré-operatório, seja no pós-operatório, e deve durar até que a recuperação máxima da função física e a participação na sociedade sejam alcançadas.

Assim, a implementação de uma reabilitação física precoce tem a proposta de prevenir, tratar e/ou minimizar alterações pós-operatórias e, assim, também reduzir complicações.

Efeitos da mobilização precoce

A maioria dos estudos que avaliam efeitos da mobilização precoce, publicados ao longo dos anos, foi realizada no contexto de pacientes criticamente doentes pela preocupação relacionada às complicações neuromusculares e clínicas a que essa população está sob risco. Entretanto, apesar do volume robusto de estudos, os estudos têm qualidade variável no que se refere aos métodos, ao tamanho da amostra, ao cegamento, à clareza na intervenção realizada etc.

Assim, embora há muito tempo existam muitos estudos fornecendo base para o uso cada vez maior da mobilização precoce no contexto de terapia intensiva, alguns estudos mostraram resultados conflitantes[4,5] sinalizando que, em situações específicas, o resultado pode não ter evidências suficientes dos seus benefícios.

Uma revisão[6] da Cochrane, de 2018, analisou estudos sobre o efeito da mobilização precoce em pacientes gravemente doentes na unidade de terapia intensiva (UTI). A revisão concluiu, com base em quatro estudos, que não havia evidências suficientes sobre o efeito da mobilização precoce na função física, eventos adversos, força muscular e qualidade de vida naquele momento da análise. Variações de intervenções, cegamento, amostras pequenas e resultados usados para medir os efeitos foram percebidos como indicações de baixa qualidade daqueles estudos. Outros estudos que ainda não tinham sido classificados e outros que estavam em andamentos poderiam mudar as conclusões da revisão quando os resultados fossem disponibilizados.

Para reduzir os riscos do imobilismo, pelo menos sete diretrizes internacionais têm recomendado a mobilização precoce e, em 2020, foram analisadas numa revisão sistemática[7]. Essa revisão observou uma variação significativa na qualidade dos métodos usados, com menção de escores baixos na avaliação e com avaliação da mediana de qualidade dos estudos também ruim. A revisão também mencionou que a maioria das diretrizes concordava que a mobilização precoce era segura e poderia reduzir os custos de Saúde, que critérios de segurança devem ser fornecidos, que deve ser usada uma abordagem protocolizada ou estruturada, que é fundamental o trabalho em equipe, que a sua aplicação requer habilidades ou experiência, que é importante o envolvimento do paciente e da família e que a avaliação do programa e a medição dos resultados são um componente chave da implementação. Entretanto, a revisão também observou que houve consistências importantes nessas recomendações e que pesquisas futuras devem preencher algumas lacunas como seleção dos pacientes, experiência da equipe, entre outras.

Um estudo grande, o maior publicado nesse tema, mostrou que, em adultos submetidos à ventilação mecânica na UTI, uma maior mobilização precoce não reduziu o tempo de internação hospitalar e nem a sobrevida e que essa intervenção foi associada a um maior número de eventos adversos.[8]

Um estudo randomizado, publicado em 2023, aponta que a mobilização precoce pode ser a primeira medida para melhorar o declínio cognitivo a longo prazo nos sobreviventes de UTI após ventilação mecânica e a importância de evitar o atraso no início da mobilização, mas ressaltou o aumento de eventos adversos no grupo da intervenção e que isso justifica uma investigação mais aprofundada para reproduzir esses achados.[9]

Um artigo mais recente, publicado em maio de 2023, discutiu a ideia de que a mobilização precoce supostamente reduziria a duração da ventilação mecânica e do *delirium* e promoveria uma melhora da recuperação funcional e apontou que as evidências de ensaios individuais eram inconsistentes e que as evidências utilizadas para as diretrizes internacionais foram reunidas a partir de estudos-piloto, ensaios de fase II, estudos observacionais e consenso de especialistas. Ressalta que a avaliação diária do estado fisiológico de um paciente para a adequação das atividades de mobilidade e as considerações *a priori* para encerrar uma sessão de mobilidade devem ser discutidas.[10]

Mobilização precoce no contexto cirúrgico

Um dos primeiros relatos de mobilização precoce no pós-operatório foi o do Dr. Emil Ries, em 1899. Ele observou que sua paciente se sentar no 1º dia após a cirurgia era benéfico em oposição a ficar deitada no leito.[11] Entretanto, de lá para cá, a implementação de uma mobilização precoce teve um processo relativamente lento no meio cirúrgico, com surgimento mais tardio de outros estudos observacionais sugerindo que essa prática não prejudicava os pacientes.[12,13]

Uma revisão de 2012 concluiu que complicações pulmonares podem ser reduzidas com o uso de fisioterapia pré-operatória em pacientes submetidos à cirurgia cardíaca eletiva, reduzindo também o tempo de internação hospitalar.[14] Outra revisão de 2012 sugeriu que a reabilitação precoce associada a outras medidas no pós-operatório reduz o tempo de extubação e encurta o tempo de permanência na UTI em pacientes submetidos à cirurgia cardíaca.[15]

Um estudo randomizado, multicêntrico com pacientes críticos cirúrgicos, concluiu que a mobilização precoce com metas, nessa população, reduziu o tempo de permanência na UTI e melhorou a mobilidade funcional dos pacientes no momento da alta hospitalar. Os autores relataram aumento de efeitos adversos no grupo da intervenção, mas que não foi observado nenhum evento adverso grave.[16]

Castelino e colaboradores publicaram, em 2016, uma metanálise[17] em que avaliaram o efeito isolado dos protocolos de mobilização precoce hospitalar sobre os resultados pós-operatórios de cirurgias torácicas e abdominais comparado ao tratamento de reabilitação-padrão em relação aos desfechos de tempo de internação hospitalar, função pulmonar pós-operatória (presente apenas nos estudos de cirurgias torácicas), função gastrointestinal no pós-operatório, testes funcionais com base no desempenho (p. ex., o teste de caminhada de 6 minutos), medidas de saúde colhidas diretamente dos pacientes mediante questionários e eventos adversos do exercício. Os autores concluíram que ainda existem muitas perguntas sem resposta quanto ao efeito de um protocolo específico de mobilização precoce na evolução do pós-operatório de cirurgias torácicas e abdominais e que estudos futuros devem especificar os objetivos e ter protocolos específicos de mobilização a serem usados. Alegaram que os estudos disponíveis foram de qualidade metodológica pobre e tiveram resultados conflitantes. Segundo os autores da metanálise, alguns estudos sugeriram que o uso de protocolos de mobilização precoce poderia acelerar o retorno da função intestinal e reduzir a duração de permanência hospitalar e que isso poderia ser usado para encorajar futuras pesquisas. Na opinião dos autores, embora haja uma relevante literatura sugerindo que o repouso prolongado no leito é nocivo, não é certo que um protocolo específico realizado com terapeuta garanta uma mobilização precoce maior da que é obtida por meio da educação do paciente para fazê-la sozinho. Justificam que protocolos de mobilização precoce, especialmente quando conduzidos por profissionais de Saúde qualificados, podem necessitar de recursos adicionais e cuja recomendação deve ser justificados pela evidência cientifica.[17]

Um estudo randomizado, publicado após essa metanálise, em 2017, com 108 pacientes, avaliou o efeito de um programa de reabilitação precoce, desde o 1º dia de pós-operatório, com treino aeróbico em ciclo ergômetro associado a treino resistido de membros superiores e inferiores (com halteres e caneleiras), comparado ao efeito do atendimento de fisioterapia sem treino aeróbico e sem carga adicional associada. Os autores mostraram que o treinamento foi seguro (o número de complicações pós-operatórias, usando-se a classificação de Clavien--Dindo, não foi maior no grupo da intervenção) e que os pacientes do grupo da reabilitação precoce tiveram melhor qualidade de vida, menos fadiga e maior distância percorrida no teste de caminhada de 6 minutos no 5° dia de pós-operatório.[18]

Uma revisão sistemática com objetivo de avaliar os efeitos da mobilização precoce após cirurgia cardíaca observou que havia uma diversidade de técnicas utilizadas, assim como o de início considerado precoce para início da mobilização. O trabalho concluiu que a mobilização precoce tinha melhorado desfechos comparados com os desfechos do grupo-controle e que, independentemente das técnicas utilizadas como mobilização, o essencial é evitar o repouso no leito. A mobilização precoce parece ser importante para prevenir complicações pós-operatórias, melhorar a capacidade funcional e reduzir o tempo de internação em pacientes após cirurgia cardíaca.[19]

Outra revisão e metanálise, publicada poucos anos depois, também analisaram os efeitos da mobilização precoce em pacientes submetidos à cirurgia cardíaca. Concluíram que o uso da mobilização precoce para reduzir a duração da hospitalização pode não justificar universalmente algumas barreiras e os custos em pacientes submetidos à cirurgia cardíaca não emergencial.

Atualmente, vem sendo enfaticamente considerada a estimulação elétrica funcional (FES, na sigla em inglês), uma estratégia de tratamento que utiliza impulsos elétricos para ativar e fortalecer os músculos de pacientes com restrições de movimentos. No contexto do pós--operatório, a FES pode ser utilizada para ajudar a restaurar a função da musculatura intercostal e melhorar a recuperação após cirurgias, que, pela magnitude da intervenção, exigem repouso e imobilismo.[21] A FES e a estimulação diafragmática são técnicas de reabilitação respiratória que visam melhorar a função respiratória. A FES envolve a aplicação de corrente elétrica em músculos específicos para induzir contrações musculares, enquanto a estimulação diafragmática envolve a aplicação de corrente elétrica diretamente na projeção das inserções no diafragma para induzir sua contração.[22]

A FES pode ser aplicada por meio de eletrodos colocados na superfície da pele sobre os músculos que precisam ser ativados. Esses eletrodos enviam impulsos elétricos para os músculos, fazendo-os contraírem e relaxarem. Isso ajuda a manter a circulação sanguínea, reduzir a dor e prevenir a atrofia muscular após a cirurgia.

No entanto, é importante lembrar que a FES deve ser indicada e aplicada sob supervisão de um profissional médico, considerando-se o contexto em que se insere o paciente e como estratégia de pós-operatório.

Outros estudos e diretrizes têm sido publicados para contextos cirúrgicos específicos. É quase consensual a opinião de que mais estudos são necessários para direcionar os protocolos de reabilitação no período perioperatório, assim como sua eficácia e segurança, considerando--se a variação clínica e funcional de cada paciente e os potenciais benefícios de associar a estimulação elétrica funcional ao tratamento.

Mensagens principais

- O imobilismo aumenta o número de complicações e de consequências na funcionalidade a curto e longo prazos e deve ser evitado.
- Reabilitação precoce pode ser uma ferramenta importante para evitar as consequências do imobilismo, incluindo declínio funcional e cognitivo.
- Reabilitação precoce bem planejada, monitorada e com uma equipe experiente, não oferece risco maior de complicações graves em determinadas populações.
- Reabilitação precoce melhora a recuperação funcional em pacientes oncológicos submetidos a cirurgias de grande porte, sem aumento do número de complicações graves, quando realizada de forma monitorada e por uma equipe experiente.
- A mobilização precoce deve ser considerada no plano terapêutico dos pacientes cirúrgicos de alto risco, ressaltando-se a importância de ser realizada de forma planejada, monitorada, com equipe interdisciplinar experiente e comprometida e ajustando-se as demandas, exercícios e procedimentos auxiliares de acordo com as condições e comorbidades clínicas de cada paciente.

Referências bibliográficas

1. Margraf A, Ludwig N, Zarbock A, Rossaint J. Systemic inflammatory response syndrome after surgery: mechanisms and protection. Anesth Analg. 2020 Dec;131(6):1693-707. doi: 10.1213/ANE.0000000000005175. PMID: 33186158.
2. BED REST, thrombosis, and embolism. Lancet. 1958;1(7018):465-6.
3. Bose S, Talmor D. Who is a high-risk surgical patient? Curr Opin Crit Care. 2018 Dec;24(6):547-53. doi: 10.1097 /MCC.0000000000000556.
4. Denehy L, Skinner EH, Edbrooke L, Haines K, Warrillow S, Hawthorne G et al. Exercise rehabilitation for patients with critical illness: a randomized controlled trial with 12 months of follow-up. Crit Care. 2013;17(4):R156.
5. Morris PE, Berry MJ, Files DC et al. Standardized rehabilitation and hospital length of stay among patients with acute respiratory failure: a randomized clinical trial. JAMA. 2016;315:2694-702.
6. Doiron KA, Hoffmann TC, Beller EM. Early intervention (mobilization or active exercise) for critically ill adults in the intensive care unit. Cochrane Database Syst Rev. 2018 Mar 27;3(3):CD010754. doi: 10.1002/14651858.CD010754.pub2. PMID: 29582429; PMCID: PMC6494211.
7. Lang JK, Paykel MS, Haines KJ, Hodgson CL. Clinical practice guidelines for early mobilization in the ICU: a systematic review. Crit Care Med. 2020 Nov;48(11):e1121-8. doi: 10.1097/CCM.0000000000004574. PMID: 32947470.
8. Hodgson CL, Bailey M, Young PJ; TEAM Study Investigators. Early active mobilization during mechanical ventilation in the ICU: reply. N Engl J Med. 2023 Feb 9;388(6):573-4. doi: 10.1056/NEJMc2216086. PMID: 36780686.
9. Patel BK, Wolfe KS, Patel SB, Dugan KC, Esbrook CL, Pawlik AJ et al. Effect of early mobilisation on long-term cognitive impairment in critical illness in the USA: a randomised controlled trial. Lancet Respir Med. 2023 Jun;11(6):563-72. doi: 10.1016/S2213-2600(22)00489-1. Epub ahead of print 2023 Jan 21. PMID: 36693400.
10. Hodgson CL, Kho ME, da Silva VM. To mobilise or not to mobilise: is that the right question? Intensive Care Med. 2023 May 9. doi: 10.1007/s00134-023-07088-7. Epub ahead of print. PMID: 37160829.
11. Reis E. Some radical changes in the after-treatment of celiotomy cases. JAMA. 1899;XXXIII:454-6.
12. Leithauser DJ, Bergo HL. Early rising and ambulatory activity after operation: a means of preventing complications. Arch Surg. 1941;42(6):1086-93.

13. D'Ingianni V. Early and late postoperative ambulation: a comparative study of three hundred and three cases. Arch Surg. 1945;50(4):214-8.
14. Hulzebos EH, Smit Y, Helders PP, van Meeteren NL. Preoperative physical therapy for elective cardiac surgery patients. Cochrane Database Syst Rev. 2012;11:CD010118.
15. Zhu F, Lee A, Chee YE. Fast-track cardiac care for adult cardiac surgical patients. Cochrane Database Syst Rev. 2012;10:CD003587.
16. Schaller SJ, Anstey M, Blobner M, Edrich T, Grabitz SD, Gradwohl-Matis I et al.; International Early SOMS--guided Mobilization Research Initiative. Early, goal-directed mobilisation in the surgical intensive care unit: a randomised controlled trial. Lancet. 2016 Oct 1;388(10052):1377-88. doi: 10.1016/S0140-6736(16)31637-3. PMID: 27707496.
17. Castelino T, Fiore JF Jr, Niculiseanu P, Landry T, Augustin B, Feldman LS. The effect of early mobilization protocols on postoperative outcomes following abdominal and thoracic surgery: a systematic review. Surgery. 2016;159(4):991-1003.
18. de Almeida EPM, de Almeida JP, Landoni G, Galas FRBG, Fukushima JT, Fominskiy E et al. Early mobilization programme improves functional capacity after major abdominal cancer surgery: a randomized controlled trial. Br J Anaesth. 2017 Nov 1;119(5):900-7. doi: 10.1093/bja/aex250. PMID: 28981596.
19. Ramos Dos Santos PM, Aquaroni Ricci N, Bordignon Suster ÉA, de Moraes Paisani D, Dias Chiavegato L. Effects of early mobilisation in patients after cardiac surgery: a systematic review. Physiotherapy. 2017 Mar;103(1):1-12. doi: 10.1016/j.physio.2016.08.003. Epub 2016 Sep 14. PMID: 27931870.
20. Chen B, Xie G, Lin Y, Chen L, Lin Z, You X et al. A systematic review and meta-analysis of the effects of early mobilization therapy in patients after cardiac surgery. Medicine (Baltimore). 2021 Apr 16;100(15):e25314. doi: 10.1097/MD.0000000000025314. PMID: 33847630; PMCID: PMC8051976.
21. Binder-Macleod SA, Snyder-Mackler L. Muscle physiology and rehabilitation. In: Braddom RL, editor. Physical Medicine and Rehabilitation. 3rd ed. Philadelphia, PA: Saunders Elsevier; 2007. p. 123-52.
22. Kotzé MJ, Le Roux CM, Lötz ZE. Electrical stimulation of the diaphragm: a review of the literature. J Crit Care. 2015;30(4):759-64. doi:10.1016/j.jcrc.2015.03.003.

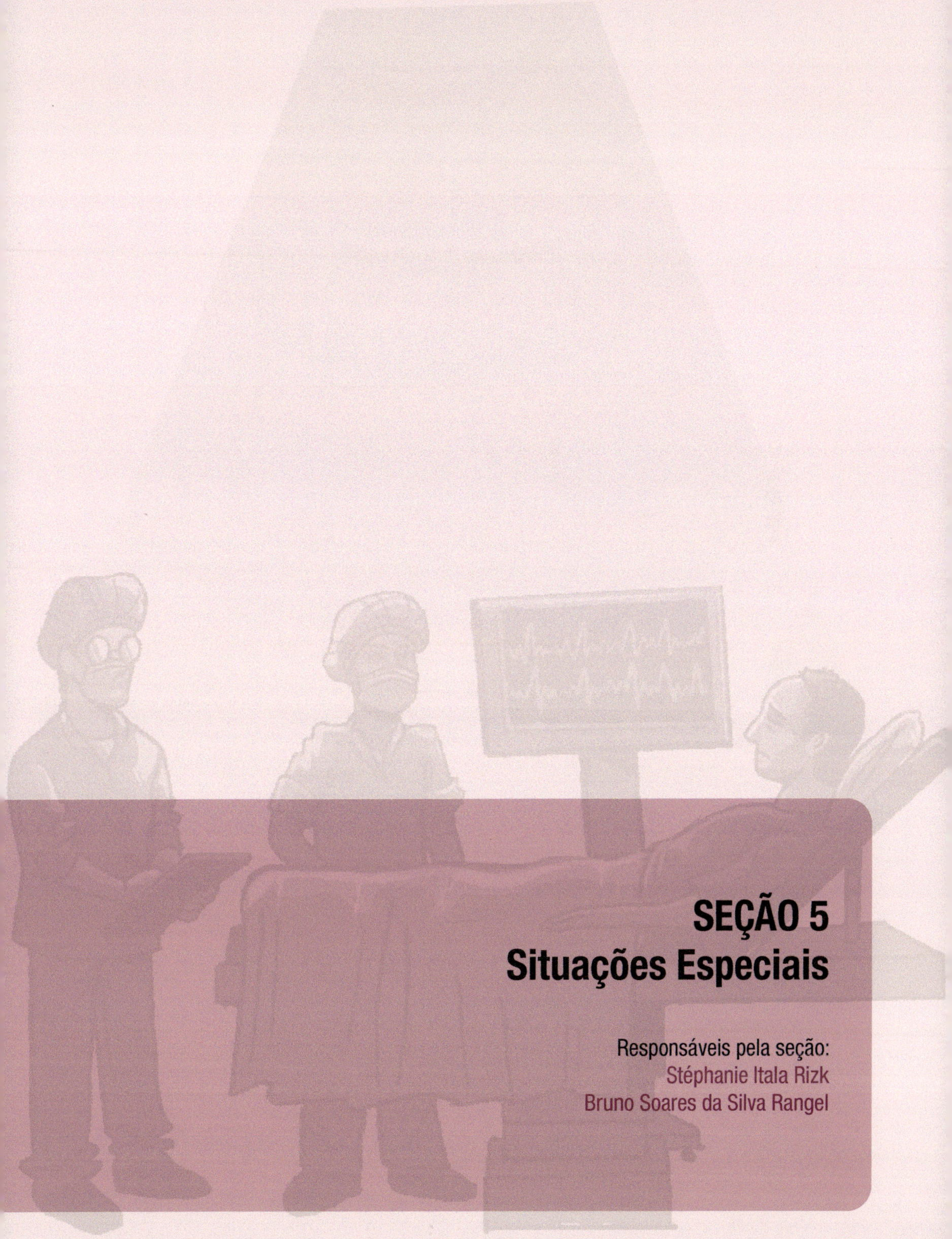

SEÇÃO 5
Situações Especiais

Responsáveis pela seção:
Stéphanie Itala Rizk
Bruno Soares da Silva Rangel

60 Paciente Obeso

Liane Brescovici Nunes de Matos
Juliano Sabino de Matos
Bruno Soares da Silva Rangel
Stéphanie Itala Rizk

Introdução

Nos últimos anos, a obesidade vem aumentando consideravelmente em todo o mundo, tanto nos países desenvolvidos como nos países em desenvolvimento. Dados do Instituto Brasileiro de Geografia e Estatística (IBGE) de 2020 mostram aumento da população obesa no Brasil, sendo que 55,4% da população tem sobrepeso, com índice de massa corpórea (IMC) maior que 25 kg/m^2, ao passo que 19,8% da população tem obesidade, caracterizada por IMC maior que 30 kg/m^2; destes, 18,7% nos homens e 20,7% nas mulheres.[1,2]

A obesidade está associada a diversas comorbidades, incluindo diabetes, hipertensão arterial sistêmica, doença arterial coronariana e aumento do risco de 13 tipos de câncer. Para cada aumento de cinco unidades no IMC acima de 25 kg/m^2, há um aumento da taxa de mortalidade em 30%. Os extremos de obesidade (IMC > 40 kg/m^2) estão mais consistentemente associados à morbidade e mortalidade do que o IMC 25 a 40 kg/m^2.[3,4]

O volume global de cirurgias está em expansão, especialmente na população idosa, com maior risco de comorbidades; entre elas, a obesidade. Assim, espera-se que o número de pacientes obesos submetidos a cirurgias aumente nos próximos anos, afetando significativamente a organização e os custos do sistema de Saúde. Os pacientes obesos são frequentemente caracterizados por doenças multifatoriais e correm maior risco de desenvolver complicações perioperatórias associadas ao aumento da morbimortalidade.[2] Assim, entender a fisiopatologia do paciente obeso e suas particularidades no perioperatório é de suma importância para um procedimento seguro.

Fisiopatologia da obesidade

A quantidade de gordura corporal é geralmente classificada pelo IMC. Pacientes com IMC maior que 30 kg/m^2 são classificados como obesos. No entanto, o IMC é um mau marcador de excesso de gordura corporal em obesos com massa muscular aumentada ou reduzida. Pacientes com IMC semelhantes podem ter complicações diferentes relacionadas à obesidade, dependendo da distribuição do excesso de gordura (gordura visceral *versus* subcutânea).[5] O tecido adiposo é metabolicamente ativo, e o tecido adiposo visceral tem um perfil secretor hormonal mais prejudicial, resultando em resistência à insulina e um estado inflamatório e pró-coagulante crônico de baixo grau.[5,6]

Outro conceito é a obesidade sarcopênica, em que ocorre perda de massa e de função muscular esquelética. Esse cenário é comum em indivíduos com obesidade consequente a alterações metabólicas associadas ao sedentarismo, a distúrbios do tecido adiposo e a comorbidades (doenças agudas e crônicas) e durante o processo de envelhecimento. A obesidade sarcopênica é uma condição cada vez mais reconhecida por suas características clínicas e funcionais que influenciam negativamente nos desfechos do paciente.[7]

Quanto ao sistema respiratório, o consumo de oxigênio, a produção de dióxido de carbono, o trabalho respiratório e a pressão abdominal estão aumentados, enquanto a complacência do sistema respiratório e a capacidade residual funcional estão reduzidas. A obesidade é um importante fator de risco para a síndrome da apneia obstrutiva do sono (SAHOS), como também para via aérea difícil. Escore de Mallampati elevado, abertura bucal limitada, mobilidade cervical reduzida, presença de SAHOS e hipoxemia grave estão associados à dificuldade de intubação nessa população.[5,8]

Pacientes obesos, a depender do grau, distribuição e duração da obesidade, apresentam maior risco de desenvolver doenças cardiovasculares. As alterações cardiovasculares incluem aumento da volemia e do débito cardíaco, hipertrofia ventricular secundária, disfunção diastólica e dilatação ventricular (cardiomiopatia da obesidade). A fibrilação atrial é uma complicação frequente e, quando presente, deve-se suspeitar de hipertensão pulmonar (secundária à pressão atrial esquerda elevada, hipóxia por apneia obstrutiva do sono e síndrome de hipoventilação ou tromboembolismo crônico).[5]

Há efeitos no sistema imunológico mediados por adipocinas, leptina e ácidos graxos. Pacientes obesos apresentam inflamação crônica, pois têm concentrações elevadas de citocinas e proteína C-reativa. A longo prazo, desenvolvem-se resistência insulínica e disfunção vascular, contribuindo para o surgimento de diabetes tipo 2 e complicações cardiovasculares. Ambas as imunidades, inata (produção de citocinas) e adaptativa (formação de anticorpos) parecem inibidas nos obesos. Além disso, as células T podem ser afetadas negativamente em número e função. Esses efeitos podem ser responsáveis pela maior suscetibilidade à infecção observada em pacientes obesos. Apesar disso, a evolução clínica em pacientes obesos é melhor. Atualmente não está claro qual pode ser o mecanismo dessa observação. Pacientes obesos podem ter mais reserva fisiológica para superar um período catabólico, mas também uma concentração lipídica mais elevada pode resultar na ligação de endotoxinas ou em mais reserva de síntese de hormônios esteroides.[5]

O aumento do peso corporal afeta o volume de distribuição dos medicamentos. As drogas hidrofílicas terão um pequeno aumento no volume de distribuição como resultado do maior volume sanguíneo e do aumento da massa magra. Já os medicamentos lipofílicos têm maior probabilidade de aumento no volume de distribuição dado o aumento do tecido adiposo. Para fármacos de dosagem com base no peso, pode ser difícil escolher a medida de peso mais adequada. Frequentemente, utiliza-se o peso corporal ajustado, mais adequado do que o peso corporal real, tanto para medicamentos hidrofílicos como para os lipofílicos. Além do peso, devem-se considerar, para ajuste de dose de drogas, hipoalbuminemia, doença renal crónica e doença hepática gordurosa não alcoólica uma vez que também podem afetar a farmacocinética (Figura 60.1).[5,9]

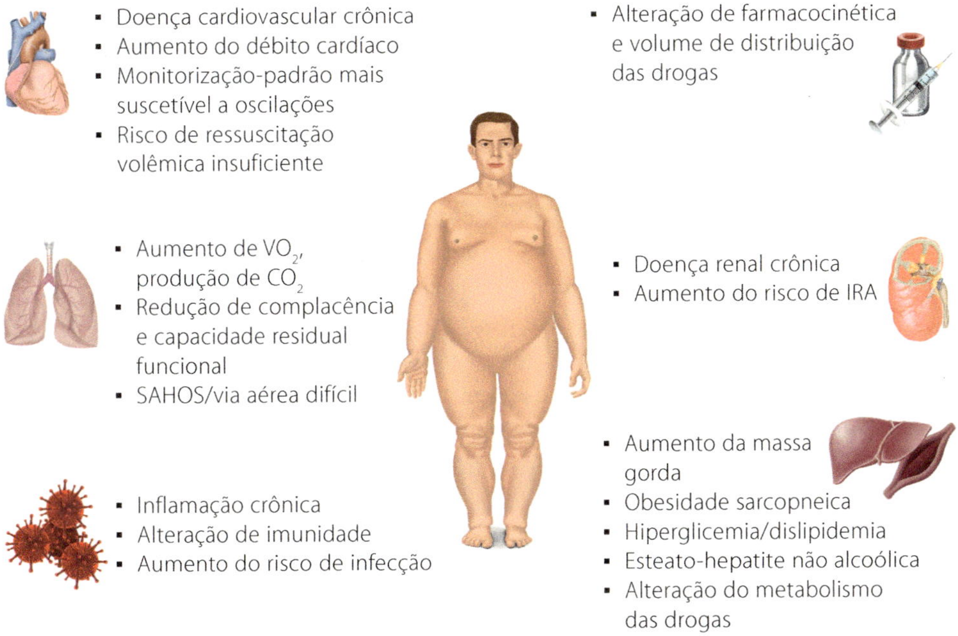

Figura 60.1 Alterações metabólicas associadas à obesidade.

CO_2: dióxido de carbono; IRA: injúria renal aguda; SAHOS: síndrome da apneia obstrutiva do sono; VO_2: volume de oxigênio.

Fonte: Elaborada pela autoria do capítulo.

Avaliação pré-operatória

A avaliação pré-operatória é fundamental para otimizar os resultados cirúrgicos. Para pacientes obesos, essa avaliação deve ser ainda mais abrangente. Aspectos como história médica detalhada, avaliação da capacidade funcional, avaliação cardiológica completa (incluindo eletrocardiograma, ecocardiograma e, ocasionalmente, coronariografia) e avaliação pulmonar e da função renal são de extrema importância. Idealmente, o paciente deve ser avaliado e acompanhado por equipe multiprofissional especializada.

Uma questão presente em pacientes obesos é o paradoxo da obesidade que se refere à observação de que, em algumas situações, pacientes obesos podem apresentar melhores resultados após procedimentos não cardíacos ou cardíacos, em comparação a pacientes com peso normal. Essa observação contradiz a associação estabelecida entre obesidade e risco cardiovascular e ainda é questionável. Entre as possíveis explicações, podem ser considerados:

- **Reserva de energia:** pacientes obesos podem ter uma reserva maior durante o período pós-operatório, o que pode ser benéfico para a recuperação;
- **Efeito protetor dos ácidos graxos:** a presença de ácidos graxos armazenados na gordura corporal pode ter um efeito protetor contra danos no miocárdio durante situações de estresse perioperatório;

- **Resposta inflamatória diferenciada:** a resposta inflamatória em pacientes obesos pode diferir daquela em pacientes com peso normal, potencialmente resultando em menor dano tecidual;
- **Adaptações cardiovasculares:** a obesidade pode induzir adaptações cardiovasculares que melhoram a tolerância ao estresse cirúrgico.

Esse paradoxo mostrou resultados contraintuitivos predominantemente em cirurgia de revascularização do miocárdio e substituição valvar aórtica por cateter. Pacientes com IMC maior tiveram taxas equivalentes ou reduzidas de infarto agudo do miocárdio (IAM) pós-operatório, acidente vascular cerebral (AVC), taxas de reoperação, lesão renal aguda, diálise e sangramento.[11] Em cirurgias não cardíacas, também se observa um efeito protetor relacionado à obesidade, com menor índice de elevação de marcadores de necrose miocárdica no perioperatório, associado a menor mortalidade. Em estudo publicado em 2020, a incidência de IAM foi de 12% na obesidade grau I *versus* de 19% no grupo de baixo peso. A mortalidade em 1 ano foi menor em todos os grupos de obesidade em comparação a pacientes com peso corporal adequado. Interessante observar que os melhores desfechos foram relacionados ao grau I de obesidade (IMC entre 30 e 34,9), ficando os pacientes de baixo peso e os obesos graus II e III com os piores desfechos.[12,13]

Alguns estudos em cirurgias do trato gastrointestinal mostram que pacientes obesos também apresentam melhor evolução. Em cirurgias de câncer colorretal, pacientes obesos apresentaram índices mais baixos de complicações relacionados à cirurgia, incluindo menos deiscências de feridas e menor tempo de internação hospitalar.[13] De acordo com os últimos estudos, a obesidade, principalmente de grau I, teria associação com melhores desfechos perioperatórios clínicos e cirúrgicos em cirurgias eletivas e de emergência.[12,13] Ainda são necessários mais estudos para esclarecimento desse paradoxo.

Manejo intraoperatório

A obesidade está associada a uma chance 30% maior de intubação difícil ou insucesso. A circunferência do pescoço é um indicador de fácil acesso e, quando superior a 60 cm, está associada a uma probabilidade de 35% de laringoscopia difícil.[10] O procedimento de intubação em pacientes obesos é uma questão desafiadora no intraoperatório e na terapia intensiva, e sugere-se que seja realizado por um profissional experiente. Os fatores de risco mais comuns são a presença de escore de Mallampati classes III e IV, associada à circunferência do pescoço superior a 43 cm em homens e superior a 41 cm em mulheres, com suspeita de SAHOS ou síndrome hipercápnica obstrutiva e uma relação cintura:quadril superior a 0,8 em homens e superior a 0,9 em mulheres. O uso de dispositivos como fibroscópio flexível e videolaringoscópio é recomendado como auxiliar na intubação e associado a alta taxa de sucesso. Cinco práticas são sugeridas para melhorar a intubação: preparação do material com *kits* de via aérea difícil; pré-oxigenação; prevenção de colapso hemodinâmico e hipotensão (ajuste de fluidos e vasopressores); intubação com sequência rápida; e monitorização pós-intubação mediante capnografia. Posicionamento em Trendelenburg reverso e posição em rampa podem facilitar a intubação e minimizar os efeitos negativos da obesidade na função respiratória e hemodinâmica. O uso de suporte respiratório não invasivo e de cânula nasal de alto fluxo pode ser considerado para melhoria e segurança do procedimento.[1,10]

Anestesia e bloqueio neuromuscular induzem alterações importantes na função respiratória de pacientes obesos. As alterações mais importantes são a redução da capacidade residual funcional e a menor reserva expiratória. Assim, o volume pulmonar no final da expiração pode ser ainda menor que o volume residual. Isso resulta tanto da redução da dimensão alveolar como da formação de atelectasias, comprometendo a ventilação-perfusão, com piora da troca gasosa. Há redução da complacência e aumento da resistência pulmonar. Essas alterações persistem por 2 a 3 dias de pós-operatório e podem favorecer o desenvolvimento de complicações pulmonares.[1] Nesse contexto, até 18% dos pacientes obesos submetidos a cirurgias apresentam complicações pulmonares pós-operatórias, quase o dobro do risco entre pacientes com peso normal ou com sobrepeso, prolongando a hospitalização e aumentando a mortalidade.[14,15]

A ventilação mecânica protetora intraoperatória é associada à redução da incidência de complicações pulmonares pós-operatórias. Entre pacientes com eutrofia ou sobrepeso, baixos volumes correntes e baixos níveis de pressão expiratória final positiva (PEEP) com manobras de recrutamento alveolar reduziram o risco de complicações pulmonares e extrapulmonares em comparação a volumes correntes elevados e sem PEEP.[14] No entanto, alguns estudos que utilizaram baixos volumes correntes em diferentes estratégias ventilatórias e um nível mais elevado de PEEP com manobras de recrutamento alveolar não evidenciaram incidência de menores complicações pulmonares pós-operatórias em comparação a um nível mais baixo de PEEP.

Em pacientes obesos, alguns estudos utilizando alto nível intraoperatório de PEEP e manobras de recrutamento alveolar mostraram que essa estratégia foi positiva na prevenção de atelectasia. Por sua vez, o estudo PROBESE comparou quase 2 mil pacientes obesos em duas estratégias de ventilação mecânica intraoperatória e concluiu que uma estratégia de ventilação com maior nível de PEEP e manobras de recrutamento alveolar, comparada a uma estratégia com menor nível de PEEP, não reduziu as complicações pulmonares pós-operatórias. Assim, sugere-se uma ventilação mecânica com baixos volumes correntes, baixos níveis de oxigênio e PEEP ajustada. Manobras de recrutamento não devem ser realizadas a menos que os pacientes estejam hemodinamicamente estáveis e euvolêmicos, pois essas manobras podem propiciar uma diminuição transitória da pré-carga (Figura 60.2).[1,14,16]

Tendo em vista o elevado risco cardiovascular, a monitorização hemodinâmica precisa é crucial, mas pode ser um desafio em pacientes obesos. As medidas de variação da pressão arterial são menos precisas na obesidade. O julgamento clínico com base nas medidas disponíveis do *status* volêmico e da perfusão tecidual deve ser usado para orientar a administração de fluidos, conforme já discutido em capítulos anteriores.

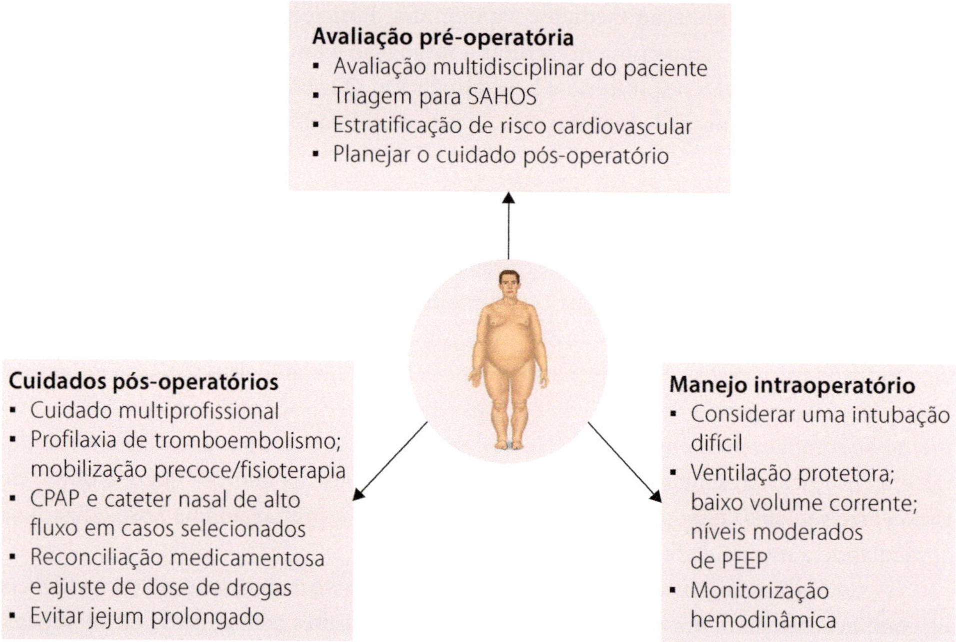

Figura 60.2 Manejo intraoperatório do paciente obeso.

CPAP: aparelho de pressão positiva contínua nas vias aéreas; PEEP: pressão expiratória final positiva; SAHOS: síndrome da apneia obstrutiva do sono.

Fonte: Elaborada pela autoria do capítulo.

Cuidados pós-operatórios

A otimização das profilaxias e do tratamento no pós-operatório desempenha um papel fundamental para minimizar complicações. Uma abordagem pós-operatória multimodal, incluindo um controle rigoroso da dor, nutrição pós-operatória precoce e tromboprofilaxia, deve ser considerada, além de mobilização precoce e fisioterapia, com uso de suporte respiratório não invasivo em casos selecionados, mecanismos capazes de melhorar o desfecho dos pacientes e acelerar a alta hospitalar.[1]

A obesidade é um fator de risco independente para tromboembolismo venoso (TEV) perioperatório cuja incidência pode ser 10 vezes maior em mulheres obesas em comparação a mulheres eutróficas. Pacientes com IMC maior que 40 kg/m^2 têm aumento significativo do risco de TEV após cirurgias ortopédicas, colectomia, prostatectomia, pancreatectomia e cirurgia bariátrica. O estado de hipercoagulabilidade pode se estender por mais de 2 semanas, justificando profilaxia prolongada de TEV no pós-operatório, dependendo do tipo de cirurgia e do IMC do paciente.[10,17]

As complicações infecciosas são uma preocupação particular em obesos. Pacientes submetidos a grandes cirurgias cardiovasculares, ortopédicas e oncológicas com IMC igual ou maior a 40 kg/m^2 têm risco aumentado de infecção de ferida operatória. A análise de pacientes submetidos a cirurgias mostrou uma incidência de infecção de feridas de 4,8% para aqueles com IMC de 18,5 a 25 kg/m^2, 11% para IMC 25 a 30 kg/m^2 e 10,9% para IMC superior a 30kg/m^2.[18] Esses achados indicam que deve ser adotada atenção cuidadosa às estratégias direcionadas à minimização de complicações infecciosas, incluindo o uso de abordagens minimamente invasivas quando possível, dosagem de antibióticos ajustada ao peso e técnica cirúrgica adequada.[17]

Mensagens principais

- As complicações perioperatórias em pacientes obesos são heterogêneas e mais comumente incluem complicações infecciosas, pulmonares tromboembólicas e inerentes ao procedimento.
- Os extremos de obesidade (IMC > 40 kg/m^2) estão mais consistentemente associados à morbidade e mortalidade.
- A estratificação de risco pré-operatória e os cuidados intra e pós-operatórios podem otimizar o percurso clínico do paciente cirúrgico obeso e melhorar os desfechos.

Referências bibliográficas

1. Bazurro S, Ball L, Pelosi P. Perioperative management of obese patient. Curr Opin Crit Care. 2018 Dec;24(6):560-7.
2. Brasil. Instituto Brasileiro de Geografia e Estatística. Obesidade. [acesso em 6 set 2023]. Disponível em: https://www.ibge.gov.br/busca.html?searchword=obesidade.
3. Whitlock G, Lewington S, Sherliker P, Clarke R, Emberson J et al.; Prospective Studies Collaboration. Body-mass index and cause-specific mortality in 900 000 adults: collaborative analyses of 57 prospective studies. Lancet. 2009;373:1083-96.
4. Cullinane C, Fullard A, Croghan SM, Elliott JA, Fleming CA. Effect of obesity on perioperative outcomes following gastrointestinal surgery: meta-analysis. BJS Open. 2023 Jul 10;7(4):zrad026.
5. Schetz M, De Jong A, Deane AM, Druml W, Hemelaar P, Pelosi P et al. Obesity in the critically ill: a narrative review. Intensive Care Med. 2019 Jun;45(6):757-69.
6. Neeland IJ, Poirier P, Després JP. Cardiovascular and metabolic heterogeneity of obesity: clinical challenges and implications for management. Circulation. 2018 Mar 27;137(13):1391-406.
7. Donini LM, Busetto L, Bischoff SC, Cederholm T, Ballesteros-Pomar MD, Batsis JA et al. Definition and diagnostic criteria for sarcopenic obesity: ESPEN and EASO Consensus statement. Obes Facts. 2022;15(3):321-35.
8. De Jong A, Wrigge H, Hedenstierna G, Gattinoni L, Chiumello D, Frat JP et al. How to ventilate obese patients in the ICU. Intensive Care Med. 2020Dec;46(12):2423-35.
9. Roberts JA, Abdul-Aziz MH, Lipman J, Mouton JW, Vinks AA, Felton TW et al.; International Society of Anti-Infective Pharmacology; the Pharmacokinetics and Pharmacodynamics Study Group of the European Society of Clinical Microbiology and Infectious Diseases. Individualised antibiotic dosing for patients who are critically ill: challenges and potential solutions. Lancet Infect Dis. 2014 Jun;14(6):498-509.
10. Nightingale CE, Margarson MP, Shearer E, Redman JW, Lucas DN, Cousins JM et al.; Members of the Working Party; Association of Anaesthetists of Great Britain; Ireland Society for Obesity and Bariatric Anaesthesia. Peri-operative management of the obese surgical patient 2015: Association of Anaesthetists of Great Britain and Ireland Society for Obesity and Bariatric Anaesthesia. Anaesthesia. 2015 Jul;70(7):859-76.
11. El-Andari R, Bozso SJ, Kang JJH, Bedard AMA, Adams C et al. Heart valve surgery and the obesity paradox: a systematic review. Clin Obes. 2022 Apr;12(2):e12506.
12. Hidvegi R, Puelacher C, Gualandro DM, Lampart A, Lurati Buse G, Hammerer-Lerchner A et al.; BASEL--PMI Investigators. Obesity paradox and perioperative myocardial infarction/injury in non-cardiac surgery. Clin Res Cardiol. 2020 Sep;109(9):1140-7.

13. Adamová Z, Bár T. Influence of overweight and obesity on complications in colorectal surgery. Rozhl Chir. 2018 Summer;97(10):464-8. English. PMID: 30590931.
14. Bluth T, Serpa Neto A, Schultz MJ, Pelosi P, Gama de Abreu M et al. Writing Committee for the PROBESE Collaborative Group of the PROtective VEntilation Network (PROVEnet) for the Clinical Trial Network of the European Society of Anaesthesiology. Effect of intraoperative high positive end-expiratory pressure (PEEP) with recruitment maneuvers vs low PEEP on postoperative pulmonary complications in obese patients: a randomized clinical trial. JAMA. 2019 Jun 18;321(23):2292-305.
15. J Ferrando C, Soro M, Unzueta C et al.; Individualized PeRioperative Open-lung VEntilation (iPROVE) Network. Individualised perioperative open-lung approach versus standard protective ventilation in abdominal surgery (iPROVE): a randomised controlled trial. Lancet Respir Med. 2018;6(3):193-203.
16. Sharma S, Arora L. Anesthesia for the morbidly obese patient. Anesthesiol Clin. 2020 Mar;38(1):197-212.
17. Tsai A, Schumann R. Morbid obesity and perioperative complications. Curr Opin Anaesthesiol. 2016 Feb;29(1):103-8.
18. Tjeertes EEKM, Hoeks SSE, Beks SSBJC et al. Obesity: a risk factor for postoperative complications in general surgery? BMC Anesthesiol. 2015;15:112.

61 Paciente Idoso

Letícia Naomi Nakada
Theodora Karnakis
Caio de Assis Moura Tavares
Bruno Soares da Silva Rangel
Stéphanie Itala Rizk

Introdução

Na transição demográfica pela qual grande parte dos países ao redor do mundo vem passando, destaca-se o aumento do número de pessoas idosas, sendo notável, consequentemente, um maior número de procedimentos cirúrgicos nessa população. A prevalência de cirurgias em pacientes acima de 75 anos na Inglaterra, por exemplo, aumentou de 14,9% para 22,9% em 2015, e estima-se que um a cada cinco idosos acima de 75 anos passará por cirurgia em 2030.[1]

O envelhecimento está associado a alterações fisiológicas que resultam em maior risco de queda da reserva funcional. O risco de desenvolver a síndrome de fragilidade também aumenta; a perda de capacidade funcional atinge cerca de 10% da população com mais de 65 anos e 28% dos idosos com 85 anos ou mais.[2] Além da perda de reserva funcional, indivíduos com idade mais avançada apresentam maior prevalência de comorbidades e uso de múltiplos medicamentos. Nesse contexto, a população idosa apresenta-se sob maior risco de ter um desfecho cirúrgico desfavorável. Uma metanálise realizada em 2018 reportou uma incidência de 25,16% de complicações, 4,58% de mortalidade e 21,03% de declínio em atividades de vida diária no período pós-operatório.[3]

Tendo em vista o grande volume de cirurgias e sua repercussão no prognóstico do idoso, mesmo pequenas melhorias na conduta perioperatória podem ter impacto populacional importante. Fica evidente, portanto, a importância de conhecer as particularidades desse perfil de paciente para uma prática médica adequada.

Alterações fisiológicas do envelhecimento

As alterações relacionadas à senescência estão esquematizadas na Figura 61.1.

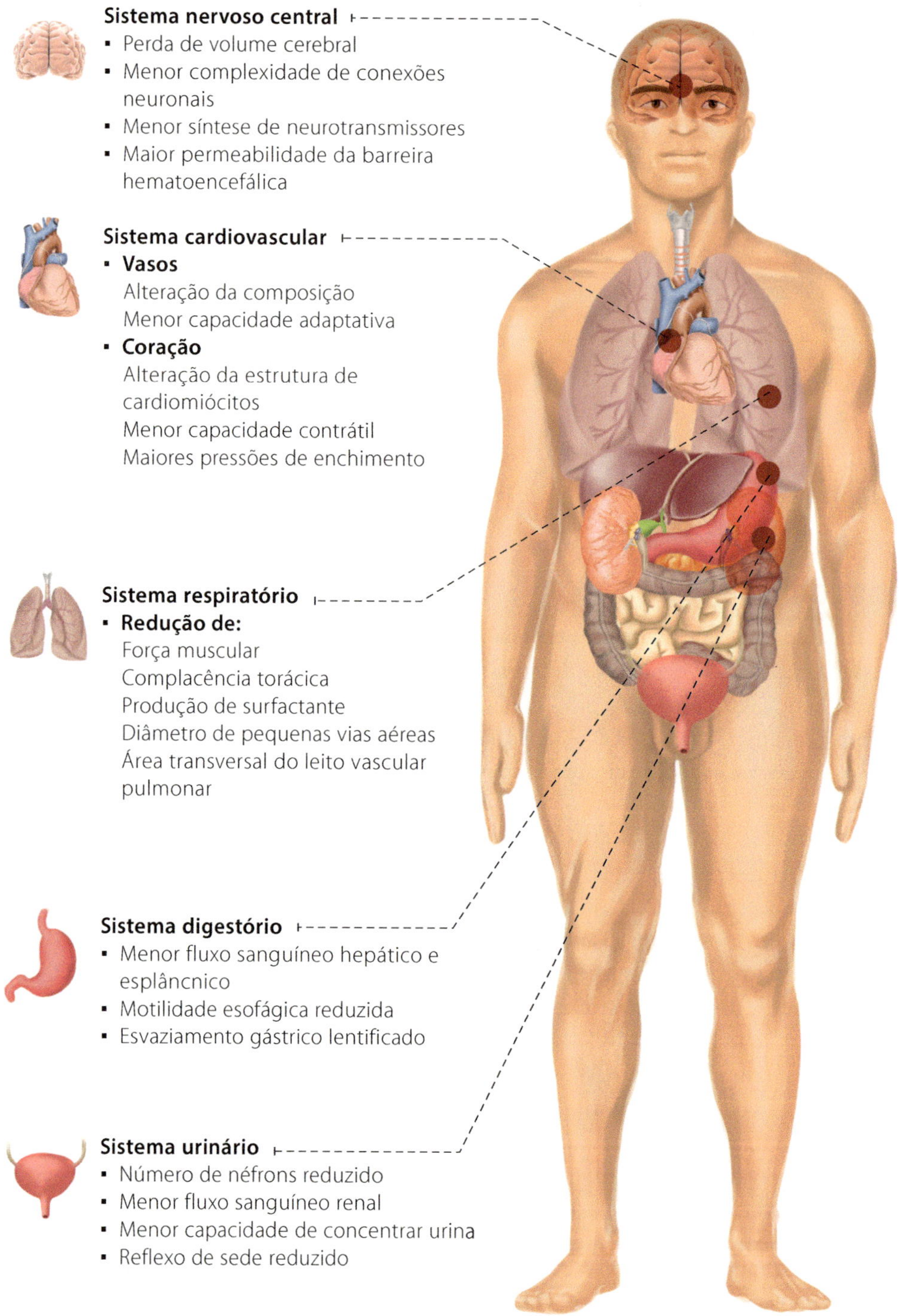

Figura 61.1 Representação esquemática das principais alterações relacionadas ao envelhecimento.

Fonte: Elaborada pela autoria do capítulo.

Sistema nervoso central

Ocorre perda gradual de neurônios, pelo mecanismo de apoptose, e de complexidade das conexões neuronais, além de síntese reduzida de neurotransmissores. Essa reduzida reserva cognitiva associa-se a maior risco de disfunção cognitiva pós-operatória e *delirium*.

A permeabilidade da barreira hematoencefálica eleva-se com o avançar da idade, o que pode aumentar a sensibilidade a agentes anestésicos.

Sistema cardiovascular

O sistema cardiovascular sofre alterações na composição dos vasos; há menor resposta beta-adrenérgica e barorreceptora, menor complacência vascular, mais disfunção endotelial e menor pressão de pulso. A estrutura dos cardiomiócitos também muda, e disso resulta menor contratilidade cardíaca, maior risco de disfunção de ventrículo esquerdo, maiores pressões de enchimento ventricular e maior nível de pressão arterial média. Em termos práticos, são observados aumentos na resistência vascular periférica, na pressão sistólica e na ocorrência de instabilidade hemodinâmica, bem como quedas no volume sistólico, no débito cardíaco e na frequência cardíaca máxima. Os idosos apresentam-se sob maior risco de hipotensão postural, de doença arterial crônica, de arritmias, de insuficiência cardíaca congestiva e de valvopatias.

Sistema respiratório

São alterações presentes no envelhecimento: menor força da musculatura respiratória e da complacência da caixa torácica; menor diâmetro de pequenas vias aéreas, da produção de surfactante alveolar e da área transversal do leito vascular pulmonar.

A resposta central a situações de estresse respiratório e o reflexo de tosse encontram-se prejudicados, e o espaço morto e a pressão arterial pulmonar tendem a ser mais elevados. Assim, o tempo para dessaturação encontra-se reduzido, além de haver um risco maior para ocorrência de atelectasia, hipóxia, hipercapnia, obstrução de via aérea, broncoespasmo, aspiração e infecção.

Sistema digestório

A redução do fluxo sanguíneo hepático e esplâncnico tem implicações importantes. A metabolização de fármacos nesse contexto é mais lenta e o risco de intoxicação medicamentosa é maior. A síntese de fatores de coagulação também é prejudicada, o que eleva o risco de sangramento. Em vista da motilidade esofágica reduzida e do esvaziamento gástrico mais lento, o risco de aspiração em idosos é maior.

Sistema urinário

A redução do número de néfrons e do fluxo sanguíneo renal ocasiona queda na taxa de filtração glomerular e no *clearance* de creatinina, de maneira que o risco de insuficiência renal aguda se torna mais elevado e a capacidade de excretar fármacos pelos rins, reduzida. A capacidade de concentrar urina e o reflexo de sede podem estar diminuídos, o que aumenta o risco de desidratação e de distúrbios eletrolíticos.

Avaliação pré-operatória

O objetivo da avaliação pré-operatória é identificar pacientes de alto risco para a cirurgia, a fim de prevenir complicações perioperatórias e otimizar o tratamento das necessidades do paciente. No que se refere ao paciente idoso, torna-se ainda mais relevante considerar não somente o prolongamento do tempo de sobrevida, como também a qualidade de vida e o seu estado de funcionalidade.

Algumas ferramentas para estratificação de risco cirúrgico do paciente disponíveis são: escore de Lee (Revised Cardiac Risk Index (RCRI)); American College of Surgeons National Surgical Quality Improvement Program Myocardial Infarction and Cardiac Arrest (ACS-NSQIP MICA); ACS-NSQIP Surgical Risk Calculator; e escore de Gupta. Eles podem ser úteis para direcionar a solicitação de exames complementares e para a adoção de medidas preemptivas específicas para evitar complicações pós-operatórias, apesar de não terem sido formuladas especificamente para a população idosa. Existe o índice de risco cardíaco perioperatório geriátrico-sensível, mas ainda não é amplamente utilizado na prática.

Comorbidades e medicamentos

A existência de comorbidades tende a ser maior no idoso, o que geralmente se associa à prescrição de múltiplas medicações.[4] A prevalência de polifarmácia registrada em 17 países europeus e em Israel foi de 26,2% a 39,9% dos adultos ≥ 65 anos, considerando-se polifarmácia o uso concomitante de pelo menos cinco medicamentos; na Coreia do Sul chegou a 86,4% dos adultos ≥ 65 anos, considerando-se polifarmácia o uso concomitante de pelo menos seis medicamentos.[5]

O uso de múltiplas drogas deve ser evitado em virtude do aumento no risco de efeitos adversos e interações medicamentosas. Muitas vezes, o paciente pode ter o cuidado fragmentado e tomar medicações prescritas por vários médicos. O período pré-operatório pode ser visto como uma oportunidade para revisar e otimizar os medicamentos em uso.

A avaliação geriátrica ampla (AGA) é uma ferramenta que inclui a investigação de comorbidades e de medicações em uso, além de outros domínios. Ela é recomendada na avaliação pré-operatória para identificar possíveis alvos para intervenção e para estratificar o risco do paciente. A AGA permite predizer morbidade e mortalidade pós-operatórias,[6] auxiliando na elaboração de um plano individual de cuidados.

Fragilidade

A síndrome de fragilidade caracteriza-se por um acúmulo de déficits em vários sistemas, resultando em uma reserva fisiológica menor do que a esperada com a senescência, além de uma vulnerabilidade maior a eventos estressores, como cirurgias. Em idosos frágeis, foi observada incidência de 11,4% de complicações pós-operatórias em cirurgias de pequeno porte comparada aos 3,9% em pacientes sem fragilidade.[7] Em cirurgias de grande porte, a incidência constatada foi de 43,5% *versus* 19,5% em pacientes normais.[7] A fragilidade é considerada um preditor independente de complicações pós-operatórias, incluindo perda sanguínea maior, tempo de internação prolongado,[8] perda de funcionalidade, quedas, *delirium* e mortalidade.[9]

Dois modelos muito utilizados para a pesquisa de fragilidade são o fenotípico[10] e o de acúmulo de déficits,[11] mas existem outras ferramentas disponíveis, como a escala de fragilidade de Edmonton, o teste *timed-up-and-go*, e o teste de velocidade da marcha.

Se for constatada a síndrome de fragilidade, pode haver benefício de medidas terapêuticas específicas para os déficits encontrados a fim de otimizar o estado clínico do paciente antes da operação. Nesse sentido, a AGA e um esquema de tratamento multidisciplinar constituem possíveis estratégias.

Funcionalidade

É definida pela capacidade do indivíduo realizar atividades da vida diária de forma independente, conseguindo corresponder às demandas físicas e cognitivas do cotidiano, também pode ser considerada um elemento essencial da AGA, uma vez que deficiências funcionais influenciam o grau de autonomia e o comprometimento de outros domínios.[12]

O estado funcional é um forte preditor de mortalidade[13] e de morbidade pós-operatória.[14] Pode ser avaliado pela habilidade de executar atividades básicas e instrumentais de vida diária – índice de Katz[15] e escala de Lawton,[16] ou pela determinação de equivalentes metabólicos (MET). A investigação do histórico de quedas e de limitação da mobilidade é útil pela possibilidade de encaminhamento à fisioterapia ou terapia ocupacional antes da cirurgia (Quadro 61.1).

Quadro 61.1 Atividades básicas e instrumentais da vida diária.

Atividades básicas	Atividades instrumentais
Tomar banho	Usar o telefone
Vestir-se	Deslocar-se (carro, ônibus)
Fazer a toalete	Fazer compras
Transferência de local	Preparar refeições
Continência	Fazer os trabalhos de casa
Alimentar-se sozinho	Administrar as próprias medicações
	Gerenciar o dinheiro

Fonte: Adaptado de Karnakis et al., 2011.[36]

Estado nutricional

Um mau estado nutricional foi associado a risco aumentado de infecções, cicatrização deficiente e maior tempo de internação hospitalar em pacientes submetidos à cirurgia gastrointestinal eletiva de grande porte.[18] A avaliação inclui medida de peso, altura, índice de massa corpórea (IMC) e albumina sérica. Se for detectado alto risco nutricional, deve ser considerado suporte nutricional pré-operatório.

Estado cognitivo

A presença de comprometimento cognitivo pré-operatório ou de demência é considerada preditora de *delirium*; este, por sua vez, é associado a maior tempo de internação hospitalar, maior morbimortalidade, maior custo e pior recuperação funcional.[19]

Para pacientes com antecedentes de declínio cognitivo ou demência, é recomendado se realizar anamnese detalhada e aplicarem-se testes como o Mini-Cog, o Montreal Cognitive Assessment (MoCA) ou o Mini-Mental State Examination (MMSE). O achado de prejuízo cognitivo pode indicar necessidade de encaminhamento a especialista para melhor manejo do quadro e também de medidas de prevenção para *delirium* pós-operatório, que incluem evitar o uso de benzodiazepínicos e anti-histamínicos. Outra vantagem de se realizar a avaliação pré-operatória é que ela permite comparar o estado cognitivo do paciente antes e depois da cirurgia.

A investigação de um quadro depressivo também é recomendada, pois a depressão foi associada a maior tempo de internação e mortalidade após cirurgias de revascularização miocárdica, maior percepção dolorosa e maior uso de analgésicos.[19] O rastreio pode ser realizado por meio do Patient Health Questionnaire-2 (PHQ-2).

Outro ponto a ser analisado é a capacidade de tomar decisões. É preciso saber se o paciente entende sua própria condição de saúde, o procedimento a ser realizado e os possíveis resultados deste. A boa comunicação com o paciente é fundamental para que as intervenções estejam alinhadas com suas expectativas e objetivos de tratamento. Deve-se perguntar sobre a existência de uma rede de apoio familiar para planejar os cuidados pós-operatórios após a alta. Se não houver esse suporte ou for insuficiente, o encaminhamento para o Serviço Social antes da cirurgia deve ser considerado.

Exames complementares

Recomenda-se realizar dosagem sérica de hemoglobina, creatinina e albumina em virtude do risco de sangramentos e de anemia, e em razão da chance de haver disfunção renal e má nutrição. A indicação de outros exames, como eletrocardiograma e radiografia de tórax, deve se basear no risco cardiovascular e no quadro clínico do paciente, e não apenas na idade.

Intraoperatório

A escolha da estratégia anestésica segue os mesmos princípios do paciente mais jovem, mas no idoso, a escolha por anestesia local/regional, quando possível, é preferível por se associar a melhor desfecho cirúrgico quando comparado ao desfecho da população geral.[20]

Em consequência das alterações relacionadas à senescência, há maior sensibilidade a agentes anestésicos, ao mesmo tempo em que seu *clearance* é menor. Em geral, as doses dos anestésicos devem ser reduzidas e o intervalo de administração deve ser maior.[9] A idade é um fator de risco isolado e inerente de morbimortalidade, hospitalização e reação adversa aos fármacos.[21]

Ainda sobre alterações fisiológicas do envelhecimento, é importante notar que a pele do idoso costuma ser mais fina e friável. Cuidados no posicionamento na sala de operação podem evitar lesões na pele por pressão ou movimentação.

A modalidade de monitorização hemodinâmica deve ser decidida caso a caso, sendo mais ou menos invasiva dependendo do estado clínico do paciente e do tipo de cirurgia, e não deve ser determinada apenas pela idade cronológica. Preconiza-se um alvo de pressão arterial média (PAM) acima de 65 mmHg, pois há evidência de que hipotensão arterial intraoperatória está associada a eventos cardiovasculares, insuficiência renal aguda e morte no pós-operatório.[22-24]

Cuidados pós-operatórios

Prevenção de complicações

Em razão de alterações cardiovasculares da senescência, o risco de hipotensão perioperatória é maior em idosos e esta deve ser evitada, pois se associa a maior ocorrência de eventos cardiovasculares, conforme já mencionado. O risco de complicações pulmonares pode ser reduzido com cessação do tabagismo 4 a 8 semanas antes da cirurgia, exercícios de expansão pulmonar pré e pós-operatórios, mobilização precoce e controle da dor.[25]

Sabendo que o risco de insuficiência renal aguda é maior em idosos, é preciso atentar para os vários possíveis fatores etiológicos. Integram essa prática evitar uso de medicamentos nefrotóxicos, insultos isquêmicos (hipotensão perioperatória, hipovolemia, desidratação) e manutenção prolongada de sonda vesical.

Outras complicações pós-operatórias comuns são as infecciosas, principalmente pneumonia e infecção de trato urinário. Para prevenção de infecções, são úteis a mobilização precoce, o controle da glicemia e a retirada de cateteres e sondas. Há evidência de maior incidência de infecções urinárias com a permanência desses dispositivos por mais de 2 dias após a cirurgia.[26]

Prevenção de quedas

Evitar o uso de benzodiazepínicos e estimular a mobilidade podem reduzir o risco de quedas, bem como medidas ambientais, a exemplo do uso de calçados presos aos pés, instalação de suporte para apoio nos banheiros, evitar tapetes e objetos no chão que possam ocasionar queda, entre outras; as quais devem continuar sendo empregadas mesmo fora do período perioperatório.

Delirium

Alguns fármacos comumente utilizados no perioperatório facilitam a ocorrência de *delirium* e devem ser evitados, como benzodiazepínicos, meperidina e alguns com efeito anticolinérgico (difenidramina, escopolamina, cimetidina).

Controle da dor

O controle da dor evita *delirium* e permite mobilidade precoce. Um esquema multimodal deve ser buscado, incluindo medidas não farmacológicas e analgésicos não opioides, a fim de evitar o uso de altas doses de opioides, que podem produzir efeitos colaterais como constipação, depressão respiratória e *delirium*. A analgesia epidural é factível e segura no idoso e reduz a necessidade de opioides intravenosos no pós-operatório.

Recuperação funcional

Muitos idosos podem não retornar à funcionalidade basal após a cirurgia e a internação, mas algumas medidas podem auxiliar nessa recuperação. A deambulação e a fisioterapia precoce estão associadas a melhor estado funcional na alta e são preconizados em protocolos de recuperação acelerada.[20] A mobilidade reduz risco de quedas e a formação de úlceras de pressão, complicações que podem prolongar a hospitalização.[20] É importante avaliar o paciente com frequência e considerar a retirada de equipamentos como drenos, cateteres e sondas assim que possível, pois estes limitam a mobilidade do paciente e aumentam o risco de *delirium*.

Protocolos de recuperação acelerada

Protocolos de recuperação acelerada consistem em um conjunto de ações perioperatórias que reduzem a morbidade cirúrgica, a incidência de complicações pós-operatórias graves e o tempo de internação,[27-32] além de possibilitarem melhor reabilitação pós-operatória.[33] Essas medidas apresentaram impacto positivo no desfecho da população geriátrica em cirurgias abertas, com via de acesso laparoscópica, e em procedimentos eletivos ou de urgência/emergência (Figura 61.2).[34-35]

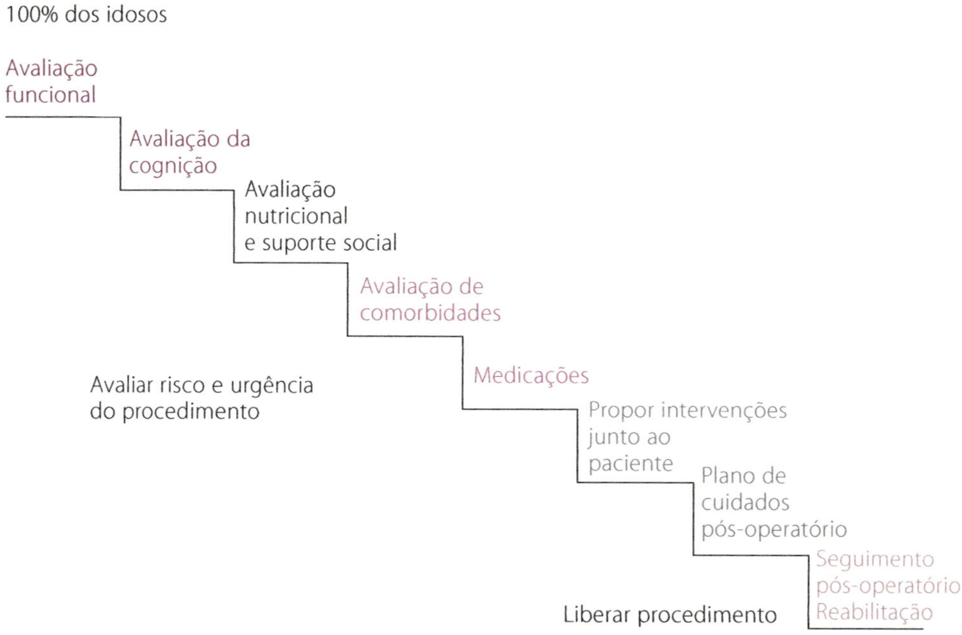

Figura 61.2 Cuidado perioperatório do paciente idoso.
Fonte: Elaborada pela autoria do capítulo.

Mensagens principais

- O envelhecimento populacional e a evolução das técnicas cirúrgicas e tecnologias de monitorização e suporte intra e pós-operatórios têm aumentado o número de procedimentos cirúrgicos na população idosa. Trata-se de uma população heterogênea, na qual o plano de cuidados deve ser individualizado, atentando-se para a discrepância entre idade cronológica e funcional.
- O objetivo da avaliação pré-operatória é identificar pacientes de alto risco para a cirurgia, prevenir complicações perioperatórias e otimizar o tratamento.
- Nesse sentido, o entendimento das particularidades desses pacientes, tanto pelas alterações fisiológicas associadas ao envelhecimento como ao maior número de comorbidades, o uso de múltiplos medicamentos e a avaliação adequada do risco para complicações cardiovasculares tornam-se essenciais com o objetivo de conquistar melhores resultados em sobrevida e manutenção da funcionalidade desses indivíduos.

Referências bibliográficas

1. Fowler AJ, Abbott TEF, Prowle J, Pearse RM. Age of patients undergoing surgery. British Journal of Surgery. 2019 July 1;106(8):1012-8.
2. Aprahamian I, Lin SM, Suemoto CK, Apolinario D, Oiring de Castro Cezar N, Elmadjian SM et al. Feasibility and factor structure of the FRAIL scale in older adults. Journal of the American Medical Directors Association. 2017 Apr;18(4):367.e11-8.
3. Watt J, Tricco AC, Talbot-Hamon C, Pham B, Rios P, Grudniewicz A et al. Identifying older adults at risk of harm following elective surgery: a systematic review and meta-analysis. BMC Med. 2018 Dec;16(1):2.

4. Hoel RW, Giddings Connolly RM, Takahashi PY. Polypharmacy management in older patients. Mayo Clinic Proceedings. 2021 Jan;96(1):242-56.
5. Khezrian M, McNeil CJ, Murray AD, Myint PK. An overview of prevalence, determinants and health outcomes of polypharmacy. Therapeutic Advances in Drug Safety. 2020 Jan;11:204209862093374.
6. Kim KI, Park KH, Koo KH, Han HS, Kim CH. Comprehensive geriatric assessment can predict postoperative morbidity and mortality in elderly patients undergoing elective surgery. Archives of Gerontology and Geriatrics. 2013 May;56(3):507-12.
7. Jablonski SG, Urman RD. The growing challenge of the older surgical population. Anesthesiology Clinics. 2019 Sept;37(3):401-9.
8. Gu C, Lu A, Lei C, Wu Q, Zhang X, Wei M et al. Frailty index is useful for predicting postoperative morbidity in older patients undergoing gastrointestinal surgery: a prospective cohort study. BMC Surg. 2022 Dec;22(1):57.
9. Khan KT, Hemati K, Donovan AL. Geriatric physiology and the frailty syndrome. Anesthesiology Clinics. 2019 Sept;37(3):453-74.
10. Fried LP, Tangen CM, Walston J, Newman AB, Hirsch C, Gottdiener J et al. Frailty in older adults: evidence for a phenotype. The Journals of Gerontology Series A: Biological Sciences and Medical Sciences. 2001 Mar 1;56(3):M146-57.
11. Rockwood K, Mitnitski A. Frailty in relation to the accumulation of deficits. The Journals of Gerontology Series A: Biological Sciences and Medical Sciences. 2007 July 1;62(7):722-7.
12. Ghignone F, van Leeuwen BL, Montroni I, Huisman MG, Somasundar P, Cheung KL et al. The assessment and management of older cancer patients: a SIOG surgical task force survey on surgeons' attitudes. European Journal of Surgical Oncology (EJSO). 2016 Feb;42(2):297-302.
13. Robinson TN, Eiseman B, Wallace JI, Church SD, McFann KK, Pfister SM et al. Redefining geriatric preoperative assessment using frailty, disability and co-morbidity. Annals of Surgery. 2009 Sept;250(3):449-55.
14. Saraiva MD, Karnakis T, Gil-Junior LA, Oliveira JC, Suemoto CK, Jacob-Filho W. Functional status is a predictor of postoperative complications after cancer surgery in the very old. Ann Surg Oncol. 2017 May;24(5):1159-64.
15. Katz S. Studies of illness in the aged: the index of ADL: a standardized measure of biological and psychosocial function. JAMA. 1963 Sept 21;185(12):914.
16. Lawton MP, Brody EM. Assessment of older people: self-maintaining and instrumental activities of daily living. Gerontologist. 1969 Autumn;9(3):179-86.
17. Fillenbaum GG. Screening the elderly: a brief instrumental activities of daily living measure. Journal of the American Geriatrics Society. 1985 Oct;33(10):698-706.
18. Pokharel N, Katwal G, Adhikari SK. Comparison of preoperative Nutritional Risk Index and Body Mass Index for predicting immediate postoperative outcomes following major gastrointestinal surgery: cohort-study. Annals of Medicine and Surgery. 2019 Dec;48:53-8.
19. Chow WB, Rosenthal RA, Merkow RP, Ko CY, Esnaola NF. Optimal preoperative assessment of the geriatric surgical patient: a best practices guideline from the American College of Surgeons National Surgical Quality Improvement Program and the American Geriatrics Society. Journal of the American College of Surgeons. 2012 Oct;215(4):453-66.
20. Jones TS, Moore JT, Robinson TN. Perioperative care strategy for older adults. Medical Clinics of North America. 2020 Sept;104(5):895-908.
21. Priebe HJ. The aged cardiovascular risk patient. British Journal of Anaesthesia. 2000 Nov;85(5):763-78.
22. Saugel B, Sessler DI. Perioperative blood pressure management. Anesthesiology. 2021 Feb 1;134(2):250-61.
23. Gregory A, Stapelfeldt WH, Khanna AK, Smischney NJ, Boero IJ, Chen Q et al. Intraoperative hypotension is associated with adverse clinical outcomes after noncardiac surgery. Anesthesia & Analgesia. 2021 Jun;132(6):1654-65.
24. An R, Pang QY, Liu H. Association of intra-operative hypotension with acute kidney injury, myocardial injury and mortality in non-cardiac surgery: a meta-analysis. Int J Clin Pract [Internet]. 2019 Oct [citado em 3 out 2022];73(10). Disponível em: https://onlinelibrary.wiley.com/doi/10.1111/ijcp.13394.

25. Devalapalli AP, Kashiwagi DT. Perioperative care of geriatric patients. Hospital Practice. 2020 Mar 31;48(sup1):26-36.
26. Indwelling urinary catheter use in the postoperative period: analysis of the National Surgical Infection Prevention Project Data. Arch Surg. 2008;143(6):7.
27. Partelli S, Crippa S, Castagnani R, Ruffo G, Marmorale C, Franconi AM et al. Evaluation of an enhanced recovery protocol after pancreaticoduodenectomy in elderly patients. HPB. 2016 Feb;18(2):153-8.
28. de Nonneville A, Jauffret C, Braticevic C, Cecile M, Faucher M, Pouliquen C et al. Enhanced recovery after surgery program in older patients undergoing gynaecologic oncological surgery is feasible and safe. Gynecologic Oncology. 2018 Dec;151(3):471-6.
29. Tufo A, Dunne DFJ, Manu N, Joshi H, Lacasia C, Jones L et al. Hepatectomy for octogenarians with colorectal liver metastasis in the era of enhanced recovery. European Journal of Surgical Oncology. 2018 July;44(7):1040-7.
30. Ostermann S, Morel P, Chalé JJ, Bucher P, Konrad B, Meier RPH et al. Randomized controlled trial of enhanced recovery program dedicated to elderly patients after colorectal surgery. Diseases of the Colon & Rectum. 2019 Sept;62(9):1105-16.
31. Cao S, Zheng T, Wang H, Niu Z, Chen D, Zhang J et al. Enhanced recovery after surgery in elderly gastric cancer patients undergoing laparoscopic total gastrectomy. Journal of Surgical Research. 2021 Jan;257:579-86.
32. Mazza F, Venturino M, Turello D, Gorla A, Degiovanni C, Gambera G et al. Enhanced recovery after surgery: adherence and outcomes in elderly patients undergoing VATS lobectomy. Gen Thorac Cardiovasc Surg. 2020 Sept;68(9):1003-10.
33. Ljungqvist O, Hubner M. Enhanced recovery after surgery – ERAS – principles, practice and feasibility in the elderly. Aging Clin Exp Res. 2018 Mar;30(3):249-52.
34. Jia Y, Jin G, Guo S, Gu B, Jin Z, Gao X et al. Fast-track surgery decreases the incidence of postoperative delirium and other complications in elderly patients with colorectal carcinoma. Langenbecks Arch Surg. 2014 Jan;399(1):77-84.
35. Paduraru M, Ponchietti L, Casas IM, Svenningsen P, Pereira J, Landaluce-Olavarria A et al. Enhanced recovery after surgery (ERAS): the evidence in geriatric emergency surgery: a systematic review. Chr. 2017;112(5):546.
36. Karnakis T, Giglio AD, Kaliks R, Jacob-Filho W. Oncogeriatria: uma abordagem multidisciplinar. São Paulo: Manole, 2011.

62 Paciente Gestante

Cairo Soares da Silva
Edu Henrique de Azevedo
Bruno Soares da Silva Rangel
Stéphanie Itala Rizk

Introdução

As abordagens cirúrgicas feitas no período da gravidez trazem para a equipe um misto de grandes receios, angústias e expectativas de sucesso em ralação à saúde materna e fetal. Em muitos casos, optar pelo tratamento cirúrgico de algumas patologias resulta em melhor desfecho para o binômio.

A frequência de procedimentos cirúrgicos não obstétricos durante a gravidez é baixa, aproximadamente 2 por 1 mil casos, não havendo referências na literatura que malformações congênitas possam ser causadas por cirurgias realizadas durante a gestação. As modificações do organismo materno observadas ao longo da gravidez explicam os quadros clínicos e biológicos encontrados; alterações, frequentemente enganosas, são fonte de hesitação, de erros diagnósticos e quase sempre de atraso terapêutico. Apesar de o quadro clínico fugir dos padrões comuns, alguns exigem tratamento de urgência. A gravidade da patologia e a demora em assumir uma posição condicionarão o prognóstico materno e fetal. Para muitos casos, a videolaparoscopia continua contraindicada nos 2º e 3º trimestres da gravidez em razão do risco fetal ligado ao aumento da pressão abdominal, à utilização do dióxido de carbono (CO_2) e ao risco de lesão uterina durante a intervenção. Entretanto, o interesse diagnóstico e terapêutico que ela traz deve torná-la um meio de exploração e de tratamento de primeira intenção.[1]

No entanto, há alguns riscos envolvidos na realização desses procedimentos cirúrgicos, como o risco de parto prematuro ou de morte fetal, além de todos os riscos cardiovasculares, respiratórios, renais e metabólicos, infecciosos, entre outros, convencionalmente associados às cirurgias, por menores que estas sejam.

Modificações fisiológicas na gestação

Durante a gestação, o organismo materno passa por um processo dinâmico e diversas adaptações fisiológicas. Essas alterações averiguadas são resultantes, principalmente, de fatores hormonais e mecânicos, que começam após a concepção e afetam todos os sistemas. Para a maioria das mulheres que experimentam uma gravidez sem complicações, essas alterações desaparecem após o nascimento do feto, com efeitos residuais mínimos.[2]

Alterações posturais são verificadas na gestação antes mesmo da expansão de volume uterino. As mamas, dilatadas e engrandecidas, sobrepesam no tórax, consequentemente o centro de gravidade desvia-se para frente, e todo o corpo, em contrapartida, projeta-se para trás.

O volume plasmático aumenta progressivamente durante a gravidez. A maior parte dessa elevação ocorre a partir de 34 semanas de gestação e é proporcional ao peso do bebê. Como a expansão do volume plasmático é maior que o aumento da massa de hemácias, há queda na concentração de hemoglobina, no hematócrito e na contagem de hemácias, o que resulta em uma anemia fisiológica com predisposição à anemia moderada a grave em alguns casos. A contagem de plaquetas tende a diminuir progressivamente durante a gravidez, em geral permanecendo dentro dos limites normais; isso ocorre na ausência de qualquer processo patológico. A gravidez provoca aumento de duas a três vezes na necessidade de ferro, tanto para a síntese de hemoglobina como para o feto e a produção de certas enzimas. As alterações da coagulação produzem um estado de hipercoagulabilidade. As concentrações de certos fatores de coagulação, particularmente VIII, IX e X, estão aumentadas. Os níveis de fibrinogênio aumentam em até 50% e a atividade fibrinolítica é diminuída. Concentrações de anticoagulantes endógenos como antitrombina e proteína S diminuem. Assim, a gravidez altera o equilíbrio dentro do sistema de coagulação em favor da coagulação, predispondo a gestante e a puérpera à trombose venosa. A estase venosa nos membros inferiores se associada à venodilatação e à diminuição do fluxo, mais acentuada à esquerda. Isso resulta da compressão das veias cava e ilíaca esquerda pelas artérias ilíaca esquerda e ovariana.[2]

Alterações no sistema cardiovascular na gravidez são profundas e começam no início da gestação. A gravidez é caracterizada por uma diminuição na pressão arterial média acompanhada de aumento do débito cardíaco (DC) e diminuição da resistência vascular sistêmica (RVS) de tal forma que, com 8 semanas de gestação, o débito cardíaco já aumentou em 20%. É provável que o evento primário seja a vasodilatação periférica, mediada por fatores dependentes do endotélio, incluindo a síntese de óxido nítrico, regulada de modo positivo pelo estradiol e possivelmente por prostaglandinas vasodilatadoras. A vasodilatação periférica ocasiona queda de 25% a 30% na RVS e, para compensar isso, o DC aumenta em torno de 40% durante a gravidez. Os rins são atores centrais no ambiente hormonal na evolução da gravidez, respondendo e contribuindo para as mudanças no ambiente da gestante e do feto. O impacto funcional da gravidez na fisiologia renal é generalizado, envolvendo praticamente todos os aspectos da função renal. A taxa de filtração glomerular aumenta 50%, com a diminuição subsequente dos valores de creatinina sérica, ureia e ácido úrico.[2]

As alterações fisiológicas durante a gravidez influenciam a função respiratória materna e as trocas gasosas. Isso pode causar dispneia em gestações normais. Há aumento significativo na demanda de oxigênio durante a gravidez normal. Isso resulta de aumento de 15% na taxa metabólica e de aumento de 20% no consumo de oxigênio. O útero em crescimento move-se da posição de repouso do diafragma em direção cefálica e diminui o volume de reserva expiratório em cerca de 10% a 20%, bem como reduz a capacidade de reserva funcional.[3]

A Figura 62.1 resume as principais modificações no organismo da gestante que podem ocasionar impacto nos procedimentos cirúrgicos.

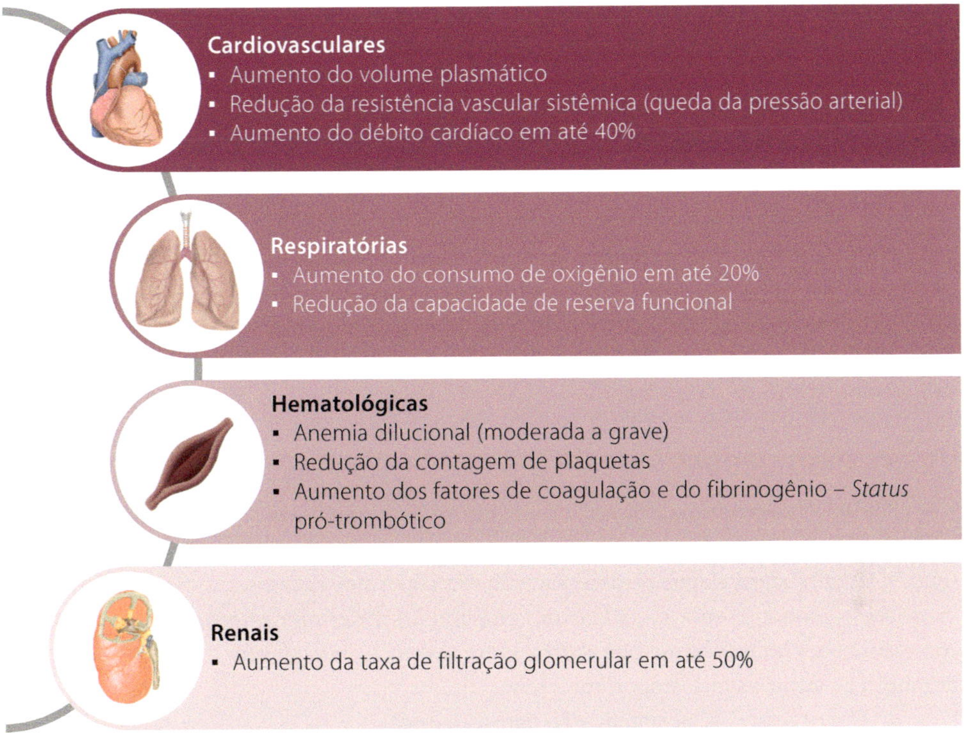

Figura 62.1 Principais alterações fisiológicas durante a gestação.
Fonte: Elaborada pela autoria do capítulo.

Recomendações para procedimentos cirúrgicos em gestantes

A gestação é um momento delicado que exige atenção e cuidado, pois há modificações no organismo materno que podem dificultar o diagnóstico e o tratamento de patologias. Dessas mudanças, algumas são o aumento do tamanho uterino e a separação do peritônio visceral do parietal, implicando em menos sensibilidade e dor abdominal. O útero, por exemplo, é um órgão pélvico e pesa em torno de 70 g e, no decorrer da gravidez, ele se torna um órgão abdominal podendo chegar a 1.100 g, implicando diretamente a mudança de localização do apêndice no abdome. A cirurgia abdominal não ginecológica de urgência é necessária em aproximadamente 0,2% das gestantes, sendo a apendicite aguda a causa mais comum, ocorrendo em cerca de 1:1.500 gestações. Pode se apresentar em qualquer idade, sendo mais frequente abaixo dos 30 anos, o que não a diferencia de pacientes não grávidas, e surge em qualquer período do ciclo gestacional.[4]

O risco para comprometer a evolução da gravidez não parece estar aumentando após a realização da maioria dos procedimentos cirúrgicos ou após o uso de anestésicos tecnicamente não complicados. Esse risco pode aumentar quando os procedimentos cirúrgicos estiverem associados a complicações, a exemplo de apendicite supurada com peritonite acentuada, estas estão associadas ao aumento da morbidade e mortalidade materna e perinatal.[5]

Entre os procedimentos mais frequentes no centro obstétrico, estão a cesárea e a curetagem. No Brasil, em 2016, a cesariana foi o procedimento cirúrgico mais realizado, seguido pela curetagem uterina. Uma série histórica nacional de 1990 a 2013, que envolveu 18.175 mulheres, revelou prevalência da cesárea de 53,03%, maior nas regiões Sudeste, Sul e Centro-Oeste.[6]

A melhoria da segurança do paciente é essencial para a qualidade da assistência à saúde, aspecto que tem sido alvo de atenção por parte dos profissionais, instituições e organizações de Saúde em âmbito mundial. No contexto dessas iniciativas, está o segundo desafio global "Cirurgias Seguras Salvam Vidas", proposto pela Organização Mundial da Saúde (OMS) com o objetivo de reduzir a mortalidade por cirurgias em todo o mundo.[7]

Segundo a Society of American Gastrointestinal And Endoscopic Surgeons (SAGES), a intervenção cirúrgica é uma alternativa segura durante a gravidez e o puerpério; no geral, não apresenta riscos para o feto e pode ser eficaz na prevenção de complicações associadas. Além disso, ainda de acordo com a SAGES, a videolaparoscopia pode ser realizada com segurança em qualquer trimestre da gestação.[8]

Videolaparoscopia

Por toda a complexidade da gestação, as cirurgias minimamente invasivas são uma ótima opção para a realização de cirurgias em gestantes, sobretudo as cirurgias que contam com um suporte visual, como a videolaparoscopia. A laparoscopia, nesses casos, é considerada a melhor via de acesso, não apresentando índices de complicações maternoinfantis significativos quando comparados aos índices do método aberto. Entre as principais vantagens da videolaparoscopia durante a gestação, as mais importantes são:

- Menor tempo de hospitalização para a cirurgia;
- Redução do trauma cirúrgico;
- Redução do risco de complicações pós-operatórias, como sepse;
- Menor chance de sofrimento fetal, que pode ocorrer em técnicas convencionais;
- Redução dos riscos de parto prematuro e de morte fetal, um dos maiores riscos durante a cirurgia na gestação.

Além disso, com a técnica de videolaparoscopia, o cirurgião consegue ter maior visualização da cavidade abdominal, o que proporciona maior precisão à cirurgia. Embora a cirurgia seja necessária em alguns casos durante a gestação, é necessário que o cirurgião tenha uma conversa clara com a gestante e explique os benefícios e riscos da cirurgia, para que a decisão possa ser tomada em conjunto. No entanto, é importante ressaltar que, em situações de urgência cirúrgica, a cirurgia deve ser realizada, mesmo com os riscos para o feto.

Principais cuidados perioperatórios

Tromboembolismo

Eventos tromboembólicos durante a gravidez e no puerpério são raros, mas potencialmente fatais. Estudos epidemiológicos demonstraram que a cirurgia foi identificada como um dos fatores que aumentam o risco de eventos trombóticos maternos durante a gravidez e no puerpério. Procedimentos cirúrgicos podem aumentar esse risco por meio de repouso no leito no período perioperatório, síndrome inflamatória e infecção. As heparinas de baixo peso molecular (HBPM) devem ser os agentes de escolha para a tromboprofilaxia durante a gravidez. Estas são tão efetivas quanto a heparina não fracionada, mas mais seguras.[9]

A Figura 62.2 demonstra parte das diretrizes clínicas do Hospital Sofia Feldman (2013) que trata da "Profilaxia do tromboembolismo venoso na gravidez e puerpério", e a importância da avaliação de risco na gestação.

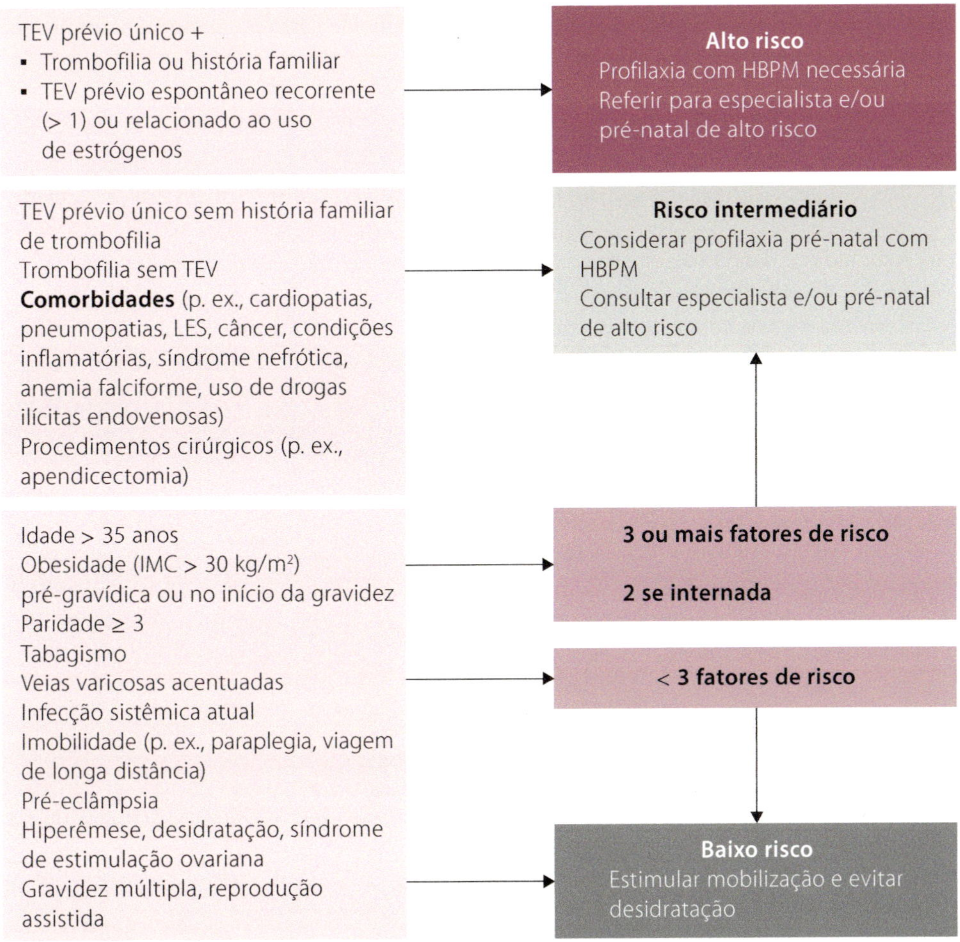

Figura 62.2 Avaliação de risco e conduta na tromboprofilaxia na gravidez.
HBPM: heparina de baixo peso molecular; IMC: índice de massa corpórea; LES: lúpus eritematoso sistêmico; TEV: tromboembolismo venoso.
Fonte: Adaptada de Hospital Sofia Feldman, 2013.[10]

Cuidados anestésicos

Os anestesistas devem estar cientes de todas as implicações do manuseio anestésico. As alterações fisiológicas da gestação devem ser consideradas, especialmente a compressão aortocava, a profilaxia antiácida e a pré-oxigenação adequada. O maior risco para o feto é a asfixia, que pode ser evitada com a ventilação e a oxigenação maternas adequadas, evitando hipotensão e drogas que possam causar aumento de tônus uterino. Isso deve garantir perfusão uteroplacentária adequada. A monitorização da frequência cardíaca fetal perioperatória pode ser útil. A anestesia regional apresenta benefícios em relação à anestesia geral.[11]

Trabalho de parto prematuro

A analgesia pode mascarar os sinais de trabalho de parto prematuro e, por isso, a avaliação da dinâmica uterina deve ser realizada para detectar possíveis contrações uterinas. Isso permite a administração precoce de tocolíticos, se necessário. Se a gestação segue sem intercorrências após 1 semana de pós-operatório, a incidência de trabalho de parto prematuro é a mesma que em gestantes não submetidas a cirurgias.[12]

Mensagens principais

- As condutas cirúrgicas na gravidez trazem à equipe grandes receios em ralação à saúde materna e fetal.
- A tomada de decisão oportuna auxilia em desfechos favoráveis em sua maioria.
- As alterações fisiológicas nos mais diversos sistemas refletem as variações de riscos, principalmente em se tratando de distúrbios tromboembólicos e de trabalho de parto prematuro.
- Dessa forma, o planejamento cirúrgico, o manejo anestésico e a monitorização fetal são indispensáveis e devem ser realizados de acordo com as particularidades fisiológicas de cada gestante.

Referências bibliográficas

1. Coelho JCU, Viana RMM, Costa MAR, Sigwalt MF. Colecistectomia laparoscópica no terceiro trimestre da gravidez (Laparoscopic cholecystectomy in the third trimester of pregnancy). Arq Gastroenterol;1999 Apr-Jun;36(2):90-3. Português. LILACS. ID: lil-241216.
2. Lima LG, Damasceno RRC, Oliveira PS. A importância da avaliação pré-anestésica em gestante submetida ao tratamento cirúrgico de correção de escoliose prévia à gestação: revisão narrativa de literatura. Revista Saúde Multidisciplinar. 2020;6(2). Disponível em: http://revistas.famp.edu.br/revistasaudemultidisciplinar/article/view/76.
3. Marcos IACG. Pulmão e gravidez. Rev Port Pneumol. 2007;13(2):213-37.
4. Gilberto MP, Oliveira MEL, Campos MBR, Saloio RM, Queiroz AT. O manejo cirúrgico da apendicite aguda em gestantes. Revista Eletrônica Acervo Médico. 2023;23(3):e12105. Disponível em: https://doi.org/10.25248/reamed.e12105.2023.
5. Cunningham FG, Gant NF, Leveno JN, Gilstrap LC, Hauth JC, Wenstrom KD. Williams obstetrics. 25th ed. New York: McGraw-Hill Medical Publishing; 2019.
6. Ministério da Saúde. Sistema Único de Saúde. DATASUS. Sistema de Informações Hospitalares do SUS (SIH/SUS). 2018 [acesso em 5 ago 2018]. Disponível em: htpp://tabnet.datasus.gov.br/cgi/tabcgi.exe?sim/cnv/mat10of.def).
7. World Health Organization. World Alliance for Patients Safety. The second global patient safety challenge: safe surgery saves lives. Genebra: World Health Organization; 2008.
8. Chaves EJV. Colecistite no ciclo grávido: puerperal: uma série de casos [tese]. Recife: Faculdade Pernambucana de Saúde, Curso de Medicina; 2019.
9. Afshari A, Ageno W, Ahmed A et al.; for the ESA VTE Guidelines Task Force. European Guidelines on perioperative venous thromboembolism prophylaxis: executive summary. Eur J Anaesthesiol. 2018;35:77-83.
10. Hospital Sofia Feldman. Profilaxia do tromboembolismo venoso na gravidez e puerpério. In: Diretrizes clínicas. Belo Horizonte: Hospital Sofia Feldman; 2013.
11. Mhuireachtaigh RN, O'Gorman DA. Anesthesia in pregnant patients for nonobstetric surgery: review article. Journal of Clinical Anesthesia. 2006;18:60-6.
12. Van de Velde M, De Buck F. Anesthesia for non-obstetric surgery in the pregnant patient. Minerva Anestesiologica. 2007;73:235-40.

63 Paciente com Câncer

Isabela Bispo Santos da Silva Costa
Bruno Soares da Silva Rangel
Stéphanie Itala Rizk

Introdução

O tratamento cirúrgico permanece como etapa importante no manejo do paciente com câncer, seja com proposta curativa, seja com paliativa.[1] Com o envelhecimento da população, é crescente o número de pacientes oncológicos e que precisarão de intervenção cirúrgica. Estima-se que, em 2030, serão necessários 45 milhões de procedimentos cirúrgicos em todo o mundo.[2,3]

A complexidade do tratamento cirúrgico oncológico, bem como a elevada prevalência de comorbidades e envelhecimento, torna o manejo perioperatório do paciente com câncer, por vezes, desafiador. As doenças cardiovasculares (DCV) e o câncer têm muitas semelhanças, como estilo de vida comum, fatores de risco relacionados e vias celulares, de sinalização e genéticas compartilhadas.[4] Assim, as DCV e o câncer, muitas vezes, coexistem no mesmo paciente, tornando a avaliação cardiovascular e a estimativa do risco cirúrgico nesses pacientes essenciais nesse cenário.

A avaliação pré-operatória requer interação entre os diferentes especialistas envolvidos no cuidado do paciente oncológico, como anestesiologistas, cirurgiões, oncologistas, cardiologistas e intensivistas. Importante reconhecer, nesse momento, a necessidade da celeridade nessa avaliação. A cirurgia oncológica não se enquadra na definição clássica de cirurgia eletiva, podendo ser considerada "sensível ao tempo", com melhores resultados se realizada entre 1 e 6 semanas após a indicação.[5] Por essas razões, o momento e a finalidade da cirurgia oncológica podem afetar a avaliação perioperatória, e o tempo disponível para otimizar clinicamente um paciente pode ser limitado.

Uma avaliação pré-operatória bem realizada, que identifique e previna complicações, um cuidado peri e pós-operatórios com base em metas, suporte hemodinâmico adequado e reabilitação cardiopulmonar precoce são medidas capazes de reduzir complicações cirúrgicas e devem ser priorizadas em pacientes com câncer.

Avaliação pré-operatória

As complicações cardiovasculares após cirurgias não cardíacas representam uma importante causa de morbimortalidade pós-operatória. Nos pacientes com câncer, as complicações perioperatórias podem atrasar ou impedir o tratamento adicional do câncer, como a quimioterapia e/ou radioterapia adjuvantes.[1]

O paciente oncológico apresenta, além dos fatores de risco habituais, algumas particularidades que precisam ser levadas em consideração na avaliação perioperatória. Os tumores podem causar efeitos anatômicos locais e efeitos sistêmicos, e a terapia antineoplásica pode gerar diversos efeitos colaterais, que podem até afetar o sistema cardiovascular.[1]

O câncer pode alterar a homeostase ao liberar inúmeros mediadores inflamatórios e aumentar o risco de eventos trombóticos. Em contrapartida, alguns cânceres, como urológicos e ginecológicos, estão associados à ocorrência de sangramento no periprocedimento. A avaliação médica pré-operatória deve incluir uma avaliação do estado nutricional, do estado funcional e da dor do paciente.[1]

Efeitos anatômicos do tumor

O manejo das vias aéreas em pacientes com tumores de cabeça e pescoço pode ser desafiador em decorrência do potencial de distorção da anatomia com dificuldade de ventilação e intubação. O planejamento prévio da equipe anestésica pode evitar complicações, com utilização de técnicas e materiais para via aérea difícil. Tumores no mediastino médio e anterior estão associados ao aumento do risco intraoperatório, pois podem estar próximos a estruturas da árvore traqueobrônquica, ao coração e aos grandes vasos.[6]

Nutrição

A caquexia do câncer é uma síndrome metabólica complexa caracterizada pela perda de massa muscular com ou sem perda de massa gorda.[7] Uma grande variedade de sintomas pode causar queda na ingestão ou na absorção de alimentos. Eles incluem disfagia, dor abdominal, saciedade precoce, ascite e redução da motilidade gastrointestinal. Outras causas ainda podem ser dor, fadiga, xerostomia, náusea, estomatite e depressão.[8] O tratamento do câncer também pode contribuir para a perda de massa corporal. A caquexia do câncer é uma medida substituta para a diminuição da reserva fisiológica e está associada a resultados relevantes para os pacientes, incluindo diminuição do estado funcional, diminuição da capacidade de tolerar terapias contra o câncer e piores resultados a longo prazo.[9] É um importante preditor de resultados pós-operatórios adversos a curto prazo e pode ter implicações significativas na saúde geral, na recuperação pós-operatória, na qualidade de vida e na sobrevivência.[10]

Cardiotoxicidade das terapias oncológicas

A cardiotoxicidade das terapias oncológicas, como quimioterapia, radioterapia e imunoterapia, podem ter implicações no tratamento cirúrgico. Trata-se de um importante preditor de resultados pós-operatórios adversos a curto prazo e pode ter implicações significativas na saúde geral, na recuperação pós-operatória, na qualidade de vida e na sobrevivência.[11] Uma das manifestações mais comuns de cardiotoxicidade associada à exposição a terapias anticâncer é o desenvolvimento de disfunção ventricular esquerda e insuficiência cardíaca (IC).

Os agentes mais relacionados ao desenvolvimento de disfunção ventricular são as antraciclinas e o trastuzumabe.[12] As antraciclinas se constituem em uma classe de quimioterápicos amplamente utilizada no tratamento do câncer de mama, de sarcomas, linfomas e leucemia.[12] Os fatores de risco para toxicidade por antraciclina incluem dose cumulativa, administração intravenosa em bólus; doses únicas mais elevadas; história de irradiação torácica prévia; uso de outros agentes com cardiotoxicidade conhecida de forma concomitante, incluindo ciclofosfamida, trastuzumabe e paclitaxel; gênero feminino; DCV subjacente; e aumento de biomarcadores cardíacos, como troponinas e peptídeo natriurético, durante e após a administração.[13]

O trastuzumabe é um anticorpo monoclonal anti-HER2 humanizado e pode causar aumento da incidência de IC, especialmente seu uso com antraciclinas potencializa o risco de cardiotoxicidade.[14] Em ensaios sobre câncer da mama, a incidência de IC sintomática em doentes tratados com trastuzumabe foi de 2% a 4% e a incidência de disfunção cardíaca foi de 3% a 19%.[15] Pacientes com uso prévio dessas medicações e com fatores de risco associados devem ter avaliação cautelosa da função ventricular e aqueles que desenvolvem IC necessitam de monitorização perioperatória adequada, atenção ao *status* volêmico, controle da pós-carga e terapia com diuréticos, em alguns cenários.

Avaliação cardiovascular

Os eventos cárdio e cerebrovasculares (MACE), incluindo infarto do miocárdio (IM) e acidente vascular cerebral isquêmico (AVCi), são uma fonte significativa de morbimortalidade perioperatória.[16] Por esse motivo, permanece a busca por métodos que identifiquem o paciente cirúrgico de alto risco para melhor planejamento do procedimento, prevenção, diagnóstico precoce e tratamento adequado dessas condições clínicas.

Vários índices de risco foram desenvolvidos durante os últimos 40 anos. A primeira publicação foi feita em 1977, quando Goldman e colaboradores publicaram o primeiro índice de risco cardíaco para prever eventos cardíacos pós-operatórios.[17] Nessa publicação, foram estudados prospectivamente 1.001 pacientes com mais de 40 anos de idade. Por análise discriminante multivariada, foram identificados nove correlatos significativos independentes de complicações cardíacas fatais e com risco de vida.

Em 1999, Lee e colaboradores[17] publicaram o índice de Lee ou índice de "risco cardíaco revisado", uma versão modificada do índice original de Goldman. Foi projetado para prever IM pós-operatório, edema pulmonar, fibrilação ventricular ou parada cardíaca e bloqueio cardíaco completo. Esse estudo de coorte prospectivo teve como objetivo desenvolver e validar um índice de risco de complicações cardíacas.[18] O índice é composto por seis fatores preditivos: tipo de cirurgia de alto risco; história de cardiopatia isquêmica; história de insuficiência cardíaca congestiva; história de doença cerebrovascular; tratamento pré-operatório com insulina e creatinina sérica pré-operatória > 2 mg/dL. As taxas de complicações cardíacas graves com 0, 1, 2 ou ≥ 3 desses fatores foram 0,5%, 1,3%, 4% e 9%, respectivamente, na coorte de derivação e 0,4%, 0,9%, 7% e 11%, respectivamente, entre 1.422 pacientes na coorte de validação.

A regra de predição de risco do American College of Surgeons foi criada em 2011, com um estudo único, grande e multicêntrico. A calculadora inclui 21 variáveis específicas do paciente (p. ex., idade, sexo, índice de massa corporal, dispneia, IM anterior, estado funcional). A partir dessa entrada, calcula o risco percentual de MACE, morte e oito outros resultados.[19]

Diretrizes do American College of Cardiology/American Heart Association (ACC/AHA), de 2014, sobre avaliação cardiovascular perioperatória e manejo de pacientes submetidos a cirurgias não cardíacas[5] sugeriram estratificar os pacientes de acordo com uma combinação de fatores de risco cirúrgicos e clínicos em risco baixo (< 1%) ou elevado (≥ 1%) para eventos cardíacos adversos maiores no pós-operatório. Essa diretriz enfatiza a importância da determinação da capacidade funcional como etapa fundamental na avaliação do risco cardíaco pré-operatório e é medida em equivalentes metabólicos (MET). Pacientes com capacidade funcional < 4 MET durante suas atividades diárias apresentam risco cardiovascular aumentado de eventos perioperatórios.

Nos doentes oncológicos, as toxicidades associadas aos tratamentos antineoplásicos, a fadiga e a dispneia são sintomas muito presentes, o que pode dificultar essa avaliação.

Não existem algoritmos específicos para avaliação pré-operatória em pacientes oncológicos, por isso utilizam-se os algoritmos existentes como ferramenta-guia, particularizando sempre o manejo de acordo com os antecedentes clínicos e oncológicos e a urgência da cirurgia.

Além da dificuldade em avaliar a capacidade funcional em pacientes oncológicos, esses índices foram desenvolvidos há algumas décadas e, nesse período, houve grandes avanços no tratamento do câncer com novas quimioterapias e radioterapia de novas tecnologias, que, inclusive, podem ser realizados no momento cirúrgico, se indicado. Nas técnicas cirúrgicas, são cada vez mais utilizadas técnicas endovasculares, laparoscópicas e robóticas. Grandes mudanças também ocorreram nas técnicas anestésicas, na monitorização hemodinâmica e nos cuidados intensivos com terapias guiadas.

De modo mais recente, o índice de risco cardíaco revisado (RCRI) superou os índices de risco anteriores, tornando-se um ferramenta "padrão-ouro" para essa população. Em estudo de coorte realizado em 9.519 pacientes, o RCRI foi reavaliado e reforçou sua importância e validade como meio de predição de eventos cardíacos maiores após cirurgia eletiva, mas debateu a importância da redefinição do diabetes com uso de insulina e uma potencial definição alternativa de insuficiência renal crônica, especificamente, uma TFG pré-operatória de 0,30 mL.min-1.[20]

Os modelos que predizem o risco cardiovascular têm sido extensivamente estudados. A combinação de variáveis clínicas com informações de novas técnicas, como teste de esforço cardiopulmonar, ensaios de biomarcadores e imagens, como angiotomografia coronariana, pode melhorar a precisão preditiva dos escores de risco usados para orientar o manejo perioperatório.[20]

Estratificação coronariana

Estima-se que a doença arterial coronariana (DAC) afete 6,2% da população adulta dos Estados Unidos e taxas mais altas de morbimortalidade perioperatórias estão associadas à angina instável ou a IM recente.[21]

Na prática, em pacientes oncológicos submetidos a cirurgias eletivas, existe grande dúvida sobre quais se beneficiariam de exames estratificadores e de triagem de isquemia miocárdica entre aqueles assintomáticos do ponto de vista cardiovascular, com base em fatores de risco. Os exames podem atrasar a cirurgia, prejudicando o tratamento, com benefícios não comprovados. Embora as diretrizes atuais recomendem testes de estresse em indivíduos de risco intermediário-alto, mais de um terço dos eventos cardiovasculares perioperatórios maiores ocorre em pacientes com estudo negativo.[22]

A maioria dos pacientes oncológicos apresenta capacidade funcional abaixo de 4 MET, conforme já citado, e as cirurgias propostas são geralmente de risco intermediário ou alto, como a de cabeça e pescoço, cistectomia, cirurgia duodenopancreática, ressecção hepática, esofagectomia e pneumonectomia. Exames adicionais para avaliação de doença coronariana devem ser utilizados caso haja proposta de mudança de conduta e de manejo.[23]

Há uma recomendação classe III impulsionada principalmente pelo estudo CARP (*Coronary Artery Revascularization Prophylaxis*), que demonstrou não haver diferença na mortalidade ou IM pós-operatório em pacientes com DAC estável submetidos a cirurgias vasculares eletivas, independentemente de terem recebido intervenção coronária percutânea pré-operatória (ICP), cirurgia de *bypass* ou nenhuma revascularização.[24] Quando a ICP coronária é realizada antes da cirurgia não cardíaca, a cirurgia normalmente deve ser adiada 14 dias após a angioplastia com balão, 30 dias após a implantação do *stent* convencional e 365 dias após a implantação do *stent* farmacológico (SF). Dados recentes sugerem que, com a implantação de SF de nova geração, uma duração de 3 ou 6 meses de terapia antiplaquetária dupla (DAPT) quando a necessidade de cirurgia não cardíaca é especialmente urgente.[5,25]

Há poucas evidências na literatura sobre o papel da angiotomografia coronariana na estratificação de risco prévia à cirurgia não cardíaca. O exame pode avaliar a gravidade e a extensão da DAC, conferindo risco incremental de MACE perioperatório em pacientes submetidos à cirurgia não cardíaca. Sua capacidade é comparável à de outras modalidades de imagem não invasivas e oferece uma alternativa viável para estratificação de risco de pacientes submetidos à cirurgia não cardíaca (Figura 63.1).[26]

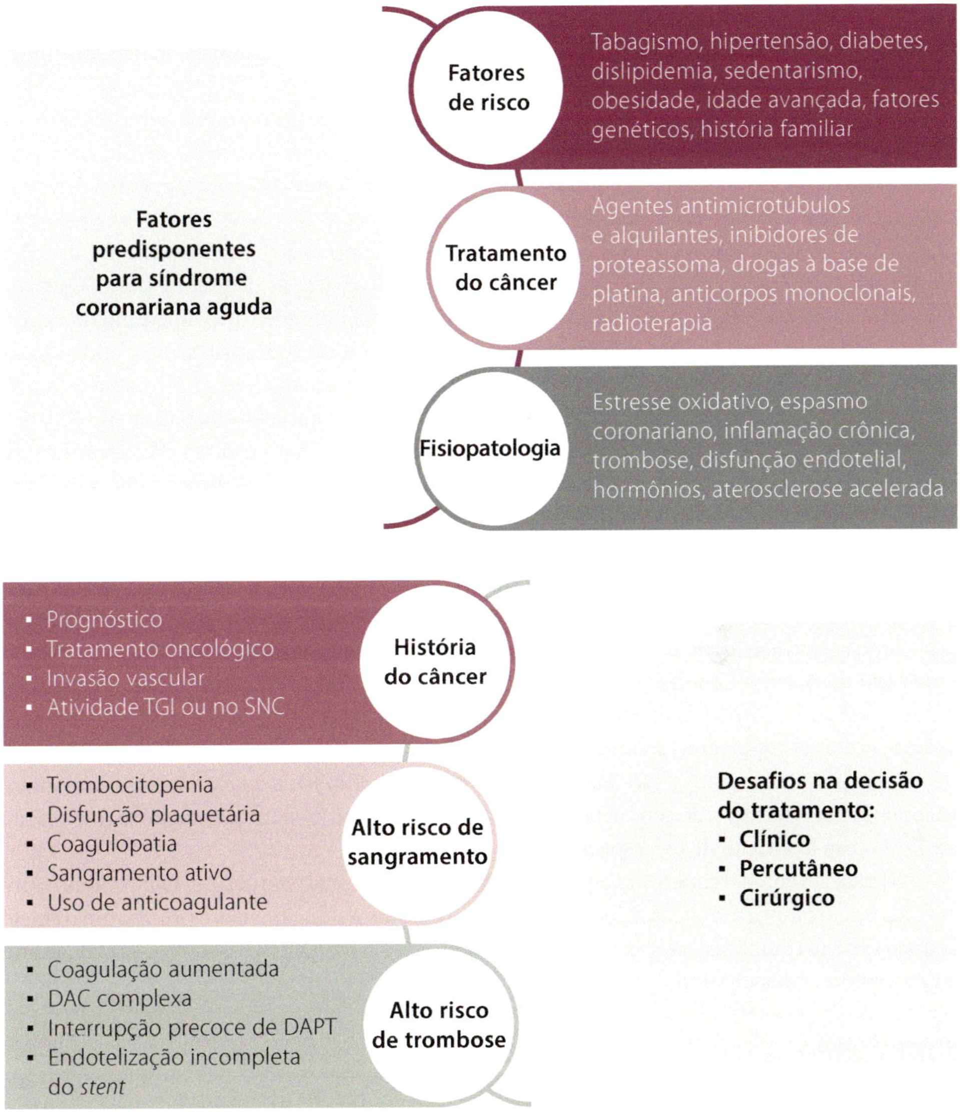

Figura 63.1 Síndrome coronariana aguda em pacientes com câncer.

DAC: doença arterial coronariana; DAPT: dupla antiagregação plaquetária; SNC: sistema nervoso central; TGI: trato gastrointestinal.

Fonte: Adaptada de Hajjar et al., 2021.[33]

Manejo de complicações

A avaliação prospectiva da gravidade da disfunção orgânica é prática rotineira durante a avaliação de pacientes com câncer submetidos a tratamento cirúrgico, e mapas ou recomendações de cuidados apropriados estão disponíveis para pacientes com doenças cardíaca e pulmonar obstrutiva crônica, diabetes *mellitus* e outros distúrbios.[27] É importante que, no intraoperatório, o paciente receba anestesia adequada, monitorização, ventilação protetora, controle pressórico e de diurese rigorosos, sendo evitadas hipotensão arterial sistêmica e instabilidade hemodinâmica. O paciente deve receber fluidos guiados por metas, com base em parâmetros laboratoriais e clínicos, a fim de evitar tanto sobrecarga hídrica como desidratação. A transfusão sanguínea deve seguir as recomendações habituais, evitando sempre transfusões desnecessárias.

No pós-operatório, recomendam-se: controle de dor; monitorização hemodinâmica e eletrocardiográfica; profilaxia de eventos tromboembólicos mecânica e/ou medicamentosa; nutrição, assim que possível para evitar perda ponderal e desnutrição; e diagnóstico precoce de complicações pós-operatórias.

O IM perioperatório e a injúria miocárdica após cirurgia não cardíaca são complicações frequentes e potencialmente graves no pós-operatório de cirurgias de grande porte. Quando ocorrem, estão associadas a aumento significativo da mortalidade.[28] A fisiopatologia desses eventos ainda está em discussão. Embora se acredite que um desequilíbrio entre o aumento da demanda miocárdica de oxigênio no período pós-operatório imediato e o suprimento limitado de oxigênio ao miocárdio secundário à doença arterial coronariana obstrutiva significativa contribua para uma proporção substancial de lesão perioperatória, a ruptura ou a complicação de placas coronárias vulneráveis podem representar um mecanismo adicional.[29] Em um estudo com 120 pacientes com IM perioperatório, quase 50% apresentam evidência de ruptura de placa coronariana, caracterizando IM tipo 1.[30]

Outro estudo recente utilizou a tomografia de coerência óptica (OCT) para determinar a presença de trombo e morfologia de placa em pacientes que sofreram IM perioperatório e pacientes pareados com IM não operatório. Os resultados sugerem que o IM tipo 1 como resultado de trombo é menos comum em pacientes com IM perioperatório em comparação a pacientes com IM não operatório, apesar da morfologia da placa subjacente semelhante.[31] Dessa forma, é importante acompanhar o paciente com eletrocardiograma e troponina até 72 horas após a cirurgia.[32] Caso haja alteração eletrocardiográfica ou elevação de troponina, recomenda-se realização de ecocardiograma transtorácico e considerar prosseguir estratificação de DAC com avaliação de um especialista.

Outros eventos frequentes no pós-operatório de pacientes com câncer são: complicações infecciosas; tromboembólicas; hemorrágicas; ventilatória; e relacionadas à própria cirurgia. O manejo dessas complicações é, por vezes, complexo e, na maioria dos casos, requer tratamento intensivo e multidisciplinar.

Conclusão

A cirurgia oncológica é etapa fundamental na maioria dos pacientes com câncer e deve ser realizada por profissionais treinados e em centros especializados. As complicações pós-operatórias aumentam os custos do tratamento e reduzem a expectativa e a qualidade de vida. Por esse motivo, permanece a busca por métodos que identifiquem o paciente cirúrgico de alto risco para melhor planejamento do procedimento cirúrgico, diagnóstico e tratamento das condições clínicas, tipo de anestesia e monitorização hemodinâmica nos cuidados intra e pós-operatórios.

Mensagens principais

Pontos-chaves do perioperatório de pacientes com câncer

Avaliação pré-operatória

- Cirurgia tempossensível, avaliação por escore de risco; idade elevada, presença de comorbidades, cirurgias com alta complexidade.

Relacionados ao câncer

- Risco de cardiotoxicidade, quimioterapia e radioterapia intraoperatórios, fatores nutricionais, capacidade funcional reduzida, fatores anatômicos.

Estratificação coronariana

- Pacientes sintomáticos; não postergar cirurgia; provas funcionais *versus* estratificação anatômica, considerar características dos pacientes; manejo de DAPT e terapia antitrombótica.

Intraoperatório

- Terapia guiada por metas, monitorização hemodinâmica e eletrocardiográfica.

Pós-operatório

- Controle da dor; profilaxia TEV, diagnóstico precoce de complicações.

Referências bibliográficas

1. Sahai SK, Zalpour A, Rozner MA. Preoperative evaluation of the oncology patient. Medical Clinics of North America. 2010;94(2):403-19.
2. Sullivan R, Alatise OI, Anderson BO, Audisio R, Autier P, Aggarwal A et al. Global cancer surgery: delivering safe, affordable, and timely cancer surgery. Lancet Oncol. 2015;16(11):1193-224.
3. Miller KD, Siegel RL, Lin CC, Mariotto AB, Kramer JL, Rowland JH et al. Cancer treatment and survivorship statistics, 2016. CA Cancer J Clin. 2016;66(4):271-89.
4. Masoudkabir F, Sarrafzadegan N, Gotay C, Ignaszewski A, Krahn AD, Davis MK et al. Cardiovascular disease and cancer: evidence for shared disease pathways and pharmacologic prevention. Atherosclerosis. 2017;263:343-51.
5. Fleisher LA, Fleischmann KE, Auerbach AD, Barnason SA, Beckman JA, Bozkurt B et al. 2014 ACC/AHA guideline on perioperative cardiovascular evaluation and management of patients undergoing noncardiac surgery: executive summary: a report of the American College of Cardiology/American Heart Association Task Force on Practice Guidelines. Circulation. 2014;130(24):2215-45.
6. Lefor AT. Perioperative management of the patient with cancer. Chest. 1999;115(5):165S-71S.
7. Evans WJ, Morley JE, Argiles J, Bales C, Baracos V, Guttridge D et al. Cachexia: a new definition. Clinical Nutrition. 2008;27(6):793-9.
8. Kotler DP. Cachexia. Annals of Internal Medicine. 2000;133(8):622-34.
9. Fearon KC, Voss AC, Hustead DS; Canc Cachexia Study G. Definition of cancer cachexia: effect of weight loss, reduced food intake, and systemic inflammation on functional status and prognosis. American Journal of Clinical Nutrition. 2006;83(6):1345-50.
10. Mason MC, Garcia JM, Sansgiry S, Walder A, Berger DH, Anaya DA. Preoperative cancer cachexia and short-term outcomes following surgery. Journal of Surgical Research. 2016;205(2):398-406.
11. Bloom MW, Hamo CE, Cardinale D, Ky B, Nohria A, Baer L et al. Cancer therapy-related cardiac dysfunction and heart failure: Part 1: Definitions, pathophysiology, risk factors, and imaging. Circulation-Heart Failure. 2016;9(1).

12. Hajjar LA, Costa IBSS, Lopes MACQ et al. Diretriz brasileira de cardio-oncologia 2020. Arq Bras Cardiol. 2020;in press.
13. Curigliano G, Cardinale D, Suter T, Plataniotis G, de Azambuja E, Sandri MT et al. Cardiovascular toxicity induced by chemotherapy, targeted agents and radiotherapy: ESMO Clinical Practice Guidelines. Annals of Oncology. 2012;23:155-66.
14. Seidman A, Hudis C, Pierri MK, Shak S, Paton V, Ashby M et al. Cardiac dysfunction in the trastuzumab clinical trials experience. J Clin Oncol. 2002;20(5):1215-21.
15. Slamon D, Eiermann W, Robert N, Pienkowski T, Martin M, Press M et al. Adjuvant trastuzumab in HER2-positive breast cancer. N Engl J Med. 2011;365(14):1273-83.
16. Devereaux PJ, Goldman L, Cook DJ, Gilbert K, Leslie K, Guyatt GH. Perioperative cardiac events in patients undergoing noncardiac surgery: a review of the magnitude of the problem, the pathophysiology of the events and methods to estimate and communicate risk. Canadian Medical Association Journal. 2005;173(6):627-34.
17. Goldman L, Caldera DL, Nussbaum SR, Southwick FS, Krogstad D, Murray B et al. Multifactorial index of cardiac risk in noncardiac surgical procedures. New England Journal of Medicine. 1977;297(16):845-50.
18. Lee TH, Marcantonio ER, Mangione CM, Thomas EJ, Polanczyk CA, Cook EF et al. Derivation and prospective validation of a simple index for prediction of cardiac risk of major noncardiac surgery. Circulation. 1999;100(10):1043-9.
19. Gupta PK, Gupta H, Sundaram A, Kaushik M, Fang X, Miller WJ et al. Development and validation of a risk calculator for prediction of cardiac risk after surgery. Circulation. 2011;124(4):381-7.
20. Barnett S, Moonesinghe SR. Clinical risk scores to guide perioperative management. Postgrad Med J. 2011;87(1030):535-41.
21. Shah KB, Kleinman BS, Rao TL, Jacobs HK, Mestan K, Schaafsma M. Angina and other risk factors in patients with cardiac diseases undergoing noncardiac operations. Anesth Analg. 1990;70(3):240-7.
22. Priebe HJ. Perioperative myocardial infarction: aetiology and prevention. British Journal of Anaesthesia. 2005;95(1):3-19.
23. Patel AY, Eagle KA, Vaishnava P. Cardiac risk of noncardiac surgery. Journal of the American College of Cardiology. 2015;66(19):2140-8.
24. McFalls EO, Ward HB, Moritz TE, Goldman S, Krupski WC, Littooy F et al. Coronary-artery revascularization before elective major vascular surgery. New England Journal of Medicine. 2004;351(27):2795-804.
25. Costa I, Andrade FTA, Carter D, Seleme VB, Costa MS, Campos CM et al. Challenges and management of acute coronary syndrome in cancer patients. Front Cardiovasc Med. 2021;8:590016.
26. Koshy AN, Ha FJ, Gow PJ, Han HC, Amirul-Islam FM, Lim HS et al. Computed tomographic coronary angiography in risk stratification prior to non-cardiac surgery: a systematic review and meta-analysis. Heart. 2019.
27. Kehlet H, Wilmore DW. Multimodal strategies to improve surgical outcome. Am J Surg. 2002;183(6):630-41.
28. Bein B, Schiewe R, Renner J. [Perioperative myocardial ischemia: current aspects and concepts]. Anaesthesist. 2019.
29. Cohen MC, Aretz TH. Histological analysis of coronary artery lesions in fatal postoperative myocardial infarction. Cardiovasc Pathol. 1999;8(3):133-9.
30. Gualandro DM, Campos CA, Calderaro D, Yu PC, Marques AC, Pastana AF et al. Coronary plaque rupture in patients with myocardial infarction after noncardiac surgery: frequent and dangerous. Atherosclerosis. 2012;222(1):191-5.
31. Sheth T, Natarajan MK, Hsieh V, Valettas N, Rokoss M, Mehta S et al. Incidence of thrombosis in perioperative and non-operative myocardial infarction. Br J Anaesth. 2018;120(4):725-33.
32. Kristensen SD, Knuuti J, Saraste A, Anker S, Botker HE, Hert SD et al. 2014 ESC/ESA Guidelines on non--cardiac surgery: cardiovascular assessment and management: The Joint Task Force on Non-Cardiac Surgery: cardiovascular assessment and management of the European Society of Cardiology (ESC) and the European Society of Anaesthesiology (ESA). Eur Heart J. 2014;35(35):2383-431.
33. Hajjar et al. Challanges and management of acute coronary syndrome in cancer patients. Frontiers in Cardiovascular Medicine, 2021.

64 Paciente Pediátrico

Cecília Chie Sakaguchi Barros
Vanessa Guimarães
Stéphanie Itala Rizk
Bruno Soares da Silva Rangel

Introdução

Abordagens cirúrgicas demandam cuidados no perioperatório guiados por protocolos com base em grandes ensaios clínicos. A maior parte das recomendações contidas nos protocolos se baseia em estudos realizados apenas na população adulta e é aplicada, por extrapolação, à população pediátrica. Porém, as crianças representam uma população única, com diferenças fisiológicas em múltiplos sistemas e com demandas no cuidado perioperatório distintas dos adultos, o que justifica a necessidade do estudo específico desse grupo de pacientes.

Além disso, a infância caracteriza-se pelo processo de mudanças intensas e constantes, o que torna a população pediátrica bastante heterogênea, englobando desde recém-nascidos até adolescentes. Dessa forma, as demandas variam de acordo com a faixa etária.

Com o intuito de se obterem cuidado especializado e melhores resultados nos procedimentos cirúrgicos na população pediátrica, as condutas recomendadas no perioperatório para essa população específica serão abordadas neste capítulo.

Avaliação pré-operatória do paciente pediátrico

Assim como no adulto, a avaliação das condições clínicas do paciente pediátrico é essencial para definir a elegibilidade para o procedimento cirúrgico, o tipo de anestesia a ser utilizada e os riscos associados à intervenção. Por isso, a avaliação pré-operatória deve ser realizada de forma completa em todos os candidatos a cirurgias eletivas. No contexto emergencial, a análise prévia à cirurgia pode ser comprometida.

Contudo, é importante levar em consideração diferenças da fisiologia do paciente pediátrico que impõem demandas distintas no perioperatório dessa população especial. Na Figura 64.1, estão destacadas as distinções fisiológicas que mais impactam no cuidado perioperatório na cirurgia pediátrica.

Sistema respiratório

Diferença fisiológica pediátrica
- Alta resistência das vias aéreas
- Consumo de oxigênio significativamente superior à demanda de oxigênio do adulto

Impacto no perioperatório
- Alta incidência de apneia pós-anestésica (em especial nos prematuros com idade pós-gestacional abaixo de 50 semanas e nos pacientes anêmicos)

Sistema urinário

Diferença fisiológica pediátrica
- Baixa taxa de filtração glomerular
- Baixa capacidade de concentração

Impacto no perioperatório
- Menor tolerância à desidratação em virtude da baixa capacidade de adaptação renal
- Em decorrência da baixa capacidade de concentrar a urina, precisa de um volume urinário maior para excretar os solutos

Homeostase térmica

Diferença fisiológica pediátrica
- Superfície corpórea relativamente grande em comparação ao peso
- Pouca gordura subcutânea
- Baixa capacidade de geração de calor muscular

Impacto no perioperatório
- Maior suscetibilidade à hipotermia no perioperatório

Sistema imunológico

Diferença fisiológica pediátrica
- Menor concentração e atividade dos fatores do sistema complemento no recém-nascido
- Ausência de imunoglobulina M no recém-nascido

Impacto no perioperatório
- Maior suscetibilidade a infecções

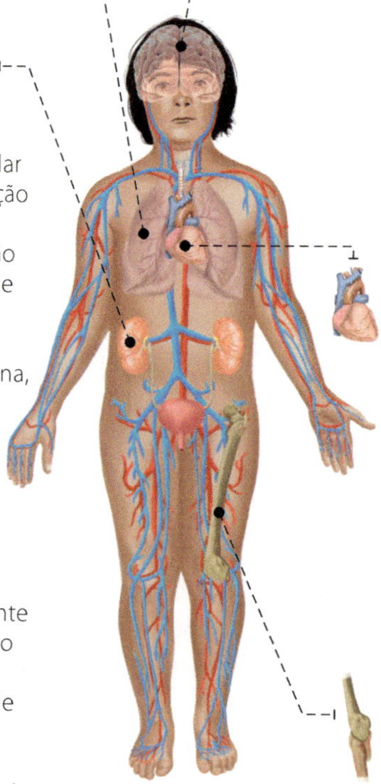

Sistema nervoso central

Diferença fisiológica pediátrica
- Vasos subependimários não adequadamente desenvolvidos no recém-nascido, com variações no fluxo sanguíneo cerebral

Impacto no perioperatório
- Rápida infusão de coloides ou de soluções hiperosmolares, hipernatremia, acidose e ventilação com pressão positiva intermitente são importantes causas de hemorragia intracraniana nos recém-nascidos (em especial nos prematuros)

Sistema cardiovascular

Diferença fisiológica pediátrica
- Capacidade limitada de aumentar volume ejetado no neonato
- Aumento do DC depende basicamente da elevação da FC

Impacto no perioperatório
- Administração demasiada de volume pode reabrir ductos arteriosos recém-fechados

Hematologia e coagulação

Diferença fisiológica pediátrica
- Superfície corpórea relativamente grande em comparação ao peso
- Pouca gordura subcutânea
- Baixa capacidade de geração de calor muscular

Impacto no perioperatório
- Maior suscetibilidade a hemorragias em virtude da deficiência dos fatores de coagulação

Figura 64.1 Peculiaridades da fisiologia do paciente pediátrico.
Fonte: Elaborada pela autoria do capítulo.

Deve-se realizar uma análise detalhada do histórico médico dos pacientes pediátricos, incluindo presença de comorbidades, processos infecciosos ativos ou recentes, medicamentos em uso, alergias, descrição de experiências prévias com anestesias e história familiar de hipertermia maligna, mortes inexplicadas, distúrbios hematológicos, tabagismo passivo e doença neuromuscular. O exame físico também deve ser realizado com ênfase na avaliação de vias aéreas e do estado de hidratação em conjunto com análise dos sistemas cardiovascular, respiratório e nervoso.

Os testes complementares não devem ser solicitados de rotina e devem ser reservados para os casos nos quais os resultados possam impactar na definição do plano anestésico ou no desfecho das intervenções anestésica e cirúrgica. As recomendações da Sociedade de Anestesiologia e Reanimação Neonatal e Pediátrica Italiana (SARNePI)[1] quanto à realização dos exames complementares em pacientes com ASA I ou ASA II a serem submetidos a procedimentos cirúrgicos eletivos foram sintetizadas na Figura 64.2.

Deve-se enfatizar a importância de realizar teste de gravidez nas adolescentes em idade fértil, mesmo que, durante a história, tenha sido referido ausência de atividade sexual. Além disso, é recomendada a realização de ECG nos pacientes com menos de 6 meses de idade com o intuito de detectar alterações eletrocardiográficas referentes a distúrbios associados com a síndrome de morte súbita infantil[1-3] cujos desfechos negativos podem ser evitados com intervenções precoces.

Algumas crianças podem ser enquadradas em alto risco cirúrgico no perioperatório e apresentam demandas adicionais. Bebês prematuros com idade pós-gestacional de até 50 semanas apresentam risco aumentado de apneia e bradicardia pós-operatória, o que pode eventualmente resultar em morbidade neurológica e óbito.[4,5] Pesar a necessidade da intervenção cirúrgica e os riscos da anestesia geral é fundamental e, caso opte-se pela realização do procedimento cirúrgico, uma monitorização mais próxima deve ser realizada.

As crianças com infecções do trato respiratório nas 2 a 4 semanas precedentes à cirurgia também apresentam risco elevado para complicações respiratórias pós-anestésicas, como laringoespasmo, sibilância, atelectasia e hipoxemia.

Nos pacientes cardiopatas congênitos, deve-se realizar uma avaliação da anatomia cardíaca para avaliar a necessidade de profilaxia para endocardite.

Acesso vascular no paciente pediátrico

As vias de acesso vascular utilizadas nos pacientes pediátricos são semelhantes às utilizadas nos pacientes adultos. Porém, algumas peculiaridades devem ser destacadas.

As veias e artérias em crianças são significativamente menores e mais frágeis do que em adultos, demandando equipamentos específicos e apropriados a fim de evitar lesões vasculares. Além disso, somado ao tamanho reduzido das veias, os neonatos e lactentes apresentam maior camada de tecido adiposo, o que pode tornar desafiadora a obtenção de acesso venoso periférico nessa população de pacientes.

Outro aspecto refere-se ao volume de sangue circulante, que é reduzido na população pediátrica, tornando-a mais suscetível a mudanças rápidas do volume intravascular. Dessa forma, a monitorização hemodinâmica cautelosa é de extrema relevância nesses pacientes, a fim de permitir a administração de fluidos e medicações que mantenham a estabilidade hemodinâmica durante todo o período perioperatório.

Por fim, é essencial abordar os riscos infecciosos relacionados ao uso de cateteres. A população pediátrica apresenta risco aumentado de infecção de corrente sanguínea relacionada

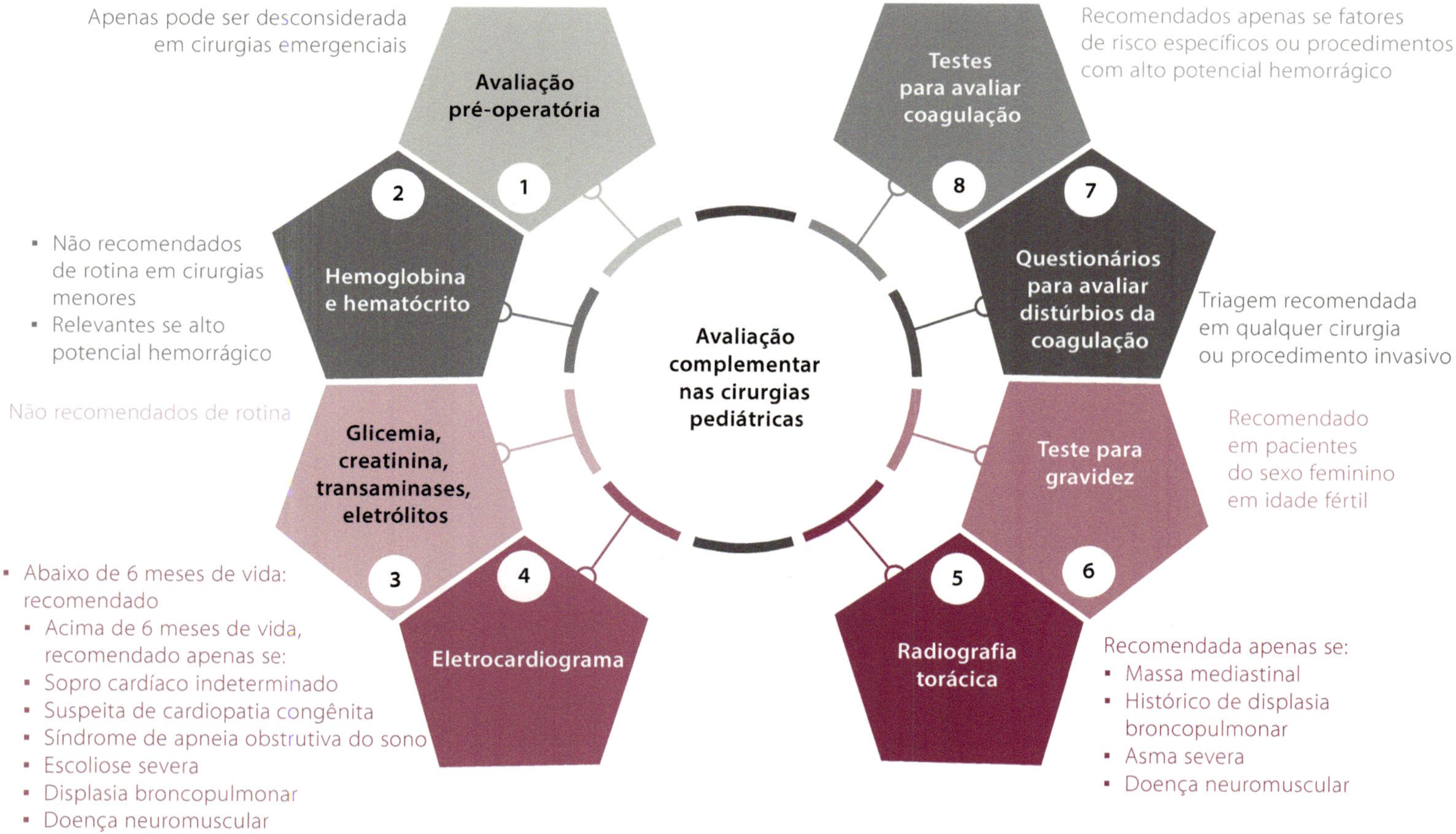

Figura 64.2 Sumário de recomendações quanto aos testes complementares nas cirurgias pediátricas.
Fonte: Adaptada de Serafini et al., 2014, p. 465.[1]

a cateteres. Isso é atribuível a fatores individuais (p. ex., disfunção da imunidade inata e anticorpos maternos reduzidos nos pacientes prematuros) e fatores comuns nessa população (p. ex., pele mais frágil, que diminui a barreira cutânea contra infecções).[6] Dessa forma, as práticas de assepsia e cuidados com o cateter devem ser seguidas rigorosamente.

Hidratação e nutrição no perioperatório da criança

No período perioperatório, os cuidados quanto à hidratação e à nutrição são indispensáveis. No contexto cirúrgico, esquemas de hidratação e nutrição parenteral apresentam grande valia na manutenção da homeostase em pacientes que têm dificuldade ou impossibilidade de realizá-lo da forma oral convencional.

A monitorização do estado de hidratação do paciente pode ser realizada mediante avaliação do volume, da osmolaridade e da concentração eletrolítica urinária, em conjunto com a análise periódica da condição clínica, do hematócrito, do peso corporal, da umidade de mucosas e do turgor da pele dos pacientes. Também é essencial realizar a avaliação periódica da concentração sérica de eletrólitos, de forma a guiar a proporção de soluções a serem administradas.

Os neonatos, em especial prematuros e com peso ao nascer inferior a 1.500 g, sofrem grande influência das condições ambientais para manutenção da homeostase, o que os torna mais vulneráveis a desbalanços hidroeletrolíticos. Nessa população, a análise do balanço hídrico e a monitorização da concentração eletrolítica devem ser realizadas de forma rigorosa, em conjunto com medidas de minimização de perda insensível de água, tendo em vista a estreita margem para erro nesse cenário.

Os principais componentes a serem repostos são água, íons e glicose.

Água

A demanda hídrica varia significativamente de acordo com a faixa etária. A necessidade de água por unidade de massa corporal é superior nos neonatos em virtude da alta taxa metabólica e da velocidade de crescimento. Em virtude da imaturidade estrutural, diferentes processos regulatórios são limitados e ineficazes, tornando essa população mais vulnerável a desbalanços hidroeletrolíticos.

Por um lado, na população pediátrica, a área de superfície renal glomerular é pequena e a capacidade de contração urinária, reduzida, quando comparadas aos valores de referência da população adulta, elevando o risco à depleção de volume quando a concentração urinária de solutos é alta. Porém, por outro lado, em bebês prematuros, a pressão oncótica é reduzida e a permeabilidade capilar é aumentada, o que ocasiona maior susceptibilidade a acúmulo e a extravasamento de líquido ao compartimento extravascular.

Em neonatos, a taxa de filtração glomerular apresenta-se elevada, porém, em neonatos prematuros, essa taxa é reduzida, o que torna necessárias considerações especiais durante a estimativa hidroeletrolítica referente aos prematuros.

Eletrólitos

Em circunstâncias patológicas, como obstrução intestinal, derrame pleural, ileostomia, drenagem de sonda nasogástrica, peritoneal ou externa de líquido cefalorraquidiano, pode haver perda eletrolítica significativa. Nesses casos, é recomendado estimar perda eletrolítica, monitorar a concentração sérica dos principais íons e realizar reposição, caso necessário. Todavia, no paciente pediátrico, diferentes medicamentos podem resultar em elevação da concentração sérica de eletrólitos, o que também demanda uma atenção especial.

O sódio, principal cátion extracelular, e o potássio, principal cátion intracelular, são os eletrólitos de maior importância durante a reposição e estão incluídos rotineiramente nos esquemas práticos de hidratação parenteral. Além disso, nos recém-nascidos e nas crianças desnutridas, a reposição de cálcio deve ser realizada.

Esquemas de hidratação parenteral

Na população pediátrica com idade pós-gestacional superior a 1 mês, as recomendações de reposição hidroeletrolítica parenteral preconizadas pela Sociedade Europeia de Gastroenterologia, Hepatologia e Nutrição Pediátrica[7] encontram-se na Tabela 64.1.

Tabela 64.1 Aporte de fluidos e eletrólitos para crianças e bebês recomendado pela Sociedade Europeia de Gastroenterologia, Hepatologia e Nutrição Pediátrica.

	< 1 ano de idade*	1 a 2 anos de idade	3 a 5 anos de idade	6 a 12 anos de idade	13 a 18 anos de idade
Fluidos (mL/kg/dia)	120 a 150	80 a 120	80 a 100	60 a 80	50 a 70
Sódio (mmol/kg/dia)	2 a 3	1 a 3	1 a 3	1 a 3	1 a 3
Potássio (mmol/kg/dia)	1 a 3	1 a 3	1 a 3	1 a 3	1 a 3
Cloro (mmol/kg/dia)	2 a 4	2 a 4	2 a 4	2 a 4	2 a 4

* Após 1 mês de idade, desconsiderando-se período neonatal.
Fonte: Adaptada de Jochum et al., 2018, p. 2350.[7]

Para melhor esquematização dos componentes a serem repostos via parenteral, na prática, recomenda-se administrar 1.000 mL de solução glicosada a 5%, 10 mL de cloreto de sódio 20% e 10 mL de cloreto de potássio a 19,1%. Apesar de haver diferença na demanda de cada paciente influenciada, principalmente, pela idade pós-gestacional e pelo estado nutricional, definir o volume exato de cada solução a ser administrada é uma tarefa difícil e, na prática, esquemas com proporções preestabelecidas não ocasionam grandes repercussões clínicas.

Nos primeiros dias de pós-operatório, a reposição de potássio pode ser temporariamente suspensa, tendo em vista que ocorre elevação da concentração sérica de potássio secundária ao trauma cirúrgico nesse período.

As alterações hidroeletrolíticas adicionais decorrentes de edema secundário ao trauma cirúrgico ou perda de líquido via sonda nasogástrica, derrame pleural, drenagem peritoneal, entre outros, devem ser consideradas e o esquema de reposição deve ser adaptado.

Anestesia

Jejum pré-operatório

O período de jejum pré-operatório tem o intuito de minimizar principalmente o risco de aspiração pulmonar. Porém, a incidência de aspiração pulmonar em crianças é baixa, com frequência estimada de 0,07% a 0,1%, e, na população pediátrica em específico, frequentemente ocasiona consequências apenas moderadas.[8,9] Entretanto, períodos desnecessariamente prolongados de jejum pré-operatório estão associados a consequências metabólicas, como hipoglicemia, desidratação e cetoacidose,[10,11] principalmente na população pediátrica, que apresenta menores reservas de glicogênio hepática e muscular. Dessa forma, é de fundamental importância determinar o período ideal de jejum para evitar complicações anestésicas sem ocasionar consequências metabólicas por prolongamentos desnecessários.

As diretrizes atuais dividem as recomendações de jejum em grupos de alimentos, de acordo com a velocidade de esvaziamento gástrico: líquidos claros; leite; e alimentos sólidos. Quanto aos líquidos claros, as diretrizes mais convencionais recomendam um jejum de, no mínimo, 2 horas no pré-operatório.[12] Porém, em decorrência da não pontualidade dos procedimentos cirúrgicos, estudos sugerem que esse tempo definido para líquidos claros resulta em uma média de 6 a 7 horas de jejum na prática.[13] Além disso, estudos recentes com jejum mínimo de 1 hora para líquidos claros não referiram aumento da incidência de aspiração pulmonar.[14,15] Dessa forma, há tendência à diminuição do período de jejum de líquidos claros, a menos que clinicamente contraindicados. As principais condições que podem contraindicar a redução do tempo de jejum são insuficiência renal, refluxo gastroesofágico, paralisia cerebral grave, algumas enteropatias, estenoses esofágicas, acalasia, diabetes *mellitus* com gastroparesia e outras contraindicações que devem ser consideradas em discussão com a equipe cirúrgica.[13]

Quanto ao leite materno, estudos relataram que o tempo de esvaziamento gástrico dos líquidos é determinado pelo aporte calórico do substrato em questão, apresentando uma cinética mais elevada que os alimentos sólidos no geral.[16,17] Dessa forma, o consumo de leite humano deve ser cessado dentro de 4 horas precedentes ao procedimento cirúrgico. No leite não humano, as proteínas apresentam a tendência de se coagular no estômago, ocasionando lentificação do esvaziamento gástrico. Por isso, para o leite não humano, produtos à base de leite e fórmulas infantis, é recomendado um jejum de 6 a 8 horas para alimentos sólidos.

Os alimentos sólidos demandam maiores precauções. Diferentemente dos líquidos claros, a aspiração de alimentos sólidos pode ocasionar a obstrução de vias aéreas, fenômeno distinto da pneumonia por aspiração de conteúdo gástrico. O tempo de esvaziamento gástrico de alimentos sólidos pode variar bastante em função da quantidade calórica da refeição.[10] Porém, as diretrizes atuais recomendam, em consenso, o jejum mínimo de 6 horas para alimentos sólidos.

Monitorização

Os principais parâmetros monitorados durante a anestesia são a oxigenação, a ventilação, a circulação e a temperatura. Essa monitorização pode ser feita por meio de métodos não invasivos e por invasivos, cuja aplicabilidade depende da condição clínica do paciente. Para esses fins, o exame clínico em conjunto com ferramentas auxiliares, como oxímetro de pulso, capnógrafo, termômetro, cateter arterial e venoso invasivos, pode ser utilizado.

Nos pacientes pediátricos, a temperatura corporal demanda especial atenção. Em virtude da superfície corpórea relativamente aumentada, em comparação à dos adultos, e da baixa quantidade de gordura subcutânea, os pacientes pediátricos são mais vulneráveis a desbalanços de temperatura. Além disso, também há o risco de desenvolvimento da hipertermia maligna associada à administração de succinilcolina nos indivíduos geneticamente predispostos. Dessa forma, a temperatura deve ser constantemente monitorada e é fundamental atentar a situações que intensifiquem a perda de calor, como temperatura inadequada na sala cirúrgica e a administração de fluido intravenoso em temperatura ambiente.

Principais complicações

A anestesia em cirurgias pediátricas apresenta peculiaridades em razão das diferenças fisiológicas entre pacientes pediátricos e adultos. As principais complicações estão elencadas na Figura 64.3.

Na população pediátrica, as complicações respiratórias ganham destaque em virtude do menor calibre das vias aéreas das crianças, aumentando o risco obstrutivo dessa população, como pode ocorrer no laringoespasmo, broncoespasmo e dificuldade ventilatória com máscara de ventilação e intubação endotraqueal. Dessa forma, há risco aumentado de complicações obstrutivas, hipoxemia e hipercapnia.

Outra particularidade da anestesia pediátrica refere-se ao período de recuperação anestésica, que tende a ser prolongado.[18] Em virtude da superfície corporal aumentada, há elevada perda de calor, favorecendo o estado de hipotermia, o que lentifica a metabolização das drogas anestésicas.

Quanto às complicações neurológicas, a repercussão de técnicas anestésicas no neurodesenvolvimento de crianças ainda permanece como objeto de estudo. Em uma coorte publicada em 2018, que incluiu 211.978 crianças para analisar o impacto da anestesia geral no desempenho escolar,[19] foi constatado pior desempenho nas crianças, abaixo de 4 anos de idade, expostas à anestesia geral. Porém, outros estudos defendem que, apesar de haver efeitos neurotóxicos de agentes anestésicos em pesquisas laboratoriais, isso não necessariamente se traduz em um impacto no neurodesenvolvimento de crianças expostas em fases precoces da vida.[20] Dessa forma, o impacto real a longo prazo dessa exposição permanece controverso.

Com o intuito de minimizar os riscos anestésicos e de garantir o mais seguro manejo anestésico, anestesiologistas pediátricos devem fazer uma avaliação pré-operatória detalhada, considerando a idade, o peso, histórico médico e o procedimento ao qual a criança será submetida.

Considerações adicionais referentes à succinilcolina

A succinilcolina, também conhecida como suxametônio, é um bloqueador neuromuscular do tipo despolarizante amplamente utilizado na intubação orotraqueal e em procedimentos cirúrgicos curtos; porém, na população pediátrica, esse agente requer considerações especiais por causa de riscos potenciais aumentados nas crianças.

O mecanismo de ação da succinilcolina, com atividade em receptores muscarínicos de acetilcolina, ocasiona eventos adversos como taqui ou bradicardia, aumento da pressão intraocular, hipercalemia, entre outros.[21] Apesar de raros, há casos fatais, relatados na literatura, de hipertermia maligna e de parada cardiorrespiratória secundárias à hipercalemia relacionada à administração da succinilcolina. Esses relatos se referem a pacientes pediátricos com distrofia muscular subdiagnosticada. Apesar da raridade dos casos, em 1994, desde quando a agência americana reguladora de alimentos e medicamentos Food and Drug Administration (FDA) recomendou restringir o uso da succinilcolina em pacientes pediátricos, o emprego do bloqueador neuromuscular em questão se reduziu significativamente.

Em contraste com os pacientes adultos, os pacientes pediátricos podem apresentar bradicardia grave após administração da succinilcolina quando não há o pré-tratamento com atropina. Dessa forma, a administração profilática de atropina pode ser considerada para mitigar esse risco.

Em crianças com lesões oculares ou condições oftalmológicas como glaucoma, o aumento transitório da pressão intraocular em aproximadamente 10 mmHg por cerca de 10 minutos

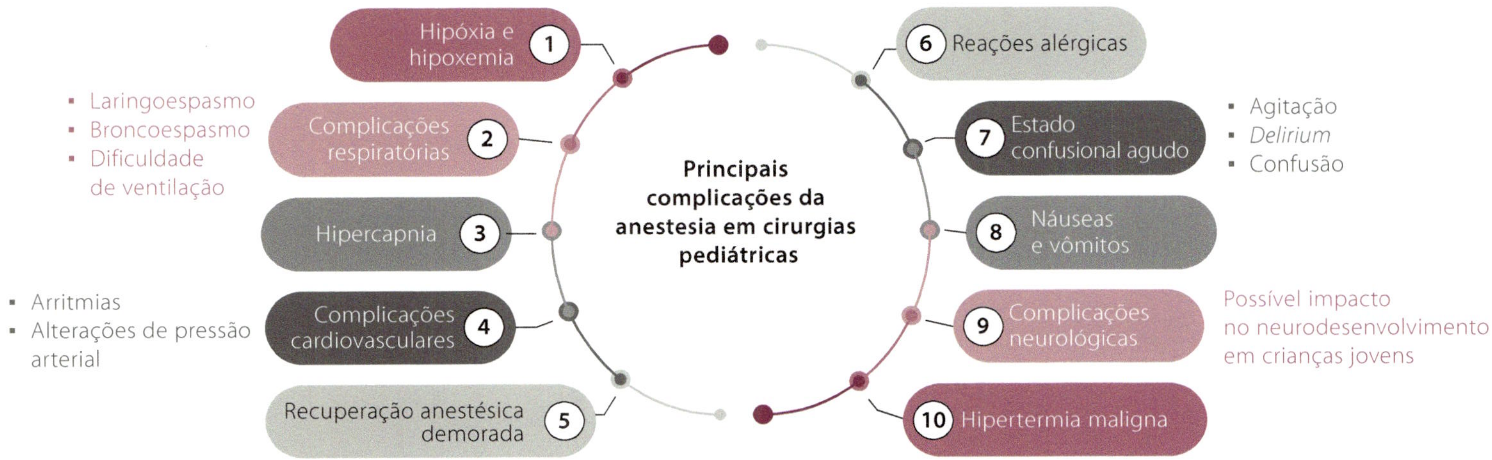

Figura 64.3 Principais complicações anestésicas em cirurgias pediátricas.
Fonte: Elaborada pela autoria do capítulo.

ocasionado pela succinilcolina deve ser considerado.[22] O mecanismo de elevação da pressão intraocular é atribuído à contração da musculatura extraocular associada à dilatação de vasos coroides.

Em virtude dos riscos associados, a administração de bloqueadores neuromusculares não despolarizantes em pacientes pediátricos surgiu como uma alternativa a ser priorizada especialmente em casos com contraindicações para a succinilcolina. Esses agentes, embora tenham um início de ação mais lento, apresentam um perfil mais seguro de efeitos colaterais.

Conclusão

A população pediátrica é bastante heterogênea e apresenta peculiaridades em relação à fisiologia dos adultos que impõem demandas distintas no período perioperatório. Dessa forma, é fundamental estudar esse grupo de pacientes com o objetivo de se obterem cuidado mais especializado e melhores resultados nos procedimentos cirúrgicos nesta população. Trata-se de um assunto complexo e especializado que requer uma abordagem multidisciplinar para garantir a segurança e o sucesso das cirurgias em crianças, envolvendo uma parceria da equipe de Saúde, dos parentes responsáveis e dos próprios pacientes pediátricos.

Mensagens principais

- A população pediátrica é bastante heterogênea e apresenta peculiaridades em relação à fisiologia que impõem demandas distintas no período perioperatório. Dessa forma, é necessário um estudo dessa população para aperfeiçoamento de diretrizes e protocolos.
- Durante a avaliação pré-operatória, é fundamental obter dados de anamnese e exames físicos detalhados e, em alguns casos, exames complementares.
- Quanto ao acesso vascular, os pacientes pediátricos apresentam vasos sanguíneos mais frágeis e de calibre significativamente menor, volume de sangue circulante reduzido e risco infeccioso relacionado ao uso elevado de cateteres. É importante considerar essas peculiaridades durante a escolha do acesso vascular a ser utilizado e durante a monitorização intraoperatória do paciente.
- Os pacientes pediátricos apresentam demandas específicas quanto à hidratação e nutrição no período perioperatório. Os principais componentes a serem repostos por meio da hidratação parenteral são água, glicose e eletrólitos. Na prática, são utilizados esquemas nos quais as proporções dos componentes são preestabelecidas com o intuito de facilitar a reposição parenteral.
- Quanto ao manejo anestésico, é recomendado um jejum perioperatório de 2 horas para líquidos claros, 4 horas para leite humano; 6 horas para leite não humano, produtos à base de leite e fórmulas infantis; e 6 a 8 horas para alimentos sólidos.
- Além dos parâmetros comumente monitorizados no intraoperatório dos pacientes em geral, nos pacientes pediátricos, a monitorização da temperatura corporal demanda especial atenção. As complicações anestésicas são raras, envolvendo principalmente complicações respiratórias obstrutivas e alterações de parâmetros cardiovasculares.
- Na literatura, há relatos de casos que associaram o uso da succinilcolina ao desenvolvimento de hipertermia maligna e hipercalemia severa em pacientes pediátricos com distrofias musculares subdiagnosticadas. Dessa forma, o uso desse bloqueador neuromuscular tem sido utilizado com cautela na população pediátrica.

Referências bibliográficas

1. Serafini G, Ingelmo PM, Astuto M et al. Preoperative evaluation in infants and children: recommendations of the Italian Society of Pediatric and Neonatal Anesthesia and Intensive Care (SARNePI). Minerva Anestesiol. 2014;80(4):461-9.
2. Ioakeimidis NS, Papamitsou T, Meditskou S, Iakovidou-Kritsi Z. Sudden infant death syndrome due to long QT syndrome: a brief review of the genetic substrate and prevalence. J Biol Res (Thessalon). 2017;24:6. Published 2017 Mar 14. doi: 10.1186/s40709-017-0063-1.
3. Van Niekerk C, Van Deventer BS, du Toit-Prinsloo L. Long QT syndrome and sudden unexpected infant death. J Clin Pathol. 2017;70(9):808-13. doi: 10.1136/jclinpath-2016-204199.
4. Basel A, Bajic D. Preoperative evaluation of the pediatric patient. Anesthesiol Clin. 2018;36(4):689-700. doi: 10.1016/j.anclin.2018.07.016.
5. Eichenwald EC; Committee on Fetus and Newborn, American Academy of Pediatrics. Apnea of prematurity. Pediatrics. 2016;137(1):10.1542/peds.2015-3757. doi: 10.1542/peds.2015-3757.
6. Smith MJ. Catheter-related bloodstream infections in children. Am J Infect Control. 2008;36(10):S173.e1-3. doi: 10.1016/j.ajic.2008.10.012.
7. Jochum F, Moltu SJ, Senterre T et al. ESPGHAN/ESPEN/ESPR/CSPEN guidelines on pediatric parenteral nutrition: fluid and electrolytes. Clin Nutr. 2018;37(6 Pt B):2344-53. doi: 10.1016/j.clnu.2018.06.948.
8. Andersson H, Zarén B, Frykholm P. Low incidence of pulmonary aspiration in children allowed intake of clear fluids until called to the operating suite. Paediatr Anaesth. 2015;25(8):770-7. doi: 10.1111/pan.12667.
9. Habre W, Disma N, Virag K et al. Incidence of severe critical events in paediatric anaesthesia (APRICOT): a prospective multicentre observational study in 261 hospitals in Europe [published correction appears in Lancet Respir Med. 2017 May;5(5):e19] [published correction appears in Lancet Respir Med. 2017 Jun;5(6):e22]. Lancet Respir Med. 2017;5(5):412-25. doi: 10.1016/S2213-2600(17)30116-9.
10. Andersson H, Schmitz A, Frykholm P. Preoperative fasting guidelines in pediatric anesthesia: are we ready for a change? Curr Opin Anaesthesiol. 2018;31(3):342-8. doi: 10.1097/ACO.0000000000000582.
11. Frykholm P, Schindler E, Sümpelmann R, Walker R, Weiss M. Preoperative fasting in children: review of existing guidelines and recent developments. Br J Anaesth. 2018;120(3):469-74. doi: 10.1016/j.bja.2017.11.080.
12. American Society of Anesthesiologists. Practice guidelines for preoperative fasting and the use of pharmacologic agents to reduce the risk of pulmonary aspiration: application to healthy patients undergoing elective procedures: an updated report by the American Society of Anesthesiologists Task Force on Preoperative Fasting and the Use of Pharmacologic Agents to Reduce the Risk of Pulmonary Aspiration. Anesthesiology. 2017;126(3):376-93. doi: 10.1097/ALN.0000000000001452.
13. European Society for Paediatric Anaesthesiology. Guidelines [Internet]. 2023 [acesso em 2 dez 2023]. Disponível em: https://www.euroespa.com/science-education/specialized-sections/espa-guidelines/.
14. Isserman R, Elliott E, Subramanyam R et al. Quality improvement project to reduce pediatric clear liquid fasting times prior to anesthesia. Paediatr Anaesth. 2019;29(7):698-704. doi: 10.1111/pan.13661.
15. Disma N, Frykholm P, Cook-Sather SD, Lerman J. Pro-Con Debate: 1- vs 2-hour fast for clear liquids before anesthesia in children. Anesth Analg. 2021;133(3):581-91. doi: 10.1213/ANE.0000000000005589.
16. Okabe T, Terashima H, Sakamoto A. Determinants of liquid gastric emptying: comparisons between milk and isocalorically adjusted clear fluids. Br J Anaesth. 2015;114(1):77-82. doi: 10.1093/bja/aeu338.
17. Du T, Hill L, Ding L et al. Gastric emptying for liquids of different compositions in children. Br J Anaesth. 2017;119(5):948-55. doi: 10.1093/bja/aex340.
18. Frost EA. Differential diagnosis of delayed awakening from general anesthesia: a review. Middle East J Anaesthesiol. 2014;22(6):537-48.
19. Schneuer FJ, Bentley JP, Davidson AJ et al. The impact of general anesthesia on child development and school performance: a population-based study. Paediatr Anaesth. 2018;28(6):528-36. doi: 10.1111/pan.13390.
20. McCann ME, Soriano SG. Does general anesthesia affect neurodevelopment in infants and children? BMJ. 2019;367:l6459. Published 2019 Dec 9. doi: 10.1136/bmj.l6459.
21. Rawicz M, Brandom BW, Wolf A. The place of suxamethonium in pediatric anesthesia. Paediatr Anaesth. 2009;19(6):561-70. doi: 10.1111/j.1460-9592.2009.03032.x.
22. Kelly RE, Dinner M, Turner LS, Haik B, Abramson DH, Daines P. Succinylcholine increases intraocular pressure in the human eye with the extraocular muscles detached. Anesthesiology. 1993;79(5):948-52. doi: 10.1097/00000542-199311000-00012.

65 Paciente Hepatopata

Rodolpho Augusto de Moura Pedro
Alberto Farias
Luiz Marcelo Sá Malbouisson
Stéphanie Itala Rizk
Bruno Soares da Silva Rangel

Introdução

A hepatopatia crônica e a cirrose representam um desafio à homeostase, sendo o paciente portador dessas entidades compensado por um frágil equilíbrio entre os sistemas orgânicos. Ocasionalmente, esse cenário será desafiado por fatores de descompensação, como infecções, sangramentos ou cirurgias. Entender o arcabouço de adaptações que sustenta essa fisiologia permite melhor planejamento do cuidado no ambiente crítico, prevendo, prevenindo e/ou tratando as possíveis complicações que podem surgir, além de manter vigilância sobre os impactos que elas poderiam trazer à função hepática.

No período pré-cirúrgico, deve-se entender a relevância do uso de drogas habituais nessa população, como betabloqueadores e diuréticos, otimização nutricional frente à desnutrição e sarcopenia e, até mesmo, avaliação frente a alterações laboratoriais que sugiram coagulopatia ou disfunção renal. No intraoperatório, alterações hemodinâmicas que podem advir após drenagem de litros de ascite e até mesmo a possibilidade de comunicações diafragmáticas em pacientes com hidrotórax hepático em cirurgias videolaparoscópicas.

Este capítulo tem como objetivo elencar os principais desarranjos e adaptações sistêmicas da hepatopatia/cirrose e exemplificar como essas alterações podem impactar no manejo perioperatório de cirurgias de alto risco.

Fisiopatologia

Este capítulo não se destina a fazer uma ampla revisão dos mecanismos fisiopatológicos envolvidos na cirrose, mas citará aqueles que podem impactar de forma relevante o perioperatório.

Neurológico

O fígado cirrótico passa por uma perda progressiva de sua capacidade metabólica, sendo um dos possíveis resultados a redução no clareamento plasmático de algumas drogas e metabólitos. Como resultado, há risco de descompensação de encefalopatia hepática (EH) ou até mesmo um efeito inesperado com determinados sedativos e analgésicos.

A descompensação da EH pode ser abordada de diferentes maneiras, a depender de seu contexto. Em pacientes cirróticos submetidos a cirurgias hepáticas, em especial nas hepatectomias de grande monta, a presença de EH pode sugerir insuficiência hepática pós-operatória, devendo ser buscada e reavaliada de forma seriada após o ato operatório, visto que existe ainda a possibilidade de evolução similar à insuficiência hepática aguda clássica (não cirúrgica), com hiperamonemia, sinais de hipertensão intracraniana e morte encefálica. Nesse cenário hiperagudo, a clássica tentativa de tratamento de EH com drogas modificadoras da flora bacteriana, como a lactulose, pode ser lenta, infrutífera e carregada de efeitos colaterais indesejados, como a distensão gasosa intestinal que, inclusive, poderia tornar mais complexa uma possível reabordagem abdominal. Nesse contexto, o uso de terapias removedoras de amônia sérica pode ser necessário, em especial por métodos de substituição renal contínuos, como a hemofiltração, cuja dose hemofiltrada se correlaciona ao clareamento plasmático desse metabólito.

Já no caso das cirurgias não hepáticas, em especial quando não há uma disfunção relevante desse órgão, a EH pode ainda surgir ou ser descompensada como parte do contexto de síndrome da resposta metabólica-inflamatória. Nesse cenário, a depender da cirurgia realizada, o uso das clássicas terapias laxativas enterais pode ser tentado, mas é possível que a disfunção só melhore à medida que a síndrome inflamatória se arrefeça, havendo ainda a possibilidade de trânsito intestinal reduzido ou inexistente após alguns tipos de procedimentos.

Com relação ao uso de sedativos e analgésicos nessa população, há uma especial atenção aos benzodiazepínicos, que, além de terem seu metabolismo parcialmente reduzido, são desencadeantes/agravantes de EH. Além disso, mesmo com o uso de sedativos de menor meia-vida, como o propofol, o despertar na recuperação anestésica pode ser prolongado o suficiente para que a admissão em unidade de terapia intensiva (UTI) ocorra ainda sob ventilação mecânica. Sobre o uso de analgésicos, o paracetamol em doses usuais não é contraindicado. Entretanto, os anti-inflamatórios não esteroidais (AINE) devem ser evitados, tanto pelo potencial de disfunção renal como pelo risco de disfunção hepática aguda. O uso de opioides pode induzir sonolência e servir de agravante para EH, em especial quando há disfunção renal. Além disso, são implicados no prolongamento do íleo pós-operatório, exacerbado na cirrose pelo edema de alças da hipertensão portal, resultando em alteração da motilidade intestinal, constipação e piora da EH. Na cirurgia de transplante hepático, o uso de analgésicos simples é frequentemente suficiente, visto que o novo enxerto é denervado e o uso de imunossupressores pode servir de auxílio analgésico (Figura 65.1).

Hemodinâmica

A disfunção hemodinâmica é frequente no intra e no pós-operatório. Há uma correlação entre o agravamento da cirrose e a queda da resistência vascular sistêmica, sendo a hipotensão mais esperada quanto mais avançada for a doença. Parte dessa vasoplegia decorre da produção de vasodilatadores endógenos na circulação esplâncnica e da redução de vasoconstritores, em especial a vasopressina. Além disso, a hipertensão portal induz o represamento esplâncnico, resultando em um estado de hipovolemia relativa, inicialmente compensado por um aumento do débito cardíaco. Por fim, além do uso frequente de betabloqueadores, é esperado algum grau de amortecimento cronotrópico e inotrópico pela

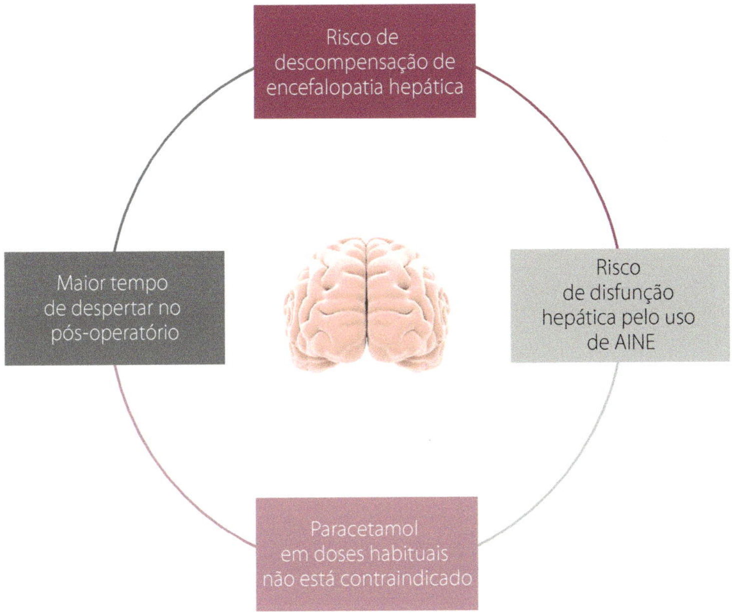

Figura 65.1 Aspectos neurológicos no pós-operatório de pacientes hepatopatas.
AINE: anti-inflamatórios não esteroidais.
Fonte: Elaborada pela autoria do capítulo.

cardiomiopatia da cirrose, entidade presente em até 40% desses indivíduos, que envolve ainda uma tendência a arritmias com alargamento de intervalo QT e disfunção diastólica. Menos frequente é o diagnóstico de hipertensão portopulmonar, que pode estressar essa possível disfunção diastólica e complicar o manejo pós-operatório. Um dogma assumido com frequência é de que o cirrótico é naturalmente hipotenso e que se deveria tolerar essa hipotensão sem preocupações. No entanto, a hipotensão nessa população está associada a maior mortalidade. Diante disso, o manejo hemodinâmico deve considerar o *status* pressórico prévio, nem sempre conhecido, e o *status* atual, com reavaliações clínicas e laboratoriais seriadas que permitam identificar impacto dos níveis tensionais na perfusão macro e microcirculatória. A otimização hemodinâmica no pós-operatório da população geral é amplamente debatida na terapia intensiva e a busca por metas de débito cardíaco, pressão arterial e volemia impacta positivamente os desfechos. No doente cirrótico, deve-se ponderar o impacto da otimização volêmica sobre a pressão portal e o risco de sangramento pela ruptura de varizes esofágicas. Assim, o ajuste pode requerer o uso precoce de vasopressores, permitindo que a reposição volêmica seja realizada de forma seriada, precedida e sucedida por reavaliações clínicas. Outros fatores também devem ser recordados, como a alta incidência de disfunção adrenal relativa na cirrose descompensada (cerca de 70% dos casos), e o possível impacto do acúmulo de ascite com síndrome compartimental abdominal ou da retirada abrupta de grandes volumes cavitários na cirurgia, com disfunção circulatória induzida por "paracentese". Embora existam dados sobre benefício do uso de coloides sobre cristaloides em cenários específicos, o fluido de escolha para expansão ou manutenção segue os mesmos preceitos aplicados à população não cirrótica (Figura 65.2).

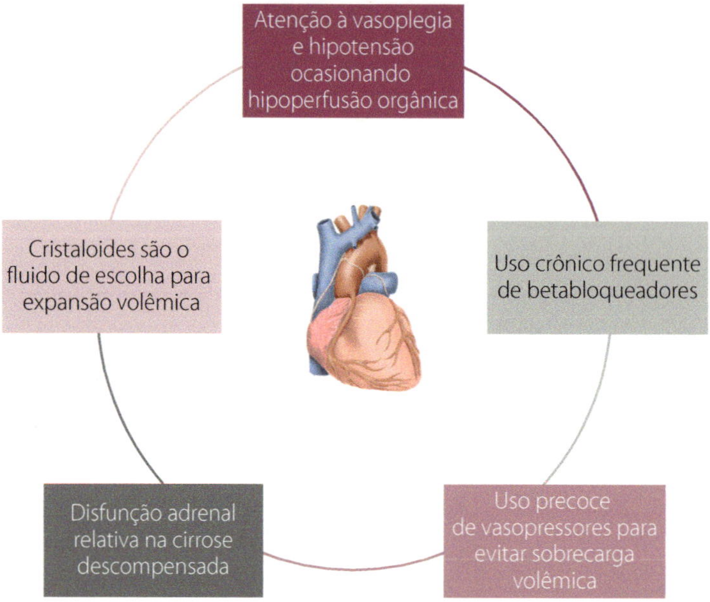

Figura 65.2 Aspectos hemodinâmicos no pós-operatório de pacientes hepatopatas.
Fonte: Elaborada pela autoria do capítulo.

Respiratória

A função pulmonar pode ocasionar descompensação da cirrose no perioperatório, sendo a hipoxemia uma das disfunções avaliadas para o diagnóstico de *acute-on-chronic liver failure*. Entre as causas mais comuns de disfunção respiratória específica da cirrose, destaca-se, no contexto cirúrgico, o hidrotórax hepático. Essa entidade, que se caracteriza pelo trânsito de líquido ascítico abdominal ao tórax por válvulas diafragmáticas unidirecionais, pode induzir derrame pleural de grande monta, com perda da complacência pulmonar por restrição mecânica, por vezes com infecção bacteriana espontânea associada. Classicamente o derrame é unilateral, mais comum à direita, onde o diafragma é mais fino e propenso à formação das válvulas citadas. Essas válvulas, inclusive, podem propiciar que, em abordagens videolaparoscópicas com insuflação peritoneal, surja um pneumomediastino, por vezes com repercussão hemodinâmica e/ou ventilatória. Durante a ventilação mecânica em pacientes sem bloqueio muscular, em especial nos pacientes com EH, pode ocorrer uma busca indevida por volumes correntes maiores, responsáveis pela alcalose respiratória descrita na EH. Outro distúrbio ventilatório que deve ser lembrado é a síndrome hepatopulmonar (SHP), entidade que representa o polo oposto no espectro da já citada vasoconstrição vascular pulmonar da hipertensão portopulmonar. Na SHP, a vasodilatação excessiva dos vasos pulmonares, provavelmente induzida pelos vasodilatadores esplâncnicos como o óxido nítrico, propicia a formação de *shunts* vasculares pulmonares, em que apenas as unidades de hemoglobina que passam próximas à interface do vaso dilatado com a membrana alveolocapilar serão oxigenadas. Essa síndrome é caracterizada pelo conjunto de hipoxemia, hipertensão portal e *shunts* pulmonares (usualmente identificados após o 4º ciclo da infusão das microbolhas ao ecocardiograma). Embora a maioria dos casos seja de hipoxemia leve, no contexto cirúrgico, a síndrome pode ser descompensada por múltiplos fatores, como a inflamação do ato, posicionamento, a hipervolemia e a disfunção cardíaca. O tratamento da síndrome passa pela oferta de oxigênio, que, quando insuficiente, pode dificultar o desmame da ventilação mecânica. Nesse contexto algumas estratégias são descritas, como a redução da cabeceira ou até mesmo a adoção de uma posição de Trendelenburg, visto que os *shunts* predominam nas bases pulmonares, a adoção de vasoconstritores inibidores de óxido nítrico, como o azul de metileno, e, até mesmo, a necessidade de associar óxido nítrico inalatório na busca de reverter a vasoconstrição hipóxica das áreas saudáveis. É prudente ainda lembrar que, nas cirurgias não abdominais, em que não há remoção da ascite, esses pacientes podem evoluir com desconforto respiratório por aumento da pressão intra-abdominal, reduzindo a complacência pulmonar e requerendo aumento das pressões inspiratórias para gerar o mesmo volume corrente. Nesses casos, a paracentese de alívio deve ser avaliada (Figura 65.3).

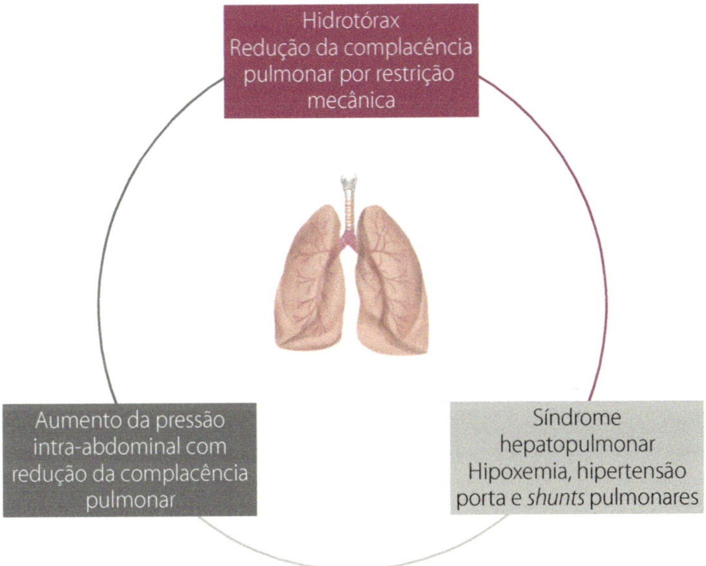

Figura 65.3 Aspectos pulmonares no pós-operatório de pacientes hepatopatas.
Fonte: Elaborada pela autoria do capítulo.

Gastrointestinal

Embora o retorno da função gastrointestinal tenha maior relação com o tipo de cirurgia realizada e com as medicações utilizadas no manejo analgésico, é prudente lembrar que a população cirrótica guarda especial risco de disfunção do trato gastrointestinal, podendo, inclusive, evoluir com íleo prolongado no pós-operatório e piora da absorção intestinal. Uma explicação para esse fenômeno reside no fato de que grande parte do trato gastrointestinal (*midgut*) encontrará dificuldade em realizar sua correta drenagem venosa, seja por hipertensão portal, seja por hipertensão intra-abdominal. Na primeira, a congestão das alças tenderá a se localizar na região de irrigação da veia mesentérica superior; enquanto na segunda, sinais de hipofluxo de todos os órgãos intra-abdominais podem estar presentes. Apesar desse desafio, devemos ter um compromisso de otimizar a oferta nutricional do paciente com cirrose sempre que for possível, visto que esse paciente guarda alto risco de evoluir com hipercatabolismo e sarcopenia, sendo essa última associada a piores desfechos na cirrose e no transplante hepático. A presença de ascite requer atenção no pós-operatório, visto que os drenos abdominais podem resultar em uma "paracentese contínua", com desidratação, oligúria, hipovolemia e disfunção circulatória associada. Essa ascite pode ainda mascarar aspectos patológicos de drenos, diluindo apresentações hemáticas ou biliares. A função hepática deve ser ponto de atenção no perioperatório, em especial nas cirurgias hepáticas em que há risco de insuficiência hepática pós-operatória (Figura 65.4).

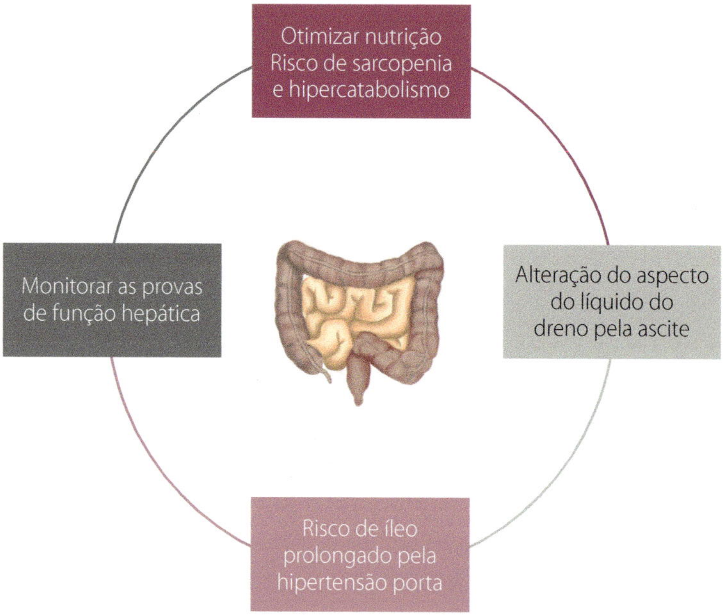

Figura 65.4 Aspectos gastrointestinais no pós-operatório de pacientes hepatopatas.
Fonte: Elaborada pela autoria do capítulo.

Renal

A rigidez progressiva do fígado associada à vasodilatação da circulação esplâncnica induz um represamento volêmico na região esplênica, que pode resultar em hipovolemia relativa. Por consequência do hipofluxo, ocorre ativação do sistema renina-angiotensina-aldosterona e do sistema adrenérgico, com retenção hídrica, natrêmica e vasoconstrição local. Embora a fisiopatologia descrita seja utilizada para caracterizar o surgimento da síndrome hepatorenal (SHR), deve-se estar atento ao fato de que nem toda disfunção renal nessa população é SHR. A diferenciação etiológica da disfunção renal pode ser complexa e, mesmo nos pacientes com diagnóstico firmado de SHR, deve-se estar atento à possibilidade de diagnósticos concomitantes ou, até mesmo, confundidores, como o uso de drogas nefrotóxicas, perdas volêmicas/ascite não compensadas, sangramentos, infecções e a própria inflamação do ato cirúrgico. A hipotensão perioperatória é classicamente associada a piores desfechos renais e miocárdicos, devendo também ser evitada nessa população (Figura 65.5).

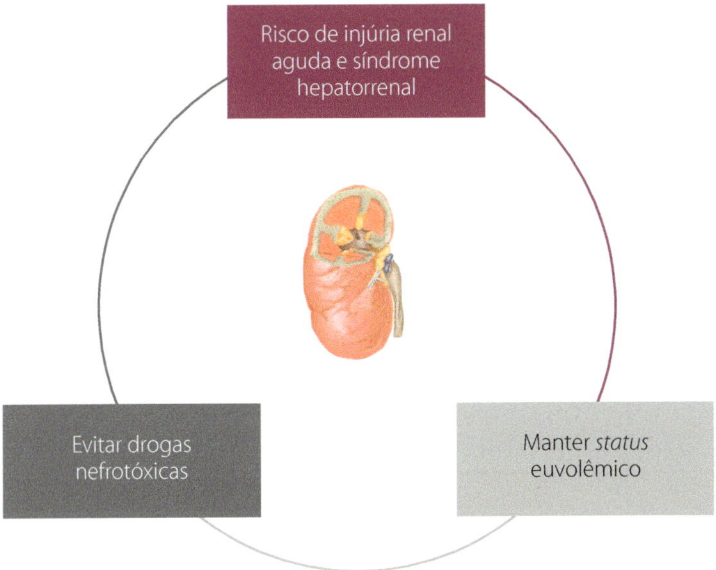

Figura 65.5 Aspectos renais no pós-operatório de pacientes hepatopatas.
Fonte: Elaborada pela autoria do capítulo.

Hematológico

O hepatopata tem o estigma de ser "coagulopata". Esse conceito mudou nos últimos anos, a partir do entendimento de que as clássicas alterações hematológicas laboratoriais guardam pouca relação com o atual estado de coagulação desses indivíduos. Em verdade, deles apresentará a formação de trombina em níveis normais, uma vez que a progressiva deterioração da função hepática incorrerá tanto na perda de agentes pró-coagulantes como de anticoagulantes, configurando um estado de hemostasia rebalanceada. Entre os exames utilizados nas avaliações pré-operatórias, o tempo de protrombina é talvez o maior causador dessa confusão porque a alteração esperada desse exame pela cirrose é frequentemente utilizada para indicar a transfusão profilática de fatores de coagulação ou, até mesmo, para o cancelamento do procedimento. O tempo de protrombina é um pobre marcador do estado de coagulação nesses indivíduos, podendo inclusive estar alargado em pacientes que, na verdade, carregam perfil pró-trombótico em avaliações por métodos viscoelásticos. Além disso, a transfusão profilática de hemoderivados/hemocomponentes pode induzir aumento da pressão portal e ruptura de varizes esofágicas. Para o ato cirúrgico, é sugerida a transfusão guiada por métodos tromboelastométricos. Em caso de indisponibilidade, utilizam-se os critérios clássicos de transfusão da população geral, objetivando-se plaquetas acima de 50 mil células/mm^3 para a maioria dos procedimentos, fibrinogênio acima de 100 a 150 mg/dL e alvo de hemoglobina acima de 7 g/dL. Em pacientes com essas condições atendidas e suspeita de sangramento por coagulopatia, a reposição de fatores de coagulação com plasma fresco congelado ou complexo pró-trombínico pode ser iniciada, mas o tempo de protrombina não deve ser utilizado como alvo. O uso de ácido tranexâmico fica reservado à suspeita de hiperfibrinólise, visto que, nos sangramentos gastrointestinais não cirúrgicos, não melhorou os desfechos (Figura 65.6).

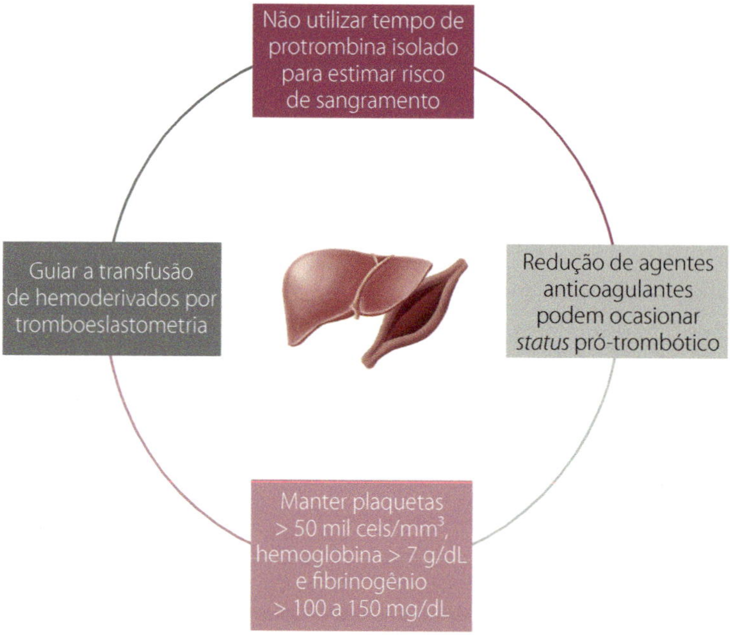

Figura 65.6 Aspectos hematológicos no pós-operatório de pacientes hepatopatas.
Fonte: Elaborada pela autoria do capítulo.

Infeccioso

O fígado é a principal barreira interposta entre o intestino médio e o coração, responsável por uma função imunológica que é prejudicada com a progressão da cirrose. Nessa população, as infecções são mais frequentes que na população crítica em geral, com destaque para a peritonite bacteriana espontânea (PBE), que pode estar presente desde o pré-operatório. O ato cirúrgico e/ou o aumento de pressão intra-abdominal pode induzir um hipofluxo intestinal, usualmente implicado em quebra da barreira mucosa intestinal e translocação bacteriana. Alguns pacientes fazem ainda uso crônico de antibióticos profiláticos, em especial de quinolonas, com risco de indução de resistência bacteriana e modificação da flora intestinal. Há sabidamente um maior risco de infecção por *Clostridium difficile* (colite pseudomembranosa) (Figura 65.7).

Cirurgias específicas e cirrose

A complexa e frágil homeostase desses pacientes deve ser levada em conta diante do ato operatório, devendo-se pesar o binômio formado entre a real indicação cirúrgica e o grau da hepatopatia. Quando indicada, a cirurgia deve objetivar a menor indução de resposta inflamatória possível, priorizando procedimentos mais curtos, menos invasivos e de menor complexidade.

Hepatectomias

Retirar parte do fígado já disfuncional é por si só um desafio à função hepática remanescente. Assim, esse procedimento é indicado quase que exclusivamente em pacientes com tumores que não possam ser tratados por transplante hepático. Apesar da clássica regra de segurança de se retirar não mais que 70% da massa hepática, a volumetria realizada nesse

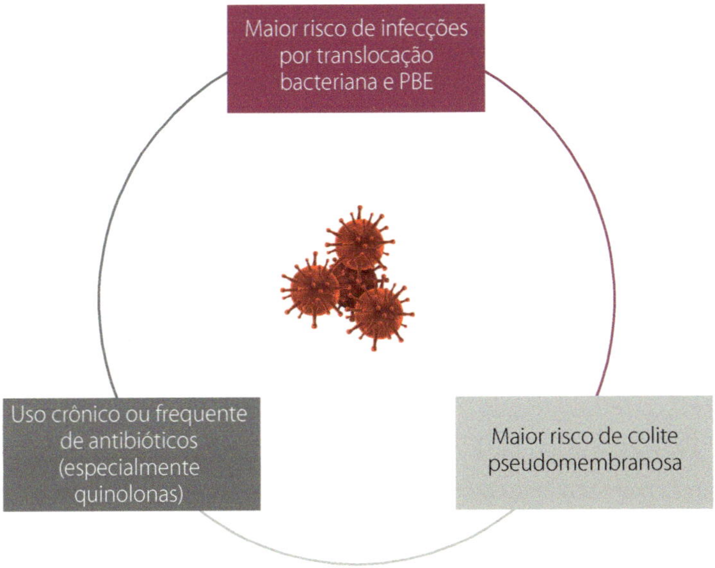

Figura 65.7 Aspectos infecciosos no pós-operatório de pacientes hepatopatas.
PBE: peritonite bacteriana espontânea.
Fonte: Elaborada pela autoria do capítulo.

planejamento pode não ser acurada; além disso, a massa remanescente pode se tornar disfuncional pela isquemia advinda do procedimento ou pelo aumento da pressão portal. Alguns pontos são de grande relevância ao admitir esse doente no pós-operatório e podem permitir entender a probabilidade de disfunção do órgão remanescente ou de outras complicações. A localização da cirurgia e o volume ressecado devem ser conhecidos e, uma vez que a maior parte da população tem como dominante o lobo direito hepático, hepatectomias realizadas em segmento lateral esquerdo (II e III) usualmente carregam menor risco de disfunção quando comparadas à hepatectomia direita. Ressecções centrais são mais complexas, podendo incorrer em maior risco de sangramento, aumento do tempo cirúrgico e risco de lesões vasculares ou biliares. Outra informação relevante é o tempo de manobra de Pringle realizada. Essa manobra implica o clampeamento das estruturas do hilo hepático, interrompendo o fluxo sanguíneo local e permitindo a ressecção da área com menor sangramento. Por segurança, usualmente o clampeamento se dá por até 15 minutos, sendo em seguida realizada a reperfusão local, mas várias dessas manobras podem ser requeridas no intraoperatório, sendo maior o risco de hepatite isquêmica quanto maior for esse número, especialmente acima de 60 minutos (4 manobras de 15 minutos). Entre as complicações possíveis no pós-operatório, a mais temida é a insuficiência hepática, usualmente diagnosticada pelo início de EH, surgimento ou piora do volume de ascite e piora laboratorial, mas pode ainda se manifestar com achados típicos de insuficiência hepática aguda, como acidose refratária, choque e coagulopatia. Esse quadro pode ser decorrente do processo de isquemia induzido sobre o fígado remanescente no intraoperatório, sendo transitório quando há recuperação em até 5 dias. A persistência do quadro após esse período carrega mau prognóstico, em especial pelo fato de que muitos desses doentes não serão candidatos ao transplante. Após uma hepatectomia que evolui com disfunção, a avaliação histopatológica pode sugerir necrose hepatocitária com congestão, uma vez que o fluxo portal agora será forçado contra um órgão muito menor ou mesmo insuficiente (*small-for--size*), existindo a descrição de um possível benefício com uso de terlipressina como tentativa de reduzir a pressão portal e readequar a relação fluxo-massa. Outra complicação relevante é o sangramento, que pode ser intenso e acompanhado de choque. A manutenção das condições básicas para a coagulação com normalização de cálcio, pH e temperatura é indicada, além da avaliação laboratorial sobre possíveis distúrbios por métodos viscoelásticos. O aspecto do dreno, seu volume e hematócrito devem ser revistos seriadamente. A suspeita de sangramento ativo acompanhada de taquicardia e de hipotensão pode indicar necessidade de reabordagem cirúrgica ou por radiointervenção. Por último, deve-se atentar para a possibilidade de fístula biliar. Diferentemente da cirurgia de transplante, em que há secção e anastomose biliar, aqui a causa da fístula reside na perda de bile pela superfície cruenta do órgão, sendo o tratamento inicial conservador, exceto em casos de peritonite biliar com disfunção orgânica.

Reparo de hérnia umbilical perfurada

O progressivo acúmulo de ascite, comum nos pacientes com cirrose avançada, resultará em aumento do conteúdo abdominal, com aumento da pressão intra-abdominal (PIA). Esse aumento, além das clássicas repercussões renais, pulmonares e cardíacas, pode testar a integridade da parede abdominal, resultando no surgimento de herniações, como a hérnia umbilical, com incidência de até 20% nesse grupo. A hérnia umbilical pode sofrer isquemia por distensão progressiva com posterior surgimento de ulcerações ou rupturas. A ruptura nem sempre é grosseira, mas carrega o ônus da perda contínua de líquido ascítico, sendo comum sua associação com disfunção renal hipovolêmica e/ou hemodinâmica. Por usualmente ocorrer em pacientes com doença mais avançada, com escore de MELD elevado, estes apresentam frequentemente descompensação da função hepática perioperatória, havendo dúvida sobre o risco e benefício da abordagem. Em coorte retrospectiva com 47 cirróticos, os pacientes submetidos à cirurgia precoce evoluíram com menor mortalidade em 1 ano e menor recorrência, não sendo possível, entretanto, afastar possíveis vieses relacionados ao motivo do adiamento cirúrgico no grupo tardio. A recorrência da hérnia parece estar associada à falta de controle posterior da ascite e, embora o uso de telas reduza a recorrência, ele está associado a uma taxa maior de infecção abdominal. A disfunção renal é frequente independentemente do *timming* ou da indicação cirúrgica. Sua etiologia passa por fatores como hipovolemia, agressão cirúrgica, hipotensão, drogas nefrotóxicas e descompensação da função hepática resultando na SHR. A reposição de albumina para retribuir a ascite drenada é sugerida, restando aos casos refratários e sem causa atribuível uma avaliação sobre a possibilidade de SHR para associação de vasoconstritor esplâncnico.

Abordagem de vias biliares

A colecistectomia é a cirurgia mais realizada em pacientes cirróticos, sendo o acesso videolaparoscópico associado a menor risco de complicações hemorrágicas, menor tempo cirúrgico e menor tempo de internação quando comparada às colecistectomias abertas. Vale ressaltar que o acesso por vídeo, nessa população, carrega um índice maior de necessidade de conversão para técnica aberta que na população não cirrótica. Entre as causas de cirrose, algumas se apresentam com alterações patológicas das vias biliares, como na colangite esclerosante primária, cirrose biliar primária e cirrose biliar secundária, além de outras patologias típicas da infância. Nesses indivíduos, a internação recorrente por colangites pode acontecer, sendo comum a necessidade de desobstrução das vias biliares de forma minimamente invasiva, por colangiopancreatografia endoscópica retrógrada. Nessa população, é comum que, na instrumentalização da via biliar doente, haja impacto hemodinâmico e sinais infecciosos, como bacteremia. Além do tratamento com antibiótico, deve-se atentar para a avaliação sequencial de imagem comprovando-se uma boa drenagem ou atestando-se a necessidade de novo procedimento, como drenagem transparieto-hepática. A abordagem das vias biliares ocasiona risco de pancreatite aguda ou hemobilia. O tratamento com antibiótico da colangite por um período mais curto (4 dias) se mostrou não inferior ao clássico tratamento prolongado (10 dias) em trabalho randomizado recente.

Outras cirurgias abdominais

Entre as demais cirurgias abdominais, reforçamos o impacto que a cirrose tem sobre o desfecho hospitalar desse doente cirúrgico. Nas colectomias, por exemplo, o risco de óbito se eleva, sendo descrito um *hazard ratio* de 3,7, que chega a 14,3 nos pacientes com hipertensão portal. Além da alta mortalidade, a cirurgia de colectomia, nesse cenário, apresenta alto risco de morbidade, sendo de até 59,3% a incidência de complicações maiores. Essa diferença ocorre não só pelo avançar da cirrose, mas também pelo ingurgitamento venoso do sistema porto-mesentérico que pode propiciar dificuldades técnicas e complicações hemorrágicas. Esse achado também é descrito em outras cirurgias, como na apendicectomia cuja mortalidade na população cirrótica chega a 9% frente aos 0,7% da população não exposta à patologia. Nas cirurgias pancreáticas também são descritas mais complicações nessa população, sendo maior o risco de infecção, deiscência, piora ou surgimento de ascite e mortalidade pós-operatória quando comparada com indivíduos não cirróticos. Em pacientes com cirrose e obesidade relevante, em especial aqueles com esteato-hepatite não alcoólica, a gastroplastia redutora é utilizada como estratégia ocasional, sendo, nesses casos, razoável a opção por técnicas menos agressivas, como o *sleeve* gástrico, em detrimento do *bypass*. Nessa cirurgia, a mortalidade pós-operatória também parece ser maior que na população geral.

Cirurgias cardíacas

Embora os indivíduos com cirrose representem uma minoria dos pacientes submetidos à cirurgia cardíaca (0,2% a 3,4%), estes carregam consigo uma alta morbimortalidade, tanto maior quanto maior o grau de disfunção aferido pela escala de Child-Turcotte-Pugh (CTP). O desfecho de pacientes com CTP A é similar aos pacientes sem doença hepática, sendo, inclusive, possível de ser acuradamente predito pelo *EuroScore* II, mas pacientes com CPT B e C apresentaram piores desfechos, com mortalidade de até 69,3%, maior que a estimada pela ferramenta citada. Na revascularização miocárdica, por exemplo, estima-se uma mortalidade de 17% frente aos 3% da população sem cirrose (OR 6,67) e até 43% de complicações pós-operatórias *versus* 28%. Essa diferença parece não ser significativa em pacientes submetidos a procedimentos menos agressivos, como cineangiocoronariografia e revascularização sem necessidade de circulação extracorpórea. Um ponto a ser novamente lembrado é que, além dos cuidados habituais da cirurgia cardíaca de grande porte, especial atenção deve ser dirigida à condição de base, não só pela dificuldade de interpretar a causa do sangramento, mas também pela alta incidência de miocardiopatia da cirrose, pela possibilidade de miocardiopatia dilatada por uso de álcool e pelo frequente uso contínuo de betabloqueadores. Quanto à miocardiopatia da cirrose, além da já descrita associação com disfunção diastólica, amortecimento inotrópico e cronotrópico e tendência a arritmias, deve-se ainda salientar que um aumento súbito de pós-carga, em especial com o uso de doses elevadas de vasopressores, pode revelar uma disfunção sistólica mascarada pelo estado de vasodilatação da cirrose.

Outros procedimentos

Quanto mais prolongado e agressivo for o procedimento, maiores o risco de resposta inflamatória e a descompensação da função hepática. Por sua vez, a função hepática prévia parece também ser um dos mais relevantes fatores prognósticos, sendo o desfecho pior quanto mais avançada for a apresentação da disfunção. Em pacientes com CTP C, mesmo procedimentos considerados pouco agressivos como a esplenectomia ou as cirurgias prostáticas apresentam maior risco de morbimortalidade. Vale ressaltar que parte dessa alta incidência de morbimortalidade nesses pacientes pode não necessariamente incorrer por ação do ato cirúrgico, visto que a própria doença de base já se associa a desfechos desfavoráveis em curto prazo na ausência de transplante hepático. Em trabalho que comparou o desfecho separado por tipo de procedimentos, as abordagens ortopédicas se mostraram as mais seguras, seguidas em crescente ordem de mortalidade por colecistectomias, reparos de hérnia abdominal, cirurgias cardiovasculares e, por fim, cirurgias abdominais de grande porte.

Mensagens principais

- Os pacientes com hepatopatia crônica e cirrose possuem maior risco de desequilíbrios da homeostase, podendo o procedimento cirúrgico ser o fator desencadeante dessas alterações.
- Entre os principais riscos de complicações pós-operatórias estão: encefalopatia hepática, insuficiência hepática aguda, maior chance de hipotensão e arritmias cardíacas, restrição ventilatória e derrame pleural, íleo prolongado, injúria renal aguda, coagulopatia e infecções.
- O tempo de protrombina pode estar alargado em pacientes com perfil pró-trombótico, devendo a avaliação da coagulação ser realizada idealmente por métodos tromboelastométricos.
- O entendimento dos riscos desse paciente permite uma abordagem pré-operatória adequada e o diagnóstico precoce dessas condições, possibilitando uma abordagem terapêutica capaz de modificar o prognóstico desses pacientes.

Referências bibliográficas

1. European Association for the Study of the Liver (EASL). Clinical practice guidelines for the management of patients with decompensated cirrhosis. J Hepatol. 2018 Aug;69(2):406-60.
2. Wiese S, Hove JD, Bendtsen F, Møller S. Cirrhotic cardiomyopathy: pathogenesis and clinical relevance. Nat Rev Gastroenterol Hepatol. 2014;11(3):177-86. doi: 10.1038/nrgastro.2013.210.
3. Villa E, Bianchini M, Blasi A, Denys A, Giannini EG, de Gottardi A et al. EASL Clinical practice guidelines on prevention and management of bleeding and thrombosis in patients with cirrhosis. Journal of Hepatology. 2022 May;76(5):1151-84.
4. Krzanicki D, Sugavanam A, Mallett S. Intraoperative hypercoagulability during liver transplantation as demonstrated by thromboelastography. Liver Transpl. 2013 Aug;19(8):852-61. doi: 10.1002/lt.23668. Epub 2013 Jul 8. PMID: 23696318.

5. HALT-IT Trial Collaborators. Effects of a high-dose 24-h infusion of tranexamic acid on death and thromboembolic events in patients with acute gastrointestinal bleeding (HALT-IT): an international randomised, double-blind, placebo-controlled trial. Lancet. 2020 Jun 20;395(10241):1927-36. doi: 10.1016/S0140-6736(20)30848-5. PMID: 32563378; PMCID: PMC7306161.
6. Shelly M, Dixon J, Park G. The pharmacokinetics of midazolam following orthotopic liver transplantation. British Journal of Clinical Pharmacology. 1989;27:629-33. doi:10.1111/j.1365-2125.1989.tb03428.x.
7. Naorungroj T, Yanase F, Eastwood GM, Baldwin I, Bellomo R. Extracorporeal ammonia clearance for hyperammonemia in critically ill patients: a scoping review. Blood Purif. 20 July 2021;50(4-5):453-61.
8. Wagener G, Kovalevskaya G, Minhaz M, Mattis F, Emond JC, Landry DW. Vasopressin deficiency and vasodilatory state in end-stage liver disease. J Cardiothorac Vasc Anesth. 2011 Aug;25(4):665-70. doi: 10.1053/j.jvca.2010.09.018. Epub 2010 Dec 3. PMID: 21126886; PMCID: PMC3140547.
9. Trifan A, Chiriac S, Stanciu C. Update on adrenal insufficiency in patients with liver cirrhosis. World J Gastroenterol. 2013 Jan 28;19(4):445-56. doi: 10.3748/wjg.v19.i4.445. PMID: 23382623; PMCID: PMC3558568.
10. Phillip V, Saugel B, Ernesti C, Hapfelmeier A, Schultheiß C, Thies P et al. Effects of paracentesis on hemodynamic parameters and respiratory function in critically ill patients. BMC Gastroenterol. 2014 Jan 27;14(1).
11. Kolahdoozan M, Behdad A, Hosseinpour M, Behdad S, Rezaei MT. Evaluation of the safe ischemic time of clamping during intermittent pringles maneuver in rabbits. Arch Trauma Res. 2015 Nov 23;4(4):e30244. doi: 10.5812/atr.30244. PMID: 26848477; PMCID: PMC4733517.
12. Jin S, Fu Q, Wuyun G, Wuyun T. Management of post-hepatectomy complications. World J Gastroenterol. 2013 Nov 28;19(44):7983-91. doi: 10.3748/wjg.v19.i44.7983. PMID: 24307791; PMCID: PMC3848145.
13. Lopez-Delgado JC, Ballus J, Esteve F, Betancur-Zambrano NL, Corral-Velez V, Mañez R et al. Outcomes of abdominal surgery in patients with liver cirrhosis. World J Gastroenterol. 2016 Mar 7;22(9):2657-67. doi: 10.3748/wjg.v22.i9.2657. PMID: 26973406; PMCID: PMC4777990.
14. Torabi J, Florman S, Divino C. Leaking umbilical hernias in cirrhotic patients, repair or observe? The American Surgeon. 2023 Dec;89(12):5365-71. doi:10.1177/00031348221148362. Epub 2022 Dec 26.
15. Ng ZQ, Tan P, Theophilus M. Colorectal surgery in patients with liver cirrhosis: a systematic review. World J Surg. 2023 Oct;47(10):2519-31. doi: 10.1007/s00268-023-07069-3. Epub 2023 May 22. PMID: 37212905.
16. Srinu D, Shah J, Jena A, Jearth V, Singh AK, Mandavdhare HS et al. Conventional vs short duration of antibiotics in patients with moderate or severe cholangitis: non-inferiority randomized trial. The American Journal of Gastroenterology. 2024 Jan 1;119(1):176-82. doi: 10.14309/ajg.0000000000002499. Epub 2023 Sep 21.
17. Schizas D, Peppas S, Giannopoulos S, Lagopoulou V, Mylonas KS, Giannopoulos S et al. The impact of cirrhosis on pancreatic cancer surgery: a systematic review and meta-analysis. World J Surg. 2021 Feb;45(2):562-70. doi: 10.1007/s00268-020-05821-7. Epub 2020 Oct 18. PMID: 33073316.
18. Ahmed S, Pouwels S, Parmar C et al. Outcomes of bariatric surgery in patients with liver cirrhosis: a systematic review. Obes Surg. 2021;31:2255-67. https://doi.org/10.1007/s11695-021-05289-x.
19. de Goede B, Klitsie PJ, Lange JF, Metselaar HJ, Kazemier G. Morbidity and mortality related to non--hepatic surgery in patients with liver cirrhosis: a systematic review. Best Practice & Research Clinical Gastroenterology. 2012 Feb;26(1)47-59. doi: 10.1016/j.bpg.2012.01.010. ISSN 1521-6918.
20. Nezic D. Early outcome of patients with liver cirrhosis undergoing cardiac surgery, European Journal of Cardio-Thoracic Surgery, Volume 62, Issue 2, August 2022, ezac356, https://doi.org/10.1093/ejcts/ezac356
21. Dimarakis I, Grant S, Corless R, Velissaris T, Prince M et al. Impact of hepatic cirrhosis on outcome in adult cardiac surgery. Thorac Cardiovasc Surg. 2015 Feb;63(1):58-66. doi: 10.1055/s-0034-1389084. Epub 2014 Oct 7. PMID: 25291160.
22. Mahmud N, Fricker Z, Serper M, Kaplan DE, Rothstein KD, Goldberg DS. In-hospital mortality varies by procedure type among cirrhosis surgery admissions. Liver Int. 2019 Aug;39(8):1394-9. doi: 10.1111/liv.14156. Epub 2019 Jun 17. PMID: 31141306; PMCID: PMC6675652.

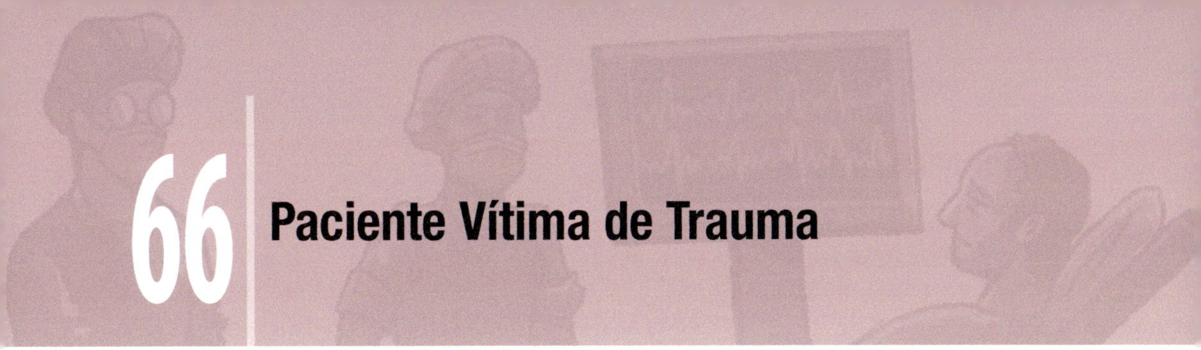

66 Paciente Vítima de Trauma

Lucas Tokio Kawahara
Estevão Bassi
Edivaldo Massazo Utiyama
Bruno Soares da Silva Rangel
Stéphanie Itala Rizk

Introdução

O trauma é um importante problema de Saúde Pública em todo o planeta Terra. Segundo a Organização Mundial de Saúde (OMS), o trauma é responsável por cerca de 4,4 milhões de mortes/ano e configura-se como a principal causa de óbito entre indivíduos com idade menor que 45 anos. Além disso, dezenas de milhões de pessoas são vítimas de trauma não fatal a cada ano, seja por acidentes com veículos automotores, seja por violência interpessoal. Esses eventos frequentemente resultam em deficiências temporárias ou permanentes, exigindo, além do tratamento agudo, reabilitação a longo prazo e cuidados com a saúde mental.[1]

A mortalidade em pacientes vítimas de trauma segue uma distribuição trimodal. O primeiro pico ocorre de segundos a minutos após o trauma e decorre de lesões no coração ou em grandes vasos, ou de apneia por lesões ao cérebro ou à medula espinhal. Nesses casos, raramente os pacientes podem ser salvos e a principal intervenção para essa fase são as medidas de prevenção. O segundo pico ocorre de minutos a horas após o trauma e é causado principalmente por hemorragias importantes. Essa fase é conhecida como "hora de ouro", na qual as intervenções iniciais têm maior potencial de salvar vidas. O terceiro pico ocorre dias a semanas após o evento traumático, principalmente resultante de sepse e de disfunção de múltiplos órgãos. É válido ressaltar que as ações e condutas nas fases iniciais exercem papel preponderante na determinação dos desfechos nessa última fase.

Em virtude do risco agudo de mortalidade, o paciente politraumatizado requer atendimento rápido, simples e sistematizado. Com base nessa necessidade, o Colégio Americano de Cirurgiões desenvolveu o curso ATLS (*Advanced Trauma Life Support*),[2] que sistematiza as prioridades durante o atendimento inicial ao paciente vítima de trauma. O protocolo proposto pelo ATLS segue os seguintes princípios:

1. Tratar primeiro a maior ameaça à vida;
2. A ausência do diagnóstico definitivo não deve impedir a aplicação de um tratamento indicado;
3. A obtenção de uma história detalhada não é essencial para avaliar o paciente com lesões agudas que ameaçam a vida.

Atendimento inicial

Avaliação primária e reanimação

O Suporte Avançado de Vida no Trauma (ATLS) do Colégio Americano de Cirurgiões propõe a sequência mnemônica ABCDE (Figura 66.1) para o atendimento sistematizado inicial do trauma: A (*airway*); B (*breathing*); C (*circulation*); D (*disability*); e E (*exposure*). Essa sequência segue a ordem das lesões que apresentam maior ameaça imediata à vida. Na prática, todos esses passos são realizados simultaneamente por uma equipe de profissionais da Saúde.

As etapas A, B, C e D podem ser avaliadas em apenas 10 segundos pelo socorrista, realizando os seguintes passos:

- Identificar-se;
- Perguntar o nome do paciente;
- Perguntar ao paciente o que ocorreu.

Uma resposta apropriada indica que a via aérea está pérvia (A), que a ventilação do paciente não está gravemente comprometida (B), que há uma perfusão cerebral suficiente para raciocínio (C) e que o sensório está normal (D).

A – Vias aéreas e coluna cervical

Pacientes vítimas de trauma apresentam risco de obstrução da via aérea, que pode ocasionar hipóxia e, consequentemente, óbito em minutos. Logo, a avaliação da via aérea é prioridade no atendimento inicial do paciente politraumatizado. Outra preocupação nessa etapa é evitar a mobilização excessiva da coluna cervical, a fim de prevenir o desenvolvimento ou progressão de déficits neurológicos. Deve-se considerar que toda vítima de trauma apresenta risco elevado de trauma raquimedular. Portanto, outra conduta prioritária nessa fase é a imobilização da coluna cervical com a colocação de colar cervical.

Se o paciente consegue se comunicar verbalmente, é provável que suas vias aéreas não estejam em perigo iminente. Contudo, ainda é recomendável reavaliar a via aérea periodicamente para assegurar sua permeabilidade.

A busca por sinais de obstrução deve ser realizada mediante a inspeção da via aérea, procurando-se por corpos estranhos na cavidade orofaríngea; fraturas que podem resultar em obstrução da via aérea; sangue e vômitos, que devem ser prontamente aspirados. O paciente também pode apresentar uma obstrução funcional consequente à queda da base da língua secundária ao rebaixamento do nível de consciência. Nesses casos, deve-se proceder à manobra de *chin lift* (elevação do mento) ou *jaw thrust* (tração da mandíbula).

Se a via aérea estiver pérvia, deve ser ofertado oxigênio em máscara facial a 100%. No entanto, há casos em que o paciente provavelmente não tem condições de manter a integridade da via aérea, quando, então, é necessária a obtenção de uma via aérea (VA) definitiva.

A VA definitiva é estabelecida como o emprego de uma sonda posicionada na traqueia com balão insuflado abaixo das cordas vocais devidamente fixado e conectado a um sistema de ventilação assistida. A VA definitiva pode ser estabelecida por meio de intubação orotraqueal (sendo esta a preferência), cricotireoidostomia cirúrgica ou traqueostomia. São indicações de VA definitiva:

- Proteção da VA contra:
  - Aspiração de sangue ou vômito;
  - Oclusão por edema, hematoma cervical, fratura laringotraqueal.
- Apneia;
- Incapacidade de manter oxigenação com máscara facial;
- Rebaixamento do nível de consciência (Glasgow ≤ 8).

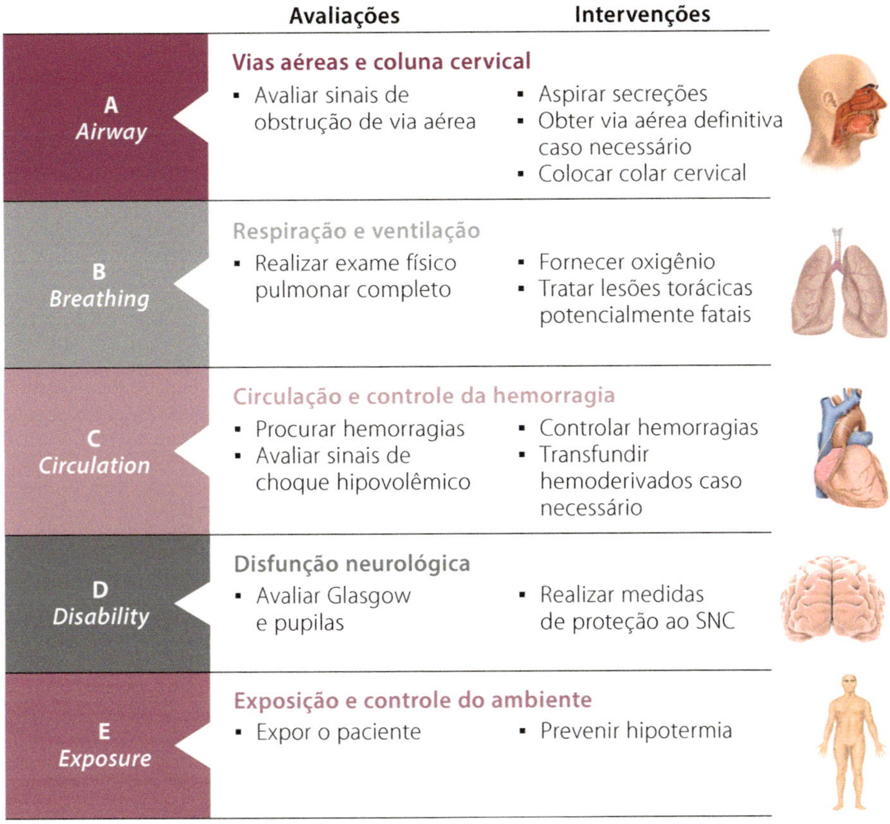

Figura 66.1 ABCDE do trauma.
SNC: sistema nervoso central.
Fonte: Desenvolvido pela autoria do capítulo.

B – Respiração e ventilação

A via aérea pérvia não garante, por si só, uma ventilação adequada. Portanto, nessa etapa, é fundamental a realização do exame físico torácico completo para detectar lesões que poderiam comprometer a respiração e a ventilação.

As principais lesões torácicas que causam má ventilação e necessitam de intervenção imediata são o pneumotórax hipertensivo, o hemotórax maciço e o pneumotórax aberto (Quadro 66.1). É essencial estar preparado para intervir diante dessas situações, uma vez que elas podem evoluir rapidamente e comprometer a vida do paciente.

Quadro 66.1 Principais lesões torácicas que comprometem a respiração e ventilação.

Condição	Fisiopatologia	Sinais e sintomas	Conduta
Pneumotórax hipertensivo	Lesão em pulmão ou parede torácica que age como uma válvula unidirecional: permite a	▪ Redução ou ausência de MV ▪ Timpanismo à percussão	**Inicial:** ▪ Toracocentese de alívio **Definitiva:** ▪ Drenagem torácica

(Continua)

Quadro 66.1 Principais lesões torácicas que comprometem a respiração e ventilação. (*Continuação*)

Condição	Fisiopatologia	Sinais e sintomas	Conduta
	entrada de ar no espaço pleural, mas impede sua saída, resultando em compressão mediastinal	▪ Choque circulatório (obstrutivo) ▪ Turgência jugular	
Hemotórax maciço	Presença de mais que 1.500 mL ou um terço da volemia no hemitórax acometido	▪ Redução ou ausência de MV ▪ Macicez à percussão ▪ Choque circulatório (hipovolêmico)	**Inicial:** ▪ Drenagem torácica ▪ Infusão de RL ▪ Transfusão de CH **Definitiva:** ▪ Toracotomia de emergência
Pneumotórax aberto	Abertura da parede torácica maior que dois terços do diâmetro da traqueia, resultando em perda de ar através do ferimento	▪ Redução ou ausência de MV ▪ Timpanismo à percussão	**Inicial:** ▪ Curativo em 3 pontos **Definitiva:** ▪ Drenagem torácica por outro orifício

CH: concentrado de hemácias; MV: murmúrios vesiculares; RL: Ringer-lactato.

Fonte: Desenvolvido pela autoria do capítulo.

C – Circulação e controle da hemorragia

A hemorragia é a principal causa de morte prevenível no trauma.[3] Suas rápidas identificação e abordagem são vitais no atendimento ao paciente politraumatizado.

A avaliação imediata da perfusão orgânica pode ser feita observando-se os seguintes indicadores:

- Nível de consciência: flutuações podem sinalizar um fluxo cerebral diminuído;
- Perfusão cutânea: alterações de coloração ou temperatura podem denotar perfusão inadequada;
- Pulsos arteriais: pulsos fracos ou indetectáveis podem ser sinais de possível choque circulatório.

Caso haja um sangramento externo, deve-se controlar a hemorragia o mais precocemente possível por meio de compressão local. Torniquetes podem ser empregados em casos mais graves, mas com a precaução de soltá-los periodicamente para evitar isquemia prolongada.[4]

Além disso, é essencial investigar a possibilidade de hemorragias internas no tórax, abdômen, retroperitônio, pelve e ossos longos. A identificação precisa da fonte do sangramento começa com um exame físico meticuloso e pode ser complementada com exames auxiliares conforme disponibilidade: radiografias torácica e pélvica; ultrassonografia FAST (*focused assessment with sonography for trauma*) e, em alguns casos, lavado peritoneal diagnóstico. Pacientes hemodinamicamente estáveis também podem ser submetidos à tomografia computadorizada (TC) para uma avaliação mais detalhada.

Caso o paciente apresente sangramento ou hipovolemia, deve ser realizada a expansão volêmica, preferencialmente por meio de dois acessos venosos periféricos calibrosos. Se não for possível obter o acesso periférico, pode-se optar por acessos centrais, dissecção venosa ou acesso intraósseo.[5]

Simultaneamente, deve ser obtida a amostra sanguínea para exames essenciais na sala de emergência, como: tipagem sanguínea; hemoglobina e hematócrito; plaquetas; coagulograma;

e gasometria arterial. Além disso, a dosagem de lactato sérico é recomendada para estimar e monitorizar a magnitude do sangramento e da hipoperfusão tecidual.[6]

A reposição inicial de volume deve ser feita com 1 L de solução cristaloide aquecida. Após essa infusão, deve-se avaliar se houve a normalização dos sinais vitais. O melhor indicador de perfusão tecidual é a diurese, cujo alvo em adultos é de valores maiores que 0,5 mL/kg/hora.

Os pacientes podem ser classificados em três padrões de resposta:

- Resposta rápida e mantida;
- Resposta transitória;
- Resposta mínima ou sem resposta.

A necessidade de hemoderivados deve ser avaliada conforme a gravidade do choque hemorrágico (Tabela 66.1). A transfusão de hemoderivados está indicada para casos de choque hemorrágico classes III e IV e para os pacientes que tiveram resposta transitória ou mínima/ausente ao cristaloide.

Tabela 66.1 Classificação do choque hemorrágico.

	Classe I	Classe II (leve)	Classe III (moderado)	Classe IV (grave)
Perda sanguínea (mL)	Até 750	750 a 1500	1.500 a 2.000	> 2.000
Perda sanguínea (%)	Até 15%	15% a 30%	30% a 40%	> 40%
Pulso (bpm)	< 100	100 a 120	120 a 140	> 140
Pressão arterial sistólica	Normal	Normal	Diminuído	Diminuído
Pressão de pulso (mmHg)	Normal	Diminuído	Diminuído	Diminuído
Frequência respiratória	14 a 20	20 a 30	30 a 40	> 35
Diurese (mL/h)	> 30	20 a 30	5 a 15	Imperceptível
Escala de Glasgow	Normal	Normal	Diminuído	Diminuído
***Base excess* (mEq/L)**	0 a -2	-2 a -6	-6 a -10	-10 ou menos
Necessidade de hemoderivados	Monitorar	Possível	Sim	Protocolo de transfusão maciça

Fonte: Adaptada de American College of Surgeons, 2018.[2]

Protocolo de transfusão maciça

Diante de um quadro de choque hemorrágico significativo, é essencial considerar criteriosamente a aplicação de um protocolo de transfusão maciça (PTM). Define-se PTM como a administração de mais de 10 unidades de concentrado de hemácias em 24 horas ou mais de 4 unidades em uma hora.

A necessidade de iniciação do PTM é determinada pela avaliação por meio do escore *Assessment of Blood Consumption* (ABC) ou do *Shock Index*, os quais se baseiam nos seguintes critérios:

- Escore ABC:[7]
  - Frequência cardíaca superior a 120;
  - Pressão arterial sistólica inferior a 90;
  - Resultado positivo no FAST;
  - Presença de ferimento penetrante.
- *Shock Index:*[8]
  - Calculado pela divisão da frequência cardíaca pela pressão arterial sistólica (FC/PAS).

A implementação do PTM é indicada sob uma ou mais das seguintes condições:[9]

- Escore ABC com pelo menos dois critérios positivos;

- *Shock Index* superior a 1,3;
- Instabilidade hemodinâmica persistente;
- Hemorragia ativa.

Na presença de indicações para transfusão maciça, a infusão de concentrado de hemácias deve ser a prioridade, evitando a utilização de soluções cristaloides ou coloides.[10] O protocolo contempla a transfusão de hemácias, plasma fresco congelado e plaquetas numa proporção 1:1:1, visando a restauração mais eficaz dos parâmetros hemodinâmicos.

Pacientes necessitando de transfusão também podem se beneficiar do uso de ácido tranexâmico, contanto que seja administrado em até 3 horas após o trauma.[11,12] A dosagem indicada é de 1 g administrado via endovenosa em bólus durante 10 minutos, seguido de uma infusão contínua de 1 g ao longo de 8 horas.

Com relação ao concentrado de complexo protrombínico de quatro fatores (CCP-4F), o PROCOAG *trial*, conduzido em 12 centros de trauma na França, não observou benefícios da sua administração na redução do consumo de hemocomponentes em 24 horas. Além disso, houve aumento nos eventos tromboembólicos no grupo CCP-4F em comparação ao grupo-placebo. Dessa forma, o uso sistemático de CCP-4F em pacientes candidatos à transfusão maciça não é recomendado.[13]

D – Disfunção neurológica

Nessa etapa, deve-se realizar uma breve avaliação do estado neurológico. Isso inclui o exame do nível de consciência por meio da escala de coma de Glasgow (Tabela 66.2) e uma avaliação dos reflexos fotomotores.

Caso haja alteração no nível de consciência do paciente, é necessário reavaliar a via aérea, a ventilação e a circulação; considerando-se as hipóteses de hipotensão e de hipoxemia. Também deve-se investigar outras possíveis causas para a alteração do estado de consciência, como hipoglicemia e uso de álcool ou outras drogas.

Além das avaliações iniciais, medidas de proteção ao sistema nervoso central são fundamentais no atendimento ao paciente vítima de trauma. O posicionamento da cabeça do paciente em decúbito elevado pode auxiliar na drenagem venosa cerebral e na diminuição da pressão intracraniana. O controle rigoroso da pressão arterial, da oxigenação e da glicemia são igualmente críticos para otimizar o metabolismo cerebral, reduzindo o risco de danos neurológicos adicionais.

Tabela 66.2 Escala de coma de Glasgow.

Variável	Resposta	Pontuação
Abertura ocular	Espontânea	4
	Ao estímulo verbal	3
	À pressão	2
	Nenhuma	1
Resposta verbal	Orientada	5
	Confusa	4
	Palavras	3
	Sons	2
	Nenhuma	1
Resposta motora	Obedece a comandos	6
	Localiza dor	5
	Flexão normal	4

(Continua)

Tabela 66.2 Escala de coma de Glasgow. (*Continuação*)

Variável	Resposta	Pontuação
	Flexão anormal	3
	Extensão	2
	Nenhuma	1

Fonte: Adaptada de Teasdale e Jennett, 1974.[14]

E – Exposição e controle do ambiente

O paciente vítima de trauma deve ser completamente despido para que possa ser minuciosamente examinado da cabeça aos pés.

Além disso, a hipotermia deve ser prevenida por meio da colocação de cobertores térmicos, aquecimento da sala de ressuscitação e administração de líquidos intravenosos aquecidos. A hipotermia pode contribuir para o desenvolvimento de coagulopatia e é uma complicação potencialmente fatal, por isso medidas agressivas devem ser tomadas para garantir a manutenção da temperatura corporal.[15]

Avaliação secundária

A avaliação secundária deve ser realizada após a avaliação primária (ABCDE) apenas se os sinais vitais do paciente estiverem normalizados. Nessa etapa, deve-se obter uma anamnese AMPLA, incluindo:

- **A**lergias;
- **M**edicações em uso;
- **P**assado médico: antecedentes clínicos e cirúrgicos;
- **L**íquidos ingeridos;
- **A**limentos ingeridos.

Após a anamnese, deve-se realizar um exame físico minucioso e, com base no quadro clínico, exames complementares também podem ser solicitados para identificar outras lesões. Em certas circunstâncias, a interconsulta e a reavaliação por outras especialidades cirúrgicas podem ser indicadas.

Abordagem cirúrgica no paciente vítima de trauma

Pacientes vítimas de trauma configuram um grupo de alto risco no perioperatório. Comumente, esses pacientes necessitam de cirurgias de emergência, que são críticas devido à gravidade e imprevisibilidade das lesões. Um exemplo são as cirurgias de controle de dano, que apresentam taxas de mortalidade de até 60%.[1] Estes procedimentos geralmente envolvem múltiplos sistemas corporais, o que aumenta a probabilidade de complicações intra e pós-operatórias e exigem a colaboração de diferentes especialidades médicas. Além disso, a condição de emergência destes casos pode prejudicar a avaliação pré-operatória. É comum que pacientes politraumatizados apresentem rebaixamento do nível de consciência, seja devido a traumas cranioencefálicos ou intoxicações, dificultando ainda mais a obtenção de um histórico médico completo. Adicionalmente, o trauma inicial, juntamente com o trauma adicional decorrente da cirurgia, desencadeia uma síndrome de resposta inflamatória sistêmica, caracterizada por respostas pró e anti-inflamatórias exacerbadas, como descrito no Capítulo 1. Essas respostas, quando crônicas, levam a uma disfunção imunológica significativa no pós-operatório. A fase pró-inflamatória pode causar inflamação persistente e disfunções orgânicas, enquanto a fase anti-inflamatória pode culminar em imunossupressão e catabolismo. Esta dinâmica aumenta consideravelmente o risco de complicações graves, prolonga as internações em unidades de terapia intensiva e eleva as taxas de mortalidade.

Portanto, os pacientes vítimas de trauma apresentam um perfil distinto dos demais pacientes cirúrgicos, devido à emergência das cirurgias em grande parte dos pacientes, à complexidade da avaliação pré-operatória e à intensidade da resposta inflamatória. Todos esses fatores contribuem para a classificação desses pacientes como de alto risco no perioperatório, necessitando de um manejo cuidadoso e recursos especializados para minimizar os riscos associados. Informações adicionais a respeito das cirurgias de emergência podem ser consultadas no Capítulo 68, adiante.

Mensagens principais

- O atendimento inicial do trauma segue a sequência ABCDE (*airway, breathing, circulation, disability, exposure*), conforme a ordem das lesões com maior risco iminente à vida.
- Em cada etapa, deve-se realizar uma rápida avaliação, identificação e intervenção das condições potencialmente fatais.
- A reavaliação do doente deve ser adotada com frequência e constante.
- A avaliação secundária consiste em uma anamnese detalhada e um exame físico completo, devendo ser realizada apenas após a estabilização inicial do paciente.

Referências bibliográficas

1. Organização Mundial da Saúde. Injuries and violence [Internet]. 2021 [acesso em 10 nov 2022]. Disponível em: https://www.who.int/news-room/fact-sheets/detail/injuries-and-violence.
2. American College of Surgeons. ATLS – Advanced Trauma Life Support, student course manual. 10th ed. Chicago: American College of Surgeons; 2018.
3. Teixeira PGR, Inaba K, Hadjizacharia P, Brown C, Salim A, Rhee P et al. Preventable or potentially preventable mortality at a mature trauma center. J Trauma. 2007 Dec;63(6):1338-46; discussion 1346-7.
4. Schroll R, Smith A, Alabaster K, Schroeppel TJ, Stillman ZE, Teicher EJ et al. AAST multicenter prospective analysis of prehospital tourniquet use for extremity trauma. J Trauma Acute Care Surg. 2022 Jun 1;92(6):997-1004.
5. Dumas RP, Vella MA, Maiga AW, Erickson CR, Dennis BM, da Luz LT et al. Moving the needle on time to resuscitation: an EAST prospective multicenter study of vascular access in hypotensive injured patients using trauma video review. J Trauma Acute Care Surg. 2023 Jul 1;95(1):87-93.
6. Rossaint R, Afshari A, Bouillon B, Cerny V, Cimpoesu D, Curry N et al. The European Guideline on management of major bleeding and coagulopathy following trauma: sixth edition. Crit Care. 2023 Mar 1;27(1):80.
7. Nunez TC, Voskresensky IV, Dossett LA, Shinall R, Dutton WD, Cotton BA. Early prediction of massive transfusion in trauma: simple as ABC (assessment of blood consumption). J Trauma. 2009 Feb 1;66(2):346-52.
8. Rady MY, Nightingale P, Little RA, Edwards JD. Shock index: a re-evaluation in acute circulatory failure. Resuscitation. 1992;23(3):227-34.
9. Utiyama EM, Otoch JP, Rengel LC, Ghaffar SA. Cirurgia geral. Rio de Janeiro: Atheneu; 2019.
10. Holcomb JB, Tilley BC, Baraniuk S, Fox EE, Wade CE, Podbielski JM et al. Transfusion of plasma, platelets, and red blood cells in a 1:1:1 vs a 1:1:2 ratio and mortality in patients with severe trauma: the PROPPR randomized clinical trial. JAMA. 2015 Feb 3;313(5):471-82.
11. Roberts I, Shakur H, Coats T, Hunt B, Balogun E, Barnetson L et al. The CRASH-2 trial: a randomised controlled trial and economic evaluation of the effects of tranexamic acid on death, vascular occlusive events and transfusion requirement in bleeding trauma patients. Health Technol Assess Winch Engl. 2013 Mar;17(10):1-79.
12. Gruen RL, Mitra B, Bernard SA, McArthur CJ, Burns B et al.; PATCH-Trauma Investigators and the ANZICS Clinical Trials Group. Prehospital tranexamic acid for severe trauma. N Engl J Med. 2023 Jul 13;389(2):127-36.
13. Bouzat P, Charbit J, Abback PS, Huet-Garrigue D, Delhaye N, Leone M et al. Efficacy and safety of early administration of 4-factor prothrombin complex concentrate in patients with trauma at risk of massive transfusion: the PROCOAG randomized clinical trial. JAMA. 2023 Apr 25;329(16):1367-75.
14. Teasdale G, Jennett B. Assessment of coma and impaired consciousness: a practical scale. Lancet Lond Engl. 1974 Jul 13;2(7872):81-4.
15. Shafi S, Elliott AC, Gentilello L. Is hypothermia simply a marker of shock and injury severity or an independent risk factor for mortality in trauma patients? Analysis of a large national trauma registry. J Trauma. 2005 Nov;59(5):1081-5.

67 Paciente com Via Aérea Difícil

Felipe Guedes Ricarte Alves
Vinicius Caldeira Quintão
Bruno Soares da Silva Rangel
Stéphanie Itala Rizk

Introdução

As complicações das vias aéreas sempre foram um desafio no processo anestésico. Nos últimos anos, avanços tecnológicos e científicos ocorreram, tornando as cirurgias cada vez mais seguras. Apesar disso, essas complicações continuam sendo responsáveis por considerável morbimortalidade cirúrgica.[1-3]

Neste capítulo, vamos revisar os principais fluxos de manejo de pacientes com via aérea difícil (VAD) postulados pelas principais sociedades internacionais. É importante reforçar que não se trata de recomendações definitivas e, sim, de *guidelines* baseados na literatura mais atual e na opinião de comunidades científicas.[4]

Definição

"Via aérea difícil" é um termo com grande variedade de definições na literatura. Em geral, quando um profissional treinado encontra dificuldades (esperadas ou não) em qualquer parte do processo de manejo de via aérea (por exemplo, ventilação em máscara, laringoscopia ou intubação traqueal), define-se como VAD.[1-3]

Perceba que esta definição é muito abrangente e não traduz quais cuidados específicos devem ser dados a esses pacientes, tendo em vista a diversidade de dificuldades que podemos encontrar. Com o tempo, surgiu o entendimento do manejo da via aérea como algo mais complexo, criando-se subdivisões do conceito de VAD. Essas subdivisões são explicadas a seguir, juntamente com os fatores comumente relacionados com maiores complicações para cada caso:[3]

- **Ventilação difícil com máscara facial:** impossibilidade de manter ventilação confirmada por curva de capnometria quando em máscara facial. Os fatores de risco encontrados em literatura são: presença de barba, IMC > 26 kg/m^2, idade > 55 anos, ausência de dentes, apneia obstrutiva do sono, radioterapia cervical prévia;[3]

- **Ventilação difícil com máscara laríngea:** impossibilidade de posicionamento adequado da máscara laríngea levando a fugas excessivas na ventilação. Quaisquer distorções anatômicas que envolvam as estruturas da laringe podem levar a essa dificuldade, como processos neoplásicos, radioterapia prévia ou cirurgias prévias de ressecção total ou parcial da laringe;[3]
- **Laringoscopia difícil:** impossibilidade de visualizar qualquer porção da epiglote (Cormack-Lehane 3 ou 4 – Figura 67.1). Frequentemente, está relacionado com: abertura de boca limitada, protrusão mandibular limitada, palato arqueado, distância tireomentoniana reduzida, Mallampati III ou IV, extensão cervical limitada, circunferência cervical aumentada;[3]

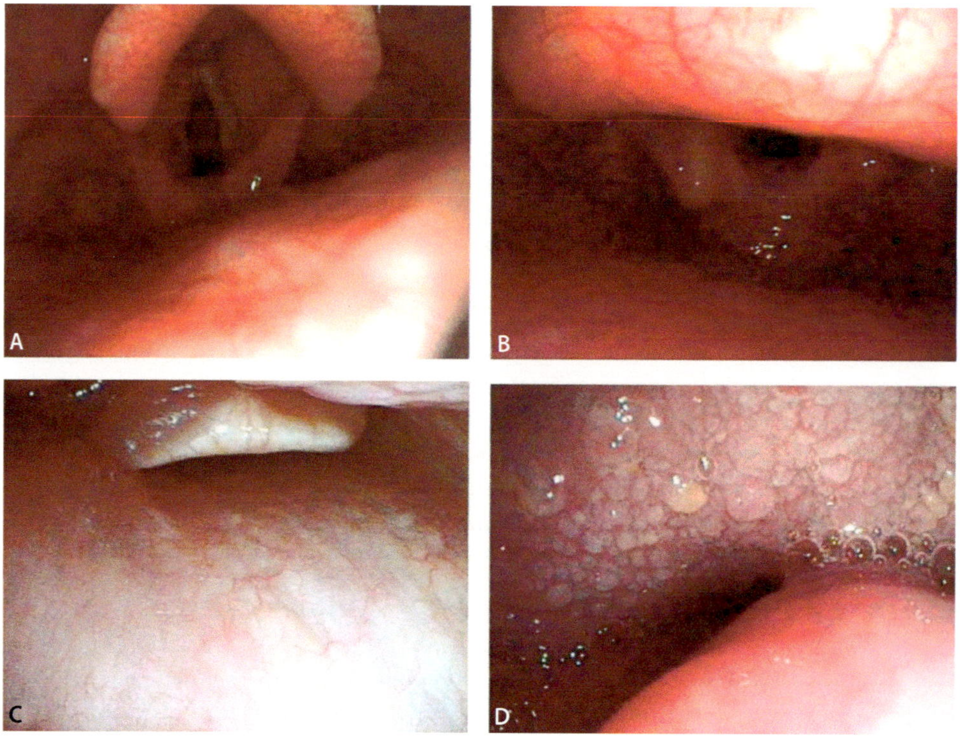

Figura 67.1 Escore de Cormack-Lehane.
Escore de Cormack-Lehane 1 (A), 2 (B), 3 (C) e 4 (D) na laringoscopia.
Fonte: Adaptada de Barash et al., 2017.[2]

- **Intubação traqueal difícil ou falha:** necessidade de múltiplas tentativas por profissional treinado. Relaciona-se com os mesmos fatores de laringoscopia difícil, além de alterações subglóticas, como estenose e desvios traqueais acentuados;[3]
- **Extubação traqueal difícil ou falha:** paciente perde a capacidade de manter-se espontaneamente com ventilação adequada após a retirada do tubo traqueal ou máscara laríngea;[3]
- **Via aérea invasiva difícil ou falha:** dificuldade, presumida ou confirmada, de acessar a via aérea por meio de incisões da porção anterior do pescoço na tentativa de realizar

cricotireoidostomia ou traqueostomia. Dificultadas por alterações anatômicas da região cervical, como processos neoplásicos, estenoses, radioterapia prévia ou obesidade acentuada.[3]

A gestação é um período relacionado com todas as dificuldades acima relatadas. O aumento de peso, com redução da expansibilidade pulmonar, impede a pré-oxigenação adequada. O aumento da água corporal total e o edema no tecido subcutâneo pode causar edema da região da glote. Essas são alterações fisiológicas da gravidez que podem levar a piores desfechos no manejo da via aérea. Por isso, protocolos voltados para essa população específica costumam ser mais precoces na solicitação de recursos avançados como videolaringoscópio e fibroscópio.[5]

Com o avanço tecnológico, o Anestesiologista pode utilizar de exames de imagem como ressonância magnética e tomografia computadorizada da região cervical para prever alterações anatômicas da laringe. Apesar dessa variedade de recursos clínicos e complementares atualmente para prever dificuldades do manejo de vias aéreas, essa predição continua sendo desafiadora. A literatura atual não sustenta nenhum preditor isolado para essa avaliação e, sim, o exame individual de cada paciente considerando o conjunto de fatores citados anteriormente (Quadro 67.1).[1-3]

Quadro 67.1 Principais elementos relacionados com VAD.

Aspecto a ser avaliado	Achado que prediz via aérea difícil
Tamanho dos incisivos anteriores	Proporcionalmente grandes
Posicionamento da mandíbula em relação com a maxila	Retrognatismo
Mobilidade da mandíbula	Incapaz de levar os dentes inferiores anteriormente aos dentes superiores.
Abertura da cavidade oral	Distância entre os incisivos superior e inferior < 3 cm
Mallampati	Classificação 3 ou 4
Formato do palato	Arqueado ou estreito
Complacência do espaço mandibular	Reduzida (massa, hematoma, colar cervical ou outros)
Distância tireomentoniana	Menor que a espessura de 3 dedos
Comprimento do pescoço	Curto
Espessura do pescoço	Grande (> 40 cm)
Mobilidade do pescoço	Paciente incapaz de tocar a ponta do queixo no peito ou não consegue estender o pescoço

Fonte: Adaptado de Apfelbaum et al., 2013.[6]

A seguir, discutiremos as condutas a serem seguidas ao nos depararmos com esses pacientes na prática clínica.

Preparação para o paciente com via aérea difícil

O primeiro ponto a ser considerado é se a unidade onde o procedimento será realizado possui disponibilidade de recursos materiais (videolaringoscópio, *Boogie*, fibroscópio) e humanos (equipe treinada disponível para auxílio, incluindo equipe de cirurgia para aposição de via aérea invasiva avançada, se necessária). A identificação da falta desses recursos em procedimentos eletivos pode ser apreciada como motivo de remarcação em outra unidade mais bem equipada.[7]

Os pacientes devem ser informados dos riscos a que estão sendo submetidos e das estratégias utilizadas pela equipe para preservar-se dessas complicações.[8]

A comunicação assertiva com a equipe é imprescindível para a segurança do procedimento. Devem ser divididas as tarefas antecipadamente entre os presentes na sala cirúrgica e fornecidas orientações claras caso o primeiro plano de acesso a via aérea não seja efetivo.[9]

Pré-oxigenação é imprescindível para esses pacientes. A realização de 3 a 5 minutos de pré-oxigenação com O_2 100% em pacientes saudáveis fornece até 8 minutos de bons níveis de oximetria antes de dessaturação. Esse tempo ainda pode ser prolongado se utilizado oxigenação apneica ou passiva. Nesse caso, coloca-se um cateter nasal com fluxo de 15 L/min. Todas essas recomendações procuram antever a hipóxia de pacientes que não ventilam ou que demandam mais tempo para estabelecer via aérea definitiva.[3,8]

Pacientes com alto risco de regurgitação e com via aérea presumidamente difícil são candidatos à intubação acordado. Essa decisão deve ser pactuada com o paciente, pois a cooperação dele será importante. A literatura já demonstrou altos níveis de sucesso sem complicações da utilização dessa técnica.[1-3]

Apesar da avaliação criteriosa no pré-operatório, alguns pacientes somente serão identificados como VAD após a indução anestésica.[1] Nesse momento, o anestesiologista deve estar pronto para tomar decisões rápidas e assertivas. O uso de condutas protocoladas nessas situações melhora o desfecho.[5] Muitos fluxogramas foram desenvolvidos para auxiliar no pensamento direcionado. Neste capítulo, vamos dar destaque ao protocolo desenvolvido pela American Society of Anesthesiology (Figura 67.2).[8]

A sociedade americana em suas novas diretrizes dá maior prioridade à técnica de intubação com paciente acordado. Além disso, sugere a possibilidade de escolher pela via aérea invasiva precoce eletiva ao invés de insistir em tentativas múltiplas. Isto segue a tendência atual de reduzir manipulações de via aérea atendo-se a medidas mais seguras em detrimento do conforto e conveniência no caso de pacientes com VAD.[8]

Extubação do paciente via aérea difícil

Caso seja decidido pela extubação desse paciente, o anestesiologista deve tomar cuidados redobrados para garantir adequado nível neurológico, estabilidade hemodinâmica e excluir possibilidade de bloqueios neuromusculares residuais neste momento. Manter oxigenação durante todo o processo e solicitar vigilância contínua com tempo estendido em sala de Recuperação Anestésica.[8]

Mensagens principais

- A avaliação da via aérea é incapaz de predizer que não ocorrerão dificuldades.
- Garantir a presença de todos os materiais em fácil acesso.
- Dividir atribuições entre a equipe presente em sala operatória.
- Em caso de VAD não prevista, seguir diretrizes a fim de tornar as decisões mais rápidas e assertivas.

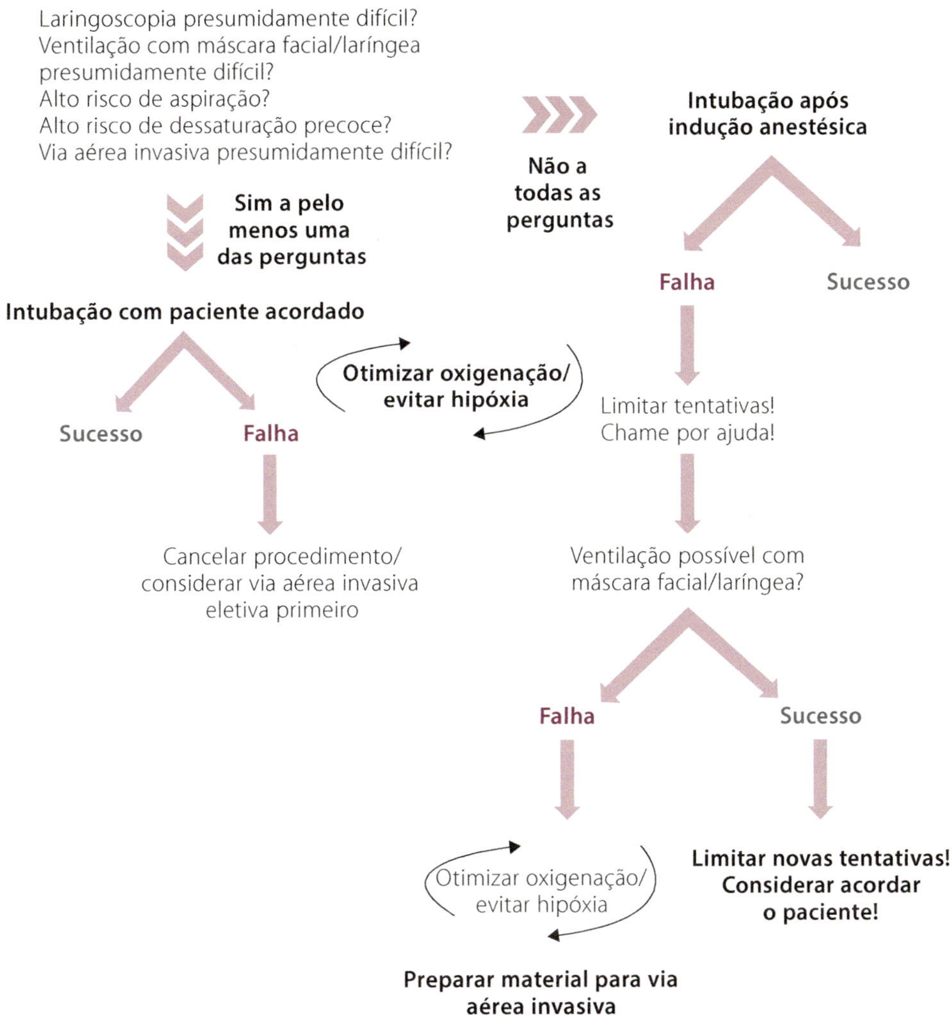

Figura 67.2 Algoritmo da American Society of Anesthesiology para manejo da VAD.
Fonte: Adaptada de Apfelbaum et al., 2021.[8]

Referências bibliográficas

1. Gropper MA. Miller's anesthesia. 9th ed. Amsterdam: Elsevier; 2019.
2. Barash PG, Cullen BF, Stoelting RK, Cahalan MK, Stock MC, Ortega RA et al. Clinical anesthesia. 8th ed. Philadelphia, Pa: Wolters Kluwer; 2017.
3. Manica J. Anestesiologia. 4. ed. Porto Alegre: Artmed; 2018.
4. Edelman DA, Perkins EJ, Brewster DJ. Difficult airway management algorithms: a directed review. Anaesthesia. 2019 Jul 21;74(9):1175-85.
5. Mushambi MC, Athanassoglou V, Kinsella SM. Anticipated difficult airway during obstetric general anaesthesia: narrative literature review and management recommendations. Anaesthesia. 2020 Jul;75(7):945-61. Epub 2020 Mar 6.
6. Apfelbaum JL, Hagberg CA, Caplan RA, Blitt CD, Connis RT, Nickinovich DG et al. Practice guidelines for management of the difficult airway. Anesthesiology. 2013 Feb;118(2):251-70.

7. Frerk C, Mitchell VS, McNarry AF, Mendonca C, Bhagrath R, Patel A et al. Difficult Airway Society 2015 Guidelines for management of unanticipated difficult intubation in adults. British Journal of Anaesthesia [Internet]. 2015 Dec;115(6):827-48.
8. Apfelbaum JL, Hagberg CA, Connis RT, Abdelmalak BB, Agarkar M, Dutton RP et al. 2022 American Society of Anesthesiologists Practice guidelines for management of the difficult airway. Anesthesiology. 2021 Nov 11;136(1):31-81.
9. Xu Z, Ma W, Hester DL, Jiang Y. Anticipated and unanticipated difficult airway management. Current Opinion in Anaesthesiology. 2018 Feb;31(1):96-103.

68 Cirurgia de Emergência

Paula Duarte D'Ambrosio
Juliana Vieira de Oliveira Salerno
Jaqueline Schaparini Fonini
Ludhmila Abrahão Hajjar
Bruno Soares da Silva Rangel
Stéphanie Itala Rizk

Introdução

A cirurgia de emergência é uma subdivisão da cirurgia geral focada no atendimento de pacientes que necessitam de avaliação e tratamento cirúrgico urgente. Abrange o cuidado dos pacientes com doenças mais graves, de maior risco e de cirurgias mais dispendiosas.[1] Nos Estados Unidos da América (EUA) há mais de 3 milhões de pacientes internados em hospitais por ano para cirurgias de emergência, superando a soma de todos os novos diagnósticos de câncer no país.[1] Pacientes submetidos à cirurgia de emergência configuram uma população particularmente de alto risco, com uma taxa de mortalidade cirúrgica 10 vezes maior do que a de pacientes submetidos à cirurgia eletiva.[2] Além disso, aproximadamente metade de todos os pacientes submetidos à cirurgia de emergência desenvolverá uma complicação pós-operatória e até 15% será readmitida no hospital dentro de 30 dias após a cirurgia.[1,3]

No Brasil, há uma grande demanda nos serviços de urgência e emergência, o que resulta, em parte, pela falta de distribuição dos atendimentos por nível de complexidade. Uma parcela dos casos poderia ser resolvida em serviços de menor nível de complexidade, como atenção básica e unidades de pronto atendimento.[2] Decorrente disso, muitas doenças cirúrgicas não são diagnosticadas precocemente, levando ao aparecimento de complicações que requerem tratamento cirúrgico de emergência. Sendo assim, os serviços de urgência e emergência se tornam uma das principais portas de entrada ao sistema de saúde.[2]

Em muitas destas situações, o paciente não tem um diagnóstico estabelecido, mas apenas um sintoma, sinal ou distúrbio fisiológico.[3] Dessa forma, é fundamental lançar mão de uma avaliação inicial padrão ampla o suficiente para reconhecer a gravidade da doença, evitar omissões, fornecer reanimação oportuna, e identificar o processo patológico inicial subjacente.[4] Embora isso possa parecer difícil, a realidade é que os problemas cirúrgicos agudos são causados por uma pequena variedade de condições - hemorragia, isquemia, inflamação, problemas mecânicos como obstrução e perfuração do trato gastrointestinal, e complicações neoplásicas.[3]

No departamento de emergência nos Estados Unidos as principais cirurgias realizadas foram colectomia parcial, ressecção do intestino delgado, colecistectomia, tratamento cirúrgico da úlcera péptica, lise das aderências peritoneais, apendicectomia e laparotomia.[4] Estes representaram 80% de todos os procedimentos, 80,3% de todas as mortes, 78,9% de todas as complicações e 80,2% de todos os custos de pacientes no país.[5] Apesar da relevância deste tema, no Brasil, os dados são limitados à epidemiologia das cirurgias de urgência e emergência.[6] De acordo com um estudo observacional realizado em 2020 em um hospital privado no nordeste do Brasil, as doenças abdominais e do aparelho locomotor se apresentaram como as principais causas de entrada no serviço de urgência, mantendo o padrão previamente descrito na literatura. Das cirurgias por doenças inflamatórias gastrointestinais, a apendicectomia e a colecistectomia foram responsáveis pela maior parte (55,38%) dos procedimentos cirúrgicos de urgência.[7]

Um dos fatores que contribui com o aumento da taxa de morbimortalidade da cirurgia de emergência é a condição clínica grave em que esses pacientes se encontram no momento da indicação cirúrgica, muitas vezes apresentando hipovolemia por sepse, desidratação, distúrbios hidroeletrolíticos e/ou sangramento.[8] Por outro lado, grandes avanços foram obtidos pela comunidade cirúrgica brasileira com a intensa experiência dos serviços de emergência e o desenvolvimento de novas técnicas cirúrgicas.[5] Associado a isso, o Ministério da Saúde definiu o trauma e todas as emergências como áreas prioritárias de interesse no Brasil e investiu em melhorias no sistema de atendimento pré-hospitalar em todo o país.[3]

Nesse contexto, este capítulo tem como objetivo revisar os processos envolvidos na cirurgia de emergência, incluindo suas indicações, a avaliação pré-operatória, o preparo para a cirurgia e os cuidados pós-operatórios. Visando fornecer informações substanciais que podem enriquecer ainda mais a tomada de decisão clínica, especialmente para profissionais médicos e residentes, promovendo, assim, a entrega de assistência cirúrgica de elevada qualidade em situações de emergência.

Indicações para cirurgia de emergência

Abdome agudo

Caracterizado por dor intensa localizada na região do abdome, esta patologia está geralmente associada à irritação peritoneal e apresenta rápida evolução, usualmente em um período de até 48 horas. Representa cerca de 10% de todos os casos admitidos em departamentos de emergência, sendo um motivo recorrente de ida ao pronto socorro.[9]

O diagnóstico do abdome agudo não se baseia apenas na anamnese e no exame físico. No entanto, o principal item na avaliação da sua suspeita é a dor de origem não traumática, variando sua localização de acordo com a afecção envolvida, podendo ter diferentes suspeitas diagnósticas. O sintoma mais frequente é a dor abdominal não-específica, correspondendo a aproximadamente um terço dos casos. Em seguida, o diagnóstico mais comum é a apendicite, correspondendo a cerca de 25%. É aconselhável dividir o abdome agudo em síndromes: inflamatória, perfurativa, obstrutiva, vascular e hemorrágica.[9]

Abdome agudo inflamatório

O abdome agudo inflamatório é decorrente de uma afecção inflamatória ou infecciosa intra-abdominal. É uma causa frequente de dor abdominal nos serviços médicos, compreendendo 16% das causas não traumáticas. As principais etiologias incluem: colecistite aguda (44%), apendicite aguda (25%) e diverticulite aguda (9%).[9]

A clínica é composta por dor abdominal com caráter progressivo, que vai agravando a intensidade com o tempo. A dor pode passar de visceral para parietal caso tenha peritonite associada, além de sinais constitucionais como náusea, vômitos, febre, hiporexia e taquicardia. Apresenta peritonite difusa nos casos de perfuração.[9]

No tratamento geral, o aspecto mais importante é identificar a necessidade cirúrgica, como ocorre na apendicite e na colecistite. Nos casos iniciais de apendicite aguda, o tratamento consiste na intervenção cirúrgica com ressecção do apêndice por cirurgia aberta ou videolaparoscópica, sem necessidade de tratamento complementar. A adoção da videolaparoscopia resulta em menor morbidade e menores taxas de infecção da ferida operatória.[10]

Em pacientes com perfuração do apêndice e peritonite generalizada, é necessário prover reanimação pré-operatória e exploração cirúrgica de emergência, uma vez que esses pacientes geralmente estão significativamente doentes e podem estar hemodinamicamente instáveis.[10] Em pacientes clinicamente estáveis com apendicite perfurada que não estejam gravemente doentes, a base do tratamento inclui antibióticos com drenagem percutânea de abscessos drenáveis.[10] Em pacientes com perfuração apendicular que melhoram com antibióticos, a apendicectomia pode ser considerada em 6 a 8 semanas. Antes da apendicectomia, os pacientes com mais de 40 anos também devem ser submetidos à colonoscopia para excluir massa cecal como causa. Em pacientes com pequenos abscessos (< 3 cm) ou que não melhoram com antibióticos, a apendicectomia precoce deve ser considerada.[2]

Na colecistite aguda, a colecistectomia de emergência é indicada em uma minoria de pacientes que apresentam colecistite aguda complicada, incluindo gangrena/necrose da vesícula biliar, perfuração e colecistite enfisematosa. Em pacientes sem condições clínicas para passar por esse procedimento, a drenagem da vesícula biliar pode ser realizada por meio de métodos percutâneos ou endoscópicos.[10]

No caso da diverticulite aguda não complicada, o tratamento é conservador com uso de antibióticos. Na vigência de complicações com peritonite purulenta ou fecal difusa, indica-se a laparotomia exploratória e retossigmoidectomia à Hartmann.[9]

Abdome agudo perfurativo

O abdome agudo perfurativo tem como causa mais comum a ruptura de úlceras pépticas gastroduodenais, sendo mais frequentes no duodeno.[11] Outras causas são: iatrogênicas (endoscopia, intra-operatória, uso de contraste, corpo estranho); inflamatórias (apendicite, colite); obstrutivas; traumáticas; isquemia de órgãos (mesentérica) e neoplasias.[12] Se apresenta com quadro de dor abdominal súbita, intensa e de gravidade crescente devido à perfuração de vísceras ocas como estômago, intestino delgado, cólon, ureter e bexiga.[11]

Para diagnóstico, é recomendada a realização de uma radiografia simples, fornecendo uma visualização rápida de ar intra-abdominal livre. Devido ao fato das radiografias simples serem incapazes de delinear o local da perfuração, faz-se necessária a obtenção de imagens através de uma tomografia computadorizada (TC) com contraste trifásico de abdome superior e pelve.[12,11]

A abordagem cirúrgica deve ser considerada na maioria das ocorrências de perfuração, principalmente aquelas acompanhadas de sepse e peritonite.[11]

Abdome agudo isquêmico

Caracteriza-se por dor abdominal não traumática, de caráter súbito e de intensidade variável, que ocorre devido a isquemia mesentérica ou intestinal, a qual gera uma interrupção do fornecimento de sangue para porções variáveis do intestino delgado. Este processo, se não tratado de forma adequada, pode evoluir para necrose intestinal.[13]

A embolia arterial mesentérica aguda é a causa mais comum de abdome agudo isquêmico. Os principais fatores de risco são: infarto agudo do miocárdio, fibrilação atrial e estenose mitral. Na isquemia mesentérica aguda não oclusiva, a principal etiologia é a insuficiência cardíaca crônica (ICC). O diagnóstico da isquemia mesentérica depende dos exames de imagem, sendo a TC com contraste trifásico de abdome superior e pelve usualmente a primeira escolha, porém a angiografia é o exame padrão-ouro desta síndrome.[12,13]

O tratamento cirúrgico é indicado nos casos de sinais de irritação peritoneal, sinais de infarto intestinal pelos exames de imagem e em casos de dúvida diagnóstica.[13]

Abdome agudo obstrutivo

A incidência do abdome agudo obstrutivo varia de 11% a 24% dentre as causas de dor abdominal admitidas na emergência.[14] É caracterizado pela interrupção do trânsito intestinal, culminando em dores abdominais difusas do tipo cólica ou peri umbilicais, juntamente com náuseas, vômitos, parada de eliminação de flatos e fezes e distensão abdominal progressiva.[14] Suas causas podem ser divididas em baixas e altas. As obstruções altas correspondem ao intestino delgado e, as baixas, ao cólon.[12]

No intestino delgado, a principal etiologia são as aderências. Outras causas incluem hérnia, volvo, intussuscepção, fecaloma, corpo estranho, neoplasia e doença de Crohn. No jejuno e no íleo, as lesões obstrutivas mais comuns são provenientes de doença maligna, volvo, aderências e intussuscepção. No cólon, as causas mais comuns são doenças malignas, volvo de ceco, volvo de sigmóide, diverticulite e colite isquêmica.[14]

No paciente adequadamente ressuscitado, a cirurgia é realizada para descomprimir o intestino, liberar a causa da obstrução, avaliar cuidadosamente a viabilidade intestinal e realizar os procedimentos secundários necessários. Isto pode incluir a ressecção do intestino infartado e perfurado ou uma cirurgia adicional relacionada à causa primária da obstrução. Se houver suspeita de obstrução por hérnias, brida, volvo de sigmóide, intussuscepção, neoplasias e isquemia intestinal, a cirurgia deve ser considerada.[9]

Abdome agudo hemorrágico

É definido como hemorragia intra-abdominal de causa não traumática e o quadro clínico de maneira geral é de dor intensa e difusa, rigidez e dor à descompressão.[6] As causas desta patologia são inúmeras, podendo incluir a via esplênica, renal, hepática, adrenal, pancreática, ginecológica, obstétrica, vascular e de tecidos moles. O rompimento do aneurisma da aorta abdominal (AAAs) é a causa mais grave de abdome agudo hemorrágico não traumático. Ocorre como resultado de um processo degenerativo da aorta abdominal, na maioria das vezes devido à aterosclerose avançada.[12]

A ruptura do AAA é uma emergência cirúrgica com risco iminente de vida. O rápido diagnóstico e reparo cirúrgico aberto ou endoluminal além de terapia agressiva de reposição sanguínea são necessários para garantir melhores resultados.[6]

Cirurgia para controle de danos

Pacientes gravemente feridos ou com patologias cirúrgicas catastróficas não traumáticas muitas vezes não possuem reserva fisiológica para tolerar o reparo definitivo em uma primeira abordagem.[15] Para estes pacientes, a abordagem para controle de danos pode ser realizada seguindo alguns passos:

Fases de atendimento

- **Fase 0:** transporte e triagem rápidos para tratamento (por exemplo, sala de cirurgia, sala de intervenção);
- **Fase 1:** a cirurgia visa conter a hemorragia, limitar a contaminação e manter o fluxo sanguíneo ideal para órgãos vitais e extremidades. O tempo operatório é limitado para minimizar hipotermia, coagulopatia e acidose;
- **Fase 2:** a reanimação na unidade de terapia intensiva envolve fluidoterapia intravenosa para estabelecer a volemia e corrigir distúrbios hidroeletrolíticos/acidose;
- **Fase 3:** reparo cirúrgico definitivo de lesões. O momento do reparo definitivo é determinado pelo estado fisiológico do paciente;
- **Fase 4:** o fechamento de feridas abdominais ou de outros tecidos moles muitas vezes requer uma cirurgia reconstrutiva complexa, que é adiada até a recuperação completa das lesões associadas.[15]

As fases 0 a 3 podem ser consideradas como um período estendido de otimização clínica e hemodinâmica do paciente antes do procedimento cirúrgico definitivo na fase 4. Nem todo paciente necessita deste tipo de abordagem, porém o princípio deve ser considerado em se tratando de pacientes com comprometimento fisiológico e hemodinâmico importantes.

Avaliação do paciente

Que fatores devem ser considerados na avaliação de um paciente cirúrgico de emergência?

Triagem

O desafio inicial é a triagem do paciente. Diferenciar os extremos é relativamente fácil: o paciente que está orientado, confortável e conversando provavelmente não necessita de medidas imediatas. Por outro lado, o paciente com sinais vitais alterados e rebaixamento do nível de consciência irá necessitar de avaliação e intervenção rápida, sendo portanto priorizado. Para isto serve a avaliação inicial realizada através do ABCDE, conforme a abordagem de cursos de habilidades cirúrgicas como o Suporte Avançado de Vida no Trauma (Advanced Trauma Life Support - ATLS).[16]

Avaliação inicial do ATLS

A (*Airway*) – Manter via aérea pérvia; colar cervical se trauma;
B (*Breathing*) – Respiração e ventilação – oxigenioterapia;
C (*Circulation*) – Circulação com controle de hemorragia;
D (*Disability*) – Exame neurológico direcionado;
E (*Exposure*) – Exposição com controle de hipotermia.

A patologia cirúrgica aguda se resumirá a uma das seguintes causas: sangramento, isquemia, inflamação, obstrução, perfuração e complicações de neoplasia. Conforme a avaliação inicial, é identificada a patologia provável e sua severidade, para então elaborar a conduta nas próximas horas do atendimento.[5]

Ressuscitação

Todos os pacientes de emergência necessitam de alguma forma de ressuscitação, como hidratação venosa, suplementação de oxigênio ou analgesia. Alguns pacientes necessitam de ressuscitação mais vigorosa, incluindo manejo de via aérea, acesso venoso central, drogas vasoativas e transfusão de hemocomponentes. Por exemplo, grandes queimados necessitam ressuscitação volêmica agressiva e precoce guiada por área corpórea queimada e com controle de diurese. No paciente instável, a avaliação inicial e a reanimação ocorrem simultaneamente, tratando as causas conforme são identificadas.[12]

Cerca de metade dos pacientes de emergência necessitam de algum tipo de procedimento. Além de indicar o procedimento correto, o tempo adequado para sua realização é crítico. Os sangramentos devem ser prontamente controlados e a isquemia deve ser tratada precocemente. Muitos pacientes com patologias menos urgentes se beneficiam de um período para correção hidroeletrolítica, de distúrbios de coagulação e estabilização hemodinâmica. Este período deve ser o mais breve possível e o paciente precisa ser monitorizado ativamente. As cirurgias mais complexas podem ser postergadas para o período diurno, com o intuito de estabelecer melhores condições estruturais e melhor preparo da equipe cirúrgica, porém sem comprometer a sobrevida do paciente.[12]

Preparação para a cirurgia

Uma vez realizada a anamnese e o exame físico, podem ser solicitados exames complementares. Todos os exames complementares devem ser realizados para confirmar ou excluir a hipótese diagnóstica do paciente, ou ainda para completar os exames pré-operatórios para avaliação do anestesista. Exames desnecessários apenas atrasam o manejo adequado e inferem em custos adicionais ao sistema de saúde, sendo assim, exames laboratoriais e de imagem não devem retardar a ressuscitação e a transferência do paciente ao centro cirúrgico ou à UTI. Os pacientes com sinais e sintomas de sepse devem receber antibióticos na primeira hora do atendimento, independente do tempo para a cirurgia.[12]

A reposição volêmica pode ser necessária antes, durante e/ou após a cirurgia. Patologias intra-abdominais podem causar hipovolemia devido a perda de fluidos pelo trato gastrointestinal como vômitos e diarréia, sequestro de volume por edema de alças intestinais, hemorragia intra-abdominal e hipovolemia relativa por choque distributivo na presença de sepse ou inflamação severa. Pacientes com hipovolemia secundária a vasodilatação respondem parcialmente à reposição volêmica, sendo muitas vezes necessário o uso de vasoconstritores ou inotrópicos. Entretanto, deve-se evitar a hiper-hidratação dos pacientes pois o excesso de fluidos pode causar edema pulmonar e comprometer a oxigenação, além de piorar o edema tissular, afetando a cicatrização da ferida operatória ou da anastomose cirúrgica. Os casos de hemorragia aguda devem ser conduzidos com fluidoterapia e transfusão precoce de hemocomponentes. O uso de ácido tranexâmico quando oportuno, a correção da hipotermia, da acidose e da coagulopatia também são medidas fundamentais no manejo da ressuscitação do paciente. Nos casos em que houver persistência do sangramento deve ser priorizada a hemostasia com urgência, seja por meio de cirurgia, intervenção endoscópica ou radiologia intervencionista.[17]

Antes da cirurgia é preciso assegurar a identificação correta do paciente e aplicar o termo de consentimento do procedimento cirúrgico proposto, seja ao próprio paciente, quando factível, ou ao responsável legal, informando os potenciais riscos e as complicações. Deve-se coordenar a comunicação entre os diversos membros da equipe para otimizar o cuidado ao paciente crítico e abreviar o tempo de latência até o transporte ao centro cirúrgico e à UTI.[12]

O preparo do paciente para uma cirurgia eletiva engloba a identificação e compensação das comorbidades prévias. Na cirurgia de emergência, entretanto, geralmente não se atinge este objetivo. Em contrapartida, é preciso conhecer o histórico do paciente para saber o potencial impacto no procedimento cirúrgico e no seguimento perioperatório - alergias, comorbidades, medicações de uso contínuo, possibilidade de gravidez e hora da última ingesta alimentar devem ser registradas.[12,17]

Pacientes com doença cardiovascular prévia devem manter as medicações de uso contínuo e provavelmente necessitarão de suporte intensivo no pós-operatório. Os pacientes de maior risco cirúrgico cardiovascular são os que apresentam angina instável, infarto agudo do miocárdio (nas últimas 6 semanas) e insuficiência cardíaca descompensada. Sendo assim, estas patologias devem ser tratadas previamente ao procedimento cirúrgico, exceto para os pacientes em risco de morte iminente e ou perda do membro. O paciente portador de marca-passo com função de desfibrilador implantável irá necessitar de desativação do dispositivo antes e reativação após a cirurgia para uso seguro do eletrocautério.[12]

As Tabelas 68.1 e 68.2 incluem os fatores de risco cardiovasculares e para complicações respiratórias no pós-operatório, respectivamente.

Tabela 68.1 Índice de risco cardíaco – Goldman.

Fator de risco		Pontuação
Idade > 70 anos		5
Infarto agudo do miocárdio há < 6 meses		10
Terceira bulha ou estase de jugular		11
Estenose aórtica importante		3
Arritmia não-sinusal ou sinusal com contração atrial prematura em último ECG pré-operatório		7
> 5 extrassístoles ventriculares por minuto em qualquer momento antes da cirurgia		7
Cirurgia de emergência		4
Cirurgia intratorácica, intra-abdominal ou aórtica		3
PaO_2 < 60 ou $PaCO_2$ > 50 mmHg; K+ < 3 meq/L ou HCO_3- < 20 mEq/L; BUN > 50 mg/dL (ureia > 107,5 mg/dL) ou creatinina > 3 mg/dL; AST anormal, paciente acamado por causa não cardíaca		3
Classificação	**Risco de complicação***	**Risco de óbito**
• Classe I (0 a 5 pontos)	0,7%	0,2%
• Classe II (6 a 12 pontos)	5,0%	2,0%
• Classe III (13 a 24 pontos)	11,0%	17,0%
• Classe IV (>25 pontos)	22,0%	56,0%

ECG: eletrocardiograma; PaO_2: pressão arterial de oxigênio; $PaCO_2$: pressão arterial de gás carbônico; HCO_3-: bicarbonato, BUN: nitrogênio uréico sanguíneo, AST: aspartato transaminase.

*As complicações incluem: infarto do miocárdio, edema pulmonar e taquicardia ventricular dentro dos primeiros 6 dias de pós-operatório.

Fonte: Adaptada de Brooks et al., 2010.[12]

Tabela 68.2 Fatores de risco para complicações respiratórias pós-operatórias.

Idade > 65 anos
ASA > II
Alteração da creatinina
Caquexia
Albumina < 35 g/L
DPOC e tabagismo
Insuficiência cardíaca
Rebaixamento do nível de consciência
Cirurgia de emergência
Cirurgia de abdome superior e cirurgia vascular
Anestesia geral

DPOC: doença pulmonar obstrutiva crônica.
Fonte: Adaptada de Brooks et al., 2010.[12]

Para pacientes com doença renal crônica é imperativo manter a normotensão, realizar aporte hidroeletrolítico intravenoso com parcimônia, atentar-se para o uso excessivo de drogas vasoativas e evitar o uso de drogas nefrotóxicas. Em pacientes dialíticos deve-se continuar o esquema de diálise no pós-operatório conforme a condição clínica.[12,17]

Em casos de pacientes gestantes, o anestesista deve estar ciente antes do procedimento cirúrgico e a depender do estágio da gravidez, faz-se necessário a avaliação obstétrica e a monitorização fetal perioperatória.[12]

Exames complementares devem ser proporcionais ao histórico do paciente, estado clínico atual e à abrangência do procedimento cirúrgico proposto. Pacientes em uso de digoxina ou diuréticos tiazídicos necessitam de avaliação eletrolítica para correção de hiponatremia e hipocalemia no pré-operatório. Gasometria arterial geralmente é necessária em pacientes com alteração respiratória aguda ou necessidade de via aérea avançada ainda na unidade de emergência.[12]

Atentar que o jejum prolongado e os sintomas gastrointestinais relacionados à patologia aguda podem interferir na absorção das medicações de uso contínuo, inclusive por algum período antes da admissão hospitalar, aumentando o risco do paciente com patologias dependentes destas medicações. Avaliar as drogas que devem ser mantidas no período perioperatório na dose usual do paciente e aquelas que deverão ser ajustadas, como corticoides e insulina. Reconhecer os remédios que necessitam de reversão ou minimização de sua ação no período perioperatório, especialmente anticoagulantes e antiagregantes plaquetários.[17] Em casos de pacientes diabéticos deve-se suspender os antidiabéticos orais e utilizar o esquema de insulina subcutânea e glicose venosa preferencialmente, visando manter a glicemia capilar entre 80 a 180 mg/dL.[17]

Pós-operatório

O manejo eficaz de pacientes cirúrgicos de emergência requer uma estreita colaboração entre especialistas em cuidados intensivos e cirurgiões de emergência. Ambos devem compreender o que a outra especialidade pode alcançar de forma realista, quais são os seus objetivos e quais são as indicações e complicações dos procedimentos comuns.[2]

A equipe de cuidados intensivos deve ser notificada assim que ficar claro que o paciente provavelmente precisará de sua contribuição. Isso permite que o tratamento seja iniciado prontamente e que fatores logísticos, como disponibilidade de leitos e equipe de enfermagem, sejam atendidos. Uma abordagem bem-organizada, rápida mas abrangente para avaliar o paciente é essencial para evitar a perda de sinais importantes.[12]

Fatores como as técnicas anestésicas e cirúrgicas necessárias, as lesões do paciente, as comorbidades, a provável morbidade resultante da incisão operatória, a dor pós-operatória e outros fatores, incluindo prováveis perdas de fluidos por drenos, estomas ou pele queimada, devem ser todos avaliados. Esses fatores determinarão, em parte, se serão necessários cuidados pós-operatórios em uma unidade de cuidado enfermaria, semi-intensiva ou em uma unidade de terapia intensiva.

Os pacientes submetidos à cirurgia de controle de danos muitas vezes passam um período de tempo na UTI após a cirurgia, para permitir a estabilização antes da realização de intervenções definitivas.[2]

Problemas pós-operatórios

As complicações médicas que ocorrem nos dias imediatamente após a cirurgia incluem infarto do miocárdio, pneumonia, edema pulmonar, arritmias cardíacas, como fibrilação atrial ou taquicardia supraventricular. Por vezes, estas complicações obrigarão a admissão na Unidade de terapia intensiva, mas muitas vezes o reconhecimento e o tratamento precoce das complicações serão suficientes para estabilizar o paciente e evitar essa admissão.[15,18]

Complicações pós-operatórias

Uma complicação pós-operatória é definida como "qualquer desvio do curso pós-operatório ideal que não seja inerente ao procedimento e não inclua falha na cura". As complicações são geralmente classificadas como precoces ou tardias ou de acordo com o sistema afetado.[15]

- **Complicações precoces:**
  - **Cardiovasculares:** hipotensão, infarto do miocárdio, arritmia (particularmente fibrilação atrial), hemorragia, trombose venosa profunda e embolia pulmonar (TVP/TEP);
  - **Respiratórias:** atelectasia, pneumonia (incluindo pneumonia por aspiração), colapso pulmonar, pneumotórax;
  - **Gastrointestinais:** náuseas e vômitos pós-operatórios (NVPO), íleo, obstrução, vazamento anastomótico, desnutrição, abscesso, ulceração duodenal, diarreia (C. difficile), constipação, dilatação gástrica aguda;
  - **Urogenitais:** oligúria, anúria, retenção urinária, infecção do trato urinário, insuficiência renal aguda (IRA);
  - **Neurológicas:** neuropraxia, ataque isquêmico transitório (AIT), AVC, confusão;
  - **Gerais:** dor, infecção da ferida, deiscência da ferida, úlcera por pressão, infecção no local da cânula, sepse.
- **Complicações tardias:**
  - Cicatrizes (incluindo formação hipertrófica e queloide), aderências e obstrução intestinal, infecção, recorrência da patologia, hérnias, dor crônica, fístulas, incapacidade, disfunção psicossexual/psicológica.

Febre

A hipertermia que se desenvolve nas primeiras 24 horas é frequentemente uma resposta ao trauma cirúrgico e apenas numa minoria dos casos existe um fator etiológico específico.

A febre dentro de 48 horas após a cirurgia pode ser causada por atelectasia pulmonar. Entre 48 horas e 5 dias, a febre pode ser o resultado de tromboflebite, infecção do trato urinário ou pulmonar, e se mais de 5 dias após a cirurgia, deve-se suspeitar de infecção de ferida ou ruptura de anastomose.[15]

Deiscência da ferida

A deiscência da ferida é a ruptura, parcial ou completa, de algumas ou de todas as camadas de uma ferida operatória. Surge principalmente devido a falha técnica no fechamento da ferida ou devido a fatores relacionados ao paciente. As etiologias comuns incluem infecção de feridas, hematoma, distensão abdominal, desnutrição, obesidade, esteróides, quimioterapia ou radioterapia e doença cardiopulmonar.[12]

Deiscência de anastomoses

Qualquer anastomose corre risco de ruptura, principalmente aquelas que envolvem o reto, esôfago ou pâncreas.[15]

As fístulas anastomóticas tendem a se apresentar 3 a 7 dias após a cirurgia e, dependendo do grau da fístula, a peritonite resultante pode ser localizada ou generalizada.[18] Fístulas pequenas podem ser tratadas de maneira conservadora, já fístulas de grande perda ou repercussão clínica necessitam de intervenção.[12]

Infecções de sítio cirúrgico

As infecções pós-operatórias do sítio cirúrgico continuam sendo uma das principais causas de morbidade, mas raramente de mortalidade. As taxas de infecção variam de acordo com a operação realizada (devido aos níveis variáveis de contaminação perioperatória). Quase 60% dessas infecções ocorrem em pacientes após a alta hospitalar.[18]

Qualquer coleção necessita de drenagem, seja por via percutânea (com ou sem auxílio radiológico) ou cirúrgica. As coleções superficiais da ferida podem ser drenadas removendo pontos ou clipes selecionados.

Hemorragia

A hemorragia pós-operatória é uma causa importante de morbidade e mortalidade precoce após cirurgia de emergência. Pacientes pós-operatórios com choque hipovolêmico necessitam de intervenção cirúrgica com controle da hemorragia.[15]

O sangramento intra-abdominal requer laparotomia urgente. Se a origem do sangramento for desconhecida, deverá ser empregado um método sistemático de exame da cavidade peritoneal. O empacotamento com compressas nos quatro quadrantes abdominais com exame sequencial permite uma avaliação controlada. Uma vez identificada a fonte do sangramento, devem ser tentados meios para obter controle.[15]

Complicações cardiovasculares

Trombose venosa profunda e embolia pulmonar

Se nenhuma profilaxia for iniciada, 25% dos pacientes cirúrgicos gerais podem sofrer TVP. Esta proporção é duplicada para os pacientes submetidos a grandes cirurgias pélvicas ou abdominais e é ainda maior em cirurgias de substituição do quadril e do joelho. Dos pacientes com TVP, 20% correm risco de desenvolver TEP. A investigação padrão-ouro é uma angiotomografia pulmonar.[17]

Complicações renais

Complicações comuns do trato renal que ocorrem no pós-operatório incluem infecções do trato urinário, retenção urinária secundária à dor ou anestesia e IRA. Destas complicações, a IRA é a mais grave.[17]

A cirurgia é uma causa comum de IRA e é responsável por cerca de 20 a 50% dos casos adquiridos em hospital. Além disso, 2% dos pacientes que recebem contraste intravenoso para tomografia computadorizada ou angiografia desenvolvem IRA. A mortalidade por essa complicação pode chegar a 40% em casos graves.[18]

Conclusão

O ensino da tomada de decisão no cuidado de pacientes que se apresentam como emergência cirúrgica é um tema ainda incipiente, mas atualmente está sendo abordado em diversos cursos cirúrgicos. Esperançosamente, mais pesquisas irão esclarecer esta área. Entretanto, oferecemos estas informações a jovens cirurgiões e potenciais cirurgiões, com o objetivo de que estes tenham mais confiança em quaisquer decisões que tomem e que isso resulte em melhores resultados para os seus pacientes.

Mensagens principais

- Os pacientes que necessitam de cirurgias de emergência requerem avaliação e intervenção rápidas para garantir o melhor resultado. A avaliação cuidadosa, a identificação de fatores de risco, a ressuscitação adequada e a escolha do momento para a cirurgia são passos cruciais.
- Complicações, como infecções, deiscências de feridas ou anastomoses, e fístulas, podem surgir e devem ser tratadas prontamente para evitar complicações adicionais. É fundamental um acompanhamento pós-operatório vigilante para detectar e gerenciar complicações precoces e tardias.
- A equipe médica deve estar preparada para lidar com uma variedade de cenários clínicos, e a comunicação entre especialidades, como cirurgia e cuidados intensivos, desempenha um papel fundamental na otimização do cuidado do paciente cirúrgico de emergência.
- A prioridade máxima é garantir a segurança e o bem-estar do paciente, seguindo os princípios da cirurgia de emergência e tomando decisões baseadas em evidências clínicas atualizadas.

Referências bibliográficas

1. Havens JM, Peetz AB, Do WS et al. The excess morbidity and mortality of emergency general surgery. J Trauma Acute Care Surg. 2015;78(2):306-11. doi: 10.1097/TA.0000000000000517.
2. Kassin MT, Owen RM, Perez SD et al. Risk factors for 30-day hospital readmission among general surgery patients. J Am Coll Surg. 2012;215(3):322-30. doi: 10.1016/j.jamcollsurg.2012.05.024.
3. da Silva MV, Aidar DCG. Perfil das cirurgias realizadas em um hospital de urgência e emergência no interior de Rondônia. Arq Ciênc Saúde Unipar. 2023;27:2471-80. doi: doi.org/10.25110/arqsaude.v27i6.2023-023.
4. Poggetti R, Leppanemi A, Ferrada P et al. WSES SM (World Society of Emergency Surgery Summer Meeting) highlights: emergency surgery around the world (Brazil, Finland, USA). World J Emerg Surg. 2009;4:11. doi: 10.1186/1749-7922-4-11.
5. Scott JW, Olufajo OA, Brat GA et al. Use of national burden to define operative emergency general surgery. JAMA Surg. 2016;151(6):e160480. doi: 10.1001/jamasurg.2016.0480.
6. Stewart B, Khanduri P, McCord C et al. Global disease burden of conditions requiring emergency surgery. Br J Surg. 2014;101(1):e9-22. doi: 10.1002/bjs.9329.
7. Lyra CAM, Dantas LRCF, Todt SC, Palmeira IP, Figueiredo MBGA, Lima SO. Perfil epidemiológico de cirurgias em serviço de urgência e emergência. Medicina (Ribeirão Preto). 2020;53:247-51.
8. DeGirolamo K, D'Souza K, Apte S et al. A day in the life of emergency general surgery in Canada: a multicentre observational study. Can J Surg. 2018;61:13517.
9. Cardoso FV, Silva ARC da, Bucharles ACF, Silva MB da, Ferraz MG, Piccoli MVF et al. Manejo e conduta do abdome agudo: uma revisão narrativa. REAS. 2022;15(5):e10226. doi: doi.org/10.25248/reas.e10226.2022.
10. Hernandez M, Murphy B, Aho JM et al. Validation of the AAST EGS acute cholecystitis grade and comparison with the Tokyo guidelines. Surgery. 2018;163(4):739-46. doi: 10.1016/j.surg.2017.10.041.
11. Kilesse CTSM, Brito JS, Faria JL, Silva LTCe, Bomfim FAS, Souza NB et al. Abdome agudo no departamento de emergência: uma revisão. Brasília Med. 2022;59(Anual):1-10.
12. Brooks A, Cotton BA, Tai N, Mahoney PF, Humes DJ. Emergency surgery. Chichester: Wiley-Blackwell/BMJ Books; 2010.
13. Clair DG, Beach JM. Mesenteric ischemia. N Engl J Med. 2016;374(10):959-68. doi: 10.1056/NEJMra1503884.
14. Detz DJ, Podrat JL, Muniz Castro JC et al. Small bowel obstruction. Curr Probl Surg. 2021;58(7):100893. doi: 10.1016/j.cpsurg.2020.100893.
15. Coccolini F, Roberts D, Ansaloni L et al. The open abdomen in trauma and non-trauma patients: WSES guidelines. World J Emerg Surg. 2018;13:7. doi: 10.1186/s13017-018-0167-4.
16. American College of Surgeons. ATLS – Advanced Trauma Life Support for doctors. 10th ed. Chicago: Committee on Trauma; 2018.
17. Ali MZ. Assessment of postoperative complications in abdominal surgeries by Clavein-Dindo Classification System in the Indian hospital setting. Acad J Surg. 2021;4:16-21.
18. Healey MA, Shackford SR, Osler TM, Rogers FB, Burns E. Complications in surgical patients. Arch Surg. 2022;137(5):611-7; discussion 617-8. doi: 10.1001/archsurg.137.5.611. PMID: 11982478.

69 Paciente com Estimulação Cardíaca Artificial

Rodrigo Melo Kulchetscki
Anisio Alexandre Andrade Pedrosa
Bruno Soares da Silva Rangel
Stéphanie Itala Rizk

Introdução

Pacientes que se apresentam aos serviços de saúde sendo portadores de um dispositivo cardíaco eletrônico implantável (DCEI) são cada vez mais frequentes. Desde março de 1994, quando se tornou obrigatório seu preenchimento, até 2014, o Registro Brasileiro de Marcapassos, Ressincronizadores Cardíacos e Desfibriladores (RBM) documenta 306.886 cirurgias de implante/troca de DCEI no país, sendo a média anual progressivamente maior no decorrer dos anos.[1]

O portador de DCEI é um paciente que merece atenção especial. A maioria dos portadores de DCEI tem idade mais avançada e comorbidades, e no caso de portadores de ressincronizadores e desfibriladores implantáveis, com frequência possuem insuficiência cardíaca com fração de ejeção reduzida (ICFEr). O desfecho cirúrgico desses pacientes é pior, principalmente devido às comorbidades que de fato pela presença do dispositivo.[1,12] Além disso, a presença do dispositivo pressupõe algumas recomendações e cuidados rotineiros a fim de garantir seu adequado funcionamento.

Existem cenários do dia a dia que interpõem riscos ao funcionamento dos DCEI, dentre eles o perioperatório. Seja frente a uma cirurgia de maior ou menor porte, o meio cirúrgico possui diversos agentes externos – em especial o uso do eletrocautério – que podem interferir nas funções de um DCEI, gerando inibição temporária da estimulação, disparo de terapias inapropriadas por um desfibrilador (CDI), disfunção do sistema de estimulação, entre outros.[2]

É de extrema importância a todo profissional de saúde envolvido no cuidado perioperatório do paciente portador de DCEI, incluindo o médico clínico, o anestesiologista, o cirurgião e os profissionais associados (enfermagem, instrumentadores, fisioterapeutas, entre outros), possuir o conhecimento sedimentado neste tema. Portanto, neste capítulo iremos:

1. Entender os riscos interpostos pelo ambiente cirúrgico ao DCEI;

2. Compreender os cuidados necessários no ambiente pré-, intra- e pós-operatório com o portador de DCEI;
3. Reconhecer as vantagens e desvantagens do uso do imã sobre o DCEI no intraoperatório;
4. Conhecer a abordagem do portador de DCEI no cenário de cirurgias de emergência;
5. Saber reconhecer e tratar as complicações associadas ao mal funcionamento de um DCEI no perioperatório.

Interferências ao dispositivo cardíaco eletrônico implantável no ambiente cirúrgico

Interferência é todo e qualquer estímulo não fisiológico capaz de afetar o funcionamento normal do DCEI. Dividimos as interferências em: 1) mecânicas; e 2) eletromagnéticas. As interferências mecânicas são aquelas causadas, por exemplo, por contato direto contra o dispositivo. As interferências eletromagnéticas (IEM), por sua vez, são mais comuns, e se referem aos problemas causados por corrente elétrica e/ou campo magnético/eletromagnético próximo ao dispositivo.

O tipo de interferência mais frequente a que um DCEI se expõe no ambiente cirúrgico é a IEM causada pelo eletrocautério, também chamado de bisturi elétrico. O funcionamento do eletrocautério envolve o uso de corrente alternada de alta frequência (200 KHz a 2,2 MHz) que é convertida em calor ao sofrer resistência ao passar pelos tecidos. Essa corrente pode ser utilizada no modo monopolar (da ponta da caneta até um eletrodo de dispersão aderido à pele do paciente – sistema mais disponível) ou bipolar (entre duas pontas de uma caneta – sistema mais custoso e menos disponível).

O uso do eletrocautério monopolar faz com que uma corrente elétrica passe pelo corpo, inclusive pelo DCEI, o que pode afetar seu funcionamento, gerando: 1) *oversensing* ventricular e inibição da estimulação; 2) ativação do sensor do aparelho, gerando aumentos indevidos de frequência cardíaca; 3) interpretação errada de uma arritmia ventricular gerando terapia inapropriada (nos CDIs); 4) reset eletrônico; 5) disfunção do circuito do sistema de estimulação no gerador; 6) alteração nos limiares de sensibilidade e estimulação; e 7) depleção da bateria do dispositivo.[3,4]

Outros materiais utilizados no centro cirúrgico também podem gerar interferências no DCEI. Exemplos de interferências mecânicas incluem cateteres venosos centrais, fios-guias ou cateteres diagnósticos e terapêuticos durante procedimentos de ablação, que podem deslocar cabos ou modificar o tecido miocárdico ao redor dos sítios de impactação dos cabo-eletrodos. Aparelhos vibratórios também podem ativar o sensor dos dispositivos. Outros tipos de IEM também são possíveis, como estimuladores de nervos periféricos, litotripsia, ablação por radiofrequência, eletroconvulsoterapia, entre outros.[2]

Entendendo o efeito do imã no dispositivo cardíaco eletrônico implantável

Os imãs ou magnetos nada mais são que instrumentos que causam um tipo de IEM no DCEI. A diferença é que, para a maioria dos DCEI, existe uma resposta padronizada e na maioria das vezes programável do que vai ser alterado na programação do dispositivo quando se posiciona um imã sobre ele. O efeito do campo magnético causado por um imã é de grande utilidade em cenários de urgência/emergência, ou quando não se tem disponível um programador próximo.

De um modo geral, pode-se dizer que:

1. O imã causa modificação do modo de estimulação de um marcapasso ou ressincronizador para o modo assíncrono (DOO ou VOO);
2. O imã desabilita a detecção de taquicardias em um CDI, sem modificar o modo de estimulação.

Em geral, o imã padrão recomendado está disponível na maioria dos centros hospitalares. Para habilitar a resposta magnética de algum DCEI, é necessário um contato contínuo com um campo magnético mínimo de 10 Gauss. Os fabricantes sugerem de uma forma geral um ímã tipo anel, com 75mm de diâmetro e 16mm de espessura, de liga de ferro revestida. A principal recomendação, no entanto, é que o imã seja capaz de gerar um campo magnético de pelo menos 90 Gauss a uma distância de 40mm da sua superfície. Recomenda-se que o ímã seja posicionado a até 3 cm do gerador do aparelho e a posição ideal depende do fabricante (Figura 69.1).[5]

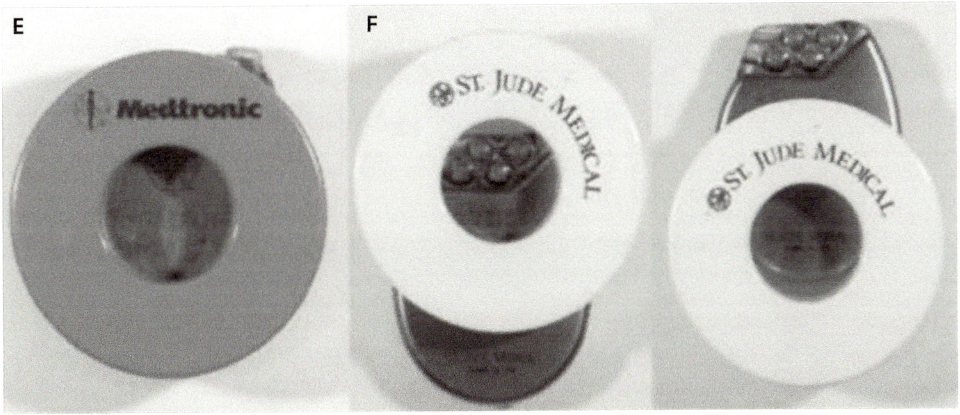

Figura 69.1 Posicionamento sugerido dos imãs no gerador do DCEI conforme a recomendação de cada fabricante.

Observe em E a posição sugerida para os ímãs dos fabricantes Medtronic, Boston Scientific e Biotronik. Em F, observe a sugestão de posicionamento nos aparelhos da fabricante Abbott (antiga St Jude), com a curva interna do imã posicionada na borda superior ou inferior do gerador.

Fonte: Adaptada de Schulman et al., 2019.[3]

Existem, no entanto, variações importantes na resposta esperada conforme a marca e a forma com que ele foi programado (Quadro 69.1).

Quadro 69.1 Detalhes das funções do imã sobre marcapassos e CDIs conforme as marcas mais disponíveis no Brasil.

Marca	Tipo de Dispositivo					
	Marcapasso		Observação	CDI		Observação
	Programação de Fábrica	Modificação possível?		Programação de Fábrica	Modificação possível?	
Medtronic®	Assíncrono (Estimulação assíncrona com FC 85 até 65, conforme a carga da bateria)	Não	O terceiro dos três primeiros batimentos gera uma espícula com 20% a menos de energia que os anteriores	Terapias de taquicardia suspensas	Não	
Abbott® (Antiga St Jude Medical®)	Battery test (Estimulação assíncrona variando a FC de 100 a 85, conforme a carga da bateria)	Sim (Battery test/OFF/Event snapshot/Event snapshot + battery test)		Terapias de taquicardia suspensas	Sim (Normal/ Ignore)	
Biotronik®	AUTO (Estimulação assíncrona por 10 batimentos em FC 90 bpm, depois retorna à programação original)	Sim (Auto/ Assynch/Synch)		Terapias de taquicardia suspensas	Não	Geração Lumax® de CDIs interrompe esta função após 8h contínuas de contato com o imã
Boston Scientific®	Assíncrono (Estimulação assíncrona variando a FC de 100 a 85, conforme a carga da bateria)	Sim (Asynchronous/ OFF/EGM mode)	Também reduzem a intensidade da terceira espícula na programação magnética como forma de realizar um "miniteste" de captura. A redução aqui é de 50%	Terapias de taquicardia suspensas	Sim (ON/ OFF)	Resposta peculiar pode ser encontrada nos aparelhos com a função "change tachy mode with magnet" (ou mudança do modo de tratamento de taquicardia com o ímã), presente especialmente em algumas séries dos modelos PRIZM®, PRIZM2®, VITALITY DS® e VITALITY EL®

CDI: cardiodesfibrilador implantável.

Fonte: Adaptado de Jacob et al., 2011.[5]

O uso do Imã em pacientes portadores de DCEI pode ser uma alternativa viável à programação eletrônica, desde que se consiga comprovar que o seu uso está sendo efetivo (por meio de programação eletrônica mais recente e/ou observando a resposta do aparelho com o imã antes de colocar o paciente em sala), que o posicionamento do mesmo não comprometa o acesso ao campo cirúrgico, que consiga se assegurar que o imã vai conseguir ser posicionado no local correto durante todo o procedimento, e idealmente que o procedimento seja de menor risco para IEM no dispositivo.

Não existe consenso, mas algumas sociedades recomendam o uso do imã em cirurgias em casos selecionados,[6] ficando reservado aos procedimentos de emergência e nos com baixo risco de IEM, quando seu uso é confiável, especialmente em pacientes não dependentes de estimulação e quando o procedimento prevê a alça do bisturi monopolar longe do gerador do dispositivo (abaixo da cicatriz umbilical).[7] No entanto, eventos adversos já forma relatados,[8,9] portanto sempre que houver tempo e disponibilidade, a programação eletrônica prévia do DCEI é preferida.

A programação eletrônica também é sempre preferida quando se tem a necessidade de programar um CDI em modo assíncrono (já que o imã não consegue modificar o modo de estimulação de um CDI), quando o sitio cirúrgico engloba o local do gerador e quando a programação em modo assíncrono do imã pode piorar sintomas de insuficiência cardíaca em pacientes com ICFEr.

Cuidados no pré-operatório

Existem três cuidados relevantes a serem tomados no pré-operatório de pacientes portadores de DCEI.

O primeiro se refere à avaliação clínica pré-operatória, que inclui a avaliação do grau de compensação de comorbidades, do porte procedimento cirúrgico-anestésico e da necessidade de exames complementares, culminando por fim na determinação do risco cirúrgico e das recomendações para minimizar o risco de um dado paciente. Esta avaliação é feita pelo médico clínico ou cardiologista, e indefere quanto à presença ou ausência de um DCEI.

O segundo se refere à avaliação do dispositivo em si. Em cirurgias eletivas, independente do porte, sugere-se[6,10] que o paciente tenha recebido uma avaliação eletrônica pelo menos dentro de:

- 3 a 6 meses se for portador de CDI;
- 6 a 12 meses se for portador de Marcapasso;
- 3 a 6 meses se for portador de um Ressincronizador.

Durante esta avaliação, habitualmente um relatório é realizado indicando pelo menos as seguintes informações:

- Tipo de Dispositivo e Marca;
- Suas últimas configurações e seu adequado funcionamento (Bateria, impedâncias dos eletrodos, limiares de Estimulação, ausência de ruídos);
- Porcentagem de estimulação atrial (atrial pace) e ventricular (ventricular pace) e ritmo de escape;
- Resposta magnética programada;
- No caso dos CDI, último evento de terapia apropriada.

Após essa avaliação, quando já se sabe os detalhes do tipo, funcionamento prévio e grau de dependência do paciente ao dispositivo, é avaliado o risco de IEM atribuída ao procedimento. O risco de IEM é elevado principalmente em cirurgias acima do umbigo com uso de eletrocautério monopolar.[6,7]

De uma forma geral, quando o risco de IEM é elevado, paciente dependentes de estimulação ventricular devem ter seu dispositivo programado em modo assíncrono, e os portadores de CDI devem ter as terapias de taquicardia desligadas. O sensor de frequência também deve idealmente ser desligado, a fim de evitar aumentos indevidos de FC.

Fica a cargo do médico especialista em DCEI sugerir se é prudente reprogramação do dispositivo antes, se é possível o uso do Imã, ou se nenhuma conduta adicional é necessária (Quadro 69.2).

Quadro 69.2 Risco e interferência eletromagnética e recomendações de programação eletrônica conforme o tipo de procedimento.

	Marcapasso	
	Dependente de pacing	**Não dependente**
Cirurgia acima do umbigo	Reprogramar em assíncrono	Monitorizar apenas (sem necessidade de reprogramar em assíncrono)
Cirurgia abaixo do umbigo	Monitorizar apenas (sem necessidade de reprogramar em assíncrono). Imã deve estar disponível.	Monitorizar apenas (sem necessidade de reprogramar em assíncrono)
Cirurgia cardíaca	Reprogramar em assíncrono	Reprogramar em assíncrono
Cirurgia oftalmológica	Se uso de eletrocautério, utilizar o mesmo racional das cirurgias acima do umbigo	
Endoscopia	Reprogramar em assíncrono se uso prolongado de eletrocautério ou plasma de argônio	Monitorizar apenas (sem necessidade de reprogramar em assíncrono)
Procedimento odontológico	Sem necessidade de reprogramação, exceto se uso de eletrocautério	
Litotripsia	Monitorizar apenas (sugerido interrogar dispositivo dentro de 1 mês pós procedimento)	
Eletroconvulsoterapia	Monitorizar apenas (sugerido interrogar dispositivo dentro de 1 mês pós procedimento)	
Eletroneuromiografia	Reprogramar em assíncrono	Monitorizar apenas (sem necessidade de reprogramar em assíncrono)

Fonte: Adaptado de Thomas et al., 2022.[11]

O terceiro se refere à consulta pré-anestésica, em que uma avaliação de risco anestésico é realizada. É relevante ao anestesista ter conhecimento quanto ao tipo de DCEI (marcapasso x CDI), da sua localização, do seu adequado funcionamento, do grau de dependência do paciente à estimulação e a resposta magnética programada. Sugere-se, portanto, que a avaliação anestésica ocorra após a avaliação eletrônica pelo especialista em DCEI.

Cuidados no intraoperatório

Após uma adequada avaliação pré-operatória, o atenção ao paciente portador de DCEI no intraoperatório nada mais é que um continuum do cuidado.

A programação eletrônica pré-procedimento deve idealmente ser realizada o mais próximo possível do horário da cirurgia, idealmente já no centro cirúrgico nos pacientes dependentes e

	CDI		Observações
	Dependente de pacing	**Não dependente**	
	Desativar CDI. Reprogramar pacing	Desativar CDI ou utilizar Imã	
	Imã deve estar disponível se optado por não desativar o CDI. Pode-se monitorizar sem reprogramar pacing.		
	Desativar o CDI. Reprogramar pacing	Desativar o CDI. Reprogramar ou não o pacing	
	Desativar o CDI. Reprogramar pacing se uso prolongado de eletrocautério ou plasma de argônio	Desativar o CDI ou utilizar imã se uso prolongado de eletrocautério ou plasma de argônio	
	Desativar CDI ou utilizar imã		Se a litotripsia trigar na onda R, considerar desativar pacing atrial durante o tratamento
	Desativar CDI ou utilizar imã		
	Desativar o CDI. Considerar reprogramar pacing	Desativar o CDI ou utilizar imã	Apenas se for repetitivo, prolongado e próximo do dispositivo

nos portadores de CDI, a fim de minimizar alterações hemodinâmicas causadas pela alteração no modo de estimulação, bem como minimizar o tempo com as terapias desligadas.

O imã deve estar disponível de forma ubíqua no centro cirúrgico, já que seu uso é importante em procedimentos de emergência. O imã pode ser o suficiente nos procedimentos de baixo risco de IEM, conforme orientações do pré-operatório (vide tópicos "Entendendo o efeito do imã no dispositivo cardíaco eletrônico implantável" e "Procedimentos de emergência").

Todo paciente deve ser continuamente monitorizado, de forma multiparamétrica, com cardioscopia, oximetria de pulso e, quando pertinente, monitorização arterial invasiva, já que é frequente a presença de interferência no sinal da cardioscopia quando da utilização o bisturi elétrico, o que pode atrasar o reconhecimento de falhas no sistema de estimulação.

É prudente ter facilmente disponíveis pás autoadesivas para estimulação e/ou desfibrilação – recomenda-se seu uso rotineiro em portadores de CDI em quem as terapias tiveram que ser desligadas para o procedimento. Uma posição sugerida pode ser a anteroposterior, o mais longe possível do gerador de pulsos (Figura 69.2).

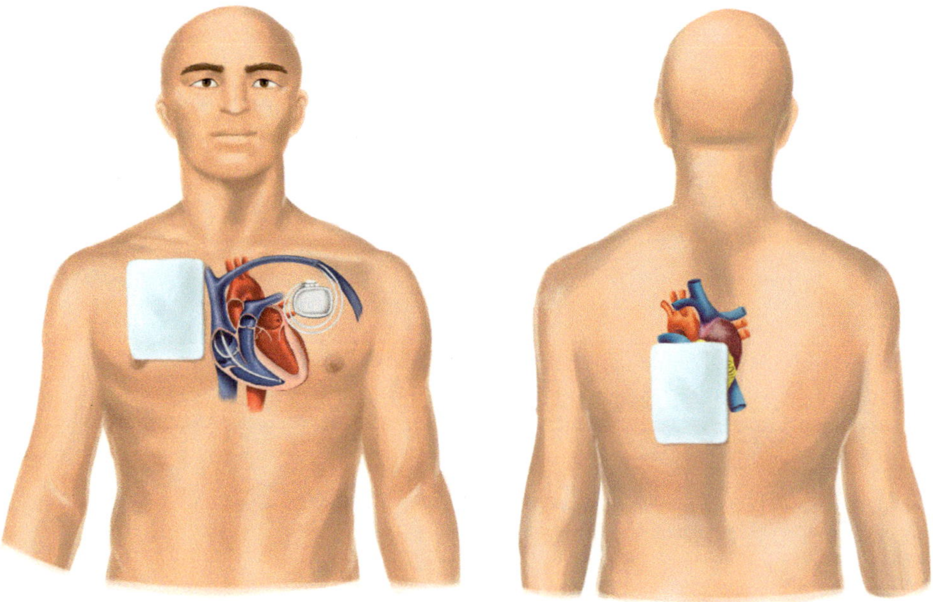

Figura 69.2 Local sugerido para posicionamento das pás autoadesivas em portadores de DCEI.

Fonte: Adaptada de Thomas et al., 2022.[11]

No preparo do paciente, é interessante posicionar o eletrodo de dispersão de uma forma em que a alça elétrica do eletrocautério monopolar não cruze o local onde se encontre o DCEI. Especialmente quando não se deseja ou não foi realizada a programação eletrônica condizente, a utilização do cautério bipolar, ou o monopolar no modo "corte" em vez do modo "coagulação" é preferível, dada menor dispersão de energia naquele modo e, portanto, menor risco de IEM.

Não existe nenhuma recomendação específica quanto a necessidade de evitar medicamentos no perioperatório exclusivamente pela presença do dispositivo.

Cuidados no pós-operatório

No pós-operatório, todos os dispositivos que passaram por reprogramação no perioperatório devem ser reprogramados antes do paciente sair de um ambiente monitorizado, como a recuperação anestésica ou da UTI pós-operatória.

Dos pacientes que se submeteram a procedimentos que não requisitaram reprogramação, em geral a avaliação eletrônica não é necessária, sendo prudente, no entanto, uma avaliação eletrônica ambulatorial dentro do primeiro mês pós procedimento.[6] A exceção se aplica aos casos de procedimentos de emergência que não puderam ser avaliados antes, ou quando se suspeita de que tenha havido alguma interferência maior do que a antecipada durante o procedimento – nesses casos, é prudente avaliação eletrônica antes da alta hospitalar.

Procedimentos de emergência

Procedimentos de emergência em pacientes portadores de DCEI muitas vezes não permitem tempo hábil para avaliação eletrônica e/ou programação do dispositivo. O médico da emergência, o cirurgião e o anestesista habitualmente precisam lidar com o problema.

Quando possível, a realização de um eletrocardiograma, uma radiografia de tórax e a avaliação da carteirinha que se encontra com o paciente permitem saber o tipo de dispositivo, sua marca e seu grau de dependência à estimulação (presume-se 100% de dependência se todos o batimentos do ECG estiverem acompanhados de espícula). Apesar de nem sempre ser fácil, essas informações são suficientes para a tomada de decisão quanto a esperar um programador e um profissional especializado ou não.

Por outro lado, existem cenários de extrema urgência em que não se pode aguardar essas informações. Nesses cenários, as recomendações são:[14]

1. Monitorizar continuamente com cardioscopia e oximetria de pulso durante a cirurgia, a fim de identificar quaisquer mal funcionamentos do dispositivo;
2. Tentar identificar antes do procedimento qual a resposta do dispositivo ao imã. Se a resposta parecer modificação para modo assíncrono de maneira prolongada, provavelmente se trata de um marcapasso com a função de pace assíncrono ligada, e, portanto, o imã provavelmente pode ser utilizado para tal. Se nada acontecer, ou se está diante de um CDI, ou de um MP com a função de pace assíncrono desligada;
3. Posicionar pás de desfibrilação/pace em todos os casos (Figura 69.2);
4. Posicionar o eletrodo de dispersão o mais longe possível do gerador do DCEI;
5. Comunicar o cirurgião a fim de evitar aplicações repetitivas e prolongadas de eletrocautério. Se possível, preferir o uso do bisturi bipolar.

Por fim, é vital a realização de uma avaliação eletrônica detalhada após o procedimento, como forma de atestar seu funcionamento e detectar precocemente complicações.

Conclusão

O ambiente perioperatório de um portador de DCEI é desafiador, tanto por se tratar de um paciente com mais comorbidades e maior idade, quanto pela necessidade de cuidados adicionais devido a presença do dispositivo. Sempre que possível, uma avaliação pré-operatória detalhada, traçando um plano de ação baseado no tipo de dispositivo, grau de dependência à estimulação e no risco de IEM associado ao procedimento proposto, é suficiente para que a cirurgia ocorra bem, sem complicações tanto para o paciente quanto para o seu dispositivo.

Mensagens principais

- O portador de dispositivo cardíaco eletrônico implantável possui maior incidência de complicações no perioperatório, que em sua maioria não são diretamente relacionadas ao dispositivo.
- O ambiente cirúrgico impõe riscos de interferência eletromagnética no DCEI, que podem interagir com o funcionamento normal do dispositivo.
- Sempre que possível, uma avaliação eletrônica antes da cirurgia, assegurando funcionamento adequado do DCEI é importante.
- Dependendo do tipo de dispositivo (marcapasso ou CDI), do grau de dependência à estimulação cardíaca, e do risco de IEM associado ao procedimento, pode-se sugerir necessidade de programação eletrônica prévia, o uso de um imã no intraoperatório, ou apenas monitorização sem necessidade de reprogramação.
- A avaliação eletrônica no pós-operatório deve ser sempre realizada nos pacientes que receberam alguma reprogramação perioperatória, e naqueles que não receberam, mas se submeteram a procedimentos de emergência ou que se tenha suspeitado de algum problema com o procedimento no intraoperatório.

Referências bibliográficas

1. Assumpção AC, Filho SSG, de Melo CS, Neto CMC, Poncio VA, Totora APF. Algumas observações sobre a estimulação cardíaca no Brasil entre 2000 e 2014: 25 anos do RBM – Registro Brasileiro de Marcapassos, Desfibriladores e Ressincronizadores Cardíacos. Journal of Cardiac Arrhythmias. 2016;29(1):3-11.
2. Teixeira RA, Fagundes AA, Baggio-Junior JM, Oliveira JC, Medeiros PTJ, Valdigem BP et al. Diretriz brasileira de dispositivos cardíacos eletrônicos implantáveis 2023. Arq Bras Cardiol. 2023;120(1):e20220892.
3. Schulman PM, Treggiari MM, Yanez ND, Henrikson CA, Jessel PM, Dewland TA et al. Electromagnetic interference with protocolized electrosurgery dispersive electrode positioning in patients with implantable cardioverter defibrillators. Anesthesiology. 2019;130(4):530.
4. Lin Y, Melby DP, Krishnan B, Adabag S, Tholakanahalli V, Li JM. Frequency of pacemaker malfunction associated with monopolar electrosurgery during pulse generator replacement or upgrade surgery. J Interv Card Electrophysiol. 2017;49(2):205-9. doi: 10.1007/s10840-017-0241-y.
5. Jacob S, Panaich SS, Maheshwari R, Haddad JW, Padanilam PJ, John SK. Clinical applications of magnets on cardiac rhythm management devices. Europace. 2011;13:1222-30.
6. Crossley GH, Poole JE, Rozner MA et al. The Heart Rhythm Society (HRS)/American Society of Anesthesiologists (ASA) Expert Consensus Statement on the perioperative management of patients with implantable defibrillators, pacemakers and arrhythmia monitors: facilities and patient management this document was developed as a joint project with the American Society of Anesthesiologists (ASA), and in collaboration with the American Heart Association (AHA), and the Society of Thoracic Surgeons (STS). Heart Rhythm. 2011;8:1114.
7. Gifford J, Larimer K, Thomas C, May P, Stanhope S, Gami A. Randomized controlled trial of perioperative ICD management: magnet application versus reprogramming. Pacing Clin Electrophysiol. 2014;37(9):1219-24. doi: 10.1111/pace.12417.
8. Rooke GA, Bowdle TA. Perioperative management of pacemakers and implantable cardioverter defibrillators: it's not just about the magnet. Anesth Analg. 2013;117:292.
9. Schulman PM, Rozner MA. Case report: use caution when applying magnets to pacemakers or defibrillators for surgery. Anesth Analg. 2013 Aug;117(2):422-7.

10. Practice Advisory for the Perioperative Management of Patients with Cardiac Implantable Electronic Devices. Pacemakers and implantable cardioverter-defibrillators 2020: an updated report by the American Society of Anesthesiologists Task Force on Perioperative Management of Patients with Cardiac Implantable Electronic Devices: Erratum. Anesthesiology. 2020;132:938.
11. Thomas H, Plummer C, Wright IJ, Foley P, Turley AJ. Guidelines for the peri-operative management of people with cardiac implantable electronic devices: Guidelines from the British Heart Rhythm Society. Anaesthesia. 2022 Jul;77(7):808-17. doi: 10.1111/anae.15728.
12. Pili-Floury S, Farah E, Samain E, Schauvliege F, Marty J. Perioperative outcome of pacemaker patients undergoing non-cardiac surgery. Eur J Anaesthesiol. 2008 Jun;25(6):514-6.
13. Rozner MA, Roberson JC, Nguyen AD. Unexpected high incidence of serious pacemaker problems detected by pre-and postoperative interrogations: a two-year experience. J Am Coll Cardiol. 2004;43:113A.
14. Schulman PM, Mark JB, Nussmeier NA. Perioperative management of patients with a pacemaker or implantable cardioverter-defibrillator. UpToDate. Jun 21, 2022.

70 Paciente Pós-Covid-19

Bruno Soares da Silva Rangel
Manoel Vicente Andrade de Souza Júnior
Maria Luísa do Nascimento Moura
Stéphanie Itala Rizk

Introdução

O surgimento da infecção pelo vírus SARS-CoV-2 no final de 2019 trouxe novos desafios no manejo do paciente cirúrgico por contribuir com relevante impacto no aumento de complicações e mortalidade perioperatórias.[1-5] Considerando o surgimento recente da doença e o esforço global no desenvolvimento de tecnologias destinadas ao controle de sua disseminação e redução da gravidade, como vacinas e medicamentos antivirais, diretrizes para manejo da Covid-19 em diferentes contextos são atualizadas frequentemente. Este capítulo destina-se a destacar as principais evidências da correlação entre a infecção pelo SARS-CoV-2 e a realização de procedimentos cirúrgicos, bem como as recomendações para realização desses procedimentos de forma a minimizar o risco de desfechos desfavoráveis para o paciente.

Epidemiologia

O SARS-CoV-2, do inglês, *severe acute respiratory syndrome coronavirus 2*, é o sétimo coronavírus a infectar seres humanos. Inicialmente denominado de "novo coronavírus" ou "Covid-19", surgiu em dezembro de 2019 na cidade de Wuhan, província de Hubei, na China. Assemelha-se aos vírus da síndrome respiratória aguda grave por coronavírus (SARS) e da síndrome respiratória aguda grave do Oriente Médio (MERS), ocorridas na China em 2002 e 2003, e no Oriente Médio em 2012, respectivamente. Apesar de muitas semelhanças filogenéticas, a transmissibilidade do SARS-CoV-2 é até dez vezes maior, o que contribuiu para sua disseminação, sendo declarada uma pandemia pela Organização Mundial da Saúde (OMS) em 11 de março de 2020.[6,7]

Até dezembro de 2023, foram confirmados mais de 772 milhões de casos no mundo, com quase 7 milhões de óbitos relacionados à doença. No Brasil, no mesmo período, foram mais de 37 milhões de casos, superando 700 mil mortes por Covid-19 (Figuras 70.1 e 70.2).[8]

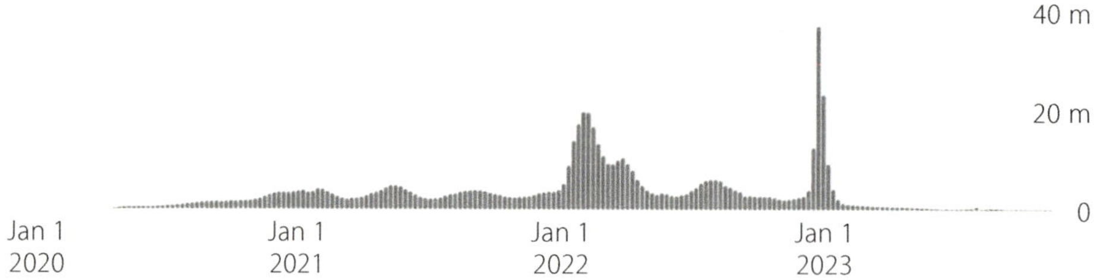

Figura 70.1 **Distribuição da incidência de Covid-19 no mundo de janeiro de 2020 a dezembro de 2023 (números em milhões de pacientes).**
Fonte: Adaptada de Organização Mundial da Saúde.

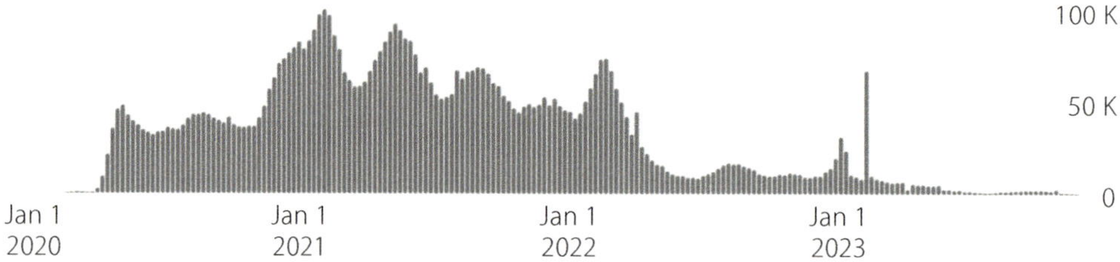

Figura 70.2 **Distribuição da mortalidade por Covid-19 no mundo de janeiro de 2020 a dezembro de 2023 (números em milhares de pacientes).**
Fonte: Adaptada de Organização Mundial da Saúde.

Impacto da Covid-19 nos procedimentos cirúrgicos

Mais de 28 milhões de cirurgias foram cancelados ou adiados em razão da sobrecarga dos sistemas de saúde ao redor do mundo apenas nas primeiras 12 semanas de pico da pandemia pelo Covid-19.[1] No entanto, após mais de três anos desde o surgimento do vírus, o entendimento do complexo mecanismo fisiopatológico desencadeado por ele trouxe como desafio não somente a regularização das filas cirúrgicas, mas a decisão quanto ao tempo adequado para realização dos procedimentos em pacientes acometidos pela doença. Apesar das consequências mais graves relacionadas à Covid-19 relacionarem-se ao sistema respiratório, trata-se de uma doença de acometimento multissistêmico, que cursa com disfunção endotelial, inflamação vascular e coagulopatia, elevando de forma considerável o risco de trombose venosa profunda, tromboembolismo pulmonar e acidente vascular cerebral.[2] A liberação de citocinas, promovendo um status inflamatório, aumenta ainda a incidência de complicações miocárdicas, pulmonares e injúria renal aguda.[3] As primeiras evidências científicas abordando esse tema revelaram que tais alterações não se limitam ao período de atividade da doença, mas levam a um maior risco de complicações e mortalidade em pacientes que são submetidos ao estresse cirúrgico nas primeiras seis semanas após infecção.[4,5] Uma análise de coorte publicada em 2021 envolvendo 140.000 pacientes em 116 países revelou uma mortalidade média em 30 dias após a realização de diferentes procedimentos cirúrgicos de 1,5% para pacientes sem diagnóstico de Covid-19, comparada a 9,1% em indivíduos operados nas primeiras duas semanas do diagnóstico; 6,9% para aqueles operados entre três e quatro semanas; 5,5% quando a cirurgia ocorreu entre cinco e seis semanas; e 2,0% a partir da sétima semana.[4] O aumento do risco ocorre também em pacientes que são contaminados pelo SARS-CoV-2 nas primeiras semanas de pós operatório, de forma que complicações pulmonares ocorrem em metade dos pacientes e também se relacionam à maior mortalidade.[9] Devido ao surgimento desses e outros trabalhos demonstrando aumento de complicações perioperatórias em pacientes com Covid-19, várias entidades passaram a recomendar a realização de triagem pré-operatória em pacientes assintomáticos. Estudos que realizaram testagem pré-operatória em pacientes assintomáticos demonstraram uma prevalência de 0,01 a 2,4% de positividade, a depender do contexto epidemiológico.[10-13]

A partir da declaração de emergência em saúde pública de importância global em janeiro de 2020, a OMS passou a monitorar a evolução do SARS-CoV-2 e, no final de 2020, o surgimento de variantes que representavam um risco maior para a saúde pública global, o que deflagrou a caracterização de Variantes de Interesse (VOIs) e Variantes de Preocupação (VOCs) específicas. Em novembro de 2021, a variante Omicron foi caracterizada em diversos países, apresentando um número elevado de complicações e tendo se tornado a variante dominante no mundo, com diversas sublinhagens. A variante Omicron, apesar da alta transmissibilidade e menor período de incubação, foi associada a quadro clínico mais leve e com menor letalidade.[14-16]

Considerando que a maior parte das evidências foi analisada com base na primeira e segunda ondas de disseminação da doença, novos estudos têm surgido para analisar o risco dos pacientes cirúrgicos pós infecção pela Covid-19 com o surgimento da variante Omicron, principal responsável por infecções ao redor do mundo na atualidade, e na era das vacinas contra a doença.

Marc Garnier e colaboradores, através de uma coorte multicêntrica em hospitais da França em 2022, analisaram a evolução pós-operatória de mais de 4900 pacientes. Entre os indivíduos, 92,4% estavam vacinados contra a Covid-19 e 705 apresentaram diagnóstico da doença nas oito semanas antes da cirurgia. O desfecho primário foi composto por ocorrência de pneumonia, insuficiência respiratória, ventilação mecânica inesperada e tromboembolismo pulmonar nos primeiros 30 dias de pós-operatório, enquanto os desfechos secundários foram mortalidade em 30 dias, tempo de permanência hospitalar, readmissão e infecções não respiratórias. Não houve diferença entre os grupos estudados, não sendo possível associar a infecção recente pela Covid-19 a um maior risco pós-operatório em pacientes imunizados e no cenário em que a variante Omicron é a principal responsável por promover a doença.[17]

Recomendações para o paciente cirúrgico pós-infecção pela Covid-19

Além do risco associado ao período pós infecção pela Covid-19, atualmente passível de discussão, é necessário considerar o impacto de adiar procedimentos cirúrgicos em termos de prognóstico da patologia que acomete o paciente, como nos casos oncológicos. O mesmo raciocínio se faz presente em procedimentos de urgência/emergência, nos quais a necessidade de realização do procedimento se impõe, a despeito das maiores chances de complicações.

Considerando o maior número de estudos publicados até meados de 2023, bem como o cenário de menor gravidade da pandemia, a Sociedade Americana de Epidemiologia e Saúde (SHEA) passou a não recomendar a testagem universal de pacientes assintomáticos no pré-operatório, sendo seguida pela Sociedade Americana de Anestesiologia (ASA). No Brasil, não houve atualização de recomendações da ANVISA desde março de 2021, recomendando-se até o momento a realização de PCR pré-operatório em serviços que tenham esse exame disponível.[18-20] Em casos de pacientes positivos para SARS-CoV-2, a ASA recomenda adiar procedimentos eletivos preferencialmente por sete semanas em pacientes não vacinados. A ANVISA recomenda adiar o procedimento em quatro semanas para indivíduos assintomáticos e 8 a 12 semanas em indivíduos que necessitaram de hospitalização em Unidade de Terapia Intensiva.

Para indivíduos vacinados não há evidência que permita definir o tempo para procedimentos eletivos após infecção confirmada por SARS-CoV-2. Assim, a decisão quanto ao tempo ideal pós infecção pela Covid-19 a ser aguardado para a realização de procedimentos cirúrgicos deve ser realizada de forma individualizada e considerar diversos fatores, a saber: gravidade da infecção viral apresentada pelo paciente; patologia que faz com que a cirurgia seja necessária e riscos/prognóstico associados ao seu adiamento; situação vacinal do paciente.

Nos casos em que a cirurgia é indispensável e que o paciente é de maior risco para complicações, deve-se considerar cuidados perioperatórios iguais aos que naqueles indivíduos com outras comorbidades que possam impactar no seu prognóstico, como: monitorização e suporte hemodinâmico; evitar uso de drogas cardiodepressoras e hipotensão/choque; manejo adequado das vias aéreas e ventilação; atenção ao risco de sangramento e coagulopatia; vigilância em ambiente de terapia intensiva no pós operatório; controle de glicemia e distúrbios hidroeletrolíticos e ácido-básicos; profilaxia de tromboembolismo venoso; identificação e diagnóstico precoce de complicações e disfunções orgânicas (Figura 70.3).

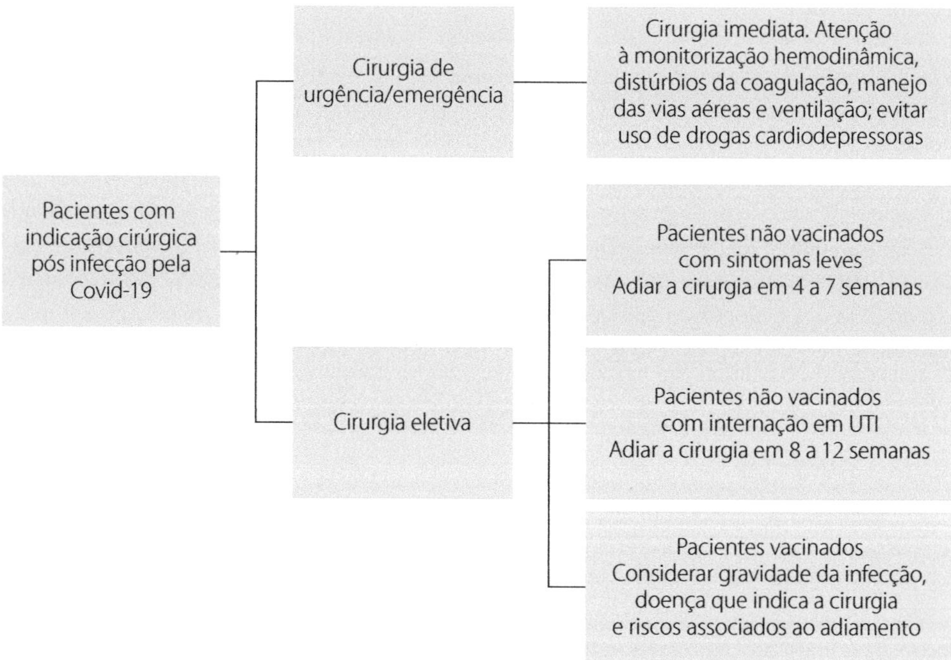

Figura 70.3 Algoritmo para programação cirúrgica em paciente pós-Covid-19.
UTI: unidade de terapia intensiva.
Fonte: Elaborada pela autoria do capítulo.

Mensagens principais

- O acometimento recente pela Covid-19 deve ser entendido como um potencial marcador de risco para complicações cardiovasculares e pulmonares em pacientes que serão submetidos a cirurgias.
- A complexidade do manejo desse indivíduo é refletida pelos diferentes órgãos e sistemas que podem ser envolvidos pela doença, sendo o estresse cirúrgico um potencial gatilho para a manifestação dessas complicações nas primeiras semanas após a infecção.
- O surgimento da variante Ômicron, além da ampla distribuição de vacinas, resultando em menores taxas de gravidade da doença, tem demonstrado menor risco de morbimortalidade pós-operatória mesmo nos pacientes submetidos a cirurgias nas primeiras semanas após a infecção.
- Até que novas evidências surjam, recomenda-se avaliar de forma criteriosa o risco-benefício de adiamento da cirurgia.
- Notadamente, a avaliação pré-operatória minuciosa, emprego da melhor técnica cirúrgica, raciocínio clínico direcionado, uso de equipamentos de tecnologia e ferramentas diagnósticas e rápida atuação frente a possíveis complicações, serão capazes de minimizar as chances de desfechos desfavoráveis nesse perfil de pacientes.

Referências bibliográficas

1. CovidSurg Collaborative. Elective surgery cancellations due to the Covid-19 pandemic: global predictive modelling to inform surgical recovery plans. Br J Surg. 2020;107(11):1440-9.
2. Sridharan GK, Vegunta R, Rokkam VRP et al. Venous thromboembolism in hospitalized Covid-19 patients. Am J Ther. 2020;27(6):e599-610. doi: 10.1097/MJT.0000000000001295.
3. Nadim MK, Forni LG, Mehta RL et al. Covid-19-associated acute kidney injury: consensus report of the 25th Acute Disease Quality Initiative (ADQI) Workgroup. Nat Rev Nephrol. 2020;16(12):747-64. doi: 10.1038/s41581-020-00356-5.
4. CovidSurg Collaborative; GlobalSurg Collaborative. Timing of surgery following SARS-CoV-2 infection: an international prospective cohort study. Anaesthesia. 2021;76(6):748-58. doi: 10.1111/anae.15458.
5. Bryant JM et al. Association of time to surgery after Covid-19 infection with risk of postoperative cardiovascular morbidity. JAMA Network Open. 2022;5(12):e2246922. doi: 10.1001/jamanetworkopen.2022.46922.
6. Clerkin KJ, Fried JA, Raikhelkar J, Sayer G, Griffin JM, Masoumi A et al. Coronavirus disease 2019 (Covid-19) and cardiovascular disease. Circulation. 2020 Mar 21. [Epub ahead of print].
7. Ganatra SHS, Hammond SP, Nohria A. The novel coronavirus disease (Covid-19) threat for patients with cardiovascular disease and cancer. JACC CardioOncology. 2020 Mar.
8. World Health Organization. Number of Covid-19 cases reported to WHO. [acesso em 18 jun 2023]. Disponível em: https://covid19.who.int/.
9. CovidSurg Collaborative. Mortality and pulmonary complications in patients undergoing surgery with perioperative SARS-CoV-2 infection: an international cohort study. The Lancet. 2020 July 4;396(Issue 10243):27-38. Published: May 29, 2020. doi: https://doi.org/10.1016/S0140-6736(20)31182-X.
10. De la Matta et al. Utility of preoperative polymerase chain reaction testing during SARS-CoV-2 pandemic: the challenge of evolving incidence. Revista Española de Anestesiología y Reanimación. 2021;68:346-52.
11. Kane AD el al. Peri-operative Covid-19 infection in urgent elective surgery during a pandemic surge period: a retrospective observational cohort study. Anaesthesia. 2020;75:1596-604.

12. Komore et al. Preoperative universal SARS-CoV-2 screening for asymptomatic patients: a report from Tokyo, Japan. Letters to the Editor/Journal of Cardiothoracic and Vascular Anesthesia. 2021;35:1249-69.
13. Bobenchik et al. Testing the asymptomatic pre-surgical population for severe acute respiratory syndrome coronavirus 2. Letters to the Editor/Journal of Cardiothoracic and Vascular Anesthesia. 2021;35:1249-69.
14. Organização Panamericana de Saúde (OPAS). OMS declara emergência de saúde pública de importância internacional por surto de novo coronavírus. 30 jan 2020 [acesso em 11 jun 2023]. Disponível em: https://www.paho.org/pt/news/30-1-2020-who-declares-public-health-emergency-novel-coronavirus.
15. Brasil. Agência Nacional de Vigilância Sanitária (ANVISA). Nota Técnica GVIMS/GGTES/ANVISA n. 4/2020. Orientações para serviços de saúde: medidas de prevenção e controle que devem ser adotadas durante a assistência aos casos suspeitos ou confirmados de infecção pelo novo coronavírus (SARS-Cov-2). Atualizada em 9 mar 2022 [acesso em 11 jun 2023]. Disponível em: www.gov.br/publicacoes/notas-tecnicas.
16. Wang C, Liu B, Zhang S, Huang N, Zhao T et al. Differences in incidence and fatality of Covid-19 by SARS-CoV-2 Omicron variant versus Delta variant in relation to vaccine coverage: a world-wide review. J Med Virol. 2023 Jan;95(1):e28118. doi: 10.1002/jmv.28118. Epub 2022 Sep 20. PMID: 36056540; PMCID: PMC9537802.
17. Garnier M et al. Association of preoperative Covid-19 and postoperative respiratory morbidity during the Omicron epidemic wave: the DROMIS-22 multicentre prospective observational cohort study. The Lancet. 2023.
18. The Society for Healthcare Epidemiology of America (SHEA). Pre-procedure and pre-admission Covid-19 testing no longer recommended for asymptomatic patients. Updated 2022 Dec 21 [acesso em 11 jun 2023]. Disponível em: https://shea-online.org/pre-procedure-and-pre-admission-covid-19-testing-no-longer-recommended-for-asymptomatic-patients/.
19. Anesthesia Patient Safety Foundation. American Society of Anesthesiologists and Anesthesia Patient Safety Foundation joint statement on elective surgery and anesthesia for patients after Covid-19 infection. Updated 2022 Dec 21 [acesso em 11 jun 2023]. Disponível em: sf-updated-statement-on-perioperative-testing-for-sars-cov-2-in-the-asymptomatic-patient/.
20. Brasil. Agência Nacional de Vigilância Sanitária (ANVISA). Nota Técnica GVIMS/GGTES/ANVISA n. 6/2020. Orientações para a prevenção e controle das infecções pelo novo coronavirus (SARS-Cov-2) em procedimentos cirúrgicos. Complementar à Nota Técnica GVIMS/GGTES/ANVISA n. 4/2020. Revisão: 30 mar 2021 [acesso em 11 jun 2023]. Disponível em: www.gov.br/publicacoes/notas-tecnicas.

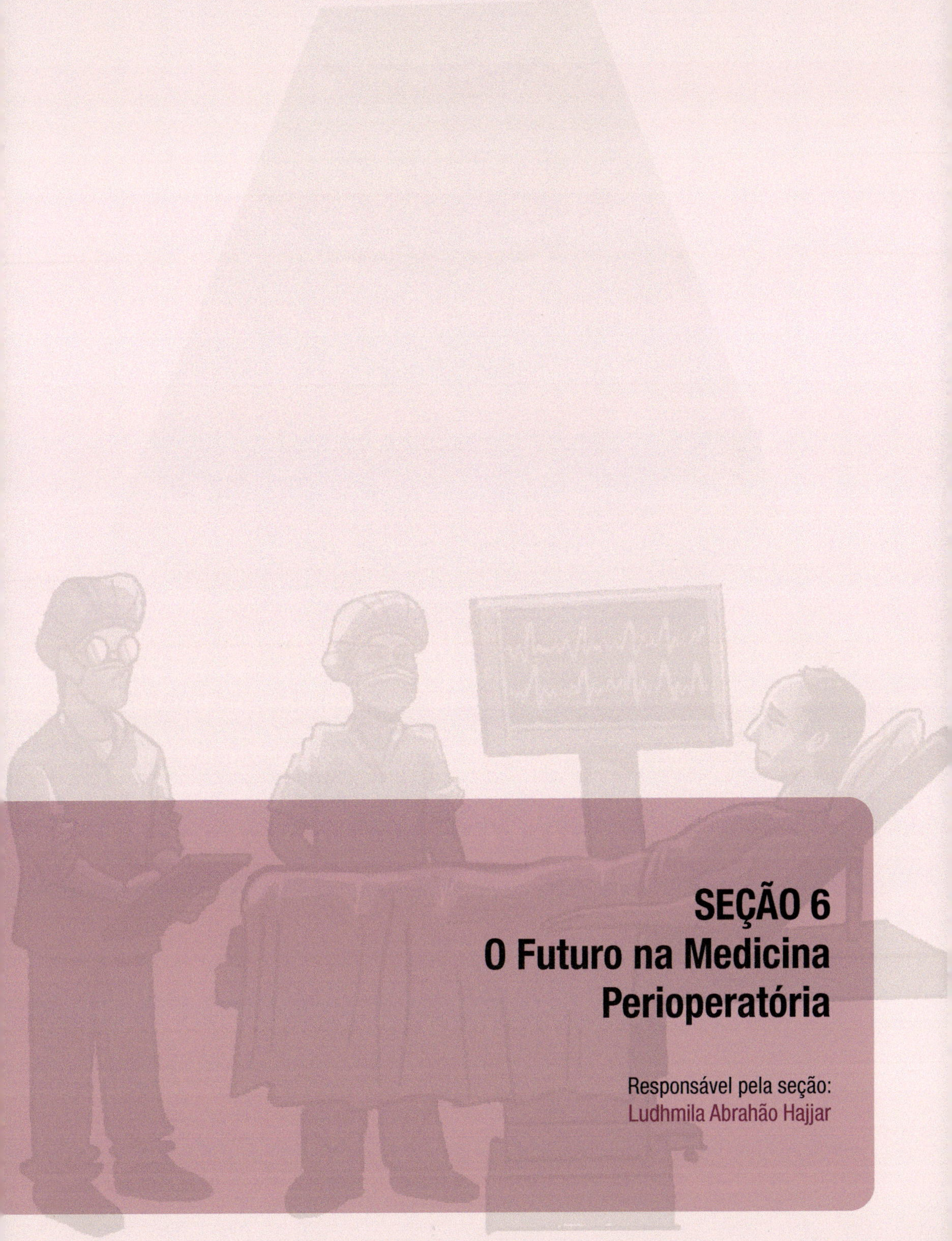

SEÇÃO 6
O Futuro na Medicina Perioperatória

Responsável pela seção:
Ludhmila Abrahão Hajjar

71 Predição de Risco de Complicações Pós-Operatórias

Luciana Cadore Stefani
Eduardo Atsushi Osawa
Paulo Corrêa da Silva Neto
Ludhmila Abrahão Hajjar

Introdução

Apesar do aumento da gravidade das condições clínicas dos pacientes submetidos a cirurgias, a mortalidade perioperatória foi reduzida de modo significativo nos últimos 50 anos. Todavia, essa redução não ocorreu de maneira homogênea no mundo. Países com pior desenvolvimento socioeconômico ainda apresentam mortalidade superior àquela de países desenvolvidos.[1] As taxas de mortalidade de procedimentos cirúrgicos não cardíacos varia desde 0,5% até valores superiores a 4%.[2-4] Globalmente, a mortalidade pós-operatória já é considerada a terceira principal causa de mortalidade na população, atrás apenas da mortalidade por doenças isquêmicas do miocárdio e por acidente vascular cerebral.[5] Dessa maneira, a mortalidade pós-operatória é problema de saúde pública que necessita de abordagem objetiva e sistemática para sua prevenção.

Além disso, as complicações pós-operatórias também são determinantes para o desfecho perioperatório dos pacientes cirúrgicos. Estudos internacionais mostram que a cada 6 pacientes submetidos a cirurgia eletiva, 1 terá algum tipo de complicação. Não obstante, a cada 35 pacientes que complicam, 1 morrerá em decorrência dessas complicações.[3] Assim, a ocorrência de complicações pós-operatórias está associada a sequelas para os pacientes, aumento de tempo de internação, custo para o sistema e para a sociedade e redução da vida produtiva.[6-8] A prevenção e o tratamento são determinantes para a sobrevida pós-operatória; entretanto, os sistemas de saúde ainda apresentam baixa capacidade de resgatar adequadamente essas complicações,[4,5] e muitos pacientes que desenvolvem complicações e morrem em decorrência desses eventos sequer são admitidos em leitos de terapia intensiva.[3] Identificar, portanto, pacientes de alto risco para complicações e mortalidade torna-se extremamente necessário para contribuir para um sistema cirúrgico mais responsivo e eficiente.

Determinar o risco para mortalidade e complicações é tarefa complexa, pois esse risco depende do tipo de procedimento, de características sociodemográficas e clínicas, da gravidade das comorbidades, além da estrutura e dos processos de cuidado no perioperatório.[9-12] Nesse contexto, o uso de ferramentas capazes de informar objetivamente o risco, por meio de modelos estatísticos multivariáveis, pode auxiliar no processo de tomada de decisão no perioperatório, desde a decisão de realizar o procedimento até o direcionamento de níveis de cuidado para otimizar os desfechos em curto, médio e longo prazos.

Modelos preditivos

Modelos preditivos de risco são funções matemáticas que produzem estimativas da probabilidade da ocorrência de um evento de interesse. Esses modelos usam fatores preditores para estimar a probabilidade da presença de uma doença (modelos diagnósticos) ou da sua ocorrência no futuro (modelos prognósticos).[13] O desenvolvimento de modelos preditivos envolve diversas etapas (Quadro 71.1), as quais necessitam de rigor científico e estatístico. Idealmente, esses modelos devem ser validados para a população em que se deseja utilizá-los. Os modelos preditivos podem ser transformados em escores de risco, que atribuem um peso para cada fator identificado como preditor independente do desfecho que se deseja medir, determinado por um coeficiente de regressão.

Em revisão sistemática, Moonesinghe e colaboradores avaliaram 27 estudos que compararam 34 ferramentas de estratificação de risco perioperatória. As ferramentas mais comumente avaliadas foram o ASA-PS, APACHE II, POSSUM, P-POSSUM, Surgical Risk Scale, Apgar Cirúrgico, Charlson Comorbidity Index e o Donati Surgical Risk Score. Esse trabalho encontrou mortalidade em 30 dias que variava de 1,25% a 12,2% e, na alta hospitalar, entre 0,8% e 24,7%. Houve variação importante nas taxas de complicação nos diferentes estudos, entre 6,7% e 50,4%. Das ferramentas que foram validadas em diversos contextos, destacam-se o P-POSSUM e o Surgical Risk Scale, que se mostraram ferramentas mais consistentemente acuradas.[14]

As ferramentas com melhor acurácia integram dados relacionados ao paciente e ao procedimento e devem ser usadas para auxílio à tomada de decisão; entretanto, não existem recomendações formais sobre ferramentas específicas a serem adotadas.[15] Além disso, vários estudos sugerem que a adição de biomarcadores, como aqueles de lesão miocárdica, avaliados no pré-operatório podem aumentar a capacidade de discriminação e predição dos modelos de risco como o IRCR.[16,17]

Quadro 71.1 Etapas de desenvolvimento de modelos preditivos.

Desenvolvimento do modelo	▪ Identificação dos fatores de risco (covariáveis) importantes para predição do evento de interesse ▪ Escolha do evento de interesse ▪ Escolha do algoritmo estatístico e construção do modelo ▪ Seleção da amostra para desenvolvimento
Avaliação do desempenho do modelo	▪ Avaliação da discriminação do modelo (p. ex., índice c) ▪ Calibração ▪ Medidas de reclassificação
Validação interna	▪ Avaliação do otimismo do modelo e avaliação de penalidades necessárias para tornar o modelo mais generalizável
Validação externa	▪ Avaliação do desempenho do modelo em populações diferentes daquelas em que foi desenvolvido
Atualização do modelo	▪ Atualização do modelo existente com novas covariáveis ou novos pesos para os coeficientes das variáveis originais
Implementação clínica	▪ Utilização prática do modelo para auxílio na tomada de decisão

Fonte: Adaptado de Moons et al., 2012.[13]

Estão resumidas a seguir e na Tabela 71.1 algumas características das ferramentas de risco desenvolvidas para populações submetidas a cirurgias que auxiliam na predição de risco de complicações e mortalidade no pós-operatório.

Modelos de risco de complicações e mortalidade

O escore mais utilizado para classificação perioperatória dos pacientes é o do estado físico, da American Society of Anesthesiology (ASA, ou ASA-PS). Desenvolvido em 1941, esse escore tem o objetivo de descrever as condições clínicas dos pacientes, utilizando uma linguagem comum, antes dos procedimentos cirúrgicos. Independe do tipo de procedimento, e o seu objetivo inicial não é predizer o risco de complicações ou mortalidade pós-operatória; tampouco, sua construção se baseou em modelos matemáticos. Trata-se de uma classificação do estado físico do paciente previamente ao procedimento cirúrgico (https://www.asahq.org/standards-and-guidelines/asa-physical-status-classification-system). Embora não seja um modelo de risco no sentido *stritcu sensu*, a classificação ASA permite estimar o risco de morte e complicações do paciente. Além disso, é um modelo muito fácil de ser utilizado e de registro obrigatório em documentos anestésico-cirúrgicos. Em uma análise com mais de 2 milhões de pacientes submetidos a cirurgias nos Estados Unidos, o escore ASA-PS apresentou Odds Ratios significativamente maiores para predição de complicações com o aumento da classificação e da mortalidade.[18]

Com o objetivo de realizar comparações de desfechos de diferentes populações de pacientes submetidos a cirurgias, para finalidades de auditoria, o modelo POSSUM foi desenvolvido no início dos anos 1990.[19] Apresenta 12 variáveis fisiológicas e 6 variáveis relacionadas ao procedimento cirúrgico.[19,20] O modelo original e o corrigido P-POSSUM[20,21] foram amplamente validados em diferentes populações,[22,23] o que resultou no desenvolvimento de modelos de risco específicos para grupos de procedimentos (Colorretal – CR-POSSUM,[24] Vascular – V-POSSUM,[25] entre outros). Esse modelo oferece boa acurácia, entretanto contabiliza dados do transoperatório, o que limita seu uso como ferramenta preditiva antes da cirurgia.

Considerando-se as limitações dos modelos anteriormente descritos, foi desenvolvido um modelo de risco com o objetivo de que fosse mais fácil de usar e que integrasse o ASA-PS do paciente e um critério objetivo de porte cirúrgico, o Surgical Risk Scale. Esse modelo usou como variáveis a natureza do procedimento, a classificação de porte cirúrgico e o ASA-PS. O modelo apresentou AUC de 0,93 e 0,95 na coorte de desenvolvimento e validação.[26]

Na tentativa de usar variáveis de monitorização transoperatória (perda sanguínea, pressão arterial média e frequência cardíaca), o Apgar Cirúrgico foi desenvolvido para estimar a mortalidade e complicações maiores em 30 dias, de pacientes submetidos a cirurgias gerais e vasculares. O escore apresentou boa capacidade de discriminação, com AUC de 0,69 a 0,72 para predição de mortalidade e complicações; entretanto, não é de fácil aplicabilidade.[27]

Desenvolvido nos anos 1980, o índice de Charlson categorizava grupos de códigos de doenças e sua gravidade para fins de análises estatísticas comparativas. Os autores criaram um modelo para predição de sobrevida em 10 anos com base nas comorbidades e doenças dos pacientes.[28] O modelo foi avaliado em populações cirúrgicas e mostrou estar independentemente associado à mortalidade pós-operatória em 20 meses (HR 1,132, IC95% 1,009 a 1,270).[29]

Entretanto, quando foi utilizado para predição de mortalidade em 30 dias e 1 ano após cirurgia de quadril, não foi superior ao ASA-PS.[30,31]

O Índice de Risco Cardíaco Revisado (IRCR) ou escore de Lee é o modelo de risco mais conhecido e utilizado para predição de complicações pós-operatórias.[32] Para desenvolvimento e validação desse modelo, foi utilizada uma população de 4.315 pacientes, com idade superior a 50 anos, submetidos a cirurgias eletivas não cardíacas. Embora o modelo tenha sido desenvolvido com regressão logística, os autores optaram por criar um escore de risco, atribuindo um ponto para a presença de cada um dos fatores preditivos incluídos. Em revisão sistemática publicada uma década após a publicação do IRCR, Ford e colaboradores avaliaram estudos que testaram a validade externa do IRCR para complicações cardíacas e mortalidade e mostraram que esse índice tem desempenho preditor moderado (AUC 0,75, IC95% 0,72 a 0,79).[33] Estudos sugerem que a adição de biomarcadores de lesão miocárdica avaliados no pré-operatório pode aumentar a capacidade de discriminação e predição do IRCR.[16]

O Colégio Americano de Cirurgiões desenvolveu um modelo de risco chamado Surgical Risk Calculator (disponível em: https://riskcalculator.facs.org/RiskCalculator/). Esse modelo foi desenvolvido com dados do National Surgical Quality Improvement Program (NSQIP), composto por 21 variáveis demográficas, laboratoriais, de comorbidades e customizado para o procedimento cirúrgico (Tabela 71.1). Os autores utilizaram dados de 1.414.006 pacientes submetidos a cirurgias nos Estados Unidos para desenvolver modelos de risco para diferentes complicações pós-operatórias. O modelo apresentou AUC de 0,816 para morbidade e 0,944 para mortalidade.[34] Os autores ressaltam que o modelo pode precisar de fatores de correção para ser utilizado em populações fora dos Estados Unidos.[35] O banco de dados do NSQIP foi utilizado também para o desenvolvimento de um modelo de risco para infarto do miocárdio e parada cardíaca intraoperatória e pós-operatória em até 30 dias. O modelo final incluiu 5 fatores independentes e apresentou boa capacidade de discriminação dos desfechos preditos com AUC de 0,884 e 0,874, nas coortes de validação, valores superiores àqueles do IRCR de 0,747.[36]

O modelo Surgical Outcome Risk Tool (SORT) (disponível em: http://sortsurgery.com/) foi desenvolvido no Reino Unido, usa 6 variáveis do pré-operatório para predizer mortalidade em 30 dias após cirurgia não cardíaca e utilizou como base os dados do National Confidential Enquiry into Patient Outcome and Death (NCEPOD) Knowing the Risk Study. O modelo apresentou excelente discriminação para predizer mortalidade pós-operatória, com AUC de 0,91 (IC95% 0,88 a 0,94), além de boa calibração.[37] Foi validado externamente em diferentes estudos. Na Nova Zelândia, o modelo original apresentou excelente discriminação, com AUC de 0,906; porém, com baixa calibração para a população mais heterogênea daquele país.[38,39] Em estudo prospectivo, pacientes do Reino Unido, da Austrália e da Nova Zelândia foram avaliados para determinar o desempenho dos modelos SORT, P-POSSUM e Surgical Risk Scale (SRS). Embora o SORT tenha sido o modelo mais calibrado para a população, os modelos, em geral, estimaram exageradamente o risco. Entretanto, todos apresentaram excelente capacidade de discriminação (SORT AUC, 0,90, IC95% 0,88 a 0,92; P-POSSUM 0,89, IC95% 0,88 a 0,91; e SRS, 0,85, IC95% 0,82 a 0,87).[40]

Ex-Care Risk Model

Praticamente todos os modelos de risco utilizados comumente foram criados em países desenvolvidos. Recentemente, entretanto, um modelo brasileiro foi desenvolvido com base em variáveis pré-operatórias para predizer a probabilidade de morte pós-operatória de qualquer causa de pacientes submetidos a cirurgias não cardíacas em até 30 dias após o procedimento.[41] Inicialmente chamado de Modelo SAMPE (**S**erviço de **A**nestesia e **M**edicina **Pe**rioperatória), o modelo foi atualizado e rebatizado como Ex-Care Risk Model.[11] Esse modelo foi desenvolvido em uma coorte de 13.524 pacientes submetidos a cirurgias não cardíacas no Hospital de Clínicas de Porto Alegre. Os autores desenvolveram um modelo parcimonioso composto de poucas variáveis facilmente obteníveis no pré-operatório, o qual apresentou excelente capacidade preditiva, com AUC de 0,9137, sensibilidade de 85,2% e especificidade de 81,7%.

Em amostra subsequente, o modelo apresentou excelente calibração e AUC de 0,92. Em segundo estudo, foi atualizado e apresentou AUC variando entre 0,9 e 0,94. Quando comparado a outros modelos descritos na literatura, o Ex-Care Risk Model não foi inferior ao SORT e ao Índice de Comorbidade de Charlson e ainda apresentou superioridade em relação a modelos tradicionalmente utilizados, como o IRCR e o ASA-PS.[11] Cabe ressaltar que utiliza menos variáveis do que os modelos aos quais não foi inferior na análise anterior.

Tendo em vista que o modelo pode ser aplicado para toda a população brasileira submetida a cirurgias não cardíacas, um grande estudo está sendo conduzido para avaliar a validade externa do modelo original e construir um modelo multicêntrico. Além de permitir a estratificação de risco com modelo validado para nossa população, seu uso também permitirá fornecer dados para pesquisa e *benchmark* entre as instituições de saúde.[42]

Síndrome da fragilidade

A síndrome da fragilidade é uma condição clínica caracterizada pela perda funcional relacionada à idade e à presença de comorbidades. Essa condição está associada ao aumento da mortalidade, independentemente do estresse cirúrgico, em diversas especialidades não cardíacas.[43] A fragilidade, quando medida objetivamente, informa aos pacientes e cirurgiões sobre expectativa de vida, ocorrência de *delirium* pós-operatório, dependência e necessidade de suporte domiciliar pós-operatório.[44]

Algumas ferramentas foram desenvolvidas para avaliar a fragilidade em geral e também no perioperatório. Ferramentas que contabilizam o número de comorbidades, como o Frailty Index,[45] ou derivações simplificadas, como o Modified Frailty Index 5,[46] são calculadas, em geral, com dados registrados em prontuário. Já os modelos fenotípicos, como o Hopkins Frail Score,[57] definem a fragilidade como uma síndrome clínica, medindo quantitativamente características que raramente são pesquisadas durante anamnese pré-operatória, como encolhimento, fraqueza, exaustão, lentidão e baixo nível de atividade física. Nenhum dos dois paradigmas de pesquisa de fragilidade no perioperatório foi bom preditor de complicações e readmissões após a cirurgia em estudo prospectivo que usou os dois tipos de abordagens.[58] Recente *guideline* europeu (ESC 2022) sugere uma abordagem simplificada com o uso do Clinical Frailty Scale (Escore Clínico de Fragilidades), que conta com validação para o português.[59]

Tabela 71.1 Modelos preditivos, características e desempenho de predição.

Modelo/escore população/calculadora	Variáveis preditoras	Desfecho predito/comentários	Desempenho
ASA-PS https://www.asahq.org/standards-and-guidelines/asa-physical-status-classification-system	**ASA I:** Um paciente normal e saudável **ASA II:** Um paciente com doença sistêmica leve **ASA III:** Um paciente com doença sistêmica grave **ASA IV:** Um paciente com doença sistêmica grave que é uma ameaça constante à sua vida **ASA V:** Um paciente moribundo que não se espera que sobreviva sem a cirurgia **ASA VI:** Um paciente com morte encefálica declarada cujos órgãos estão sendo removidos para fins de doação para transplante	Não foi desenvolvido para ser um modelo de risco, entretanto sua classificação está associada ao risco de morbimortalidade perioperatória	**Mortalidade** **ASA I:** OR 1 (referência) **ASA II:** OR 5,769 (IC95% 4,033 a 8,253) **ASA III:** OR 47,171 (IC95% 33,11 a 67,203) **ASA IV:** OR 292,895 (IC95% 205,479 a 417,499) **ASA V:** OR 2.011,921 (IC95% 1.403,25 a 2.884,6) **Complicações** **ASA I:** OR 1, (referência) **ASA II:** OR 2,049, (IC95% 1,956 a 2,146) **ASA III:** OR 4,995 (IC95% 4,767 a 5,233) **ASA IV:** OR 16,809 (IC95% 16,008 a 17,65) **ASA V:** OR 63,254 (IC95% 57,968 a 69,022)
Modelo SORT http://sortsurgery.com/ Utilizou como base os dados do National Confidential Enquiry into Patient Outcome and Death (NCEPOD)	▪ ASA-PS (III, IV, V) ▪ Urgência do procedimento *(expedited, urgent, immediate)* ▪ Especialidades de alto risco (gastrointestinal, torácica e vascular) ▪ Porte do procedimento (maior e maior complexo) ▪ Presença de neoplasia ▪ Idade 65 a 79 anos ▪ Idade ≥ 80 anos	Mortalidade em 30 dias após a cirurgia	AUC de 0,91 (IC95% 0,88 a 0,94), além de boa calibração

(Continua)

Tabela 71.1 Modelos preditivos, características e desempenho de predição. (*Continuação*)

Modelo/escore população/calculadora	Variáveis preditoras	Desfecho predito/comentários	Desempenho
American College of Surgeons National Surgical Quality Improvement Program – Surgical Risk Calculator (ACS NSQIP-SRC) https://riskcalculator.facs.org/RiskCalculator/ Dados de 1.414.006 pacientes submetidos a cirurgias nos Estados Unidos para desenvolver modelos de risco	O modelo utiliza 20 preditores do paciente (idade, sexo, urgência, ASA-PS, doença renal, hipertensão, diabetes, entre outros) e o procedimento cirúrgico para predição de 18 desfechos diferentes em até 30 dias	Diversos modelos de risco para complicações pós-operatórias: mortalidade, infecção do sítio cirúrgico, deiscência de anastomose, pneumonia, intubação não planejada, embolia pulmonar, ventilação mecânica > 48 horas, insuficiência renal, injúria renal aguda, infecção urinária, acidente vascular cerebral, parada cardíaca, infarto do miocárdio, trombose venosa profunda e sepse	AUC de 0,816 para morbidade e 0,944 para mortalidade
ACS-NSQIP-MICA	▪ ASA-PS ▪ Idade ▪ Estado funcional dependente ▪ Creatinina sérica anormal (> 1,5 mg/dL) ▪ Tipo de cirurgia	Infarto do miocárdio e parada cardíaca intraoperatória e pós-operatória em até 30 dias	AUC de 0,884 e 0,874, nas coortes de desenvolvimento e validação
Physiological and Operative Severity Score for the enUmeration of Mortality and Morbidity (POSSUM)	**Escore fisiológico** ▪ Idade ▪ História de doença cardíaca ▪ História de doença respiratória ▪ PA, FC, Glasgow ▪ Hb, leucócitos, Ur, Creat, Na, K ▪ Eletrocardiograma	Mortalidade intra-hospitalar e incidência de complicações Esses modelos foram amplamente estudados e validados em diferentes populações	Valor preditivo negativo: 83,6% Valor preditivo positivo: 97% Especificidade: 99,3% Sensibilidade: 54,1%

(*Continua*)

Tabela 71.1 Modelos preditivos, características e desempenho de predição. (*Continuação*)

Modelo/escore população/calculadora	Variáveis preditoras	Desfecho predito/comentários	Desempenho
Pacientes submetidos a cirurgias com internação programada	**Escore cirúrgico** ▪ Gravidade da cirurgia ▪ Procedimentos múltiplos ▪ Perda sanguínea total ▪ Contaminação fecal peritoneal ▪ Presença de malignidade ▪ Modo da cirurgia		
Surgical Risk Scale Pacientes cirúrgicos submetidos a múltiplos procedimentos não cardíacos	▪ Natureza do procedimento (eletivo a emergência) ▪ Porte cirúrgico (menor a maior complexo) ▪ ASA-PS	Mortalidade intra-hospitalar Transformou os coeficientes da regressão em um escore	AUC 0,95 na coorte de validação Excelente calibração Sensibilidade: 25% Especificidade: 99% Precisão: 96%
Apgar Cirúrgico Pacientes submetidos a cirurgias gerais e vasculares	Perda sanguínea estimada (mL) (0 a 3 pontos) Menor pressão arterial média (mmHg) (0 a 3 pontos) Menor frequência cardíaca (bpm) (0 a 4 pontos)	Mortalidade em 30 dias Complicações maiores: ▪ Insuficiência renal aguda ▪ Sangramento ▪ Parada cardíaca ▪ Coma ▪ TVP/TEP ▪ Choque séptico ▪ IAM ▪ Intubação não planejada ▪ Ventilação mecânica > 48 horas ▪ Pneumonia ▪ AVC ▪ Deiscência de anastomose ▪ Infecção de sítio cirúrgico profundo ▪ Sepse ▪ SIRS ▪ Falha do enxerto vascular	AUC entre 0,69 e 0,72 para mortalidade e complicações no estudo original AUC de 0,73 para complicações e 0,81 para mortalidade em estudo subsequente

(*Continua*)

Tabela 71.1 Modelos preditivos, características e desempenho de predição. (*Continuação*)

Modelo/escore população/calculadora	Variáveis preditoras	Desfecho predito/comentários	Desempenho
Charlson Comorbidity Index Pacientes com doenças clínicas	**Comorbidades** **1 ponto:** infarto agudo do miocárdio, insuficiência cardíaca congestiva, doença vascular periférica, doença cerebrovascular, demência, doença pulmonar crônica, doença do tecido conjuntivo, doença ulcerosa, doença hepática leve, diabetes **2 pontos:** hemiplegia, doença renal moderada ou grave, diabetes com lesão de órgão-alvo, qualquer tumor, leucemia, linfoma **3 pontos:** doença hepática moderada ou grave **6 pontos**: tumor sólido metastático, Aids **Idade** ▪ até 49 anos (0 ponto) ▪ 1 ponto para cada década de vida a partir dos 50 anos	Mortalidade em 1 ano e 10 anos Não considera o procedimento cirúrgico	Sobrevida em 10 anos: 0 ponto = 99% 1 ponto = 96% 2 pontos = 90% 3 pontos = 77% 4 pontos = 53% 5 pontos = 21%
Lee Cardiac Risk Index Pacientes submetidos a cirurgias não cardíacas	1 ponto para a presença de cada um dos fatores preditivos incluídos ▪ Cirurgia de alto risco (cirurgias vasculares suprainguinais, cirurgias intratorácicas e cirurgias intraperitoneais) ▪ Doença isquêmica do coração	Complicações cardíacas (VER) e mortalidade Nenhum ponto: 0,4 (0,05, 1,5) 1 ponto: 0,9 (0,3, 2,1) 2 pontos: 6,6 (3,9, 10,3) 3 ou mais pontos: 11 (5,8, 18,4)	(AUC 0,75, IC95% 0,72 a 0,79) Para predição de mortalidade em até 30 dias, estudos apresentam heterogeneidade alta e mediana de AUC de 0,62 [0,54 a 0,78]

(*Continua*)

Tabela 71.1 Modelos preditivos, características e desempenho de predição. (*Continuação*)

Modelo/escore população/calculadora	Variáveis preditoras	Desfecho predito/comentários	Desempenho
	▪ Insuficiência cardíaca congestiva ▪ História de doença cerebrovascular ▪ Diabetes insulinodependente ▪ Creatinina sérica > 2 mg/dL Probabilidade dos eventos (IC95%)		
Ex-Care Risk Model https://play.google.com/store/apps/details?id excare.model ou https://apps.apple.com/br/app/excare/id1515296910?l en.	▪ Idade ▪ ASA-PS ▪ Porte do procedimento (grande porte ou não grande porte) ▪ Urgência do procedimento	Desenvolvido e validado em coorte brasileira submetida a cirurgias não cardíacas	AUC para mortalidade Ex-Care 0,90 (IC95% 0,84 a 0,93) Comparações com outros modelos na mesma coorte de pacientes: SORT 0,92 (IC95% 0,89 a 0,95), p = 0,2 IRCR 0,76 (IC95% 0,67 a 0,72), p < 0,01 Charlson Comorbidity Index 0,82 (IC95% 0,77 a 0,90), p = 0,06 ASA-PS 0,76 (IC95% 0,71 a 0,91), p = 0,02

(*Continua*)

Tabela 71.1 Modelos preditivos, características e desempenho de predição. (*Continuação*)

Modelo/escore população/calculadora	Variáveis preditoras	Desfecho predito/comentários	Desempenho
Modified Frailty Index – 5 (mFI-5)	5 variáveis derivadas da base de dados do National Surgical Quality Improvement Program (NSQIP) Estado funcional, diabetes, história de DPOC, história de insuficiência cardíaca congestiva e hipertensão com necessidade de medicamentos	Mortalidade Complicações pós-operatórias Reinternação em Unidade de Terapia Intensiva	AUC de 0,907 (IC95% 0,902 a 0,911) para predição de mortalidade, 0,789 (IC95% 0,787 a 0,791) para complicações pós-operatórias e 0,702 (IC95% 0,698 a 0,705) para readmissão não planejada em 30 dias
Frail Score (Hopkins)	1. Emagrecimento (perda de peso não intencional no último ano > 4,5 kg) 2. Fraqueza (redução da força de preensão) 3. Exaustão (sentimento de que todas as atividades são feitas com muito esforço) 4. Baixa atividade (questionário sobre atividades físicas diárias) 5. Dificuldade de deambulação (lentificação) 2 a 3 critérios: Fragilidade intermediária 4 a 5: Fragilidade estabelecida	Complicações pós-operatórias, tempo de internação	OR complicações: ▪ Fragilidade intermediária: [OR] 2,06; 95% CI 1,18 a 3,6 ▪ Fragilidade estabelecida: OR 2,54; 95% CI 1,12 a 5,77)

Fonte: Elaborada pela autoria do capítulo.

Aplicando modelos preditivos no cuidado do paciente

Diferentes diretrizes internacionais recomendam o uso de modelos preditivos para avaliação pré-operatória de pacientes submetidos a cirurgias não cardíacas. A American Heart Association[49] considera útil o uso do IRCR para estratificação do risco dos pacientes no pré-operatório. Essas diretrizes não recomendam, para pacientes classificados como baixo risco pelo escore, testes diagnósticos cardíacos pré-operatórios. Embora o ACS-NSQIP também possa ser utilizado para avaliação, a simplicidade e a validade externa do IRCR fazem com que este seja recomendado.[49] Recomendação semelhante foi realizada pela Sociedade Brasileira de Cardiologia nas diretrizes de avaliação pré-operatória.[50] A Sociedade Canadense também orienta realizar a avaliação de pacientes com o IRCR, pelos mesmos motivos supracitados; entretanto, essa diretriz associa o escore de Lee a outros fatores, como idade e riscos cardiovasculares, para decisão de investigação adicional com biomarcadores.[51] Em contrapartida, a Sociedade Europeia não recomenda o uso específico de qualquer escore de risco para solicitação de investigação adicional, deixando a decisão para o médico assistente quanto à necessidade ou não de investigação adicional.[52]

Com relação à fragilidade, o Centro de Cuidados Perioperatórios britânico produziu uma diretriz para o cuidado perioperatório de pessoas com fragilidade submetidas à cirurgia. Entre as recomendações, sugere a identificação de pacientes com fragilidade utilizando-se uma ferramenta objetiva pré-operatória, discussão com pacientes e familiares sobre opções não cirúrgicas de tratamento, reavaliação da presença de fragilidade por equipes cirúrgicas, solicitação de acompanhamento perioperatório especializado, otimização das condições de saúde e físicas pré-operatórias, cuidado perioperatório com vistas à recuperação precoce, busca ativa de complicações e tratamento precoce e integração do cuidado com a atenção primária.[53]

No Brasil, o modelo de risco Ex-Care Risk Model, desenvolvido no Hospital de Clínicas de Porto Alegre, foi utilizado para identificação dos pacientes de alto risco submetidos a cirurgias não cardíacas. Os autores compararam duas coortes, antes e após a criação de uma linha de cuidado para pacientes de alto risco: estratificação de risco pré-operatória e comunicação do risco com equipes assistenciais, adoção de um *checklist* de alta de alto risco da sala de recuperação, admissão sob supervisão da enfermeira da unidade, intensificação da monitorização dos sinais vitais, intensificação das visitas médicas e medidas de troponinas seriadas. O protocolo esteve completo em mais de 85% dos cuidados propostos para os pacientes. Após corrigir para fatores de confusão, a linha de cuidado de pacientes de alto risco reduziu a mortalidade, em relação ao cuidado usual, de 10,5% para 6,3% (RR 0,46 IC95% 0,3 a 0,72). Além da mortalidade geral, os autores também observaram uma redução da mortalidade em decorrência de complicações de 28% no tratamento usual, para 14% no grupo intervenção (RR 0,54 IC95% 0,36 a 0,8).[10]

Perspectivas

Com a informatização dos sistemas de saúde públicos e a maior disponibilidade de prontuários eletrônicos hospitalares, um maior conjunto de dados clínicos, laboratoriais e demográficos está disponível de maneira organizada e digitalizada para o desenvolvimento de modelos mais robustos e abrangentes. Recentemente, a implementação de técnicas de modelagem utilizando aprendizado de máquinas (AM) permitiu o desenvolvimento de modelos mais complexos que integram informações oriundas de múltiplas fontes para predição do risco de complicações e morte dos pacientes.

Um modelo de risco de quatorze complicações foi desenvolvido por Corey e colaboradores, utilizando mais de 190 variáveis independentes dos prontuários de pacientes cirúrgicos. Os autores desenvolveram diversos modelos de AM que apresentaram AUC entre 0,747 e 0,924. Quando comparados à regressão logística tradicional, modelos de AM apresentaram melhor desempenho.[54] Do mesmo modo, o uso de AM para predizer mortalidade em 30 dias foi superior aos modelos existentes, com AUC de 0,919, enquanto o ASA-PS foi de 0,8743 e o ACS-SRC foi de 0,8979. Para complicações, esse modelo apresentou AUC de 0,8414, enquanto o ASA-PS foi de 0,7842 e o ACS-SRC foi de 0,8063.[55] O uso de AM apresentou, em alguns processos de modelagem, redução de até 20% nos falsos positivos quando comparado à regressão logística.[56]

Além do emprego de novas técnicas de modelagem e uso de grandes conjuntos de dados, é importante ressaltar o desenvolvimento de aplicativos móveis para cálculo de risco à beira do leito pelas equipes assistenciais. O uso de ferramentas eletrônicas facilmente acessíveis a médicos e pacientes pode contribuir para maior disseminação dessas ferramentas e ampliar o cuidado centrado no paciente, com determinação objetiva dos riscos envolvidos.

A integração dos modelos com o prontuário eletrônico pode ser um passo ainda maior na disseminação dessas ferramentas de predição, pois essas informações podem ficar disponíveis à revelia da necessidade de inserir dados numa calculadora específica, utilizando-se automaticamente dados disponíveis para estimar os riscos dos pacientes e apresentando-se às equipes assistenciais os riscos para que as medidas sejam adotadas para reduzi-los. Cabe ressaltar que integrar os modelos à assistência de maneira eficaz ainda é tarefa que carece de evidências científicas. Recentemente, o modelo Ex-Care foi utilizado para identificar pacientes de alto risco que foram submetidos a uma linha de cuidado perioperatório diferenciada, com maior rigor assistencial.

Mensagens principais

- O uso de ferramentas estatísticas pode fazer parte do processo de tomada de decisão à beira do leito, possibilitando a adoção de medidas preventivas e facilitando a comunicação entre as equipes, o paciente e seus familiares.
- Embora múltiplos modelos tenham sido desenvolvidos, escolher o melhor modelo ainda é tarefa complexa. Os modelos devem, idealmente, ser avaliados quanto à sua aplicabilidade externa na população em que se deseja usá-los. Além disso, é importante que haja revisão contínua e sistemática da sua performance, pois a inclusão de novas variáveis preditoras e o ajuste dos coeficientes podem ser necessários com o passar do tempo.
- Por fim, a estratificação de risco deve ser usada de maneira sistêmica, nos diferentes momentos da jornada do paciente cirúrgico. A objetivação e a estratificação de risco devem ser propulsoras do desenvolvimento de linhas de cuidado assistencial multiprofissionais para o escalonamento do cuidado, especialmente dos pacientes de alto risco.

Referências bibliográficas

1. Bainbridge D, Martin J, Arango M, Cheng D. Perioperative and anaesthetic-related mortality in developed and developing countries: a systematic review and meta-analysis. The Lancet. 2012 Sep;380(9847):1075-81.

2. Biccard BM, Madiba TE, Kluyts HL, Munlemvo DM, Madzimbamuto FD, Basenero A et al. Perioperative patient outcomes in the African Surgical Outcomes Study: a 7-day prospective observational cohort study. The Lancet. 2018 Apr;391(10130):1589-98.
3. International Surgical Outcomes Study Group. Global patient outcomes after elective surgery: prospective cohort study in 27 low-, middle- and high-income countries. Br J Anaesth. 2016 Oct 31;117(5):601-9.
4. Pearse RM, Moreno RP, Bauer P, Pelosi P, Metnitz P, Spies C et al. Mortality after surgery in Europe: a 7 day cohort study. The Lancet. 2012 Sep 22;380(9847):1059-65.
5. Nepogodiev D, Martin J, Biccard B, Makupe A, Bhangu A, Nepogodiev D et al. Global burden of postoperative death. The Lancet. 2019 Feb;393(10170):401.
6. Tevis SE, Kennedy GD. Postoperative complications and implications on patient-centered outcomes. J Surg Res. 2013 May 1;181(1):106-13.
7. Patel AS, Bergman A, Moore BW, Haglund U. The economic burden of complications occurring in major surgical procedures: a systematic review. Appl Health Econ Health Policy. 2013 Dec;11(6):577-92.
8. Koek MBG, van der Kooi TII, Stigter FCA, de Boer PT, de Gier B, Hopmans TEM et al. Burden of surgical site infections in the Netherlands: cost analyses and disability-adjusted life years. J Hosp Infect. 2019 Nov;103(3):293-302.
9. Stahlschmidt A, Novelo B, Freitas LA, Passos SC, Dussán-Sarria JA, Félix EA et al. Preditores de mortalidade intra-hospitalar em pacientes submetidos a cirurgias não eletivas em um hospital universitário: uma coorte prospectiva. Rev Bras Anestesiol. 2018 Oct;68(5):492-8.
10. Stahlschmidt A, Passos SC, Cardoso GR, Schuh GJ, Gutierrez CS, Castro SMJ et al. Enhanced peri-operative care to improve outcomes for high-risk surgical patients in Brazil: a single-centre before-and-after cohort study. Anaesthesia. 2022 Apr;77(4):416-27.
11. Gutierrez CS, Passos SC, Castro SMJ, Okabayashi LSM, Berto ML, Lorenzen MB et al. Few and feasible preoperative variables can identify high-risk surgical patients: derivation and validation of the Ex-Care Risk Model. Br J Anaesth. 2021 Feb 1;126(2):525-32.
12. Pearse RM, Harrison DA, James P, Watson D, Hinds C, Rhodes A et al. Identification and characterisation of the high-risk surgical population in the United Kingdom. Crit Care. 2006;10(3):R81.
13. Moons KGM, Kengne AP, Woodward M, Royston P, Vergouwe Y, Altman DG et al. Risk prediction models: I. Development, internal validation, and assessing the incremental value of a new (bio)marker. Heart. 2012 May 1;98(9):683-90.
14. Moonesinghe SR, Mythen MG, Das P, Rowan KM, Grocott MPW. Risk stratification tools for predicting morbidity and mortality in adult patients undergoing major surgery: qualitative systematic review. Anesthesiology. 2013 Oct;119(4):959-81.
15. De Hert S, Staender S, Fritsch G, Hinkelbein J, Afshari A, Bettelli G et al. Pre-operative evaluation of adults undergoing elective noncardiac surgery: Updated guideline from the European Society of Anaesthesiology. Eur J Anaesthesiol. 2018 Jun;35(6):407-65.
16. Kopec M, Duma A, Helwani MA, Brown J, Brown F, Gage BF et al. Improving prediction of postoperative myocardial infarction with high-sensitivity cardiac troponin T and NT-proBNP. Anesth Analg. 2017 Feb;124(2):398-405.
17. Vernooij LM, van Klei WA, Moons KG, Takada T, van Waes J, Damen JA. The comparative and added prognostic value of biomarkers to the Revised Cardiac Risk Index for preoperative prediction of major adverse cardiac events and all-cause mortality in patients who undergo noncardiac surgery. Cochrane Database Syst Rev. 2021 Dec 21;12:CD013139.
18. Hackett NJ, De Oliveira GS, Jain UK, Kim JYS. ASA class is a reliable independent predictor of medical complications and mortality following surgery. Int J Surg. 2015 Jun;18:184-90.
19. Copeland GP, Jones D, Walters M. POSSUM: a scoring system for surgical audit. Br J Surg. 2005 Dec 6;78(3):355-60.
20. Prytherch DR, Whiteley MS, Higgins B, Weaver PC, Prout WG, Powell SJ. POSSUM and Portsmouth POSSUM for predicting mortality. Br J Surg. 2003 Jan 13;85(9):1217-20.
21. Whiteley MS, Prytherch DR, Higgins B, Weaver PC, Prout WG. An evaluation of the POSSUM surgical scoring system. Br J Surg. 2005 Dec 6;83(6):812-5.

22. Wang H, Chen T, Wang H, Song Y, Li X, Wang J. A systematic review of the Physiological and Operative Severity Score for the enUmeration of Mortality and Morbidity and its Portsmouth modification as predictors of post-operative morbidity and mortality in patients undergoing pancreatic surgery. Am J Surg. 2013 Apr;205(4):466-72.
23. Chen T, Wang H, Wang H, Song Y, Li X, Wang J. POSSUM and P-POSSUM as predictors of postoperative morbidity and mortality in patients undergoing hepato-biliary-pancreatic surgery: a meta-analysis. Ann Surg Oncol. 2013 Aug;20(8):2501-10.
24. Tekkis PP, Prytherch DR, Kocher HM, Senapati A, Poloniecki JD, Stamatakis JD et al. Development of a dedicated risk-adjustment scoring system for colorectal surgery (colorectal POSSUM). Br J Surg. 2004 Aug 20;91(9):1174-82.
25. Prytherch DR, Ridler BMF, Beard JD, Earnshaw JJ. A model for national outcome audit in vascular surgery. Eur J Vasc Endovasc Surg. 2001 Jun;21(6):477-83.
26. Sutton R, Bann S, Brooks M, Sarin S. The Surgical Risk Scale as an improved tool for risk-adjusted analysis in comparative surgical audit. Br J Surg. 2002 Jun;89(6):763-8.
27. Gawande AA, Kwaan MR, Regenbogen SE, Lipsitz SA, Zinner MJ. An Apgar score for surgery. J Am Coll Surg. 2007 Feb;204(2):201-8.
28. Charlson ME, Pompei P, Ales KL, MacKenzie CR. A new method of classifying prognostic comorbidity in longitudinal studies: development and validation. J Chronic Dis. 1987;40(5):373-83.
29. Fabbian F, De Giorgi A, Ferro S, Lacavalla D, Andreotti D, Ascanelli S et al. Post-operative all-cause mortality in elderly patients undergoing abdominal emergency surgery: role of Charlson Comorbidity Index. Healthcare. 2021 Jun 26;9(7):805.
30. Haugan K, Klaksvik J, Foss OA. 30-day mortality in patients after hip fracture surgery: a comparison of the Charlson Comorbidity Index score and ASA score used in two prediction models. Injury. 2021 Aug;52(8):2379-83.
31. Quach LH, Jayamaha S, Whitehouse SL, Crawford R, Pulle CR, Bell JJ. Comparison of the Charlson Comorbidity Index with the ASA Score for predicting 12-month mortality in acute hip fracture. Injury. 2020 Apr;51(4):1004-10.
32. Lee TH, Marcantonio ER, Mangione CM, Thomas EJ, Polanczyk CA, Cook EF et al. Derivation and prospective validation of a simple index for prediction of cardiac risk of major noncardiac surgery. Circulation. 1999 Sep 7;100(10):1043-9.
33. Ford MK, Beattie WS, Wijeysundera DN. Systematic review: prediction of perioperative cardiac complications and mortality by the revised Cardiac Risk Index. Ann Intern Med. 2010 Jan 5;152(1):26-35.
34. Bilimoria KY, Liu Y, Paruch JL, Zhou L, Kmiecik TE, Ko CY et al. Development and evaluation of the Universal ACS NSQIP Surgical Risk Calculator: A decision aide and informed consent tool for patients and surgeons. J Am Coll Surg. 2013 Nov;217(5):833-42.e3.
35. Ma M, Liu Y, Gotoh M, Takahashi A, Marubashi S, Seto Y et al. Validation study of the ACS NSQIP surgical risk calculator for two procedures in Japan. Am J Surg. 2021 Nov;222(5):877-81.
36. Gupta PK, Gupta H, Sundaram A, Kaushik M, Fang X, Miller WJ et al. Development and validation of a risk calculator for prediction of cardiac risk after surgery. Circulation. 2011 Jul 26;124(4):381-7.
37. Protopapa KL, Simpson JC, Smith NCE, Moonesinghe SR. Development and validation of the Surgical Outcome Risk Tool (SORT). BJS Br J Surg. 2014;101(13):1774-83.
38. Reilly JR, Wong D, Brown WA, Gabbe BJ, Myles PS. External validation of a surgical mortality risk prediction model for inpatient noncardiac surgery in an Australian private health insurance dataset. ANZ J Surg. 2022 Aug 18;ans.17946.
39. Campbell D, Boyle L, Soakell-Ho M, Hider P, Wilson L, Koea J et al. National risk prediction model for perioperative mortality in non-cardiac surgery. Br J Surg. 2019 Oct;106(11):1549-57.
40. Wong DJN, Harris S, Sahni A, Bedford JR, Cortes L, Shawyer R et al. Developing and validating subjective and objective risk-assessment measures for predicting mortality after major surgery: an international prospective cohort study. PLOS Med. 2020 Oct 15;17(10):e1003253.
41. Stefani LC, Gutierrez CDS, Castro SM de J, Zimmer RL, Diehl FP, Meyer LE et al. Derivation and validation of a preoperative risk model for postoperative mortality (SAMPE model): an approach to care stratification. Sherman JH, editor. PLOS ONE. 2017 Oct 30;12(10):e0187122.

42. Passos SC, Stahlschmidt A, Blanco J, Spader ML, Brandão RB, Castro SM de J et al. Derivation and validation of a national multicenter mortality risk stratification model: the ExCare model: a study protocol. Braz J Anesthesiol Elsevier. 2021 Jul 26;S0104-0014(21):00283-9.
43. George EL, Hall DE, Youk A, Chen R, Kashikar A, Trickey AW et al. Association between patient frailty and postoperative mortality across multiple noncardiac surgical specialties. JAMA Surg. 2021 Jan 1;156(1):e205152.
44. Tjeertes EKM, van Fessem JMK, Mattace-Raso FUS, Hoofwijk AGM, Stolker RJ, Hoeks SE. Influence of frailty on outcome in older patients undergoing non-cardiac surgery: a systematic review and meta-analysis. Aging Dis. 2020;11(5):1276.
45. Velanovich V, Antoine H, Swartz A, Peters D, Rubinfeld I. Accumulating deficits model of frailty and postoperative mortality and morbidity: its application to a national database. J Surg Res. 2013 Jul;183(1):104-10.
46. Subramaniam S, Aalberg JJ, Soriano RP, Divino CM. New 5-Factor Modified Frailty Index using American College of Surgeons NSQIP Data. J Am Coll Surg. 2018 Feb;226(2):173-81e8.
47. Hall DE, Arya S, Schmid KK, Blaser C, Carlson MA, Bailey TL et al. Development and initial validation of the Risk Analysis Index for Measuring Frailty in surgical populations. JAMA Surg. 2017 Feb 1;152(2):175.
48. McIsaac DI, Taljaard M, Bryson GL, Beaulé PE, Gagné S, Hamilton G et al. Frailty as a predictor of death or new disability after surgery: a prospective cohort study. Ann Surg. 2020 Feb;271(2):283-9.
49. Fleisher LA, Fleischmann KE, Auerbach AD, Barnason SA, Beckman JA, Bozkurt B et al. 2014 ACC/AHA Guideline on perioperative cardiovascular evaluation and management of patients undergoing noncardiac surgery: a report of the American College of Cardiology/American Heart Association Task Force on Practice Guidelines. J Am Coll Cardiol. 2014 Dec 9;64(22):e77-137.
50. Gualandro D, Yu P, Caramelli B, Marques A, Calderaro D, Fornari L et al. 3rd Guideline for perioperative cardiovascular evaluation of the Brazilian Society of Cardiology. Arq Bras Cardiol [Internet]. 2017 [acesso em 12 out 2018];109(3). Disponível em: http://www.gnresearch.org/doi/10.5935/abc.20170140.
51. Duceppe E, Parlow J, MacDonald P, Lyons K, McMullen M, Srinathan S et al. Canadian Cardiovascular Society Guidelines on perioperative cardiac risk assessment and management for patients who undergo noncardiac surgery. Can J Cardiol. 2017 Jan 1;33(1):17-32.
52. Halvorsen S, Mehilli J, Cassese S, Hall TS, Abdelhamid M, Barbato E et al. 2022 ESC Guidelines on cardiovascular assessment and management of patients undergoing non-cardiac surgery. Eur Heart J. 2022 Oct 14;43(39):3826-924.
53. Centre for Perioperative Care. Guideline for perioperative care for people living with frailty undergoing elective and emergency surgery [Internet]. 2021. Disponível em: https://www.cpoc.org.uk/sites/cpoc/files/documents/2021-09/CPOC-BGS-Frailty-Guideline-2021.pdf.
54. Corey KM, Kashyap S, Lorenzi E, Lagoo-Deenadayalan SA, Heller K, Whalen K et al. Development and validation of machine learning models to identify high-risk surgical patients using automatically curated electronic health record data (Pythia): a retrospective, single-site study. Brohi K, editor. PLOS Med. 2018 Nov 27;15(11):e1002701.
55. Bertsimas D, Dunn J, Velmahos GC, Kaafarani HMA. Surgical risk is not linear: derivation and validation of a novel, user-friendly, and machine-learning-based Predictive OpTimal Trees in Emergency Surgery Risk (POTTER) Calculator. Ann Surg. 2018;268(4):574-83.
56. Lee CK, Hofer I, Gabel E, Baldi P, Cannesson M. Development and validation of a deep neural network model for prediction of postoperative in-hospital mortality. Anesthesiology. 2018;129(4):649-62.
57. Makary MA, Segev DL, Pronovost PJ, Syin D, BandeenRoche K, Patel P et al. Frailty as a predictor of surgical outcomes in older patients. J Am Coll Surg. 2010;210:901-8.
58. Sonny A, Kurz A, Skolaris LA, Boehm L, Reynolds A, Cummings 3rd KC et al. Deficit accumulation and phenotype assessments of frailty both poorly predict duration of hospitalization and serious complications after noncardiac surgery. Anesthesiology. 2020;132:82-94.
59. Rodrigues MK, Nunes Rodrigues I, da Silva DJVG, Pinto JMS, Oliveira MF. Clinical frailty scale: translation and cultural adaptation into the Brazilian Portuguese Language. J Frailty Aging [Internet]. 2021;10(1):38-43. doi: https://doi.org/10.14283/jfa.2020.7.

72 A Personalização do Cuidado

Diogo Freitas Cardoso de Azevedo
Rogério da Hora Passos
Ludhmila Abrahão Hajjar

Introdução

A eficácia do tratamento cirúrgico em um paciente de alto risco pode ser quantificada de diversas maneiras: para o anestesista, pelo tempo para despertar e extubação; para o cirurgião, pela taxa de infecção de ferida cirúrgica; para o intensivista, pela taxa de mobilização precoce; para o clínico, pela taxa de cura do procedimento. A mudança de paradigma se impõe quando essas medidas tradicionais de morbidade e mortalidade perioperatória nem sempre refletem resultados que sejam relacionáveis e significativos para o paciente em toda a sua complexidade, seja física ou mental, ou para o seu estado de saúde.[1]

Serviços de saúde, especialistas clínicos e cirúrgicos e equipes multidisciplinares envolvidos nesse cuidado já estão se deparando com uma nova realidade, que projeta o futuro do cuidado desses pacientes. O novo padrão de atendimento deve objetivar não só o tratamento cirúrgico e perioperatório, mas todas as necessidades holísticas e todos os objetivos de saúde do indivíduo, o que inclui a melhora da função física, a mobilidade e a retomada das interações e atividades sociais normais. Compreender essas expectativas e oferecer esse diferencial é o caminho para desenvolver novos modelos de cuidado com base em objetivos realistas. A nova realidade é a personalização do cuidado.[2]

Modelo tradicional de acompanhamento de resultado cirúrgico

O cuidado médico orientado para a resolução da causa que trouxe o paciente para o consultório sempre foi considerado o sucesso do resultado cirúrgico. É necessária a auditoria de indicadores em curto prazo que avaliam os resultados e validam a prática, como tempo de internação hospitalar, taxa de readmissão, dor como quinto sinal vital e morbidade e mortalidade em 30 dias, elementos considerados essenciais ao cuidado e que norteiam estratégias de fontes pagadoras e hospitais para escolha de melhores cirurgiões. No entanto, muitas vezes diversos aspectos relevantes para o paciente não são atendidos por esse modelo de cuidado.[3]

Um fator a mais nessa perspectiva é a quantidade de procedimentos oferecidos e propagandeados que podem ter baixo valor terapêutico ou mesmo propensão a causar mais danos que benefícios. Nesse caminho, indicadores de qualidade de tratamento, como o Desfecho Relatado pelo Paciente (PROMS) e a Experiência Relatada pelo Paciente (PREMS), podem acenar um caminho para equacionar suas necessidades.[4]

Modelo de cuidado centrado no paciente

A medicina perioperatória é uma ciência clínica nova e em rápida evolução que atende às necessidades de uma população crescente de pacientes com necessidades médicas cada vez mais complexas. Impõe-se como desafio oferecer a oportunidade de ir além do foco anestésico e cirúrgico tradicional no cuidado de um único paciente no período perioperatório imediato e de contribuir também para melhorar a saúde pública/populacional em uma escala mais ampla.

Essa abordagem é composta da interface de três grandes pilares:

1. Melhorar a experiência de cuidados dos pacientes (incluindo qualidade e satisfação);
2. Melhorar a população/saúde pública;
3. Reduzir os custos *per capita* dos cuidados da saúde (Figura 72.1).[5]

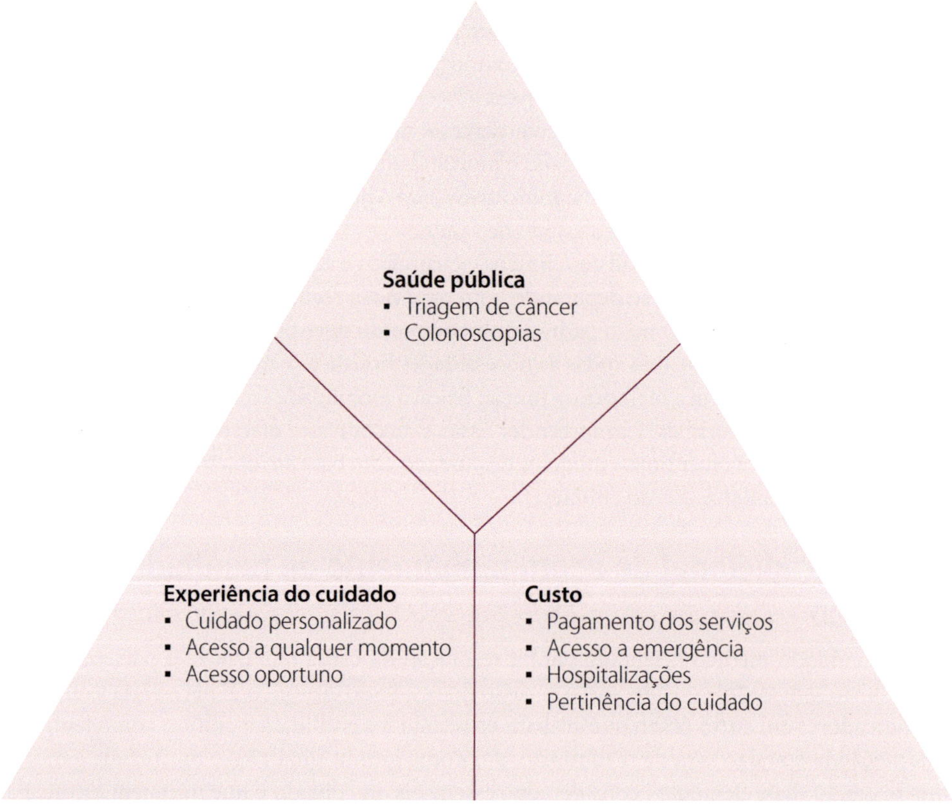

Figura 72.1 Pilares de acesso ao cuidado.
Fonte: Adaptada de Ryan et al., 2016.[15]

Embora seja conhecida a importância de ações populacionais sistêmicas para o abrandamento da progressão de doenças crônicas, a atenção voltada a cuidados perioperatórios não parece tão valorizada; entretanto, em alguns sistemas, esses cuidados representam mais da metade dos custos hospitalares. Além disso, os cuidados perioperatórios eletivos ocorrem num ambiente com oportunidades substanciais para racionalizar e redesenhar os protocolos dos cuidados voltados para a necessidade do paciente.[6]

Reconhecer pelo menos seis domínios básicos e atendê-los pode trazer um novo significado para esse modelo de cuidado:

1. Impacto em sobrevida;
2. Satisfação do paciente;
3. *Status* funcional;
4. Bem-estar;
5. Qualidade de vida relacionada à saúde;
6. Qualidade de cuidados paliativos.

Modelo de cuidado do paciente com base em metas

A mudança de modelo mental de tratamento com base no "problema" para tratamento com base em "metas" foi impulsionada pelo reconhecimento de que alguns tratamentos e intervenções podem causar mais danos que benefícios. Essa nova visão não só está alinhada aos três grandes pilares do cuidado descritos anteriormente como também promove a possibilidade de executar cuidados de saúde judiciosos e realistas e que sejam relevantes a cada paciente.

Os cuidados perioperatórios orientados por metas têm dois componentes principais:

1. Identificar as metas para cada paciente de maneira realista e pragmática, com base nos seis domínios de cuidado já mencionados;
2. Estabelecer a trilha de cuidado do paciente, no qual as metas estabelecidas possam ser alcançadas com segurança em todo o período perioperatório.

Esse tipo de intervenção dá ao paciente o direito de entender e reconhecer potenciais complicações que possam impactar em sua qualidade de vida após a cirurgia, o que pode propiciar até mesmo uma discussão que resulte na recusa da cirurgia em face da perspectiva de deterioração da funcionalidade ou impacto cognitivo, bem como na proposição de intervenções alternativas ou menos invasivas. Para atender a essa abordagem centrada no paciente, aspectos como seleção do paciente e do procedimento, cuidados perioperatórios e reabilitação, com foco nos resultados de médio a longo prazo, compõem a visão sobre a abordagem centrada no paciente. Além disso, os pacientes (e seus familiares e cuidadores) e os profissionais de saúde perioperatórios precisam estar cientes de que: a recuperação de um procedimento cirúrgico depende de uma continuidade de cuidado que começa na fase pós-operatória imediata e muitas vezes se estende por vários meses; e, às vezes, a retomada das funções e atividades normais pode não ser alcançada. Esses fatores devem ser considerados no processo de tomada de decisão compartilhada.[2,7]

Impacto das metas dos pacientes na recuperação pós-operatória

A alta hospitalar não pode ser mais definida com único sucesso cirúrgico. A completude de desfecho cirúrgico envolve também outras esferas:

1. Retorno à funcionalidade basal;

2. Recuperação de funções físicas, psicológicas e sociais;
3. Retorno aos níveis pré-operatórios de independência/dependência nas atividades diárias;
4. Recuperação do nível ideal de bem-estar;
5. Cessação de toda analgesia pós-operatória, tendo em conta os problemas relacionados ao uso crônico de opioides.

Essa nova realidade traduz a necessidade de um novo tipo de relação paciente-cirurgião, na qual apenas a simples leitura de um consentimento informado não encerra a discussão sobre a possibilidade de melhor ou pior resultado cirúrgico. De maneira pragmática, o cirurgião ou a equipe responsável pelo cuidado deve trazer o paciente e sua família para o centro da discussão, em que dois novos e desafiadores conceitos se fazem necessários: a tomada de decisão compartilhada; e a aliança terapêutica. Isso coloca sobre o cirurgião a responsabilidade de garantir que os pacientes e suas famílias ou seus cuidadores tenham uma compreensão clara dos efeitos da cirurgia em curto, médio e longo prazo e de sua participação para o sucesso dessa terapia. Exemplificando: uma cirurgia pode ter um efeito tão prejudicial na função e na qualidade de vida do paciente que, mesmo que um bom resultado clínico aconteça (p. ex., cura cirúrgica oncológica), deparar-se com esse novo *status* pós-cirurgia pode ser muito impactante e até mesmo destruir qualquer relação médico-paciente. Desse modo, a definição de desfecho cirúrgico deixa de ter aspecto populacional e fica focado no paciente de acordo com a sua situação clínica e suas expectativas.

O fortalecimento da equipe perioperatória é essencial quando uma nova rotina que busca atingir todos os objetivos pessoais do paciente dentro de um diálogo construtivo e conciliador depende de treinamento e estrutura. O produto será sempre situar o paciente em uma realidade cirúrgica alcançável e garantir uma compreensão compartilhada dos resultados de tratamento possível. Defende-se também que o período entre o diagnóstico e a admissão para a cirurgia é o período ideal para escutar o paciente e definir os cuidados centrados nas suas metas, no qual conversas sobre a tomada de decisões partilhadas e a otimização do paciente em nível fisiológico, médico e psicológico devem acontecer. Os profissionais de saúde devem perceber que, embora o seu conhecimento, sua experiência e suas opiniões possam orientar o processo de tomada de decisão, é o paciente quem deve ser o verdadeiro tomador de decisão. Às vezes, não fazer nada, de acordo com os desejos do paciente, é o melhor tratamento a ser proposto.

Estabelecer uma relação de confiança em que se possa atender às expectativas do paciente sem criar falsas realidades é o maior desafio dessa nossa abordagem. Parece muito tácito que a maioria das intervenções cirúrgicas podem estabelecer um retorno às atividades basais e à funcionalidade, mas outras podem ter impacto direto na redução da qualidade de vida. Deixar a compressão da recuperação funcional alcançável e do impacto na qualidade de vida é primordial para esse avanço de entendimento das metas de cuidado centradas no paciente.[8,9]

Implicações perioperatórias da tomada de decisão compartilhada e da aliança terapêutica

O processo de trazer o paciente para o centro da discussão é torná-lo capaz de também julgar o melhor tratamento a ser estabelecido não é isento de problemas e deve ser construído. Diálogos constantes, tomada de decisão compartilhada e aliança terapêutica ajudam a construir mais fortemente esses laços e formam as bases para a condução do cuidado terapêutico. Um grande dilema ético pode ser enfrentado quando o paciente resolve escolher um procedimento terapêutico de mais alto risco apesar de ter sido informado de que não seria o ideal em razão dos riscos de sequelas ou até mesmo de morte. Invariavelmente, essas questões são resolvidas com avaliação de risco cirúrgico e diálogo multidisciplinar ou, como última instância, com o aconselhamento de uma segunda opinião de outro especialista. Os comitês de ética médica também podem ser excelentes mediadores dessa situação, seja para orientação sobre desacordo de melhores interesses de um paciente sem capacidade de decisão ou mesmo para pacientes com conhecimento sobre sua patologia, ideia formada e opinião contraditória.[10,11]

Modelo de cuidado perioperatório personalizado e orientado por metas

O conceito de cuidado perioperatório é amplo; abrange o atendimento multidisciplinar integrado aos pacientes desde a indicação da cirurgia até a fase final de recuperação e reabilitação. No entanto, um novo elemento deve ser adicionado a essa definição: as metas dos pacientes devem ser bem avaliadas e determinadas; e o caminho para isso é a implementação da rotina de avaliação de risco com base em evidência. Uma vez que se defina a cirurgia, uma gama de intervenções pode e deve ser realizada para que se alcancem os resultados cirúrgicos subsequentes e centrados no paciente. Muitas dessas intervenções não têm relação com a habilidade do cirurgião na escolha da técnica cirúrgica ou mesmo da tecnologia hospitalar, mas perpassam por modificação do estilo de vida, otimização de comorbidades, modificação de medicamentos e pré-habilitação (otimização física, nutricional e psicológica).[2]

Um grande exemplo disso é o programa de recuperação cirúrgica magnificada, conhecido no Brasil como projeto ACERTO; nesse processo feito sob medida para os pacientes, cada um deles tem sua própria experiência e sua participação é de suma importância para construir um programa de sucesso. O ACERTO não é um protocolo único e imutável, mas um método, um modo de cuidar, resultante de um trabalho em equipe multidisciplinar com disponibilidade para fazer mudanças à medida que o conhecimento evolui, ou seja, uma revolução do pensamento médico-científico, transpassando o conceito de "gestão da doença" para o de "promoção da saúde" (Figura 72.2).[12]

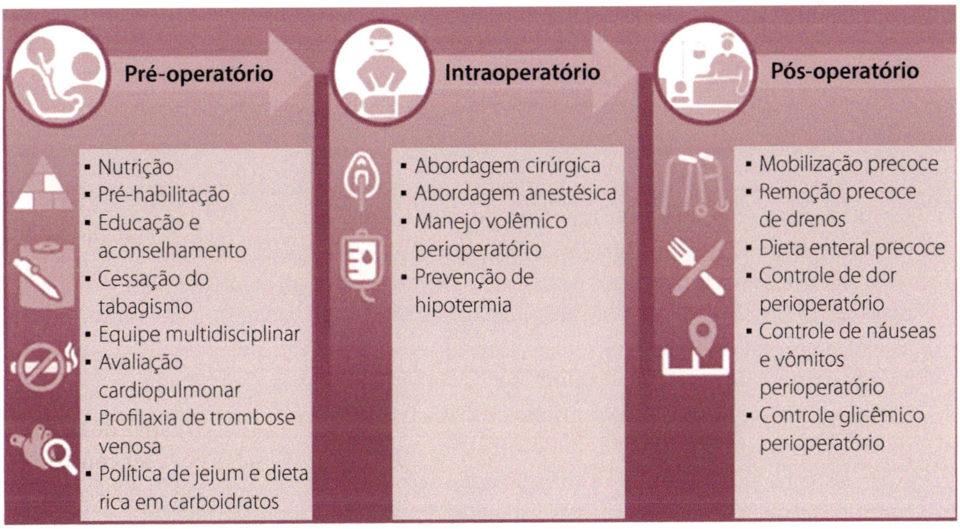

Figura 72.2 Componentes do projeto ACERTO.
Fonte: Adaptada de GE HealthCare Clinical View, 2022.[16]

A imobilidade é um problema importante em pós-operatório é deve ser confrontada sempre de maneira institucional e multidisciplinar, pois pode causar aumento de úlceras de pressão, declínio funcional, *delirium*, maior risco de queda, pneumonia, trombose venosa profunda e infecção de trato urinário, além de aumento no tempo de internação e no tempo de recuperação pós-alta. Uma iniciativa de mobilização precoce chamado End PJ Paralysis baseia-se na premissa de promover a independência funcional e a mobilidade precoce. Ter os pacientes com roupas de uso diário enquanto estão no hospital, em vez de pijamas (PJ), aumenta sua dignidade e sua autonomia e tem o potencial de reduzir o tempo de internação. O modelo de cuidado muda a percepção do paciente de "estou doente" para "estou melhorando". Nos centros onde foi implementado, houve impacto em indicadores sensíveis, como: melhoria do atendimento ao paciente; redução de quedas, lesões por pressão e tempo de internação; maior bem-estar do paciente; e altos níveis de satisfação do pessoal.[13]

A reabilitação e, cada vez mais, a pré-habilitação são abordagens para otimizar a taxa e a extensão da recuperação pós-operatória. Ambas as abordagens, pré-operatórias e pós-operatórias, concentram-se na aptidão cardiovascular geral (particularmente no cenário de grandes cirurgias toracoabdominais) e na recuperação mais focada da função (p. ex., após cirurgia ortopédica). A pré-habilitação e a reabilitação são fundamentais para a recuperação pós-cirúrgica.[12]

A alta hospitalar deve ser considerada como um dos momentos do processo de recuperação do paciente, e não mais como um ponto-final. Devem ser estabelecidas metas fundamentais para permitir a alta, incluindo o grau de independência, a reabilitação física, a nutrição e um plano proativo para reduzir o uso de analgésicos.

Muitas intervenções cirúrgicas podem trazer sequelas em longo prazo, e a gestão do processo de recuperação deve incluir planos para apoiar e monitorizar o paciente acerca dos efeitos tardios esperados e possíveis, incluindo desnutrição, falha funcional do procedimento, recorrência da doença e efeitos psicológicos subsequentes.

No entanto, existem várias barreiras que podem dificultar a realização dos benefícios do cuidado perioperatório centrado no paciente e orientado para metas. Essas barreiras surgem no nível do sistema, do clínico e do paciente e superá-las requer a implementação de vários facilitadores em vários níveis do sistema de saúde.[14]

Mensagens principais

- Melhorias nos resultados pós-operatórios com base em modelos de cuidado personalizados aos pacientes e com metas bem estabelecidas é a nova realidade e o futuro do cuidado perioperatório do paciente cirúrgico de alto risco.
- Os sistemas de saúde são capazes de oferecer múltiplos procedimentos, com riscos de morbidade e mortalidade aceitáveis, até mesmo para pacientes de alto risco com uma expectativa razoável de sobrevivência até a alta hospitalar. No entanto, o tratamento e as metas dos pacientes devem ser reconhecidos e valorizados, por meio de um diálogo participativo, e devem ser incorporados na tomada de decisão partilhada ao longo da trilha de cuidados de saúde dos pacientes. Uma vez articuladas essas metas, os médicos podem implementar estratégias relevantes para garantir que esse cuidado personalizado seja o foco do cuidado. Equipes cirúrgicas modernas e hospitais com capacidade de realizar procedimentos complexos em pacientes de alto risco terão de individualizar a sua abordagem para atingir esses objetivos personalizados no paciente, e as fontes pagadoras fatalmente terão de alocar recursos para a viabilização desses serviços.

- A nova proposição é colocar a discussão sobre cuidados cirúrgicos e seus desfechos na perspectiva do paciente, saindo do lugar comum da literatura, que muitas vezes se concentra em perspectivas, objetivos e resultados centrados no médico ou no sistema de saúde. O cuidado personalizado do paciente cirúrgico de alto risco é um conceito em evolução e sem ponto de retorno[2] (Figura 72.3).

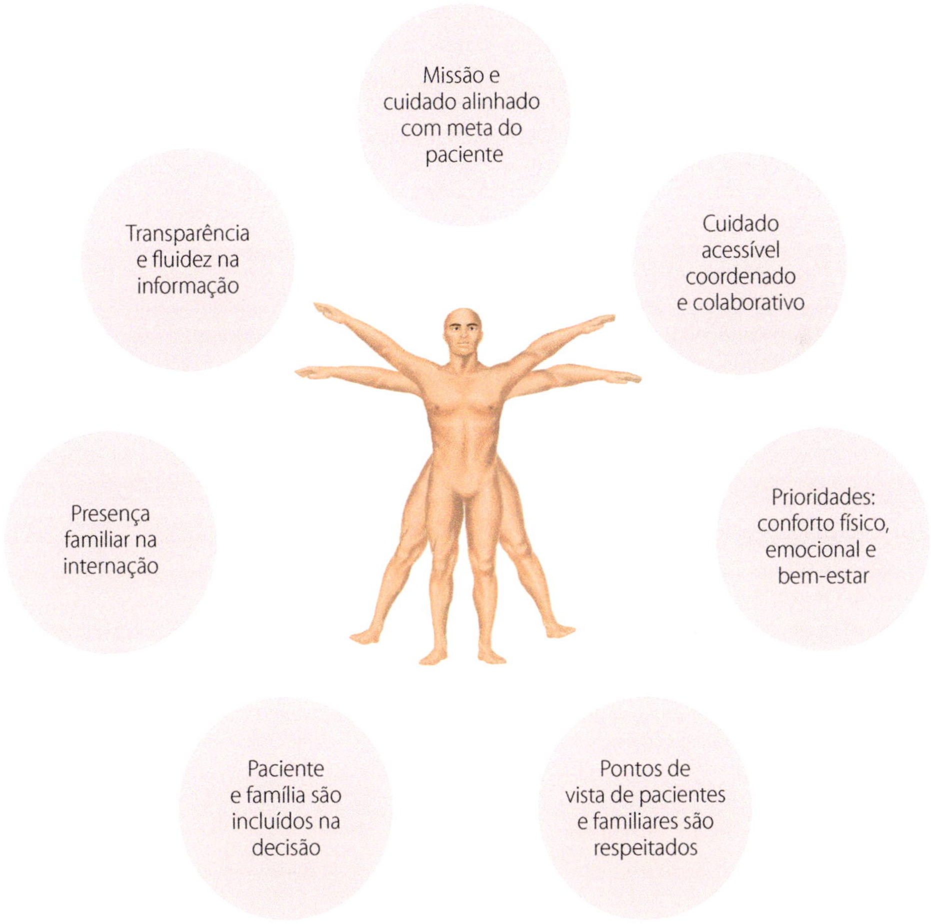

Figura 72.3 Cuidado personalizado em paciente cirúrgico de alto risco.
Fonte: Adaptada de NEJM Catalyst, 2017.[17]

Referências bibliográficas

1. Matthews L, Levett DZH, Grocott MPW. Perioperative risk stratification and modification. Anesthesiol Clin. 2022 Mar;40(1S):e1-23.
2. Roberts GP, Levy N, Lobo DN. Patient-centric goal-oriented perioperative care. Br J Anaesth. 2021 Mar;126(3):559-64.
3. Lillemoe KD. Surgical volume/outcome debate. Ann Surg. 2017 Feb;265(2):270.
4. Black N, Varaganum M, Hutchings A. Relationship between patient reported experience (PREMs) and patient reported outcomes (PROMs) in elective surgery. BMJ Qual Saf. 2014 Jul;23(7):534-42.

5. Shenoy A. Patient safety from the perspective of quality management frameworks: a review. Patient Saf Surg. 2021 Mar 22;15(1):12.
6. Mahajan A, Islam SD, Schwartz MJ, Cannesson M. A hospital is not just a factory, but a complex adaptive system-implications for perioperative care. Anesth Analg. 2017 Jul;125(1):333-41.
7. Altman AD, Helpman L, McGee J, Samouëlian V, Auclair MH et al.; Society of Gynecologic Oncology of Canada's Communities of Practice in ERAS and Venous Thromboembolism. Enhanced recovery after surgery: implementing a new standard of surgical care. CMAJ. 2019 Apr 29;191(17):E469-75.
8. Kehlet H. Enhanced postoperative recovery: good from afar, but far from good? Anaesthesia. 2020 Jan;75(Suppl 1):e54-61.
9. Nilsson U, Gruen R, Myles PS. Postoperative recovery: the importance of the team. Anaesthesia. 2020 Jan;75(Suppl 1):e158-64.
10. Hester N, Pang CL, Cho A, Kasivisvanathan R, Gooneratne M. Shared perioperative decision making: a shift in the doctor-patient paradigm. Br J Hosp Med (Lond). 2019 Apr 2;80(4):216-9.
11. Gustin AN Jr. Shared decision-making. Anesthesiol Clin. 2019 Sep;37(3):573-80.
12. Ljungqvist O, Scott M, Fearon KC. Enhanced recovery after surgery: a review. JAMA Surg. 2017 Mar 1;152(3):292-8.
13. Surkan MJ, Gibson W. Interventions to mobilize elderly patients and reduce length of hospital stay. Can J Cardiol. 2018;34:881-8.
14. Wischmeyer PE, Carli F, Evans DC, Guilbert S, Kozar R, Pryor A et al.; American Society for Enhanced Recovery and Perioperative Quality Initiative Joint Consensus Statement on Nutrition Screening and Therapy Within a Surgical Enhanced Recovery Pathway. Perioperative Quality Initiative (POQI) 2 Workgroup. Anesth Analg. 2018 Jun;126(6):1883-95.
15. Ryan BL, Brown JB, Glazier RH, Hutchison B. Examining primary healthcare performance through a triple aim lens. Healthcare Policy. 2016 Feb;11(3):19-31. doi:10.12927/hcpol.2016.24521. Disponível em: https://www.longwoods.com/content/24521/healthcare-policy/examining-primary-healthcare-performance-through-a-triple-aim-lens.
16. GE HealthCare Clinical View. ERAS protocols: are they right for every surgery? GE HealthCare. 2022 Jun 1. Disponível em: https://clinicalview.gehealthcare.com/article/eras-protocols-are-they-right-every-surgery.
17. NEJM Catalyst. What is patient-centered care? NEJM Catalyst. 2017 Jan 1. Disponível em: https://catalyst.nejm.org/doi/full/10.1056/CAT.17.0559.

73 O Futuro da Pesquisa

Alexandra Patrícia Zilli Vieira
Guilherme Wesley Peixoto da Fonseca
Marina Alvarenga Dannias
Ludhmila Abrahão Hajjar

Introdução

A expectativa de vida global está aumentando ao mesmo tempo em que as cirurgias estão se tornando também mais complexas, o que essencialmente significa que está sendo tratada uma população mais doente e idosa com múltiplas comorbidades. Estimativas globais sugerem que mais de 300 milhões de pacientes são submetidos a cirurgias a cada ano e esse número continua a aumentar.[1] A taxa de mortalidade padrão em países como Estados Unidos, Europa e Brasil para pacientes com menos de 60 anos submetidos a cirurgias eletivas e sem alterações crônicas é de 0,4% a 0,6%.[2] Em pacientes de risco, seja pelo quadro clínico associado a comorbidades, tipo de cirurgia ou uma combinação de fatores, a mortalidade em cirurgias não cardíacas pode alcançar taxas maiores que 26%.[3] A admissão perioperatória em cuidados intensivos tem sido considerada um importante padrão de atendimento para certos tipos de cirurgia de alto risco, e dados recentes do Reino Unido sugerem que 40% de todas as admissões de cuidados intensivos sucedem a uma cirurgia.[4] A admissão não planejada em cuidados intensivos após a cirurgia também está associada a piores resultados e aumento da necessidade de suporte respiratório.[5] A não identificação dos pacientes de risco, a falta de recursos no período perioperatório e a falta de cuidado pós-operatório intensivo estão entre os fatores que exacerbam a mortalidade. Dessa maneira, intervenções destinadas a identificar os pacientes que necessitam de internação perioperatória em cuidados intensivos e melhorar o atendimento daqueles internados no período perioperatório são de grande importância. Vários estudos retrospectivos, prospectivos e observacionais que tentaram analisar a mortalidade no período perioperatório demonstraram a importância do reconhecimento dos riscos do paciente[6] como uma medida inicial para estabelecer protocolos e diretrizes relacionados à monitorização hemodinâmica, à reposição volêmica (fluidos e transfusão), ao estabelecimento de metas para ressuscitação e ao cuidado multimodal (projeto Enhanced Recovery After Surgery® – ERAS), entre outras medidas que poderiam possibilitar interações entre monitorização e intervenção, apoiando a tomada de decisões com o uso de diretrizes clínicas.[7] Escalas de avaliação de riscos cardíacos e renais têm sido usadas, entre outras medidas multifatoriais e multidisciplinares, mas elas tendem a não apresentar coeficientes de especificidade e sensibilidade que ofereçam à equipe de cuidados a previsibilidade real de complicações e morte no período pós-operatório.[8]

Este capítulo se propõe a destacar os avanços recentes, descrever as principais incertezas e propor prioridades de pesquisa para cuidados intensivos perioperatórios nos próximos anos.

Avaliação pré-operatória

A necessidade de cirurgias maiores pode acompanhar deterioração em outras doenças crônicas; então, a avaliação pré-operatória detalhada antes de cirurgias de alto risco é essencial no gerenciamento apropriado. Complicações médicas seguidas de cirurgias, particularmente infecções hospitalares e complicações cardíacas, são importantes causas de desfechos adversos após a cirurgia;[9] assim, esse risco precisa ser minimizado. É, portanto, importante (e cada vez mais necessário) que outros especialistas, além de anestesistas e cirurgiões, estejam envolvidos em otimizar pacientes para cirurgias maiores.

As diretrizes internacionais recomendam que avaliações funcionais sejam realizadas antes de cirurgias de alto risco.[10] Um dos métodos é um teste de esforço cardiopulmonar (CPET) que permite uma avaliação objetiva da capacidade pulmonar, fornecendo uma estratificação de risco significativa, bem como a triagem para admissão pós-operatória em unidade de cuidados intensivos.

Biomarcadores plasmáticos, como N-terminal do pró-hormônio do peptídeo natriurético do tipo B (NT-proBNP), podem também colaborar nesse contexto, ainda que as evidências para seu uso não estejam claras.

Quando pacientes se apresentam para cirurgias de emergência há frequentemente tempo insuficiente para uma avaliação pré-operatória detalhada. Nessa situação, o uso de sistema de pontuação de risco pré-operatória permite uma estimativa do risco e ajuda na triagem de pacientes para admissão pré-operatória em unidade de cuidados críticos. O *score* de *status* físico da Sociedade Americana de Anestesiologia, Portsmouth Physiologic and Operative Severity Score for the enUmeration of Mortality and Morbidity (P-POSSUM), vem sendo usado para essa finalidade, embora ainda não seja o ideal.[11]

Redução do risco

O cuidado pré-operatório deve envolver o contato precoce com médico anestesista ou médico perioperatório. Esse contato facilitaria um cuidado individualizado, por exemplo, em pacientes com anemia ou doença cardíaca. A indicação de treinamento físico ou pré-habilitação antes da cirurgia, tanto para melhorar a forma física quanto para otimizar a condição nutricional e psicológica antes da cirurgia, estão atualmente sendo avaliados em vários ambientes. Algoritmos de avaliações pré-operatórias sofisticadas estão sendo desenvolvidos, os quais combinam dados do CPET com história médica, *scores* de risco e dados epidemiológicos. Isso pode fornecer um risco de morte e de complicações mais exato.[12] Também pode haver um papel para biomarcadores plasmáticos, como taxa de filtração glomerular estimada, NT-proBNP e troponinas para avaliação de risco nesse contexto.[13,14] A decisão compartilhada com o paciente permite considerar outras opções em oposição à cirurgia, como quimioterapia e radioterapia ou paliação (em se tratando de cirurgia para remoção do câncer) ou terapia física (para cirurgia de substituição de articulação), que melhor atendam às esperanças e expectativas dos pacientes.

Cuidado intraoperatório

Há uma tendência crescente na utilização de algoritmos que incorporam metas fisiológicas para orientar as terapias intraoperatórias. Isso está bem instituído em gerenciamento hemodinâmico em que a monitorização invasiva permite a titulação dos fluidos, vasopressores e terapia inotrópica para alcançar a pressão cardíaca, o débito cardíaco e outros objetivos pré-especificados. O uso desses algoritmos pode reduzir complicações e a duração da hospitalização.[7,15] Há um aumento no interesse em usar a monitorização do nível de sedação, realizado por monitores de eletroencefalograma, para prevenção da dose excessiva de agentes anestésicos. O uso de teste de coagulação do tipo *point of care* para orientar a terapia de componentes sanguíneos tornou-se rotina para alguns tipos de grandes cirurgias e traumas. Nesses casos, o uso de algoritmo com base no gerenciamento da coagulação pode reduzir a perda sanguínea e as transfusões e melhorar os resultados dos pacientes.[16,17]

Cuidados pós-operatórios

O cuidado pós-operatório imediato em pacientes de alto risco deve ser iniciado na unidade de cuidados pós-anestésicos ou unidade de cuidados críticos; entretanto, a organização e a implementação desses cuidados variam largamente, particularmente em ambientes em que os recursos são limitados. Na maior parte dos hospitais pelo mundo, pacientes de baixo risco são admitidos na unidade de cuidados pós-anestésicos por 4 horas para observação imediatamente após a cirurgia. Esses cuidados representam o mínimo de padrão e não oferecem suporte respiratório em sua rotina assistencial.

Muitos hospitais fornecem cuidados pós-anestésicos mais estendidos para pacientes de alto risco, com muitos recursos da unidade de cuidados críticos, incluindo curto período de ventilação invasiva e não invasiva e terapia inotrópica. O benefício dessas medidas se traduz na possibilidade de proporcionar intervenções de cuidados críticos pós-operatórios precoces como rotina a um grande número de pacientes. Mais tarde após a cirurgia, a identificação de pacientes em risco de deterioração, com intervenção precoce e suporte respiratório, continua a ser fundamental para garantir bons resultados pós-operatórios para pacientes de alto risco. A prestação desses cuidados pode ser difícil em locais onde os recursos são limitados. A abordagem ERAS é recomendada para vários tipos de cirurgias.[18] Trata-se de um grupo de intervenções destinadas a estimular a nutrição enteral precoce e a mobilização, melhorar o conforto pós-operatório, minimizar náuseas e vômitos e otimizar a hidratação. Essa abordagem pode reduzir a duração da internação hospitalar, a taxa de complicações e melhorar a experiência do paciente. Interconsulta com uma equipe de dor aguda deve ser obrigatória para pacientes com necessidades complexas de analgesia. As equipes de dor aguda também cumprem muitos outros aspectos da medicina perioperatória e realizam vigilância para complicações e deterioração fisiológica.

Assegurar que os pacientes com alto risco de deterioração após a cirurgia sejam monitorados adequadamente é um padrão importante de cuidado. Esses pacientes são frequentemente gerenciados em uma área de cuidados críticos no período pós-operatório imediato, mas permanecem em risco de desenvolver complicações após a alta para a enfermaria. Houve um aumento no uso de escores de alerta precoce nesse cenário, bem como no fornecimento de equipes de terapia intensiva ou equipes de medicina perioperatória lideradas por médicos na tentativa de identificar pacientes que estão em risco.[19] A taxa de mortalidade hospitalar por complicações pós-operatórias, conhecida como falha no resgate, é cada vez mais utilizada como uma métrica da segurança e eficácia dos cuidados pós-operatórios.[9]

Incertezas nos cuidados perioperatórios

Terapia de reposição de fluidos

A terapia com fluidos intravenosos é um componente central dos cuidados perioperatórios. Nos últimos anos, as teorias tradicionais da mecânica dos fluidos foram revisadas e foi proposto um novo modelo envolvendo a camada de glicocálix endotelial.[20] A glicocálix desempenha um papel importante na ultrafiltração de fluidos e na manutenção da pressão oncótica do plasma. Esses novos conceitos, juntamente com uma maior compreensão dos danos potenciais causados por excesso de fluidos, estão conduzindo a uma reavaliação da abordagem ideal para essa terapia. Há um consenso limitado sobre o tipo de fluido mais eficaz, por exemplo cristaloide *versus* coloidal, balanceado *versus* fluidos convencionais, e a dose (volume),[21] o que se reflete em contínuos ensaios clínicos. Dessa maneira, mais estudos são necessários para definir os melhores parâmetros no uso da terapia de reposição de fluidos.

Admissão pós-operatória nos cuidados críticos

A admissão pós-operatória em uma unidade de cuidados críticos é geralmente considerada um padrão importante para cirurgias complexas de grande porte.[18] Existem diferenças na seleção de pacientes para cuidados intensivos; alguns grupos de pacientes de alto risco submetidos a, por exemplo, cirurgia para fratura do pescoço do fêmur ou laparotomia de emergência não são rotineiramente admitidos nos cuidados críticos após a cirurgia, enquanto outros são (p. ex., aqueles submetidos a cirurgia cardíaca). Isso é especialmente verdade em ambientes onde os recursos são limitados.

O uso de cuidados críticos pós-operatórios para cirurgias de baixo risco pode aumentar os custos financeiros e a duração da hospitalização sem melhorar os resultados dos pacientes.[22] Estudos recentes falharam em demonstrar qualquer benefício com relação à mortalidade associada à admissão pós-operatória nos cuidados críticos.[3,22,23] Muitos dos benefícios observados nos cuidados críticos, como o alto nível de cuidados de enfermagem e a constante observação, poderiam igualmente ser fornecidos em alas especializadas. Portanto, o uso ideal dos recursos de cuidados críticos no período perioperatório permanece desconhecido.

A vigilância pós-operatória para assegurar a identificação precoce dos pacientes que correm o risco de sofrer complicações maiores também é considerada uma área de grande importância. A tomada de decisões compartilhada sobre os cuidados pós-operatórios, incluindo os cuidados críticos (com uma diretriz avançada, se apropriado), pode atender melhor às expectativas de sobrevivência dos pacientes com qualidade de vida aceitável.[24] Os pacientes de alto risco, que serão submetidos a grandes cirurgias, devem ser aconselhados sobre os riscos e as alternativas à cirurgia.

Terapia hemodinâmica guiada pelo débito cardíaco

A terapia hemodinâmica perioperatória, também chamada de terapia direcionada por metas (Goal-Directed Therapy – GDT), tem sido promovida como um método para reduzir a morbidade e a mortalidade pós-operatória de pacientes cirúrgicos de alto risco, o período de hospitalização, os custos financeiros da cirurgia e complicações maiores.[25] A GDT foi definida como o uso de estratégias de aprimoramento hemodinâmico direcionadas à melhoria da oxigenação tecidual por meio de um conjunto de protocolos durante o período perioperatório.[26] Em ensaios iniciais, esse tratamento foi usado para otimizar a administração de oxigênio aos tecidos para pacientes de alto risco submetidos a grandes cirurgias, com resultados de ensaios sugerindo que reduções substanciais de mortalidade poderiam ser alcançadas usando-se um algoritmo de tratamento guiado por cateter de artéria pulmonar. No entanto, poucos testes subsequentes demonstraram resultados tão impressionantes. Muitos clínicos acreditam que essa abordagem deve ser usada como padrão, enquanto outros falam sobre os riscos de danos. As revisões sistemáticas dos ensaios de eficácia sugerem que o tratamento é seguro e pode ser benfeitor,[7,14] mas os achados dos maiores ensaios até o momento deixam dúvidas com relação à efetividade. Ainda há necessidade de um grande ensaio randomizado para confirmar se os benefícios dessa intervenção são suficientes para justificar o uso rotineiro em todos os pacientes. Outras questões incluem o benefício incremental da terapia inotrópica como um componente para esses algoritmos e o papel dos parâmetros dinâmicos de resposta a fluidos. Complicações após a cirurgia são mais prováveis se os pacientes recebem muito ou muito pouco líquido por meio de gotejamento. O uso de pequenas doses de inotrópicos também pode ser importante. Atualmente, o tipo e a dose desses agentes são decididos por um médico com base na avaliação clínica. Já sabemos que tecnologias avançadas de monitorização cardíaca podem fornecer um guia mais confiável. Entretanto, apenas um terço dos pacientes elegíveis atualmente recebe esse tratamento. Somente um grande estudo pode resolver essa incerteza, confirmando se ofertar esse tratamento a todos os indivíduos elegíveis é benéfico, ineficaz ou prejudicial. No momento, o estudo Optimize II (https://optimiseii.org/) está em andamento para responder a essas perguntas.

Disfunção cognitiva pós-operatória (*delirium*)

O *delirium*, estado mental caracterizado pela alteração na percepção da realidade, é comum em pacientes cirúrgicos e frequentemente mal diagnosticado nessa população. Pode ser uma complicação mais séria associada a duração prolongada da hospitalização, declínio cognitivo, risco de outras complicações maiores e morte.[27] Estratégias que podem prevenir o *delirium* pós-operatório incluem evitar medicamentos conhecidos por provocá-lo (p. ex., benzodiazepínicos), admissão prolongada na Unidade de Terapia Intensiva (UTI) e o uso de técnicas analgésicas regionais para minimizar a administração sistêmica de opioides.[27] Evidências têm sugerido que o uso de agonistas de alpha-2 (p. ex., dexmedetomidina) administrados precocemente no período pós-operatório pode reduzir a incidência de *delirium* pós-operatório.

Lesão renal aguda perioperatória

Cirurgia e sepse são os dois precipitadores mais comuns de lesão renal aguda (LRA), que está associada a um aumento considerável na mortalidade. Disfunção renal pré-operatória é também um importante preditor de morte após a cirurgia.[28,29] Embora os mecanismos patofisiológicos não estejam completamente compreendidos, a LRA perioperatória pode ser prevenida evitando-se quadro de hipotensão, hipovolemia, excesso de fluidos e substâncias nefrotóxicas.[30,31] Uso de modelos de prevenção de risco clínico[32,33] e a dosagem de biomarcadores de lesão renal podem permitir intervenção precoce e monitorar a eficácia de tratamentos futuros.[31]

Prevenção de complicações respiratórias pós-operatórias

As complicações pulmonares são as maiores causas de morbidade e mortalidade após a cirurgia, contabilizando 1 em cada 4 mortes na 1ª semana após a cirurgia.[34] Identificar os pacientes de alto risco de desenvolver complicações respiratórias após a cirurgia permite modificação nos cuidados perioperatórios para melhorar a sobrevivência.

Outras causas potencialmente iatrogênicas de insuficiência respiratória pós-operatória incluem a hiperóxia, que pode aumentar a incidência de infecção da cicatriz cirúrgica e a duração da ventilação,[33,35] e o excesso de fluido de manutenção, que pode aumentar a incidência de insuficiência respiratória após cirurgia torácica.[36] As pesquisas atuais nessa área incluem utilização de dispositivo que promova pressão positiva contínua nas vias aéreas (CPAP) para prevenir complicações respiratórias pós-operatórias[37] e o efeito da oxigenoterapia nas complicações infecciosas pós-operatórias.

Gerenciamento do sangue (*Patient Blood Management* – PBM)

A estratégia de transfusão restritiva (alvo de hemoglobina: 7 a 9 mg/dL) é considerada apropriada em pacientes adultos hospitalizados estáveis, incluindo os pacientes em cuidados críticos.[38] Já a situação em pacientes que passaram por cirurgia de alto risco não é tão clara. Alguns autores sugerem que a estratégia de transfusão restrita pode não ser segura nesse contexto, particularmente para pacientes com doença cardíaca.[39] O uso de ferro intravenoso não tem se mostrado benéfico em pacientes gravemente doentes;[40] e a estratégia de administração pré-operatória de ferro foi analisada no estudo PREVENTT. O estudo incluiu pacientes submetidos a grande cirurgia abdominal aberta e o ferro intravenoso pré-operatório não foi superior ao placebo na redução da necessidade de transfusão sanguínea. Também não houve diferença em complicações pós-operatórias entre os grupos. No entanto, houve uma redução associada à taxa de readmissão hospitalar com complicação pós-operatória observada naqueles pacientes que receberam ferro intravenoso.

Gerenciamento perioperatório do ventilador

Os parâmetros modificáveis do ventilador podem influenciar os resultados pulmonares após a cirurgia. Dados de estudos recentes[41,42] sugerem que a ocorrência de complicações pulmonares é influenciada por três parâmetros ventilatórios intraoperatórios: volume corrente, pressão positiva expiratória final (PEEP) e pressão motriz.[42] No entanto, permanece a incerteza sobre o papel de cada uma das intervenções experimentais. Um ensaio recente não demonstrou nenhum benefício e a possibilidade de dano por PEEP elevado durante a ventilação intraoperatória.[43] Então, o benefício das estratégias de ventilação de proteção pulmonar pode ser melhor explicado pela redução do volume corrente, e não pelo aumento dos níveis de PEEP.[44] Em pacientes cirúrgicos, a alta pressão motriz e as mudanças no nível de PEEP que resultam em um aumento da pressão motriz estão associadas a mais complicações pulmonares pós-operatórias. Entretanto, é necessário um ensaio randomizado e controlado comparando a ventilação com base na pressão motriz *versus* o cuidado habitual para confirmar esses achados.

Disfunção perioperatória imune e inflamatória

A inflamação e a ativação do sistema imune ocorrem normalmente após cirurgias maiores, a fim de promover a cicatrização dos tecidos. Esse comprometimento das respostas imunes inatas e adaptativas resulta em prejuízo imunológico e uma resposta bactericida reduzida a patógenos.[45] Esse fenótipo de comprometimento imunológico do hospedeiro é ainda mais exacerbado pelos efeitos da anestesia geral. A consequência do comprometimento imunológico pós-operatório é o aumento da suscetibilidade a infecções nosocomiais.[46] Embora alterações perioperatórias em biomarcadores imunológicos como interleucina-6 (IL-6), IL-10 e HLA-DR (Antígeno leucocitário humano – DR) estejam associadas a maior suscetibilidade a infecções pós-operatórias, não está claro quais biomarcadores preveem com mais precisão a infecção secundária à supressão imunológica. Embora esse defeito imunológico seja reversível usando-se estimulantes imunológicos como interferon-gama (IFN-γ) e fator estimulante da colônia de granulócitos e macrófagos (GM-CSF), as consequências clínicas dessas terapias no ambiente perioperatório permanecem pouco claras.[47,48]

Terapia com antibióticos

A resistência antimicrobiana é talvez o maior desafio enfrentado pela saúde moderna e os clínicos devem equilibrar a necessidade de terapia antibiótica com a preservação de sua eficácia. A profilaxia é frequentemente recomendada para reduzir o risco de infecção do local cirúrgico e a indicação mais comum é o uso de antimicrobianos durante o período perioperatório. Entretanto, a evidência para apoiar o uso de profilaxia antimicrobiana tem várias décadas, precedendo inovações modernas que reduzem a infecção do local cirúrgico, por exemplo a reparação antisséptica moderna, cirurgia minimamente invasiva e sistemas de ar na sala de cirurgia.

Quando os antibióticos são administrados para infecções com risco de vida, a administração oportuna e a garantia de concentrações adequadas nos tecidos são essenciais. A subdosagem de antimicrobianos pode resultar em resistência e falha no tratamento. As concentrações teciduais de antibióticos podem mudar durante a sepse por circulação hiperdinâmica, vazamento capilar, hipoalbuminemia e necessidade de volumes altos de fluidos durante a reanimação. Isso pode afetar o volume de distribuição, causando alta depuração antibiótica e a possibilidade de dosagem inadequada. Essas mudanças farmacocinéticas podem resultar no fracasso em atingir metas farmacodinâmicas e, portanto, na capacidade dos agentes antimicrobianos de tratar infecções. Os clínicos devem considerar essas mudanças ao prescrever antimicrobianos, assim como a interação entre o patógeno e os agentes antimicrobianos em concentrações inibitórias mínimas.[50] Alterações na dose e no regime de infusão podem ser necessárias, bem como medições mais frequentes dos níveis de medicamentos no plasma. Esses regimes de dosagem melhorados requerem estudos adicionais.

Estudos necessários em cuidados perioperatórios

Há uma longa lista de pesquisas que devem ser prioridade na área de cuidados perioperatórios, podendo-se destacar as relacionadas nos tópicos a seguir.

Como a falência respiratória pós-operatória pode ser prevenida e tratada?

A prevenção e o manejo de complicações pulmonares pós-operatórias podem ter um grande impacto nos desfechos dos pacientes e na admissão nos cuidados críticos. É preciso estabelecer quanto intervenções específicas para melhorar a função pulmonar poderão prevenir complicações pulmonares. As opções incluem pré-habilitação, espirometria de incentivo, treinamento muscular inspiratório, CPAP e terapia de oxigênio nasal de alto fluxo. Há também a necessidade de confirmar os efeitos da analgesia sobre as complicações pulmonares pós-operatórias.

O que é mais apropriado no uso de terapia de fluido no paciente cirúrgico?

Terapia fluida intravenosa representa um marco no gerenciamento perioperatório, mas algumas questões ainda permanecem sem resposta. É preciso confirmar qual formulação de fluidos é mais adequada para pacientes cirúrgicos; e se soluções cristaloides e coloidais equilibradas oferecem alguma vantagem sobre as terapias fluidas tradicionais, como a salina normal. Há um debate sobre o valor de novos ensaios que confirmem a segurança e a eficácia das soluções de hidroxietilamido para pacientes cirúrgicos que não estão gravemente doentes; quais são os efeitos do volume de fluidos em diferentes estágios do período perioperatório; e se isso varia entre diferentes procedimentos.

A terapia hemodinâmica guiada por débito cardíaco (terapia direcionada por metas – GDT) é um caminho efetivo para melhorar os desfechos pós-operatórios do paciente?

Há alguns estudos de eficácia desse tratamento, utilizando diferentes tecnologias de monitorização, diferentes algoritmos e diferentes coortes de pacientes. A maioria sugere melhores taxas de complicações pós-operatórias e tempo de internação hospitalar,[7,51] mas ainda faltam evidências definitivas de eficácia clínica. Permanece a necessidade de um grande estudo randomizado para confirmar se os benefícios da intervenção GDT são suficientes para justificar o seu uso de rotina em todos os pacientes.

Qual é a abordagem ideal para terapia com oxigênio e ventilação invasiva para pacientes que passam por cirurgias de alto risco?

A oxigenoterapia inspirada é o tratamento mais frequentemente utilizado no período perioperatório e, ainda assim, sabe-se muito pouco sobre o uso ideal desse tratamento. Há relatos contraditórios sobre os benefícios da oxigenoterapia, enquanto os potenciais efeitos nocivos são agora melhor compreendidos.[52] Qual concentração inspirada de oxigênio proporciona o benefício ideal? Quais são as sequelas nocivas da hiperóxia perioperatória? Qual é a abordagem mais eficaz da oxigenoterapia no período perioperatório? Está agora estabelecido que diferentes abordagens à ventilação mecânica podem afetar a mortalidade entre os pacientes críticos. É necessário estabelecer o quanto efeitos similares ocorrem na população cirúrgica em que o período de exposição é muito menor e os pacientes estão em menor risco. Os desfechos pós-operatórios podem ser afetados pela pressão motriz do ventilador mesmo em pacientes ventilados por períodos curtos.[42] É preciso considerar a viabilidade de ensaios utilizando baixa pressão motriz durante a ventilação mecânica para cirurgia. Reduzir a pressão motriz na ventilação perioperatória pode reduzir complicações pulmonares?

Como o gerenciamento do sangue deve ser adaptado para o paciente cirúrgico?

Ainda existe controvérsia em torno dos limiares ideais de transfusão no paciente cirúrgico, particularmente no cenário de cirurgia de câncer, cirurgia ortopédica, cirurgias cardíacas e em pacientes com doença cardíaca. Estudos futuros devem abordar a segurança de estratégias transfusionais liberais e restritivas nesses pacientes. O efeito da terapia de componentes sanguíneos, baseada em algoritmos que utilizam testes de coagulação *point of care* sobre a necessidade de transfusão, também requer investigação adicional.

Qual é a indicação ideal e a dose da terapia com antibióticos no paciente cirúrgico?

Infecção é a principal causa de morbidade e mortalidade em pacientes cirúrgicos, mas deve ser balanceada contra a necessidade da administração de antibióticos. A epidemiologia da infecção após a cirurgia eletiva permanece mal descrita. Futuras pesquisas deverão estabelecer a necessidade de uma profilaxia de rotina no ambiente cirúrgico e a duração ideal da antibioticoterapia, particularmente quando o controle da origem da infecção é alcançado. O impacto das mudanças perioperatórias na farmacocinética de antimicrobianos também justifica uma investigação mais profunda, assim como aqueles regimes de dose ideais nas infecções de risco de vida associadas a distúrbio fisiológico grave. Os fatores associados a um aumento da incidência de infecção em análises ajustadas foram: idade, sexo masculino, grau ASA (Classificação da Sociedade Americana de Anestesiologistas), doenças concomitantes, anemia pré-operatória, técnica anestésica, categoria cirúrgica, gravidade cirúrgica e cirurgia de câncer. A infecção aumentou significativamente o risco de morte. A anemia pré-operatória aumentou o risco de infecção pós-operatória em mais de 50%; e vários estudos mostraram que a anemia está associada a complicações pós-operatórias em diferentes especialidades cirúrgicas. A prevalência de anemia foi relatada como de até 90% na população cirúrgica, sendo secundária a múltiplas causas, incluindo câncer ou inflamação crônica. Essa condição pode refletir o aumento do risco basal ou estar mecanicamente envolvida no desenvolvimento da infecção. As descobertas reforçam a necessidade de intervenções perioperatórias no manejo do sangue, detecção e conduta oportuna.[53]

Como se pode modificar a resposta inflamatória a cirurgia e melhorar a reação imune?

A supressão imunológica subclínica após uma grande cirurgia pode aumentar a suscetibilidade a infecções e, possivelmente, a recorrência do câncer. Entre os caminhos importantes de pesquisas futuras estão a identificação de biomarcadores que preveem infecção pós-operatória secundária à supressão imunológica, o benefício da estimulação imunológica perioperatória, que caracteriza uma síndrome perioperatória de inflamação persistente, e a imunossupressão e suas consequências, por exemplo a recorrência do câncer e infecções persistentes.

Como se pode prevenir e tratar a disfunção cognitiva (*delirium*) pós-operatória?

Mais estudos são necessários para avaliar estratégias que previnam a disfunção cognitiva, incluindo modo e profundidade ideais de anestesia e sedação na UTI, agentes neuroprotetores e tratamentos medicamentosos específicos para *delirium*.

Como se pode prevenir e tratar a lesão renal aguda pós-operatória?

Estudos futuros devem se concentrar no prognóstico de LRA de significância leve (ou seja, KDIGO estágio 1). Esse é um parâmetro adequado para estudos destinados a reduzir a

LRA perioperatória? Qual é a significância clínica da doença renal crônica pré-operatória e isso pode ser reduzido? Existe um papel para os biomarcadores na detecção de LRA subclínica ou estratificação de risco em pacientes cirúrgicos? O gerenciamento protocolizado de fluido e pressão arterial nesses pacientes pode reduzir a incidência de LRA pós-operatória?

Como usar melhor os recursos de terapia intensiva no período perioperatório?

Pesquisas são necessárias para definir os grupos que se beneficiariam da admissão nos cuidados críticos no pós-operatório e identificar pacientes em áreas de cuidados não críticos em risco de deterioração. É necessário investigar quais biomarcadores podem ajudar a identificar pacientes em alto risco de mortalidade e morbidade pós-operatória e consequentemente necessitam de cuidados críticos pós-operatórios. Qual o papel das alternativas, como unidades de cuidados pós-anestésicos por 23 horas ou durante a noite ou enfermarias especializadas na prestação de cuidados pós-operatórios após cirurgias de alto risco? Essas medidas são mais custo-efetivas do que os cuidados críticos tradicionais? Como se pode identificar pacientes em risco de desenvolver complicações pós-operatórias em uma enfermaria? Como se pode melhorar a segurança e a qualidade dos cuidados pós-operatórios usando-se métricas como a falha no socorro?

Quais subgrupos de pacientes se beneficiariam mais do programa Enhanced Recovery After Surgery?

As declarações de consenso e diretrizes da Sociedade ERAS® são ferramentas poderosas, implementadas em hospitais e sistemas de saúde em todo o mundo para melhorar a qualidade dos cuidados cirúrgicos. Sua abordagem foi inicialmente concebida por um grupo dos cirurgiões do norte da Europa, com base no princípio de que as ações empreendidas para modular o estresse pós-operatório podem melhorar a recuperação após a cirurgia. A primeira publicação do consenso foi produzida para cirurgia do cólon, em 2005.[54] Sua expansão para outros ambientes e países resultou em múltiplos estudos, mostrando benefícios em pacientes submetidos à cirurgia colorretal. Diretrizes subsequentes foram desenvolvidas utilizando modificações da abordagem colorretal ERAS e aplicada a várias outras especialidades cirúrgicas, com excelentes resultados.[55] Os programas de melhoria da recuperação após cirurgias tornaram-se um importante foco de gerenciamento perioperatório após cirurgia colorretal, cirurgia vascular, cirurgia torácica e, mais recentemente, cistectomia radical. Esses programas tentam modificar as respostas fisiológicas e psicológicas a grandes cirurgias e têm demonstrado resultar em redução das complicações e da permanência hospitalar.

Quais são as melhores ferramentas para estratificação de risco para usar antes da cirurgia? Como prever a recuperação do paciente cirúrgico?

A recuperação do paciente cirúrgico pode ter mudanças importantes diante da ocorrência de complicações clínicas, podendo aumentar o risco de reoperação, o tempo de permanência hospitalar, afetar a disposição de leitos e resultar em aumento da morbimortalidade. Embora sejam estimadas taxas entre 5,8% e 43,5% nos primeiros 30 dias após o procedimento, com mortalidade geral variando entre 0,8% e 5,7%, relacionadas ao tipo de cirurgia e à gravidade da complicação, não há nenhum consenso sobre a real incidência dessas complicações pós-operatórias.[56]

Conclusão

A população submetida a grandes cirurgias é muito numerosa e representa um número significativo de risco de complicações e morte muito maior. Melhorias nos seus cuidados poderiam trazer benefícios a um grande número de pacientes. Embora os padrões de cuidados estejam em constante evolução para esse grupo de pacientes, os clínicos têm agora muito mais probabilidades de oferecer tratamentos cirúrgicos aos de alto risco do que há 20 anos. Permanece como prioridade para médicos intensivistas entregar melhores cuidados para os pacientes durante o período perioperatório no intuito de se certificar de que os tratamentos cirúrgicos sejam os mais eficientes possíveis. Existem múltiplos desafios relacionados à estrutura e aos processos perioperatórios, como: a má identificação dos pacientes de alto risco e que precisam de um acompanhamento mais próximo; a baixa relação enfermeiro-paciente; o treinamento inadequado da equipe médica; a ausência de médicos seniores e anestesistas; mecanismos de vigilância insuficientes e instalações de cuidados críticos escassas.[1] Muitas abordagens de tratamento desenvolvidas na unidade de terapia intensiva são cada vez mais aplicadas na sala de cirurgia ou no ambiente perioperatório para prevenir e tratar danos durante esse período. As conclusões desta revisão são que as prioridades de pesquisa entre os clínicos continuam focadas na prestação de cuidados perioperatórios básicos, ou seja, terapia de fluidos e oxigênio, ventilação, prevenção de complicações, prevenção do *delirium*, resistência aos antibióticos e disponibilidade de cuidados críticos para aqueles que deles necessitam. Melhorar os resultados para pacientes cirúrgicos de alto risco está incorporado no conceito de medicina perioperatória, que está sendo amplamente adotado em todo o mundo como uma abordagem para melhorar os resultados dos pacientes em curto e longo prazo, e daí o sucesso da cirurgia como tratamento.

Protocolo no forno

Os países latino-americanos têm uma enorme diversidade de fatores socioculturais, étnicos, demográficos e de sistemas políticos. A prestação de cuidados de saúde varia muito na América Latina e não está claro como essas disparidades se relacionam com os resultados individuais de pacientes submetidos a cirurgias. O Latin American Surgical Outcome Study (LASOS), com seu *design* pragmático, fornecerá uma visão geral da atividade cirúrgica em toda a América Latina e identificará os próximos passos necessários para melhorar os resultados pós-operatórios.

Mensagens principais

- Melhorar a qualidade do cuidado por meio da redução das complicações pós-operatórias, reduzir a mortalidade e o tempo de internação hospitalar para pacientes cirúrgicos, enquanto também se reduzem custos, é um objetivo de todos os serviços de saúde e de todos os profissionais de saúde ao redor do mundo.
- Para atingir esse objetivo, têm sido desenvolvidas tecnologias inovadoras, que são recomendadas por renomadas sociedades internacionais, como a terapia guiada por metas, isto é, hemodinâmica-alvo, e a terapia de manejo de fluidos, usando parâmetros como débito cardíaco e oferta de oxigênio em conjunto com sinais vitais padrão no manejo de pacientes durante e imediatamente após a cirurgia.

- Muitos estudos clínicos confirmam os efeitos positivos da terapia de fluidos guiada por metas nos desfechos clínicos de pacientes cirúrgicos, entre os quais a redução das complicações mais comuns, como infecção de sítio cirúrgico, sepse ou pneumonia, que têm sido relatados como resultado de diminuição de morbidade e até mesmo mortalidade em cirurgias de intermediário e alto risco. No entanto, a implementação dessas estratégias na prática clínica frequentemente falha em razão do alto custo percebido para o equipamento inicial.
- Um significante número de pacientes cirúrgicos está em risco de complicações intraoperatórias e pós-operatórias, ou de ambas, as quais estão associadas a aumento do tempo de internação, custos e mortalidade. Reduzir esses riscos é importante para o paciente individualmente, mas também para o planejamento e o gerenciamento da assistência médica.

Referências bibliográficas

1. Gillies MA et al. Current research priorities in perioperative intensive care medicine. Intensive Care Medicine. 2017;43:1173-86. Preprint at https://doi.org/10.1007/s00134-017-4848-3.
2. Pearse RM et al. Mortality after surgery in Europe: a 7 day cohort study. The Lancet. 2012;380:1059-65.
3. Pearse RM et al. Global patient outcomes after elective surgery: prospective cohort study in 27 low-, middle- and high-income countries. Br J Anaesth. 2016;117:601-9.
4. Gillies MA et al. Regional variation in critical care provision and outcome after high-risk surgery. Intensive Care Med. 2015;41:1809-16.
5. Gillies MA et al. Intensive care utilization and outcomes after high-risk surgery in Scotland: a population-based cohort study. Br J Anaesth. 2017;118:123-31.
6. Kehlet H, Mythen M. Why is the surgical high-risk patient still at risk? British Journal of Anaesthesia. 2011;106:289-91. Preprint at https://doi.org/10.1093/bja/aeq408.
7. Pearse RM et al. Effect of a perioperative, cardiac output-guided hemodynamic therapy algorithm on outcomes following major gastrointestinal surgery a randomized clinical trial and systematic review. JAMA. 2014;311:2181-90.
8. Pearse RM et al. Identification and characterisation of the high-risk surgical population in the United Kingdom. Crit Care. 2006;10.
9. Ghaferi AA, Birkmeyer JD, Dimick JB. Variation in hospital mortality associated with inpatient surgery. N Engl J Med. 2009;361:1368-75.
10. Fleisher LA et al. 2014 ACC/AHA Guideline on perioperative cardiovascular evaluation and management of patients undergoing noncardiac surgery: a report of the American College of Cardiology/American Heart Association Task Force on Practice Guidelines. J Am Coll Cardiol. 2014;64:e77-137.
11. Warner DS et al. Risk stratification tools for predicting morbidity and mortality in adult patients undergoing major surgery qualitative systematic review. 2013. Disponível em: http://pubs.asahq.org/anesthesiology/article-pdf/119/4/959/263126/20131000_0-00037.pdf.
12. Carlisle JB, Danjoux G, Kerr K, Snowden C, Swart M. Validation of long-term survival prediction for scheduled abdominal aortic aneurysm repair with an independent calculator using only pre-operative variables. Anaesthesia. 2015;70:654-65.
13. Rodseth RN et al. The predictive ability of pre-operative B-type natriuretic peptide in vascular patients for major adverse cardiac events: an individual patient data meta-analysis. J Am Coll Cardiol. 2011;58:522-9.
14. Gillies MA et al. Perioperative myocardial injury in patients receiving cardiac output-guided haemodynamic therapy: a substudy of the OPTIMISE Trial. Br J Anaesth. 2015;115:227-33.
15. Grocott M, Hamilton M, Bennett D, Rowan K. Perioperative increase in global blood flow to explicit defined goals and outcomes following surgery. In: The Cochrane Database of Systematic Reviews. John Wiley & Sons; 2002. doi: 10.1002/14651858.cd004082.
16. da Luz LT, Nascimento B, Shankarakutty AK, Rizoli S, Adhikari NKJ. Effect of thromboelastography (TEG®) and rotational thromboelastometry (ROTEM®) on diagnosis of coagulopathy, transfusion guidance and mortality in trauma: descriptive systematic review. Crit Care. 2014;18.

17. Karkouti K et al. Point-of-care hemostatic testing in cardiac surgery: a stepped-wedge clustered randomized controlled trial. Circulation. 2016;134:1152-62.
18. Pearse RM, Holt PJE, Grocott MPW. Managing perioperative risk in patients undergoing elective non-cardiac surgery. BMJ (Online). 2011;343. Preprint at https://doi.org/10.1136/bmj.d5759.
19. Perioperative medicine: the pathway to better surgical care. Centre for perioperative care, 2015. Disponível em: <https://www.rcoa.ac.uk/sites/default/files/documents/2019-08/Perioperative%20Medicine%20-%20The%20Pathway%20to%20Better%20Care.pdf>. Acesso em: 08 de abril de 2024.
20. Garrioch SS, Gillies MA. Which intravenous fluid for the surgical patient? Current Opinion in Critical Care. 2015;21:358-63. Preprint at https://doi.org/10.1097/MCC.0000000000000222.
21. Navarro LHC et al. Perioperative fluid therapy: a statement from the international Fluid Optimization Group. Perioperative Medicine. 2015;4.
22. Wunsch H et al. Use of intensive care services for medicare beneficiaries undergoing major surgical procedures. Anesthesiology. 2016;124:899-907.
23. Gillies MA, Pearse RM. Intensive care after high-risk surgery: what's in a name? Anesthesiology. 2016;124:761-62. Preprint at https://doi.org/10.1097/ALN.0000000000001025.
24. Myburgh J et al. End-of-life care in the intensive care unit: report from the Task Force of World Federation of Societies of Intensive and Critical Care Medicine. J Crit Care. 2016;34:125-30.
25. Sadique Z, Harrison DA, Grieve R, Rowan KM, Pearse RM. Cost-effectiveness of a cardiac output-guided haemodynamic therapy algorithm in high-risk patients undergoing major gastrointestinal surgery. Perioperative Medicine. 2015;4:13.
26. Silva ED et al. Consenso brasileiro sobre terapia hemodinâmica perioperatória guiada por objetivos em pacientes submetidos a cirurgias não cardíacas: estratégia de gerenciamento de fluidos. Produzido pela Sociedade de Anestesiologia do Estado de São Paulo (SAESP). Brazilian Journal of Anesthesiology. 2016;66:557-71.
27. Robinson TN et al. Postoperative delirium in the elderly: risk factors and outcomes. Ann Surg. 2009;249:173-8.
28. O'Connor ME, Kirwan CJ, Pearse RM, Prowle JR. Incidence and associations of acute kidney injury after major abdominal surgery. Intensive Care Medicine. 2016;42:521-30. Preprint at https://doi.org/10.1007/s00134-015-4157-7.
29. Prowle JR et al. Preoperative renal dysfunction and mortality after non-cardiac surgery. Br J Surg. 2016;103:1316-25.
30. Meersch M et al. Prevention of cardiac surgery-associated AKI by implementing the KDIGO guidelines in high risk patients identified by biomarkers: the PrevAKI randomized controlled trial. Intensive Care Med. 2017;43:1551-61.
31. Martensson J, Bellomo R. Prevention of renal dysfunction in postoperative elderly patients. Current Opinion in Critical Care. 2014;20:451-9. Preprint at https://doi.org/10.1097/MCC.0000000000000107.
32. Kheterpal S et al. Predictors of postoperative acute renal failure after noncardiac surgery in patients with previously normal renal function. Anesthesiology. 2007;107.
33. Bell S et al. Risk of postoperative acute kidney injury in patients undergoing orthopaedic surgery--development and validation of a risk score and effect of acute kidney injury on survival: Observational Cohort Study. BMJ (Online). 2015;351.
34. Arozullah AM, Daley J, Henderson WG, Khuri SF. Multifactorial risk index for predicting postoperative respiratory failure in men after major noncardiac surgery. Annals of Surgery. 2000;232.
35. Hernández G et al. Effect of postextubation high-flow nasal cannula vs conventional oxygen therapy on reintubation in low-risk patients: a randomized clinical trial. JAMA – Journal of the American Medical Association. 2016;315:1354-61.
36. Mizuno Y et al. The importance of intraoperative fluid balance for the prevention of postoperative acute exacerbation of idiopathic pulmonary fibrosis after pulmonary resection for primary lung cancer. European Journal of Cardio-Thoracic Surgery. 2012;41.
37. Pearse RM et al. The prevention of respiratory insufficiency after surgical management (PRISM) trial: report of the protocol for a pragmatic randomized controlled trial of CPAP to prevent respiratory complications and improve survival following major abdominal surgery. Minerva Anestesiol. 2017;83:175-82.

38. Holst LB, Petersen MW, Haase N, Perner A, Wetterslev J. Restrictive versus liberal transfusion strategy for red blood cell transfusion: systematic review of randomised trials with meta-analysis and trial sequential analysis. BMJ (Online). 2015;350. Preprint at https://doi.org/10.1136/bmj.h1354.
39. Docherty AB et al. Effect of restrictive versus liberal transfusion strategies on outcomes in patients with cardiovascular disease in a non-cardiac surgery setting: systematic review and meta-analysis. BMJ (Online). 2016;352.
40. The IRONMAN Investigators et al. Intravenous iron or placebo for anaemia in intensive care: the IRONMAN multicentre randomized blinded trial: a randomized trial of IV iron in critical illness. Intensive Care Med. 2016;42:1715-22.
41. Futier E et al. A trial of intraoperative low-tidal-volume ventilation in abdominal surgery. New England Journal of Medicine. 2013;369:428-37.
42. Neto AS et al. Incidence of mortality and morbidity related to postoperative lung injury in patients who have undergone abdominal or thoracic surgery: a systematic review and meta-analysis. Lancet Respir Med. 2014;2:1007-15.
43. Schultz MJ et al. High versus low positive end-expiratory pressure during general anaesthesia for open abdominal surgery (PROVHILO trial): a multicentre randomised controlled trial. The Lancet. 2014;384:495-503.
44. Neto AS et al. Association between driving pressure and development of postoperative pulmonary complications in patients undergoing mechanical ventilation for general anaesthesia: a meta-analysis of individual patient data. Lancet Respir Med. 2016;4:272-80.
45. Oâ Dwyer MJ, Owen HC, Torrance HDT. The perioperative immune response. Current Opinion in Critical Care. 2015;21:336-42. Preprint at https://doi.org/10.1097/MCC.0000000000000213.
46. Torrance HDT, Pearse RM, O'Dwyer MJ. Does major surgery induce immune suppression and increase the risk of postoperative infection? Current Opinion in Anaesthesiology. 2016;29:376-83. Preprint at https://doi.org/10.1097/ACO.0000000000000331.
47. Longbottom ER et al. Features of postoperative immune suppression are reversible with interferon gamma and independent of interleukin-6 pathways. Ann Surg. 2016;264:370-77.
48. Spies C et al. Influence of granulocyte-macrophage colony-stimulating factor or influenza vaccination on HLA-DR, infection and delirium days in immunosuppressed surgical patients: double blind, randomised controlled trial. PLoS One. 2015;10.
49. Andersen B, Kallehave F, Andersen H. Antibiotics versus placebo for prevention of postoperative infection after appendicectomy. In: The Cochrane Database of Systematic Reviews. John Wiley & Sons; 2003. doi: 10.1002/14651858.cd001439.
50. Roberts JA, Taccone FS, Lipman J. Understanding PK/PD. Intensive Care Med. 2016;42:1797-800.
51. Grocott M, Hamilton M, Bennett D, Rowan K. Perioperative increase in global blood flow to explicit defined goals and outcomes following surgery. In: The Cochrane Database of Systematic Reviews. John Wiley & Sons; 2002. doi: 10.1002/14651858.cd004082.
52. Helmerhorst HJF, Schultz MJ, van der Voort PHJ, de Jonge E, van Westerloo DJ. Bench-to-bedside review: the effects of hyperoxia during critical illness. Critical Care. 2015;19. Preprint at https://doi.org/10.1186/s13054-015-0996-4.
53. Wan YI et al. Postoperative infection and mortality following elective surgery in the International Surgical Outcomes Study (ISOS). Br J Surg. 2021;108:220-7.
54. Fearon KCH et al. Enhanced recovery after surgery: a consensus review of clinical care for patients undergoing colonic resection. Clinical Nutrition. 2005;24:466-77.
55. Brindle M, Nelson G, Lobo DN, Ljungqvist O, Gustafsson UO. Recommendations from the ERAS® Society for standards for the development of enhanced recovery after surgery guidelines. BJS Open. 2020;4:157-63.
56. Vilefort LA et al. Principais complicações pós-operatórias: revisão narrativa. Revista Eletrônica Acervo Científico. 2021;36:e8853.

ÍNDICE REMISSIVO

B

C

I

N

O

P

Q

R

S

U

V